执业医师资格考试医学综合名师通关笔记（精华背诵版）丛书

中西医结合执业（助理）医师资格考试医学综合
名师通关笔记
（精华背诵版）

U0652017

主　编	徐　雅
副主编	穆　岩　禄　颖
编　委	孙圣楠　于明直　于欣萍　黄雪杰
	赵东欣　王竹葳　李　雪　穆　青
	穆千祥　张国亮　张明霞　范德会
	穆志超　张春艳　许建德　韩宁宁
	徐　强　李　爽　李　刚　郭轩轩
	唐博杰　王宇同　宋楚玉　张晓栋
	叶吴洁　陈佳易

扫一扫
获取超值赠品

全国百佳图书出版单位
中国中医药出版社
·北京·

图书在版编目（CIP）数据

中西医结合执业（助理）医师资格考试医学综合名师
通关笔记：精华背诵版 / 徐雅主编 . —北京：中国
中医药出版社，2023.2
ISBN 978 – 7 – 5132 – 8019 – 8

Ⅰ . ①中⋯　Ⅱ . ①徐⋯　Ⅲ . ①中西医结合—资格
考试—自学参考资料　Ⅳ . ① R2–031

中国国家版本馆 CIP 数据核字（2023）第 004169 号

中国中医药出版社出版

北京经济技术开发区科创十三街 31 号院二区 8 号楼
邮政编码　100176
传真　010–64405721
三河市同力彩印有限公司印刷
各地新华书店经销

开本 787×1092　1/16　印张 51.25　字数 1658 千字
2023 年 2 月第 1 版　2023 年 2 月第 1 次印刷
书号　ISBN 978 – 7 – 5132 – 8019 – 8

定价　198.00 元
网址　www.cptcm.com

服 务 热 线　010–64405510
购 书 热 线　010–89535836
维 权 打 假　010–64405753

微信服务号　zgzyycbs
微商城网址　https://kdt.im/LIdUGr
官 方 微 博　http://e.weibo.com/cptcm
天猫旗舰店网址　https://zgzyycbs.tmall.com

如有印装质量问题请与本社出版部联系（010–64405510）
版权专有　侵权必究

编写说明

执业（助理）医师资格考试是行业准入考试，是评价申请医师资格者是否具备从事医师工作所必需的专业知识与技能的考试。编者长期从事执业医师考试培训工作，对考试规律、特点，以及命题方向和出题规律有深刻的认识，同时也深谙考生的心理和需求，在研究了市场上同类图书的长短优劣，总结多年医考培训经验的基础上，编写了这套"执业医师资格考试医学综合名师通关笔记（精华背诵版）丛书"。

本套丛书根据《医师资格考试大纲（中医、中西医结合）2020年版》（后简称《大纲》）编写。包括《中医执业医师资格考试医学综合名师通关笔记（精华背诵版）》《中医执业助理医师资格考试医学综合名师通关笔记（精华背诵版）》《中西医结合执业（助理）医师资格考试医学综合名师通关笔记（精华背诵版）》三个分册。

本套丛书从考生的实际需求出发，注重应试的实用性，具有以下特色：

1. 设置通关攻略

每科目开头设有【本章通关解析】，向考生介绍该科目的性质特点，历年执业医师资格考试中所占的分值，考试的重点内容和学习的基本方法，使考生能把握好重点，合理分配时间。

2. 突出重点难点

根据最新版《大纲》要求，在每个细目下讲解重点难点知识，并对常考考点以彩色文字突出标示，使读者对考试的出题点一目了然。

3. 解析易混考点

在单元、细目或要点下专门设置【易混考点解析】，主要是针对考生在学习过程中遇到的容易混淆的知识点进行归纳、比较和鉴别，从纵向和横向两个维度梳理，帮助考生加深记忆。如纵向比较方面，中医内科肺系病证中的咳嗽、哮证、喘证、肺胀等，中西医结合内科呼吸系统疾病中的慢性支气管炎、慢性阻塞性肺疾病和慢性肺源性心脏病，其在证型、治疗方剂方面有很多相同或相近之处，很容易记混，鉴于此，书中就以表格的形式对其进行了比较。再如，横向方面，中医内科和中医儿科均有感冒、泄泻等同名的疾病，中西医结合内科和中西医结合儿科均有上呼吸道感染等同名的疾病，其证候类型和使用方剂也有相同和相近的地方，书中也以表格的形式对类似情形进行梳理。通过比较，不仅能帮助考生厘清易混考点，更能提高考生的记忆效率。

4. 删繁就简，浓缩精华

本套丛书在编写过程中，大幅删减与考试无关的内容，并对重点内容重新进行梳理归纳，采用图表、歌诀等形式，减轻考生负担，缓解复习压力，消除考生的畏难情绪，节省考生的复习时间，提高复习效率。

本套丛书集备考攻略、考点解析和易混考点鉴别于一体，非常适合基础薄弱、工作繁忙、复习时间紧张的考生在第一阶段系统学习使用。希望本套丛书能成为广大考生顺利通过执业医师资格考试的通关利器。

徐 雅

2022年12月6日于北京

目　录

中医经典

中西医结合临床

西医综合

医学人文

中医学基础

第一章　中医基础理论

【本章通关解析】

　　中医基础理论是中医学的基础课程，也是入门课程。在历年中西医结合执业（助理）医师资格考试中占据重要地位。其中在医学综合考试中，执业医师平均每年出题约占35分（医学综合总分600分）；执业助理医师平均每年出题约占20分（医学综合总分300分）。

　　本章考点主要分布在阴阳学说、五行学说、五脏、气血津液、经络、病因、病机、治则8个单元。要求考生掌握中医的基本概念和基本理论，并能与临床中医内、外、妇、儿、针灸等课程有机结合，做到融会贯通，提高辨证论治能力。

第一单元　中医学理论体系

细目一　中医学概念与学科属性

1.中医学的概念　中医学是研究人体生理、病理，以及疾病的诊断、预防和治疗的一门学科。

2.中医学的学科属性　它具有自然科学和社会科学双重属性。中医学按照研究内容、对象和方法，分为基础医学、临床医学和养生康复预防医学。

细目二　中医学理论体系的形成与发展

1.中医学理论体系的形成

形成时间		最迟在战国至秦汉时期
形成条件	实践基础	长期医疗经验的丰富积累和总结
	文化基础	古代社会科学和自然科学的相互渗透
	哲学渊源	古代哲学思想的深刻影响
形成标志	《黄帝内经》	此书的问世
确立标志	《黄帝内经》	现存最早的医学典籍
	《难经》	补《黄帝内经》之不足
	《伤寒杂病论》	汉代张仲景著，是我国第一部临床医学专著，确立了辨证论治体系
	《神农本草经》	我国第一部药物学专著，创"四气五味"理论

2.中医学理论体系的发展

（1）魏、晋、隋、唐时期

年代	代表人物	著作	学术价值
晋	皇甫谧	《针灸甲乙经》	我国最早的针灸学专著
晋	王叔和	《脉经》	我国最早的脉学专著

续表

年代	代表人物	著作	学术价值
隋	巢元方	《诸病源候论》	第一部病理（病机）学专著
唐	孙思邈	《千金要方》和《千金翼方》	代表了盛唐医学的先进水平和成就，从理论到临床均有新的发展
唐	王焘	《外台秘要》	

（2）宋、金、元时期

年代	代表人物	著作或学术主张	学术价值	
宋	钱乙	《小儿药证直诀》	开创脏腑证治之先河	
宋	陈言	《三因极一病证方论》	提出了著名的"三因学说"	
金元时期	刘完素	"六气皆从火化""五志过极皆能生火"	为后世"寒凉派"医家的代表	被称为"金元四大家"
	张从正	"病由邪生"，"邪去则正安"	为后世"攻下派"（"攻邪派"）医家的代表	
	李杲	"内伤脾胃，百病由生"	为后世"补土派"（"补脾派"）医家的代表	
	朱震亨	倡"相火论"，谓"阳常有余，阴常不足"	为后世"养阴派"（"滋阴派"）医家的代表	

（3）明、清时期

年代	代表人物	学术思想及价值
明	薛己	创"温补学派"，重视脾肾，提出了"命门学说"，认为命门寓有阴阳水火，为脏腑阴阳之根本，是调控全身阴阳的枢纽
明	张介宾	
明	赵献可	
明	李中梓	"肾为先天之本，脾为后天之本""乙癸同源"

年代	代表人物		学术思想及价值
明	温病学派	吴又可	著《温疫论》，首提"戾气"学说，认为"温疫"的病原是"非风非寒非暑非湿，乃天地间别有一种异气所成"
清		叶天士	著《外感温热论》，创卫气营血辨证
清		吴鞠通	著《温病条辨》，创立三焦辨证
清		薛生白	著《湿热病篇》，提出"湿热之病，不独与伤寒不同，且与温病大异"的独到见解
清		王孟英	著《温热经纬》，系统总结了明清时期有关外感热病的发病规律，突破了"温病不越伤寒"的传统观念，创立了以卫气营血和三焦为核心的温热病辨证论治法则，使温热病学在病因、病机及辨证论治等方面形成了较为完整的理论体系

　　此外，明代李时珍的《本草纲目》和清代医家王清任的《医林改错》，对中医学理论体系的发展亦有一定的贡献。

　　（4）近现代时期

　　1）近代时期（1840—1949年）：以唐宗海、朱沛文、恽铁樵、张锡纯为代表的中西汇通学派，提倡既要坚持中医学之所长，又提倡要学习西医学先进之处，试图将中西医学术加以汇通，从理论到临床提出了一些汇通中西医的见解。而陆渊雷、谭次仲等则主张中医科学化，提倡吸收其他学科知识，用科学方法研究中医，并对中医科学化的途径和方法亦做了某些探索。

2）现代时期（1949年至今）：中华人民共和国成立之后，党和政府制定了中医政策，强调"中西医并重"，且把"发展现代医药和传统医药""实现中医学现代化"正式载入宪法，为中医药学的发展提供了法律保证。

细目三　中医学理论体系的主要特点

1. 整体观念

（1）整体观念的概念：整体观念，是中医学关于人体自身的完整性及人与自然、社会环境的统一性的认识。

（2）整体观念的内容

整体观念的内容	具体体现
人体是一个有机整体	①五脏一体观；②形神一体观
人与自然环境的统一性	人与自然环境息息相关，即"天人一体"的整体观
人与社会环境的统一性	社会因素通过与人的信息交换影响着人体的各种生理、心理活动和病理变化

2. 辨证论治

（1）病、证、症的概念和关系

	病	证	症
定义	即疾病，是致病邪气作用于人体，人体正气与之抗争而引起的机体阴阳失调、脏腑组织损伤、生理功能失常或心理活动障碍的一个完整的异常生命过程	是疾病过程中某一阶段或某一类型的病理概括	即症状和体征的总称，是疾病过程中表现出的个别、孤立的现象，可以是患者异常的主观感觉或行为表现，也可以是医生检查患者时发现的异常征象
构成	症状和体征	症状和体征	—
举例	感冒、胸痹、痛经、积滞、湿疮	心脉痹阻、肝阳上亢	头痛、恶寒、无汗、舌红、脉数

（2）辨证论治的概念：辨证论治，是运用中医学理论辨析有关疾病的资料以确立其证候，论证其治则、治法与方药并付诸实施的思维和实践过程。

辨证，是在认识疾病的过程中确立证的思维和实践过程，即将四诊（望、闻、问、切）所收集的有关疾病的所有资料，包括症状和体征，运用中医学理论进行分析、综合，辨清疾病的原因、性质、部位及发展趋向，然后概括、判断为某种性质的证的过程。

论治，是在通过辨证思维得出证的诊断的基础上，确立相应的治疗原则和方法，选择适当的治疗手段和措施来处理疾病的思维和实践过程。论治过程一般分为因证立法、随法选方、据方施治三个步骤。

（3）同病异治和异病同治

	同病异治	异病同治
概念	指同一种病，由于发病的时间、地域不同，或所处的疾病的阶段或类型不同，或患者的体质有异，故反映出的证候不同，因而治疗也就有异	指几种不同的疾病，在其发展变化过程中出现了大致相同的病机，即大致相同的证候，故可用大致相同的治法和方药来治疗
举例	感冒分风寒证和风热证，分别采用辛温解表和辛凉解表方法治疗	胃下垂、肾下垂、子宫脱垂、脱肛，都由中气下陷所致，故均可采用补益中气、升阳举陷的方法治疗
精神实质	证异则治异	证同则治同

易混考点解析

病和证的比较

知识点	相同点	不同点	举例
病	都是对疾病本质的认识，均由症状和体征构成	强调全过程	感冒、泄泻、消渴、痹证、内伤发热
证		强调现阶段	肝阳上亢证、心脉痹阻证、肾精亏虚证

同病异治和异病同治的比较

知识点	相同点	不同点		
		病	证	治法
同病异治	都是辨证论治在临床的具体应用	同一种病	不同	不同
异病同治		不同疾病	相同	相同

第二单元　精气学说

细目一　精气学说的概念

1. 精　在中国古代哲学中，一般泛指气，是一种充塞宇宙之中的无形而运动不息的极细微物质，是构成宇宙万物的本原（广义）。在某些情况下专指气中的精粹部分，是构成人类的本原（狭义）。精概念的产生源于"水地说"。

2. 气　在古代哲学中，指存在于宇宙之中的无形而不断运动的极细微物质，是宇宙万物的共同构成本原。气的概念源于"云气说"。

3. 精气　"精"与"气"同义，指一切细微、精粹的物质，亦是生成宇宙万物的原始物质。

细目二　精气学说的基本内容

①精气是构成宇宙的本原（助理不考）。②精气的运动与变化。③精气是天地万物的中介（助理不考）。④天地精气化生为人。

第三单元　阴阳学说

细目一　阴阳的概念

1. 阴阳的含义　阴阳，是中国古代哲学的一对范畴，是对自然界相互关联的某些事物或现象对立双方属性的概括。阴阳，既可以标示相互对立的事物或现象，又可以标示同一事物或现象内部对立着的两个方面。

属性	性质						
阳	运动	外向	上升	弥散	温热	明亮	兴奋
阴	静止	内守	下降	凝聚	寒冷	晦暗	抑制

寒热、动静、明暗是阴阳的标志性属性，而水火皆具备，故称"水火者，阴阳之征兆也"。

2. 事物阴阳属性的绝对性和相对性　事物阴阳属性的绝对性，主要表现在其属阴或属阳的不可变性，即绝对性。

事物阴阳属性的相对性，主要体现在三个方面：一是阴阳属性可互相转化；二是阴阳之中复有阴阳；三是因比较对象的改变而发生改变。

阴阳属性	阳（中之）		阴（中之）	
	阳	阴	阴	阳
昼夜	上午	下午	前半夜	后半夜
四季	夏季（太阳）	秋季（少阴）	冬季（太阴）	春季（少阳）

细目二　阴阳学说的基本内容

1. 对立制约　指属性相反的阴阳双方在一个统一体中的相互斗争、相互制约和相互排斥。生理上，"阴平阳秘，精神乃治""动极者镇之以静，阴亢者胜之以阳"。病理上"阴胜则阳病，阳胜则阴病""阳虚则阴盛""阴虚则阳亢"。

2. 互根互用　阴阳互根，指一切事物或现象中相互对立着的阴阳两个方面，具有相互依存、互为根本的关系；阴阳互用，指阴阳双方具有相互资生、促进和助长的关系。生理上，"阴在内，阳之守也；阳在外，阴之使也"。病理上，"孤阴不生，独阳不生""阴阳离决，精气乃绝"。

3. 交感互藏　阴阳交感，指阴阳二气在运动中相互感应而交合，即发生相摩、相错、相荡的相互作用；阴阳互藏，指相互对立的阴阳双方中的任何一方都包含着另一方，即阴中有阳，阳中有阴。如"天地氤氲，万物化醇，男女构精，万物化生"。

4. 阴阳消长　阴阳消长是阴阳运动变化的一种形式，而导致阴阳出现消长变化的根本原因在于阴阳之间存在着的对立制约与互根互用的关系。

5. 阴阳转化　阴阳转化，指事物的总体属性，在一定条件下可以向其相反的方向转化，即属阳的事物可以转化为属阴的事物，属阴的事物可以转化为属阳的事物。如"重阴必阳，重阳必阴""寒极生热，热极生寒""寒甚则热，热甚则寒"。

6. 自和与平衡（助理不考）　阴阳自和，指阴阳双方自动维持和自动恢复其协调平衡状态的能力和趋势。阴阳平衡，指阴阳双方在相互斗争、相互作用中处于大体均势的状态，即阴阳协调和相对稳定状态。

细目三　阴阳学说在中医学中的应用

1. 阴阳学说在组织结构和生理功能方面的应用

（1）脏腑及形体组织的阴阳属性

阴阳属性	身体部位				生理功能
阳	上	体表	背	四肢外侧	六腑 |气藏于脏腑，运行于全身
阴	下	体内	腹	四肢内侧	五脏 |精藏于脏腑之中，主内守

（2）五脏阴阳的划分

五脏	人体位置	五行属性	方位	相应季节	阴阳属性	《素问·金匮真言论》
心	膈上	火	南方	夏	阳中之阳的太阳	阳中之阳
肺	膈上	金	西方	秋	阳中之阴的少阴	阳中之阴
脾	膈下	土	中央	四时	阴中之至阴	阴中之至阴
肝	膈下	木	东方	春	阴中之阳的少阳	阴中之阳
肾	膈下	水	北方	冬	阴中之阴的太阴	阴中之阴

（3）经络系统的阴阳属性

阴阳属性	十二经脉		奇经八脉		络脉
	所属	循行	跷脉与维脉	督脉与任脉	阳络与阴络
阳	腑	肢体外侧面	行于身之外侧——阳跷脉和阳维脉	行于背，称"阳脉之海"——督脉	分布于体表及身体上部——阳络
阴	脏	肢体内侧面	行于身之内侧——阴跷脉和阴维脉	行于腹，称"阴脉之海"——任脉	分布于内脏、肢体深层及身体下部——阴络

2. 阴阳学说在病理方面的应用

	邪气	正气	阴阳失调（寒热性疾病的病理总纲）		
阳	阳邪（六淫）	阳气	阳胜则热	阳胜则阴病	阳虚则寒
阴	阴邪（饮食居处、情志失调）	阴气	阴胜则寒	阴胜则阳病	阴虚则热

易混考点解析

阴胜则寒和阳虚则寒的比较

知识点	相同点	不同点
阴胜则寒	二者均有寒象	实寒证：形寒肢冷、脘腹冷痛、吐泻物清冷味小、舌淡苔白、脉沉迟，虚象不明显
阳虚则寒		虚寒证：畏寒肢冷、面色㿠白、舌淡白胖嫩、脉沉迟无力，虚象明显

阳胜则热和阴虚则热的比较

知识点	相同点	不同点
阳胜则热	二者均有热象	实热证：高热、面赤、大汗、口渴喜饮、大便秘结、小便短赤、舌红而干、苔黄、脉洪数，虚象不明显
阴虚则热		虚热证：潮热、盗汗、五心烦热、两颧潮红、舌红少苔、脉细数，虚象明显

3. 在疾病诊断方面的应用

（1）四诊分阴阳

四诊	阴	阳
望诊	面色晦暗	面色鲜明
	蜷卧静默	躁动不安
闻诊	语声低微无力、少言而沉静者，多属虚、属寒	语声高亢洪亮、多言而躁动者，多属实、属热
问诊	身寒喜暖	身热恶热
脉诊	尺脉	寸脉
	迟脉	数脉
	脉去	脉至
	沉涩细小	浮大洪滑

（2）辨证分阴阳：在临床辨证中，阴阳学说用来概括分析错综复杂的各种证候。

八纲辨证		表里	寒热	虚实
总纲	阳	表	热	实
	阴	里	寒	虚

4.在疾病预防和治疗方面的应用 调整阴阳，使之保持或恢复相对平衡，达到阴平阳秘，是防治疾病的基本原则，也是阴阳学说用于疾病防治的主要内容。

（1）指导养生：养生最根本的原则就是要"法于阴阳"。"春夏养阳，秋冬养阴"，即遵循自然界阴阳的变化规律来调理人体之阴阳，使人体中的阴阳与四时阴阳的变化相适应。如以"春夏养阳，秋冬养阴"及"冬病夏治，夏病冬养"之法，调养"能夏不能冬""能冬不能夏"之人。

（2）确定治疗原则

1）阴阳偏盛：治疗原则是"实则泻之"，即损其有余。阳偏盛而导致的实热证，用"热者寒之"的治疗方法；阴偏盛而导致的寒实证，用"寒者热之"的治疗方法。

2）阴阳偏衰：治疗原则是"虚则补之"，即补其不足。①通过阴阳互制调补阴阳：阴偏衰产生的是"阴虚则热"的虚热证，治疗当滋阴制阳，《黄帝内经》称之为"阳病治阴"，即"壮水之主，以制阳光"；阳偏衰产生的是"阳虚则寒"的虚寒证，治疗当扶阳抑阴，《黄帝内经》称之为"阴病治阳"，即"益火之源，以消阴翳"。②通过阴阳互济调补阴阳：对于阴偏衰导致的虚热证，采用"阳中求阴"的方法；阳偏衰导致的虚寒证，采用"阴中求阳"的方法。

3）阴阳互损：导致阴阳两虚应采用阴阳双补的治疗原则。对阳损及阴导致的以阳虚为主的阴阳两虚证，当以补阳为主，兼以补阴；对阴损及阳导致的以阴虚为主的阴阳两虚证，当以补阴为主，兼以补阳。

（3）分析和归纳药物的性能：药物的性能，一般来说，主要靠它的气（性）、味和升降浮沉来决定。而药物的气、味和升降沉浮，又皆可以用阴阳来归纳说明。

药物的性能	阳		阴	
四气	温	热	寒	凉
作用趋势	升	浮	降	沉
五味	辛 甘 淡		酸 苦 咸	

易混考点解析

阴病治阳与阴中求阳、阳病治阴与阳中求阴的鉴别

	相同点	不同点	
		内涵不同	依据的阴阳关系不同
阴病治阳	都用于治疗阳虚则寒的虚寒证	指对于阳虚则寒的虚寒证，采用温阳以抑阴的方法来治疗，即"益火之源，以消阴翳"	阴阳的对立制约
阴中求阳		指对于阳虚则寒的虚寒证，在大剂温阳的同时，少佐滋阴药，即阴中求阳	阴阳的互根互用
阳病治阴	都用于治疗阴虚则热的虚热证	指对于阴虚则热的虚热证，采用滋阴以抑阳的方法来治疗，即"壮水之主，以制阳光"	阴阳的对立制约
阳中求阴		指对于阴虚则热的虚热证，在大剂滋阴的同时，少佐温阳药，即阳中求阴	阴阳的互根互用

第四单元 五行学说

细目一 五行学说的概念

1.五行的概念 五行，即木、火、土、金、水五种物质及其运动变化，是归纳宇宙万物并阐释其相互关系的五种基本属性。

2.五行的特性和事物与现象的五行归类

（1）五行特性

五行	特性	引申义
木	"木曰曲直"	凡具有生长、升发、条达、舒畅等性质或作用的事物和现象
火	"火曰炎上"	凡具有温热、上升、光明等性质或作用的事物和现象
土	"土爰稼穑"	凡具有生化、承载、受纳性质或作用的事物和现象
金	"金曰从革"	凡具有沉降、肃杀、收敛等性质或作用的事物和现象
水	"水曰润下"	凡具有滋润、下行、寒凉、闭藏等性质或作用的事物和现象

（2）事物与现象的五行归类

自然界							五行	人体						
五音	五味	五色	五化	五气	方位	季节		五脏	五腑	五官	形体	情志	五声	变动
角	酸	青	生	风	东	春	木	肝	胆	目	筋	怒	呼	握
徵	苦	赤	长	暑	南	夏	火	心	小肠	舌	脉	喜	笑	忧
宫	甘	黄	化	湿	中	长夏	土	脾	胃	口	肉	思	歌	哕
商	辛	白	收	燥	西	秋	金	肺	大肠	鼻	皮	悲	哭	咳
羽	咸	黑	藏	寒	北	冬	水	肾	膀胱	耳	骨	恐	呻	栗

3.事物五行属性的归类依据和方法（助理不考） 事物和现象五行归类的方法，主要有取象比类法和推演络绎法两种。

细目二 五行学说的基本内容

1.五行正常情况（生理状态）下的关系

（1）相生：指木、火、土、金、水之间存在着有序的递相资生、助长和促进的关系。顺序是木生火，火生土，土生金，金生水，水生木。比喻为母子关系。

（2）相克：指木、火、土、金、水之间存在着有序的递相克制、制约的关系。顺序是木克土，土克水，水克火，火克金，金克木。又被称为"所胜""所不胜"关系。

（3）五行制化：指五行之间既相互资生，又相互制约，维持平衡协调，推动事物间稳定有序的变化与发展。相生中有克制，在克制中求发展。

2.五行异常情况（病理状态）下的关系

（1）相生关系紊乱：包括母病及子和子病及母。

1）母病及子：是指五行中的某一行异常，累及其子行，导致母子两行皆异常。顺序是木→火→土→金→水。发生条件是母行虚弱，引起子行亦不足，终致母子两行皆不足。

2）子病及母：是指五行中的某一行异常，影响其母行，终致子母两行皆异常。顺序是木←火←土←金←水。发生条件一是子行亢盛，引起母行亦亢盛，结果是子母两行皆亢盛，一般称为"子病犯母"；

二是子行虚弱，上累母行，引起母行亦不足，终致子母俱不足；三是子行亢盛，损伤母行，以致子盛母衰，一般称为"子盗母气"。

（2）相克关系紊乱：包括相乘和相侮。

1）相乘：是指五行中一行对其所胜的过度制约或克制。相乘的次序与相克相同，即木乘土，土乘水，水乘火，火乘金，金乘木。发生条件是所不胜太过和（或）所胜不足。

2）相侮：是指五行中一行对其所不胜的反向制约和克制。顺序是木侮金，金侮火，火侮水，水侮土，土侮木，发生条件是所胜太过和（或）所不胜不足。

细目三　五行学说在中医学中的应用

1.在生理方面的应用　①说明五脏的生理特点。②构建天人一体的五脏系统。③说明五脏之间的生理联系。

2.在病理方面的应用　五行学说可以说明脏腑疾病的传变。相生关系的传变，包括"母病及子"和"子病及母"两个方面；相克关系的传变，包括"相乘"和"相侮"两个方面。

3.在疾病诊断方面的应用　观察分析望、闻、问、切四诊所搜集的外在表现，依据事物属性的五行归类和五行生克乘侮规律，可确定五脏病变的部位，推断病情进展和判断疾病的预后，即所谓"视其外应，以知其内脏"。

4.在疾病治疗方面的应用

（1）指导脏腑用药：药物的五色、五味与五脏的关系是以天然色味为基础，以不同性能与归经为依据，按照五行归属来确定的。

五行	木	火	土	金	水
五色	青	赤	黄	白	黑
五味	酸	苦	甘	辛	咸
五脏	肝	心	脾	肺	肾

（2）控制疾病的传变：临床治疗时除对所病本脏进行治疗之外，还要依据其传变规律，治疗其他脏腑，以防止其传变。如"见肝之病，则知肝当传之于脾，故先实其脾气"（《难经·七十七难》）。

（3）确定治则治法

	治则	治法			
相生规律	补母和泻子	滋水涵木法	益火补土法	培土生金法	金水相生法
相克规律	抑强与扶弱	抑木扶土法	培土制水法	佐金平木法	泻南补北法

（4）指导针灸取穴

五行	木	火	土	金	水
阳经	输	经	合	井	荥
阴经	井	荥	输	经	合

（5）指导情志疾病的治疗：依据五行的相生相克，人的情志活动也有相互抑制的作用。临床上可以运用不同情志变化的相互抑制关系来达到治疗目的。如"怒伤肝，悲胜怒……喜伤心，恐胜喜……思伤脾，怒胜思……忧伤肺，喜胜忧……恐伤肾，思胜恐"。

易混考点解析

五行相乘与相侮的比较

相互关系	主要联系	主要区别
相乘	二者都属不正常的相克现象。相乘与相侮可	是按五行相克次序发生的过度克制
相侮	同时发生，均可由"太过""不及"引起	是按五行相克次序发生的反向克制

第五单元　藏象学说

1. 藏象及藏象学说的概念与特点　藏象，是指藏于体内的内脏及其表现于外的生理病理现象，以及与自然界相通应的应时而表现于外的生理现象。

"藏"，是藏于体内的内脏，包括五脏、六腑和奇恒之腑。由于五脏是所有内脏的中心，故"藏"之所指，实际上是以五脏为中心的五个生理病理系统。

"象"，是这五个生理病理系统的外在现象和比象。其含义有二：一是表现于外的生理病理征象；二是内在以五脏为中心的五个生理病理系统与外在自然环境的事物与现象类比所获得的比象。

藏象学说的主要特点是以五脏为中心的整体观，主要体现在以五脏为中心的人体自身的整体性及五脏与自然环境的统一性两个方面。

2. 藏象学说形成的基础（助理不考）　①古代解剖学知识的积累，认识了内脏的某些功能；②长期生活实践的观察总结，认识了人体的复杂功能，并赋予相应的脏腑；③古代哲学思想的渗透，使藏象理论系统化；④临床经验的大量积累，可升华而形成理论，并通过临床疗效来探索和反证脏腑的生理病理，使藏象理论不断得到丰富充实和修正完善。

3. 五脏、六腑、奇恒之腑的分类

脏腑分类	包含器官	结构特点	生理特点	临床意义
五脏	心、肺、脾、肝、肾	实体脏器	藏而不泻，满而不实	"脏病多虚""五脏宜补"
六腑	胆、胃、小肠、大肠、膀胱、三焦	中空有腔	藏而不藏，实而不满	"腑病多实""六腑宜泻"
奇恒之腑	脑、髓、骨、脉、胆、女子胞	中空有腔	贮藏精气	"精气易虚""虚者宜补"

第六单元　五　脏

细目一　五脏的生理功能与特性

1. 心的生理功能与特性

心	具体内容	含义
生理功能	①主血脉	指心气推动和调控血液在脉道中运行，流注全身，发挥营养和滋润作用
	②藏神	又称主神明或主神志，指心有统帅全身脏腑、经络、形体、官窍的生理活动和主司意识、思维、情志等精神活动的作用
生理特性	①心为阳脏而主通明	心在五行属火，属阳中之阳的太阳，故称为阳脏，又称"火脏"。心主通明指心脉以通畅为本，心神以清明为要
	②心气下降	心火在心阴的牵制下合化为心气下行以温肾，维持人体上下协调

2. 肺的生理功能与特性

（1）主气司呼吸：包括主呼吸之气和主一身之气两个方面。

肺主气司呼吸	含义	具体表现
主呼吸之气	指肺是气体交换的场所	是肺气的宣发与肃降运动在气体交换过程中的具体表现
主一身之气	指肺有主司一身之气的生成和运行的作用	①宗气的生成；②对全身气机的调节作用

（2）主行水：指肺气的宣发肃降运动推动和调节全身水液的输布和排泄，故说"肺主行水"。又因为肺为华盖，故称"肺为水之上源"。

（3）朝百脉，主治节

1）肺朝百脉：指全身的血液都通过百脉流经于肺，经肺的呼吸，进行体内外清浊之气的交换，然后再通过肺气宣降作用，将富有清气的血液通过百脉输送到全身。肺气具有助心行血的作用。宗气有"贯心脉"以推动血液运行的作用。

2）肺主治节：指肺气具有治理调节肺之呼吸及全身之气、血、水的作用，是对肺的主要生理功能的高度概括。《素问·灵兰秘典论》说："肺者，相傅之官，治节出焉。"肺主治节主要表现在四个方面：①治理调节呼吸运动；②调理全身气机；③治理调节血液的运行；④治理调节津液代谢。

（4）生理特性

1）肺为华盖：肺位于胸腔，覆盖五脏六腑之上，位置最高，因而有"华盖"之称。

2）肺为娇脏：肺脏清虚而娇嫩，不耐寒热燥湿诸邪之侵；外感六淫之邪从皮毛或口鼻而入，常易犯肺而为病。

3）肺气宣降：肺气宣发，是肺气向上向外的布散运动，主要体现在以下三个方面：一是呼出体内浊气；二是将脾所转输来的津液和部分水谷精微上输头面诸窍，外达于全身皮毛肌腠；三是宣发卫气于皮毛肌腠，以温分肉、充皮肤、肥腠理、司开阖，将代谢后的津液化为汗液，并控制和调节其排泄。肺气肃降，是肺气向内向下的布散运动，主要体现在以下三个方面：一是吸入自然界之清气，并将吸入之清气与谷气相融合而成的宗气向下布散至脐下，以资元气；二是将脾转输至肺的津液及部分水谷精微向下向内布散于其他脏腑以濡润之；三是将脏腑代谢后产生的浊液下输于膀胱，成为尿液生成之源。

3. 脾的生理功能与特性

（1）主运化：指脾具有把饮食水谷转化为水谷精微（即谷精）和津液（即水精），并把水谷精微和津液吸收、转输到全身各脏腑的生理功能，包括运化食物和运化水液两个方面。

1）运化食物：食物经胃的受纳腐熟，被初步消化后，变为食糜，下送于小肠作进一步消化，经脾气的作用，则分为清浊两部分。其精微部分，经脾气的激发作用由小肠吸收，再由脾气的转输作用输送到其他四脏，内养五脏六腑，外养四肢百骸。

2）运化水液：指脾气将水液化为水精，亦即津液，并将其吸收、转输到全身脏腑的生理功能。脾气转输津液的途径及方式有四：一是上输于肺，通过肺气宣降输布全身；二是向四周布散，"以灌四傍"，发挥其滋养濡润脏腑的作用；三是将胃、小肠、大肠中的部分水液经过三焦（六腑之一的三焦）下输膀胱，成为尿液生成之源；四是居中枢转津液，使全身津液随脾胃之气的升降而上腾下达：肺之上源之水下降，膀胱水府之津液上升，脾气健运，津液化生充足，输布正常，脏腑形体官窍得养。

运化食物和运化水液，是脾主运化的两个方面，二者是同时进行的。饮食物的消化及其精微的吸收、转输都由脾所主，脾气不但将饮食物化为水谷精微，而且能将水谷精微吸收并转输至全身促进人体的生长发育，是维持人体生命活动的根本，故称为"后天之本"。脾为"后天之本"的理论，对养生防病有着重要意义。

（2）主统血：指脾气具有统摄、控制血液在脉中正常运行而不逸出脉外的作用。脾气统摄血液，实际上是气的固摄作用的体现。脾气是一身之气分布到脾脏的部分，一身之气充足，脾气必然充盛；而脾气健运，一身之气自然充足。气足则能摄血，故脾统血与气摄血是统一的。

（3）生理特性

1）脾气上升：指脾气具有向上运动以维持水谷精微的上输和内脏位置相对稳定的生理特性。①脾主升清，指脾气的升动转输作用，将胃肠道吸收的水谷精微和水液上输于心、肺等脏，通过心、肺的作用化生气血，以营养濡润全身。②脾主升举内脏。

2）喜燥恶湿：脾的喜燥恶湿的特性，与其运化水饮的生理功能相关。脾气健旺，运化水饮正常，水精四布，自然无痰饮水湿的停聚。脾气升动，才能将水液布散全身，而脾气升运的条件之一就是脾体干燥而不被痰饮水湿所困，因而有"脾生湿""湿困脾""脾恶湿""脾燥则升"等说法。

3）脾为孤脏：脾属土，居中央，与四方、四时无配。脾主运化，为精血津液生化之源，"灌四傍"而长养四脏，称为后天之本，属人体中最大最重要的脏，故称孤脏。

4.肝的生理功能与特性

（1）主疏泄：指肝气具有疏通、畅达全身气机的作用。主要表现在：①促进血液与津液的运行输布；②促进脾胃运化和胆汁的分泌排泄；③调畅情志；④促进男子排精与女子排卵行经。

（2）主藏血：指肝脏具有贮藏血液、调节血量和防止出血的功能。肝藏血的生理意义：①涵养肝气；②调节血量；③濡养肝及筋目；④化生和濡养魂，维持正常神志及睡眠；⑤为经血之源；⑥防止出血。

（3）生理特性：①肝为刚脏：指肝气主升主动，具有刚强躁急的生理特性而言。②肝气升发：指肝气的向上升动和向外发散以调畅气机的生理特性。

5.肾的生理功能与特性

（1）藏精，主生长发育生殖与脏腑气化

1）肾藏精：指肾具有贮存、封藏精的生理功能。

2）主生长发育与生殖：指肾精、肾气促进机体生长发育与生殖功能成熟的作用。

3）脏腑气化：指由脏腑之气的升降出入运动推动和调控着各脏腑形体官窍的生理功能，进而推动和调控着机体精气血津液各自的新陈代谢及其与能量的相互转化的过程。

（2）主水：指肾气具有主司和调节全身水液代谢的作用。主要体现在两方面：①肾气对参与水液代谢脏腑的促进作用；②肾气的生尿和排尿作用。

（3）主纳气：指肾气有摄纳肺所吸入的自然界清气，保持吸气的深度，防止呼吸表浅的作用。《难经·四难》说："呼出心与肺，吸入肾与肝。"《类证治裁·喘证》说："肺为气之主，肾为气之根。"

（4）生理特性

1）主蛰守位：主蛰，喻指肾有潜藏、封藏、闭藏之生理特性，是对其藏精功能的高度概括。肾的藏精、主纳气、主生殖、主二便等功能，都是肾主蛰藏生理特性的具体体现。守位，是指肾中相火（肾阳）涵于肾中，潜藏不露，以发挥其温煦、推动等作用。

2）肾气上升：肾阳鼓动肾阴，合化为肾气上升以济心，维持人体上下的协调。

6.命门的概念和功用（助理不考）《难经》将命门始作为内脏，指右肾。关于命门的功用，有主火、水火共主、非水非火为肾间动气之不同。

历代医家大多认为命门与肾同为五脏之本，内寓真阴真阳。肾阳即命门之火，肾阴即命门之水。肾阴、肾阳，即是真阴、真阳，或元阴、元阳。

细目二　五脏之间的关系

五脏之间的关系	具体表现		
心与肺	血液运行与呼吸吐纳之间的协同调节关系，即气血关系。积于胸中的宗气是连接心之搏动和肺之呼吸的中心环节		
心与脾	血液生成	血液运行	—
心与肝	行血与藏血	精神调节	—

续表

五脏之间关系	具体表现		
心与肾	心肾相交		
	水火既济	精神互用	君相安位
肺与脾	气的生成	水液代谢	—
肺与肝	主要体现在人体气机升降的调节方面。肝升肺降是气机调节的重要环节		
肺与肾	水液代谢	呼吸运动	阴阳互资
肝与脾	疏泄与运化的相互为用	藏血与统血的相互协调	
肝与肾	精血同源，"肝肾同源"或"乙癸同源"	藏泄互用	阴阳互滋互制
脾与肾	先天、后天相互资生	水液代谢	—

细目三　五脏与五体、五官九窍、五志五神、五液和五时的关系

五脏	心	肺	肝	脾	肾
五体	脉	皮	筋	肉	骨
五华	面	毛	爪	唇	发
五官九窍	舌	鼻	目	口	耳和二阴
五志	喜	忧（悲）	怒	思	恐
五神	神	魄	魂	意	志
五液	汗	涕	泪	涎	唾
五时	夏	秋	春	长夏	冬

第七单元　六　腑

细目一　六腑的生理功能

六腑，即胆、胃、小肠、大肠、膀胱、三焦六个脏器的总称。其共同生理特点是传化物而不藏，实而不能满。后世医家将此概括为"六腑以通为用"。

1. 胆的生理功能　胆为"中正之官"，是中空的囊状器官，内盛胆汁。因胆汁清静，称为"精汁"，故《灵枢·本输》称胆为"中精之腑"，亦有医家将其称为"中清之腑"。胆的生理功能主要有两个方面：①贮藏和排泄胆汁；②主决断。

2. 胃的生理功能与生理特性　胃的生理功能：①主受纳水谷；②主腐熟水谷。胃的生理特性：①胃气下降；②喜润恶燥。

3. 小肠的生理功能　小肠为"受盛之官"，主要生理功能：①主受盛化物；②主泌别清浊；③小肠主液。

4. 大肠的生理功能　大肠为"传导之官"，主要生理功能：①主传化糟粕；②大肠主津。

5. 膀胱的生理功能　膀胱为"州都之官""津液之腑"，主要生理功能：①汇聚水液；②贮存和排泄尿液。

6. 三焦的概念和生理功能　三焦是上焦、中焦、下焦的合称。三焦概念有六腑三焦、部位三焦与辨证三焦的不同。

（1）六腑三焦：三焦（"决渎之官"）作为六腑之一，位于腹腔中，与其他五腑相同，有着特定形态结构与生理功能。六腑三焦的主要生理功能是疏通水道，运行津液。

（2）部位三焦：三焦作为人体上中下部位的划分，已经超出了实体六腑的概念。张介宾等医家将其称之为"孤府"。部位三焦的总体生理功能有二：①通行诸气；②运行津液。

上、中、下三焦的生理特点如下：

1）"上焦如雾"：是对心肺输布营养至全身的作用和形式的形象描写与概括，喻指上焦宣发卫气，敷布水谷精微和津液，如雾露之灌溉。

2）"中焦如沤"：是对脾胃、肝胆等脏腑的消化饮食物的作用和形式的形象描写与概括，喻指中焦消化饮食物，如发酵酿造之过程。

3）"下焦如渎"：是对小肠、大肠、肾和膀胱的排泄糟粕的作用和形式的描写与概括，喻指肾、膀胱、大肠等脏腑排泄二便，如沟渠之通导。

（3）辨证三焦：既非六腑三焦，亦非部位三焦，而是温病发生发展过程中由浅及深的三个不同病理阶段。究其概念的来源，则可能是由部位三焦的概念延伸而来。

细目二　五脏与六腑之间的关系

脏与腑的关系	经脉属络	生理配合		病理相关
心与小肠	手少阴经与手太阳经	心主血脉，心阳之温煦，心血之濡养，有助于小肠的化物等功能。小肠化物，泌别清浊，清者经脾上输心肺，化赤为血，以养心脉		心经实火，可移热于小肠。反之，小肠有热，亦可循经上熏于心
肺与大肠	手太阴经与手阳明经	肺气的下降可以推动大肠的传导，有助于糟粕下行。大肠传导正常，腑气通畅，亦有利于肺气的下降		肺失清肃，津液不能下达，大肠失润，传导失常，可见大便干结难下。若肺气虚弱，推动无力，大肠传导无力，可见气虚便秘。反之，若大肠腑气不通，传导不利，则肺气壅塞而不能下降，出现胸闷、咳喘、呼吸困难等
脾与胃	足太阴经与足阳明经	①纳运相成	胃之受纳失常则脾之运化不利，脾失健运则胃纳失常，出现恶心呕吐、脘腹胀满、不思饮食等，称为"脾胃不和"
		②升降相因	脾气不升，水谷夹杂而下，出现泄泻，甚则完谷不化。胃气不降反而上逆，可见恶心呕吐、呃逆嗳气。故《素问·阴阳应象大论》有"清气在下，则生飧泄；浊气在上，则生䐜胀"
		③燥湿相济	脾属阴，阳气易损；胃属阳，津液和阴气易伤。如湿困脾运，可导致胃纳不振；胃津不足，亦可影响脾气运化。脾湿则其气不升，胃燥则其气不降，可见中满痞胀、排便异常等症
肝与胆	足厥阴经与足少阳经	①同司疏泄	肝气郁滞可影响胆汁疏利，胆腑郁热也可影响肝气疏泄，最终均可导致肝胆气滞、肝胆湿热，或郁而化火、肝胆火旺之证
		②共主勇怯	肝胆气滞，或胆郁痰扰，均可导致情志抑郁或惊恐胆怯等病证

续表

脏与腑关系	经脉属络	生理配合	病理相关
肾与膀胱	足少阴经与足太阳经	肾为主水之脏，开窍于二阴；膀胱为津液之腑。肾与膀胱相互协作，共同完成尿液的生成、贮存与排泄	若肾气虚弱，蒸化无力，或固摄无权，可影响膀胱的汇聚水液及贮尿排尿，而见尿少、癃闭或尿失禁。膀胱湿热，或膀胱失约，也可影响到肾气的蒸化和固摄，出现尿液排泄异常

易混考点解析

胃与小肠生理功能的比较

	相同点	不同点		
		接受	加工	运输
胃	功能均是三步：接受→加工→运输	受纳	腐熟	通降
小肠		受盛	化物	泌别清浊

小肠与大肠生理功能的比较

	津液代谢方面	《素问·灵兰秘典论》
小肠	小肠主液	小肠者，受盛之官，化物出焉
大肠	大肠主津	大肠者，传导之官，变化出焉

第八单元　奇恒之腑

奇恒之腑，包括脑、髓、骨、脉、胆、女子胞六个脏器组织。它们在形态上类腑，但其功能上似脏，主贮藏精气，与六腑传化水谷有别，故称之为奇恒之腑，亦即有别于六腑的腑。如《素问·五脏别论》所说："脑、髓、骨、脉、胆、女子胞，此六者，地气之所生也，皆藏于阴而象于地，故藏而不泻，名曰奇恒之腑。"

细目一　脑

脑位于头部的颅腔之内，为髓汇聚之处，故《灵枢·海论》说"脑为髓之海"。

1.脑的生理功能　①主宰生命活动；②主司感觉运动；③主司精神活动。

2.脑与脏腑精气的关系　脑的生理病理统归于心而分属于五脏。神、魂、魄、意、志五种不同的表现，分别由心、肝、肺、脾、肾五脏主司。

细目二　女子胞

女子胞，又称胞宫、胞脏、子宫、子脏等。女子胞位于小腹部，膀胱之后，直肠之前，通过阴道与外界相通，是女性的生殖器官。

1.女子胞的生理功能　①主持月经；②孕育胎儿。

2.女子胞与脏腑经脉的关系

（1）与天癸的关系：天癸，是肾精、肾气充盈到一定程度时体内出现的一种精微物质，有促进生殖器官发育成熟、女子月经来潮及排卵、男子精气溢泻，因而具备生殖能力的作用。

（2）与经脉的关系：女子胞与冲、任、督、带及十二经脉，均有密切关系。其中与冲脉和任脉联系最紧密，有"冲为血海""冲为十二经脉之海""任主胞胎"之说。

（3）与脏腑的关系：女子以血为本，经水为血液所化，月经的来潮和周期，以及孕育胎儿，均离不开气血的充盈和血液的正常运行。而心主血，肝藏血，脾胃为气血生化之源又主统血，肾藏精，关乎天癸，且精能化血。因此五脏之中，女子胞与心、肝、脾、肾的关系尤为密切。

第九单元　精、气、血、津液、神

细目一　精

1. 人体之精的概念　精，是由禀受于父母的生命物质与后天水谷精微相融合而形成的一种精华物质，是人体生命的本源，是构成人体和维持人体生命活动的最基本物质。

人体之精的概念与古代哲学中精的概念有严格的区别：人体之精是人体生命的本源；古代哲学的精是宇宙万物生成的本源。

2. 人体之精的生成　先天之精，来源于父母，是禀受于父母的生殖之精；与生俱来，是构成胚胎发育的原始物质。人出生后，这种精藏于肾，成为繁衍下一代的物质基础。后天之精，来源于脾胃，是胎儿出生以后，通过脾胃的运化功能从饮食物摄取来的精微物质。二者之间的关系可概括为"先天生后天，后天养先天"。

3. 人体之精的功能　①繁衍生命。②濡养作用。③化血作用。④化气作用。⑤化神作用。

4. 人体之精的分类　①先天之精与后天之精。②生殖之精。③脏腑之精。

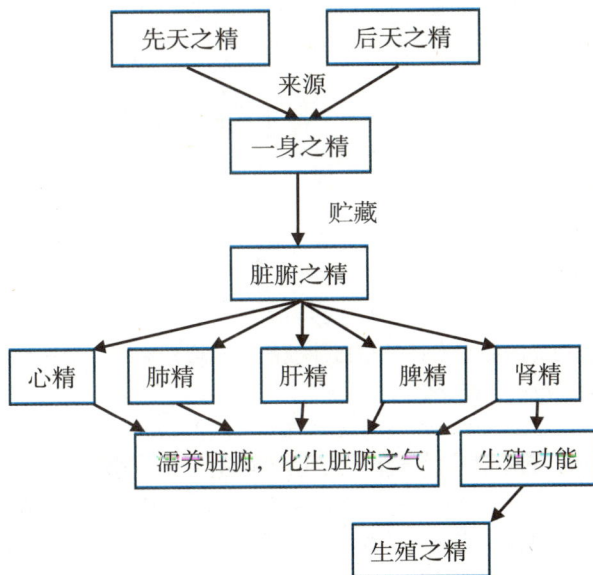

图 1　先天之精、后天之精、脏腑之精、生殖之精的关系图

细目二　气

1. 人体之气的概念　气是人体内活力很强、运行不息的极精微物质，是构成人体和维持人体生命活动的基本物质之一。

（1）哲学之气与人体之气的区别：哲学之气是宇宙万物包括人类的生成本原。人体之气是客观存在于人体中的运动不息的细微物质，既是构成人体的基本物质，又对生命活动起着推动和调控作用。

（2）人体之气与人体之精的区别与联系：人体之气是客观存在于人体中的运动不息的细微物质，即是构成人体的基本物质。气是推动和调控脏腑生理功能的动力，是人体生命的维系。人体之精是构成人体的最基本物质，也是维持人体生命活动的基本物质。精为脏腑功能活动的物质基础，是人体生命的本源。人体之气是由人体之精化生的。

2. 人体之气的生成

（1）人体之气的生成之源：人体之气来源于先天之精所化生的先天之气（即元气）、水谷之精所化生的水谷之气和自然界的清气，后两者又合称为后天之气（即宗气），并通过肺、脾、胃和肾等脏腑的综合作用，将此三者结合起来而成一身之气。《黄帝内经》称为"人气"。

（2）与气生成的相关脏腑

与气生成的关系	脏腑	功能描述
生气之根	肾	肾藏先天之精，并受后天之精的充养。先天之精化生元气
生气之源	脾、胃	胃主受纳，共同完成对饮食水谷的消化和水谷精微的吸收。水谷之精化生水谷之气
生气之主	肺	肺主气，主司宗气的生成，在气的生成过程中占有重要地位

3. 人体之气的功能

（1）推动与调控作用

1）气的推动作用：指气中属阳部分（阳气）的激发、兴奋、促进等作用。主要体现于：①激发和促进人体的生长发育及生殖功能；②激发和促进各脏腑经络的生理功能；③激发和促进精血津液的生成及运行输布；④激发和兴奋精神活动。

2）气的调控作用：指气中属阴部分（阴气）的减缓、抑制、宁静等作用。主要体现于：①抑制和减缓人体的生长发育及生殖功能；②抑制和宁静各脏腑经络的生理功能；③抑制和减缓精血津液的生成及运行输布；④抑制和宁静精神活动。

（2）温煦与凉润作用

1）气的温煦作用：指气中属阳部分（阳气）的促进产热，消除寒冷，使人体温暖的作用。气的温煦作用对人体有重要的生理意义：①温煦机体，维持相对恒定的体温；②温煦各脏腑、经络、形体、官窍，助其进行正常的生理活动；③温煦精血津液，助其正常疏泄、循行、输布。

2）气的凉润作用：指气中属阴部分（阴气）的抑制产热，消除热量，使人体寒凉的作用。气的凉润作用对人体有重要的生理意义：①凉润机体，维持相对恒定的体温；②凉润各脏腑、经络、形体、官窍，防其生理功能过亢；③凉润精血津液，防其过度代谢和运行失常。

人体体温的恒定、脏腑功能的稳定发挥及精血津液的正常运行输布，是一身之气中阳气部分的温煦作用和阴气部分的凉润作用对立统一的结果。

（3）防御作用：气既能护卫肌表，防御外邪入侵，同时也可以祛除侵入人体内的病邪。《素问遗篇·刺法论》说："正气存内，邪不可干。"说明气的防御功能正常，则邪气不易入侵。若气的防御作用低下，邪气易于入侵而发生疾病。故《素问·评热病论》说："邪之所凑，其气必虚。"

（4）固摄作用：指气对体内血、津液、精等液态物质的固护、统摄和控制作用，防止其无故流失，保证它们发挥正常的生理作用。气的固摄作用表现为：①统摄血液，使其在脉中正常运行，防止其逸出脉外；②固摄汗液、尿液、唾液、胃液、肠液，控制其分泌量、排泄量，使之有度而规律地排泄，防止其过多排出及无故流失；③固摄精液，防止其妄泄。

（5）中介作用：指气能感应传导信息以维系机体的整体联系。

4. 人体之气的分类　人体之气，因其生成来源、分布部位及功能特点的不同而有着各自不同的名称。

	元气	宗气	营气	卫气
定义	是人体最根本、最重要的气，是人体生命活动的原动力	是由谷气与自然界清气相结合而积聚于胸中的气，属后天之气的范畴。宗气的生成直接关系到一身之气的盛衰	是行于脉中而具有营养作用的气	是运行于脉外而具有保卫作用的气
生成	由肾精化生	脾胃运化的水谷之精所化生的水谷之气和肺从自然界中吸入的清气二者相结合生成	由水谷精微中的精华部分化生	由水谷精微中的慓悍滑利部分化生
分布运行	根于命门，通过三焦流行于全身	聚于胸中，通过上出息道（呼吸道），贯注心脉及沿三焦下行的方式布散全身	行于脉中，运行全身	在脉外运行
功能	①推动和调节人体的生长发育和生殖功能；②推动和调控各脏腑、经络、形体、官窍的生理活动	①走息道以行呼吸；②贯心脉以行血气；③下蓄丹田以资先天	①化生血液；②营养全身	①防御外邪；②温养全身；③调控腠理

5. 人体之气的气化　气的运动称之为气机。升降出入是气运动变化的基本形式。气的运动而产生的各种变化称为气化。

气化的形式多种多样。体内精气血津液各自的代谢及其相互转化，是气化的基本形式。

细目三　血

1. 血的基本概念　血是循行于脉中而富有营养的红色液态物质，又称血液。它是构成人体和维持人体生命活动的基本物质之一，具有很高的营养和滋润作用。血液必须在脉管中循行，才能发挥其正常的生理效应。如因某些原因而致血液逸出于脉外，则失去其正常的生理作用，即为出血，又称为"离经之血"。

2. 血的生成

（1）血液生化之源

1）水谷之精化血：中焦脾胃受纳运化饮食水谷，吸取其中的精微物质，即所谓"汁"，其中包含营气和津液，二者进入脉中，变化而成红色的血液。

2）肾精化血：精与血之间存在着相互资生和相互转化的关系，因而肾精充足，则可化为肝血以充实血液。

（2）与血生成相关的脏腑：①脾胃是血液生化之源。②心肺对血液的生成起重要作用。③肾藏精，精生髓。

3. 血的运行

（1）影响血液运行的因素：①血液的正常运行需要气的推动与调控作用的协调、温煦与凉润作用的平衡。②血的运行还需要气的固摄作用的发挥。③血的运行需要脉道的完好无损与通畅无阻。④血的运行还与血液的清浊及黏稠状态相关。⑤血液的或寒或热，直接影响着血运的或迟或速。⑥阳邪侵入则阳盛，易致血液妄行；阴邪侵袭则阴盛，可致血行缓慢，甚至出现瘀血。

（2）影响血液运行的相关脏腑：心、肝、脾、肺等脏生理功能的相互协调与密切配合，共同保证了血液的正常运行。心阳的推动和温煦、肺气的宣发与肃降、肝气的疏泄是推动和促进血液运行的重要因素。心阴的宁静与凉润、脾气的统摄、肝气的藏血是控制和固摄血液运行的重要因素。

4.血的功能

血的功能	含义	生理表现	病理表现
濡养作用	血液由水谷精微所化生，含有人体所需的丰富的营养物质，对全身各脏腑组织器官起着濡养和滋润作用	血量充盈，濡养作用正常，则面色红润、肌肉壮实、皮肤和毛发润泽、感觉灵敏、运动自如	血量亏少，濡养作用减弱，则可能出现面色萎黄、肌肉瘦削、肌肤干涩、毛发不荣、肢体麻木或运动无力失灵等
	血液亦是化生经水、乳汁，养育胎儿，哺育婴儿的物质基础	经水按期而至，经量适中，乳汁充足	血液亏虚，则经水无源，乳汁亦见缺少，可见经少，甚则经闭，以及缺乳等
化神作用	血是机体精神活动的主要物质基础。人体的精神活动必须得到血液的营养。只有物质基础充盛，才能产生充沛而舒畅的精神活动	人体血气充盛，则精力充沛，神志清晰，感觉灵敏，思维敏捷	血液亏耗，血行异常时，都可能出现不同程度的精神方面的病症，如精神疲惫、健忘、失眠、多梦、烦躁、惊悸，甚至神志恍惚、谵妄、昏迷

细目四　津液

1.津液的基本概念　津液，是机体一切正常水液的总称，包括各脏腑、形体、官窍的内在液体及其正常的分泌物。津液是构成人体和维持生命活动的基本物质之一。

津液是津和液的总称。质地较清稀，流动性较大，布散于体表皮肤、肌肉和孔窍，并能渗入血脉之内，起滋润作用的，称为津。质地较浓稠，流动性较小，灌注于骨节、脏腑、脑、髓等，起濡养作用的，称为液。

2.津液的生成输布与排泄

（1）津液的生成：津液来源于饮食水谷，通过脾胃的运化及有关脏腑的生理功能而生成。胃主受纳腐熟，"游溢精气"而吸收饮食水谷的部分精微。小肠泌别清浊，将水谷精微和水液大量吸收后并将食物残渣下送大肠。大肠主津，在传导过程中吸收食物残渣中的水液，促使糟粕成形为粪便。

（2）津液的输布：津液的输布主要是依靠脾、肺、肾、肝和三焦等脏腑生理功能的协调配合来完成的：①脾气转输布散津液。②肺气宣降以行水。③肾气蒸腾气化水液。④肝气疏泄促水行。⑤三焦决渎利水道。

（3）津液的排泄：津液的排泄主要通过排出尿液和汗液来完成。除此之外，呼气和粪便也将带走一些水分。因此，津液的排泄主要与肾、肺、大肠的生理功能有关。由于尿液是津液排泄的最主要途径，因此肾在津液排泄中的地位最为重要。

3.津液的功能　①滋润濡养。②充养血脉。③调节体温。

细目五　神

1.人体之神的基本概念　人体之神是人体生命活动的主宰及其外在总体表现的统称。人体之神的含义有广义与狭义之分：广义之神指人体生命活动的主宰及其外在的表现，包括形色、眼神、言谈、表情、应答、举止、精神、情志、声息、脉象等方面；狭义之神指人的意识、思维、情感等精神活动。

2.人体之神的生成

（1）人体内的精气血津液，是神产生的物质基础。

（2）脏腑精气对自然环境与社会环境的各种刺激作出应答，便产生了意识、思维、情感等精神活动。

3.人体之神的分类　人体之神有广义与狭义之分，而狭义之神又有五神、情志及思维活动之别。

分类	包含内容	与脏腑的关系	主导
五神	神、魂、魄、意、志	心藏神，肺藏魄，肝藏魂，脾藏意，肾藏志	
情志	七情是喜、怒、忧、思、悲、恐、惊；五志是喜、怒、忧、思、恐	心在志为喜，肝在志为怒，肺在志为忧，脾在志为思，肾在志为恐	心神的统摄
思维活动	意、志、思、虑、智	所以任物者谓之心，心有所忆谓之意，意之所存谓之志，因志而存变谓之思，因思而远慕谓之虑，因虑而处物谓之智	

4. 人体之神的作用　①调节精气血津液的代谢。②调节脏腑的生理功能。③主宰人体的生命活动。

细目六　精、气、血、津液之间的关系

1. 气与血的关系

气与血的关系	具体表现	含义
气为血之帅	①气能生血	气能参与、促进血液的化生
	②气能行血	气能推动与调控血液在脉中稳定运行
	③气能摄血	气能控制血液在脉中正常循行而不逸出脉外
血为气之母	①血能养气	血液对气的濡养作用，血足则气旺
	②血能载气	气存于血中，依附于血而不致散失，赖血之运载而运行全身

2. 气与津液的关系

气与津液的关系	具体表现	含义
气对津液的作用	①气能生津	气是津液生成的动力。津液的生成依赖于气的推动作用和气化作用
	②气能行津	气是津液在体内正常输布运行的动力。津液的输布、排泄等代谢活动离不开气的推动与调控作用的协调和升降出入运动的有序
	③气能摄津	气的固摄作用可以防止体内津液无故地大量流失
津液对气的作用	①津能生气	津液在输布过程中受到各脏腑阳气的蒸腾温化，可以化生为气，以敷布于脏腑、组织、形体、官窍，促进正常的生理活动
	②津能载气	津液是气运行的载体之一。在血脉之外，气的运行必须依附于津液，否则也会使气漂浮失散而无所归

3. 精、血、津液之间的关系

精、血、津液之间的关系	含义	临床意义
精血同源	精与血都由水谷精微化生和充养，化源相同。两者之间又相互资生、相互转化，并都具有濡养和化神等作用	肝藏血，肾藏精，精血同源也称"肝肾同源"或"乙癸同源"。精血过度耗损，则出现肝肾两虚
津血同源	血和津液都由饮食水谷精微所化生，都具有滋润濡养作用。二者之间可以相互资生、相互转化	《灵枢·营卫生会》有"夺血者无汗，夺汗者无血"之论

4. 精、气、神之间的关系　精是生命产生的本原，气是生命维系的动力，神是生命活动的体现及主宰。精、气、神三者为人身之"三宝"，可分而不可离。

精、气、神之间的关系	含义	临床意义
气能化精、摄精	气的运行不息能促进精的化生。气又能固摄精，防止其无故耗损外泄	精亏或失精等病证，采用补气生精、补气固精的治疗方法
精能化气	人体之精在气的推动激发作用下可化生为气	精为气化生的本源，各脏之精充足则各脏之气化生充沛，自能推动和调控各脏腑形体官窍的生理活动
精气化神	精与气都是神得以化生的物质基础。神必须得到精和气的滋养才能正常发挥作用。精盈则神明，精亏则神疲	《黄帝内经》倡导"积精全神"以养生。气充则神明，气虚则神衰，故称气为"神之母"
神驭精气	神以精气为物质基础，但神又能驭气统精。人体脏腑形体官窍的功能活动及精、气、血等物质的新陈代谢，都必须受神的调控和主宰	形是神之宅，但神乃形之主。神安则精固气畅，神荡则精失气衰

第十单元　经　络

细目一　经络学说概述

1. 经络的基本概念　经络，是经脉和络脉的总称，是运行全身气血，联络脏腑形体官窍，沟通上下内外，感应传导信息的通路系统，是人体结构的重要组成部分。

2. 经络系统的组成　人体的经络系统由经脉、络脉及其连属部分组成。

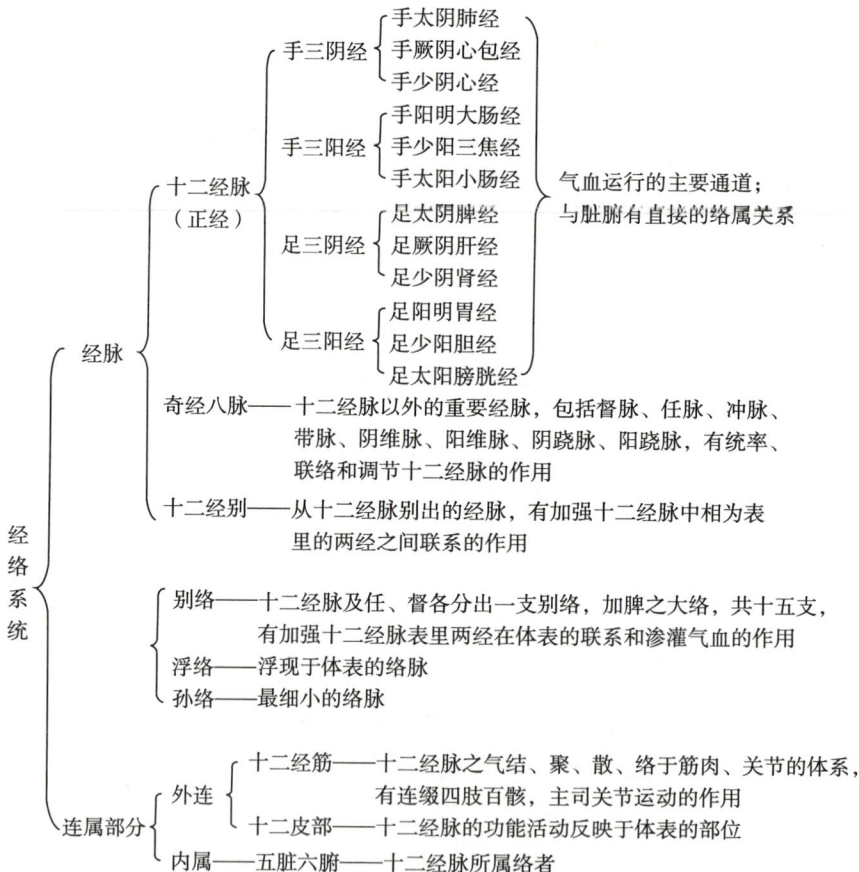

图2　经络系统组成示意图

细目二　十二经脉

1. 十二经脉的走向规律　记忆歌诀：手之三阴胸内手，手之三阳手外头；足之三阳头外足，足之三阴足内腹（胸）。

手三阳经从手走头，足三阳经从头走足，手足六阳经均行经头面部，故称"头为诸阳之会"。

2. 十二经脉的交接规律　①相为表里的阴经与阳经在四肢末端交接。②同名手足阳经在头面部交接。③异名的手足阴经在胸部交接。

3. 十二经脉的分布规律

（1）头面部的分布规律

经脉名称		头面部分布规律
阳明经	手	面部
	足	面部、额部
少阳经		侧头部
太阳经	手	面颊部
	足	头顶和头后部

（2）四肢部的分布规律

		前缘	中线	后缘
上肢	内侧面	太阴（肺）	厥阴（心包）	少阴（心）
	外侧面	阳明（大肠）	少阳（三焦）	太阳（小肠）
下肢	内侧面	太阴（脾）	厥阴（肝）	少阴（肾）
	外侧面	阳明（胃）	少阳（胆）	太阳（膀胱）

特殊记忆：下肢内侧，内踝尖上8寸以下为厥阴在前，太阴在中，少阴在后；内踝尖上8寸以上则太阴在前，厥阴在中，少阴在后。

（3）躯干部的分布规律

经脉名称		躯干部分布规律
手三阴经		从胸部浅出于腋下
手三阳经		行于肩部和肩胛部
足三阳经	阳明经	前（胸腹面）
	少阳经	侧面
	太阳经	后（背面）
足三阴经		腹胸面（由中线向外依次是足少阴肾经、足阳明胃经、足太阴脾经和足厥阴肝经）

4. 十二经脉的表里关系

	表	里
手经	手阳明大肠经	手太阴肺经
	手少阳三焦经	手厥阴心包经
	手太阳小肠经	手少阴心经

续表

	表	里
足经	足阳明胃经	足太阴脾经
	足少阳胆经	足厥阴肝经
	足太阳膀胱经	足少阴肾经

5. 十二经脉的流注次序

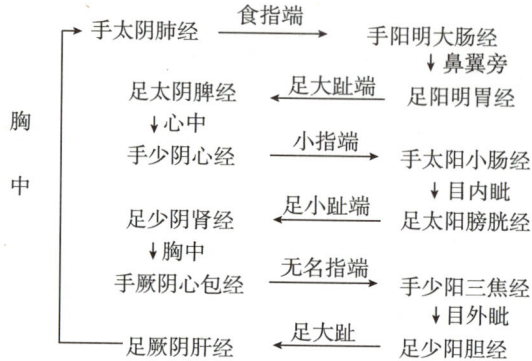

图3　十二经脉的流注次序示意图

6. 十二经脉循行中的重要部位和交接点（助理不考）

重要部位和交接点	经脉
舌	脾经连舌本，散舌下；肾经循喉咙，夹舌本
齿	大肠经连下齿；胃经连上齿（记忆要点：上胃下大肠）
喉咙	肺经联络喉咙（少商为咽痛要穴；列缺任脉连肺系）
目眦	既到目内眦，又走目外眦的经脉是小肠经
阴器	足厥阴肝经

细目三　奇经八脉

1. 奇经八脉的含义及功能

（1）含义：奇经八脉，是督脉、任脉、冲脉、带脉、阴跷脉、阳跷脉、阴维脉、阳维脉的总称。奇经是与正经相对而言的，由于其分布不如十二经脉那样有规律，与五脏六腑没有直接的属络联系，相互之间也没有表里关系，又异于十二正经，故曰"奇经"。又因其数有八，故曰"奇经八脉"。

（2）功能：①密切十二经脉的联系；②调节十二经脉气血；③与奇恒之腑关系密切。

2. 督脉、任脉、冲脉、带脉、跷脉和维脉的循行特点和基本功能

（1）督脉

1）循行特点：督脉起于胞中，下出会阴，沿脊柱里面上行，至项后风府穴处进入颅内，络脑，并由项沿头部正中线，经头顶、额部、鼻部、上唇，到上唇系带处。分支：从脊柱里面分出，络肾。分支：从小腹内分出，直上贯脐中央，上贯心，到喉部，向上到下颌部，环绕口唇，再向上到两眼下部的中央。

2）基本功能：①调节阳经气血，为"阳脉之海"；②与脑、髓和肾的功能有关。

（2）任脉

1）循行特点：任脉起于胞中，下出会阴，经阴阜，沿腹部和胸部正中线上行，至咽喉，上行至下颌部，环绕口唇，沿面颊，分行至目眶下。分支：由胞中别出，与冲脉相并，行于脊柱前。

2）基本功能：①调节阴经气血，为"阴脉之海"；②任主胞胎。

（3）冲脉

1）循行特点：冲脉起于胞中，下出会阴，从气街部起与足少阴经相并，夹脐上行，散布于胸中，再向上行，经喉，环绕口唇，到目眶下。分支：从少腹输注于肾下，浅出气街，沿大腿内侧进入腘窝，再沿胫骨内缘，下行到足底。分支：从内踝后分出，向前斜入足背，进入大趾。分支：从胞中分出，向后与督脉相通，上行于脊柱内。

2）基本功能：①调节十二经气血，又称其为"十二经脉之海""血海"；②与女子月经及孕育功能有关。

（4）带脉

1）循行特点：带脉起于季胁，斜向下行到带脉穴，绕身一周，并于带脉穴处再向前下方沿髂骨上缘斜行到少腹。

2）基本功能：①约束纵行诸经；②固护胞胎。

（5）跷脉的基本功能：①主司下肢运动；②司眼睑开阖。

（6）维脉的基本功能：①阴维脉维系联络全身阴经；②阳维脉维系联络全身阳经。

细目四　经别、别络、经筋、皮部

1. 经别的概念、特点和生理功能

（1）经别的概念：经别，即别行的正经。十二经别，是从十二经别行分出，深入躯体深部，循行于胸腹及头部的重要支脉。

（2）经别的分布特点：十二经别，多分布于肘膝、脏腑、躯干、颈项及头部。其循行分布特点，可用"离、入、出、合"来加以概括。

（3）经别的生理功能：①加强十二经脉表里两经在体内的联系；②加强体表与体内、四肢与躯干的向心性联系；③加强十二经脉和头面部的联系；④扩大十二经的主治范围；⑤加强足三阴、足三阳经脉与心脏的联系。

2. 别络的概念、特点和生理功能

（1）别络的概念：别络，也是从经脉分出的支脉，大多分布于体表。别络有十五条，即十二经脉各有一条，加之任脉、督脉的别络和脾之大络。另外，若再加胃之大络，也可称为"十六别络"。

（2）别络的特点：在四肢部，十二经脉的别络都是从四肢肘、膝以下分出，阴经的络脉走向与其相为表里的阳经，阳经的络脉走向与其相为表里的阴经，以沟通表里两经。在躯干部，共有三络分布于身前、身后、身侧，即任脉的络脉散布于腹部，督脉的络脉行于背部，散于头上并别走足太阳经，脾之大络散布于胸胁部。

（3）别络的生理功能：①加强十二经脉表里两经在体表的联系；②加强人体前、后、侧面统一联系，统率其他络脉；③渗灌气血以濡养全身。

3. 经筋的概念、特点和生理功能

（1）经筋的概念：经筋，是十二经脉之气濡养和支持筋肉骨节的体系，为十二经脉的附属部分，具有约束骨骼、屈伸关节的作用。

（2）经筋的特点：经筋均起于四肢末端，走向头身。

（3）经筋的生理功能：经筋多附于骨和关节，具有约束骨骼、主司关节运动的作用。

4. 皮部的概念和应用

（1）皮部的基本概念：皮部，是十二经脉及其所属络脉在体表的分区，经气布散之所在，具有保卫机体、抗御外邪的作用，并能反映十二经脉的病证。

（2）皮部的应用：①用于疾病的诊断：由于十二皮部分属于十二经脉，而十二经脉又内属于脏腑，所以脏腑、经络的病变亦能在相应的皮部分区反映出来。故在临床上观察不同部位皮肤的色泽和形态变化，即可以诊断某些脏腑、经络的病变。②用于疾病的治疗：通过对浅表皮部的刺激和渗透作用，结合经络穴位的敷贴、药浴、温灸、热熨、梅花针等疗法，可温通气血、疏通经络、增强机体抗病能力，治疗内在脏腑的病变。

细目五　经络的生理功能和经络学说的应用

1.经络的生理功能　①沟通联系作用；②运输渗灌作用；③感应传导作用；④调节作用。

2.经络学说的应用

（1）阐释病理变化及其传变：①外邪由表传里的途径；②体内病变反映于外的途径；③脏腑病变相互传变的途径。

（2）指导疾病的诊断：①循经诊断；②分经诊断。

（3）指导疾病的治疗：①指导针灸推拿治疗；②指导药物治疗。

第十一单元　体　质

细目一　体质的概念和构成

1.体质的概念　体质是指人体生命过程中在先天禀赋和后天获得的基础上所形成的形态结构、生理功能和心理状态方面综合的相对稳定的固有特质。

2.体质的构成　①形态结构的差异性；②生理功能的差异性；③心理状态的差异性。

3.体质的特点　①先天遗传性；②差异多样性；③形神一体性；④群类趋同性；⑤相对稳定性；⑥动态可变性；⑦连续可测性；⑧后天可调性。

细目二　体质的生理学基础（助理不考）

1.体质与脏腑精气血津液的关系

（1）体质与脏腑经络的关系：脏腑经络的盛衰偏倾决定体质的差异。

（2）体质与精气血津液的关系：精气血津液是决定体质特征的重要物质基础，其中精的多少优劣是体质差异的根本。

2.影响体质的因素　①先天禀赋；②年龄因素；③性别差异；④饮食因素；⑤劳逸所伤；⑥情志因素；⑦地理因素；⑧疾病针药及其他因素。

细目三　体质学说的应用

1.体质与病因病机　①决定个体对某些病因的易感性；②决定病变的从化和传变。

2.体质与诊治

（1）指导辨证

（2）指导治疗：①区别体质特征而治；②根据体质特征注意针药宜忌；③兼顾体质特征，重视善后调理。

3.体质与养生　根据各自不同的体质特征，选择相应的措施和方法。

第十二单元　病　因

细目一　六淫

1.六淫的概念　六淫，指风、寒、暑、湿、燥、火（热）六种外感病，又称为"六邪"。

2.六淫的共同致病特点　①外感性；②季节性；③地域性；④相兼性。

3.六淫各自的性质及致病特点

（1）风邪的性质及致病特点：①风性轻扬开泄，易袭阳位；②风性善行而数变；③风性主动；④风为百病之长。

（2）寒邪的性质及致病特点：①寒为阴邪，易伤阳气；②寒性凝滞主痛；③寒性收引。

（3）暑邪的性质及致病特点：①暑为阳邪，其性炎热；②暑性升散，易扰心神，易伤津耗气；③暑多夹湿。

（4）湿邪的性质及致病特点：①湿为阴邪，易伤阳气；②湿性重浊；③湿性黏滞，易阻气机；④湿性趋下，易袭阴位。

（5）燥邪的性质及致病特点：①燥性干涩，易伤津液；②燥易伤肺。

（6）火（热）邪的性质及致病特点：①火热为阳邪，其性燔灼趋上；②火热易扰心神；③火热易伤津耗气；④火热易生风动血；⑤火邪易致疮痈。

易混考点解析

暑邪和火热之邪的比较

	相同点	不同点
暑邪	均为阳邪，其性炎热，易于扰神、伤津、耗气	暑性升散，暑多夹湿
火热之邪		火热之邪燔灼趋上，易于生风动血，易致疮痈

寒邪和湿邪的比较

	相同点	不同点
寒邪	均为阴邪，易伤人体阳气	寒性凝滞，寒性收引
湿邪		湿性黏滞，湿性重浊，湿性趋下，易袭阴位

细目二　疠气

1.疠气的概念　疠气，是一类具有强烈致病性和传染性病邪的统称，又称为"疫毒""疫气""异气""戾气""毒气""乖戾之气"等。

疠气可通过空气传播，多从口鼻侵犯人体而致病，也可随饮食污染、蚊虫叮咬、虫兽咬伤、皮肤接触、性接触、血液传播等途径感染而发病。

疠气种类繁多，其所引起的疾病，统称为疫疠，又称疫病、瘟病，或瘟疫病。

2.疠气的致病特点　①发病急骤，病情危笃；②传染性强，易于流行；③一气一病，症状相似。

易混考点解析

六淫与疠气的比较

	相同点	不同点
六淫	均属于外感病邪，从肌表或口鼻侵入人体	外感性、季节性、地域性、相兼性、不具有传染性
疠气		传染性、流行性

细目三　七情内伤

1.七情内伤的基本概念　七情，指喜、怒、忧、思、悲、恐、惊七种正常的情志活动，是人体脏腑生理和精神活动对内外环境变化产生的情志反应，一般不会导致或诱发疾病。

七情内伤，指喜、怒、忧、思、悲、恐、惊七种引发和诱发疾病的情志活动。过于突然、强烈或持久不解的七情反应，超越了人体生理和心理的适应和调节能力，导致脏腑精气损伤，功能失调；或人体正气虚弱，脏腑精气虚衰，对情志刺激的适应和调节能力低下，引发或诱发疾病时，七情则成为病因。因病从内发，故而称之为"七情内伤"。

2. 七情与脏腑精气的关系 情志活动与脏腑精气有着密切的关系。五脏精气是情志活动产生和保持正常的物质基础。

3. 七情内伤的致病特点

（1）直接伤及内脏：①损伤相应之脏：过喜则伤心，过怒则伤肝，过度思虑则伤脾，悲忧过度则伤肺，过恐则伤肾；②首先影响心神；③数情交织，易伤心肝脾；④易损伤潜病之脏腑。

（2）影响脏腑气机：怒则气上，喜则气缓；悲则气消，恐则气下，惊则气乱，思则气结。

（3）多发为情志病

（4）影响病情变化

细目四　饮食失宜

饮食失宜		致病特点
饮食不节	过饥	一方面因气血亏虚而脏腑组织失养，功能衰退，全身虚弱；另一方面因正气不足，抗病力弱，易感邪而发病
	过饱	轻则饮食积滞不化，以致"宿食"内停；重则食滞日久，可致脾胃大伤，或可聚湿、化热、生痰而变生他病
饮食不洁		指因食用不清洁、不卫生，或陈腐变质，或有毒的食物而成为致病因素。饮食不洁所致病变以胃肠病为主
饮食偏嗜	寒热偏嗜	如偏食生冷寒凉之品日久，则易损伤脾胃阳气，导致寒湿内生；如偏嗜辛温燥热饮食日久，则易致肠胃积热等
	五味偏嗜	五味各入五脏，如果长期嗜好某种性味的食物，就会导致该脏的脏气偏盛，功能失调而发生多种病变
	食类偏嗜	过食肥甘厚味，可聚湿、生痰、化热，易致肥胖、眩晕、中风、胸痹、消渴等病变。若嗜酒成癖，久易聚湿、生痰、化热而致病，甚至变生癥积

细目五　劳逸失度

劳逸失度		致病特点
过度劳累	劳力过度	①过度劳力而耗气，出现少气懒言、体倦神疲、喘息汗出等；②劳伤筋骨
	劳神过度	长思久虑，暗耗心血，损伤脾气，以致心神失养而心悸、健忘、失眠、多梦，或脾失健运而纳少、腹胀、便溏、消瘦
	房劳过度	耗伤肾精肾气而致病，常见腰膝酸软、眩晕耳鸣、精神萎靡、性功能减退、早衰
过度安逸	体力过逸	①安逸少动，气机不畅；②阳气不振，正气虚弱；③长期用脑过少，加之阳气不振，可致神气衰弱，常见精神萎靡、健忘、反应迟钝等
	脑力过逸	

细目六　痰饮

1. 痰饮的概念 痰饮是人体水液代谢障碍所形成的病理产物。

痰饮分类		特点
痰	有形	视之可见，闻之有声，触之有形
	无形	见其征象，不见其形质
饮	痰饮	水走肠间，沥沥有声
	悬饮	饮停胸胁，咳唾引痛
	溢饮	饮溢四肢，身体疼重
	支饮	饮停胸膈，喘息不得卧

2. 痰饮的形成　多因外感六淫，或七情内伤，或饮食不节等，以致脏腑功能失调，气化不利，水液代谢障碍，津液停聚而形成。由于肺、脾、肾、肝及三焦等对水液代谢起着重要作用，故痰饮的形成，多与肺、脾、肾、肝及三焦的功能失常密切相关。

3. 痰饮的致病特点　①阻滞气血运行；②影响水液代谢；③易于蒙蔽心神；④致病广泛，变幻多端。

细目七　瘀血

1. 瘀血的概念　瘀血是指体内因血行滞缓或血液停积而形成的病理产物，又称"恶血""衃血""蓄血""败血""污血"等。瘀血既是病理产物，又是具有致病作用的"死血"。"瘀血"与"血瘀"的概念不同。血瘀是指血液运行不畅或血液瘀滞不通的病理状态，属于病机学概念。瘀血是指具有致病性的病理产物，属于病因学概念。

2. 瘀血的形成　凡是影响血液正常运行，引起血液运行不畅，或致血离经脉而瘀积的内外因素，均可导致瘀血。

（1）血出致瘀：①各种外伤，如跌打损伤、金刃所伤、手术创伤；②脾不统血、肝不藏血、热灼脉络；③妇女经行不畅、流产。

（2）血行不畅致瘀：①气滞致瘀；②因虚致瘀（气虚而推动无力、阳虚而脉道失于温通、阴虚而脉道失于柔润、津液亏虚而无以充养血脉）；③血寒致瘀；④血热致瘀。

3. 瘀血的致病特点　①易于阻滞气机；②影响血脉运行；③影响新血生成；④病位固定，病证繁多。

4. 瘀血致病的症状特点　①疼痛：多为刺痛，痛处固定不移，拒按，夜间痛甚；②肿块：瘀血积于皮下或体内则可见肿块，肿块部位固定；③出血：因瘀血阻滞，损伤血络，血溢脉外而见出血色紫黯，或夹有瘀血块；④色紫黯：一是面色紫黯，口唇、爪甲青紫等；二是舌质紫黯，或舌有瘀斑、瘀点等；⑤可出现肌肤甲错，脉涩或脉结代等。

第十三单元　发　病

细目一　发病的基本原理

1. 正气与邪气的概念

（1）正气的基本概念：正气，相对"邪气"而言，指人体内具有抗病、祛邪、调节、修复等作用的一类细微物质。正气含有阴气、阳气两部分。阴气能抵抗阳邪的侵袭，并能抑制、祛除阳邪，阻止阳热病证的发展以使病情向愈；阳气能抵抗阴邪的入侵，并能制约、祛除阴邪，阻止阴寒病证的传变并使之康复。

正气的防御作用主要表现为：①抵御外邪；②祛除病邪；③修复调节；④维持脏腑经络功能的协调，防止痰饮、瘀血、结石等病理产物以及内风、内寒、内湿、内燥、内火等内生五"邪"的产生。

（2）邪气的基本概念：邪气，泛指各种致病因素，简称为"邪"，包括由外而入或由体内产生的各种具有致病作用的因素，如六淫、疠气、外伤、虫兽伤、寄生虫、七情内伤、饮食失宜、痰饮、瘀血、结石等。

邪气对机体的损害作用：①导致生理功能失常；②造成脏腑组织的形质损害；③改变体质类型。

2. 发病的原理

（1）正气不足是疾病发生的基础：①正虚感邪而发病；②正虚生邪而发病；③正气强弱可决定发病的证候性质。

（2）邪气是发病的重要条件：①邪气是疾病发生的原因；②影响发病的性质、类型和特点；③影响病情和病位；④某些情况下主导疾病的发生。

（3）邪正相搏的胜负与发病：正胜邪退则不发病；邪胜正负则发病。

细目二　影响发病的主要因素

1. 环境　①气候变化；②地域因素；③生活工作环境；④社会环境。

2. 体质　①决定发病倾向；②决定对某种病邪的易感性；③决定某些疾病发生的证候类型。

3. 精神状态　精神状态好，情志舒畅，气机通畅，气血调和，脏腑功能协调，则正气强盛，邪气难以入侵，或虽受邪也易祛除。

细目三　发病类型

1. 感邪即发　又称为猝发、顿发，即感邪后立即发病。

2. 徐发　又称为缓发，指感邪后缓慢发病。

3. 伏而后发　指感受邪气后，并不立即发病，病邪在机体内潜伏一段时间，或在诱因的作用下，过时而发病。

4. 继发　指在原发疾病的基础上，继发新的疾病。

5. 合病与并病　合病，指外感病初起时两经同时受邪而发病；并病，指一经病证未罢又出现另一经病证的发病特点。

6. 复发　指疾病初愈或慢性疾病的缓解阶段，在某些诱因的作用下，引起疾病再度发作或反复发作的一种发病形式。

第十四单元　病　机

病机，即疾病发生、发展与变化的规律和机理。《素问·至真要大论》总结归纳了脏腑病机和六气病机，被后世称为"病机十九条"："诸风掉眩，皆属于肝；诸寒收引，皆属于肾；诸气膹郁，皆属于肺；诸湿肿满，皆属于脾；诸热瞀瘛，皆属于火；诸痛痒疮，皆属于心；诸厥固泄，皆属于下；诸痿喘呕，皆属于上；诸禁鼓栗，如丧神守，皆属于火；诸痉项强，皆属于湿；诸逆冲上，皆属于火；诸胀腹大，皆属于热；诸躁狂越，皆属于火；诸暴强直，皆属于风；诸病有声，鼓之如鼓，皆属于热；诸病胕肿，疼酸惊骇，皆属于火；诸转反戾，水液浑浊，皆属于热；诸病水液，澄澈清冷，皆属于寒；诸呕吐酸，暴注下迫，皆属于热"。

细目一　邪正盛衰

1. 邪正盛衰与虚实变化

（1）虚实病机

病机类型	实	虚
概念	指以邪气亢盛为主，而正气未衰，正邪激烈相争，出现一系列以太过、亢奋、有余为特征的一种病理变化	指以正气虚损为主，而邪气已退或不明显，正邪难以激烈相争，出现一系列以虚弱、衰退和不足为特征的一种病理变化

续表

病机类型	实	虚
临床表现	壮热、狂躁、声高气粗、腹痛拒按、二便不通、脉实有力、舌苔厚腻	神疲体倦、面色无华、气短、自汗、盗汗，或五心烦热，或畏寒肢冷、脉虚无力
常见情况	外感六淫和疠气致病的初期和中期，或由于湿、痰、水饮、食积、气滞、瘀血等引起的内伤病变	素体虚弱，精气不充；或外感病的后期及各种慢性病证日久，耗伤人体的精血津液；或因暴病吐利、大汗、亡血等致使正气脱失的病变

（2）虚实变化

病机类型		概念	举例
虚实错杂	虚中夹实	以正虚为主，又兼有实邪为患的病理变化	脾虚湿滞病变
	实中夹虚	以邪实为主，又兼有正气虚损的病理变化	邪热炽盛兼津液损伤之证
虚实真假	真实假虚	病机的本质为"实"，但表现出"虚"的假象，又称为"大实有羸状"	瘀血内阻而出现的妇女崩漏下血；热结肠胃而见泻下稀水臭秽的"热结旁流"
	真虚假实	病机的本质为"虚"，但表现出"实"的假象，又称为"至虚有盛候"	脾气虚腹胀；血虚经闭

2. 邪正盛衰与疾病转归

邪正盛衰	疾病转归
正盛邪退	好转和痊愈
邪去正虚	重病的恢复期，最终转归趋向好转、痊愈
邪盛正衰	疾病趋于恶化、危重，甚至向死亡方面转归
邪正相持	病势处于迁延状态
正虚邪恋	疾病缠绵难愈

易混考点解析

虚和实的比较

病机类型	概念	病机特点	好发阶段	临床表现
虚	指正气不足，是以正气虚损为矛盾主要方面的一种病理状态	正气亏虚，邪气不盛，正邪斗争不激烈	素体虚弱或疾病后期，以及多种慢性病证	虚弱、衰退和不足的证候，可见神疲体倦、面色无华、气短、自汗、盗汗，或五心烦热，或畏寒肢冷、脉虚无力
实	指邪气亢盛，是以邪盛为矛盾主要方面的病理状态	邪气亢盛，正气不亏，正邪剧烈交争	外感病初期和中期，或由于痰、食、水饮等留滞于体内而引起的病证	病理性反应比较剧烈的证候，外感病实证常见壮热、狂躁、声高气粗、腹痛拒按、二便不通、脉实有力、舌苔厚腻等；而内伤病实证则表现为痰涎壅盛、食积不化、水湿泛滥、气滞血瘀等各种病变

· 31 ·

真虚假实和真实假虚的比较

病机类型	概念	病机本质	举例
真实假虚	指病机的本质为"实"，但表现出"虚"的临床假象，又称"大实有羸状"	实	饮食积滞导致的腹泻，其中食积（实）为病变的本质，但是出现泻下（假虚）之象
真虚假实	指病机的本质为"虚"，但表现出"实"的临床假象，又称"至虚有盛候"	虚	脾虚所致的腹胀，其中脾虚（虚）为病变的本质，但是由于脾运化无力，导致腹胀（假实）之象

细目二　阴阳失调

1. 阴阳偏盛　指人体在邪正斗争及其盛衰变化中，阴或阳一方病理性亢盛的病变，属于"邪气盛则实"的实性病机。

病机类型	阳偏盛	阴偏盛
概念	即阳盛，指机体在疾病过程中所出现的一种阳气病理性偏盛、功能亢奋、机体反应性增强、热量过剩的病理变化	即阴盛，指机体在疾病过程中所出现的一种阴气病理性偏盛、功能抑制、热量耗伤过多的病理变化
病机特点	阳盛而阴未虚	阴盛而阳未虚
形成原因	感受温热阳邪；或阴邪从阳化热；或情志内伤，五志过极化火；或气滞、血瘀、食积等郁而化热	感受寒湿阴邪；或过食生冷，寒邪中阻
证候特点	实热证——热、动、燥	实寒证——寒、静、湿
临床表现	壮热、烦渴、面红、目赤、尿黄、便干、苔黄、脉数	形寒、肢冷、蜷卧、舌淡而润、脉迟
病机转化	阳偏盛（实热证）→阳盛则阴病（实热兼阴虚证）→阴偏衰（虚热证）	阴偏盛（实寒证）→阴盛则阳病（实寒兼阳虚证）→阳偏衰（虚寒证）

2. 阴阳偏衰　指人体在疾病过程中，阴或阳一方虚衰不足的病变，属于"精气夺则虚"的虚性病机。

病机类型	阳偏衰	阴偏衰
概念	即阳虚，指机体阳气虚损，温煦、推动、兴奋等作用减退，出现功能减退或衰弱、代谢减缓、产热不足的病理变化	即阴虚，指机体阴气不足，凉润、宁静、抑制等作用减退，出现代谢相对增快、功能虚性亢奋、产热相对增多的病理变化
病机特点	阳气不足，阳不制阴，阴气相对偏亢	阴气不足，阴不制阳，阳气相对偏盛
形成原因	先天禀赋不足，或后天失养，或劳倦内伤，或久病损伤阳气	阳邪伤阴；或因五志过极，化火伤阴；或因久病伤阴
证候性质	虚寒证	虚热证
临床表现	面色㿠白、畏寒肢冷、脘腹冷痛、舌淡、脉迟等寒象，还有喜静蜷卧、脉微细等虚象	低热、五心烦热、骨蒸潮热、面红升火、消瘦、盗汗、舌红少苔、脉细数
易发脏腑	心、脾和肾易于发生阳虚，以肾阳虚为最为重要	肺、脾、胃、心、肝和肾皆可发生阴虚病变，但以肾阴亏虚为主

3. 阴阳互损　指在阴或阳任何一方虚损的前提下，病变发展损及另一方，形成阴阳两虚的病机。

病机类型	阴损及阳	阳损及阴
概念	指由于阴气亏损日久，以致阳气生化不足，形成以阴虚为主的阴阳两虚病理变化	指由于阳气虚损日久，以致阴气化生不足，形成以阳虚为主的阴阳两虚病理变化
病机转化	阴偏衰→阴损及阳	阳偏衰→阳损及阴
证候性质	以阴虚为主的阴阳两虚证	以阳虚为主的阴阳两虚证

4. 阴阳格拒　指在阴阳偏盛或偏衰至极的基础上，阴阳双方相互排斥而出现寒热真假病变的一类病机。

病机类型	阴盛格阳	阳盛格阴
概念	阴气偏盛至极，壅闭于里，寒盛于内，逼迫阳气浮越于外的一种病理变化	阳气偏盛至极，深伏于里，热盛于内，格阴于外的一种病理变化
病机特点	寒盛于内是疾病的本质，格阳于外	热盛于内是疾病的本质，格阴于外
证候性质	真寒假热证	真热假寒证
临床表现	在原有面色苍白、四肢逆冷、精神萎靡、畏寒蜷卧、脉微欲绝等寒盛于内表现的基础上，又出现面红、烦热、口渴、脉大无根等假热之象	在原有壮热、面红、气粗、烦躁、舌红、脉数大有力等热盛于内表现的基础上，又出现四肢厥冷、脉象沉伏等假寒之象

5. 阴阳亡失　指机体的阴气或阳气突然大量地脱失，导致生命垂危的一种病理变化。

病机类型	亡阳	亡阴
概念	机体的阳气突然大量脱失，而致全身功能严重衰竭的一种病理变化	机体阴气发生突然大量消耗或丢失，而致全身功能严重衰竭的一种病理变化
病因	因邪气过盛，正不敌邪，阳气突然脱失所致；或因汗出过多，或吐泻太过，气随津泄，阳气外脱；或由于素体阳虚，劳伤过度，阳气消耗过多；亦可因慢性疾病，长期大量耗散阳气	多由于热邪炽盛，或邪热久留，大量伤耗阴气，煎灼津液，或逼迫津液大量外泄而为汗，以致阴气随之大量消耗而突然脱失；也可由于长期大量耗损津液和阴气，日久导致亡阴者
证候性质	亡阳证	亡阴证
临床表现	冷汗淋漓、面色苍白、四肢逆冷、精神萎靡、脉微欲绝	手足虽温而大汗不止、烦躁不安、心悸气喘、体倦无力、脉数疾躁动

6. 阴阳转化　是指事物或现象的阴阳属性，在一定的条件下，当阴阳两方面的消长运动发展到一定的阶段，其消长变化达到一定的阈值，就可能导致阴阳属性的转化，即阴可以转化为阳，阳也可以转化为阴。

易混考点解析

阳偏盛和阴偏衰的比较

病机类型	概念	病因病机特点	临床表现
阳偏盛	机体在疾病过程中出现的一种阳气偏盛、功能亢奋、机体反应性增强、热量过剩的病理状态	多表现为阳热亢盛而阴液未亏的实热病变 病因：感受温热阳邪；或感受阴邪，从阳化热；或情志内伤，五志过极化火；或气滞、血瘀、食积等郁而化热	"阳胜则热"，表现为壮热、面红耳赤、舌红、脉弦数洪等；"阳胜则阴病"，表现为口干、口渴等（热、动、燥）

续表

病机类型	概念	病因病机特点	临床表现
阴偏衰	机体精、血、津液等物质亏耗，以及阴不制阳，导致阳相对亢盛，功能活动虚性亢奋的病理状态	多表现为阴不制阳，阳气相对偏盛的虚热证——"阴虚则热" 病因：热性病证，邪热炽盛，灼耗阴液；或五志过极，化火伤阴；或久病耗损阴液所致	五心烦热、骨蒸潮热、面红升火、盗汗、咽干燥、舌红少苔、脉细数等阴虚内热、阴虚火旺和阴虚阳亢之象

阴偏盛和阳偏衰的比较

病机类型	概念	病因病机特点	临床表现
阴偏盛	机体在疾病过程中所出现的一种阴气偏盛、功能障碍或减退、产热不足，以及病理性代谢产物积聚的病理状态	多表现为阴盛而阳未虚的实寒证 病因：感受寒湿阴邪；或过食生冷，寒邪中阻	"阴胜则寒""阴胜则阳病"，表现为形寒、肢冷、舌淡而润、脉沉迟等（寒、静、湿）
阳偏衰	机体阳气虚损、功能减退、热量不足的病理状态	多表现为机体阳不制阴，阴气相对偏亢的虚寒证——"阳虚则寒" 病因：先天禀赋不足，后天饮食失养；或五志过极，化火伤阴；或久病损伤阳气所致	畏寒肢冷、舌淡、脉迟等寒象，以及喜静踡卧、小便清长、下利清谷等阳虚之象

细目三 精、气、血失常

1. 精的失常

（1）精虚：指肾精（主要为先天之精）和水谷之精不足及其功能低下所产生的病理变化。

	肾精不足	水谷之精不足
病因	先天禀赋不足，或后天失养，过劳伤肾，或脏腑精亏不足，日久累及于肾	脾失健运，或饮食不当
临床表现	生长发育不良、女子不孕、男子精少不育或滑遗过多、精神委顿、耳鸣、健忘，以及体弱多病、未老先衰	面黄无华、肌肉瘦削、头昏目眩、疲倦乏力
形成证候	肾精不足证	气血两虚证

（2）精的施泄失常：主要包括失精或精瘀。

	失精	精瘀
概念	指生殖之精和水谷之精大量丢失的病理变化	指男子精滞留精道，排精障碍而言
病因	—	房劳过度，忍精不泄，少年手淫，或久旷不交，或惊恐伤肾，或瘀血、败精、湿热瘀阻，或手术所伤
临床表现	生殖之精大量丢失，表现为精液排泄过多，或兼有滑精、梦遗、早泄等症，并兼有精力不支、思维迟钝、失眠健忘、少气乏力、耳鸣目眩 水谷之精大量丢失，表现为长期蛋白尿或乳糜尿，并兼有少气乏力、精力不支、面黄无华、肌肉瘦削、失眠健忘	排精不畅或排精不能，可伴精道疼痛、睾丸小腹重坠、精索小核硬结如串珠、腰痛、头晕

2. 气的失常

（1）气虚：指一身之气不足及其功能低下的病理变化。多因先天禀赋不足，或后天失养，或肺、脾、肾的功能失调而致气的生成不足，也可因劳倦内伤，或久病不复等，过多耗气而致。常见神疲、乏力、眩晕、自汗、易感冒、面白、舌淡、脉虚等。

（2）气机失调：即气的升降出入运动失常，包括气滞、气逆、气陷、气闭、气脱等病理变化。

	气滞	气逆	气陷	气闭	气脱
概念	气的运行不畅，或郁滞不通的病理变化	气升之太过，或降之不及，以致气逆于上的一种病理变化	气的上升不足或下降太过，以气虚升举无力而下陷为特征的一种病理变化	指气机闭阻，失于外达，甚至清窍闭塞，出现昏厥的一种病理变化	指气虚至极，不能内守而大量脱失，以致生命功能突然衰竭的一种病理变化
成因	情志抑郁，或痰、湿、食积、热郁、瘀血等的阻滞，影响气的流通；或因脏腑功能失调	情志所伤，或饮食不当，或外邪侵犯，或痰浊壅阻所致，亦可因虚而无力下降导致气机上逆者	气陷多由气虚发展而来，与脾的关系最为密切，通常又称"脾气下陷"	与情志刺激，或外邪、痰浊等闭塞气机有关	由于正不敌邪，或慢性疾病，长期耗气而衰竭，以致突然气不内守而外脱；或因大出血、大汗等气随血脱，或气随津泄而致气脱
易受累脏腑	肺、肝、脾、胃	肺、肝、胃	脾	—	—
症状特点	闷、胀、痛	—	—	—	—
临床表现	肺气壅塞，见胸闷、咳喘；肝郁气滞，见情志不畅，胁肋或少腹胀痛；脾胃气滞，见脘腹胀痛，休作有时，大便秘结	肺气上逆，发为咳逆上气；胃气上逆，发为恶心、呕吐、嗳气、呃逆；肝气上逆，发为头痛头胀、面红目赤、易怒	"上气不足"，以致头目失养，可见头晕目眩、耳鸣等症；"中气下陷"，常见气短乏力、语声低微、小腹坠胀、便意频频，以及胃下垂、子宫脱垂、脱肛等	有因触冒秽浊之气所致的闭厥，突然精神刺激所致的气厥，剧痛所致的痛厥，痰闭气道之痰厥等	面色苍白、汗出不止、目闭口开、全身瘫软、手撒、二便失禁、脉微欲绝或虚大无根

3. 血的失常

病机类型	概念	成因	临床表现
血虚	指血液亏少，濡养功能减退的病理变化	失血过多，或脾胃虚弱，血液生化乏源，或血液的化生障碍，或久病消耗等因素致营血暗耗	面色淡白或萎黄、唇舌爪甲色淡无华、神疲乏力、头目眩晕、心悸不宁、脉细
血瘀	指血液的运行不畅，甚至血液瘀滞不通的病理变化	与气虚、气滞、痰浊、瘀血、血寒、血热、津亏等致血行不畅有关	疼痛，痛有定处，面目黧黑，唇舌紫暗，或有瘀斑，肌肤失荣
出血	指血液溢出血脉的病理变化	血热、气虚、外伤及瘀血内阻	以出血为主，伴有热证、气虚证和瘀血证的表现

4. 精、气、血关系失调

（1）精与气血关系的失调

1）精气两虚：由于精可化气，气聚为精，故精气两虚或精伤及气、气伤及精，都可见精气两虚。肾主藏精化元气，因此，精气两虚多与肾有关。肾之精气亏虚，以生长、发育迟缓，生殖功能障碍以及早衰等为临床特征。

2）精血不足：肾藏精，肝藏血，两者精血同源。病及肝肾，或肝病及肾、肾病及肝皆可形成肝肾精血不足的病机。常见面色无华、眩晕、耳鸣、神疲健忘、毛发脱落稀疏、腰膝酸软，男子精少、不育，女子月经愆期、经少、不孕等。

3）气滞精瘀和血瘀精阻：气机阻滞，疏泄失司，或瘀血内阻，血瘀气滞，皆可致精道瘀阻而形成气滞精瘀或血瘀精阻的病机变化。

（2）气与血关系的失调

病机类型	概念	成因	临床表现
气滞血瘀	指气机阻滞，导致血液运行障碍，出现血瘀的病理变化	肝肺气滞而致心血、肝血瘀滞	疼痛、癥聚、癥积、咳喘、心悸、胸痹
气虚血瘀	指因气虚推动无力而致血行不畅，甚至瘀阻不通的病理变化	心气不足，运血无力	惊悸怔忡、喘促、胸闷、水肿
气不摄血	因气虚统摄无力，以致血溢脉外而出血的病理变化	脾气亏虚，统血无权	各种出血，脾气虚症状
气随血脱	指在大量出血的同时，气随血液的流失而脱失，形成气血两脱的危重病理变化	外伤失血、呕血，或妇女产后大出血	突然出现面色苍白，四肢厥冷，大汗淋漓，甚至晕厥，舌淡，脉微细欲绝，或浮大而散
气血两虚	气虚和血虚同时存在的病理变化	久病气血耗伤；或先有失血，气随血耗；或先因气虚，血液生化障碍而日渐衰少，形成气血两虚	面色淡白或萎黄、少气懒言、疲乏无力、形体瘦怯、心悸失眠、肌肤干燥、肢体麻木，甚至感觉障碍、肢体痿废不用

细目四　津液代谢失常

1. 津液不足　指津液亏损，脏腑组织失于滋养，表现为一系列干燥枯涩征象的病理变化。导致津液不足的原因：一是热邪伤津，如外感燥热之邪，灼伤津液；二是耗失过多，如吐泻、大汗、多尿或久病耗津等；三是生成不足，如脏腑功能减退，津液生成不足。轻者，常见口渴引饮、大便燥结、小便短少色黄及口、鼻、皮肤干燥等；重者可出现目眶深陷、小便全无、精神委顿，甚至大肉尽脱、手足震颤、舌光红无苔等。

2. 津液输布、排泄障碍　津液的输布障碍和排泄障碍，均可导致痰饮、水湿形成，且两者常相互影响，导致湿浊困阻、痰饮凝聚、水液潴留等多种病变。

3. 津液与气血关系的失调

病机类型	概念	成因
水停气阻	指津液代谢障碍，水湿痰饮停留导致气机阻滞的病理变化	水湿痰饮的形成，可因气滞而水停，而痰饮等有形之邪停滞，又易阻碍气的运行，故水停与气滞常常并见
气随津脱	指津液大量耗失，气失其依附而出现暴脱亡失的病理变化	高热伤津或大汗伤津，或严重吐泻耗伤津液"吐下之余，定无完气"
津枯血燥	指津液亏损，导致血燥虚热内生或血燥生风的病理变化	因高热伤津或烧伤，导致津液耗损；或阴虚痨热，津液暗耗，而致津枯血燥
津亏血瘀	指津液耗损导致血行瘀滞不畅的病理变化	因高热、烧伤，或吐泻、大汗等因素，致使血中津液大量亏耗，则血液循行滞涩不畅，从而发生血瘀之病变
血瘀水停	指因血脉瘀阻，血行不畅导致津液输布障碍而水液停聚的病理变化	血瘀则津液不行，从而导致津停为水湿痰饮

易混考点解析

津亏血瘀与津枯血燥的比较

病机类型	相同点	不同点
津枯血燥	都是在津液不足的基础上产生的，均有津液不足的表现，如口干咽燥、鼻干少津、小便短少	津液不足导致血燥虚热内生或血燥生风，临床除津液不足表现外，尚有虚热和生风表现，如五心烦热、皮肤瘙痒
津亏血瘀		津液不足致血行瘀滞不畅，临床除津液不足表现外，尚有瘀血特点，如舌质紫绛，有瘀点或瘀斑，斑疹显露

细目五　内生"五邪"

1. 内生"五邪"的概念　内生"五邪"，指在疾病过程中，机体自身由于脏腑功能异常而导致化风、化火、化寒、化燥、化湿的病理变化。因病起于内，又与风、寒、湿、燥、火外邪所致病证的临床征象类似，故分别称为"内风""内寒""内湿""内燥"和"内火"，统称为内生"五邪"。内生"五邪"并不是致病因素，而是由于脏腑功能失调及精气血津液代谢失常所引起的综合性病机变化。

易混考点解析

病机类型	相似点	不同点
外感六淫	风、寒、暑、湿、燥、火（热）	外感病的病因
内生"五邪"	风、寒、湿、燥、火（热）	内伤病的病机

2. 风气内动　即"内风"，与外风相对，指脏腑精气阴阳失调，体内阳气亢逆而致风动之征的病理变化。凡是在疾病发展过程中，因为阳盛，或阴虚不能制阳，阳升无制，出现动摇、眩晕、抽搐、震颤等类似风动的征象，都是风气内动的具体表现。

病机类型	概念	成因	临床表现
肝阳化风	指肝阳偏亢，或肝肾阴亏，阴不制阳，致肝阳亢逆无制而动风的病理变化	情志所伤，肝郁化火，或年老肝肾阴亏，或操劳过度等，耗伤肝肾之阴，导致阴虚阳亢，风气内动	轻者可见筋惕肉瞤、肢麻震颤、眩晕欲仆，或见口眼歪斜、半身不遂；严重者则因血随气升而猝然仆倒，或为闭证，或为厥证
热极生风	指邪热炽盛，燔灼津液，劫伤肝阴，筋脉失养而动风的病理变化	由于火热亢盛，煎灼津液，致使筋脉失养，动而生风，见于热性病的极期	在高热不退基础上出现痉厥、抽搐、鼻翼扇动、目睛上吊、神昏谵语等
阴虚风动	阴气虚衰，宁静、抑制作用减退而动风的病理变化	多见于热病后期，或由于久病耗伤，阴气和津液大量亏损，阴虚则阳亢，抑制能力减弱，加之筋脉失于滋润，变生内风	筋挛肉瞤、手足蠕动等动风症状，并见低热起伏、舌光红少苔、脉细如丝等阴气衰少表现
血虚生风	指血液虚少，筋脉失养而动风的病理变化	生血不足或失血过多；或久病耗伤营血，肝血不足，筋脉失养；或血不荣络，致虚风内动	肢体麻木不仁、筋肉跳动，甚则手足拘挛不伸等症
血燥生风	指血虚津亏，失润化燥，肌肤失于濡养而生风的病理变化	——	皮肤干燥或肌肤甲错，并有皮肤瘙痒或脱屑等症状

3. 寒从中生　又称"内寒"，指机体阳气虚衰，温煦作用减退，阳不制阴而虚寒内生的病理变化。多因先天禀赋不足，阳气素虚，或久病伤阳，或外感寒邪，过食生冷，损伤阳气，以致阳气虚衰所致。常见

面色苍白、畏寒喜热、四肢不温、舌质淡胖、苔白滑润、脉沉迟弱或筋脉拘挛、肢节痹痛等症。

易混考点解析

病机类型	相互联系	不同点
内寒（寒从中生）	寒邪侵犯人体，必然会损伤机体阳气，日久可致阳虚。阳气素虚之体，易感寒邪而致病	虚而有寒，以虚为主
外寒（外感寒邪）		以寒为主，多为实寒

4. 湿浊内生 又称"内湿"，指因体内水液输布排泄障碍而致湿浊停滞的病理变化。多因过食肥甘，嗜烟好酒，恣食生冷，内伤脾胃，以致脾失健运；或喜静少动，素体肥胖，情志抑郁，以致气机不利，津液输布障碍，聚而成湿所致。相关脏腑主要是脾，其次是肾。

其临床表现常因湿邪阻滞部位不同而异。如湿邪留滞经脉之间，则见头闷重如裹、肢体重着或屈伸不利；湿犯上焦，则胸闷咳嗽；湿阻中焦，则脘腹胀满、食欲不振、口腻或口甜、舌苔厚腻；湿滞下焦，则腹胀便溏、小便不利。

易混考点解析

病机类型	相互联系
外感湿邪	湿邪外袭每易伤脾，困遏脾气；脾失健运，内湿素盛之体，又易外感湿邪而发病
内生湿浊	

5. 津伤化燥 又称"内燥"，指津液耗伤，各脏腑形体官窍失其滋润而出现干燥枯涩的病理状态。多因久病伤津耗液，或大汗、大吐、大下，或亡血失精导致津亏，也可因热性病过程中热盛伤津，或气虚或气滞，津液不得布散而发挥滋润作用，也可导致内燥产生。内燥病变可发生于各脏腑形体官窍，但以肺、胃及大肠为多见。常见肌肤干燥不泽，起皮脱屑，甚则皲裂，口燥咽干，舌上无津，大便燥结，小便短赤等症。如以肺燥为主，还兼见干咳无痰，甚则咯血；以胃燥为主时，可见食少、舌干少津；若系肠燥，则兼见便秘等症。

6. 火热内生 火热内生有虚实之分，其病机也各有不同。

（1）实火：①阳气过盛化火的"壮火"，又称为"气有余便是火"；②外感六淫病邪，郁而从阳化火；③病理性代谢产物（如痰饮、瘀血、结石等）和食积、虫积等邪郁化火；④情志刺激，气机郁结，日久化火等。临床多表现为壮热、烦渴、尿赤、便结、舌苔黄、脉数有力等。

（2）虚火：阴气亏虚，不能制阳，阳气相对亢盛而化热化火，虚热虚火内生。一般说来，阴虚内热多见全身性的虚热征象，如五心烦热、骨蒸潮热、面部烘热、消瘦、盗汗、舌红少苔、脉细数无力等。阴虚火旺，多见集中于机体某一部位的火热征象，如虚火上炎所致的牙痛、齿衄、咽痛、升火颧红等。此外，气虚无力推动机体的精血津液代谢，可致代谢迟缓或郁滞而虚火内生。

细目六 疾病传变

1. 疾病传变的形式

（1）病位传变：包括表里之间与内脏之间的传变。

	表邪入里	里病出表
概念	指外邪侵袭肌表之后，由表传里，病及脏腑的病理传变过程	指病邪原本位于脏腑，由于正气渐复，抗邪有力，病邪由里透达于外的病理传变过程
成因	由于机体正气受损，抗病能力减退，病邪入里；或因邪气过盛，或因失治、误治等，以致表邪不解，迅速传变入里所致	如温热病变之汗出而热邪外解，脉静身凉，症状缓解等

（2）外感病传变：外感病的发展变化可表现为自表入里、由浅而深的传变。

传变类型	概念	基本形式	特殊形式
六经传变	指疾病的病位在六经之间的传移，实际上是对伤寒热病六个不同发展阶段的病变规律和本质的概括	循经传：由阳入阴，即先太阳、阳明、少阳，而后太阴、少阴、厥阴	①越经传；②直中
三焦传变	指外感病循上、中、下三焦发生传移	顺传：温热病邪，多自口鼻而入，首先侵犯上焦肺卫，病邪深入，则从上焦传入中焦脾胃，再入下焦肝肾。这是疾病由浅入深、由轻而重的一般发展过程	逆传：病邪从肺卫直接传入心包，病情恶化
卫气营血传变	指温热病过程中，病变部位在卫、气、营、血四个阶段的传移变化	顺传：卫分→气分→营分→血分，病邪由浅入深、病势由轻而重的发展过程	逆传：邪入卫分后，不经过气分阶段，直接深入营分或血分

（3）内伤病传变：内伤病的病位在脏腑，其基本传变形式是脏腑传变，包括：①脏与脏之间的传变。②脏与腑传变。③腑与腑传变。

2.病性转化

（1）寒热转化

转化类型	常见形式
由寒化热	实寒转为实热
	虚寒转为虚热
由热转寒	实热转为虚寒
	实热转为实寒
	虚热转为以阴虚为主的阴阳两虚

（2）虚实转化

转化类型	含义	成因
由实转虚	指疾病本来是以邪气盛为矛盾主要方面的实性病变，转化为以正气虚损为矛盾主要方面的虚性病变	由于邪气过于强盛，正不敌邪，正气耗损所致；或因失治、误治等原因，致使病程迁延，虽邪气渐去，然正气已伤，亦可由实转虚
因虚致实	指疾病本来是以正气亏损为矛盾主要方面的虚性病变，转变为以邪气盛为主的实性病变	由于脏腑功能减退，气化失常，以致全身气血津液等代谢障碍，从而产生食积、水饮、痰浊、瘀血等病理变化；或因正虚病证，复感外邪，邪盛致实

第十五单元　防治原则

细目一　预防

治未病的概念　预防，就是采取一定的措施，防止疾病的发生与发展，传统称为"治未病"。治未病，包括未病先防和既病防变两个方面。

（1）未病先防：指在未病之前，采取各种措施，以防止疾病的发生。一方面养生以增强正气。其措施包括：①顺应自然；②养性调神；③护肾保精；④形体锻炼；⑤调理饮食；⑥针灸、推拿、药物调养。另一方面防止病邪侵害，其措施包括：①避其邪气；②药物预防。

（2）既病防变：指在疾病发生之后，力求做到早期诊治，防止疾病的传变。一方面应早期诊治；另一方面要防止传变，具体措施是：①阻截病传途径；②先安未受邪之地。

细目二　治则

1. 治则、治法的基本概念　治则，是治疗疾病时所必须遵循的基本原则，是在整体观念和辨证论治精神指导下而制定的治疗疾病的准绳。如扶正祛邪、调整阴阳、正治反治、治标治本、调理精气血津液及三因制宜等属于基本治则。

治法，是在一定治则指导下制订的针对疾病与证的具体治疗大法、治疗方法和治疗措施。其中治疗大法是针对一类相同病机的证而确立的，如汗、吐、下、和、清、温、补、消八法。

2. 正治与反治　是针对疾病过程中病变本质与征象是否一致而提出的治则。

（1）正治：指采用与疾病的证候性质相反的方药以治疗的一种原则。适用于疾病的征象与其本质相一致的病证。由于采用的方药与疾病证候性质相逆，如热证用寒药，故又称"逆治"。包括寒者热之、热者寒之、虚者补之、实者泻之。

（2）反治：指顺从病证的外在假象而治的一种治疗原则。适用于疾病的征象与其本质不相符的病证，即病有假象者。

由于采用的方药性质与病证假象性质相同，故又称为"从治"。究其实质，仍然是针对疾病本质而进行的治疗，包括：①热因热用，即以热治热，是用热性药物来治疗具有假热征象的病证。适用于阴盛格阳的真寒假热证。②寒因寒用，即以寒治寒，是用寒性药物来治疗具有假寒征象的病证。适用于阳盛格阴的真热假寒证。③塞因塞用，即以补开塞，是用补益药物来治疗具有闭塞不通症状的虚证。适用于"至虚有盛候"的真虚假实证。④通因通用，即以通治通，是用通利的药物来治疗具有通泻症状的实证。适用于"大实有羸状"的真实假虚证。

3. 治标与治本

（1）缓则治本：是指在病情缓和、病势迁延、暂无急重症状的情况下。此时必须着眼于疾病本质的治疗。如痨病肺肾阴虚之咳嗽，肺肾阴虚是本，咳嗽、潮热、盗汗是标，标病不至于危及生命，故治疗多不选用单纯止咳、敛汗之剂来治标，而是滋补肺肾之阴以治其本。

（2）急则治标：病情严重，在疾病过程中又出现某些急重症状的情况。这时则应当先治或急治，此时的危重症状已成为疾病矛盾的主要方面，若不及时解决就要危及生命，或影响本病的治疗，故必须采取紧急措施先治其标。如大出血、二便不通、剧烈呕吐等情况。

（3）标本兼治：病变过程中标本错杂并重时，当标本兼治。如气虚感冒者宜益气解表；津亏便秘者宜增液行舟。

4. 扶正与祛邪　扶正，即扶助正气以提高机体的抗病能力，适用于各种虚性病变，即"虚则补之"。祛邪，即祛除邪气以安正气，适用于各种实性病变，即所谓"实则泻之"。

扶正祛邪的运用，包括：①单独运用。扶正，适用于虚性病变或真虚假实。祛邪，适用于实性病变或真实假虚。②同时运用。即攻补兼施，适用于虚实夹杂的病变。按主次有扶正兼祛邪和祛邪兼扶正的不同。③先后运用。适用于虚实夹杂病变。先扶正后祛邪，即先补后攻，适用于正虚为主，兼祛邪反更伤正气，或机体不能耐受攻伐者。先祛邪后扶正，即先攻后补，适用于邪盛为主，兼扶正反会助邪，或正气尚能耐受攻伐者。

5. 调整阴阳　即针对疾病过程中机体阴阳的偏盛偏衰，损其有余、补其不足，以恢复人体阴阳的相对平衡的治则。

调整阴阳	病机	证候	治法
损其有余 （实则泻之）	阴阳偏盛	阳盛则热——实热证	热者寒之
		阴盛则寒——实寒证	寒者热之

续表

调整阴阳	病机	证候	治法
补其不足 （虚则补之）	阴阳偏衰	阳虚则寒——虚寒证	益火之源，以消阴翳（阴阳互制）
			阴中求阳（阴阳互济）
		阴虚则热——虚热证	壮水之主，以制阳光（阴阳互制）
			阳中求阴（阴阳互济）
阴阳双补	阴阳两虚	阳损及阴——阴阳两虚	补阳的基础上辅以补阴
		阴损及阳——阴阳两虚	补阴的基础上辅以补阳

6. 调理精气血津液

	病机	治法
调理气与血的关系	气虚致血虚	补气为主，辅以补血，或气血双补
	血虚致气虚	补血为主，辅以益气
	气虚血瘀	补气为主，辅以活血化瘀
	气滞血瘀	行气为主，辅以活血化瘀
	气不摄血	补气为主，辅以收涩止血
	气随血脱	先益气固脱以止血，病势缓和后再补血
调理气与津液的关系	气不生津	补气生津
	气不行津	补气、行气以行津
	气不摄津	补气以摄津
	津停气阻	治水湿痰饮的同时，应辅以行气导滞
	气随津脱	补气以固脱，辅以补津
调理气与精的关系	气滞精阻	疏利精气
	精不化气	补气填精
	气不化精	
调理精血津液的关系	血虚	补血同时填精补髓
	精亏	填精补髓同时补血
	津血亏少	补血养津
	津枯血燥	养血润燥

7. 三因制宜

	概念	举例
因时制宜	根据时令气候特点，考虑用药的治则	用寒远寒，用凉远凉，用温远温，用热远热，食宜同法
因地制宜	根据不同地域环境特点，考虑用药的治则	南方者，天地所长养，阳之所盛处也。其地下，水土弱，雾露之所聚也。其民嗜酸而食胕，故其民皆致理而赤色，其病挛痹，其治宜微针
因人制宜	根据患者的年龄、性别、体质等不同特点，考虑用药的治则	老年慎泻，少年慎补

易混考点解析

阴病治阳与阴中求阳及阳病治阴与阳中求阴的鉴别

	相同点	不同点		
		概念	依据的阴阳关系	使用的药物
阴病治阳	都用于治疗阳虚则寒的虚寒证	是指对于阳虚则寒的虚寒证，采用温阳以抑阴的方法来治疗，即"益火之源，以消阴翳"	阴阳的对立制约	纯用温阳药
阴中求阳		是指对于阳虚则寒的虚寒证，在大剂温阳的同时，少佐滋阴药，即阴中求阳	阴阳的互根互用	大剂温阳药中少佐滋阴药
阳病治阴	都用于治疗阴虚则热的虚热证	是指对于阴虚则热的虚热证，采用滋阴以抑阳的方法来治疗，即"壮水之主，以制阳光"	阴阳的对立制约	纯用滋阴药
阳中求阴		是指对于阳虚则热的虚热证，在大剂滋阴的同时，少佐温阳药，即阳中求阴	阴阳的互根互用	大剂滋阴药中少佐温阳药

第十六单元　养生与寿夭

细目一　养生

1. 养生的基本概念　养生，又称道生、摄生、保生，即采取各种方法以保养身体，增强体质，预防疾病，延缓衰老。

2. 养生的原则与方法

（1）养生的原则：①顺应自然。②形神兼养。③调养脾肾。④因人而异。

（2）养生的方法：①适应自然，避其邪气；②调摄精神，内养真气；③饮食有节，谨和五味；④劳逸结合，不可过劳；⑤和于术数，适当调补。

细目二　生命的寿夭

1. 生命的寿夭规律　关于人体生命的产生，《内经》有两种说法：一是人体生命由父母媾精而产生。如《灵枢·天年》说："人之始生……以母为基，以父为楯。"《素问·金匮真言论》说："夫精者，身之本也。"《灵枢·经脉》说："人始生，先成精，精成而脑髓生。骨为干，脉为营，筋为刚，肉为墙，皮肤坚而毛发长。"这是中医学的生命观。二是人类如同宇宙万物，由天地精气相合而生成。如《素问·宝命全形论》说："人以天地之气生……天地合气，命之曰人。"这是中国古代哲学的生命观。

关于人体生命进程及其规律，《内经》有多篇作了描述。《素问·上古天真论》以女子七七、男子八八之数论述人体生长发育到衰老的过程："女子七岁，肾气盛，齿更发长……五七，阳明脉衰，面始焦……七七，任脉虚，太冲脉衰少……丈夫八岁，发长齿更……八八，则齿发去》。"《灵枢·天年》以十岁为纪描述了人体生命活动的进程和发展变化规律："人生十岁，五脏始定，血气已通，其气在下，故好走。二十岁，血气始盛，肌肉方长，故好趋。三十岁，五脏大定，肌肉坚固，血气盛满，故好步。四十岁，五脏六腑十二经络皆大盛以平定，腠理始疏，荣华颓落，发颇斑白，平盛不摇，故好坐。五十岁，肝气始衰，肝叶始薄，胆汁始灭，目始不明。六十岁，心气始衰，苦忧悲，血气懈惰，故好卧。七十岁，脾气虚，皮肤枯。八十岁，肺气衰，魄离，故言善误。九十岁，肾气焦，四脏经脉空虚。百岁，五脏皆虚，神皆去，形骸独居而终矣。"

《内经》对人体生命的产生及其发展变化的论述，主要强调三点：一是脏腑精气的充盛及其生理功能的协调是生命进程的基础；二是形神合一是生命的保证；三是肾精、肾气是构成生命、维持生命活动的根本。

2. 决定寿夭的基本因素　①脏腑功能协调者寿。②肾精肾气充盛者寿。③与天地融为一体，顺应自然规律者寿。

第二章 中医诊断学

【本章通关解析】
　　中医诊断学是中医基础理论与中医临床各科的桥梁课程，是临床诊断病证的依据和基础。本章内容在中西医结合执业（助理）医师资格考试中，实践技能部分常考四诊操作及病史采集，第二站操作技能中常考望诊、按诊、脉诊操作，第三站临床答辩中常考问诊，共 20 分（实践技能总分 100 分）；医学综合考试中，执业医师平均每年出题约占 35 分（医学综合总分 600 分），执业助理医师平均每年出题约占 20 分（医学综合总分 300 分）。

　　本学科重点考查四诊、八纲辨证、气血辨证和脏腑辨证的内容。要求考生重点掌握各证的辨证要点，以及类似证候间的鉴别，以便为后面临床各科辨证能力的提升打好基础。

第一单元 绪 论

细目 绪论

1. 中医诊断的基本原理（助理不考） 司外揣内、见微知著、以常衡变。

2. 中医诊断的基本原则 整体审察、四诊合参、病证结合。

第二单元 望 诊

细目一 望神

1. 得神、失神、少神、假神的常见临床表现及意义

		临床表现	临床意义
得神		神志清楚，语言清晰；目光明亮，精彩内含；面色荣润含蓄，表情丰富自然；反应灵敏，动作灵活，体态自如；呼吸平稳，肌肉不削	提示精气充盛，体健神旺，为健康的表现；或虽病而精气未衰，病轻易治，预后良好
少神		精神不振，两目乏神，面色少华，肌肉松软，倦怠乏力，少气懒言，动作迟缓等	提示正气不足，精气轻度损伤，脏腑功能减弱。常见于虚证患者，或病后恢复期患者
失神	精亏神衰	精神萎靡，意识模糊，反应迟钝；面色无华，晦暗暴露；目无光彩，眼球呆滞；呼吸微弱，或喘促无力；肉削著骨，动作艰难等	提示脏腑精气亏虚已极，正气大伤，功能活动衰竭。多见于慢性久病重病之人，预后不良
	邪盛神乱	神昏谵语，躁扰不宁，循衣摸床，撮空理线；或猝然昏倒，双手握固，牙关紧闭等	提示邪气亢盛，热扰神明，邪陷心包；或肝风夹痰，蒙蔽清窍，阻闭经络。多见于急性患者，亦属病重

续表

	临床表现	临床意义
假神	如久病、重病患者，本已神昏或精神极度萎靡，突然神识清楚，想见亲人，言语不休，但精神烦躁不安；或原本目无光彩，突然目光转亮，但却浮光外露，目睛直视；或久病面色晦暗无华，突然两颧泛红如妆；或原本身体沉重难移，忽思起床活动，但并不能自己转动；或久病本无食欲，而突然欲进饮食等	提示脏腑精气耗竭殆尽，正气将绝，阴不敛阳，虚阳外越，阴阳即将离决，属病危。常见于临终之前，为死亡的预兆，故古人比喻为回光返照、残灯复明

2. 神乱的常见临床表现及意义

	临床表现	临床意义
焦虑恐惧	患者时时恐惧，焦虑不安，心悸气促，不敢独处	多由心胆气虚，心神失养所致，常见于脏躁等
狂躁不安	患者毫无理智，狂躁不安，胡言乱语，少寐多梦，甚则打人毁物，不避亲疏	多由痰火扰乱心神所致，常见于狂病等
淡漠痴呆	患者表情淡漠，神识痴呆，喃喃自语，哭笑无常，悲观失望	多由痰浊蒙蔽心神，或先天禀赋不足所致，常见于癫病、痴呆等
猝然昏倒	患者突然昏倒，不省人事，口吐白沫，目睛上视，四肢抽搐，移时苏醒，醒后如常	多由脏气失调，肝风夹痰上逆，蒙蔽清窍所致，常见于痫病

细目二　望面色

1. 常色的分类、临床表现及意义　常色指健康人面部皮肤的色泽，表示人体精神气血津液充盈。我国正常人的面色应是红黄隐隐，明润含蓄，是有神气、有胃气的表现。

（1）主色：主色为人生来就有的基本面色，属于个体特征，终生基本不变。但由于种族、禀赋的原因，主色也有偏白、偏黑、偏红、偏黄、偏青的差异。

（2）客色：客色是因外界因素（如季节、昼夜、阴晴气候等）的不同，或生活条件的差异，而微有相应变化的面色。如春应稍青，夏应稍红，长夏应稍黄，秋应稍白，冬应稍黑等。

2. 病色的分类、临床表现及意义　病色是指人体在疾病状态时面部显示的色泽。病色是以晦暗（即面部皮肤枯槁发暗而无光泽）、暴露（即某种面色异常明显地显露于外）为特点。

（1）善色：善色指病人面色虽有异常，但仍光明润泽。说明病变尚轻，脏腑精气未衰，胃气尚能上荣于面。其病易治，预后较好。

（2）恶色：恶色指病人面色异常，且枯槁晦暗。说明病变深重，脏腑精气已衰，胃气不能上荣于面。其病难治，预后较差。

3. 五色主病的临床表现及其意义

五色	主病	临床表现及意义
赤色	主热证、戴阳证	①满面通红者——外感发热，或脏腑火热炽盛（实热证）
		②两颧潮红者——阴虚阳亢（虚热证）
		③久病、重病患者面色苍白，却颧部嫩红如妆，游移不定者——戴阳证——脏腑精气衰竭殆尽，阴阳虚极，阴不敛阳，虚阳浮越所致，属病重
白色	主虚证（血虚、气虚、阳虚）、寒证、失血证	①面色淡白无华，舌、唇色淡者——血虚证或失血证
		②面色㿠白者——阳虚证；面色白而虚浮者——阳虚水泛
		③面色苍白（白中透青）者——阳气暴脱之亡阳证；或阴寒凝滞，血行不畅之实寒证；或大失血之人

五色	主病	临床表现及意义
黄色	主虚证、湿证	①面色淡黄，枯槁无华者——萎黄——脾胃气虚，气血不足
		②面黄虚浮者——黄胖——脾气虚衰，湿邪内阻
		③面目一身俱黄——黄疸。黄而鲜明如橘子色者——阳黄——湿热熏蒸；黄而晦暗如烟熏者——阴黄——寒湿郁阻
青色	主寒证、痛证、气滞、瘀血、惊风	①面色淡青或青黑者——寒盛、痛剧
		②突然面色青灰，口唇青紫，肢凉脉微者——心阳暴脱，心血瘀阻
		③久病面色口唇青紫者——心气、心阳虚衰，血行瘀阻（气虚血瘀）；或肺气闭塞，呼吸不利（通气障碍）
		④面色青黄（苍黄）者——肝脾不调
		⑤小儿眉间、鼻柱、唇周色青者——惊风或惊风先兆
黑色	主肾虚、寒证、水饮、瘀血、疼痛	①面黑暗淡者——肾阳虚
		②面黑干焦者——肾阴虚
		③眼眶周围色黑者——肾虚水饮或寒湿带下
		④面色黧黑、肌肤甲错者——瘀血日久

4. 面部色诊的意义（助理不考） ①判断气血的盛衰；②识别病邪的性质；③确定疾病的部位。

细目三　望形态

1. 形体强弱胖瘦的临床表现及意义

（1）形体强弱

形体异常	临床表现	临床意义
强	骨骼肌肉强壮	脏腑坚实，气血旺盛，不易患病，预后好
弱	骨骼肌肉羸弱	脏腑虚衰，气血不足，易患病，预后差

（2）形体胖瘦

形体异常	临床表现	临床意义	原因
肥胖	胖而能食	形气有余	嗜食肥甘，喜静少动，脾失健运
	胖而食少	形盛气虚、"肥人多痰""肥人湿多"	
消瘦	形瘦食多	中焦有火、"瘦人多火"、消渴、瘿病	脾胃虚弱，气血亏虚
	形瘦食少	中气虚弱	
	大骨枯槁，大肉陷下	脏腑精气衰竭，属病危	

2. 姿态异常的临床表现及意义

（1）动静姿态

形态	临床表现	临床意义
坐形	坐而仰首	哮病、肺胀、气胸、痰饮停肺、肺气壅滞
	坐而喜俯，少气懒言	体弱气虚
	但卧不能坐，坐则眩晕，不耐久坐	气血俱虚、脱血夺气、肝阳化风
	坐时常以手抱头，头倾不能昂，凝神熟视	精神衰败

形态	临床表现	临床意义
卧式	卧时面常向里，喜静懒动，身重不能转侧	阴证、寒证、虚证
	卧时面常向外，躁动不安，身轻自能转侧	阳证、热证、实证
	仰卧伸足，掀去衣被	实热证
	蜷卧缩足，喜加衣被	虚寒证
	但坐不能卧，卧则气逆，咳逆倚息	肺胀、心阳不足、水气凌心、肺有伏饮
立姿	站立不稳，其态似醉，常伴见眩晕者	肝风内动、气血亏虚
	以手扪心，闭目蹙额	心悸、心痛
	不耐久站，站立时常欲依靠他物支撑	气血虚衰
	以两手护腹，俯身前倾者	腹痛
行态	以手护腰，弯腰曲背，行动艰难	腰腿病
	行走之际，突然止步不前，以手护心	脘腹痛或心痛
	行走时身体震动不定	肝风内动、筋骨受损

（2）异常动作：①病人睑、面、唇、指（趾）不时颤动者，在外感热病中，多是动风预兆；在内伤杂病中，多是气血不足，筋脉失养，虚风内动。②四肢抽搐或拘挛，项背强直，角弓反张者，常见于小儿惊风、痫病、破伤风、子痫、马钱子中毒等。③猝然昏倒，不省人事，口眼歪斜，半身不遂者，属中风；猝倒神昏，口吐涎沫，四肢抽搐，醒后如常者，属痫病。④恶寒战栗（寒战），见于疟疾发作，或伤寒、温病邪正剧争欲作战汗之时。⑤肢体软弱无力，行动不灵而无痛，多是痿病；关节拘挛，屈伸不利，多属痹病。⑥儿童手足伸曲扭转，挤眉眨眼，呶嘴伸舌，状似舞蹈，不能自制，多由气血不足，风湿内侵所致。

细目四　望头面五官

1. 望头、发的主要内容及临床意义

望头	临床表现	临床意义
囟门	突起（囟填）	多属实证
	凹陷（囟陷）	多属虚证
	迟闭（解颅）	多属肾气不足，发育不良
形	头形过大或过小	先天不足，肾精亏损
态	头摇不能自主	动风先兆，或气血不足，筋脉失养

望发	临床表现	临床意义
发黄	①指发黄干枯，稀疏易落	多属精血不足，可见于慢性虚损患者或大病之后精血未复
	②小儿头发稀疏黄软，生长迟缓，甚至久不生发，或枕后发稀，或头发稀疏不匀	多因先天不足，肾精亏损而致
	③小儿发结如穗，枯黄无泽，伴见面黄肌瘦	多为疳积病
发白	①发白伴有耳鸣、腰酸	属肾虚
	②伴有失眠健忘症状	为劳神伤血所致
	③因先天禀赋不足所致	

续表

望发	临床表现	临床意义
脱发	①突然片状脱发，脱落处显露圆形或椭圆形光亮头皮而无自觉症状，称为斑秃	多为血虚受风所致
	②青壮年头发稀疏易落，伴有眩晕、健忘、腰膝酸软	多为肾虚
	③头发已脱，头皮瘙痒、多屑多脂	多为血热化燥

2. 面肿、腮肿及口眼歪斜的临床表现及意义

（1）面肿：面部浮肿，按之凹陷者，为水肿病，属全身水肿的一部分。

①颜面浮肿，发病迅速者，为阳水，多为外感风邪，肺失宣降所致。

②颜面浮肿，兼见面色㿠白，发病缓慢者，属阴水，多由脾肾阳虚，水湿泛滥所致。

③颜面浮肿，兼见面唇青紫，心悸气喘，不能平卧者，多属心肾阳虚，多由血行瘀滞，水气凌心所致。

（2）腮肿

①痄腮：指一侧或两侧腮部以耳垂为中心肿起，边缘不清，局部灼热疼痛的症状。为外感温毒之邪所致，多见于儿童，属传染病。

②发颐：指颔下颌上耳前发红肿起，伴有寒热、疼痛的症状。为阳明热毒上攻所致。

（3）口眼歪斜

①口僻：单见口眼歪斜，肌肤不仁，面部肌肉患侧偏缓、健侧紧急，患侧目不能合，口不能闭，不能皱眉鼓腮，饮食言语皆不利者，为风邪中络所致。

②中风：若口眼歪斜兼半身不遂者，则为中风。

3. 目的脏腑分属，以及望目色、目形、目态的主要内容及临床意义

（1）目的脏腑分属

部位	脏腑分属	名称
目内眦及外眦	心	血轮
黑珠	肝	风轮
白睛	肺	气轮
瞳仁	肾	水轮
眼胞	脾	肉轮

（2）望目色

目色		临床意义
目赤肿痛（实热证）	白睛色红	肺火或外感风热
	全目赤痛	肝经风热上攻
	两眦赤痛	心火上炎
	睑缘赤烂	脾有湿热
白睛发黄		黄疸的标志——多因湿热或寒湿内蕴，肝胆疏泄失常，胆汁外溢
目眦淡白		属血虚、失血——多因血少不能上荣于目
黑睛灰白浑浊		目生翳——多因邪毒侵袭，或肝胆实火，或湿热熏蒸，或阴虚火旺

续表

目色		临床意义
目胞色黑晦暗	目眶周围色黑	多因肾虚水泛或寒湿下注
	目眶色黑	瘀血内阻

（3）望目形

目形	临床意义
目胞浮肿	水肿
眼窠凹陷	吐泻伤津或气血虚衰——多为伤津耗液或气血不足
	久病重病——脏腑精气竭绝，正气衰竭，属病危
眼球突出	兼见喘满上气者——肺胀——痰浊阻肺、肺气不宣、呼吸不利
	兼颈前微肿，急躁易怒者——瘿病——肝郁化火、痰气壅结
胞睑红肿	睑缘肿起结节如麦粒，红肿较轻者，为针眼；胞睑漫肿，红肿较重者，为眼丹——风热邪毒或脾胃蕴热上攻于目

（4）望目态

目态	临床意义
瞳孔缩小	川乌、草乌、毒蕈、有机磷类农药及吗啡、氯丙嗪等药物中毒
瞳孔散大	颅脑损伤（如头部外伤）、出血中风病——危重；临床死亡指征；也可见于青风内障或颠茄类药物中毒
目睛凝视	指患者两眼固定，不能转动，固定前视者，称瞪目直视；固定上视者，称戴眼反折；固定侧视者，称横目斜视——多属肝风内动
昏睡露睛	脾气虚弱，气血不足，胞睑失养所致，常见于吐泻伤津和慢脾风的患儿
胞睑下垂	双——多因先天禀赋不足，脾肾亏虚
	单——脾气虚衰，脉络失养，肌肉松弛，亦见于外伤

4. 望口、唇、齿、龈的主要内容及临床意义

（1）望口

望口	临床表现	临床意义
形色	口角流涎	小儿——脾虚湿盛；成人——中风口歪不收
	口疮	心脾二经积热上熏，或阴虚火旺
	口糜	口腔黏膜糜烂成片，口气臭秽，多由湿热内郁，上蒸口腔
	鹅口疮	小儿口腔、舌上出现片状白屑，状如鹅口，多由感受邪毒，心脾积热，上熏口舌
动态	口张	口开而不闭，如鱼张口，气但出不入，为肺气将绝
	口噤	可见于中风、痫病、惊风、破伤风、中毒
	口撮	新生儿脐风——撮口不能吮乳；破伤风——兼见角弓反张
	口歪	口僻或中风——风痰阻络
	口振	可见于外感寒邪，温病、伤寒战汗，疟疾发作
	口动	胃气虚弱——口频繁开合，不能自禁；热极生风或脾虚生风——口角掣动不止

（2）望唇

望唇		临床表现	临床意义
色泽		唇色红润	正常人，胃气充足，气血调匀
		唇色淡白	血虚或失血
		唇色深红	热盛
		嘴唇红肿而干	热极
		嘴唇呈樱桃红色	煤气中毒
		嘴唇青紫	血瘀证
		嘴唇青黑	寒盛、痛极
形态		唇干而裂	燥热伤津或阴虚液亏
		嘴唇糜烂	脾胃积热
		唇内溃烂	虚火上炎
		唇边生疮	心脾积热
		人中满唇反（久病而人中沟变平，口唇翻卷不能覆齿）	脾气将绝，属病危

（3）望齿

望齿	临床表现	临床意义
色泽	牙齿洁白润泽	津液内充，肾气充足
	牙齿干燥	胃阴已伤
	牙齿光燥如石	阳明热盛，津液大伤
	牙齿燥如枯骨	肾阴枯竭，温热病晚期
	牙齿枯黄脱落	见于久病者，多为骨绝
	齿焦有垢	胃肾热盛，但气液未竭
	齿焦无垢	胃肾热甚，气液已竭
动态	牙关紧急	风痰阻络或热极生风
	咬牙龂齿	热盛动风
	睡中龂齿	胃热、虫积、正常人

（4）牙龈

望牙龈			临床表现	临床意义
色泽			牙龈淡红而润泽	胃气充足，气血调匀
			牙龈淡白	血虚或失血
			牙龈红肿疼痛	胃火亢盛
形态	齿衄（齿缝出血）		痛而红肿	胃热伤络
			不痛、不红、微肿	气虚，或肾火伤络
	牙宣		龈肉萎缩，牙根暴露，牙齿松动	肾虚或胃阴不足
	牙疳		牙龈溃烂，流腐臭血水	外感疫疠之邪，积毒上攻所致

5. 望咽喉的主要内容及临床意义

望咽喉	临床表现		临床意义
色泽	咽部深红，肿痛明显		属实热证——肺胃热毒壅盛
	咽部嫩红，肿痛不显		属阴虚证——肾水亏少，阴虚火旺
	咽喉淡红漫肿		属痰湿凝聚
形态	乳蛾	一侧或两侧喉核红肿肥大，形如乳头或乳蛾，表面或有脓点，咽痛不适	属肺胃热盛，邪客喉核；或虚火上炎，气血瘀滞所致
	喉痈	咽喉部红肿高突，疼痛剧烈，吞咽困难	多因脏腑蕴热，复感外邪，热毒客于咽喉所致
	咽喉腐烂	溃烂成片或凹陷者	肺胃热毒壅盛
		腐烂分散浅表者	肺胃之热尚轻
		溃腐日久，周围淡红或苍白者	属虚证
	伪膜	咽部溃烂处上覆白腐，形如白膜者	如伪膜松厚，容易拭去，去后不复生	属肺胃热浊上壅于咽，证较轻
			如伪膜坚韧，不易剥离，重剥则出血，或剥去随即复生	属重证，多是白喉，又称"疫喉"，因肺胃热毒伤阴而成，属烈性传染病
	成脓	咽喉局部红肿高突	压之有波动感，压之柔软凹陷者	已成脓
			压之坚硬	尚未成脓

细目五　望躯体四肢（助理不考）

1. 望颈项

望颈项	临床表现	临床意义
瘿瘤	颈部结喉处有肿块突起，或大或小，或单侧或双侧，可随吞咽而上下移动	多因肝郁气结痰凝，或水土失调，痰气搏结所致
瘰疬	颈侧颔下有肿块如豆，累累如串珠	多由肺肾阴虚，虚火内灼，炼液为痰，结于颈部；或外感风火时毒，夹痰结于颈部所致
颈瘘	颈部痈肿、瘰疬溃破后，久不收口，形成管道，病名曰鼠瘘	因痰火久结，气血凝滞，疮孔不收而成
项痈、颈痈	项部或颈部两侧焮红漫肿，疼痛灼热，甚至溃烂流脓者	多由风热邪毒蕴蒸，气血壅滞，痰毒互结于颈项所致
气管偏移	气管不居中，向一侧偏移	多为胸膈有水饮或气体，或因单侧瘿瘤、肿物等挤压、牵拉气管所致，可见于悬饮、气胸、石瘿、肉瘿、肺部肿瘤等疾病
项强	项部拘急牵引不舒，兼有恶寒、发热	风寒侵袭太阳经脉，经气不利所致
	项部强硬，不能前俯，兼壮热、神昏、抽搐者	多属温病火邪上攻，或脑髓有病
	项强不适，兼头晕者	多属阴虚阳亢，或经气不利所致
	睡眠之后，项强而痛，并无他苦者	为落枕，多因睡姿不当，项部经络气滞所致
项软	小儿颈项软弱，抬头无力	多因先天不足，肾精亏损；后天失养，发育不良，可见于佝偻病患儿
	久病、重病颈项软弱，头垂不抬，眼窝深陷	多为脏腑精气衰竭之象，属病危

望颈项	临床表现	临床意义
颈脉搏动	在安静状态时出现颈侧人迎脉搏动明显	可见于肝阳上亢或血虚重证患者
颈脉怒张	颈部脉管明显胀大，平卧时更甚	多见于心血瘀阻、肺气壅滞及心肾阳衰、水气凌心的患者

2. 望四肢的主要内容及临床意义

（1）外形

1）四肢萎缩：指四肢或某一肢体肌肉消瘦、萎缩、松软无力。多因气血亏虚或经络闭阻，肢体失养所致。

2）肢体肿胀：指四肢或某一肢体肿胀。①四肢红肿疼痛者，多为热壅血瘀所致。②足部或下肢肿胀，甚至兼全身浮肿者，多见于水肿。③下肢肿胀，皮肤粗厚如象皮者，多见于丝虫病。

3）膝部肿大：①膝部红肿热痛，屈伸不利，多见于热痹，为风湿郁久化热所致。②膝部肿大而股胫消瘦，称为"鹤膝风"，多因寒湿久留，气血亏虚所致。

4）小腿青筋：指小腿青筋暴露，形似蚯蚓，多因寒湿内侵，络脉血瘀所致。

5）下肢畸形：指膝内翻、膝外翻、足内翻、足外翻等，均属先天不足，肾气不充，或后天失养，发育不良。①直立时两踝并拢而两膝分离，称为膝内翻（又称"O"形腿）。②两膝并拢而两踝分离，称为膝外翻（又称"X"形腿）。③踝关节呈固定型内收位，称足内翻。④踝关节呈固定型外展位，称足外翻。

（2）动态

1）肢体痿废：指肢体肌肉萎缩，筋脉弛缓，痿废不用，多见于痿病。常因精津亏虚或湿热浸淫，筋脉失养所致；若双下肢痿废不用者，多见于截瘫病人。

2）四肢抽搐：指四肢筋肉挛急与弛张间作，舒缩交替，动作有力。多因肝风内动，筋脉拘急所致。

3）手足拘急：指手足筋肉挛急不舒，屈伸不利。多因寒邪凝滞，或气血亏虚，筋脉失养所致。

4）手足颤动：指双手或下肢颤抖，或振摇不定，不能自主。多由血虚筋脉失养，或饮酒过度所致。

5）手足蠕动：指手足时时掣动，动作弛缓无力，如虫之蠕行。多为阴虚动风所致。

6）扬手掷足：指热病中，神志昏迷，手足躁动不宁，是热扰心神所致。

7）循衣摸床，撮空理线：指重病神志不清，病人不自主地伸手抚摸衣被、床沿，或伸手向空，手指时分时合，为病重失神之象。

细目六　望皮肤

1. 望皮肤色泽的内容及临床意义

（1）皮肤发赤：皮肤突然鲜红成片，色如涂丹，边缘清楚，灼热肿胀者，为丹毒。①发于头面者，名抱头火丹。②发于小腿足部者，名流火。③发于全身、游走不定者，名赤游丹。发于上部者，多由风热化火所致；发于下部者，多因湿热化火而成；亦有因外伤染毒而引起者。

（2）皮肤发黄：面目、皮肤、爪甲俱黄者，为黄疸。多因外感湿热、疫毒，内伤酒食，或脾虚湿困，血瘀气滞等所致。①黄色鲜明如橘皮色者，属阳黄，因湿热蕴蒸，胆汁外溢肌肤而成。②黄色晦暗如烟熏色者，属阴黄，因寒湿阻遏，胆汁外溢肌肤所致。

（3）皮肤紫黑：面、手、乳晕、腋窝、外生殖器、口腔黏膜等处呈弥漫性棕黑色改变者，多为黑疸，由劳损伤肾所致，周身皮肤发黑亦可见于肾阳虚衰的病人。

（4）皮肤白斑：四肢、面部等处出现白斑，大小不等，界限清楚，病程缓慢者，为白驳风。多因风湿侵袭，气血失和，血不荣肤所致。

2. 望斑疹的内容及其临床意义

（1）斑：指皮肤黏膜出现深红色或青紫色片状斑块，平摊于皮肤，摸之不碍手，压之不退色的症状。

可由外感温热邪毒，热毒窜络，内迫营血，或脾虚血失统摄，或阳衰寒凝血瘀，或外伤血溢肌肤所致。

（2）疹：指皮肤出现红色或紫红色、粟粒状疹点，高出皮肤，抚之碍手，压之退色的症状。常见于麻疹、风疹、瘾疹等病，也可见于温热病中。多因外感风热时邪，或过敏，或热入营血所致。

①麻疹：疹色桃红，形似粟粒，先见于耳后发际，渐延及颜面、躯干和四肢，疹发透彻后按出疹顺序依次消退。因外感时邪所致，属儿科常见传染病。

②风疹：疹色淡红，细小稀疏，瘙痒不已，时发时止。为外感风热时邪所致。

③瘾疹：皮肤上出现淡红色或苍白色风团，大小形态各异，瘙痒，搔之融合成片，高出皮肤，发无定处，出没迅速，时隐时现。为外感风邪或过敏所致。

细目七　望排出物

1. 望痰、涕的内容及其临床意义

（1）望痰

①痰黄黏稠，坚而成块者，属热痰。因热邪煎熬津液之故。

②痰白而清稀，或有灰黑点者，属寒痰。因寒伤阳气，气不化津，湿聚为痰之故。

③痰白滑而量多，易咳出者，属湿痰。因脾虚不运，水湿不化，聚而成痰之故。

④痰少而黏，难于咳出者，属燥痰。因燥邪伤肺，或肺阴虚津亏所致。

⑤痰中带血，色鲜红者，为热伤肺络。多因肺阴亏虚，或肝火犯肺，或痰热壅肺所致。

⑥咳吐脓血腥臭痰，属肺痈。是热毒蕴肺，化腐成脓所致。

（2）望涕

①新病鼻塞流清涕，是外感风寒；鼻流浊涕，是外感风热。

②阵发性清涕，量多如注，伴喷嚏频作，多属鼻鼽，是风寒束于肺卫所致。

③久流浊涕，质稠、量多、气腥臭者，为鼻渊，是湿热蕴阻所致。

2. 望呕吐物的内容及临床意义（助理不考）

（1）呕吐物清稀无臭，多因胃阳不足，难以腐熟水谷；或寒邪犯胃，损伤胃阳，导致水饮内停，胃失和降所致。

（2）呕吐物秽浊酸臭，多因邪热犯胃，胃失和降所致。

（3）呕吐清水痰涎，伴胃脘振水声，多为饮停胃脘，胃失和降所致。

（4）呕吐物酸腐，夹杂不消化食物，多属伤食，因暴饮暴食，损伤脾胃，宿食不化，胃气上逆所致。

（5）呕吐黄绿苦水，多为肝胆湿热或郁热所致。

（6）吐血色暗红或紫暗有块，夹杂食物残渣，多属胃有积热，或肝火犯胃，或胃腑素有瘀血所致。

细目八　望小儿食指络脉

1. 小儿食指络脉的正常表现　在食指掌侧前缘，隐隐显露于掌指横纹附近，纹色浅红略紫，呈单支且粗细适中。

2. 小儿食指络脉病理变化的临床表现及意义

要点	临床意义
红紫辨寒热	纹色鲜红浮露，多为外感风寒；纹色紫红，多为邪热郁滞；纹色淡红，多为内有虚寒；色青主疼痛、惊风或肝风内动；淡白属脾虚、疳积；紫黑为血络郁闭，病属危重
淡滞定虚实	指纹色淡，推之流畅，主气血亏虚；指纹色紫，推之滞涩，复盈缓慢，主实邪内滞，如瘀热、痰湿、积滞
浮沉分表里	"浮"指纹浮现，显露于外，主病邪在表；"沉"指纹沉伏，深而不显，主病邪在里
三关测轻重	纹在风关，示病邪初入，病情轻浅；纹达气关，示病邪入里，病情较重；纹进命关，示病邪深入，病情加重；纹达指尖，称透关射甲，若非一向如此，则示病情危重

第三单元　望　舌

细目一

1. 舌诊原理

脏腑	与舌的关系	原理
心	舌为心之苗，手少阴心经之别系舌本	脏腑的病变亦必然通过经络气血的变化而反于舌
脾	舌为脾之外候，足太阴脾经连舌本、散舌下	
肝	肝藏血，主筋，足厥阴肝经络舌本	
肾	肾藏精，足少阴肾经循喉咙、夹舌本	
膀胱	足太阳膀胱经经筋结于舌本	
肺	肺系上达咽喉，与舌根相连	
其他脏腑组织	由经络沟通，也直接、间接与舌产生联系	

2. 脏腑病变反映于舌的规律　①舌质多候五脏病变，侧重血分。②舌苔多候六腑病变，侧重气分。③舌尖多反映上焦心肺的病变。④舌中多反映中焦脾胃的病变。⑤舌根多反映下焦肾的病变。⑥舌两侧多反映肝胆的病变。⑦另外，还有"舌尖属上脘，舌中属中脘，舌根属下脘"的说法。

3. 舌诊的方法

（1）望舌的体位和伸舌姿势：望舌时，医者姿势可略高于患者，以便俯视口舌部位，患者可以采用坐位或仰卧位，面向自然光线，头略扬起，自然地将舌伸出口外，舌体放松，舌面平展，舌尖略向下，尽量张口使舌体充分暴露。

（2）诊舌的方法：望舌的顺序是先看舌尖，再看舌中、舌边，最后看舌根部。先看舌质，再看舌苔，再根据舌质、舌苔的基本特征，分项察看。望舌质，主要观察舌质的颜色、光泽、形状、动态、舌下脉络等；察舌苔，重点观察舌苔的有无、色泽、质地及分布状态等。

（3）刮舌与揩舌：刮舌可用消毒压舌板的边缘，以适中的力量，在舌面上由舌根向舌尖刮三五次。若刮之不去或刮而留有污质，多为里有实邪；刮之即去，舌体明净光滑者，多为虚证。揩舌可用消毒纱布卷在食指上，蘸少许清洁水在舌面上揩抹数次，可用于鉴别舌苔有根无根，以及是否属于染苔。

细目二　正常舌象

1. 正常舌象的主要特征　淡红舌，薄白苔。

2. 影响因素　年龄，性别，体质，禀赋，气候、环境。

3. 临床意义　正常舌象说明胃气旺盛，气血津液充盈，脏腑功能正常。

细目三　望舌质

1. 舌神变化（荣、枯）的特征与临床意义（助理不考）

舌神	表现特征	临床意义
荣舌	舌色红活明润，舌体活动自如者，为有神之舌	阴阳气血精神皆足，生机旺盛，虽病也是善候，预后较好
枯舌	舌色晦暗枯涩，舌体活动不灵者，为无神之舌	阴阳气血精神皆衰，生机已微，预后较差

2. 舌色变化（淡白、淡红、红、绛、青紫）的特征与临床意义

（1）淡白舌：舌色较正常人的淡红色浅淡，白色偏多，红色偏少，甚至全无血色者（枯白舌）的表现。主气血两虚、阳虚。

舌色	表现特征	临床意义
淡白舌	枯白舌	主脱血夺气
	淡白湿润，舌体胖嫩	多为阳虚水湿内停
	淡白光莹，舌体瘦薄	属气血两亏

（2）淡红舌：舌体颜色淡红润泽、白中透红的表现，多见于正常人，或病之轻者。

（3）红舌：舌色较淡红色为深，甚至呈鲜红色的表现，可见于整个舌体，亦可只见于舌尖。主实热、阴虚。

舌色	表现特征	临床意义
红舌	舌色稍红，或舌边尖略红	外感风热表证初期
	舌色鲜红，舌体不小，或兼黄苔	实热证
	舌尖红	多为心火上炎
	舌两边红	多为肝经有热
	舌体小，舌鲜红而少苔，或有裂纹，或光红无苔	属虚热证

（4）绛舌：舌色较红色更深，或略带暗红色的表现。主里热亢盛、阴虚火旺。

舌色	表现特征	临床意义
绛舌	舌绛有苔，伴有红点、芒刺	温病热入营血，或脏腑内热炽盛
	舌绛少苔或无苔，或有裂纹	久病阴虚火旺，或热病后期阴液耗损

（5）青紫舌：全舌呈现青紫色，或局部出现青紫斑点的表现。舌淡而泛现青紫者，为淡紫舌；舌红而泛现紫色者，为紫红舌；舌绛而泛现紫色者，为绛紫舌；舌体局部出现青紫色斑点者，为斑点舌。主血行不畅。

舌色	表现特征	临床意义
青紫舌	全舌青紫	多是全身性血行瘀滞
	舌有紫色斑点	多属瘀血阻滞于局部
	舌色淡红中泛现青紫	多因肺气壅滞，或肝郁血瘀，亦可见于先天性心脏病或某些药物、食物中毒
	舌淡紫而湿润	阴寒内盛，或阳气虚衰致寒凝血瘀
	舌紫红或绛紫而干枯少津	热盛伤津，气血壅滞

3. 舌形变化（老嫩、胖瘦、点刺、裂纹、齿痕）的特征与临床意义

舌形	表现特征	临床意义
老舌	舌质纹理粗糙或皱缩，坚敛而不柔软，舌色较暗者，为苍老舌	多见于实证
嫩舌	舌质纹理细腻，浮胖娇嫩，舌色浅淡者，为娇嫩舌	多见于虚证
胖舌（胖大舌）	舌体较正常舌大而厚，伸舌满口者，称为胖大舌；舌体肿大，盈口满嘴，甚者不能闭口，不能缩回者，称为肿胀舌	多主水湿内停、痰湿热毒上泛
	舌淡胖大	多为脾肾阳虚，水湿内停
	舌红胖大	多属脾胃湿热或痰热内蕴
	舌红绛肿胀者	多见于心脾热盛，热毒上壅
	舌青紫肿胀	多见于先天性舌血管瘤患者

续表

舌形	表现特征	临床意义
瘦舌（瘦薄舌）	舌体比正常舌瘦小而薄者，称为瘦薄舌	多主气血阴液不足
	舌体瘦薄而色淡	多是气血两虚
	舌体瘦薄而色红绛干燥	多见于阴虚火旺，津液耗伤
点、刺舌	点是指突起于舌面的红色或紫红色星点，大者为星，称红星舌；小者为点，称红点舌。刺是指舌乳头突起如刺，摸之棘手的红色或黄黑色点刺，称为芒刺舌。点、刺相似，多见于舌的边尖部分	提示脏腑热极，或血分热盛
	舌红而起芒刺	多为气分热盛
	舌红而点刺色鲜红	多为血热内盛，或阴虚火旺
	舌红而点刺色绛紫	多为热入营血而气血壅滞
裂纹舌	舌面出现各种多少不等、深浅不一、各种形态的裂沟，有深如刀割剪碎的，有横直皱纹而短小的，有纵形、横形、"井"字形、"爻"字形，以及辐射状、脑回状、鹅卵石状等	多属阴血亏损，不能荣润舌面所致
	舌红绛而有裂纹	多是热盛伤津，或阴液虚损
	舌淡白而有裂纹	多为血虚不润
	舌淡白胖嫩，边有齿痕、裂纹	属脾虚湿侵
	健康人舌面上出现裂纹、裂沟，裂纹中一般有舌苔覆盖，且无不适感觉者	为先天性舌裂
齿痕舌	舌体边缘见牙齿压迫的痕迹	多主脾虚、水湿内停证，常与胖大舌同见
	舌淡胖润有齿痕	多属寒湿壅盛，或阳虚水湿内停
	舌淡红而有齿痕	多是脾虚或气虚
	舌红肿胀而有齿痕	为内有湿热痰浊壅滞
	舌淡红而嫩，舌体不大而边有轻微齿痕	可为先天性齿痕；如病中见之，提示病情较轻，多见于小儿或气血不足者

4. 舌态变化（强硬、痿软、颤动、歪斜、吐弄、短缩）的特征与临床意义

舌态	表现特征	临床意义
强硬舌	舌体板硬强直，运动不灵活	多见于热入心包，或高热伤津，或风痰阻络
	舌红绛少津而强硬	多因邪热炽盛
	舌强胖大兼厚腻苔	多见于风痰阻络
	舌强语謇，伴肢麻、眩晕	多为中风先兆
痿软舌	舌体软弱，无力屈伸，痿废不灵	多见于伤阴，或气血俱虚
	舌淡白而痿软	多是气血俱虚
	新病舌干红而痿软	多是热灼津伤
	久病舌绛少苔或无苔而痿软	多见于外感病后期，热极伤阴，或内伤杂病，阴虚火旺

舌态	表现特征	临床意义
颤动舌	舌体震颤抖动，不能自主的表现，轻者仅伸舌时颤动，重者不伸舌时亦抖颤难宁	多属肝风内动
	久病舌淡白而颤动	多属血虚生风
	新病舌绛而颤动	多属热极生风
	舌红少津而颤动	多属阴虚动风
	长期饮酒者舌体颤动	多因酒毒内蕴
歪斜舌	伸舌时舌体偏向一侧，或左或右	多见于中风、喑痱或中风先兆
吐弄舌	舌伸于口外，不即回缩者，为"吐舌"；舌微露出口，立即收回，或舐口唇上下左右，摇动不停者，叫作"弄舌"	皆因心、脾二经有热
	吐舌	可见于疫毒攻心或正气已绝
	弄舌	多见于热甚动风先兆
	吐弄舌	可见于小儿智能发育不全
短缩舌	舌体卷短、紧缩，不能伸长	多属危重证候
	舌短缩，色淡白或青紫而湿润	多属寒凝筋脉
	舌短缩，色淡白而胖嫩	多属气血俱虚
	舌短缩，体胖而苔滑腻	多属痰浊内蕴
	舌短缩，色红绛而干	多属热盛伤津

细目四　望舌苔

1. 苔质变化（厚薄、润燥、腐腻、剥落、真假）的特征与临床意义

（1）厚薄、润燥

苔质	代表意义	表现特征	临床意义
薄、厚	邪正盛衰和邪气深浅	薄苔	正常舌苔
		厚苔	邪热入里、痰湿、食积
		由薄转厚	邪气渐盛，表邪入里，为病进
		由厚转薄	正气胜邪，内邪消散外达，为病退
		骤然消退	正不胜邪，胃气暴绝
润、燥	津液的盈亏和输布	润苔	正常舌苔
		滑苔	寒证、湿证、痰饮
		燥苔	津液已伤
		糙苔	热盛伤津之重证
		由润变燥	热重津伤，津失输布
		由燥变润	热退津复，饮邪始化

（2）腐腻、剥落、真假

苔质	分类	表现特征	临床意义
腐、腻	腐苔	苔质颗粒疏松，粗大而厚，形如豆腐渣堆积舌面，揩之可去	多见于食积胃肠，或痰浊内蕴
		若舌上黏厚一层，有如疮脓，则称"脓腐苔"	多见于内痈，或邪毒内结，是邪盛病重的表现
		病中腐苔渐退，续生薄白新苔	为正气胜邪之象，是病邪消散
		病中腐苔脱落，不能续生新苔	为病久胃气衰败，属于无根苔
	腻苔	苔质颗粒细腻致密，揩之不去，刮之不脱，如涂有油腻之状，中间厚边周薄	多由湿浊内蕴，阳气被遏，湿浊痰饮停聚于舌面所致
		苔薄腻，或腻而不板滞	多为食积，或脾虚湿困
		苔白腻而滑	为痰浊、寒湿内阻
		苔黏腻而厚，口中发甜	为脾胃湿热
		苔黄腻而厚	为痰热、湿热、暑湿等邪内蕴
剥落苔	光剥苔	舌苔全部退去，以致舌面光洁如镜（又称为光滑舌或镜面舌）	观苔之剥落，可了解胃气胃阴之存亡及气血的盛衰，判断疾病的预后。①舌红苔剥，多为阴虚；②舌淡苔剥或类剥，多为血虚或气血两虚；③舌色红绛如镜，主胃阴枯竭，胃乏生气；④舌色白如镜，主营血大虚，阳气虚衰；⑤舌苔部分脱落，未剥处仍有腻苔者，为正气亏虚，痰浊未化；⑥舌苔从全到剥是胃的气阴不足，正气衰败的表现；⑦舌苔剥脱后，复生薄白之苔，为邪去正胜，胃气渐复之佳兆
	花剥苔	舌苔剥落不全，剥脱处光滑无苔，余处斑斑驳驳地残存舌苔，界限明显	
	地图舌	舌苔不规则地大片脱落，边缘凸起，界限清楚，形似地图	
	类剥苔	剥脱处并不光滑，似有新生颗粒	
	前剥苔	舌前半部分苔剥脱	
	中剥苔	舌中部分苔剥脱	
	根剥苔	舌根部分苔剥脱	
	鸡心苔	舌苔周围剥脱，仅留中心一小块	
真、假苔	真苔	舌苔紧贴舌面，似从舌里生出，乃胃气所生，又称为有根苔	①病之初期、中期，舌见真苔且厚，为胃气壅实，病邪深重；②久病见真苔，说明胃气尚存
	假苔	舌苔浮涂舌上，不像从舌上长出来者，又称为无根苔	①新病出现假苔，乃邪浊渐聚，病情较轻；②久病出现假苔，是胃气匮乏，不能上潮，病情危重

2. 苔色变化（白、黄、灰黑）的特征与临床意义

苔色	特征	临床意义
白苔	苔薄白而润	主表证初期、里证病轻、阳虚内寒
	苔薄白而干	外感风热
	苔薄白而滑	外感寒湿，或脾肾阳虚，水湿内停
	苔白厚腻	痰饮、湿浊、食积内停
	积粉苔	温病秽浊湿邪与热毒相结

续表

苔色	特征	临床意义
黄苔	淡黄苔、深黄苔、焦黄苔	主热证、里证
		苔色愈黄，邪热愈甚
		黄腻、黄滑，主湿热、痰热
灰黑苔	灰苔与黑苔同类，只有轻重之别	主里热和里寒重证
		苔色深浅与寒热程度相应
		灰黑而润主寒；灰黑而燥主热

细目五　舌下络脉

舌下络脉变化的特征与临床意义　①舌下络脉粗胀，或呈青紫、绛、绛紫、紫黑色，或舌下细小络脉呈暗红色或紫色网络，或舌下络脉曲张如紫色珠子大小不等的结节改变，均为血瘀的征象。②舌下络脉短而细，周围小络脉不明显，舌色偏淡者，多属气血不足。

细目六　舌象综合分析

1. 舌质和舌苔的综合诊察

（1）舌质：察舌体可以了解脏腑虚实，气血津液的盛衰。

（2）舌苔：察舌苔重在辨病邪的寒热、邪正消长及胃气的存亡。

2. 舌诊的临床意义　①判断邪正盛衰；②区别病邪性质；③辨别病位浅深；④推断病势进退；⑤估计病情预后。

第四单元　闻　诊

细目一　听声音

1. 音哑与失音的临床表现及意义　语声嘶哑者为音哑，语而无声者为失音，或称为"喑"。前者病轻，后者病重。

（1）新病音哑或失音者，多属实证。多因外感风寒或风热袭肺，或痰湿壅肺，肺失清肃，邪闭清窍所致，即所谓"金实不鸣"。

（2）久病音哑或失音者，多属虚证。多因各种原因导致阴虚火旺，肺肾精气内伤所致，即所谓"金破不鸣"。

（3）暴怒喊叫或持续高声宣讲，伤及喉咙所致音哑或失音者，亦属气阴耗伤。

（4）久病重病，突见语声嘶哑，多是脏气将绝之危象。

（5）妇女妊娠末期出现音哑或失音者，称为妊娠失音（子喑），系因胎儿渐长，压迫肾之络脉，使肾精不能上荣于舌咽所致。

2. 谵语、郑声、独语、错语、狂言、言謇的临床表现及意义

	临床表现	临床意义
谵语	神识不清，语无伦次，声高有力	多因邪热内扰神明所致，属实证，故《伤寒论》谓"实则谵语"。见于外感热病，温邪内入心包或阳明实热证、痰热扰乱心神等

续表

	临床表现	临床意义
郑声	神识不清，语言重复，时断时续，语声低弱模糊	多因久病脏气衰竭，心神散乱所致，属虚证，故《伤寒论》谓"虚则郑声"。见于多种疾病的晚期、危重阶段
独语	自言自语，喃喃不休，见人语止，首尾不续	多因心气虚弱，神气不足，或气郁痰阻，蒙蔽心神所致，属阴证。常见于癫病、郁病
错语	患者神识清楚而语言时有错乱，语后自知言错	证有虚实之分，虚证多因心气虚弱，神气不足所致，多见于久病体虚或老年脏气衰微之人；实证多为痰湿、瘀血、气滞阻碍心窍所致
狂言	精神错乱，语无伦次，狂叫骂詈	多因情志不遂，气郁化火，痰火互结，内扰神明所致。多属阳证、实证。常见于狂病、伤寒蓄血证
言謇	神志清楚、思维正常而吐字困难，或吐字不清	因习惯而成者，不属病态。病中言语謇涩，每与舌强并见者，多因风痰阻络所致，为中风之先兆或后遗症

3. 咳嗽、喘、哮的临床表现及意义

	临床表现	临床意义
咳嗽	咳声重浊沉闷	多属实证。多因寒痰湿浊停聚于肺，肺失肃降所致
	咳声轻清低微	多属虚证。多因久病肺气虚损，失于宣降所致
	咳声不扬，痰稠色黄，不易咳出	多属热证。多因热邪犯肺，肺津被灼所致
	咳有痰声，痰多易咳	多因痰湿阻肺所致
	干咳无痰或少痰	多因燥邪犯肺或阴虚肺燥所致
	咳声短促，呈阵发性、痉挛性、连续不断，咳后有鸡鸣样回声，并反复发作者	多因风邪与痰热搏结所致，常见于小儿顿咳（百日咳）
	咳声如犬吠，伴有声音嘶哑、吸气困难	多因肺肾阴虚，疫毒攻喉所致，多见于白喉
喘	实喘	发作急骤，呼吸深长，息粗声高，唯以呼出为快者	多因风寒袭肺或痰热壅肺，痰饮停肺，肺失宣肃，或水气凌心所致
	虚喘	病势缓慢，呼吸短浅，急促难续，息微声低，唯以深吸为快，动则喘甚者	多因肺肾亏虚，气失摄纳，或心阳气虚所致
哮	呼吸急促似喘，喉间有哮鸣音	多因痰饮内伏，复感外邪所诱发，或因久居寒湿之地，或过食酸咸生冷所诱发

4. 短气、少气的临床表现及意义（助理不考）

	临床表现	临床意义
短气	自觉呼吸短促而不相接续，气短不足以息的轻度呼吸困难。其表现似喘而不抬肩，气急而无痰声。即只自觉短促，他觉征象不明显	虚证短气，兼有形瘦神疲、声低息微等，多因体质衰弱或元气虚损所致 实证短气，兼有呼吸声粗，或胸部室闷，或胸腹胀满等，多因痰饮、胃肠积滞，或气滞、瘀阻所致
少气（气微）	呼吸微弱而声低，气少不足以息，言语无力	少气属诸虚劳损，多因久病体虚或肺肾气虚所致

5. 呕吐、呃逆、嗳气的临床表现及意义

	临床表现	临床意义
呕吐	饮食物、痰涎从胃中上涌，由口中吐出者	胃失和降，胃气上逆
	吐势徐缓，声音微弱，呕吐物清稀者	多属虚寒证。常因脾胃阳虚，脾失健运，胃失和降，胃气上逆所致
	吐势较猛，声音壮厉，呕吐黏稠黄水，或酸或苦者	多属实热证。常因热伤胃津，胃失濡养所致
	呕吐呈喷射状者	多为热扰神明，或因头颅外伤，颅内有瘀血、肿瘤等，使颅内压力增高所致
	呕吐酸腐味的食糜	多因暴饮暴食，或过食肥甘厚味，以致食滞胃肠，胃失和降，胃气上逆所致
	共同进餐者皆发吐泻	多为食物中毒
	朝食暮吐、暮食朝吐者	为胃反。多属脾胃阳虚证
	口干欲饮，饮后则吐者	称为水逆。多因饮邪停胃，胃气上逆所致
呃逆	从咽喉发出的一种不由自主的冲击声，声短而频，呃呃作响者	是胃气上逆的表现
	呃声频作，高亢而短，其声有力者	多属实证
	呃声低沉，声弱无力	多属虚证
	新病呃逆，其声有力	多属寒邪或热邪客于胃
	久病、重病呃逆不止，声低气怯无力者	属胃气衰败之危候
	突发呃逆，呃声不高不低，无其他病史及兼症者	多属饮食刺激，或偶感风寒
嗳气	胃中气体上出咽喉所发出的一种声长而缓的症状，古称"噫"	是胃气上逆的表现
	嗳气酸腐，兼脘腹胀满者	多因宿食内停，属于实证
	嗳气频作而响亮，嗳气后脘腹胀减；嗳气发作因情志变化而增减者	多为肝气犯胃，属于实证
	嗳气频作，兼脘腹冷痛，得温症减者	多为寒邪犯胃，或为胃阳亏虚
	嗳声低沉断续，无酸腐气味，兼见纳呆食少者	为胃虚气逆，属虚证。多见于老年人或体虚之人

6. 太息的临床表现及意义　太息又称叹息，指情志抑郁、胸闷不畅时发出的长吁或短叹声。不自觉地发出太息声，太息之后自觉宽舒者，是情志不遂，肝气郁结之象。

细目二　嗅气味

1. 口气、排泄物之气味异常的临床意义

	临床表现	临床意义
口气	口中散发臭气者——口臭	口腔不洁、龋齿、便秘或消化不良
	口气酸臭，并伴食欲不振、脘腹胀满者	多属食积胃肠
	口气臭秽者	多属胃热
	口气腐臭，或兼咳吐脓血者	多是内有溃腐脓疡
	口气臭秽难闻，牙龈腐烂者	为牙疳

续表

		临床表现	临床意义
排泄物	大便	大便酸臭难闻	多属肠有郁热
		大便溏泄而腥者	多属脾胃虚寒
		大便泄泻，臭如败卵，或夹有未消化食物，矢气酸臭者	为伤食
	小便	小便黄赤浑浊，有臊臭味者	多属膀胱湿热
		小便甜并散发烂苹果样气味者	为消渴病
	经血	经血臭秽者	多为热证
		经血气腥者	多为寒证
	带下	带下臭秽而黄稠者	多属湿热
		带下腥而清稀者	多属寒湿
		带下奇臭而色杂者	多见于癌症

2. 病室气味异常的临床意义

（1）病室臭气触人，多为瘟疫类疾病。

（2）病室有血腥味，病者多患失血。

（3）病室散有腐臭气，病者多患溃腐疮疡。

（4）病室尸臭，多为脏腑衰败，病情重笃。

（5）病室尿臊气（氨气味），见于肾功能衰竭。

（6）病室有烂苹果样气味（酮体气味），多为消渴并发症患者，属危重病症。

（7）病室有蒜臭气味，多见于有机磷中毒。

第五单元　问　诊

细目一　问诊内容

1. 主诉的概念与意义

（1）主诉的概念：主诉是病人就诊时最感痛苦的症状、体征及持续时间。

（2）主诉的意义：主诉通常是病人就诊的主要原因，也是疾病的主要矛盾所在，是调查、认识、分析及处理疾病的重要线索。

2. 十问歌 "一问寒热二问汗，三问头身四问便，五问饮食六胸腹，七聋八渴俱当辨，九问旧病十问因，再兼服药参机变，妇女尤必问经期，迟速闭崩皆可见，再添片语告儿科，天花麻疹全占验"。

细目二　问寒热

1. 恶寒发热的临床表现及意义

（1）恶寒重发热轻：是风寒表证的特征。因寒为阴邪，束表伤阳，故恶寒明显。

（2）发热轻而恶风：是伤风表证的特征。因风性开泄，使玄府开张，故自汗恶风。

（3）发热重恶寒轻：是风热表证的特征。因热为阳邪，易致阳盛，故发热明显。

2. 但寒不热的临床表现及意义

	概念	临床表现	临床意义
新病恶寒	指患者突然感觉怕冷，且体温不高的症状	四肢不温，或脘腹、肢体冷痛，或呕吐泄泻，或咳喘痰鸣，脉沉紧	主要见于里实寒证

续表

	概念	临床表现	临床意义
久病畏寒	指患者经常怕冷、四肢凉，得温可缓的症状	面色㿠白，舌淡胖嫩，脉弱	主要见于里虚寒证

3. 但热不寒（壮热、潮热、微热）的临床表现及意义

		临床表现	临床意义
壮热		患者身发高热，持续不退（体温超过 39℃ 以上），伴有满面通红、口渴饮冷、大汗出、脉洪大等症	属里实热证。多见于伤寒阳明经证和温病气分阶段
潮热	日晡潮热	热势较高，日晡热甚，兼见腹胀便秘	阳明腑实证
	阴虚潮热	午后或夜间潮热。其特点是午后和夜间有低热。有热自骨内向外透发的感觉者，称为骨蒸发热	多为阴虚火旺所致
	湿温潮热	午后发热明显。其特点是身热不扬，肌肤初扪之不觉很热，扪之稍久即觉灼手	此属湿温，为湿郁热蒸之象
	瘀血潮热	午后和夜间有低热，可兼见肌肤甲错，舌有瘀点瘀斑者	属瘀血积久，郁而化热
微热		发热不高，体温一般在 37～38℃，或仅自觉发热	
	气虚发热	长期微热，烦劳则甚，兼见少气自汗、倦怠乏力等症	常见于某些内伤病和温热病的后期
	血虚发热	时有低热，兼面白、头晕、舌淡、脉细等症	
	阴虚发热	长期低热，兼颧红、五心烦热	
	气郁发热	每因情志不舒而时有微热，兼胸闷、急躁易怒等症	
	小儿夏季热	小儿在夏季气候炎热时长期发热不已，兼见烦躁、口渴、无汗、多尿等症	是由于小儿气阴不足，不能适应夏令炎热气候所致

4. 寒热往来的临床表现及意义　寒热往来是指病人自觉恶寒与发热交替发作的症状，是正邪相争，互为进退的病理反映，为半表半里证寒热的特征。在临床上有以下两种类型：

（1）寒热往来无定时：病人自觉时冷时热，一日多次发作而无时间规律的症状，多见于少阳病。兼见口苦、咽干、目眩、胸胁苦满、不欲饮食、脉弦等症。

（2）寒热往来有定时：病人恶寒战栗与高热交替发作，发有定时，每日发作一次，或二三日发作一次的症状，兼见头痛剧烈、口渴、多汗等症，常见于疟疾。

细目三　问汗

1. 特殊汗出（自汗、盗汗、绝汗、战汗）的临床表现及意义

	临床表现	临床意义
自汗	醒时经常汗出，活动后尤甚的症状，兼见畏寒、神疲、乏力等症	多见于气虚证和阳虚证
盗汗	睡时汗出，醒则汗止的症状，兼见潮热、颧红等症	多见于阴虚证
绝汗（助理不考）	在病情危重的情况下，出现大汗不止的症状	常是亡阳或亡阴的表现
	亡阳之汗——患者冷汗淋漓，兼见面色苍白、四肢厥冷、脉微欲绝者	属亡阳证
	亡阴之汗——汗热而黏腻如油，兼见躁扰烦渴、脉细数疾者	属亡阴证

续表

	临床表现	临床意义
战汗 （助理 不考）	患者先恶寒战栗，表情痛苦，几经挣扎，而后汗出	见于温病或伤寒病邪正相争剧烈之时，是疾病发展的转折点
	如汗出后热退脉缓	是邪去正安、疾病好转的表现
	汗出后仍身发高热，脉来急疾	是邪盛正衰、疾病恶化的表现

2. 黄汗的临床表现及意义（助理不考） 黄汗指病人汗出沾衣，色如黄柏汁的症状。多因风湿热邪交蒸所致。

3. 局部汗出（头汗、半身汗、手足心汗、阴汗）的临床表现及意义

	临床表现	临床意义
头汗	患者仅头部或头颈部出汗较多，又称为"但头汗出"	多因上焦热盛，或中焦湿热蕴结，或病危虚阳上越，或进食辛辣、热汤，饮酒，使阳气旺盛，热蒸于头
半身汗 （助理不考）	患者仅半侧身体汗出，或左侧，或右侧，或上半身，或下半身（病侧无汗）	可见于中风、痿证、截瘫等患者。多因风痰、痰瘀、风湿等阻滞经络，营卫不能周流，气血失和所致
手足心汗	患者手足心汗出较多	可因阴经郁热熏蒸，或阳明燥热内结，或阴虚阳亢，或中焦湿热郁蒸，或阳气内郁所致
阴汗 （助理不考）	外生殖器及其周围汗出	多因下焦湿热郁蒸所致

细目四　问疼痛

1. 疼痛的性质及临床意义

疼痛性质	临床表现	临床意义
胀痛	疼痛带有胀满的症状	是气滞作痛的特点
刺痛	疼痛如针刺之状	是瘀血致痛的特点
冷痛	疼痛伴有冷感而喜暖的症状	是寒证疼痛的特点（有虚实之分）
灼痛	疼痛伴有灼热感而喜凉的症状	是热证疼痛的特点（有虚实之分）
重痛	疼痛伴有沉重感的症状	多因湿邪困阻气机所致
酸痛	疼痛伴有酸软不适感的症状	多因风湿侵袭，气血运行不畅，或肾虚、气血不足，组织失养所致
绞痛	疼痛剧烈如刀绞一般而难于忍受的症状	多因瘀血、气滞、结石、虫积等有形实邪阻闭气机，或寒邪凝滞气机所致
空痛	疼痛带有空虚感的症状	是虚证疼痛的特点
隐痛	痛势较缓，尚可忍耐，但绵绵不休的症状	是虚证疼痛的特点
走窜痛	疼痛的部位游走不定，或走窜攻冲作痛的症状	或为气滞所致，或见于行痹
固定痛	疼痛部位固定不移的症状	若胸胁、脘腹等处固定作痛，多是瘀血为患；若四肢关节固定作痛，多因寒湿、湿热阻滞，或热壅血瘀所致
掣痛	抽掣牵引作痛，由一处连及他处的症状，也称引痛、掣痛	多因筋脉失养，或筋脉阻滞不通所致

注：新病疼痛，痛势剧烈，持续不解，或痛而拒按，多属实证；久病疼痛，痛势较轻，时痛时止，或痛而喜按，多属虚证。

2. 头痛、胸痛、胁痛、胃脘痛、腹痛、腰痛的临床表现及意义

	临床表现	临床意义
头痛	前额部连眉棱骨痛	属阳明经头痛
	侧头部痛，痛在两侧太阳穴附近为甚者	属少阳经头痛
	后头部连项痛	属太阳经头痛
	颠顶痛	属厥阴经头痛
	全头重痛	多为太阴经头痛
	脑中痛，或牵及于齿	多属少阴经头痛
	头痛连项，遇风加重者	风寒头痛
	头痛怕热，面红目赤者	风热头痛
	头痛如裹，肢体困重者	风湿头痛
	头痛绵绵，过劳则盛者	气虚头痛
	头痛眩晕，面色苍白者	血虚头痛
	头脑空痛，腰膝酸软者	肾虚头痛
胸痛	左胸心前区憋闷作痛，时痛时止者	多因痰、瘀等邪气阻滞心脉所致
	胸痛剧烈，面色青灰，手足青冷者	多因心脉急骤闭塞不通所致，可见于真心痛等病
	胸痛，壮热面赤，喘促鼻扇者	多因热邪壅肺，脉络不利所致，可见于肺热病等
	胸痛，颧赤盗汗，午后潮热，咳痰带血者	多因肺阴亏虚，虚火灼络所致，可见于肺痨等病
	胸痛，壮热，咳吐脓血腥臭痰者	多因痰热阻肺，热壅血瘀所致，可见于肺痈等病
胁痛	胁肋胀痛，太息易怒者	为肝郁气滞
	胁肋胀痛，纳呆厌食，身目发黄者	为肝胆湿热
	胁肋灼痛，面红目赤者	为肝胆火盛
	胁肋刺痛，或胁下触及肿块，固定而拒按者	属肝血瘀阻
	胁痛，患侧肋间饱胀，咳唾引痛者	为悬饮痛，是饮邪停留胸胁所致
胃脘痛	胃痛多在进食后疼痛加剧	多为实证
	胃痛多在进食后疼痛缓解	多为虚证
	胃脘突然剧痛暴作，出现压痛及反跳痛者	多因胃脘穿孔所致
	胃痛失去规律，痛无休止而明显消瘦者	考虑胃癌
腹痛	腹部持续性疼痛，阵发性加剧，伴腹胀、呕吐、便闭者	多见于肠痹或肠结，因肠道麻痹、梗阻、扭转或套叠，气机闭塞不通所致
	全腹痛，有压痛及反跳痛者	多因腹部脏器穿孔或热毒弥漫所致
	脐外侧及下腹部突然剧烈绞痛，向大腿内侧及阴部放射，尿血者	多系结石所致
	破裂脏器或癌瘤所在部位疼痛	腹部脏器破裂，或癌瘤
	妇女小腹及少腹部疼痛	常见于痛经、异位妊娠破裂等病

续表

	临床表现	临床意义
腰痛	腰部经常酸软而痛	多因肾虚所致
	腰部冷痛沉重，阴雨天加重	多因寒湿所致
	腰部刺痛，或痛连下肢者	多因瘀血阻络所致
	腰部突然剧痛，向少腹部放射，尿血者	多因结石阻滞所致
	腰痛连腹，绕如带状	多因带脉损伤所致

细目五　问头身胸腹

1. 问头晕、胸闷、心悸、脘痞、腹胀、麻木、疲乏的临床表现及意义

	临床表现	临床意义
头晕	头晕而胀，烦躁易怒，舌红苔黄，脉弦数者	多因肝火上炎
	头晕胀痛，头重脚轻，舌红少津，脉弦细者	多因肝阳上亢
	头晕面白，神疲乏力，舌淡，脉细弱者	多因气血亏虚
	头晕且重，如物裹缠，痰多苔腻者	多因痰湿内阻
	头晕耳鸣，腰酸遗精者	多因肾虚精亏
	若外伤后头晕刺痛者	多属瘀血阻络
胸闷	胸闷，心悸气短者	多属心气不足，或心阳不足
	胸闷，咳喘痰多者	多属痰饮停肺
	胸闷，壮热，鼻翼扇动者	多因热邪或痰热壅肺
	胸闷气喘，畏寒肢冷者	多因寒邪客肺
	胸闷气喘，少气不足以息者	多因肺气虚或肾气虚
心悸	惊悸：因惊恐而心悸，或心悸易惊，恐惧不安者	病情轻
	怔忡：无明显外界诱因，心跳剧烈，上至心胸，下至脐腹，悸动不安者	病情重
	突受惊吓，气短神疲，惊悸不安，舌淡苔薄，脉细数	为心胆气虚
	心神不安，惊惕不宁，胆怯烦躁，失眠眩晕，呕恶	为胆郁痰扰
	心悸，胸闷，气短，精神疲倦，或有自汗，活动后诸症加重，面色淡白，舌质淡，脉虚	为心气虚
	心悸怔忡，心胸憋闷或痛，气短，自汗，畏冷肢凉，舌质淡胖或紫暗，苔白滑，脉弱或结或代	为心阳虚
	心悸，兼见面色无华，舌淡脉细	为心血不足
	心悸，兼见心烦少寐，头晕目眩，五心烦热，盗汗，舌红少苔，脉细数	为心阴虚
	心悸怔忡，心胸憋闷疼痛，痛引肩背内臂，时作时止	为心脉痹阻
	心悸，气短，咳喘痰鸣，形寒肢冷，下肢浮肿，舌质淡胖，苔白滑，脉沉迟无力	为肾虚水泛
	心悸，头晕目眩，纳差乏力，失眠多梦，舌淡，脉细弱	为心脾两虚

续表

	临床表现	临床意义
脘痞	脘痞，嗳腐吞酸者	为食积胃脘
	脘痞，食少，便溏者	为脾胃气虚
	脘痞，饥不欲食，干呕者	为胃阴亏虚
	脘痞，纳呆呕恶，苔腻者	为湿邪困脾
	脘痞，胃脘有振水声者	为饮邪停胃
腹胀	腹部时胀时减而喜按者	多属虚证。因脾胃虚弱，健运失司所致
	持续胀满不减而拒按者	多属实证。因食积胃肠，或实热内结，气机阻塞所致
	若腹部胀大如鼓，皮色苍黄，腹壁青筋暴露者，称为鼓胀	多因酒食不节、情志内伤或房劳太过，致使肝脾肾功能失常，气、血、水等邪结聚于腹内而成
麻木（助理不考）	肌肤麻木，神疲乏力，舌淡白者	多为气血亏虚
	肢体麻木，眩晕欲仆者	属肝风内动
	半身麻木，兼有口眼歪斜者	多属痰瘀阻结
	四肢麻木，伴关节疼痛者	多为寒湿阻滞，见于痹证
疲乏（助理不考）	患者自觉肢体倦怠，运动无力	常因气血亏虚，或阳气虚衰，或脾虚湿困等导致，常见于虚劳、肝病、消渴、肾病、痿病等

2. 身重、身痒的要点及临床意义（助理不考）

	临床表现	临床意义
身重	患者自觉身体沉重	与水湿泛溢及气虚不运有关
	身重，脘闷，苔腻者	多因湿困脾阳，阻滞经络所致
	身重，浮肿	系水湿泛溢肌肤所致
	身重，嗜卧，疲乏者	多因脾气虚，不能运化精微布达四肢、肌肉所致
	热病后期见身重乏力	多系邪热耗伤气阴，形体失养所致
身痒	患者自觉全身皮肤瘙痒不适	多由风邪袭表、血虚风燥、湿热浸淫等所致。多见于风疹、瘾疹、疥疮、黄疸等疾患

细目六　问耳目

1. 耳鸣、耳聋的临床表现及意义

证型	临床表现	临床意义
实证	突发耳鸣，声大如雷，按之鸣声不减，或新病暴聋者	可因肝胆火盛、肝阳上亢、痰火壅结、气血瘀阻、风邪上袭，或药毒损伤耳窍等所致
虚证	渐起耳鸣，声细如蝉，按之可减，或耳渐失聪而听力减退者	多属虚证。可因肾精亏虚、脾气亏虚、肝阴血不足等引起

2. 目眩的临床表现及意义　目眩是指病人自觉视物旋转动荡，如在舟车之上，或眼前如有蚊蝇飞动的症状。实者，多因肝阳上亢、肝火上炎、肝阳化风及痰湿上蒙清窍所致；虚者，多因气虚、血亏、阴精不足，目失充养所致。

3. 目昏、雀盲的临床表现及意义　目昏是指视物昏暗不明，模糊不清的症状。雀盲是指白昼视力正常，每至黄昏视物不清，如雀之盲的症状。

目昏、雀盲的病因、病机基本相同，多由肝肾亏虚，精血不足，目失充养而致，常见于久病或年老、体弱之人。

细目七　问睡眠

1. 失眠的临床表现及意义　失眠是指病人经常不易入睡，或睡而易醒不能再睡，或睡而不酣时易惊醒，甚至彻夜不眠的病症，常伴有多梦，又称"不寐"或"不得眠"。

（1）不易入睡，甚至彻夜不眠，兼心烦不寐者，多见于心肾不交。

（2）睡后易醒，不易再睡者，兼心悸、便溏，多见于心脾两虚。

（3）睡眠时时惊醒，不易安卧者，多见于胆郁痰扰。

（4）夜卧不安，腹胀嗳气酸腐者，多为食滞内停。

2. 嗜睡的临床表现及其意义　嗜睡指患者神疲困倦，睡意很浓，经常不自主地入睡的症状。嗜睡常因痰湿内盛，或阳虚阴盛导致。

（1）困倦嗜睡，伴头目昏沉，胸闷脘痞，肢体困重者，乃痰湿困脾，清阳不升所致。

（2）饭后嗜睡，兼神疲倦怠，食少纳呆者，多由脾失健运，清阳不升所致。

（3）大病之后，精神疲乏而嗜睡，是正气未复的表现。

（4）精神极度疲惫，神识蒙眬，困倦欲睡，肢冷脉微者，系心肾阳衰，神失温养所致。

细目八　问饮食与口味

1. 口渴与饮水：口渴多饮、渴不多饮的临床表现及意义

口渴与饮水	临床表现	临床意义
口渴多饮	口渴咽干，鼻干唇燥，发于秋季者	多因燥邪伤津
	口干微渴，兼发热者	多见于外感温热病初期，伤津较轻
	大渴喜冷饮，兼壮热面赤、汗出、脉洪数者	属里热炽盛，津液大伤，多见丁里实热证
	口渴多饮，伴小便量多、多食易饥、体渐消瘦者	为消渴
	口渴咽干，夜间尤甚，兼颧红盗汗、舌红少津者	属阴虚证
渴不多饮	渴不多饮，兼身热不扬、头身困重、苔黄腻者	属湿热证
	口渴饮水不多，兼身热夜甚、心烦不寐、舌红绛者	属温病营分证
	渴喜热饮，饮水不多，或饮后即吐者	多为痰饮内停
	口干但欲漱水而不欲咽，兼面色黧黑，或肌肤甲错者	多为瘀血内停

2. 食欲与食量：食欲减退、厌食、消谷善饥、饥不欲食、除中的临床表现及意义

食欲与食量	临床表现	临床意义
食欲减退	食欲减退，兼见面色萎黄、食后腹胀、疲乏无力者	多属脾胃虚弱
	纳呆食少，兼见脘闷腹胀、头身困重、便溏苔腻者	多属湿邪困脾
	纳呆食少，兼见脘腹胀闷、嗳腐食臭者	多属食滞胃肠

续表

食欲与食量		临床表现	临床意义
厌食		厌食，兼脘腹胀满、嗳气酸腐、舌苔厚腻者	多属食滞胃肠
		厌食油腻之物，兼脘腹痞闷、呕恶便溏、肢体困重者	多属湿热蕴脾
		厌食油腻厚味，伴胁肋胀痛灼热、口苦泛呕、身目发黄者	为肝胆湿热
		妇女在妊娠早期，若有择食或厌食反应	多为冲气上逆，胃失和降
		妇女妊娠期，反复出现恶心呕吐，厌食，甚至食入即吐	多为妊娠恶阻
消谷善饥		消谷善饥，兼多饮多尿、形体消瘦者	多见于消渴
		消谷善饥，兼大便溏泄者	多属胃强脾弱
饥不欲食		饥不欲食，兼脘痞，胃中有嘈杂、灼热感，舌红少苔，脉细数者	胃阴不足，虚火内扰
除中		危重患者，本来毫无食欲，突然索食，食量大增，称为"除中"	是假神的表现之一，因胃气败绝所致

3. 口味：口淡、口甜、口黏腻、口酸、口涩、口苦、口咸的临床表现及意义

口味	临床表现	临床意义
口淡	患者味觉减退，口中乏味，甚至无味	多见于脾胃虚弱证
口甜	患者自觉口中有甜味	多见于脾胃湿热或脾虚之证
口黏腻	患者自觉口中黏腻不爽	常见于痰热内盛、湿热蕴脾及寒湿困脾之证
口酸	患者自觉口中有酸味，或泛酸	多因肝胃郁热或饮食停滞所致
口涩	患者自觉口有涩味，如食生柿子	为燥热伤津，或脏腑热盛所致
口苦	患者自觉口中有苦味	多见于心火上炎，或肝胆火热之证
口咸	患者自觉口中有咸味	多见于肾病，或寒水上泛的病证

细目九 问二便

1. 大便异常（便次、便质、排便感觉）的临床表现及意义

大便异常			临床表现	临床意义
便次异常	便秘		大便燥结，排出困难，便次减少，甚则多日不便	可因胃肠积热，或阳虚寒凝，或气血阴津亏损，或腹内癥块阻结等，导致肠道燥化太过，肠失濡润，或推运无力，传导迟缓，气机阻滞所致
	泄泻		大便次数增多，粪质稀薄不成形，甚至呈水样的症状	可因外感风寒湿热疫毒之邪，或饮食所伤，食物中毒，痨虫或寄生虫寄生于肠道，或情志失调，肝气郁滞，或脾肾阳气亏虚等，导致脾失健运所致
便质异常	完谷不化		大便中含有较多未消化食物	多见于脾虚、肾虚或食滞胃肠的泄泻
	溏结不调		大便时干时稀	多因肝脾不调所致，若大便先干后溏，多属脾虚
	脓血便		大便中含有脓血黏液	多见于痢疾或肠癌，常因湿热疫毒等邪阻滞肠道，肠络受损所致
	便血	远血	便黑如柏油，或便血紫暗，其来较远	多见于胃脘等部位出血
		近血	便血鲜红，血附着在大便表面，或于排便前后滴出者	多见于内痔、肛裂等

续表

大便异常		临床表现	临床意义
排便感异常	肛门灼热	指排便时肛门有灼热感	多因大肠湿热下注，或大肠郁热下迫直肠所致，见于湿热泄泻或湿热痢疾
	里急后重	指腹痛窘迫，时时欲便，肛门重坠，便出不爽	多因湿热内阻，肠道气滞所致，常见于湿热痢疾
	排便不爽	排便不通畅，有滞涩难尽之感	多因湿热蕴结，肠道气机不畅，或肝气犯脾，肠道气滞；或因食滞胃肠等所致
	大便失禁	大便不能控制，滑出不禁，甚则便出而不自知	多因脾肾虚衰、肛门失约所致，见于久病年老体衰，或久泻不愈的患者
	肛门重坠	肛门有下坠之感	常于劳累或排便后加重，多属脾虚中气下陷，常见于久泻久利不愈的患者

2. 小便异常（尿次、尿量、排尿感觉）的临床表现及意义

小便异常		临床表现	临床意义
尿次异常	小便频数	小便短赤，频数急迫者	为淋证，是湿热蕴结下焦，膀胱气化不利所致
		小便澄清，频数量多，夜间明显者	是因肾阳虚或肾气不固，膀胱失约所致
	癃闭	小便不畅，点滴而出为"癃"；小便不通，点滴不出为"闭"，一般统称为"癃闭"	癃闭有虚实的不同，因湿热蕴结，或瘀血、结石，或败精阻滞、阴部手术者，多属实证；因老年气虚，肾阳不足，膀胱气化不利者，多属虚证
尿量异常	尿量增多	小便清长量多	属虚寒证
		多饮多尿而形体消瘦者	属消渴
	尿量减少	小便短赤量少	多属实热证，或汗、吐、下后伤津所致
		尿少浮肿	是肺、脾、肾三脏功能失常，气化不利，水湿内停所致
排尿感异常	尿道涩痛	排尿不畅，且伴有急迫、疼痛、灼热感	可因湿热蕴结、热灼津伤、结石或瘀血阻塞等所致，多见于淋证
	余沥不尽	排尿后小便点滴不尽	多因老年人肾阳亏虚，肾气不固所致
	小便失禁	患者神志清醒时，小便不能随意控制而自遗	多属肾气不固，膀胱失约所致
	遗尿	即3岁以上小儿睡时不自主排尿	多属肾气不足，膀胱虚衰所致

细目十　问经带

1. 经期、经量异常的临床表现及其意义

		临床表现		临床意义
经期异常	月经先期	月经周期提前7天以上，并连续两个月经周期以上	虚	脾气亏虚、肾气不足，冲任不固
			实	阳盛血热、肝郁化热、阴虚火旺，热扰冲任，血海不宁
	月经后期	月经周期延后7天以上，并连续两个月经周期以上	虚	因营血亏损，肾精不足；或因阳气虚衰，生血不足，使血海空虚所致
			实	因气滞或寒凝血瘀，痰湿阻滞，冲任受阻所致
	月经先后无定期	经期不定，月经或提前或延后7天以上，并连续两个月经周期以上		多因肝气郁滞，或脾肾虚损，使冲任气血失调，血海蓄溢失常所致

续表

		临床表现	临床意义
经量异常	月经过多	月经周期、经期基本正常，但经量量较常量明显增多	多因热伤冲任，迫血妄行（热）；或气虚，冲任不固（虚）；或瘀阻胞络，络伤血溢（瘀）等所致
	月经过少	月经周期基本正常，但经量较常量明显减少，甚至点滴即净	虚 多因精血亏少，血海失充所致
			实 常因寒凝瘀阻、痰湿阻滞、冲任气血不畅所致

2. 闭经、痛经、崩漏的临床表现及其意义

	临床表现	临床意义
闭经	女子年逾18周岁，月经尚未来潮，或已行经，未受孕、不在哺乳期，而停经达6个月以上	多因肝肾不足，气血亏虚，阴虚血燥，血海空虚；或因痨虫侵及胞宫，或气滞血瘀、阳虚寒凝、痰湿阻滞胞脉，冲任不通所致
痛经	经前或经期小腹胀痛或刺痛	多属气滞或血瘀
	小腹冷痛，得温痛减	多属寒凝或阳虚
	经期或经后小腹隐痛	多属气血两虚或肾精不足，胞脉失养所致
崩漏	非行经期间，阴道内大量出血，或持续下血，淋沥不止者，称为崩漏。一般来势急，出血量多者，称为崩，或称崩中；来势缓，出血量少者，称为漏，或称漏下	多因热伤冲任，迫血妄行；或脾肾气虚，冲任不固；或瘀阻冲任，血不归经所致

3. 带下异常（白带、黄带）的临床表现及意义

带下异常	临床表现	临床意义
白带	带下色白量多，质稀如涕，淋沥不绝	多属脾肾阳虚，寒湿下注所致
黄带	带下色黄，质黏，气味臭秽	多属湿热下注或湿毒蕴结所致

第六单元 脉 诊

细目一 脉诊概说

1. 脉象形成原理 ①心、脉是形成脉象的主要脏器；②气血是形成脉象的物质基础；③其他脏腑与脉象形成的关系（肺、脾胃、肝、肾）。

2. 诊脉部位

（1）寸口：寸口又称气口或脉口，是指单独切按桡骨茎突内侧一段桡动脉的搏动。寸口脉分为寸、关、尺三部。通常以腕后高骨（桡骨茎突）为标记，其内侧的部位为关，关前（腕侧）为寸，关后（肘侧）为尺。两手各有寸、关、尺三部，共六部脉。寸、关、尺三部又可施行浮、中、沉三候。

（2）其他诊脉部位：①三部九候诊法。②人迎寸口诊法。③仲景三部诊法。

3. 诊脉的方法

诊脉	操作方法
患者体位	诊脉时患者应取正坐位或仰卧位，前臂自然向前平展，与心脏置于同一水平，手腕伸直，手掌向上，手指微微弯曲，在腕关节下面垫一松软的脉枕，使寸口部位充分伸展，局部气血畅通，便于诊察脉象

诊脉		操作方法	
医生指法	选指	医生用左手或右手的食指、中指和无名指三个手指指目诊察。三指平齐，手指略呈弓形，与受诊者体表约呈 45° 为宜	
	布指	中指定关，医生先以中指按在掌后高骨内侧动脉处，然后食指按在关前（腕侧）定寸，无名指按在关后（肘侧）定尺。布指的疏密要与患者手臂长短、医生手指粗细相适应	
	运指	医生运用指力的轻重、挪移及布指变化以体察脉象	
		举法	是指医生用较轻的指力，按在寸口脉搏跳动部位，以体察脉搏部位的方法，亦称"轻取"或"浮取"
		按法	是指医生用较重的指力，甚至按到筋骨体察脉象的方法。此法又称"重取"或"沉取"
		寻法	是指切脉时指力从轻到重，或从重到轻，左右推寻，调节最适当指力的方法。在寸口三部细细寻找脉动最明显的部位，统称寻法，以捕获最丰富的脉象信息。医生手指用力适中，按至肌肉以体察脉象的方法称为"中取"
		循法	是指切脉时三指沿寸口脉长轴循行，诊察脉之长短，比较寸、关、尺三部脉象的特点
		总按	即三指同时用力诊脉的方法。从总体上辨别寸、关、尺三部和左右两手脉象的形态、脉位的浮沉等。总按时一般指力均匀，但亦有三指用力不一致的情况
		单诊	是用一个手指诊察一部脉象的方法。主要用于分别了解寸、关、尺各部脉象的形态特征
平息		医生在诊脉时注意调匀呼吸	
切脉时间		一般每次诊脉每手应不少于 1 分钟，两手以 3 分钟左右为宜	

4. 脉象要素

（1）四要素

①脉位：指脉搏跳动显现的部位和长度。

②脉数：指脉搏跳动的至数和节律。

③脉形：指脉搏跳动的宽度等形态。

④脉势：指脉搏应指的强弱、流畅等趋势。

（2）八要素

①脉位：指脉动显现部位的浅深。

②脉率（至数）：指脉搏的频率。

③脉长：指脉动应指的轴向范围长短。

④脉势（脉力）：指脉搏的强弱。

⑤脉宽：指脉动应指的径向范围大小，即手指感觉到脉道的粗细。

⑥流利度：指脉搏来势的流利通畅程度。

⑦紧张度：指脉管的紧急或弛缓程度。

⑧均匀度：一是脉动节律是否均匀，二是脉搏力度、大小是否一致。

细目二　正常脉象

1. 正常脉象的表现　正常脉象的主要特点是：寸关尺三部有脉，一息四五至，相当于 72 ～ 90 次 / 分，不浮不沉，不大不小，从容和缓，节律一致，尺部沉取有一定力量，并随生理活动、气候、季节和环境不同而有相应变化。这些特征在脉学中称为有胃、有神、有根。

2. 正常脉象的特点（胃、神、根）

（1）胃：胃也称胃气。脉之胃气主要反映脾胃运化功能的盛衰和营养状况的优劣。脉有胃气的特点是从容、和缓、流利的感觉。

（2）神：脉搏有力是有神的标志，故有胃即有神。脉之有神是指有力柔和、节律整齐。

（3）根：脉之有根关系到肾。脉之有根主要表现在尺脉有力、沉取不绝两个方面。

细目三　常见脉象的特征与临床意义

常见脉象的特征与临床意义

脉纲	脉名	脉象特征	临床意义
浮脉类	浮	轻取即得，重取稍减而不空	主表证、虚证。主虚证时必虚大无力
	散（助理不考）	浮取散漫，中候似无，沉取不应，伴节律不齐或脉力不均	多见于元气离散，脏腑经气衰败，尤其是心肾之气将绝的危重病证
	芤（助理不考）	浮大中空，如按葱管	主失血、亡阴，多见于大失血和亡津液
	革（助理不考）	弦急中空，如按鼓皮	多见于亡血、失精、半产、漏下等
沉脉类	沉	轻取不应，重按始得	主里证。有力为里实，无力为里虚
	伏（助理不考）	重按推筋着骨始得	常见于邪闭、厥病和痛极
	牢（助理不考）	沉按实大弦长，坚牢不移	多见于阴寒内盛，疝气、癥积之实证
迟脉类	迟	脉来迟慢，一息不足四至	寒证：迟而有力为实寒；迟而无力为虚寒。亦见于邪热结聚的里实证
	缓	一息四至，脉来怠缓	①脾虚，气血不足；②湿证，浮缓为风，沉缓为湿；③常人
数脉类	数	脉来急数，一息五至以上而不满七至	主热证。有力为实热，无力为虚热
	疾（助理不考）	脉来急疾，一息七至以上	多见于阳极阴竭，元气将脱
虚实类	虚	举之无力，按之空虚	主虚证，为气虚、血虚、阴阳两虚
	实	举按均有力	主实证。实而偏浮数为实热，实而偏沉迟为实寒，实而柔和有力为常人
洪脉类	洪	指下极大，如波涛汹涌，来盛去衰	里热亢盛
	长（助理不考）	首尾端直，超过本位	阳热有余之实热证
滑脉类	滑	往来流利，应指圆滑，如珠走盘	痰浊、食积、实热，或见于青壮年
	涩	往来艰涩不畅，如轻刀刮竹	气滞血瘀、精伤血少
	动（助理不考）	脉短如豆，滑数有力	主惊恐、痛证等
弦脉类	弦	端直以长，如按琴弦	主肝胆病、疟疾、痛证、痰饮
	紧	紧张有力，如转绳索	主寒证、痛证、宿食

续表

脉纲	脉名	脉象特征	临床意义
细脉类	细	脉细如线，但应指明显	主诸虚劳损，又主湿
	濡	浮而细软	主诸虚证、湿证
	弱	沉而细软	气血不足，以阳气不足为主
	微	极细极软，似有似无，至数不明	元阳衰微，或气血阴阳俱虚
	短（助理不考）	首尾俱短，不及本位	病在气分。短而有力为气郁，短而无力为气虚
结脉类	结	脉来缓而时见一止，止无定数	阴盛气结、气血虚衰
	代	脉来而时一止，止有定数，良久方来	脏气衰微、风证、痛证、七情惊恐、跌打损伤
	促	脉来数而时一止，止无定数，良久复来	阳热亢盛、邪实阻滞、脏气衰微

易混考点解析

相似脉部位比较

脉位	脉名	特征
脉位表浅	浮脉	举之有余，重按稍减而不空
	芤脉	浮大中空，有边无中
	濡脉	浮细无力而软
	革脉	浮取弦大搏指，外急中空，如按鼓皮
	散脉	浮而无根，至数不齐，脉力不匀
脉位在皮下深层	沉脉	轻取不应，重按始得
	伏脉	脉位比沉脉更深更沉，须推筋着骨始得，甚则暂时伏而不见
	牢脉	沉取实大弦长，坚牢不移
	弱脉	沉而细软无力

相似脉至数比较

脉率	脉名	特征
脉率快于正常脉象	数脉	一息五至以上，不足七至（91～120次/分）
	疾脉	一息七八至（121次/分以上）
	促脉	脉率每息在五至以上，且有不规则的歇止
脉率慢于正常脉象	迟脉	一息不足四至（60次/分以下）
	缓脉	一息四至，脉来怠缓无力（60～71次/分）
	结脉	脉来缓慢，且有不规则的歇止

相似脉节律不整比较

节律不整	脉名	节律
节律有间歇的脉象	促脉	数而时止，止无定数
	结脉	缓而时止，止无定数
	代脉	脉来一止，止有定数，良久方还

续表

节律不整	脉名	节律
	涩脉	脉律不齐，三五不调，往来艰涩，形态不匀
无间歇的脉象	散脉	脉律不齐，浮散无根
	微脉	极细极软，似有似无

相似脉脉宽比较

脉象宽细	脉名	脉宽
	细脉	脉细如线，应指显然
具有细的特征的脉象	濡脉	浮细无力而软
	弱脉	沉细无力而软
	微脉	脉极细极软，似有若无
具有宽的特征的脉象	洪脉	脉体宽大，充实有力，来盛去衰
	实脉	三部脉充实有力，其势来去皆盛

相似脉脉长比较

脉象长短	脉名	特征
	长脉	脉动应指超逾三部
具有长的特征的脉象	弦脉	端直以长，如按琴弦
	牢脉	长而沉实弦
具有短的特征的脉象	短脉	脉动应指不及三部
	动脉	短而滑数

相似脉脉紧张度比较

脉体紧张度	脉名	特征
	弦脉	端直以长，如按琴弦
脉体较硬	紧脉	紧张有力，如按绳索，在脉势绷急和脉形宽大两方面超过弦脉
	革脉	浮大搏指，弦急中空，如按鼓皮
	濡脉	脉浮细而软
脉体柔软	弱脉	沉而软小无力
	缓脉	脉来怠缓无力，弛纵不鼓

相似脉脉流利度比较

脉流利度	脉名	特征
	数脉	频率快，一息五至以上而不满七至（91～120次/分）
脉来流利	滑脉	往来流利圆滑，如珠走盘
	动脉	短而滑数，厥厥动摇
脉来艰涩	涩脉	形细而行迟，往来艰涩不畅，脉势不匀，如轻刀刮竹

细目四　相兼脉与真脏脉（助理不考）

1. 相兼脉的主病

相兼脉	临床意义
浮紧脉	多见于外感寒邪之表寒证，或风寒痹证疼痛
浮缓脉	多见于风邪伤卫，营卫不和之太阳中风证
浮数脉	多见于风热袭表之表热证
浮滑脉	多见于表证夹痰，尤常见于素体多痰湿而又感受外邪者
沉迟脉	多见于里寒证
沉弦脉	多见于肝郁气滞，或水饮内停
沉涩脉	多见于血瘀，尤常见于阳虚而寒凝血瘀者
沉缓脉	多见于脾虚，水湿停留
沉细数脉	多见于阴虚内热或血虚
弦紧脉	多见于寒证、痛证，尤常见于寒滞肝脉，或肝郁气滞等所致的疼痛
弦数脉	多见于肝郁化火或肝胆湿热、肝阳上亢
弦滑数脉	多见于肝火夹痰，肝胆湿热，或肝阳上扰，痰火内蕴等
弦细脉	多见于肝肾阴虚，或血虚肝郁，或肝脾不调等
滑数脉	多见于痰热（火）、湿热或食积内热
洪数脉	多见于阳明经证、气分热盛、外感热病

2. 真脏脉的概念与临床意义

真脏脉	脉形特征	临床意义
无胃之脉	无胃的脉象以无冲和之意，应指坚搏为主要特征	邪盛正衰，胃气不能相从，心、肝、肾等脏气独现，是病情重危的征兆之一
	偃刀脉：脉来弦急，如循刀刃	
	转豆脉：脉动短小而坚搏，如循薏苡仁	
	弹石脉：脉急促而坚硬如弹石	
无神之脉	无神之脉象以脉律无序，浮形散乱为主要特征	主要由脾（胃）、肾阳气衰败所致，提示神气涣散，生命即将告终
	雀啄脉：脉在筋肉间连连数急，三五不调，止而复作，如雀啄食状	
	屋漏脉：脉如屋漏残滴，良久一滴者	
	解索脉：脉来乍疏乍密，如解乱绳状	
无根之脉	无根的脉象以虚大无根或微弱不应指为主要特征	为三阴寒极，亡阳于外，虚脉阳浮越的征象
	釜沸脉：浮数之极，至数不清，如釜中沸水，浮泛无根，为三阳热极，阴液枯竭之候	
	鱼翔脉：脉在皮肤，头定而尾摇，似有似无，如鱼在水中游动	
	虾游脉：脉在皮肤，如虾游水，时而跃然而去，须臾又来，伴有急促躁动之象	

3. 七怪脉的形态及临床意义

怪脉歌诀	形态	临床意义
雀啄连来三五啄	脉位较深，脉来数急，三五不调，止而复作	脾胃之气将绝
屋漏半日一滴落	脉位较深，脉良久一滴间歇不匀	胃气、营气俱绝

续表

雀啄连来三五啄	脉位较深，脉来数急，三五不调，止而复作	脾胃之气将绝
弹石硬来寻即散	脉位深，脉来急促，坚硬如弹石	肾绝
搭指散乱真解索	脉位较深，乍疏乍密，散乱无序	肾与命门皆亡
鱼翔似有又似无	脉位表浅，头定尾摇，至数不清，似有似无	三阴寒极，亡阳之候
虾游静中跳一跃	脉位表浅，如虾跃水，伴急促躁动	神魂将去
更有釜沸涌如羹	脉位表浅，浮数之极，至数不清，泛泛无根	三阳热极，阴液枯竭

细目五　诊小儿脉（助理不考）

诊小儿脉

脉象		临床意义
正常脉象		平和脉象，较成人脉软而速，年龄越小，脉搏越快
病脉	浮脉	多见于表证。浮而有力为表实，浮而无力为表虚
	沉脉	多见于里证。沉而有力为里实，沉而无力为里虚
	迟脉	多见于寒证。迟而有力为实寒，迟而无力为虚寒
	数脉	多见于热证。浮数为表热，沉数为里热，数而有力为实热，数而无力为虚热

细目六　诊妇人脉（助理不考）

月经脉与妊娠脉的脉象及临床意义

脉象		临床意义
月经脉	常脉	妇人左关、尺脉忽洪大于右手，口不苦，身不热，腹不胀，是月经将至
	病脉	寸、关脉调和而尺脉弱或细涩者，月经多不利。妇人闭经，尺脉虚细而涩者，多为精血亏少的虚闭；尺脉弦或涩者，多为气滞血瘀的实闭；脉象弦滑者，多为痰湿阻于胞宫
妊娠脉	常脉	已婚妇女，平时月经正常，突然停经，脉来滑数冲和，兼饮食偏嗜者，多为妊娠之征
		妇人两尺脉搏动强于寸脉，或左寸脉滑数动甚者，均为妊娠之征

第七单元　按　诊

细目　按诊

1. 按诊的方法

按诊方法	具体操作
触	医生将自然并拢的第二、三、四、五手指掌面或全手掌轻轻接触或轻柔地进行滑动触摸的方法
摸	医生用指掌稍用力寻抚局部的方法
按	医生以重手按压或推寻局部的方法

续表

按诊方法			具体操作
叩	直接叩击法		医生用中指指尖或并拢的二、三、四、五指的掌面轻轻地直接叩击或拍打按诊部位
	间接叩击法	拳掌叩击法	医生用左手掌平贴在患者的诊察部位，右手握成空拳叩击左手背，边叩边询问患者叩击部位的感觉
		指指叩击法	医生用左手中指第二指节紧贴病体需诊察的部位，其他手指稍微抬起，勿与体表接触，右手指自然弯曲，第二、四、五指微翘起，以中指指端叩击左手中指第二指节前端

2. 按肌肤的内容及临床意义

	内容	临床意义
诊寒热	肌肤寒冷，体温偏低者	阳虚
	肌肤冷而大汗淋漓、面色苍白、脉微欲绝者	亡阳之象
	肌肤灼热，体温升高者	阳盛——实热证
	若汗出如油，四肢肌肤尚温而脉躁疾无力者	亡阴之象
	身灼热而肢厥	阳盛格阴——真热假寒证
	外感病，汗出热退身凉	表邪已解
诊寒热	皮肤无汗而灼热者	热甚
	身热初按热甚，久按热反转轻者	热在表
	身热初按热甚，久按其热反甚者	热在里
	肌肤初扪之不觉很热，但扪之稍久即感灼手者	身热不扬，常兼头身困重、脘痞、苔腻——湿热蕴结证
	皮肤不热，红肿不明显者	多为阴证
	皮肤灼热，而红肿疼痛者	多为阳证
诊润燥滑涩	肌肤滑润者	为气血充盛
	肌肤枯涩者	为气血不足
	新病，皮肤多滑润而有光泽者	为气血未伤之表现
	久病，肌肤枯涩者	为气血两伤
	肌肤甲错者	多为血虚失荣或瘀血所致
诊疼痛	肌肤濡软，按之痛减者	为虚证
	硬痛拒按者	为实证
	轻按即痛者	病在表浅
	重按方痛者	病在深部
诊肿胀	按之凹陷，举手不能即起者	为水肿
	按之凹陷，举手即起者	为气肿
诊疮疡	肿硬不热者	属寒证
	肿处灼手而压痛者	属热证
	根盘平塌漫肿者	属虚证
	根盘收束而隆起者	属实证
	患处坚硬多无脓，边硬顶软者	已成脓

续表

	内容	临床意义
诊尺肤	尺肤热甚，其脉象洪滑数盛者	多为热证
	尺肤凉，而脉象细小者	多为泄泻、少气
	按尺肤窅而不起者	多为风水
	尺肤粗糙如枯鱼之鳞者	多为精血不足，或瘀血内阻，或脾阳虚衰，水饮不化之痰饮病

3. 按手足的内容及临床意义

（1）阳虚之证，四肢犹温，为阳气尚存；若四肢厥冷，多病情深重。

（2）手足俱冷者，为阳虚寒盛，属寒证。

（3）手足俱热者，多为阳盛热炽，属热证。

（4）热证见手足热者，属顺候；热证反见手足逆冷者，属逆候。

（5）手足心与手足背比较，若手足背热甚者，多为外感发热；手足心热甚者，多为内伤发热。

（6）手心热与额上热比较，若额上热甚于手心热者为表热；手心热甚于额上热者为里热。

4. 按腹部辨疼痛、痞满、积聚的要点

		内容	临床意义
辨疼痛	腹痛	腹痛喜按，按之痛减，腹壁柔软者	多为虚证
		腹痛拒按，按之痛甚，伴有腹部硬满者	多为实证
		局部肿胀拒按者	多为内痈
		按之疼痛，固定不移	多为内有瘀血
		按之胀痛，病处按此联彼者	为病在气分，多为气滞、气闭
	腹部压痛	右季肋部压痛	见于肝、胆、右肾和升结肠的病变
		上腹部压痛	见于肝、胆、胃腑、胰和横结肠病变
		左季肋部压痛	见于脾、左肾、降结肠病变
		脐部压痛	见于小肠、横结肠、输尿管病变
		下腹部压痛	见于肠痈或膀胱、女性生殖器官病变
		左少腹作痛，按之累累有硬块者	多为肠中有宿粪
		右少腹作痛而拒按，或见"反跳痛"	常见于肠痈等病
辨痞满	脘腹痞满	心下部按之较硬而疼痛者	多属实证，多因邪实积聚胃脘部
		按之濡软而无疼痛者	属于虚证，多因胃腑虚弱所致
	脘腹胀满	凡腹部按之手下饱满充实而有弹性，有压痛者	多为实满
		若腹部虽膨满，但按之手下虚软而缺乏弹性，无压痛者	多为虚满
		腹部高度胀大，如鼓之状者	称为鼓胀

		内容	临床意义
辨积聚	癥瘕积聚	凡肿块推之不移，肿块痛有定处者	为癥积，病属血分
		肿块推之可移，或痛无定处，聚散不定者	为瘕聚，病属气分
		肿块大者	为病深
		形状不规则，表面不光滑者	为病重
		坚硬如石者	为恶候
		腹中结块，按之起伏聚散，往来不定；或按之形如条索状，久按转移不定；或按之手下如蚯蚓蠕动者	多为虫积
		小腹部触及肿物，若触之有弹性，不能被推移，呈横置的椭圆形或球形，按压时有压痛，有尿意，排空尿后肿物消失者	多因积尿所致
		排空尿后小腹肿物不消	若系妇女停经后，多为怀孕而胀大的胞宫，否则可能是石瘕等胞宫或膀胱的肿瘤
	妇女妊娠	妊娠后腹形明显大于正常，皮肤光亮，按之胀满者	多为胎水肿满
		腹形明显小于正常，而胎儿尚存活者	多为胎萎不长

5. 按胸部虚里的内容及其临床意义（助理不考）

（1）虚里的部位：虚里即心尖搏动处，位于左乳下第四、五肋间，乳头下稍内侧，当心脏收缩时，心尖向胸壁冲击而引起的局部胸壁的向外搏动，可用手指指尖触到。

（2）正常表现：虚里为诸脉之所宗。虚里按之应手，动而不紧，缓而不急，动气聚而不散，节律清晰一致，一息4～5至，是心气充盛，宗气积于胸中的正常征象。

（3）按虚里的病理表现与临床意义：①虚里按之其动微弱者为不及，是宗气内虚之征，或为饮停心包之支饮。②搏动迟弱，或久病体虚而动数者，多为心阳不足。③按之弹手，洪大而搏，或绝而不应者，是心肺气绝，属于危候。④孕妇胎前产后，虚里动高者为恶候。⑤虚损劳瘵之病，虚里日渐动高者为病进。⑥虚里搏动数急而时有一止，为宗气不守。⑦胸高而喘，虚里搏动散漫而数者，为心肺气绝之兆。⑧虚里动高，聚而不散者，为热甚，多见于外感热邪、小儿食滞或痘疹将发之时。⑨因惊恐、大怒或剧烈运动后，虚里动高，片刻之后即能平复如常不属病态；肥胖之人因胸壁较厚，虚里搏动不明显，亦属生理现象。

6. 按腧穴的内容及临床意义（助理不考）

脏腑病变	常用腧穴
肺病	中府、肺俞、太渊
心病	巨阙、膻中、大陵
肝病	期门、肝俞、太冲
脾病	章门、太白、脾俞
肾病	气海、太溪
大肠病	天枢、大肠俞
小肠病	关元
胆病	日月、胆俞
胃病	胃俞、足三里
膀胱病	中极

第八单元　八纲辨证

细目一　概述

八纲辨证的概念　八纲指表、里、寒、热、虚、实、阴、阳八个纲领。

细目二　表里

表证与里证的临床表现和辨证要点

证型	临床表现	辨证要点
表证	发热恶寒（或恶风），头身痛，舌淡红苔薄白，脉浮，兼见鼻塞、流涕、喷嚏、咽喉痒痛、咳嗽等	起病急，病位浅，病程短，有发热恶寒或恶风
里证	凡非表证的一切证候	病情较重，病位较深，病程较长，无新起恶寒发热并见

易混考点解析

表证与里证的鉴别

	表证	里证
热型	发热恶寒并见	但热不寒或但寒不热
常见症状	头身疼痛、喷嚏、鼻塞流涕，脏腑症状不明显	以脏腑症状为主，如咳喘、心悸、腹痛、呕吐，鼻塞、头身疼痛少见
舌象	舌苔变化不明显	舌苔多有变化
脉象	多见浮脉	多见沉脉或其他脉象

细目三　寒热

寒证与热证的临床表现和辨证要点

证型	临床表现	辨证要点
寒证	恶寒喜暖，口淡不渴，面色苍白，肢冷蜷卧，小便清长，大便稀溏，舌淡苔白而润滑，脉迟或紧等	冷、白、静、稀、润
热证	发热喜凉，口渴饮冷，面红目赤，烦躁不宁，小便短赤，大便燥结，舌红苔黄而干燥，脉数等	热、赤、动、稠、燥

易混考点解析

寒证与热证的鉴别

	寒证	热证
寒热喜恶	恶寒喜温	恶热喜凉
口渴	不渴	渴喜冷饮
面色	白	红
四肢	冷	热
大便	稀溏	秘结

续表

	寒证	热证
小便	清长	短赤
舌象	舌淡苔白润	舌红苔黄
脉象	迟或紧	数

细目四　虚实

虚证与实证的临床表现和辨证要点

证型	临床表现	辨证要点
虚证	面色淡白或萎黄，精神萎靡，身疲乏力，心悸气短，形寒肢冷，自汗，大便滑脱，小便失禁，舌淡胖嫩，脉虚沉迟；或为五心烦热，消瘦颧红，口咽干燥，盗汗潮热，舌红少苔，脉虚细数	以不足、虚弱为主
实证	发热，腹胀痛拒按，胸闷烦躁，甚或神昏谵语，呼吸气粗，痰涎壅盛，大便秘结，小便不利，舌苔厚腻，脉实有力	以有余、亢盛为主

易混考点解析

虚证与实证的鉴别

	虚证	实证
病程	长（久病）	短（新病）
体质	多虚弱	多壮实
精神	萎靡	兴奋
声息	声低息微	声高气粗
疼痛	喜按	拒按
胸腹胀满	按之不痛，胀满时减	按之疼痛，胀满不减
发热	五心烦热，午后微热	蒸蒸壮热
恶寒	畏寒，得衣近火则减	恶寒，添衣加被不减
舌象	质嫩，苔少或无苔	质老，苔厚
脉象	无力	有力

细目五　阴阳

1. 阴证与阳证的概念与鉴别要点

（1）阴证与阳证的概念：凡见抑制、沉静、衰退、晦暗等表现的里证、寒证、虚证，以及症状表现于内的、向下的、不易发现的，或病邪性质为阴邪致病、病情变化较慢等，均属阴证范畴。凡见兴奋、躁动、亢进、明亮等表现的表证、热证、实证，以及症状表现于外的、向上的、容易发现的，或病邪性质为阳邪致病、病情变化较快等，均属阳证范畴。

（2）阴证与阳证的鉴别

四诊	阴证	阳证
问	恶寒畏冷，喜温，食少乏味，不渴或喜热饮，小便清长或短少，大便溏泄气腥	身热，恶热，喜凉，恶食，心烦，口渴引饮，小便短赤涩痛，大便干硬，或秘结不通，或有奇臭

续表

	阴证	阳证
望	面色苍白或暗淡，身重蜷卧，倦怠无力，精神萎靡，舌淡胖嫩，舌苔润滑	面色潮红或通红，狂躁不安，口唇燥裂，舌红绛，苔黄燥或黑而生芒刺
闻	语声低微，静而少言，呼吸怯弱，气短	语声壮厉，烦而多言，呼吸气粗，喘促痰鸣
切	腹痛喜按，肢凉，脉沉、细、迟、无力等	腹痛拒按，肌肤灼热，脉浮、洪、数、大、滑、有力等

2. 阳虚证与阴虚证的临床表现和辨证要点

证型	临床表现	辨证要点
阳虚证	畏寒肢凉，口淡不渴或喜热饮，或自汗，小便清长或小便不利，大便溏薄，面色㿠白，舌淡胖，苔白滑，脉沉迟无力；兼有神疲、气短、乏力	畏寒肢冷，小便清长，面色㿠白，舌淡胖
阴虚证	形体消瘦，口燥咽干，两颧潮红，五心烦热，潮热盗汗，小便短黄，大便干结，舌红少津或少苔，脉细数	两颧潮红，五心烦热，潮热，盗汗，舌红少津或少苔，脉细数

3. 亡阳证、亡阴证的临床表现和辨证要点

证型	临床表现	辨证要点
亡阳证	冷汗淋漓，汗质稀淡，神情淡漠，肌肤不温，手足厥冷，呼吸气弱，面色苍白，舌淡而润，脉微欲绝	大汗淋漓＋寒象
亡阴证	汗热味咸而黏、如珠如油，身灼肢温，虚烦躁扰，恶热，口渴饮冷，皮肤皱瘪，小便极少，面赤颧红，呼吸急促，唇舌干燥，脉细数疾	大汗淋漓＋寒象

易混考点解析

亡阳证与亡阴证的鉴别

证名	汗出	寒热	四肢	面色	气息	口渴	舌象	脉象
亡阳证	汗冷清稀	身冷畏寒	厥冷	苍白	微弱	不渴或渴喜热饮	苔白润	脉微欲绝
亡阴证	汗热黏稠	身热恶热	温暖	面赤颧红	急促	渴喜冷饮	舌红干	脉细数疾而无力

细目六　八纲证候间的关系

1. 八纲证候间的关系

（1）证候相兼：即在疾病某　阶段，出现不相对立的两纲或两纲以上的证候同时存在的情况。

（2）证候错杂：指疾病某一阶段同时存在八纲中对立两纲的证候。

（3）证候转化：指疾病在其发展变化过程中，其病位、病性，或邪正盛衰的状态发生变化，由一种证候转化为对立的另一种证候。证候的转化包括表里出入、寒热转化、虚实转化。

2. 寒热真假的临床表现及鉴别要点

寒热真假	真热假寒	真寒假热
含义	指内有真热而外见某些假寒的"热极似寒"证候，又称热极肢厥证或阳盛格阴证	指内有真寒而外见某些假热的"寒极似热"证候，又称虚阳浮越证，或阴盛格阳证、戴阳证
临床表现	四肢凉甚至厥冷，神识昏沉，面色紫暗，脉沉迟（假寒之象），身热，胸腹灼热，口鼻气灼，口臭息粗，口渴引饮，小便短黄，舌红苔黄而干，脉有力（真热之象）	自觉发热，欲脱衣揭被，触之胸腹无灼热，下肢厥冷，面色浮红如妆，非满面通红，神志躁扰不宁，疲乏无力，口渴但不欲饮，咽痛而不红肿，脉浮大或数，按之无力，便秘而便质不燥，或下利清谷，小便清长（或尿少浮肿），舌淡，苔白

续表

寒热真假	真热假寒	真寒假热
鉴别要点	辨别寒热证候的真假，应以表现于内部、中心的症状为准、为真。肢末、外部的症状是现象，可能为假象，故胸腹的冷热是辨别寒热真假的关键，胸腹灼热者为热证，胸腹部冷而不灼热者为寒证	

3. 虚实真假的临床表现及鉴别要点

虚实真假	真实假虚	真虚假实
概念	指本质为实证，反见某些虚羸现象的证候	指本质为虚证，反见某些盛实现象的证候
临床表现	神情默默，倦怠懒言，身体羸瘦，脉象沉细等表现。虽默默不语却语时声高气粗，虽倦怠乏力却动之觉舒，肢体羸瘦而腹部硬满拒按，脉沉细而按之有力	腹部胀满，呼吸喘促，或二便闭涩，脉数等表现。腹虽胀满而有时缓解，或触之腹内无肿块而喜按，虽喘促但气短息弱，虽大便闭塞而腹部不甚硬满，虽小便不利但无舌红口渴等症；并有神疲乏力、面色萎黄或淡白、脉虚弱、舌淡胖嫩等症
鉴别要点	①脉象的有力无力、有神无神，其中尤以沉取之象为真谛；②舌质的嫩胖与苍老，言语呼吸的高亢粗壮与低怯微弱；③患者体质状况、病之新久、治疗经过等	

易混考点解析

真寒假热和真热假寒的比较

证型	假象	本质
真寒假热	自觉发热，欲脱衣揭被	触之胸腹无灼热、下肢厥冷
	面色浮红如妆	非满面通红
	神志躁扰不宁	疲乏无力
	口渴	不欲饮
	咽痛	不红肿
	脉浮大或数	按之无力
	便秘	便质不燥，或下利清谷
	—	小便清长（或尿少浮肿），舌淡，苔白
真热假寒	四肢凉甚至厥冷，神识昏沉，面色紫暗，脉沉迟	身热，胸腹灼热，口鼻气灼，口臭息粗，口渴引饮，小便短黄，舌红苔黄而干，脉有力

真虚假实和真实假虚的比较

证型	假象	本质
真虚假实	腹部胀满	腹虽胀满而有时缓解，或触之腹内无肿块而喜按
	呼吸喘促	虽喘促但气短息弱
	二便闭涩	虽大便闭塞而腹部不甚硬满；虽小便不利但无舌红、口渴
	脉数	脉虚弱
	—	神疲乏力，面色萎黄或淡白
	—	舌淡胖嫩

续表

证型	假象	本质
真实假虚	神情默默	虽默默不语却语时声高气粗
	倦怠懒言	倦怠乏力却动之觉舒
	身体赢瘦	肢体赢瘦而腹部硬满拒按
	脉象沉细	按之有力

第九单元　病因辨证（助理不考）

细目一　六淫辨证

风淫证、寒淫证、暑淫证、湿淫证、燥淫证、火淫证的临床表现

（1）风淫证：恶风寒，微发热，汗出，脉浮缓，苔薄白，或有鼻塞、流清涕、喷嚏，或伴咽喉痒痛、咳嗽，或为突发皮肤瘙痒、丘疹，或为突发肌肤麻木、口眼歪斜，或肢体关节游走作痛，或新起面睑肢体浮肿等。

（2）寒淫证：恶寒重，或伴发热，无汗，头身疼痛，鼻塞或流清涕，脉浮紧，或见咳嗽、哮喘、咳稀白痰，或为脘腹疼痛、肠鸣腹泻、呕吐，或为肢体厥冷、局部拘急冷痛等，口不渴，小便清长，面色白甚或青，舌苔白，脉弦紧或脉伏。

①伤寒证：指寒邪外袭于肌表，阻遏卫阳，阳气抗邪于外所表现的表实寒证，又称外寒证、表寒证、寒邪束表证、太阳表实证、太阳伤寒证等。寒邪袭表，郁闭肌肤，阳气失却温煦，故见恶寒、头身疼痛、无汗、苔白、脉浮紧等症。

②中寒证：指寒邪直接内侵脏腑、气血，遏制及损伤阳气，阻滞脏腑气机和血液运行所表现的里实寒证，又称内寒证、里寒证等。寒邪客于不同脏腑，可有不同的证候特点，寒邪客肺，肺失宣降，故见咳嗽、哮喘、咳稀白痰等症；寒滞胃肠，使胃肠气机失常，运化不利，则见脘腹疼痛、肠鸣腹泻、呕吐等症。

（3）暑淫证：发热恶热，汗出，口渴喜饮，气短，神疲，肢体困倦，小便短黄，舌红，苔白或黄，脉虚数；或发热，猝然昏倒，汗出不止，气喘，甚至昏迷、惊厥、抽搐等；或见高热，神昏，胸闷，腹痛，呕恶，无汗等。

（4）湿淫证：昏沉如裹，嗜睡，身体困重，胸闷脘痞，口腻不渴，纳呆，恶心，肢体关节、肌肉酸痛，大便稀，小便浑浊，或为局部渗漏湿液，或皮肤出现湿疹、瘙痒；妇女可见带下量多，面色晦垢，舌苔滑腻，脉濡缓或细等

（5）燥淫证：皮肤干燥甚至皲裂、脱屑，口唇、鼻孔、咽喉干燥，口渴饮水，舌苔干燥，大便干燥，或见干咳少痰，痰黏难咳，小便短黄，脉象偏浮等。

有凉燥与温燥之分。除以上临床表现外，凉燥常有恶寒发热、无汗、头痛、脉浮缓或浮紧等表寒症状；温燥常见发热有汗、咽喉疼痛、心烦、舌红、脉浮数等表热症状。

（6）火淫证：发热恶热，烦躁，口渴喜饮，汗多，大便秘结，小便短黄，面色赤，舌红或绛，苔黄干燥或灰黑，脉数有力（洪数、滑数、弦数等），甚者或见神昏、谵语、惊厥、抽搐、吐血、衄血、痈肿疮疡等。

细目二 情志辨证

喜证、怒证、悲证、忧证、恐证、思证的临床表现

（1）喜证：喜笑不休，心神不安，精神涣散，思想不集中，甚则语无伦次，举止失常，肢体疲软，脉缓。

（2）怒证：烦躁多怒，胸胁胀闷，头胀头痛，面红目赤，眩晕，或腹胀、泄泻，甚至呕血、发狂、昏厥，舌红苔黄，脉弦劲有力。

（3）悲证：善悲喜哭，精神沮丧，面色惨淡，神疲乏力，甚者心悸怔忡，健忘失眠，意志消沉。

（4）忧证：情绪抑郁，闷闷不乐，善叹息，胸闷脘痞，干咳少痰，甚则咯血或痰中带血，面白无华，消瘦，神疲乏力。

（5）恐证：怵惕不安，常欲闭户独处；暴病则二便失禁，身体不支；久病则骨瘦痿厥，遗精遗尿。

（6）思证：表情淡漠，神思恍惚，食少纳呆，胸闷脘痞，腹胀便溏，甚者心悸健忘，失眠消瘦，面色萎黄。

第十单元　气血津液辨证

细目一 气病辨证

气病的常见证型、临床表现和辨证要点

气病	临床表现	辨证要点
气虚证	气短声低，少气懒言，精神疲惫，体倦乏力，脉虚，舌质淡嫩，或有头晕目眩，自汗，动则诸症加重	病体虚弱，以神疲、乏力、气短、脉虚为主
气陷证	头晕眼花，气短疲乏，脘腹坠胀感，大便稀溏，形体消瘦，或见内脏下垂、脱肛、阴挺等	体弱而瘦，以气短、气坠、脏器下垂为主
气不固证	气短，疲乏，面白，舌淡，脉虚无力，或见自汗不止，或为流涎不止，或见遗尿、余溺不尽、小便失禁，或为大便滑脱失禁，或各种慢性出血，妇女出现崩漏，或为滑胎、小产，或见男子遗精、滑精、早泄等	病体虚弱，以疲乏、气短、脉虚及自汗或出血，或二便、精等的不固为主
气脱证（助理不考）	呼吸微弱而不规则，汗出不止，口开目合，全身瘫软，神识朦胧，二便失禁，面色苍白，口唇青紫，脉微，舌淡，舌苔白润	病势危重，以气息微弱、汗出不止、脉微等为主
气滞证	胸胁、脘腹等处或损伤部位的胀闷或疼痛，疼痛性质可为胀痛、窜痛、攻痛，症状时轻时重，部位不固定，按之一般无形，通常随嗳气、肠鸣、矢气等而减轻，或症状随情绪变化而增减，脉象多弦，舌象可无明显变化	以胸胁、脘腹或损伤部位的胀闷、胀痛、窜痛为主
气逆证	咳嗽频作，呼吸喘促，呃逆、嗳气不止，或恶心呕吐、呕血；头痛、眩晕，甚至昏厥、咯血等	以咳喘或呕吐、呃逆等为突出表现
气闭证（助理不考）	突然发生势急、症重之昏厥，或内脏绞痛，或二便闭塞，呼吸气粗，声高，脉沉弦有力等	以突发昏厥或绞痛、二便闭塞、息粗、脉实为主

细目二　血病辨证

血病的常见证型、临床表现和辨证要点

血病	临床表现	辨证要点
血虚证	面色淡白或萎黄，眼睑、口唇、舌质、爪甲的颜色淡白，头晕，或见眼花、两目干涩，心悸，多梦，健忘，神疲，手足发麻，或妇女月经量少、色淡、延期甚或经闭，脉细无力等	病体虚弱，以面、睑、唇、舌、爪甲的颜色淡白、脉细为主
血脱证（助理不考）	面色苍白，头晕，眼花，心悸，气短，四肢逆冷，舌色枯白，脉微或芤	有血液严重损失的病史，以面色苍白、脉微或芤为主
血瘀证	①疼痛特点为刺痛，痛久拒按，固定不移，常在夜间痛甚；②肿块的性状是在体表者包块色青紫，腹内者触及质硬而推之不移；③出血的特征是出血反复不止，色紫暗或夹血块，或大便色黑如柏油状，或妇女血崩、漏血；④瘀血色脉征主要有面色黧黑，或唇甲青紫，或皮下紫斑，或肌肤甲错，或腹露青筋，或皮肤出现丝状红缕，或舌有紫色斑点、舌下络脉曲张，脉多细涩或结、代、无脉等	以固定刺痛、肿块、出血、瘀血色脉征为主要表现
血热证	身热夜甚，或潮热，口渴，面赤，心烦，失眠，躁扰不宁，甚或狂乱、神昏谵语，或见各种出血色深红，或斑疹显露，或为疮痈，舌绛，脉数疾等	以身热口渴、斑疹吐衄、烦躁谵语、舌绛、脉数等为主要表现
血寒证	畏寒，手足或少腹等患处冷痛拘急、得温痛减，肤色紫暗发凉；或为痛经，月经愆期，经色紫暗，夹有血块，唇舌青紫，苔白滑，脉沉迟弦涩等	以患处冷痛拘急，畏寒，唇舌青紫，妇女月经愆期、经色紫暗夹块等为主要表现

细目三　气血同病辨证

气血同病的常见证型、临床表现和辨证要点

气血同病	临床表现	辨证要点
气滞血瘀证	胸胁胀满疼痛，乳房胀痛，情志抑郁或易怒，兼见痞块刺痛、拒按，妇女痛经，经血紫暗有块，或闭经，舌紫暗或有瘀点瘀斑，脉弦涩	气滞证＋血瘀证
气虚血瘀证	面色淡白，神疲乏力，气短懒言，食少纳呆，面色晦滞，局部青紫、肿胀、刺痛不移而拒按，或肢体瘫痪、麻木，或可触及肿块，舌淡紫或有瘀点瘀斑，脉细涩	气虚证＋血瘀证
气血两虚证	头晕目眩，少气懒言，神疲乏力，自汗，面色淡白或萎黄，唇甲淡白，心悸失眠，形体消瘦，舌淡而嫩，脉细弱	气虚证＋血虚证
气不摄血证	吐血、便血、崩漏、皮下瘀斑、鼻衄，神疲乏力，气短懒言，面色淡白，舌淡，脉弱	出血证＋气虚证
气随血脱证	大出血时，突然面色苍白，大汗淋漓，四肢厥冷，呼吸微弱，甚至晕厥，舌淡，脉微欲绝或见芤脉	大出血＋气脱证

细目四　津液病辨证

津液病的辨证分型及临床表现

津液病	临床表现	辨证要点
痰证	咳嗽痰多，痰质黏稠，胸脘痞闷，呕恶，纳呆，或头晕目眩，或形体肥胖，或神昏而喉中痰鸣，或神志错乱而为癫、狂、痴、痫，或某些部位出现圆滑柔韧的包块等，舌苔腻，脉滑	以咳吐痰多、胸闷、呕恶、眩晕、体胖，或局部有圆滑包块、苔腻、脉滑为主要表现

续表

津液病	临床表现	辨证要点
饮证 （助理不考）	脘腹痞胀，泛吐清水，脘腹部水声辘辘，肋间饱满，咳唾引痛，胸闷，心悸，息促不得卧，身体、肢节疼重，咳吐清稀痰涎，或喉间哮鸣有声，头目眩晕，舌苔白滑，脉弦或滑等	以胸闷脘痞、呕吐清水、咳吐清稀痰涎、肋间饱满、苔滑等为主要表现
水停证	头面、肢体甚或全身水肿，按之凹陷不易起，或为腹水而见腹部膨隆，叩之音浊，小便短少不利，身体困重，舌淡胖，苔白滑，脉濡缓等	以肢体浮肿、小便不利，或腹大痞胀、舌淡胖等为主要表现
津液亏虚证	口、鼻、唇、舌、咽喉、皮肤、大便等干燥，皮肤枯瘪而缺乏弹性，眼球深陷，口渴欲饮水，小便短少而黄，舌红，脉细数无力等	以口渴尿少，口、鼻、唇、舌、皮肤、大便干燥等为主要表现

易混考点解析

痰饮、悬饮、支饮、溢饮的鉴别（助理不考）

	饮停部位	临床表现	病机
痰饮	饮停胃肠	脘腹痞胀，呕吐清涎，胃中振水音，肠间水声辘辘	饮停胃肠，胃失和降
悬饮	饮停胸胁	胸胁饱满、胀痛，咳嗽、转侧则痛增，脉弦	饮停胸胁，阻碍气机
支饮	饮停心肺	胸闷心悸，气短不能平卧	饮停心包，阻遏心阳
溢饮	饮溢四肢	肢体沉重、酸痛，或浮肿，小便不利	饮邪流行，溢于四肢

阳水和阴水的鉴别

	病因	病机	性质	发病特点	临床表现
阳水	多因外邪侵袭所致	风邪犯肺，通调失职，湿邪困脾，脾失健运	实证	发病急，病程短	眼睑、颜面先肿，迅速遍及全身，皮薄光亮，小便短少，伴咽喉肿痛、咳嗽及表证
阴水	多因久病，脾肾阳气虚衰所致	脾肾阳气虚衰，运化、主水失职	虚实夹杂	发病缓，病程长	足胫、下肢先肿，渐至全身，腰以下肿甚，按之凹陷难复，小便短少，兼脾肾阳虚的表现

第十一单元　脏腑辨证

细目一　心与小肠病辨证

1. 心气虚、心阳虚、心阳虚脱证的临床表现、鉴别要点

证型	临床表现	辨证要点
心气虚证	心悸，胸闷，气短，精神疲倦，或有自汗，活动后诸症加重，面色淡白，舌质淡，脉虚	以心悸、神疲与气虚症状共见为主
心阳虚证	心悸怔忡，心胸憋闷或痛，气短，自汗，畏冷肢凉，神疲乏力，面色㿠白，或面唇青紫，舌质淡胖或紫暗，苔白滑，脉弱或结或代	以心悸怔忡、心胸憋闷与阳虚症状共见为主
心阳虚脱证	在心阳虚证的基础上，突然冷汗淋漓，四肢厥冷，面色苍白，呼吸微弱；或心悸，心胸剧痛，神志模糊或昏迷，唇舌青紫，脉微欲绝	以心悸、胸痛、冷汗、肢厥、脉微等为主

易混考点解析

心气虚证、心阳虚证、心阳虚脱证的鉴别

证型	相同症状	不同症状
心气虚证	心的功能损伤由轻到重的三个阶段，共有心悸、胸闷等定位症状	兼有气虚证
心阳虚证		气虚证＋寒象，如畏寒肢冷、面色㿠白
心阳虚脱证		冷汗淋漓，四肢厥冷，脉微欲绝

2. 心血虚证、心阴虚证的临床表现、鉴别要点

证型	临床表现	辨证要点
心血虚证	心悸，头晕眼花，失眠，多梦，健忘，面色淡白或萎黄，舌色淡，脉细无力	久病、失血病史＋心悸、失眠、多梦＋血虚症状
心阴虚证	心烦，心悸，失眠，多梦，口燥咽干，形体消瘦，或见手足心热，潮热盗汗，两颧潮红，舌红少苔乏津，脉细数	心烦、心悸、失眠＋阴虚症状

易混考点解析

心血虚证与心阴虚证的鉴别

证型	相同症状	不同症状
心血虚证	心失所养，心神不安，心悸，失眠多梦	有血虚表现，面色淡白或萎黄、唇舌色淡、脉细无力
心阴虚证		有阴虚表现，如口燥咽干、形体消瘦、五心烦热、潮热盗汗、两颧潮红、舌红少苔乏津、脉细数

3. 心脉痹阻证的临床表现及瘀阻心脉、痰阻心脉、寒凝心脉、气滞心脉四证的鉴别

证型	临床表现	辨证要点
心脉痹阻证	心悸怔忡，心胸憋闷疼痛，痛引肩背内臂，时作时止；或以刺痛为主，舌质晦暗或有青紫斑点，脉细、涩、结、代；或以心胸憋闷为主，体胖痰多，身重困倦，舌苔白腻，脉沉滑或沉涩；或以遇寒痛剧为主，得温痛减，畏寒肢冷，舌淡苔白，脉沉迟或沉紧；或以胀痛为主，与情志变化有关，喜太息，舌淡红，脉弦	心悸怔忡、心胸憋闷疼痛＋瘀血症状

易混考点解析

瘀阻心脉、痰阻心脉、寒凝心脉、气滞心脉四证的鉴别

证型	相同症状	不同症状
瘀阻心脉证	心悸怔忡，心胸憋闷作痛，痛引肩背内臂，时作时止	心胸刺痛，舌暗或有青紫斑点，脉细涩或结代
痰阻心脉证		心胸闷痛，体胖痰多，身重困倦，苔白腻，脉沉滑或沉涩
寒凝心脉证		心胸剧痛，遇寒加重，得温痛减，形寒肢冷，舌淡苔白，脉沉迟或沉紧
气滞心脉证		心胸胀痛，胁胀善太息，舌淡红，脉弦

4. 痰蒙心神证、痰火扰神证的临床表现、鉴别要点

证型	临床表现	辨证要点
痰蒙心神证	神情痴呆，意识模糊，甚则昏不知人；或神情抑郁，表情淡漠，喃喃独语，举止失常；或突然昏仆，不省人事，口吐涎沫，喉有痰声，并见面色晦暗，胸闷，呕恶，舌苔白腻，脉滑等症	神志异常＋痰湿证
痰火扰神证	发热口渴，胸闷气粗，咳吐黄痰，喉间痰鸣，心烦失眠，甚则神昏谵语，或狂躁妄动，打人毁物，不避亲疏，胡言乱语，哭笑无常，面赤，舌质红，苔黄腻，脉滑数	神志异常＋痰热证

易混考点解析

痰蒙心神证与痰火扰神证的鉴别

证型	相同症状	不同症状
痰蒙心神证	均有神志异常的表现，均可或见神昏	以抑郁、痴呆、错乱为主，有痰无火，无热证表现
痰火扰神证		以神志狂躁、神昏谵语为主，既有痰，又有火

5. 心火亢盛证的临床表现及辨证要点

证型	共同表现	辨证要点
心火亢盛证	发热，口渴，心烦，失眠，便秘，尿黄，面红，舌尖红绛，苔黄，脉数有力；甚或口舌生疮、溃烂疼痛，或见小便短赤、灼热涩痛，或见吐血、衄血，或见狂躁谵语、神识不清	以发热、心烦、吐衄、舌赤生疮、尿赤涩灼痛等症为辨证的主要依据
心火上炎证		以口舌生疮、赤烂疼痛为主
心火下移证		兼小便赤、涩、灼、痛，习称心移热于小肠
心火迫血妄行证		吐血、衄血表现突出
热扰（闭）心神证		以狂躁谵语、神识不清为主症

6. 瘀阻脑络证的临床表现及辨证要点

证型	临床表现	辨证要点
瘀阻脑络证	头晕、头痛经久不愈，痛如锥刺，痛处固定，或健忘、失眠、心悸，或头部外伤后昏不知人，面色晦暗，舌质紫暗或有斑点，脉细涩	头痛、头晕＋瘀血症状

7. 小肠实热证的临床表现和辨证要点

证型	临床表现	辨证要点
小肠实热证	心烦失眠，面赤口渴，口舌生疮，溃烂灼痛，小便赤涩，尿道灼痛，尿血，舌红苔黄，脉数	以小便赤涩灼痛与心火炽盛为辨证的主要依据

易混考点解析

心火亢盛证和小肠实热证的鉴别

证型	相同症状	不同症状
心火亢盛证	心烦失眠，面赤口渴，口舌生疮，溃烂灼痛，小便赤涩、尿道灼痛	侧重火性炎上特性，以热证＋口舌生疮、溃烂灼痛为主
小肠实热证		侧重心火下移至小肠，以热证＋小便赤涩、尿道灼痛、尿血为主

细目二　肺与大肠病辨证

1.肺气虚证、肺阴虚证的临床表现、鉴别要点

证型	临床表现	辨证要点
肺气虚证	咳嗽无力，气短而喘，动则尤甚，咳痰清稀，声低懒言，或有自汗、畏风，易于感冒，神疲体倦，面色淡白，舌淡苔白，脉弱	咳嗽无力、气短而喘、自汗+气虚症状
肺阴虚证	干咳无痰，或痰少而黏、不易咳出，或痰中带血，声音嘶哑，口燥咽干，形体消瘦，五心烦热，潮热盗汗，两颧潮红，舌红少苔乏津，脉细数	干咳、痰少难咳+潮热、盗汗等阴虚症状

易混考点解析

肺气虚证、肺阴虚证的鉴别

证型	相同症状	不同症状
肺气虚证	咳嗽	有气虚表现——咳嗽无力，气短而喘，伴有气虚症状
肺阴虚证		有阴虚表现——干咳少痰，伴有虚热内扰、潮热盗汗等阴虚症状

2.风寒犯肺证、寒痰阻肺证、饮停胸胁证的临床表现、鉴别要点

证型	临床表现	辨证要点
风寒犯肺证	咳嗽，咳少量稀白痰，气喘，微有恶寒发热，鼻塞，流清涕，喉痒，或见身痛无汗，舌苔薄白，脉浮紧	外感风寒病史+咳嗽、咳稀白痰+风寒表证
寒痰阻肺证	咳嗽，痰多色白、质稠或清稀、易咳，胸闷，气喘，或喉间有哮鸣声，恶寒，肢冷，舌质淡，苔白腻或白滑，脉弦或滑	咳喘、痰白量多易咳+白腻苔、滑脉
饮停胸胁证	胸廓饱满，胸胁部胀闷或痛，咳嗽，气喘，呼吸、咳嗽或身体转侧时牵引胁痛，或有头目晕眩，舌苔白滑，脉沉弦	胸廓饱满、胸胁胀闷或痛+白滑苔、沉弦脉

易混考点解析

风寒犯肺证、寒痰阻肺证、饮停胸胁证的鉴别

证型	相同症状	不同症状
风寒犯肺证	咳嗽、咳痰、痰色白	多为风寒侵袭，伴有风寒表证，舌苔薄白，脉浮紧
寒痰阻肺证		寒饮或痰浊停聚于肺，伴有寒象，舌质淡，苔白腻或白滑，脉弦或滑
饮停胸胁证		水饮停于胸胁，伴有胸廓饱满、胸胁胀闷或痛，舌苔白滑，脉沉弦

3.风热犯肺证、肺热炽盛证、痰热壅肺证、燥邪犯肺证的临床表现、鉴别要点

证型	临床表现	辨证要点
风热犯肺证	咳嗽，痰少而黄，气喘，鼻塞，流浊涕，咽喉肿痛，发热，微恶风寒，口微渴，舌尖红，苔薄黄，脉浮数。	多有感受风热的病史，咳嗽、痰少色黄+风热表证
肺热炽盛证	发热，口渴，咳嗽，气粗而喘，甚则鼻翼扇动，鼻息灼热，胸痛，或有咽喉红肿疼痛，小便短黄，大便秘结，舌红苔黄，脉洪数	新病势急，咳喘气粗、鼻翼扇动+火热症状
痰热壅肺证	咳嗽，咳痰黄稠而量多，胸闷，气喘息粗，甚则鼻翼扇动，喉中痰鸣，或咳吐脓血腥臭痰，胸痛，发热口渴，烦躁不安，小便短黄，大便秘结，舌红苔黄腻，脉滑数	发热、咳喘、痰多黄稠

续表

证型	临床表现	辨证要点
燥邪犯肺证	干咳无痰，或痰少而黏、不易咳出，甚则胸痛，痰中带血，或见鼻衄、口、唇、鼻、咽、皮肤干燥，尿少，大便干结，舌苔薄而干燥少津，或微有发热恶风寒，无汗或少汗，脉浮数或浮紧	与气候干燥有关，干咳痰少、鼻咽口舌干燥

易混考点解析

风热犯肺证、肺热炽盛证、痰热壅肺证、燥邪犯肺证的鉴别

证型	病机	辨证要点	临床表现
风热犯肺证	风热犯肺，肺卫失宣	咳嗽，痰黄稠+风热表证	咳嗽痰稠色黄，恶寒轻发热重，鼻塞流黄浊涕，身热恶风，口干咽痛，舌尖红苔薄黄，脉浮数
肺热炽盛证	火热炽盛，壅积于肺	咳喘气粗，鼻翼扇动+实热症状	发热，口渴，咳嗽，气粗而喘，甚则鼻翼扇动，鼻息灼热，咽喉红肿，小便短黄，舌红苔黄，脉洪数
痰热壅肺证	痰热交结，壅滞于肺	发热、咳喘、痰多黄稠	咳嗽，咳痰黄稠而量多，胸闷，气喘息粗，发热口渴，烦躁不安，舌红苔黄腻，脉滑数
燥邪犯肺证	燥邪犯肺，肺卫失宣	干咳，痰少质黏+燥邪犯表证	干咳痰少质黏，口舌咽喉干燥，恶寒发热，无汗或少汗，舌苔薄白而干燥，脉浮偏数或浮紧

4. 风水相搏证的临床表现及辨证要点（助理不考）

证型	临床表现	辨证要点
风水相搏证	眼睑头面先肿，继而遍及全身，上半身肿甚，来势迅速，皮肤薄而发亮，小便短少，或见恶寒重发热轻，无汗，舌苔薄白，脉浮紧；或见发热重恶寒轻，咽喉肿痛，舌苔薄黄，脉浮数	突起头面浮肿+卫表症状

5. 肠道湿热证、肠热腑实证、肠燥津亏证的临床表现及辨证要点

证型	临床表现	辨证要点
肠道湿热证（大肠湿热证）	身热口渴，腹痛腹胀，下痢脓血，里急后重，或暴泻如水，或腹泻不爽，粪质黄稠秽臭，肛门灼热，小便短黄，舌质红，苔黄腻，脉滑数	腹痛、暴泻如水、下痢脓血、大便黄稠秽臭等+湿热症状
肠热腑实证（大肠热结证、大肠实热证）	高热或日晡潮热，汗多，口渴，脐腹胀满硬痛、拒按，大便秘结或热结旁流，大便恶臭，小便短黄，甚则神昏谵语、狂乱，舌质红，苔黄厚而燥，或焦黑起刺，脉沉数（或迟）有力	发热、大便秘结、腹满硬痛
肠燥津亏证	大便干燥如羊屎，艰涩难下，数日一行，腹胀作痛，或可于左少腹触及包块，口干或口臭，或头晕，舌红少津，苔黄燥，脉细涩	病久而势缓，大便燥结、排便困难+津亏症状

易混考点解析

肠道湿热证、肠热腑实证、肠燥津亏证的鉴别

证型	病机	辨证要点	临床表现
肠道湿热证	湿热内蕴，阻滞肠道	腹痛，暴泻如水，下痢脓血，大便黄稠秽臭	身热口渴，下痢脓血，里急后重，或暴泻如水，或腹泻不爽，粪质黄稠秽臭，肛门灼热，小便短黄，舌质红，苔黄腻，脉滑数

续表

证型	病机	辨证要点	临床表现
肠热腑实证	里热炽盛，腑气不通	发热，大便秘结，腹满硬痛	高热或日晡潮热，汗多，口渴，脐腹胀满硬痛、拒按，大便秘结，或热结旁流，大便恶臭，小便短黄，甚则神昏谵语、狂乱，舌质红，苔黄厚而燥，或焦黑起刺，脉沉数或迟有力
肠燥津亏证	津液亏损，肠失濡润	大便燥结、排便困难与津亏症状	大便干燥如羊屎，艰涩难下，数日一行，腹胀作痛，或可于左少腹触及包块，口干或口臭，或头晕，舌红少津，苔黄燥，脉细涩

细目三　脾与胃病辨证

1. 脾气虚、脾阳虚、脾虚气陷、脾不统血证的临床表现、鉴别要点

证型	临床表现	辨证要点
脾气虚证	不欲食，纳少，脘腹胀满，食后胀甚，或饥时饱胀，大便溏稀，肢体倦怠，神疲乏力，少气懒言，形体消瘦，或肥胖、浮肿、面色淡黄或萎黄，舌淡苔白，脉缓或弱	食少，腹胀，便溏+气虚症状
脾阳虚证（脾虚寒证）	食少，腹胀，腹痛绵绵，喜温喜按，畏寒怕冷，四肢不温，面白少华或虚浮，口淡不渴，大便稀溏，甚至完谷不化，或肢体浮肿，小便短少，或白带清稀量多，舌质淡胖或有齿痕，舌苔白滑，脉沉迟无力	食少、腹胀腹痛、便溏+虚寒症状
脾虚气陷证（中气下陷证）	脘腹重坠作胀，食后益甚，或便意频数，肛门重坠，或久泻不止，甚或脱肛，或小便浑浊如米泔，或内脏、子宫下垂，气短懒言，神疲乏力，头晕目眩，面白无华，食少，便溏，舌淡苔白，脉缓或弱	脘腹重坠、内脏下垂+气虚症状
脾不统血证（脾（气）不摄血证）	各种慢性出血，如便血、尿血、吐血、鼻衄、紫斑，妇女月经过多、崩漏，食少便溏，神疲乏力，气短懒言，面色萎黄，舌淡，脉细无力	各种慢性出血+气血两虚症状

易混考点解析

脾气虚证与脾阳虚证、脾虚气陷证、脾不统血证的鉴别

证型	病机	相同症状	不同症状	舌象	脉象
脾气虚证	脾气亏虚，失职运化	纳呆腹胀，食后尤甚，便溏肢倦，食少懒言，神疲乏力，面色萎黄	或浮肿，或消瘦	舌质淡或胖嫩有齿痕，苔白润	脉缓弱或沉细弱或虚大
脾阳虚证	脾阳虚衰，失于温运，阴寒内生		腹痛喜温喜按，形寒肢冷等	舌质淡胖或边有齿痕，苔白滑	脉沉迟无力
脾虚气陷证	脾气亏虚，升举无力而反下陷		脘腹坠胀，或便意频数，肛门坠重，甚则脱肛，或子宫下垂等脏器脱垂表现	舌质淡，苔薄白	脉缓弱
脾不统血证	脾气虚弱，不能统摄血液		便血，尿血，鼻衄，或妇女月经过多、崩漏等各种出血证	舌淡苔白	脉细弱

2. 湿热蕴脾、寒湿困脾证的临床表现、鉴别要点

证型	临床表现	辨证要点
湿热蕴脾证（中焦湿热证、脾经湿热证）	脘腹胀闷，纳呆，恶心欲呕，口中黏腻，渴不多饮，便溏不爽，小便短黄，肢体困重，或身热不扬，汗出热不解，或见面目发黄鲜明，或皮肤发痒，舌质红，苔黄腻，脉濡数或滑数	腹胀、纳呆、发热、身重、便溏不爽、苔黄腻

续表

证型	临床表现	辨证要点
寒湿困脾证 （湿困脾阳证、寒湿中阻证、太阴寒湿证）	脘腹胀闷，口腻纳呆，泛恶欲呕，口淡不渴，腹痛便溏，头身困重，或小便短少，肢体肿胀，或身目发黄，面色晦暗不泽，或妇女白带量多，舌体淡胖，舌苔白滑或白腻，脉濡缓或沉细	纳呆、腹胀、便溏、身重、苔白腻

易混考点解析

湿热蕴脾证与寒湿困脾证的鉴别

证型	病机	相同症状	不同症状	舌象	脉象
湿热蕴脾证	湿热内蕴，脾失健运	脘腹痞闷，纳呆，恶心呕吐，便溏，肢体困重	身热起伏，汗出热不解，肌肤发黄色泽鲜明，皮肤发痒，小便短赤	舌红苔黄腻	濡数
寒湿困脾证	寒湿内盛，困阻脾阳，脾失温运		口淡不渴，肢体浮肿，小便不利	舌淡苔白腻	濡缓

3. 胃气虚证、胃阳虚证、胃阴虚证的临床表现、鉴别要点

证型	临床表现	辨证要点
胃气虚证	胃脘隐痛或痞胀，按之觉舒，食欲不振，或得食痛缓，食后胀甚，嗳气，口淡不渴，面色萎黄，气短懒言，神疲倦怠，舌质淡，苔薄白，脉弱	胃脘痞满、隐痛喜按、食少＋气虚症状
胃阳虚证	胃脘冷痛，绵绵不已，时发时止，喜温喜按，食后缓解，泛吐清水或夹有不消化食物，食少脘痞，口淡不渴，倦怠乏力，畏寒肢冷，舌淡胖嫩，脉沉迟无力	胃脘冷痛，喜温喜按，畏冷肢凉
胃阴虚证	胃脘嘈杂，饥不欲食，或痞胀不舒，隐隐灼痛，干呕，呃逆，口燥咽干，大便干结，小便短少，舌红少苔乏津，脉细数	胃脘嘈杂、灼痛，饥不欲食＋虚热症状

易混考点解析

胃气虚证、胃阳虚证、胃阴虚证的鉴别

证型	病机	相同症状	不同症状	舌象	脉象
胃气虚证	胃气亏虚，胃失和降	胃痛痞胀	胃部按之觉舒，气短懒言，神疲乏力	舌质淡，苔薄白	脉弱
胃阳虚证	胃阳不足，胃失温煦		胃脘冷痛，喜温喜按，畏寒肢冷	舌淡胖嫩	脉沉迟无力
胃阴虚证	胃阴亏虚，胃失濡润		胃脘嘈杂，饥不欲食，或痞胀不舒，隐隐灼痛，干呕，呃逆，口燥咽干	舌红少苔乏津	脉细数

4. 胃热炽盛证、寒饮停胃证的临床表现、鉴别要点

证型	临床表现	辨证要点
胃热炽盛证	胃脘灼痛、拒按，渴喜冷饮，或消谷善饥，或口臭，牙龈肿痛溃烂，齿衄，小便短黄，大便秘结，舌红苔黄，脉滑数	胃脘灼痛、消谷善饥＋实火症状
寒饮停胃证	脘腹痞胀，胃中有振水音，呕吐清水痰涎，口淡不渴，眩晕，舌苔白滑，脉沉弦	脘腹痞胀、胃中有振水音、呕吐清水

易混考点解析

胃热炽盛证与寒饮停胃证的鉴别

证型	病机	相同症状	不同症状	舌象	脉象
胃热炽盛证	火热壅滞于胃，胃失和降	胃痛痞胀	胃部灼痛，渴喜冷饮，口臭，牙龈肿痛溃烂	舌红苔黄	脉滑数
寒饮停胃证	寒饮停积于胃，胃失和降		胃脘痞胀，呕吐清水痰涎，口淡不渴	舌苔白滑	脉沉弦

5. 寒滞胃肠证、食滞胃肠证、胃肠气滞证的临床表现、鉴别要点

证型	临床表现	辨证要点
寒滞胃肠证 （中焦实寒证、寒滞胃脘证）	胃脘冷痛，痛势暴急，遇寒加剧，得温则减，恶心呕吐，吐后痛缓，口淡不渴，或口泛清水，腹痛清稀，或腹胀便秘，面白或青，恶寒肢冷，舌苔白润，脉弦紧或沉紧	多有寒冷刺激的诱因，胃脘冷痛，痛势急剧
食滞胃肠证 （食滞胃脘证）	脘腹胀满疼痛、拒按，厌食，嗳腐吞酸，呕吐酸馊食物，吐后胀痛得减，或腹痛，肠鸣，矢气臭如败卵，泻下不爽，大便酸腐臭秽，舌苔厚腻，脉滑或沉实	多有伤食病史，脘腹痞胀疼痛、呕泻酸馊腐臭
胃肠气滞证	胃脘、腹部胀满疼痛，走窜不定，痛而欲吐或欲泻，泻而不爽，嗳气，肠鸣，矢气，得嗳气、矢气后痛胀可缓解，或无肠鸣、矢气则胀痛加剧，或大便秘结，苔厚，脉弦	脘腹胀痛走窜、嗳气、肠鸣、矢气

易混考点解析

寒滞胃肠证、食滞胃肠证、胃肠气滞证的鉴别

证型	病机	相同症状	不同症状	舌象	脉象
寒滞胃肠证	寒邪犯胃，阻滞气机	胃脘疼痛痞胀	胃脘部冷痛，痛势剧烈，得温则减	舌苔白润	脉弦紧或沉紧
食滞胃肠证	饮食阻滞肠胃，气机受阻		脘腹痞胀疼痛、呕泻酸馊腐臭	舌苔厚腻	脉滑或沉实
胃肠气滞证	肠胃气机阻滞		脘腹胀痛走窜，肠鸣嗳气	苔厚	脉弦

细目四　肝与胆病辨证

1. 肝血虚、肝阴虚证的临床表现、鉴别要点

证型	临床表现	辨证要点
肝血虚证	头晕眼花，视力减退或夜盲，或肢体麻木，关节拘急，手足震颤，肌肉瞤动，或为妇女月经量少、色淡，甚则闭经，爪甲不荣，面白无华，舌淡，脉细	眩晕、视力减退、经少、肢麻手颤＋血虚症状
肝阴虚证	头晕眼花，两目干涩，视力减退，或胁肋隐隐灼痛，面部烘热或两颧潮红，或手足蠕动，口咽干燥，五心烦热，潮热盗汗，舌红少苔乏津，脉弦细数	头晕、目涩、胁痛＋虚热症状

易混考点解析

肝血虚证与肝阴虚证的鉴别

证型	相同症状	不同症状
肝血虚证	头晕眼花，视力减退	兼血虚证，无热象，常见眩晕、视物模糊、经少、肢麻手颤等症
肝阴虚证		兼阴虚证，虚热象明显，常见两目干涩、潮热、颧红、手足蠕动等症

2. 肝郁气滞证、肝火炽盛证、肝阳上亢证的临床表现、鉴别要点

证型	临床表现	辨证要点
肝郁气滞证	情志抑郁，善太息，胸胁、少腹胀满疼痛，走窜不定，或咽部异物感，或颈部瘿瘤、瘰疬，或胁下肿块，妇女可见乳房作胀疼痛，月经不调，痛经，舌苔薄白，脉弦。病情轻重与情绪变化关系密切	与情志因素有关，情志抑郁、胸胁或少腹胀痛
肝火炽盛证（肝火上炎证、肝经实火证）	头晕胀痛，痛如刀劈，面红目赤，口苦口干，急躁易怒，耳鸣如潮，甚或突发耳聋，失眠，噩梦纷纭，或胁肋灼痛，吐血、衄血，小便短黄，大便秘结，舌红苔黄，脉弦数	头痛、烦躁、耳鸣、胁痛＋火热症状
肝阳上亢证	眩晕耳鸣，头目胀痛，面红目赤，急躁易怒，失眠多梦，头重脚轻，腰膝酸软，舌红少津，脉弦有力或弦细数	眩晕耳鸣、头目胀痛、面红、烦躁、腰膝酸软

易混考点解析

肝火炽盛证与肝阳上亢证的鉴别

证型	相同点	不同点
肝火炽盛证	头晕胀痛，面红目赤，口苦口干，急躁易怒，耳鸣，失眠	属火热过盛的实证，以目赤头痛、胁肋灼痛、口苦口渴、便秘尿黄等火热症状为主，阴虚证候不突出，病程较短，病势较急
肝阳上亢证		属上实下虚，虚实夹杂，系肝肾阴虚阳亢所致，以眩晕、头目胀痛、头重脚轻等上亢症状为主，且见腰膝酸软、耳鸣等下虚症状，阴虚证候明显，病程较长

3. 肝风内动四证的临床表现、鉴别要点

证型	临床表现	辨证要点
肝阳化风证	眩晕欲仆，步履不稳，头胀头痛，急躁易怒，耳鸣，项强，头摇，肢体震颤，手足麻木，语言謇涩，面赤，舌红，或有苔腻，脉弦细有力，甚至突然昏仆，口眼歪斜，半身不遂，舌强语謇	眩晕、肢麻震颤、头胀痛、面赤，甚至突然昏仆、口眼歪斜、半身不遂等
热极生风证	高热口渴，烦躁谵语或神昏，颈项强直，两目上视，手足抽搐，角弓反张，牙关紧闭，舌质红绛，苔黄燥，脉弦数	高热、神昏、抽搐
阴虚动风证	手足震颤、蠕动，或肢体抽搐，眩晕耳鸣，口燥咽干，形体消瘦，五心烦热，潮热颧红，舌红少津，脉弦细数	眩晕，手足震颤、蠕动＋阴虚内热症状
血虚生风证	眩晕，肢体震颤、麻木，手足拘急，肌肉跳动，皮肤瘙痒，爪甲不荣，面白无华，舌质淡白，脉细或弱	眩晕、肢麻、震颤、瘙痒、拘急、瞤动＋血虚症状

易混考点解析

肝风内动四证的鉴别

证型	性质	主症	兼症	舌象	脉象
肝阳化风证	上实下虚证	眩晕欲仆，头摇肢颤，言语謇涩或舌强不语	手足麻木，步履不正	舌红，苔白或腻	弦而有力
热极生风证	实热证	手足抽搐，颈项强直，两目上视，牙关紧闭，角弓反张	高热神昏，躁热如狂	舌质红绛	弦数
阴虚动风证	虚证	手足蠕动	午后潮热，五心烦热，口咽干燥，形体消瘦	舌红少津	弦细数
血虚生风证	虚证	手足震颤，肌肉瞤动，关节拘急不利，肢体麻木	眩晕耳鸣，面白无华	舌淡，苔白	细

4. 寒滞肝脉证的临床表现

证型	临床表现	辨证要点
寒滞肝脉证	少腹冷痛，阴部坠胀作痛，或阴器收缩引痛；或颠顶冷痛，得温则减，遇寒痛增，恶寒肢冷，舌淡，苔白润，脉沉紧或弦紧	少腹、前阴、颠顶冷痛＋实寒症状

5. 肝胆湿热证的临床表现

证型	临床表现	辨证要点
肝胆湿热证	身目发黄，胁肋胀痛，或胁下有痞块，纳呆，厌油腻，泛恶欲呕，腹胀，大便不调，小便短赤，发热或寒热往来，口苦口干，舌红，苔黄腻，脉弦滑数；或阴部潮湿、瘙痒、湿疹，阴器肿痛，带下黄稠、臭秽等	胁肋胀痛、身目发黄，或阴部瘙痒、带下黄臭等＋湿热症状

6. 胆郁痰扰证的临床表现

证型	临床表现	辨证要点
胆郁痰扰证	胆怯易惊，惊悸不宁，失眠多梦，烦躁不安，胸胁胀闷，善太息，头晕目眩，口苦呕恶，舌淡红或红，苔白腻或黄滑，脉弦缓或弦数	胆怯、惊悸、烦躁、失眠、眩晕、呕恶

细目五　肾与膀胱病辨证

1. 肾阳虚、肾阴虚、肾精不足、肾气不固、肾虚水泛证的临床表现、鉴别要点

证型	临床表现	辨证要点
肾阳虚证	目眩晕，面色㿠白或黧黑，腰膝酸冷疼痛，畏冷肢凉，下肢尤甚，精神萎靡，性欲减退，男子阳痿早泄、滑精精冷，女子宫寒不孕，或久泻不止，完谷不化，五更泄泻，或小便频数清长，夜尿频多，舌淡，苔白，脉沉细无力，尺脉尤甚	腰膝酸冷、性欲减退、夜尿多＋虚寒症状
肾阴虚证	腰膝酸软而痛，头晕，耳鸣，齿松，发脱，男子阳强易举、遗精、早泄，女子经少或经闭、崩漏，失眠，健忘，口咽干燥，形体消瘦，五心烦热，潮热盗汗，骨蒸发热，午后颧红，小便短黄，舌红少津、少苔或无苔，脉细数	腰酸而痛、遗精、经少、头晕耳鸣等＋虚热症状

续表

证型	临床表现	辨证要点
肾精不足证	小儿生长发育迟缓，身体矮小，囟门迟闭，智力低下，骨骼痿软，男子精少不育，女子经闭不孕，性欲减退，成人早衰，腰膝酸软，耳鸣耳聋，发脱齿松，健忘恍惚，神情呆钝，两足痿软，动作迟缓，舌淡，脉弱	与先天不足有关，以生长发育迟缓、早衰、生育机能低下等为主
肾气不固证	腰膝酸软，神疲乏力，耳鸣失聪，小便频数而清，或尿后余沥不尽，或遗尿，或夜尿频多，或小便失禁，男子滑精、早泄，女子月经淋沥不尽，或带下清稀量多，或胎动易滑，舌淡，苔白，脉弱	腰膝酸软，小便、精液、经带、胎气不固＋气虚症状
肾虚水泛证	腰膝酸软，耳鸣，身体浮肿，腰以下尤甚，按之没指，小便短少，畏冷肢凉，腹部胀满，或见心悸、气短、咳喘痰鸣，舌质淡胖，苔白滑，脉沉迟无力	以水肿下肢为甚、尿少、畏冷肢凉等为主

易混考点解析

肾阳虚证与肾虚水泛证的鉴别

证型	病机	相同症状	不同症状	舌象	脉象
肾阳虚证	命门火衰，温煦失职，火不暖土，气化不行	腰膝酸冷，性欲减退，夜尿频多等与虚寒症状共见	头晕目眩，面色㿠白或黧黑，腰膝酸冷疼痛，畏寒肢冷，下肢尤甚，精神萎靡，性欲减退，男子阳痿早泄、滑精精冷，女子宫寒不孕，或久泻不止，完谷不化，五更泄泻，或小便频数清长，夜尿频多	舌淡苔白	沉细无力，尺部尤甚
肾虚水泛证	肾阳虚弱，气化无权，水液泛滥		腰膝酸软，耳鸣，身体浮肿，腰以下为甚、按之没指，小便短少	舌质淡胖，苔白滑	沉迟无力

肾阴虚证与肾精不足证的鉴别

证型	病机	相同症状	不同症状	舌象	脉象
肾阴虚证	肾阴亏损，失于滋养，虚热内扰	腰膝酸软	失眠多梦，阳强易举，遗精早泄，潮热盗汗，咽干颧红，溲黄便干	舌红少津	细数
肾精不足证	肾精亏损，脑与骨髓失充		成人精少，经闭，发脱齿摇，健忘耳聋，动作迟缓，足痿无力，精神呆钝	舌淡红苔白	沉细

2.膀胱湿热证的临床表现

证型	临床表现	辨证要点
膀胱湿热证	小便频数，排尿灼热涩痛，小便短赤，尿血或有砂石，小腹胀痛，腰痛，发热口渴，舌红苔黄腻，脉濡数	新病势急，小便频急、灼涩疼痛等与湿热症状共见

细目六　脏腑兼病辨证

1. 心肾不交、心脾气血虚证的临床表现、鉴别要点

证型	临床表现	辨证要点
心肾不交证	心烦失眠，惊悸健忘，头晕，耳鸣，腰膝酸软，梦遗，口咽干燥，五心烦热，潮热盗汗，便结尿黄，舌红少苔，脉细数	心烦、失眠、腰酸、耳鸣、梦遗＋虚热症状

续表

证型	临床表现	辨证要点
心脾气血虚证（简称心脾两虚证）	心悸怔忡，头晕，多梦，健忘，食欲不振，腹胀，便溏，神疲乏力，或见皮下紫斑，女子月经量少色淡、淋沥不尽，面色萎黄，舌淡嫩，脉弱	心悸、神疲、头晕、食少、腹胀、便溏

易混考点解析

心肾不交证与心脾气血虚证的鉴别

证型	相同点	不同点
心肾不交证	心悸、失眠	多由心肾阴液亏虚所致，可兼有腰酸、腰痛、耳鸣及虚热症状
心脾血虚证		多由脾气亏虚，心血不足所致，多伴有食少、腹胀、便溏等症状

2. 肝火犯肺、肝胃不和、肝脾不调证的临床表现、鉴别要点

证型	临床表现	辨证要点
肝火犯肺证	胸胁灼痛，急躁易怒，头胀头晕，面红目赤，口苦口干，咳嗽阵作，痰黄稠黏，甚则咳血，舌红，苔薄黄，脉弦数	胸胁灼痛、急躁、咳嗽痰黄或咳血等 + 实热症状
肝胃不和证	胃脘、胁肋胀满疼痛，走窜不定，嗳气，吞酸嘈杂，呃逆，不思饮食，情绪抑郁，善太息，或烦躁易怒，舌淡红，苔薄黄，脉弦	脘胁胀痛、嗳气、吞酸、情绪抑郁
肝脾不调证（肝郁脾虚证）	胸胁胀满窜痛，善太息，情志抑郁，或急躁易怒，食少，腹胀，肠鸣矢气，便溏不爽，或腹痛欲便，泻后痛减，或大便溏结不调，舌苔白，脉弦或缓	胁胀作痛、情志抑郁、腹胀、便溏

易混考点解析

肝火犯肺证、肝胃不和证、肝脾不调证的鉴别

证型	相同症状	不同症状
肝火犯肺证	胸胁胀痛、急躁易怒	由肝火炽盛，上逆犯肺所致，临床多见胸胁灼痛、面红目赤、口苦口干，伴有咳嗽阵作、痰黄稠黏
肝胃不和证		由肝郁气滞引起，导致胃失和降，可见嗳气、吞酸
肝脾不调证		由肝郁气滞引起，导致脾失健运，可见食少、腹胀、便溏

3. 心肺气虚、脾肺气虚、肺肾气虚证的临床表现、鉴别要点

证型	临床表现	辨证要点
心肺气虚证	胸闷，咳嗽，气短而喘，心悸，动则尤甚，吐痰清稀，神疲乏力，声低懒言，自汗，面色淡白，舌淡苔白，或唇舌淡紫，脉弱或结或代	咳喘、心悸、胸闷 + 气虚症状
脾肺气虚证	食欲不振，食少，腹胀，便溏，久咳不止，气短而喘，咳痰清稀，面部虚浮，下肢微肿，声低懒言，神疲乏力，面白无华，舌淡，苔白滑，脉弱	咳嗽、气喘、咳痰，食少、腹胀、便溏 + 气虚症状
肺肾气虚证（肾不纳气证）	咳嗽无力，呼多吸少，气短而喘，动则尤甚，吐痰清稀，声低，乏力，自汗，耳鸣，腰膝酸软，或尿随咳出，舌淡紫，脉弱	久病咳喘、呼多吸少、动则尤甚 + 气虚症状

易混考点解析

心肺气虚证、脾肺气虚证、肺肾气虚证的鉴别

证型	相同点	不同点
心肺气虚证	均有肺气虚，呼吸功能减退，而见咳喘无力、气短、咳痰清稀等症	兼有心悸怔忡、胸闷等心气不足的症状
和肺肾气虚		兼有食少、腹胀、便溏等脾失健运的症状
肺肾气虚证		兼有呼多吸少、腰酸耳鸣、尿随咳出等肾失摄纳的症状

4. 心肾阳虚、脾肾阳虚证的临床表现、鉴别要点

证型	临床表现	辨证要点
心肾阳虚证（水气凌心证）	畏寒肢冷，心悸怔忡，胸闷气喘，肢体浮肿，小便不利，神疲乏力，腰膝酸冷，唇甲青紫，舌淡紫，苔白滑，脉弱	心悸、水肿＋虚寒症状
脾肾阳虚证	腰膝、下腹冷痛，畏冷肢凉，久泻久利，或五更泄泻，完谷不化，便质清冷，或全身水肿，小便不利，面色㿠白，舌淡胖，苔白滑，脉沉迟无力	久泻久利、水肿、腰腹冷痛等＋虚寒症状

易混考点解析

心肾阳虚证与脾肾阳虚证的鉴别

证候	相同症状	不同症状
心肾阳虚证	均有畏冷肢凉、舌淡胖、苔白滑等虚寒证候，且有腰膝酸冷、小便不利、浮肿等肾阳虚水湿内停的表现	心悸怔忡、胸闷气喘、面唇紫暗等心阳不振，血行不畅的症状突出
脾肾阳虚证		有久泻久利、完谷不化等脾阳虚，运化无权的表现

5. 心肝血虚、肝肾阴虚、肺肾阴虚证的临床表现、鉴别要点

证型	临床表现	辨证要点
心肝血虚证	心悸心慌，多梦健忘，头晕目眩，视物模糊，肢体麻木、震颤，女子月经量少色淡，甚则经闭，面白无华，爪甲不荣，舌质淡白，脉细	心悸、多梦、眩晕、肢麻等＋血虚症状
肝肾阴虚证	头晕，目眩，耳鸣，健忘，胁痛，腰膝酸软，口燥咽干，失眠多梦，低热或五心烦热，颧红，男子遗精，女子月经量少，舌红，少苔，脉细数	腰酸胁痛、眩晕、耳鸣、遗精等＋虚热症状
肺肾阴虚证	咳嗽痰少，或痰中带血，或声音嘶哑，腰膝酸软，形体消瘦，口燥咽干，骨蒸潮热，盗汗，颧红，男子遗精，女子经少，舌红，少苔，脉细数	干咳、少痰、腰酸、遗精等＋虚热症状

易混考点解析

心肝血虚证、肝肾阴虚证、肺肾阴虚证的鉴别

证候	相同症状	不同症状
心肝血虚证	心肝阴血不足的表现	心悸、失眠多梦、眩晕、肢麻、视力减退
肺肾阴虚证	都有肾阴虚的证候，均见腰膝酸软、耳鸣、遗精及阴虚内热的表现	兼肺阴亏损，肺失清肃，故有干咳、痰少难咳等症
肝肾阴虚证		兼肝阴虚损，失于滋养，常见胁痛、目涩、眩晕等症

细目七　脏腑辨证各相关证候的鉴别

1. 心脾气血虚证与心肝血虚证的鉴别

证型	相同点	不同点
心脾气血虚证	心血不足，心及心神失养，而见心悸、失眠、多梦	兼有脾虚失运，血不归经的表现，常见食少、腹胀、便溏、慢性失血等症
心肝血虚证		兼有肝血不足，失于充养的表现，常见眩晕、肢麻、视力减退、经少等症

2. 肝胃不和、肝脾不调、胃肠气滞的鉴别

证型	病机	相同症状	不同症状	舌象	脉象
肝胃不和证	肝失疏泄，横逆犯胃，胃失和降	抑郁易怒、胸胁胀痛、纳少	脘胀、呕恶、呃逆、嗳气、嘈杂等胃气上逆的症状	舌苔薄白或薄黄	脉弦或带数
肝脾不调证	肝失疏泄，横逆犯脾，脾失健运		腹痛肠鸣，腹泻不爽	舌苔白	脉弦或缓弱
胃肠气滞证	多因情志不遂，外邪内侵，病理产物或病邪停滞，导致胃肠气机阻滞而成	脘腹胀痛走窜、嗳气、肠鸣、矢气	肝气郁结的表现不明显，脘腹胀痛走窜、嗳气、肠鸣、矢气等	苔厚	脉弦

3. 肝胆湿热证与湿热蕴脾证的鉴别

证候	相同点	不同点
肝胆湿热证	均因湿热内蕴所致，见湿热证候及脾胃纳运升降失职的表现，均可出现脘腹胀满、纳呆呕恶、身目发黄色鲜明、大便不调、小便短黄、舌质红苔黄腻、脉滑数等症	病位主要在肝胆（疏泄功能失职），故以胁肋胀痛、胁下痞块、黄疸、口苦等肝胆疏泄失常症状为主，尚可出现寒热往来及阴部瘙痒、妇女带下黄臭等症
湿热蕴脾证		病位主要在脾胃（纳运升降失职），故以脘腹胀闷、纳呆呕恶、大便溏泄等受纳运化功能失常症状为主，还可以出现肢体困重、身热不扬等症

4. 肝火犯肺证与燥邪犯肺证、热邪壅肺证、肺阴虚证的鉴别

证型	病机	相同症状	不同症状	舌象	脉象
肝火犯肺证	肝经气火上逆犯肺，肺失清肃	咳嗽、咳血	急躁易怒、胁肋灼痛等肝火内炽的症状	舌红苔薄黄	脉弦数
燥邪犯肺证	外界燥邪侵犯肺卫，肺系津液耗伤		只发于秋季，必兼发热恶寒之表证	苔薄而干燥少津	脉浮数或浮紧
热邪壅肺证	邪热内盛，痰热互结，壅闭于肺		新病势急、咳喘气粗、鼻翼扇动与火热症状共见	舌红苔黄或黄腻	脉数或滑数
肺阴虚证	内伤久病，肺津受损，虚热内生		潮热盗汗等阴虚内热症状	舌红少苔乏津	脉细数

5.肝肾阴虚证与肝阳上亢证的鉴别

证型	病机	相同症状	不同症状	舌象	脉象
肝肾阴虚证	肝肾阴液亏虚，阴不制阳，虚热内扰	头晕目眩、耳鸣、腰膝酸软	颧红盗汗、五心烦热、男子遗精、女子月经量少等肾阴虚症状	舌红少苔	脉细数
肝阳上亢证	肝肾阴亏，阴不制阳，亢阳上扰		面红目赤、急躁易怒、头目胀痛、头重脚轻等肝阳亢逆，气血上冲的症状	舌红	脉弦或弦细数

第十二单元　六经辨证（助理不考）

细目一　太阳病证

1.太阳经证（太阳中风证、太阳伤寒证）临床表现与辨证要点

证型	临床表现	辨证要点
太阳中风证	发热，恶风，头痛，汗出，脉浮缓，或见鼻鸣、干呕	恶风、发热、汗出、脉浮缓
太阳伤寒证	恶寒，发热，头项强痛，肢体疼痛，无汗而喘，脉浮紧	恶寒、无汗、头身疼痛、脉浮紧

2.太阳腑证（太阳蓄水证、太阳蓄血证）临床表现与辨证要点

证型	临床表现	辨证要点
太阳蓄水证	发热，恶寒，小腹满，小便不利，口渴或水入则吐，脉浮或浮数	小腹满、小便不利＋太阳经证症状
太阳蓄血证	少腹急结或硬满，小便自利，如狂或发狂，善忘，大便色黑如漆，脉沉涩或沉结	少腹急硬、小便自利、便黑

细目二　阳明病证

阳明病证（阳明经证和阳明腑证）临床表现与辨证要点

证型	临床表现	辨证要点
阳明经证	身大热，汗出，口渴引饮，或心烦躁扰，气粗似喘，面赤，苔黄燥，脉洪大	壮热、汗出、口渴、脉洪大（四大症）
阳明腑证	日晡潮热，手足濈然汗出，脐腹胀满硬痛而拒按，大便秘结不通，甚则谵语、狂乱、不得眠，舌苔黄厚干燥，或起芒刺，甚至苔焦黑燥裂，脉沉迟而实或滑数	潮热汗出、腹满硬痛、大便秘结、苔黄燥、脉沉实

细目三　少阳病证

少阳病证临床表现与辨证要点

证型	临床表现	辨证要点
少阳病证	寒热往来，口苦，咽干，目眩，胸胁苦满，默默不欲饮食，心烦喜呕，脉弦	寒热往来、胸胁苦满、口苦、咽干、目眩、脉弦

细目四 太阴病证

太阴病证临床表现与辨证要点

证型	临床表现	辨证要点
太阴病证	腹满而吐，食不下，口不渴，自利，时腹自痛，四肢欠温，脉沉缓而弱	腹满时痛、自利、口不渴 + 虚寒症状

细目五 少阴病证

少阴病证（少阴寒化证和少阴热化证）临床表现与辨证要点

证型	临床表现	辨证要点
少阴寒化证	无热恶寒，但欲寐，四肢厥冷，下利清谷，呕不能食，或食入即吐，脉微细甚或欲绝，或见身热反不恶寒，甚则面赤	无热恶寒、四肢厥冷、下利清谷、脉微细
少阴热化证	心烦不得眠，口燥咽干，或咽痛，舌尖红少苔，脉细数	心烦失眠、口燥咽干、舌尖红、脉细数

细目六 厥阴病证

厥阴病证临床表现与辨证要点

证型	临床表现	辨证要点
厥阴病证	消渴，气上撞心，心中疼热，饥而不欲食，食则吐蛔	消渴、心中疼热、饥而不欲食

细目七 六经病证的传变

传经、直中、合病、并病的概念

类型		概念
传经		病邪自外侵入，逐渐向里发展，由某一经病证转变为另一经病证
	循经传	按伤寒六经的顺序相传，即太阳病证→阳明病证→少阳病证→太阴病证→少阴病证→厥阴病证
	越经传	隔一经或两经以上相传
	表里传	相互表里的两经相传，如太阳病证→少阴病证等
直中		伤寒病初起，不从阳经传入，而病邪直入于三阴者，称为"直中"
合病		伤寒病不经过传变，两经或三经同时出现的病证，称为"合病"，如太阳阳明合病、太阳太阴合病等
并病		伤寒病凡一经病证未罢，又见他经病证者，称为"并病"，如太阳少阴并病、太阴少阴并病等

第十三单元 卫气营血辨证（助理不考）

细目一 卫分证

卫分证临床表现与辨证要点

证型	临床表现	辨证要点
卫分证	发热，微恶风寒，头痛，口干微渴，舌边尖红，苔薄黄，脉浮数，或伴有咳嗽、咽喉肿痛	发热、微恶风寒、舌边尖红、脉浮数

细目二　气分证

气分证临床表现与辨证要点

证型	临床表现	辨证要点
气分证	发热，不恶寒，反恶热，汗出，口渴，尿黄，舌红苔黄，脉数有力；或见咳喘，胸痛，咳痰黄稠；或见心烦懊憹，坐卧不安；或见日晡潮热，便秘腹胀，痛而拒按，甚或谵语、狂乱，苔黄干燥甚则焦黑起刺，脉沉实；或见口苦咽干，胸胁满痛，心烦，干呕，脉弦数	发热、汗出、口渴、舌红苔黄、脉数有力

细目三　营分证

营分证临床表现与辨证要点

证型	临床表现	辨证要点
营分证	身热夜甚，口不甚渴或不渴，心烦不寐，甚或神昏谵语，斑疹隐隐，舌质红绛无苔，脉细数	身热夜甚、心烦、舌红绛、脉细数

细目四　血分证

血分证临床表现与辨证要点

证型	临床表现	辨证要点
血分证	身热夜甚，躁扰不宁，甚或神昏谵语，斑疹显露、色紫黑，吐血、衄血、便血、尿血，舌质深绛，脉细数；或见四肢抽搐，颈项强直，角弓反张，目睛上视，牙关紧闭，脉弦数；或见手足蠕动、瘈疭等；或见持续低热，暮热早凉，五心烦热；或见口干咽燥，形体干瘦，神疲耳聋，舌干少苔，脉虚细	发热、神昏谵语、斑疹紫暗、出血动风、舌质深绛

细目五　卫气营血证的传变

顺传与逆传的概念

（1）顺传：顺传是指病变多从卫分开始，依次传入气分、营分、血分，反映了温病由浅入深的演变规律。

（2）逆传：逆传是指邪入卫分后，不经过气分阶段而直接深入营、血分。实际上"逆传"只是顺传规律中的一种特殊类型，病情更加急剧、重笃。

第十四单元　三焦辨证（助理不考）

细目一　上焦病证

上焦病证的临床表现、辨证要点

证型	临床表现	辨证要点
邪犯肺卫证	发热，微恶风寒，微汗出，头痛，咳嗽，鼻塞，口渴，舌边尖红，脉浮数	发热、微恶风寒、舌边尖红、脉浮数

续表

上焦病证	临床表现	辨证要点
邪热壅肺证	但热不寒，多汗，烦躁口渴，咳嗽，气喘，苔黄，脉数	但热不寒、咳喘痰黄、脉数
邪陷心包证	高热神昏，谵语，舌謇，肢厥，舌质红绛	高热神昏、肢厥、舌质红绛

细目二　中焦病证

中焦病证的临床表现、辨证要点

证型	临床表现	辨证要点
阳明燥热证	身热气粗，面红目赤，腹满便秘，渴欲饮冷，口燥咽干，唇裂舌焦，小便短赤，大便干结，苔黄燥或焦黑，甚则神昏谵语，脉沉实有力	发热口渴、腹满便秘、苔黄燥、脉沉实
太阴湿热证	身热不扬，头身困重，胸脘痞闷，泛恶欲呕，小便不利，大便不爽或溏泄，舌苔黄腻，脉细而濡数	身热不扬、脘痞呕恶、便溏、苔黄腻、脉濡数

细目三　下焦病证

下焦病证的临床表现、辨证要点

证型	临床表现	辨证要点
下焦病证	身热，手足心热甚于手足背，颧红，口舌干燥，神倦，耳聋，舌红少苔，脉虚大；或见手足蠕动或瘛疭，心中憺憺大动，神倦，脉虚，舌绛苔少，甚或时时欲脱	身热颧红、手足蠕动或瘛疭、舌绛苔少

细目四　三焦病证的传变

顺传与逆传的概念

（1）顺传：三焦病证多由上焦手太阴肺经开始，传入中焦，进而传入下焦，为顺传，标志着病情由浅入深，由轻到重的病理进程。

（2）逆传：病邪从肺卫而传入心包者，称为逆传，说明邪热炽盛，病情重笃。

第十五单元　中医诊断思维与应用（助理不考）

细目一　中医诊断思维方法

1.比较法　是区分患者的某些临床症状之间或某些证之间的相同点或不同点的方法。

2.类比法　是将患者的临床表现和某一常见的证进行比较，如两者主要特征相吻合，诊断便可成立。

3.分类法　是根据临床症状或证之间的共同点和差异点，将其区分为不同种类的方法。

4.归纳法　是将患者表现的各种症状、体征，按照辨证的基本内容进行归类，归纳出各症状、体征所反映的共性特征，从而抓住病证本质的思维方法。

5.演绎法　是运用从一般到个别、从抽象到具体的思维，对病情进行层层深入的辨证分析、推理的方法。

6.反证法　是寻找不属于某证的依据，通过否定其他诊断而达到确定某一诊断的目的。

7. 模糊判断法　是通过对多种不够精确、非特征性的模糊信息，进行模糊的综合评判，而达到明确诊断的思维方法。

细目二　中医诊断思维的应用

1. 辨病　病是疾病发展全过程的概括。辨病是中医诊断的重要内容。

2. 辨证　辨证是中医临床的核心环节。中医的辨证是以整体思维作为基础的。

3. 辨症　症是中医诊断的依据，包括症状和体征，还包含了与疾病发生发展相关的因素，如气候条件、地理环境，以及部分客观指标。

第三章 中药学

【本章通关解析】

中药学是中医学的四大基础学科之一，在历年中西医结合执业（助理）医师资格考试中占据重要地位。在医学综合笔试中，执业医师平均每年出题约占 35 分（医学综合总分 600 分）；执业助理医师平均每年出题约占 25 分（医学综合总分 300 分）。考试侧重考查中药的功效、主治和中药的特殊用法。

本科目各章节均有考题出现，其中重点考查的章节有药性理论、解表药、清热药、祛风湿药、理气药、化痰止咳平喘药、补益药等。本科目的特点是需要记忆的药物很多，所以想掌握全部考点，要善于横向总结、纵向对比，而不仅仅是死记硬背。

第一单元 中药的性能

中药的性能又称药性，是中药作用的基本性质和特征的概括，又称中药的偏性。其主要内容包括四气、五味、升降、浮沉、归经、毒性等。

细目一 四气

四气的作用及适应证 一般来讲，寒凉药分别具有清热泻火、凉血解毒、滋阴除蒸、泄热通便、清热利尿、清化热痰、清心开窍、凉肝息风等作用；而温热药则分别具有温里散寒、暖肝散结、补火助阳、温阳利水、温经通络、引火归原、回阳救逆等作用。

细目二 五味

五味的作用及适应证

五味	作用	常见药物	适应证
辛	发散、行气、行血	解表药、行气药、活血药	表证及气血阻滞之证
甘	补益、和中、调和药性和缓急止痛	滋养补虚、调和药性及缓解疼痛的药物	正气虚弱、脘腹挛急疼痛，以及调和药性、中毒解救等
酸	收敛、固涩	固表止汗、敛肺止咳、涩肠止泻、固精缩尿、固崩止带的药物	体虚多汗、肺虚久咳、久泻滑肠、遗精滑精、遗尿尿频、崩带不止等证
苦	泄、燥、坚阴，即具有清泻火热、泄降气逆、通泄大便、燥湿、坚阴（泻火存阴）等作用	清热泻火、下气平喘、降逆止呕、通利大便、清热燥湿、苦温燥湿、泻火存阴的药物	火热证、喘证、呕恶、便秘、湿证、阴虚火旺等证
咸	软坚散结、泻下通便	泻下或润下通便及软化坚结、消散结块的药物	大便燥结、痰核、瘰疬、瘿瘤、癥瘕痞块等证
淡	渗湿、利小便	利水渗湿的药物	水肿、脚气、小便不利等证
涩	收敛固涩	同酸味药	虚汗、泄泻、尿频、遗精、滑精、出血等证

细目三　升降浮沉

1. 各类药物的升降浮沉趋向

	作用趋向	药物种类
升	上升提举，趋向于上	发表、透疹、升阳、涌吐、开窍类药
浮	向外发散，趋向于外	
降	下达降逆，趋向于下	收敛固涩、泻下、利水、潜阳、镇惊安神、止咳平喘、止呕类药
沉	向内收敛，趋向于内	

2. 影响升降浮沉的主要因素　主要与四气、五味、药物质地轻重有密切关系，并受到炮制和配伍的影响。

细目四　归经

归经的含义及实例　归经指药物对于机体某部分的选择性作用，即某药对某些脏腑经络有特殊的亲和作用，因而对这些部位的病变起着主要的或特殊的治疗作用，药物归经不同，其治疗作用也不同。如朱砂、远志能治疗心悸、失眠，说明它们归心经；桔梗、杏仁能治疗胸闷、咳喘，说明它们归肺经；而选用白芍、钩藤能治疗胁痛、抽搐，则说明它们归肝经。

细目五　毒性

毒性的含义及产生原因

含义	产生原因	
	药物因素	患者因素
药物对机体所产生的不良影响及损害性	药物贮存、加工炮制、配伍、剂型、给药途径、用量、使用时间的长短	患者的体质、年龄、证候性质等

易混考点解析

药物毒性与副作用的鉴别

鉴别要点	毒性	副作用
含义	药物对机体所产生的不良影响及损害性	在常用剂量时出现与治疗需要无关的不适反应
轻重程度	对人体的危害性较大，甚至可危及生命	一般比较轻微，对机体危害不大，停药后可自行消失
分类	急性毒性、亚急性毒性、亚慢性毒性、慢性毒性和特殊毒性	—

第二单元　中药的作用

细目一　中药的作用与副作用（助理不考）

中药的作用与副作用　中药的作用是指中药对机体的影响，或机体对药物的反应。中药的作用包括治疗作用和不良作用（不良反应）。中药的治疗作用又称为中药的功效。

中药的不良作用包括副作用和毒性反应。副作用是指在常用剂量即治疗剂量时出现与治疗需要无关的不适反应，一般都较轻微，对机体危害不大，停药后能消失。中药的治疗作用和副作用是相对的，在一定条件下是可以相互转化的。

细目二　中药的功效（助理不考）

1. 功效与主治的关系　中药的主治，是指其所主治的病证，又称为"应用范围"或"适应证"。从认识方法而言，主治是确定功效的依据；从临床运用的角度来看，功效提示中药的适应范围。

2. 功效的分类

（1）对因治疗功效：在中医学中，病因的概念除指引起疾病的各种致病因素外，更重要的是指这些因素引起的机体的一系列病理改变和病理产物，这需要从因果链的关系来理解。中药的对因治疗功效包含祛邪、扶正、调理脏腑功能、消除病理产物等方面的内容。

（2）对症治疗功效：对症治疗功效是指能缓解或消除疾病过程中出现的某些症状，具有减轻痛苦、防止病势恶化的意义。止痛、止咳、止血、止呕、止咳平喘、止汗、涩肠止泻、涩精止遗等皆属对症治疗功效。

对因治疗与对症治疗，前者属治本，后者属治标。临床遣方用药时，应根据具体病情，或治其本，或治其标，或标本兼治。

第三单元　中药的配伍

细目一　中药配伍的意义（助理不考）

中药配伍的意义　①增进药物疗效；②扩大治疗范围；③减少毒副作用。

细目二　中药配伍的内容

各种配伍关系的意义

七情配伍	含义	实例
单行	就是单用一味药物治疗某种病情单一的疾病。对病情比较单纯的病证，往往选择一种针对性强的药物即可达到治疗目的	独参汤
相须	就是两种功效相似的药物配合应用，可以增强原有药物的疗效	如麻黄配桂枝，能增强发汗解表、祛风散寒的作用；石膏与知母配合，能明显增强清热泻火的治疗效果
相使	就是以一种药物为主，另一种药物为辅，两种药物合用，辅药可以提高主药的功效	黄芪补气利水，茯苓利水健脾，两药配合，茯苓能提高黄芪补气利水的治疗效果
相畏	就是一种药物的毒副作用能被另一种药物所抑制	生半夏和生南星的毒性能被生姜减轻或消除，所以说生半夏和生南星畏生姜
相杀	就是一种药物能够减轻或消除另一种药物的毒副作用	生姜能减轻或消除生半夏和生南星的毒性或副作用，所以说生姜杀生半夏和生南星的毒
相恶	就是两药合用，一种药物能使另一种药物原有的功效降低，甚至丧失	人参恶莱菔子，莱菔子能削弱人参的补气作用
相反	就是两种药物同用能产生或增强毒性或副作用	甘草反甘遂，贝母反乌头等，详见用药禁忌"十八反""十九畏"中的若干药物

第四单元　中药的用药禁忌

用药禁忌包括配伍禁忌、证候禁忌、妊娠禁忌和服药饮食禁忌四个方面。

细目一　配伍禁忌

1. "十八反"的内容　甘草反甘遂、大戟、海藻、芫花；乌头类（川乌、草乌、附子）反贝母、瓜蒌、天花粉、半夏、白蔹、白及；藜芦反人参、西洋参、党参、沙参、丹参、玄参、苦参、细辛、芍药。

十八反歌诀：本草明言十八反，半蒌贝蔹及攻乌，藻戟遂芫俱战草，诸参辛芍叛藜芦。

2. "十九畏"的内容　硫黄畏朴硝，水银畏砒霜，狼毒畏密陀僧，巴豆畏牵牛，丁香畏郁金川乌、草乌畏犀角，牙硝畏三棱，官桂畏赤石脂，人参畏五灵脂。

十九畏歌诀：硫黄原是火中精，朴硝一见便相争，水银莫与砒霜见，狼毒最怕密陀僧；巴豆性烈最为上，偏与牵牛不顺情，丁香莫与郁金见，牙硝难合京三棱；川乌草乌不顺犀，人参最怕五灵脂，官桂善能调冷气，若逢石脂便相欺。

易混考点解析

十九畏与相畏的鉴别

鉴别要点	十九畏	相畏
含义	产生或增强毒副作用，也可能是削弱或抵消另一种药物的功效	减弱或消除毒副作用
属性	药物配伍禁忌	药物配伍应用

细目二　证候禁忌

证候禁忌的概念与内容　凡用药与论治相违，即属证候禁忌，寒证忌用寒药，热证忌用热药，邪盛而正不虚者忌用补虚药，正虚而无邪者忌用攻邪药，皆属一般的用药原则。

细目三　妊娠用药禁忌

1. 妊娠用药禁忌的概念（助理不考）　妊娠用药禁忌是指妇女妊娠期治疗用药的禁忌。某些药物具有损害胎元或致流产堕胎的副作用，所以应作为妊娠禁忌的药物。根据药物对胎元损害的程度不同，一般可分为慎用与禁用两类。

2. 妊娠禁忌药的分类与使用原则

（1）禁用药物：指毒性较强或药性猛烈的药物，如巴豆、牵牛子、大戟、商陆、麝香、三棱、莪术、水蛭、斑蝥、雄黄、砒霜等。

（2）慎用的药物：包括通经祛瘀、行气破滞及辛热滑利之品，如桃仁、红花、牛膝、大黄、枳实、附子、肉桂、干姜、木通、冬葵子、瞿麦等。

慎用的药物可以根据病情需要酌情使用，禁用的药物一般来说应避免使用。

细目四　服药饮食禁忌

1. 服药时一般的饮食禁忌　一般忌食生冷、油腻、腥膻、有刺激性的食物，根据病情的不同，饮食禁忌也有区别。

（1）热性病应忌食辛辣、油腻、煎炸性食物。

（2）寒性病应忌食生冷食物、寒性饮料等。

（3）胸痹应忌食肥肉、脂肪、动物内脏及烟、酒等。

（4）肝阳上亢头晕目眩、烦躁易怒等应忌食胡椒、辣椒、大蒜、白酒等辛热助阳之品。

（5）黄疸胁痛应忌食动物脂肪及辛辣烟酒刺激物品。

（6）脾胃虚弱应忌食油炸黏腻、寒冷固硬、不易消化的食物。

（7）肾病水肿应忌食盐、碱过多和酸辣太过的刺激食品。

（8）疮疡、皮肤病患者应忌食鱼、虾、蟹等腥膻发物及辛辣刺激性食品。

2. 特殊疾病的饮食禁忌（助理不考）　古代文献记载，甘草、黄连、桔梗、乌梅忌猪肉，鳖甲忌苋菜，常山忌葱，地黄、何首乌忌葱、蒜、萝卜，丹参、茯苓、茯神忌醋，土茯苓、使君子忌茶，薄荷忌蟹肉，以及蜜反生葱、柿反蟹等，也应作为服药禁忌的参考。

第五单元　中药的剂量与用法

细目一　剂量

影响中药剂量的因素　①药物性质；②剂型、配伍；③年龄、体质、病情；④季节变化。

细目二　中药的用法

1. 煎煮方法

（1）先将药材浸泡 30 ～ 60 分钟，用水量以高出药面为度。

（2）一般中药煎煮 2 次，第二煎加水量为第一煎的 1/3 ～ 1/2。两次煎液去渣滤净混合后分 2 次服用。

（3）煎煮的火候和时间，要根据药物性能而定。一般来讲，解表药、清热药宜武火煎煮，时间宜短，煮沸后煎 10 ～ 20 分钟即可；补养药需用文火慢煎，时间宜长，煮沸后再续煎 30 ～ 60 分钟。

（4）某些药物因其质地不同，煎法比较特殊，处方上需加以注明，归纳起来包括先煎、后下、包煎、另煎、溶化、泡服、冲服、煎汤代水等不同煎煮法。

1）先煎：①有效成分难溶于水的金石、矿物、介壳类药物，应打碎先煎，煮沸 20 ～ 30 分钟，再下其他药物同煎，以使有效成分充分析出。如磁石、赭石、生铁落、生石膏、寒水石、紫石英、龙骨、牡蛎、海蛤壳、瓦楞子、珍珠母、石决明、紫贝齿、龟甲、鳖甲等。②毒副作用较强的药物，宜先煎 45 ～ 60 分钟后再下他药，久煎可以降低毒性，安全用药。如附子、乌头等。

2）后下：①某些气味芳香的药物，久煎其有效成分易于挥发而降低药效，须在其他药物煎沸 5 ～ 10 分钟后放入，如薄荷、青蒿、香薷、木香、砂仁、沉香、豆蔻、草豆蔻等。②久煎也能破坏其有效成分的药物，如钩藤、大黄、番泻叶等亦属后下之列。

3）包煎：主要指那些黏性强、粉末状及带有绒毛的药物，宜先用纱布袋装好，再与其他药物同煎，以防止药液混浊或刺激咽喉引起咳嗽及沉丁锅底，加热时引起焦化或煳化。如蛤粉、滑石粉、旋覆花、车前子、蒲黄及灶心土等。

4）另煎：又称另炖，主要是指某些贵重药材，为了更好地煎出有效成分，还应单独另煎，即另炖 2 ～ 3 小时。煎液可以另服，也可与其他煎液混合服用。如人参、西洋参、羚羊角、鹿茸等。

5）溶化：又称烊化，主要是指某些胶类药物及黏性大而易溶的药物，为避免入煎粘锅或黏附其他药物影响煎煮，可单用水或黄酒将此类药加热溶化即烊化后，用煎好的药液冲服，也可将此类药放入其他药物煎好的药液中加热烊化后服用。如阿胶、鹿角胶、龟甲胶、鳖甲胶、鸡血藤胶及蜂蜜、饴糖等。

6）泡服：又叫焗服，主要是指某些有效成分易溶于水或久煎容易破坏药效的药物，可以用少量开水或复方中其他药物的煎出液趁热浸泡，加盖闷润，减少挥发，半小时后去渣即可服用。如藏红花、番泻叶、胖大海、肉桂等。

7）冲服：主要指某些贵重药，用量较轻，为防止散失，常需要研成细末制成散剂，用温开水或复方中其他药物煎液冲服。如麝香、牛黄、珍珠、羚羊角、猴枣、马宝、西洋参、鹿茸、人参、蛤蚧等。某些药物，根据病情需要，为提高药效，也常研成散剂冲服。如用于止血的三七、花蕊石、白及、紫珠草、血余炭、棕榈炭及用于息风止痉的蜈蚣、全蝎、僵蚕、地龙和用于制酸止痛的乌贼骨、瓦楞子、海蛤壳、延胡索等。某些药物高温容易破坏药效或有效成分难溶于水，也只能做散剂冲服。如雷丸、鹤草芽、朱砂等。此外，还有一些液体药物如竹沥汁、姜汁、藕汁、荸荠汁、鲜地黄汁等也需冲服。

8）煎汤代水：煎汤代水主要指为了防止某些药物与其他药物同煎使煎液混浊，难于服用，宜先煎后取其上清液代水再煎煮其他药物，如灶心土等。此外，某些药物质轻用量多，体积大，吸水量大，如玉米须、丝瓜络、金钱草等，也需煎汤代水用。

2. 服药时间（助理不考） 汤剂一般每日1剂，煎2次分服，两次间隔时间为4～6小时。

第六单元 解表药

细目一 发散风寒药

1. 麻黄

【性能】辛、微苦，温。归肺、膀胱经。

【功效】发汗散寒，宣肺平喘，利水消肿。

【主治病证】①风寒感冒；②喘咳胸闷；③风水水肿；④风寒痹证，阴疽，痰核。

【用法用量】煎服，2～10g。发汗解表宜生用，止咳平喘多炙用。

【使用注意】本品发汗宣肺力强，凡表虚自汗、阴虚盗汗及肺肾虚喘者均当慎用。

【常用配伍】麻黄配桂枝、麻黄配石膏、麻黄配苦杏仁。

2. 桂枝

【性能】辛、甘，温。归心、肺、膀胱经。

【功效】发汗解肌，温经通脉，助阳化气，平冲降气。

【主治病证】①风寒感冒；②寒凝血滞诸痛证；③痰饮、水肿；④心悸、奔豚。

【使用注意】本品辛温助热，易伤阴动血，凡外感热病、阴虚火旺、血热妄行等证，均当忌用。孕妇及月经过多者慎用。

【常用配伍】桂枝配白芍。

易混考点解析

麻黄与桂枝的比较

中药名称	相同点	不同点
麻黄	两药均辛温，发汗解表，治疗风寒表证，常相须为用	发汗力强，多治风寒表实无汗证；兼有宣肺平喘、利水消肿的作用
桂枝		发汗力缓，风寒表虚有汗、表实无汗均适用；兼能温经通阳，用治寒凝经脉、风寒湿痹、痰饮蓄水、胸痹、心动悸、脉结代等证

3. 紫苏叶

【性能】辛，温。归肺、脾经。

【功效】解表散寒，行气宽中，解鱼蟹毒。

【主治病证】①风寒感冒；②脾胃气滞，胸闷呕吐；③进食鱼蟹中毒引起的腹痛吐泻。

4. 生姜

【功效】解表散寒，温中止呕，温肺止咳，解鱼蟹毒。

【主治病证】风寒感冒，脾胃寒证，胃寒呕吐，肺寒咳嗽。此外，能解生半夏、生南星和鱼蟹之毒。

易混考点解析

生姜与紫苏的比较

中药名称	相同点	不同点
生姜	二药均为发汗解表药，有解表散寒、止呕之功，可用于风寒感冒、呕吐，并且均可用于解鱼蟹毒	生姜能够温中止呕，温肺止咳，用治中焦虚寒引起的冷痛、呕吐，肺寒咳嗽。生姜还可解生半夏、生南星之毒。
紫苏		紫苏能够行气宽中，用治中焦气机郁滞之胸脘胀满、恶心呕吐

5. 香薷

【功效】发汗解表，化湿和中，利水消肿。

【主治病证】①暑湿感冒；②水肿脚气，小便不利。

【用法用量】煎服，3～10g。用于发表，量不宜过大，且不宜久煎；用于利水消肿，量宜稍大，且须浓煎。

【使用注意】本品发汗力强，表虚多汗者忌用。

6. 荆芥

【性能】辛，微温。归肺、肝经。

【功效】解表散风，透疹消疮，止血。

【主治病证】①外感表证；②麻疹不透、风疹瘙痒；③疮疡初起兼有表证；④吐衄下血。

【用法用量】煎服，5～10g，不宜久煎。发表透疹消疮宜生用；止血宜炒炭用。荆芥穗长于祛风。

7. 防风

【性能】辛、甘，微温。归膀胱、肝、脾经。

【功效】祛风解表，胜湿止痛，止痉。

【主治病证】①外感表证；②风疹瘙痒；③风湿痹痛；④破伤风。

此外，以其升清燥湿之性，也可用于脾虚湿盛、清阳不升之泄泻，以及土虚木乘、肝郁侮脾、肝胃不和、腹泻而痛者，如痛泻要方。

易混考点解析

荆芥与防风的比较

中药名称	相同点	不同点
荆芥	二药皆性微温，温而不燥，长于祛风解表，用于风寒或风热表证，二药常相须为用。	荆芥质轻透散，发汗之力较防风强，并有透疹消疮、止血功效
防风		防风祛风之力较强，为风药之润剂，并能胜湿、止痛和止痉，可治风湿痹证及破伤风等证

8. 羌活

【性能】辛、苦，温。归膀胱、肾经。

【功效】解表散寒，祛风胜湿，止痛。

【主治病证】①风寒感冒，头痛项强；②风寒湿痹，肩背酸痛，尤以上半身疼痛更为适宜。

9. 白芷

【性能】辛，温。归胃、大肠、肺经。

【功效】解表散寒，祛风止痛，宣通鼻窍，燥湿止带，消肿排脓。

【主治病证】①风寒感冒；②头痛，牙痛，风湿痹痛；③鼻渊；④带下证；⑤疮痈肿毒。

此外，本品祛风止痒，可用治皮肤风湿瘙痒。

10. 细辛

【功效】解表散寒，祛风止痛，通窍，温肺化饮。

【主治病证】①风寒感冒，阳虚外感；②头痛，牙痛，风湿痹痛；③鼻渊鼻衄；④肺寒痰饮咳喘。

【用法用量】煎服，1～3g；散剂每次服0.5～1g。外用适量。

【使用注意】阴虚阳亢头痛，肺燥阴伤干咳者忌用。不宜与藜芦同用。

【常用配伍】细辛配干姜、五味子。

11. 藁本

【功效】祛风散寒，除湿止痛。

【主治病证】风寒感冒，颠顶头痛；风寒湿痹。

12. 苍耳子

【功效】散风寒，通鼻窍，祛风湿。

【主治病证】①风寒感冒；②鼻渊头痛；③风湿痹痛；④风疹瘙痒。

【使用注意】血虚头痛不宜使用。过量服用易致中毒。

13. 辛夷

【功效】散风寒，通鼻窍。

【主治病证】风寒感冒；头痛鼻塞，鼻衄鼻渊。

【用法用量】煎服，3～10g。本品有毛，易刺激咽喉，入汤剂宜包煎。

易混考点解析

发散风寒药的功效比较和高频考点

中药名称	相似功效	不同功效	高频考点
麻黄	发汗散寒	宣肺平喘，利水消肿	治肺气壅遏之喘咳要药，用于风寒表实证
桂枝	发汗解肌	温通经脉，助阳化气，平冲降气	外感风寒表实证和表虚证皆可使用
紫苏	解表散寒	行气宽中，解鱼蟹毒	解鱼蟹毒
生姜	解表散寒	温中止呕，温肺止咳，解鱼蟹毒	呕家圣药；解鱼蟹毒
香薷	发汗解表	化湿和中，利水消肿	夏月麻黄
荆芥	祛风解表	透疹消疮，止血	既可散风寒，又能散风热
防风	祛风解表	胜湿止痛，止痉	既可散风寒，又能散风热
羌活	解表散寒	祛风胜湿，止痛	善治上半身风湿痹痛；治太阳头痛
白芷	解表散寒	祛风止痛，宣通鼻窍，燥湿止带，消肿排脓	治阳明头痛
细辛	解表散寒	祛风止痛，通窍，温肺化饮	治寒饮伏肺之要药
藁本	祛风散寒	除湿止痛	治厥阴头痛
苍耳子	散发风寒	通鼻窍，祛风湿	
辛夷	散发风寒	通鼻窍	治鼻渊要药；需包煎

细目二　发散风热药

1. 薄荷

【性能】辛，凉。归肺、肝经。

【功效】疏散风热，清利头目，利咽透疹，疏肝行气。

【主治病证】①风热感冒，温病初起；②风热头痛，目赤多泪，咽喉肿痛；③麻疹不透，风疹瘙痒；

④肝郁气滞，胸闷胁痛；⑤夏令感受暑湿秽浊之气，脘腹胀痛，呕吐泄泻。

【用法】煎服，3～6g；宜后下。薄荷叶长于发汗解表；薄荷梗偏于行气和中。

【使用注意】本品芳香辛散，发汗耗气，故体虚多汗者不宜使用。

2. 牛蒡子

【性能】辛、苦，寒。归肺、胃经。

【功效】疏散风热，宣肺透疹，解毒。

【主治病证】①风热感冒，温病初起；②麻疹不透，风热疹痒；③痈肿疮毒，丹毒，痄腮，喉痹。

【使用注意】本品性寒，滑肠通便，脾虚便溏者慎用。

3. 蝉蜕

【性能】甘，寒。归肺、肝经。

【功效】疏散风热，利咽开音，透疹，明目退翳，息风止痉。

【主治病证】①风热感冒，温病初起，咽痛音哑；②麻疹不透，风疹瘙痒；③目赤翳障；④急慢惊风，破伤风；⑤小儿夜啼不安。

易混考点解析

薄荷、牛蒡子与蝉蜕的比较

中药名称	相同点	不同点
薄荷	三药均可疏散风热，透疹，利咽，用治风热感冒、温病初起、麻疹不透、风疹瘙痒、咽喉肿痛等	薄荷宣散表邪力强，还可清利头目，利咽喉，疏肝行气，用治风热头痛、目赤咽痛、肝郁胁痛等
牛蒡子		牛蒡子疏风发散之力不及薄荷，但长于宣肺祛痰、清利咽喉，对咽痛或咳痰不利者尤为适宜
蝉蜕		蝉蜕长于疏散肺热、宣肺利咽、开音疗哑，还可明目退翳、息风止痉，多用治目赤翳障、急慢惊风、破伤风及小儿夜啼不安

4. 桑叶

【性能】甘、苦，寒。归肺、肝经。

【功效】疏散风热，清肺润燥，平抑肝阳，清肝明目。

【主治病证】①风热感冒，温病初起；②肺热咳嗽，燥热咳嗽；③肝阳上亢，头晕头痛；④目赤昏花；⑤血热妄行之吐血、衄血轻症。

【用法】煎服；或入丸散。外用煎水洗眼。桑叶蜜制能增强润肺止咳的作用，肺燥咳嗽多用。

【常用配伍】桑叶配菊花。

5. 菊花

【性能】甘、苦，微寒。归肺、肝经。

【功效】疏散风热，平抑肝阳，清肝明目，清热解毒。

【主治病证】①风热感冒，温病初起；②肝阳上亢，头痛眩晕；③目赤昏花；④疮痈肿毒。

【常用配伍】菊花配枸杞子。

易混考点解析

桑叶与菊花的比较

中药名称	相同点	不同点
桑叶	二药均能疏散风热，平抑肝阳，清肝明目，常相须为用治疗外感风热、肝火上炎之头痛、眩晕、目赤等证	桑叶疏散风热之力较强，并长于清肺润燥，兼能凉血止血，用治肺热燥咳、血热吐衄
菊花		菊花平肝明目之力较强，兼能清热解毒，多用于肝阳上亢、疮痈肿毒

6. 蔓荆子

【功效】疏散风热，清利头目。

【主治病证】风热感冒，头昏头痛；目赤肿痛，耳鸣耳聋。还可用治风湿痹痛。

7. 柴胡

【性能】苦、辛，微寒。归肝、胆、肺经。

【功效】解表退热，疏肝解郁，升举阳气。

【主治病证】①表证发热，少阳证；②肝郁气滞证；③气虚下陷，脏器脱垂。

此外，本品还有退热截疟的作用，为治疗疟疾寒热的常用药。

【用法】煎服。解表退热宜生用，且用量宜稍重；疏肝解郁宜醋炙，升阳可生用或酒炙，其用量均宜稍轻。

【常用配伍】柴胡配黄芩。

8. 升麻

【功效】发表透疹，清热解毒，升举阳气。

【主治病证】①风热头痛；麻疹不透；②齿痛口疮，咽喉肿痛，温毒发斑；③气虚下陷，脏器脱垂，崩漏下血等。

9. 葛根

【性能】甘、辛，凉。归脾、胃、肺经。

【功效】解肌退热，透疹，生津止渴，升阳止泻，通经活络，解酒毒。

【主治病证】①表证发热，项背强痛；②麻疹不透；③热病口渴，阴虚消渴；④热泻热痢，脾虚泄泻。

【用法】煎服。解肌退热、透疹、生津宜生用，升阳止泻宜煨用。

易混考点解析

柴胡、升麻与葛根的比较

中药名称	相同点		不同点
柴胡	三药皆能发表、升阳，均可治风热感冒、发热、头痛，以及清阳不升等证	柴胡、升麻两者均能升阳举陷，用治气虚下陷、食少便溏、久泻脱肛，以及胃下垂、肾下垂、子宫脱垂等脏器脱垂	柴胡主升肝胆之气，长于疏散少阳半表半里之邪，并退热、疏肝解郁，为治疗少阳证的要药。常用于伤寒邪在少阳，症见寒热往来、胸胁苦满、口苦咽干、目眩；感冒发热；肝郁气滞，胸胁胀痛、月经不调、痛经
升麻			升麻主升脾胃清阳之气，其升提（升阳举陷）之力较柴胡为强，并善于清热解毒，常用于多种热毒证
葛根		升麻、葛根两者又能透疹，常用治麻疹初期，透发不畅	葛根主升脾胃清阳之气而达到生津止渴、止泻之功，常用于热病烦渴、阴虚消渴、热泻热痢、脾虚泄泻。同时，葛根解肌退热，对于外感表证，症见发热恶寒、头痛无汗、项背强痛，无论风寒、风热，均可使用

10. 淡豆豉（助理不考）

【功效】解表除烦，宣发郁热。

易混考点解析

发散风热药的功效比较和高频考点

中药名称	相似功效	不同功效	高频考点
薄荷	疏散风热	清利头目，利咽透疹，疏肝行气	后下
牛蒡子	疏散风热	宣肺透疹，解毒	风热感冒见咽喉红肿疼痛，或咳嗽痰多不利者，十分常用

续表

中药名称	相似功效	不同功效	高频考点
蝉蜕	疏散风热	利咽开音，透疹，明目退翳，息风止痉	
桑叶	疏散风热	清肺润燥，平抑肝阳，清肝明目	
菊花	疏散风热	平抑肝阳，清肝明目，清热解毒	
柴胡	解表退热	疏肝解郁，升举阳气	治少阳证之要药
葛根	解肌退热	透疹，生津止渴，升阳止泻，通经活络，解酒毒	治项背强痛之要药
蔓荆子	疏散风热	清利头目	
升麻	解表	透疹，清热解毒，升举阳气	升阳举陷之要药
淡豆豉	解表	除烦，宣发郁热	除烦热常用

第七单元　清热药

细目一　清热泻火药

1. 石膏

【性能】甘、辛，大寒。归肺、胃经。

【功效】生用：清热泻火，除烦止渴；煅用：敛疮，生肌，收湿，止血。

【主治病证】①温热病气分实热证；②肺热喘咳证；③胃火牙痛、头痛，实热消渴；④溃疡不敛，湿疹瘙痒，水火烫伤，外伤出血等。

【用法】生石膏煎服，宜先煎。煅石膏研末撒敷患处。

【使用注意】脾胃虚寒及阴虚内热者忌用。

【常用配伍】石膏配知母。

2. 知母

【性能】苦、甘，寒。归肺、胃、肾经。

【功效】清热泻火，滋阴润燥。

【主治病证】①气分实热，烦渴；②肺热燥咳；③骨蒸潮热；④内热消渴；⑤肠燥便秘。

【用法】煎服，清热泻火宜生用，滋阴润燥宜盐水炙用。

【使用注意】本品性寒质润，有滑肠作用，故脾虚便溏者不宜使用。

【常用配伍】知母配黄柏、知母配川贝母。

易混考点解析

石膏与知母的比较

中药名称	相同点	不同点
石膏	二药均能清热泻火，除烦止渴，常用治温病气分实热证、肺热咳嗽	石膏清解力强，重在清泻火热，长于清泻肺胃实火，治肺热喘咳、胃火牙痛等。煅石膏还能收敛生肌
知母		知母滋阴润燥力强，重在滋润肺、胃、肾阴，治阴虚火旺证

3. 芦根

【功效】清热泻火，生津止渴，除烦，止呕，利尿。

【主治病证】①热病烦渴；②胃热呕哕；③肺热咳嗽，肺痈吐脓；④热淋涩痛。

4. 天花粉

【功效】清热泻火，生津止渴，消肿排脓。

【主治病证】①热病烦渴；②肺热燥咳；③内热消渴；④疮疡肿毒。

【使用注意】不宜与乌头类药材同用。

易混考点解析

芦根与天花粉的比较

中药名称	相同点	不同点
芦根	二药均有清热泻火、生津止渴之功，用治热病烦渴、消渴、肺热咳嗽	芦根止呕、利尿，用治胃热呕逆、肺痈吐脓、热淋涩痛
天花粉		天花粉消肿排脓，用治痈肿疮疡

5. 淡竹叶

【功效】清热泻火，除烦止渴，利尿通淋。

【主治病证】①热病烦渴；②口疮尿赤，热淋涩痛。

6. 栀子

【性能】苦，寒。归心、肺、三焦经。

【功效】泻火除烦，清热利湿，凉血解毒；外用消肿止痛。焦栀子：凉血止血。

【主治病证】①热病心烦；②湿热黄疸；③热淋涩痛；④血热吐衄；⑤目赤肿痛；⑥火毒疮疡。

【用法】煎服。外用生品适量，研末调敷。

【常用配伍】栀子配淡豆豉、栀子配茵陈。

7. 夏枯草

【性能】辛、苦，寒。归肝、胆经。

【功效】清热泻火，明目，散结消肿。

【主治病证】①目赤肿痛，头痛眩晕，目珠夜痛；②瘰疬，瘿瘤；③乳痈肿痛。

8. 决明子

【功效】清热明目，润肠通便。

【主治病证】①目赤肿痛，羞明多泪，目暗不明；②头痛，眩晕；③肠燥便秘。

【用法】煎服；用于润肠通便，不宜久煎。

易混考点解析

清热泻火药的功效比较和高频考点

中药名称	相似功效	不同功效	高频考点
石膏	清热泻火	生用：清热泻火，除烦止渴；煅用：敛疮、生肌，收湿，止血	清解肺卫气分实热之要药
知母	清热泻火	滋阴润燥	
栀子	清热泻火	除烦，利湿，凉血解毒；外用消肿止痛。焦栀子：凉血止血	清三焦火热
夏枯草	清热泻火	明目，散结消肿	善泻肝胆火热
芦根	清热泻火	生津止渴，除烦，止呕，利尿	
天花粉	清热泻火	生津止渴，消肿排脓	反乌头
淡竹叶	清热泻火	除烦止渴，利尿通淋	
决明子	清热	明目，润肠通便	润肠通便，不宜久煎

细目二 清热燥湿药

1. 黄芩

【性能】苦，寒。归肺、胆、脾、大肠、小肠经。

【功效】清热燥湿，泻火解毒，止血，安胎。

【主治病证】①湿温，暑湿，胸闷呕恶，湿热痞满，黄疸泻痢；②肺热咳嗽，高热烦渴；③血热吐衄；④痈肿疮毒；⑤胎动不安。

【用法】煎服。清热多生用，安胎多炒用，清上焦热多酒炙用，止血可炒炭用。

2. 黄连

【性能】苦，寒。归心、脾、胃、肝、胆、大肠经。

【功效】清热燥湿，泻火解毒。

【主治病证】①湿热痞满，呕吐吞酸；②湿热泻痢；③高热神昏，心烦不寐，血热吐衄；④痈肿疔疮，目赤牙痛；⑤消渴；⑥外治湿疹、湿疮、耳道流脓。

【用法】煎服。外用适量。

【常用配伍】黄连配木香、黄连配吴茱萸、黄连配半夏、黄连配瓜蒌（皮）。

3. 黄柏

【性能】苦，寒。归肾、膀胱经。

【功效】清热燥湿，泻火除蒸，解毒疗疮。

【主治病证】①湿热带下，热淋涩痛。②湿热泻痢，黄疸；③湿热脚气，痿躄；④骨蒸劳热，盗汗，遗精；⑤疮疡肿毒、湿疹瘙痒。

【用法】煎服。外用适量。

【常用配伍】黄柏配苍术。

易混考点解析

黄芩、黄连与黄柏的比较

中药名称	相同点	不同点
黄芩	三药均能清热燥湿，泻火解毒，治诸湿热、火热及热毒证	黄芩善清上焦热邪，并善清肺热及少阳胆经之热，用于肺热咳嗽证及邪在少阳，寒热往来。兼能凉血止血、清热安胎，可用于血热出血与胎热不安等证
黄连		黄连清热燥湿与泻火解毒力尤强，为治湿热泻痢要药，善清中焦热邪，并善泻心火、清胃火，为治心、胃火热证常用之品
黄柏		黄柏善清下焦热邪，多用于下焦湿热证，并能退虚热，可用于阴虚发热证

4. 龙胆

【功效】清热燥湿，泻肝胆火。

【主治病证】①湿热黄疸，阴肿阴痒，带下，湿疹瘙痒；②肝火头痛，目赤耳聋，胁痛口苦；③惊风抽搐。

易混考点解析

栀子与龙胆的比较

中药名称	相同点	不同点
栀子	二药均为苦寒之品，归肝经，功效清热泻火、除湿，用治肝火头痛、目赤肿痛及湿热黄疸、胁痛口苦	栀子清三焦火热，重在泻心火除烦，用治热病心烦、躁扰不宁；还能凉血止血，治血热妄行之多种出血；解毒消肿，又可治火毒疮疡、扭挫肿痛；性寒不燥，重在清利湿热，可治热淋、血淋
龙胆		龙胆苦寒性燥，主入肝、胆经，清热燥湿泻火，以清下焦及肝胆湿热和清泻肝胆实火为核心，又治湿热带下、阴肿阴痒、湿疹瘙痒及肝胆火盛之高热惊厥

5. 秦皮（助理不考）

【功效】清热燥湿，收涩止痢，止带，明目。

6. 苦参

【功效】清热燥湿，杀虫，利尿。

【主治病证】①湿热泻痢，便血，黄疸；②湿热带下，阴肿阴痒，湿疹湿疮，皮肤瘙痒，疥癣；③湿热淋证，小便不利。

【使用注意】脾胃虚寒者忌用，反藜芦。

7. 白鲜皮（助理不考）

【功效】清热燥湿，祛风解毒。

易混考点解析

清热燥湿药的功效比较和高频考点

中药名称	相似功效	不同功效	高频考点
黄芩	清热燥湿	泻火解毒，止血，安胎	善清上焦热邪
黄连	清热燥湿	泻火解毒	治湿热泻痢之要药；善泻心火、清胃火
黄柏	清热燥湿	泻火除蒸，解毒疗疮	善清下焦热邪
龙胆	清热燥湿	泻肝胆火	治肝经湿热、实火之要药
苦参	清热燥湿	杀虫，利尿	反藜芦
秦皮	清热燥湿	收涩止痢，止带，明目	
白鲜皮	清热燥湿	祛风解毒	

细目三　清热解毒药

1. 金银花

【性能】甘，寒。归肺、心、胃经。

【功效】清热解毒，疏散风热。

【主治病证】①痈肿疔疮；②外感风热，温病初起；③热毒血痢。

此外，尚可用治咽喉肿痛、小儿热疮及痱子。

【常用配伍】金银花配连翘、金银花配当归。

2. 连翘

【性能】苦，微寒。归肺、心、小肠经。

【功效】清热解毒，消肿散结，疏散风热。

【主治病证】①痈肿疮毒，瘰疬痰核；②风热外感，温病初起。

易混考点解析

金银花与连翘的比较

中药名称	相同点	不同点
金银花	二药均能清热解毒，疏散风热，常相须为用，用治疮痈、外感风热与温病初起	金银花疏散风热之力较强，并能凉血止痢，用治热毒血痢
连翘		连翘清心解毒之力强，消痈散结，为"疮家圣药"，用治瘰疬痰核

3. 穿心莲
【功效】泻火解毒，清热燥湿，凉血，消肿。
【用法用量】煎服，6～9g。煎剂易致呕吐，故多作丸、散、片剂。外用适量。
【使用注意】不宜多服久服；脾胃虚寒者不宜用。

4. 大青叶
【性能】苦，寒。归心、胃经。
【功效】清热解毒，凉血消斑。
【主治病证】①热入营血，温毒发斑；②喉痹口疮，痄腮丹毒，疮痈。

5. 板蓝根
【功效】清热解毒，凉血利咽。
【主治病证】①外感发热，温病初起，咽喉肿痛；②温毒发斑，大头瘟疫，痄腮，丹毒，痈肿疮毒。

6. 青黛
【功效】清热解毒，凉血消斑，泻火定惊。
【主治病证】①温毒发斑，血热吐衄；②咽痛口疮，痄腮，喉痹，火毒疮疡；③咳嗽胸痛，痰中带血；④暑热惊痫，肝风抽搐。
【用法用量】入丸散，1～3g。本品难溶于水，一般作散剂冲服，或入丸剂服用。外用适量。

易混考点解析

大青叶、板蓝根与青黛的比较

中药名称	相同点	不同点
大青叶	三者大体同出一源，功效亦相近，皆有清热解毒、凉血消斑之功效	大青叶凉血消斑力强
板蓝根		板蓝根解毒利咽效佳
青黛		青黛清肝定惊功著

7. 贯众
【功效】清热解毒，止血，杀虫。
【主治病证】①风热感冒，热毒斑疹；②血热出血，虫疾。

8. 蒲公英
【性能】苦、甘，寒。归肝、胃经。
【功效】清热解毒，消肿散结，利尿通淋。
【主治病证】①痈肿疔毒，乳痈内痈；②热淋涩痛，湿热黄疸。

9. 紫花地丁
【功效】清热解毒，凉血消肿。

易混考点解析

蒲公英与紫花地丁的比较

中药名称	相同点	不同点
蒲公英	二药均能清热解毒、消肿散结，用于外科热毒痈疡，常配伍同用	蒲公英主入胃经，善治痈肿、乳痈，又能利尿通淋，治淋证、黄疸及小便不利
紫花地丁		紫花地丁味兼辛，有散结之功，归心、肝经，故善治疔疮

10. 土茯苓

【功效】解毒，除湿，通利关节。

【主治病证】①杨梅毒疮，肢体拘挛；②淋浊带下；③痈肿疮毒。

11. 鱼腥草

【性能】辛，微寒。归肺经。

【功效】清热解毒，消痈排脓，利尿通淋。

【主治病证】①肺痈吐脓，肺热咳嗽；②热毒疮毒；③湿热淋证。

12. 射干

【性能】苦，寒。归肺经。

【功效】清热解毒，消痰，利咽。

【主治病证】①咽喉肿痛；②痰盛咳喘。

【使用注意】孕妇慎用。

【常用配伍】麻黄配射干。

13. 山豆根

【功效】清热解毒，利咽消肿。

【主治病证】咽喉肿痛；牙龈肿痛。

【用法用量】煎服，3～6g。外用适量。

【使用注意】本品有毒，过量服用易引起恶心、呕吐、腹泻、胸闷、心悸等，故用量不宜过大。

14. 马勃（助理不考）

【功效】清热解毒，利咽，止血。

15. 白头翁

【性能】苦，寒。归胃、大肠经。

【功效】清热解毒，凉血止痢。

【主治病证】①热毒血痢；②阴痒带下。

易混考点解析

白头翁与鸦胆子的比较

中药名称	相同点	不同点
白头翁	二药均为苦寒之品，主归大肠经，清热解毒，止痢，善治热毒血痢，是治疗菌痢的常用药	白头翁苦寒降泄，能凉血止痢，清肠胃湿热及血分热毒，用治热毒血痢及湿热痢疾
鸦胆子		鸦胆子苦寒，有小毒，兼归肝经，长于燥湿，除治热毒血痢外，亦治冷积久痢（休息痢）；又能截疟，治各型疟疾。外用有腐蚀赘疣作用，可用于赘疣、鸡眼等

16. 马齿苋

【功效】清热解毒，凉血止血，止痢。

17. 鸦胆子

【功效】清热解毒，止痢，截疟；外用腐蚀赘疣。

【用法用量】内服，0.5～2g，以干龙眼肉包裹或装入胶囊吞服，亦可压去油，制成丸剂、片剂服，不宜入煎剂。外用适量。

【使用注意】本品有毒，对胃肠道及肝、肾均有损害，内服需严格控制剂量，不宜多用、久服。外用注意用胶布保护好周围的正常皮肤，以防止刺激正常皮肤。孕妇及小儿慎用。胃肠出血及肝肾病患者，应忌用或慎用。

18. 白花蛇舌草

【功效】清热解毒消痈，利湿通淋。

【主治病证】①痈肿疮毒，咽喉肿痛，毒蛇咬伤；②热淋涩痛。

19. 熊胆粉（助理不考）

【功效】清热解毒，清肝明目，息风止痉。

【用法用量】内服，0.25～0.5g，人工熊胆粉1～2g，入丸、散。外用适量，调涂患处。

20. 大血藤

【功效】清热解毒，活血，祛风止痛。

21. 败酱草

【功效】清热解毒，消痈排脓，祛瘀止痛。

易混考点解析

大血藤与败酱草的比较

中药名称	相同点	不同点
大血藤	二药均能清热解毒，活血消痈，善治肠痈，亦可治产后瘀滞腹痛、闭经等	大血藤清热解毒力较强，又有祛风止痛作用，可治风湿痹痛及跌打损伤
败酱草		败酱草以消痈排脓见长，又可治肺痈、疮痈

22. 山慈菇（助理不考）

【功效】清热解毒，化痰散结。

23. 漏芦（助理不考）

【功效】清热解毒，消痈，下乳，舒筋通脉。

24. 野菊花（助理不考）

【功效】清热解毒，泻火平肝。

易混考点解析

清热解毒药的功效比较和高频考点

中药名称	相似功效	不同功效	高频考点
金银花	清热解毒	疏散风热	治疗一切内、外痈之要药
连翘	清热解毒	消肿散结，疏散风热	疮家圣药
穿心莲	泻火解毒	清热燥湿，凉血，消肿	
大青叶	清热解毒	凉血消斑	
板蓝根	清热解毒	凉血，利咽	
青黛	清热解毒	凉血消斑，泻火定惊	内服1.5～3g，难溶，入丸、散剂
贯众	清热解毒	止血，杀虫	

续表

中药名称	相似功效	不同功效	高频考点
蒲公英	清热解毒	消肿散结，利尿通淋	治乳痈之要药
紫花地丁	清热解毒	凉血消肿	
鱼腥草	清热解毒	消痈排脓，利尿通淋	治肺痈之要药
土茯苓	解毒	除湿，通利关节	
射干	清热解毒	消痰，利咽	
山豆根	清热解毒	利咽消肿	
马勃	清热解毒	利咽，止血	
白头翁	清热解毒	凉血止痢	治疗热毒血痢
马齿苋	清热解毒	凉血止血，止痢	
鸦胆子	清热解毒	止痢，截疟；外用腐蚀赘疣	
白花蛇舌草	清热解毒	消痈，利湿通淋	
熊胆粉	清热解毒	清肝明目，息风止痉	内服 0.25～0.5g，入丸、散
大血藤	清热解毒	活血，祛风止痛	
败酱草	清热解毒	消痈排脓，祛瘀止痛	治疗肠痈之要药
山慈菇	清热解毒	化痰散结	
漏芦	清热解毒	消痈，下乳，舒筋通脉	
野菊花	清热解毒	泻火平肝	

细目四 清热凉血药

1. 生地黄

【性能】甘，寒。归心、肝、肾经。

【功效】清热凉血，养阴生津。

【主治病证】①热入营血，温毒发斑，吐血衄血；②阴虚内热，骨蒸劳热；③津伤口渴，内热消渴，肠燥便秘。

【使用注意】脾虚湿滞，腹满便溏者不宜使用。

【常用配伍】生地黄配玄参。

2. 玄参

【性能】甘、苦、咸，微寒。归肺、胃、肾经。

【功效】清热凉血，泻火解毒，滋阴。

【主治病证】①温邪入营，内陷心包，温毒发斑；②热病伤阴，津伤便秘，骨蒸劳嗽；③目赤咽痛，瘰疬，白喉，痈肿疮毒。

【使用注意】脾胃虚寒，食少便溏者不宜服用。反藜芦。

易混考点解析

玄参与生地黄的比较

中药名称	相同点	不同点
玄参	二药均能清热凉血，养阴生津，用治热入营血、热病伤阴、阴虚内热等证	玄参泻火解毒力强，用治痈肿疮毒、咽喉肿痛
生地黄		生地黄清热凉血作用较强，故血热出血、内热消渴多用

3. 牡丹皮

【性能】苦、辛，微寒。归心、肝、肾经。

【功效】清热凉血，活血祛瘀。

【主治病证】①温毒发斑，血热吐衄；②温病伤阴，余邪未尽，夜热早凉，无汗骨蒸；③血滞经闭，痛经，跌打伤痛；④痈肿疮毒。

【使用注意】血虚有寒、月经过多及孕妇不宜使用。

4. 赤芍

【性能】苦，微寒。归肝经。

【功效】清热凉血，散瘀止痛。

【主治病证】①温毒发斑，血热吐衄；②目赤肿痛，痈肿疮疡；③经闭痛经，癥瘕腹痛，跌打损伤。

【使用注意】血寒经闭不宜使用。反藜芦。

【常用配伍】赤芍配牡丹皮。

易混考点解析

牡丹皮与赤芍的比较

中药名称	相同点	不同点
牡丹皮	二药皆能清热凉血、活血散瘀，治疗血热、血瘀所致的病证常相须为用，还可治疗热入营血，吐衄斑疹；血滞经闭，痛经癥瘕，跌打瘀肿，痈肿疮毒等证	牡丹皮兼辛味，能清透阴分伏热，用治温热病后期，邪伏阴分，夜热早凉及肠痈腹痛等证
赤芍		赤芍苦泄，散瘀止痛力强；并能泻肝火，用治肝热目赤肿痛

5. 紫草

【功效】清热凉血，活血消斑，解毒透疹。

【主治病证】①温病血热毒盛，斑疹紫黑，麻疹不透；②疮疡，湿疹，水火烫伤。

【使用注意】性寒而滑利，脾虚便溏者忌服。

6. 水牛角

【功效】清热凉血，解毒，定惊。

【主治病证】①温病高热，神昏谵语，惊风，癫狂；②血热妄行之斑疹、吐衄；③痈肿疮疡，咽喉肿痛。

【用法】镑片或粗粉煎服，宜先煎 3 小时以上。水牛角浓缩粉冲服，每日 2 次。

易混考点解析

清热凉血药的功效比较和高频考点

中药名称	相似功效	不同功效	高频考点
生地黄	清热凉血	养阴生津	清热、凉血、止血要药
玄参	清热凉血	泻火解毒，滋阴	反藜芦
牡丹皮	清热凉血	活血祛瘀	治无汗骨蒸之要药
赤芍	清热凉血	散瘀止痛	反藜芦
紫草	清热凉血	活血消斑，解毒透疹	
水牛角	清热凉血	解毒，定惊	镑片或粗粉煎服，宜先煎 3 小时以上

细目五　清虚热药

1. 青蒿

【性能】苦、辛，寒。归肝、胆经。

【功效】清透虚热，凉血除蒸，解暑，截疟。

【主治病证】①温邪伤阴，夜热早凉；②阴虚发热，劳热骨蒸；③暑热外感，发热口渴；④疟疾寒热。

【用法】煎服，不宜久煎；或鲜用绞汁服。

【使用注意】脾胃虚弱，肠滑泄泻者忌服。

【常用配伍】青蒿配鳖甲、青蒿配黄芩。

2. 白薇

【功效】清虚热，凉血，利尿通淋，解毒疗疮。

3. 地骨皮

【性能】甘，寒。归肺、肝、肾经。

【功效】凉血除蒸，清肺降火。

【主治病证】①阴虚发热，盗汗骨蒸；②肺热咳嗽；③血热出血证。

【常用配伍】地骨皮配桑白皮。

易混考点解析

牡丹皮与地骨皮的比较

中药名称	相同点	不同点
牡丹皮	二药均能清热凉血，退虚热，均可治血热吐衄、阴虚发热证，且对阴虚发热证无论有汗、无汗均可应用，并常相须为用	牡丹皮长于清热凉血，治热入营血证；又能活血化瘀，用于多种瘀血证及肠痈、痈疡肿毒；善治无汗骨蒸
地骨皮		地骨皮长于清虚热，治虚热证；并能清泄肺热，治肺热咳嗽、内热消渴证；善治有汗骨蒸

4. 银柴胡

【功效】清虚热，除疳热。

5. 胡黄连

【功效】退虚热，除疳热，清湿热。

易混考点解析

黄连与胡黄连的比较

中药名称	相同点	不同点
黄连	二药均能清湿热，善除胃肠湿热，可用于湿热泻痢	黄连为毛茛科植物的根茎，清热燥湿与泻火解毒力强，并长于清心、胃之火，常用于多种热毒病证，以及心、胃火热证等
胡黄连		胡黄连为玄参科植物的根茎，长于退虚热、除疳热，可用于阴虚发热与小儿疳积等证；并能清热燥湿，善治疮痈肿毒

清退虚热药的功效比较和高频考点

中药名称	相似功效	不同功效	高频考点
青蒿	清透虚热	凉血除蒸，解暑，截疟	截疟解暑，不宜久煎
白薇	清虚热	凉血，利尿通淋，解毒疗疮	善治阴虚外感
地骨皮	清肺降火	凉血除蒸	除有汗之骨蒸要药
银柴胡	清虚热	除疳热	
胡黄连	退虚热	除疳热，清湿热	

第八单元　泻下药

细目一　攻下药

1. 大黄

【性能】苦，寒。归脾、胃、大肠、肝、心包经。

【功效】泻下攻积，清热泻火，凉血解毒，逐瘀通经，除湿退黄。

【主治病证】①积滞便秘；②血热吐衄，目赤咽肿，牙龈肿痛；③热毒疮疡，肠痈，烧烫伤；④瘀血诸证；⑤湿热痢疾，黄疸，淋证。

【用法用量】煎服，3～15g；用于泻下不宜久煎。外用适量。

【使用注意】脾胃虚弱者慎用；孕妇及月经期、哺乳期妇女应慎用。

【常用配伍】大黄配芒硝、大黄配附子。

易混考点解析

几种大黄炮制品的比较

炮制品种	功效	主治病证
生大黄	攻下力强，又可清热泻火、凉血、利湿	热结便秘、热毒疮疡、湿热蕴结等
熟大黄	泻下力较缓，泻火解毒	热毒疮肿
酒大黄	善清上焦血分热毒，亦可活血	目赤咽肿、齿龈肿痛、瘀血病证
大黄炭	凉血化瘀止血	血热有瘀之出血证

2. 芒硝

【性能】咸、苦，寒。归胃、大肠经。

【功效】泻下通便，润燥软坚，清热消肿。

【主治病证】①积滞便秘；②咽痛口疮，目赤肿痛，乳痈疮肿。

【用法用量】内服，6～12g，冲入药汁内或开水溶化后服。外用适量。

【使用注意】孕妇及哺乳期妇女慎用，不宜与硫黄、三棱同用。

易混考点解析

大黄与芒硝的比较

中药名称	相同点	不同点
大黄	二药均能泄热通便，清热消肿，常相须为用，治疗肠燥便秘、痈疮肿毒	大黄味苦，泻下力强，荡涤肠胃，为治疗热结便秘之主药；并能清热泻火、止血、解毒、活血祛瘀、清利湿热，用治温病热毒、血热出血、瘀血证、湿热黄疸、淋证
芒硝		芒硝味咸，软坚泻下，善除燥屎坚结；外用治疗咽喉肿痛、疮疡、目赤

3. 番泻叶

【功效】泄热行滞，通便，利水。

【用法用量】煎服，2～6g，宜后下或开水泡服。

【使用注意】妇女哺乳期、月经期及孕妇慎用。

4. 芦荟（助理不考）

【用法用量】宜入丸、散服，每次2～5g。外用适量。

【使用注意】脾胃虚弱，食少便溏及孕妇忌用。

易混考点解析

攻下药的功效比较和高频考点

中药名称	相似功效	不同功效	高频考点
大黄	泻下攻积	清热泻火，凉血解毒，逐瘀通经，除湿退黄	治疗积滞便秘之要药
芒硝	泻下通便	润燥软坚，清热消肿	冲入药汁内或开水溶化后服
番泻叶	泄热行滞	通便，利水	泡服或煎服，宜后下
芦荟	泻下通便	清肝，杀虫	宜入丸、散服

细目二　润下药

1. 火麻仁

【功效】润肠通便。

【主治病证】肠燥便秘。

【用法用量】煎服，10～15g，打碎入煎剂。

2. 郁李仁

【功效】润肠通便，下气利水。

【主治病证】①肠燥便秘；②水肿胀满，脚气浮肿。

【使用注意】孕妇慎用。

3. 松子仁

【功效】润肠通便，润肺止咳。

【主治病证】①肠燥便秘；②肺燥干咳。

易混考点解析

润下药的功效比较和高频考点

中药名称	相似功效	不同功效	高频考点
火麻仁	润肠通便		
郁李仁	润肠通便	下气利水	既能通大便，又能利小便
松子仁	润肠通便	润肺止咳	既润肠通便，又润肺止咳；肺与大肠同治

细目三　峻下逐水药

1. 甘遂

【功效】泻水逐饮，消肿散结。

【主治病证】①水肿，鼓胀，胸胁停饮；②风痰癫痫；③疮痈肿毒。

【用法用量】入丸、散服，每次0.5～1.5g。外用适量，生用。内服醋制用，以减低毒性。

【使用注意】虚弱者及孕妇忌用。不宜与甘草同用。

2. 京大戟（助理不考）

【功效】泻水逐饮，消肿散结。

【用法用量】煎服，1.5～3g；入丸、散剂，每次1g。外用适量，生用。内服醋制用，以减低毒性。

【使用注意】虚弱者及孕妇忌用。不宜与甘草同用。

3. 芫花（助理不考）

【功效】泻水逐饮；外用杀虫疗疮。

【用法用量】煎服，1.5～3g。入丸、散剂，每次0.6～0.9g。外用适量。内服醋制用，以减低毒性。

【使用注意】虚弱者及孕妇忌用。不宜与甘草同用。

4. 牵牛子

【功效】泻水通便，消痰涤饮，杀虫攻积。

【主治病证】①水肿，鼓胀；②痰饮喘咳；③虫积腹痛。

【用法用量】煎服，3～6g。入丸、散剂，每次1.5～3g。本品炒用药性减缓。

【使用注意】孕妇忌用。不宜与巴豆、巴豆霜同用。

5. 巴豆霜

【功效】峻下冷积，逐水退肿，豁痰利咽；外用蚀疮。

【主治病证】①寒积便秘；②腹水鼓胀；③喉痹痰阻；④痈肿脓成未溃，疥癣恶疮。

【用法用量】入丸、散剂，每次0.1～0.3g。外用适量。

【使用注意】孕妇及体弱者忌用。不宜与牵牛子同用。

易混考点解析

峻下逐水药的功效比较和高频考点

中药名称	相似功效	不同功效	高频考点
甘遂	泻下逐水	消肿散结	反甘草
大戟	泻下逐饮	消肿散结	反甘草
芫花	泻下逐饮	外用杀虫疗疮	反甘草
牵牛子	泻水	通便，消痰涤饮，杀虫攻积	畏巴豆、巴豆霜
巴豆霜	峻下冷积	逐水退肿，豁痰利咽；外用蚀疮	治疗寒积便秘之要药

第九单元　祛风湿药

细目一　祛风寒湿药

1. 独活

【性能】辛、苦，微温。归肾、膀胱经。

【功效】祛风除湿，通痹止痛。

【主治病证】①风寒湿痹；②风寒夹湿表证；③少阴头痛。

此外，因其祛风湿之功，亦治皮肤瘙痒。

【常用配伍】独活配羌活、独活配桑寄生。

易混考点解析

羌活与独活的比较

中药名称	相同点	不同点
羌活	二药均能祛风胜湿、止痛、解表，常用治风寒湿痹和外感风寒表湿证。若一身尽痛，则二药常相须为用	羌活气味较浓，发散解表力强，善治上部风寒湿痹痛
独活		独活气味较淡，性较和缓，善治下部风寒湿痹痛。其解表力不及羌活

2. 威灵仙

【性能】辛、咸，温。归膀胱经。

【功效】祛风湿，通络止痛，消骨鲠。

【主治病证】①风湿痹痛；②骨鲠咽喉。

此外，本品宣通经络止痛，可治跌打伤痛、头痛、牙痛、胃脘痛等；并能消痰逐饮，可用于痰饮、噎膈、痞积。

易混考点解析

独活与威灵仙的比较

中药名称	相同点	不同点
独活	二药均具祛风湿、止痛的功效，治疗风寒湿痹	独活善祛风湿，多治下半身风湿痹痛；还具解表功效，可治疗风寒夹湿表证；且善入肾经而搜伏风，治少阴头痛
威灵仙		威灵仙通行全身，善祛风，治风寒湿痹、全身游走性疼痛；消骨鲠，治骨鲠咽喉

3. 川乌

【性能】辛、苦，热；有大毒。归心、肝、肾、脾经。

【功效】祛风除湿，温经止痛。

【主治病证】①痹证；②寒凝诸痛。

此外，本品止痛，还用于跌打损伤，瘀肿疼痛。

【用法】煎服，先煎、久煎。外用适量。

【使用注意】孕妇忌用；不宜与贝母类、半夏、白及、白蔹、瓜蒌类同用；内服一般应炮制用，生品内服宜慎；酒浸、酒煎服易致中毒，应慎用。

4. 蕲蛇

【功效】祛风，通络，止痉。

【主治病证】①风湿顽痹，中风半身不遂；②小儿惊风，破伤风；③麻风，疥癣。

【用法】煎服，研末吞服；或酒浸、熬膏、入丸散服。

5. 木瓜

【性能】酸，温。归肝、脾经。

【功效】舒筋活络，和胃化湿。

【主治病证】①风湿痹证；②脚气水肿；③吐泻转筋。

【使用注意】内有郁热，小便短赤者忌服。

6. 乌梢蛇

【功效】祛风，通络，止痉。

【主治病证】①风湿顽痹，中风半身不遂；②小儿惊风，破伤风；麻风，疥癣。

此外，又可治瘰疬、恶疮。

7. 青风藤（助理不考）

【功效】祛风湿，通经络，利小便。

【主治病证】①风湿痹痛，关节肿胀；②水肿，脚气。

易混考点解析

祛风寒湿药的功效比较和高频考点

中药名称	相似功效	不同功效	高频考点
独活	祛风除湿	通痹止痛	善治下半身风湿痹痛
威灵仙	祛风湿	通络止痛，消骨鲠	善治诸骨鲠喉、行痹

续表

中药名称	相似功效	不同功效	高频考点
川乌	祛风除湿	温经止痛	善治痛痹
蕲蛇	祛风，通络	止痉	
木瓜	舒筋活络	和胃化湿	治风湿痹痛、筋脉拘急之要药；善治着痹
乌梢蛇	祛风，通络	止痉	
青风藤	祛风湿，通经络	利小便	

细目二　祛风湿热药

1. 秦艽

【性能】辛、苦，平。归胃、肝、胆经。

【功效】祛风湿，通络止痛，退虚热，清湿热。

【主治病证】①风湿痹证；②中风不遂；③骨蒸潮热，疳积发热；④湿热黄疸。

2. 防己

【性能】苦，寒。归膀胱、肺经。

【功效】祛风湿，止痛，利水消肿。

【主治病证】①风湿痹证；②水肿，小便不利，脚气。

此外，本品苦以燥湿，寒以清热，用治湿疹疮毒。

【使用注意】本品大苦大寒，易伤胃气，胃纳不佳及阴虚体弱者慎服。

易混考点解析

秦艽与防己的比较

中药名称	相同点	不同点
秦艽	二药均具有祛风湿、止痹痛的功效，善治热痹	秦艽质润不燥，治风湿痹痛，无论新久、虚实、寒热均可使用；还可通经络、退虚热、清湿热，用治中风不遂、骨蒸潮热、疳积发热、湿热黄疸
防己		防己还可利水消肿，用治水肿、小便不利、脚气

3. 豨莶草

【功效】祛风湿，利关节，解毒。

【用法用量】煎服，9～12g。外用适量。治风湿痹痛、半身不遂宜制用；治风疹湿疮、疮痈宜生用。

4. 络石藤

【功效】祛风通络，凉血消肿。

5. 桑枝（助理不考）

【功效】祛风湿，利关节。

易混考点解析

祛风湿热药的功效比较和高频考点

中药名称	相似功效	不同功效	高频考点
秦艽	祛风湿	通络止痛，退虚热，清湿热	风药之润剂
防己	祛风湿	止痛，利水消肿	

续表

中药名称	相似功效	不同功效	高频考点
豨莶草	祛风湿	利关节，解毒	
络石藤	祛风通络	凉血消肿	
桑枝	祛风湿	利关节	

细目三　祛风湿强筋骨药

1. 五加皮

【功效】祛风湿，补肝肾，强筋骨，利水。

【主治病证】①风湿痹证；筋骨痿软，小儿行迟，体虚乏力；②水肿，脚气。

2. 桑寄生

【性能】苦、甘，平。归肝、肾经。

【功效】祛风湿，补肝肾，强筋骨，安胎元。

【主治病证】①风湿痹证；②崩漏经多，妊娠漏血，胎动不安。

易混考点解析

五加皮与桑寄生的比较

中药名称	相同点	不同点
五加皮	二药均能祛风湿、补肝肾、强筋骨，用治风湿痹证，筋骨痿软	五加皮温补，用治小儿行迟、体虚乏力；并利水，治水肿、脚气
桑寄生		桑寄生还可固冲任、安胎，用治崩漏经多、妊娠漏血、胎动不安

3. 狗脊

【功效】祛风湿，补肝肾，强腰膝。

易混考点解析

祛风湿强筋骨药的功效比较和高频考点

中药名称	相似功效	不同功效	高频考点
五加皮	祛风湿，补肝肾，强筋骨	利水	
桑寄生	祛风湿，补肝肾，强筋骨	安胎元	治肾虚胎动不安
狗脊	祛风湿，补肝肾，强腰膝		

第十单元　化湿药

细目　具体药物

1. 广藿香

【性能】辛，微温。归脾、胃、肺经。

【功效】芳香化浊，和中止呕，发表解暑。

【主治病证】①湿滞中焦；②呕吐；③暑湿或湿温初起。

【常用配伍】广藿香配佩兰。

易混考点解析

广藿香与佩兰的比较

中药名称	相同点	不同点
广藿香	二药皆味辛气香，能芳香化湿、发表解暑，用于湿阻中焦、外感暑湿或湿温初起，常相须为用	广藿香微温不燥，辛散发表而不峻烈，为芳香化湿之要药；且解表之力较强，外感表证多用；又可化湿和中止呕，最宜用于湿浊中阻之恶心呕吐
佩兰		佩兰性平，发表之力弱于广藿香，以化湿辟秽为主，可用于脾经湿热，口中甜腻、多涎

2. 佩兰

【功效】芳香化湿，醒脾开胃，发表解暑。

3. 苍术

【性能】辛、苦，温。归脾、胃、肝经。

【功效】燥湿健脾，祛风散寒，明目。

【主治病证】①湿阻中焦证；②风湿痹证；③风寒夹湿表证。

此外，本品尚能明目，用于夜盲症及眼目昏涩。

【常用配伍】苍术配厚朴、陈皮。

4. 厚朴

【性能】苦、辛，温。归脾、胃、肺、大肠经。

【功效】燥湿消痰，下气除满。

【主治病证】①湿阻中焦，脘腹胀满；②食积气滞，腹胀便秘；③痰饮喘咳；④梅核气。

【常用配伍】厚朴配枳实。

易混考点解析

苍术与厚朴的比较

中药名称	相同点	不同点
苍术	二药均可燥湿，常用治湿阻中焦证	苍术燥湿健脾，祛风湿，散表邪，明目，治风湿痹证、风寒表证及夜盲等
厚朴		厚朴苦降下气，消积除满，又下气消痰平喘，可治食积气滞、痰饮咳喘等

5. 砂仁

【功效】化湿开胃，温脾止泻，理气安胎。

【主治病证】①湿阻中焦及脾胃气滞证；②脾胃虚寒吐泻；③气滞妊娠恶阻及胎动不安。

【用法用量】煎服，3～6g。入汤剂宜后下。

【常用配伍】砂仁配木香。

易混考点解析

砂仁与木香的比较

中药名称	相同点	不同点
砂仁	二药均可行脾胃之气，用于脾胃气滞，脘腹胀痛	砂仁又有化湿温脾之功，善治湿浊中阻，中焦寒湿气滞；温中而止呕、止泻，治脾胃虚寒之吐泻；尚能理气安胎，用于妊娠恶阻、胎动不安
木香		木香功偏行气止痛，为治气滞腹痛之要药；又善通行大肠气滞而除后重，用于大肠气滞、里急后重；另可疏利肝胆，用于胁肋疼痛、黄疸

6. 豆蔻

【功效】化湿行气，温中止呕，开胃消食。

【主治病证】①湿阻中焦及脾胃气滞证；②呕吐。

【用法用量】煎服，3～6g。入汤剂宜后下。

易混考点解析

豆蔻与砂仁的比较

中药名称	相同点	不同点
豆蔻	二药均能化湿行气、温中止呕、止泻，常用治湿阻中焦及脾胃气滞证	豆蔻化湿行气之力偏于中上焦而善止呕，故临床可用于湿温痞闷
砂仁		砂仁香窜气浓，化湿行气之力略胜，长于治中下二焦的寒湿气滞之证，并有行气安胎作用

7. 草果（助理不考）

【功效】燥湿温中，除痰截疟。

易混考点解析

化湿药的比较和高频考点

中药名称	相似功效	不同功效	高频考点
广藿香	芳香化浊	和中止呕，发表解暑	芳化湿浊之要药
佩兰	芳香化湿	醒脾开胃，发表解暑	
苍术	燥湿	健脾，祛风散寒，明目	治湿阻中焦之要药
厚朴	燥湿	消痰，下气除满	消除胀满之要药
砂仁	化湿开胃	温脾止泻，理气安胎	后下，长于治中下二焦的寒湿气滞之证
豆蔻	化湿	行气，温中止呕，开胃消食	后下，偏于中上焦湿证，而善止呕
草果	燥湿	温中，除痰截疟	

第十一单元　利水渗湿药

细目一　利水消肿药

1. 茯苓

【性能】甘、淡，平。归心、肺、脾、肾经。

【功效】利水渗湿，健脾，宁心。

【主治病证】①水肿，小便不利；②痰饮；③脾虚泄泻；④心悸，失眠。

2. 薏苡仁

【性能】甘、淡，凉。归脾、胃、肺经。

【功效】利水渗湿，健脾止泻，除痹，排脓。

【主治病证】①水肿，小便不利，脚气浮肿；②脾虚泄泻；③湿痹拘挛；④肺痈，肠痈。

【用法】煎服。清利湿热宜生用，健脾止泻宜炒用。

易混考点解析

茯苓与薏苡仁的比较

中药名称	相同点	不同点
茯苓	二药均能利水消肿，渗湿健脾，用治水湿内停诸证及脾虚证	茯苓性平，利水不伤正气，为治各种水湿、痰饮要药；补益心脾，宁心安神，治心悸失眠、心神不安证
薏苡仁		薏苡仁性偏寒凉，善清湿热；并能除痹排脓，用治风湿痹证、肺痈、肠痈

3. 猪苓

【功效】利水渗湿。

【主治病证】水肿，小便不利，泄泻。

易混考点解析

茯苓与猪苓的比较

中药名称	相同点	不同点
茯苓	二药均能利水消肿、渗湿，用治水肿、小便不利	茯苓健脾补中，养心安神，治脾虚诸证、心神不安证
猪苓		猪苓利水作用较强，无补益之功

4. 泽泻

【性能】甘、淡、寒。归肾、膀胱经。

【功效】利水渗湿，泄热。

【主治病证】①水肿，小便不利，泄泻；②淋证，遗精。

5. 香加皮（助理不考）

【功效】利水消肿，祛风湿，强筋骨。

【使用注意】本品有毒，服用不宜过量。

6. 冬瓜皮（助理不考）

【功效】利水消肿，清热解暑。

易混考点解析

利水消肿药的功效比较和高频考点

中药名称	相似功效	不同功效	高频考点
茯苓	利水渗湿	健脾，宁心	寒热虚实水肿均可
薏苡仁	利水渗湿	健脾止泻，除痹，排脓	
猪苓	利水渗湿		
泽泻	利水渗湿	泄热	
香加皮	利水消肿	祛风湿，强筋骨	有毒
冬瓜皮	利水消肿	清热解暑	

细目二　利尿通淋药

1. 车前子

【性能】甘，寒。归肝、肾、肺、小肠经。

【功效】清热利尿通淋，渗湿止泻，明目，祛痰。

【主治病证】①淋证，水肿；②泄泻；③目赤肿痛，目暗昏花；④痰热咳嗽。

【用法】煎服，包煎。

【使用注意】肾虚滑精及孕妇慎用。

2. 滑石

【功效】利尿通淋，清热解暑；外用祛湿敛疮。

【主治病证】①热淋，石淋，尿热涩痛；②暑湿，湿温；③湿疮，湿疹，痱子。

【用法】宜先煎、包煎。外用适量。

【使用注意】脾虚、热病津伤者及孕妇慎用。

【常用配伍】滑石配生甘草。

易混考点解析

车前子与滑石的比较

中药名称	相同点	不同点
车前子	二药均具利尿通淋功效，用治湿热下注膀胱之小便淋沥涩痛	车前子还可渗湿止泻、明目、祛痰，用治暑湿泄泻、目赤昏花、翳障
滑石		滑石还可清热解暑、收湿敛疮，用治暑湿、湿温及湿疮、湿疹、痱子

3. 通草（助理不考）

【功效】清热利尿，通气下乳。

4. 瞿麦

【功效】利尿通淋，活血通经。

5. 地肤子

【功效】清热利湿，祛风止痒。

6. 海金沙

【功效】清热利湿，通淋止痛。

【用法】煎服，宜包煎。

7. 石韦

【功效】利尿通淋，清肺止咳，凉血止血。

【主治病证】淋证，肺热咳嗽，血热出血。

8. 萆薢（助理不考）

【功效】利湿去浊，祛风除痹。

9. 萹蓄

【功效】利尿通淋，杀虫，止痒。

10. 木通（助理不考）

【功效】利尿通淋，清心除烦，通经下乳。

【主治病证】①热淋涩痛，水肿；②口舌生疮，心烦尿赤；③经闭乳少；④湿热痹证。

易混考点解析

利尿通淋药的功效比较和高频考点

中药名称	相似功效	不同功效	高频考点
车前子	清热利尿通淋	渗湿止泻，明目，祛痰	包煎
滑石	利尿通淋	清热解暑；外用收湿敛疮	包煎
通草	清热利尿	通气下乳	

续表

中药名称	相似功效	不同功效	高频考点
瞿麦	利尿通淋	活血通经	
地肤子	清热利湿	祛风止痒	
海金沙	清热利湿	通淋止痛	诸淋涩痛之要药；包煎
石韦	利尿通淋	清肺止咳，凉血止血	
萆薢	利湿去浊	祛风除痹	治疗膏淋之要药
萹蓄	利尿通淋	杀虫，止痒	
木通	利尿通淋	清心除烦，通经下乳	

细目三　利湿退黄药

1. 茵陈

【性能】苦、辛，微寒。归脾、胃、肝、胆经。

【功效】清利湿热，利胆退黄。

【主治病证】①黄疸；②暑湿，湿温；③湿疮瘙痒。

【常用配伍】茵陈配大黄、栀子。

2. 金钱草

【性能】甘、咸，微寒。归肝、胆、肾、膀胱经。

【功效】利湿退黄，利尿通淋，解毒消肿。

【主治病证】①湿热黄疸；②石淋，热淋；③痈肿疔疮，虫蛇咬伤。

3. 虎杖

【功效】利湿退黄，清热解毒，散瘀止痛，化痰止咳。

【主治病证】①湿热黄疸，淋浊，带下；②水火烫伤，痈肿疮毒，毒蛇咬伤；③经闭，癥瘕，跌打损伤；④肺热咳嗽。

此外，还有泄热通便的作用，可用于热结便秘。

易混考点解析

大黄与虎杖的比较

中药名称	相同点	不同点
大黄	二药均具有活血散瘀、清热解毒、利胆退黄、泻下通便的功效，用治瘀血诸证、痈肿疮毒、水火烫伤、湿热黄疸、淋证、热结便秘等	大黄泻下攻积力强，又可清热凉血，用于积滞便秘、血热吐衄、目赤咽肿、湿热痢疾
虎杖		虎杖还能清肺化痰止咳，用于肺热咳嗽

利湿退黄药的功效比较和高频考点

中药名称	相似功效	不同功效	高频考点
茵陈	清利湿热，利胆退黄		治湿热黄疸之要药
金钱草	利湿退黄	利尿通淋，解毒消肿	治石淋之要药
虎杖	利湿退黄	清热解毒，散瘀止痛，化痰止咳	

第十二单元　温里药

细目　具体药物

1. 附子

【性能】辛、甘，大热；有毒。归心、肾、脾经。

【功效】回阳救逆，补火助阳，散寒止痛。

【主治病证】①亡阳虚脱，肢冷脉微；②阳虚内寒证；③寒湿痹证。

【用法用量】煎服，3～15g。本品有毒，宜先煎0.5～1小时，至口尝无麻辣感为度。

【使用注意】孕妇及阴虚阳亢者忌用。反半夏、瓜蒌、贝母、白蔹、白及。生品外用，内服须炮制。若内服过量，或炮制、煎煮方法不当，可引起中毒。

【常用配伍】附子配干姜。

易混考点解析

附子与川乌的比较

中药名称	相同点	不同点
附子	二药均性辛热有毒，有散寒止痛之功，可用于寒痹疼痛、心腹冷痛、寒疝疼痛等	附子为乌头的子根，入心、脾、肾经，上助心阳，中温脾阳，下补肾阳，为回阳救逆之要药；又可补火助阳，用于肾、脾、心诸脏阳气衰弱证
川乌		川乌为乌头的母根，辛热燥烈，药性雄悍，功在通逐风寒湿邪，温通经络而止痛，为治疗寒湿痹证日久、关节疼痛不可屈伸、中风手足不仁之要药

2. 干姜

【性能】辛，热。归脾、胃、肾、心、肺经。

【功效】温中散寒，回阳通脉，温肺化饮。

【主治病证】①脾胃寒证，腹痛，呕吐，泄泻；②亡阳证；③寒饮喘咳。

易混考点解析

附子与干姜的比较

中药名称	相同点	不同点
附子	二药均能温中散寒、回阳救逆，常用于亡阳证之四肢厥逆、脉微欲绝，脾胃有寒之脘腹冷痛、泄泻	附子为"回阳救逆第一要药"，并能补火助阳、散寒止痛，可治各种阳虚证及风寒湿痹证
干姜		干姜回阳救逆之功不及附子，长于温中散寒，用治中焦寒证；又有温肺化饮之功，用于寒饮停肺证

生姜与干姜的比较

中药名称	相同点	不同点
生姜	二药均能温中散寒、温肺止咳，同治胃寒呕吐、冷痛及肺寒咳喘	生姜长于温胃止呕，尤善治胃寒呕吐；又能发汗解表，可治风寒表证
干姜		干姜温里散寒力强，偏于温肺散寒而化饮；又能回阳通脉，可治亡阳证

3. 肉桂

【性能】辛、甘，大热。归肾、脾、心、肝经。

【功效】补火助阳，散寒止痛，温通经脉，引火归原。

【主治病证】①肾阳虚证；②脘腹冷痛，寒疝腹痛；③寒痹腰痛，胸痹，阴疽，闭经，痛经；④虚阳上浮。

此外，久病体虚气血不足者。在补益气血方中加入少量本品，可鼓舞气血生长。

【用法用量】煎服，1～5g，宜后下或焗服；研末冲服，每次1～2g。

【使用注意】阴虚火旺，里有实热，血热妄行出血者及孕妇忌用。畏赤石脂。

【常用配伍】肉桂配附子。

易混考点解析

附子与肉桂的比较

中药名称	相同点	不同点
附子	二药均能补火助阳、散寒止痛，治里寒实证、虚寒证及寒湿痹痛	附子能回阳救逆，长于温补脾肾
肉桂		肉桂长于温补命门，还能引火归原、温通经脉，并能鼓舞气血生长

4. 吴茱萸

【性能】辛、苦，热；有小毒。归肝、脾、胃、肾经。

【功效】散寒止痛，降逆止呕，助阳止泻。

【主治病证】①寒凝肝脉疼痛；②呕吐吞酸；③虚寒泄泻。

【用法用量】煎服，2～5g。外用适量。

【使用注意】本品辛热，有小毒，故不宜多服、久服。阴虚有热者忌用。孕妇慎用。

【常用配伍】吴茱萸配黄连。

5. 小茴香

【功效】散寒止痛，理气和胃。

【主治病证】①寒疝腹痛，睾丸偏坠疼痛，少腹冷痛，痛经；②中焦虚寒气滞证。

6. 丁香

【功效】温中降逆，散寒止痛，温肾助阳。

【主治病证】①胃寒呕吐、呃逆；②脘腹冷痛；③阳痿，宫冷。

【使用注意】畏郁金。

7. 高良姜

【功效】温中止呕，散寒止痛。

8. 花椒

【功效】温中止痛，杀虫止痒。

【主治病证】①中寒腹痛，寒湿吐泻；②虫积腹痛，湿疹，阴痒。

【用法用量】煎服，3～6g。外用适量，煎汤熏洗。

易混考点解析

温里药的功效比较和高频考点

中药名称	相似功效	不同功效	高频考点
附子	散寒止痛	回阳救逆，补火助阳	回阳救逆第一要药
干姜	温中散寒	回阳通脉，温肺化饮	温暖中焦之主药
肉桂	散寒止痛	补火助阳，温通经脉，引火归原	治命门火衰之要药
吴茱萸	散寒止痛	降逆止呕，助阳止泻	治肝寒气滞诸痛要药

续表

中药名称	相似功效	不同功效	高频考点
小茴香	散寒止痛	理气和胃	善治寒疝腹痛
丁香	散寒止痛	温中降逆，温肾助阳	治胃寒呕逆之要药
高良姜	散寒止痛	温中止呕	
花椒	温中止痛	杀虫止痒	

第十三单元　理气药

细目　具体药物

1. 陈皮

【性能】苦、辛，温。归脾、肺经。

【功效】理气健脾，燥湿化痰。

【主治病证】①脾胃气滞证；②呕吐，呃逆；③湿痰，寒痰咳喘；④胸痹。

【常用配伍】陈皮配半夏。

2. 青皮

【功效】疏肝破气，消积化滞。

【主治病证】①肝郁气滞，胸胁胀痛，疝气疼痛，乳癖；②食积气滞，脘腹胀痛；③癥瘕积聚，久疟痞块。

易混考点解析

陈皮与青皮的比较

中药名称	相同点	不同点
陈皮	二药均能行气消滞，用于食积气滞，脘腹胀痛	陈皮性较平和，归脾、肺经，主理脾肺气滞；并能燥湿化痰，用治脾胃气滞之脘腹胀满，湿痰、寒痰壅肺之咳嗽、胸闷等证
青皮		青皮性较峻烈，主归肝、胆、胃经，善疏肝破气，常用与肝气郁结、食积气滞及癥瘕积聚等证

3. 枳实

【性能】苦、辛、酸，微寒。归脾、胃经。

【功效】破气消积，化痰散痞。

【主治病证】①胃肠积滞，湿热泻痢；②胸痹，结胸。

此外，本品尚可治脏器下垂病证。

【使用注意】孕妇慎用。

【常用配伍】枳实配白术。

4. 木香

【性能】辛、苦，温。归脾、胃、大肠、胆、三焦经。

【功效】行气止痛，健脾消食。

【主治病证】①脾胃气滞证；②泻痢里急后重；③腹痛胁痛，黄疸。

此外，本品醒脾开胃，在补益药中用之，可减轻补益药的腻胃和滞气之弊。

【用法】煎服。生用行气力强；煨用行气力缓而实肠止泻，用于泄泻腹痛。

5. 沉香（助理不考）

【功效】行气止痛，温中止呕，纳气平喘。

【主治病证】①寒凝气滞，胸腹胀痛；②胃寒呕吐；③虚喘证。

【用法】煎服，后下。

6. 川楝子

【功效】疏肝泄热，行气止痛，杀虫。

【主治病证】①肝郁化火诸痛证；②虫积腹痛；③头癣、秃疮。

【使用注意】本品有毒，不宜过量或持续服用，以免中毒。又因苦寒，脾胃虚寒者慎用。

7. 乌药

【功效】行气止痛，温肾散寒。

【主治病证】①寒凝气滞，胸腹诸痛证；②尿频，遗尿。

8. 荔枝核（助理不考）

【功效】行气散结，祛寒止痛。

9. 香附

【性能】辛、微苦、微甘，平。归肝、脾、三焦经。

【功效】疏肝解郁，理气宽中，调经止痛。

【主治病证】①肝郁气滞痛证；②月经不调，痛经，乳房胀痛；③气滞腹痛。

易混考点解析

木香、香附与乌药的比较

中药名称	相同点	不同点
木香	三药均能行气止痛，用治气滞腹痛	木香善行脾胃、大肠气滞，兼消食健胃，治脾胃气滞之脘腹胀满、痢疾里急后重等证
香附		香附药性平和，善疏肝解郁、调经止痛，为调经之要药，多用于肝郁气滞之胸胁胀痛、月经不调、痛经等证
乌药		乌药上入脾、肺，下达肾与膀胱，善散寒止痛，并能温肾，长于治疗寒凝气滞之胸胁脘腹诸痛、寒疝腹痛及肾阳不足之小便频数与遗尿

10. 佛手

【功效】疏肝理气，和胃止痛，燥湿化痰。

11. 薤白

【功效】通阳散结，行气导滞。

【主治病证】①胸痹心痛，常与瓜蒌、半夏、枳实等配伍，如瓜蒌薤白白酒汤、瓜蒌薤白半夏汤；②脘腹痞满胀痛，泻痢里急后重。

【使用注意】气虚无滞及胃弱纳呆者不宜用。

【常用配伍】薤白配瓜蒌。

12. 檀香

【功效】行气温中，开胃止痛。

【用法】煎服，宜后下。

13. 大腹皮

【功效】行气宽中，利水消肿。

易混考点解析

理气药的功效比较和高频考点

中药名称	相似功效	不同功效	高频考点
陈皮	理气健脾	燥湿化痰	治痰之要药
青皮	疏肝破气	消积化滞	
枳实	破气消积	化痰散痞	
木香	行气止痛	健脾消食	治疗里急后重之要药
沉香	行气止痛	温中止呕，纳气平喘	
川楝子	行气止痛	疏肝泄热，杀虫	
乌药	行气止痛	温肾散寒	治寒疝腹痛
荔枝核	行气散结	祛寒止痛	治寒疝腹痛
香附	理气宽中	疏肝解郁，调经止痛	气病之总司，女科之主帅
佛手	和胃止痛	疏肝理气，燥湿化痰	
薤白	行气导滞	通阳散结	治胸痹之要药
檀香	行气止痛	温中，开胃	
大腹皮	行气宽中	利水消肿	

第十四单元　消食药

细目　具体药物

1. 山楂

【性能】酸、甘，微温。归脾、胃、肝经。

【功效】消食健胃，行气散瘀，化浊降脂。

【主治病证】①肉食积滞；②泻痢腹痛，疝气痛；③产后瘀阻腹痛、痛经；④高脂血症。

【使用注意】脾胃虚弱而无积滞者，或胃酸分泌过多者慎用。

2. 神曲

【功效】消食和胃。

【主治病证】饮食积滞。丸剂中有金石药时加入本品以助消化吸收。

3. 麦芽

【性能】甘，平。归脾、胃、肝经。

【功效】行气消食，健脾开胃，回乳消胀。

【主治病证】①米面薯蓣食滞；②断乳、乳房胀痛；③肝气郁滞或肝胃不和之胁痛、脘腹痛。

【用法】煎服。消食健胃用生麦芽；回乳消胀炒麦芽。

【使用注意】哺乳期妇女不宜使用。

4. 稻芽（助理不考）

【功效】消食和中，健脾开胃。

5. 莱菔子

【性能】辛、甘，平。归肺、脾、胃经。

【功效】消食除胀，降气化痰。

【主治病证】①食积气滞证；②喘咳痰多，胸闷食少。

此外，古方中生用研服以涌吐风痰。

【使用注意】本品辛散耗气，故气虚及无食积、痰滞者慎用。传统认为不宜与人参同用。

【常用配伍】莱菔子配紫苏子、芥子。

6. 鸡内金

【性能】甘，平。归脾、胃、小肠、膀胱经。

【功效】消食健胃，固精止遗，通淋化石。

【主治病证】①饮食积滞，小儿疳积；②肾虚遗精、遗尿；③砂石淋证，胆结石。

【用法】煎服或研末服，研末服效果比煎剂好。

易混考点解析

消食药的功效比较和高频考点

中药名称	相似功效	不同功效	高频考点
山楂	消食健胃	行气散瘀，化浊降脂	消油腻肉积之要药
神曲	消食和胃		善治食积兼表证；善消金石积滞
麦芽	行气消食	健脾开胃，回乳消胀	善消米面薯蓣食滞
稻芽	消食和中	健胃开脾	
莱菔子	消食除胀	降气化痰	食积兼气滞最宜
鸡内金	消食健胃	涩精止遗，通淋化石	

第十五单元　驱虫药

细目　具体药物

1. 使君子（助理不考）

【功效】杀虫消积。

【主治病证】①蛔虫病，蛲虫病；②小儿疳积。

【用法用量】煎服，9～12g，捣碎；取仁炒香嚼服，6～9g。小儿每岁1～1.5粒，1日总量不超过20粒。空腹服用，每日1次，连用3日。

【使用注意】大量服用可引起呃逆、眩晕、呕吐、腹泻等；若与热茶同服，可引起呃逆、腹泻，故服用时忌饮茶。

2. 苦楝皮（助理不考）

【功效】杀虫，疗癣。

【主治病证】①蛔虫病，蛲虫病，钩虫病；②疥癣，湿疮。

【用法用量】煎服，3～6g；文火久煎。外用适量。

【使用注意】本品有毒，不宜过量或持久服用。孕妇及肝功能不全者慎服。

3. 槟榔

【性能】苦、辛，温。归胃、大肠经。

【功效】杀虫，消积，行气，利水，截疟。

【主治病证】①肠道寄生虫病；②食积气滞，泻痢后重；③水肿，脚气肿痛；④疟疾。

【用法用量】煎服，3～10g。驱杀绦虫、姜片虫30～60g。生用力佳，炒用力缓；焦槟榔有消食化滞作用，用治食滞不消、泻痢后重。

【使用注意】脾虚便溏或气虚下陷者忌用；孕妇慎用。

4. 雷丸

【功效】杀虫消积。

【用法用量】入丸、散剂，每次 5～7g，饭后温开水调服，每日 3 次，连服 3 日。

5. 榧子

【功效】杀虫消积，润肠通便，润肺止咳。

易混考点解析

驱虫药的不同功效和高频考点

中药名称	相似功效	不同功效	高频考点
使君子	杀虫消积		治小儿蛔虫病的要药
苦楝皮	杀虫	疗癣	
槟榔	杀虫消积	行气，利水，截疟	善治绦虫病
雷丸	杀虫消积		
榧子	杀虫消积	润肠通便，润肺止咳	

第十六单元　止血药

细目一　凉血止血药

1. 小蓟

【性能】甘、苦，凉。归心、肝经。

【功效】凉血止血，散瘀解毒消痈。

【主治病证】①血热出血；②热毒痈肿。

2. 大蓟

【功效】凉血止血，散瘀解毒消痈。

【主治病证】①血热出血；②热毒痈肿。

易混考点解析

大蓟与小蓟的比较

中药名称	相同点	不同点
大蓟	二药均能凉血止血、散瘀解毒消痈，可用治血热出血及热毒痈肿	大蓟解毒散瘀消肿力较强，用治吐血、咯血及崩漏
小蓟		小蓟解毒散瘀消肿力弱，但兼利尿，治尿血、血淋为优

3. 地榆

【性能】苦、酸、涩，微寒。归肝、大肠经。

【功效】凉血止血，解毒敛疮。

【主治病证】①血热出血；②烫伤，湿疹，疮疡痈肿。

【使用注意】本品性寒酸涩，凡虚寒性便血、下痢、崩漏及出血有瘀者慎用。对于大面积烧伤患者，不宜使用地榆制剂外涂，以防其所含鞣质被大量吸收而引起中毒性肝炎。

4. 槐花

【功效】凉血止血，清肝泻火。

【主治病证】①血热出血，以治便血、痔血见长；②肝热目赤，头痛眩晕。

【用法】煎服。外用适量。止血多炒炭用，清热泻火宜生用。

5. 侧柏叶

【功效】凉血止血，化痰止咳，生发乌发。

【主治病证】①血热出血；②肺热咳嗽；③血热脱发，须发早白。

6. 白茅根

【功效】凉血止血，清热利尿。

【主治病证】①血热出血；②水肿，热淋，黄疸；③胃热呕吐，肺热咳嗽。

易混考点解析

白茅根与芦根的比较

中药名称	相同点	不同点
白茅根	二药均能清肺胃热而利尿，治疗肺热咳嗽、胃热呕吐和小便淋痛，且常相须为用	白茅根偏入血分，以凉血止血见长
芦根		芦根偏入气分，以清热生津为优

凉血止血药的功效比较和高频考点

中药名称	相似功效	不同功效	高频考点
小蓟	凉血止血	散瘀解毒消痈	善治尿血和血淋
大蓟	凉血止血	散瘀解毒消痈	
地榆	凉血止血	解毒敛疮	治水火烫伤之要药
槐花	凉血止血	清肝泻火	治目赤、头痛；为治疗痔疮的要药
侧柏叶	凉血止血	化痰止咳，生发乌发	外用治脱发
白茅根	凉血止血	清热利尿	

细目二　化瘀止血药

1. 三七

【性能】甘、微苦，温。归肝、胃经。

【功效】散瘀止血，消肿定痛。

【主治病证】①出血；②跌打损伤，瘀滞肿痛。

【用法用量】多研末吞服，每次 1～3g；煎服，3～9g。外用适量。

【使用注意】孕妇慎用。

【常用配伍】三七配白及。

2. 茜草

【性能】苦，寒。归肝经。

【功效】凉血，祛瘀，止血，通经。

【主治病证】①出血；②血瘀经闭，跌打损伤，风湿痹痛。

3. 蒲黄

【功效】止血，化瘀，通淋。

【主治病证】①出血；②瘀血痛证，常与五灵脂相须为用，如失笑散；③血淋尿血。

【用法用量】煎服，5～10g，包煎。外用适量。止血多炒用，化瘀、利尿多生用。

【使用注意】孕妇慎用。

【常用配伍】蒲黄配五灵脂。

易混考点解析

三七、茜草与蒲黄的比较

中药名称	相同点	不同点
三七	三药均能化瘀止血，有止血而不留瘀的特点，用治血瘀阻滞之多种出血	三七化瘀止血力强，为止血要药，可广泛用于内外各种出血证；也长于活血定痛，又为伤科要药，可用于跌打损伤和各种瘀血肿痛
茜草		茜草凉血化瘀止血，尤宜于血热夹瘀出血证；并活血通经，可用于血滞经闭、跌打损伤和风湿痹痛等证
蒲黄		蒲黄化瘀止血、利尿通淋，能治瘀血阻滞之心腹疼痛、痛经、产后瘀阻腹痛及血淋涩痛等证

生蒲黄与蒲黄炭的比较

中药名称	相同点	不同点
生蒲黄	同一种中药，但炮制方法不同	生蒲黄性滑，偏于行血化瘀、利尿通淋，多用于跌打损伤、痛经、产后疼痛、心腹疼痛等瘀血作痛者
蒲黄炭		蒲黄炭性涩，止血作用显著，可用于吐血、衄血、咯血、崩漏、外伤出血等体内外多种出血

4. 降香（助理不考）

【功效】化瘀止血，理气止痛。

【用法用量】煎服，9～15g，后下。外用适量，研末外敷。

易混考点解析

化瘀止血药的功效比较和高频考点

中药名称	相似功效	不同功效	高频考点
三七	散瘀止血	消肿定痛	伤科要药
茜草	祛瘀止血	凉血，通经	
蒲黄	化瘀止血	通淋	善治尿血和血淋；包煎
降香	化瘀止血	理气止痛	宜后下

细目三 收敛止血药

1. 白及

【性能】苦、甘、涩、微寒。归肺、肝、胃经。

【功效】收敛止血，消肿生肌。

【主治病证】①出血；②痈肿疮疡，皮肤皲裂，水火烫伤。

【使用注意】不宜与乌头类药物同用。

2. 仙鹤草

【功效】收敛止血，止痢，截疟，解毒，补虚。

【主治病证】①出血证；②腹泻，痢疾；③疟疾；④痈肿疮毒，阴痒带下；⑤脱力劳伤。

3.棕榈炭（助理不考）

【功效】收敛止血。

【主治病证】出血证。

4.血余炭

【功效】收敛止血，化瘀，利尿。

【主治病证】①出血证；②小便不利。

易混考点解析

收敛止血药的功效比较和高频考点

中药名称	相似功效	不同功效	高频考点
白及	收敛止血	消肿生肌	收敛止血之要药
仙鹤草	收敛止血	止痢，截疟，解毒，补虚	
棕榈炭	收敛止血		
血余炭	收敛止血	化瘀，利尿	

细目四　温经止血药

1.艾叶

【性能】辛、苦，温；有小毒。归肝、脾、肾经。

【功效】温经止血，散寒调经；外用祛湿止痒。

【主治病证】①出血；②少腹冷痛，经寒不调，宫冷不孕；③皮肤瘙痒。

此外，将本品捣绒，制成艾条、艾炷等，用以熏灸体表穴位，能温煦气血、透达经络。

【常用配伍】艾叶配阿胶。

2.炮姜

【功效】温经止血，温中止痛。

易混考点解析

温经止血药的功效比较和高频考点

中药名称	相似功效	不同功效	高频考点
艾叶	温经止血	散寒调经；外用祛湿止痒	温经止血之要药
炮姜	温经止血	温中止痛	

第十七单元　活血化瘀药

细目一　活血止痛药

1.川芎

【性能】辛，温。归肝、胆、心包经。

【功效】活血行气，祛风止痛。

【主治病证】①血瘀气滞痛证；②头痛，风湿痹痛。

2. 延胡索

【性能】辛、苦，温。归肝、脾经。

【功效】活血，行气，止痛。

【主治病证】气血瘀滞诸痛证。

【用法】煎服；研粉吞服。

3. 郁金

【性能】辛、苦，寒。归肝、肺、心经。

【功效】活血止痛，行气解郁，清心凉血，利胆退黄。

【主治病证】①气滞血瘀痛证；②热病神昏，癫痫，癫狂；③血热出血证；④肝胆湿热黄疸、胆石症。

【使用注意】不宜与丁香、母丁香同用。

【常用配伍】郁金配石菖蒲。

4. 姜黄

【功效】破血行气，通经止痛。

【主治病证】①气滞血瘀痛证；②风湿痹痛。

易混考点解析

姜黄与郁金的比较

中药名称	相同点	不同点
姜黄	二药均能活血散瘀、行气止痛，用治血瘀气滞证	姜黄性温行散，祛瘀力强，以治寒凝血瘀气滞证为佳，并用于风寒湿痹
郁金		郁金苦寒降泄，行气力强，且能凉血，用治血热瘀滞证；又能利胆退黄、清心解郁，用于湿热黄疸、热病神昏等证

5. 乳香

【功效】活血定痛，消肿生肌。

【主治病证】①跌打损伤，疮疡痈肿，瘰疬痰核；②气滞血瘀诸痛证。

【使用注意】胃弱者及孕妇慎用。

6. 没药（助理不考）

【功效】散瘀定痛，消肿生肌。

【使用注意】同乳香。

7. 五灵脂（助理不考）

【功效】活血止痛，化瘀止血。

【用法】煎服，宜包煎。

【使用注意】血虚无瘀及孕妇慎用。人参畏五灵脂。

易混考点解析

活血止痛药的功效比较和高频考点

中药名称	相似功效	不同功效	高频考点
川芎	活血止痛	行气，祛风	血中之气药；头痛不离川芎
延胡索	活血止痛	行气	行血中气滞，气中血滞，故专治一身上下诸痛
郁金	活血止痛	行气解郁，清心凉血，利胆退黄	
姜黄	破血止痛	行气，通经	善治风湿痹痛
乳香	活血定痛	消肿生肌	

续表

中药名称	相似功效	不同功效	高频考点
没药	散瘀定痛	消肿生肌	
五灵脂	活血止痛	化瘀止血	包煎

细目二　活血调经药

1. 丹参

【性能】苦，微寒。归心、肝经。

【功效】活血祛瘀，通经止痛，清心除烦，凉血消痈。

【主治病证】①月经不调，闭经痛经，产后瘀滞腹痛；②血瘀心痛，脘腹疼痛，癥瘕积聚，跌打损伤，风湿痹证；③热病烦躁神昏，心悸失眠；④疮痈肿毒。

【使用注意】不宜与藜芦同用。

易混考点解析

川芎与丹参的比较

中药名称	相同点	不同点
川芎	二药均能活血祛瘀，常用于各种瘀血病证	川芎辛温气香，为血中气药，适用于血瘀气滞之诸痛证；还能祛风止痛，为治头痛、风湿痹痛之良药
丹参		丹参以活血化瘀为主，药性寒凉，适用于血热瘀滞之证；兼能除烦安神、凉血消痈，对热扰心神之心烦失眠及疮痈肿毒有良效

2. 红花

【性能】辛，温。归心、肝经。

【功效】活血通经，散瘀止痛。

【主治病证】①血滞经闭、痛经，产后瘀滞腹痛；②癥瘕积聚；③胸痹心痛，血瘀腹痛、胁痛；④跌打损伤、瘀滞肿痛；⑤瘀滞斑疹色暗。

3. 桃仁

【性能】苦、甘，平。归心、肝、大肠经。

【功效】活血祛瘀，润肠通便，止咳平喘。

【主治病证】①瘀血阻滞诸证；②肺痈，肠痈；③肠燥便秘；④咳嗽气喘。

易混考点解析

桃仁与红花的比较

中药名称	相同点	不同点
桃仁	二药均能活血祛瘀，常相须为用，治疗血瘀经闭、痛经、产后瘀血腹痛等	桃仁活血作用较强，用治下焦瘀血，寒热均可；兼有润肠通便、止咳平喘之功，可治肠燥便秘、咳嗽气喘
红花		红花祛瘀力稍弱，长于通利血脉，故常用于血脉瘀滞证；又能活血化滞消斑，用治瘀滞斑疹色暗等

4. 益母草

【性能】苦、辛，微寒。归心包、肝、膀胱经。

【功效】活血调经，利尿消肿，清热解毒。

【主治病证】①血滞经闭、痛经、经行不畅、产后恶露不尽，瘀滞腹痛；②水肿，小便不利；③跌打损伤，疮痈肿毒，皮肤瘾疹。

5. 牛膝

【性能】苦、甘、酸，平。归肝、肾经。

【功效】逐瘀通经，补肝肾，强筋骨，利水通淋，引火（血）下行。

【主治病证】①瘀血阻滞之经闭、痛经，经行腹痛，胞衣不下，跌打伤痛；②腰膝酸痛，下肢痿软；③淋证，水肿，小便不利；④上部火热证。

【用法】煎服。活血通经、利水通淋、引火（血）下行宜生用；补肝肾、强筋骨宜酒炙用。

【常用配伍】牛膝配苍术、黄柏。

6. 鸡血藤

【功效】活血补血，调经止痛，舒筋活络。

【主治病证】①月经不调，痛经，闭经；②风湿痹痛，手足麻木，肢体瘫痪；③血虚萎黄。

7. 王不留行（助理不考）

【功效】活血通经，下乳消痈，利尿通淋。

8. 泽兰（助理不考）

【功效】活血调经，祛瘀消痈，利水消肿。

易混考点解析

活血调经药的功效比较和高频考点

中药名称	相似功效	不同功效	高频考点
丹参	活血通经	祛瘀止痛，清心除烦，凉血消痈	一味丹参散，功同四物汤
红花	活血通经	散瘀止痛	
桃仁	活血祛瘀	润肠通便，止咳平喘	
益母草	活血调经	利尿消肿，清热解毒	
牛膝	逐瘀通经	补肝肾，强筋骨，利水通淋，引火（血）下行	
鸡血藤	活血止痛	补血，调经，舒筋活络	补血兼行血
王不留行	活血通经	下乳消痈，利尿通淋	
泽兰	活血调经	祛瘀消痈，利水消肿	

细目三　活血疗伤药

1. 土鳖虫

【性能】咸，寒；有小毒。归肝经。

【功效】破血逐瘀，续筋接骨。

【主治病证】①跌打损伤，筋伤骨折，瘀肿疼痛；②血瘀经闭，产后瘀滞腹痛，积聚痞块。

2. 苏木（助理不考）

【功效】活血祛瘀，消肿止痛。

3. 自然铜（助理不考）

【功效】散瘀止痛，续筋接骨。

4. 骨碎补

【功效】活血止痛，补肾强骨；外用消风祛斑。

5. 血竭（助理不考）

【功效】活血定痛，化瘀止血，生肌敛疮。

【用法用量】入丸、散，研末服，每次 1～2g；外用适量，研末外敷。

易混考点解析

活血疗伤药的功效比较和高频考点

中药名称	相似功效	不同功效	高频考点
土鳖虫	破血逐瘀	续筋接骨	有小毒
苏木	活血祛瘀	消肿止痛	
自然铜	散瘀	止痛，续筋接骨	
骨碎补	活血止痛	补肾强骨；外用消风祛斑	
血竭	活血定痛	化瘀止血，生肌敛疮	

细目四　破血消癥药

1. 莪术

【功效】破血行气，消积止痛。

【主治病证】①癥瘕积聚，经闭，心腹瘀痛；②食积脘腹胀痛；③跌打损伤，瘀肿疼痛。

【使用注意】孕妇禁用。

2. 三棱

【功效】破血行气，消积止痛。

【使用注意】孕妇禁用。不宜与芒硝、玄明粉同用。

3. 水蛭

【功效】破血通经，逐瘀消癥。

【主治病证】①血瘀经闭，癥瘕积聚；②跌打损伤，心腹疼痛。

4. 穿山甲（助理不考）

【功效】活血消癥，通经下乳，消肿排脓，搜风通络。

易混考点解析

破血消癥药的不同功效和高频考点

中药名称	相似功效	不同功效	高频考点
莪术	破血行气	消积止痛	莪术和三棱功效相同
三棱	破血行气	消积止痛	
水蛭	破血消癥	逐瘀通经	
穿山甲	活血消癥	通经下乳，消肿排脓，搜风通络	

第十八单元　化痰止咳平喘药

细目一　温化寒痰药

1. 半夏

【性能】辛，温；有毒。归脾、胃、肺经。

【功效】燥湿化痰，降逆止呕，消痞散结；外用消肿止痛。

【主治病证】①湿痰，寒痰证；②呕吐；③心下痞，胸痹，梅核气；④瘿瘤，痰核，痈疽肿毒，毒蛇咬伤。

【用法用量】煎服，3～9g，一般宜制用。炮制品有姜半夏、法半夏等。

【使用注意】不宜与乌头类药物同用。阴亏燥咳、血证慎用。

【常用配伍】半夏配生姜。

易混考点解析

清半夏、法半夏、姜半夏、竹沥半夏、半夏曲和生半夏的比较

炮制品种	功效	主治病证
清半夏	辛温燥烈之性较缓，长于燥湿化痰	适用于湿痰咳嗽、胃脘痞满
法半夏	温性较弱，功能燥湿化痰	适用于痰多咳嗽、痰饮眩悸、风痰眩晕、痰厥头痛
姜半夏	温中化痰，长于降逆止呕	适用于痰饮呕吐、痞满
竹沥半夏	药性变凉，功能清化热痰	适用于胃热呕吐、肺热咳嗽，以及痰热内闭、中风不语
半夏曲	燥湿健脾，化痰消食止泻	适用于脾胃虚弱，痰食互结，宿食不化，腹痛泄泻，大便不畅，呕恶苔腻
生半夏	毒性较大，偏于解毒散结	多外用，治痈肿痰核

2. 天南星

【功效】燥湿化痰，祛风止痉；外用散结消肿。

【主治病证】①顽痰咳嗽，湿痰寒痰证；②风痰眩晕，中风，癫痫，破伤风；③痈疽肿痛，痰核瘰疬；④蛇虫咬伤。

【用法用量】煎服，3～9g，内服多制用。外用适量。

【使用注意】孕妇慎用。

易混考点解析

半夏与天南星的比较

中药名称	相同点	不同点
半夏	二药均辛温有毒，能燥湿化痰、温化寒痰，主治湿痰、寒痰证；炮制后治热痰、风痰；外用消肿止痛，治疮痈肿毒及毒蛇咬伤	半夏善治脏腑湿痰，并能降逆止呕、消痞散结，用治多种痰湿证、呕吐、痞证、结胸等
天南星		天南星善除经络之风痰，并能祛风止痉，多用于风痰眩晕、中风、癫痫及破伤风等证

3. 芥子

【功效】温肺豁痰，利气散结，通络止痛。

【主治病证】①寒痰喘咳，悬饮；②阴疽流注，肢体麻木，关节肿痛；③治寒凝痰滞之阴疽肿毒，常与鹿角胶、肉桂、熟地黄同用，如阳和汤。

【用法用量】煎服，3～9g。外用适量。

【使用注意】本品辛温走散，耗气伤阴，久咳肺虚及阴虚火旺者忌用；消化道溃疡、出血者及皮肤过敏者忌用。

4. 旋覆花

【性能】苦、辛、咸，微温。归肺、脾、胃、大肠经。

【功效】降气消痰，行水止呕。

【主治病证】①咳嗽痰多，痰饮蓄结，胸膈痞满；②噫气，呕吐，常配赭石、半夏等，以增强降逆化

痰作用，如旋覆代赭汤。

【用法用量】煎服，3～9g，**包煎**。

【使用注意】阴虚劳嗽，津伤燥咳者忌用。

【常用配伍】**旋覆花配赭石。**

5. 白前

【功效】**降气，消痰，止咳。**

易混考点解析

温化寒痰药的功效比较和高频考点

中药名称	相似功效	不同功效	高频考点
半夏	燥湿化痰	降逆止呕，消痞散结；外用消肿止痛	治湿痰、寒痰之要药
天南星	燥湿化痰	祛风止痉；外用散结消肿	善治风痰证
芥子	温肺豁痰	利气散结，通络止痛	除皮里膜外之痰
旋覆花	化痰	降气，行水止呕	包煎
白前	消痰	降气，止咳	

细目二　清化热痰药

1. 川贝母

【性能】**苦、甘，微寒。**归肺、心经。

【功效】**润肺止咳，清热化痰，散结消痈。**

【主治病证】**①虚劳咳嗽，肺热燥咳；②瘰疬，乳痈，肺痈，疮痈。**

【使用注意】**不宜与乌头类药物同用。**

2. 浙贝母

【性能】**苦，寒。**归肺、心经。

【功效】**清热化痰止咳，解毒散结消痈。**

【主治病证】**①风热、痰热咳嗽；②瘰疬，瘿瘤，乳痈疮毒，肺痈。**

【使用注意】同川贝母。

易混考点解析

川贝母与浙贝母的比较

中药名称	相同点	不同点
川贝母	二药均能清热化痰、散结，用治热痰、瘰疬、瘿瘤等	川贝母甘寒润肺，善治燥痰干咳和肺虚久咳
浙贝母		浙贝母苦寒清泄，善治热痰和风热咳嗽

3. 瓜蒌

【性能】**甘、微苦，寒。**归肺、胃、大肠经。

【功效】**清热涤痰，宽胸散结，润燥滑肠。**

【主治病证】**①痰热咳嗽；②胸痹、结胸；③肺痈，肠痈，乳痈；④肠燥便秘。**

【使用注意】本品甘寒而滑，脾虚便溏者忌用。**不宜与乌头类药物同用。**

易混考点解析

瓜蒌皮与瓜蒌仁的比较

中药名称	相同点	不同点
瓜蒌皮	二药均能清热化痰、宽胸散结	瓜蒌皮长于清热化痰、利气宽胸散结，多用于治疗痰热壅肺之咳嗽痰黄黏稠及痰浊阻胸之胸痹证
瓜蒌仁		瓜蒌仁长于润肺化痰、润肠通便，多用于治疗肺燥之咳嗽痰少及肠燥便秘

4. 竹茹

【功效】清热化痰，除烦，止呕。

【主治病证】①肺热咳嗽，痰热心烦不寐；②胃热呕吐，妊娠恶阻。

5. 竹沥

【功效】清热豁痰，定惊利窍。

【主治病证】①痰热咳喘；②中风痰迷，惊痫癫狂。

【用法用量】内服 15 ～ 30mL，冲服。

6. 天竺黄

【功效】清热豁痰，凉心定惊。

7. 前胡

【功效】降气化痰，散风清热。

8. 桔梗

【性能】苦、辛、平。归肺经。

【功效】宣肺，祛痰，利咽，排脓。

【主治病证】①咳嗽痰多，胸闷不畅；②咽喉肿痛，音哑失音；③肺痈吐脓。

【使用注意】本品性升散，凡气机上逆之呕吐、呃逆、眩晕及阴虚火旺之咯血等不宜用。用量过大易致恶心呕吐。

【常用配伍】桔梗配甘草。

9. 海藻

【功效】消痰软坚散结，利水消肿。

【使用注意】不宜与甘草同用。

10. 昆布（助理不考）

【功效】消痰软坚散结，利水消肿。

11. 海蛤壳（助理不考）

【功效】清热化痰，软坚散结，制酸止痛；外用收湿敛疮。

易混考点解析

清化热痰药的功效比较和高频考点

中药名称	相似功效	不同功效	高频考点
川贝母	清热化痰	润肺止咳，散结消痈	二者鉴别
浙贝母	清热化痰	止咳，解毒散结消痈	
瓜蒌	清热涤痰	宽胸散结，润燥滑肠	
竹茹	清热化痰	除烦，止呕	
竹沥	清热豁痰	定惊利窍	冲服
天竺黄	清热豁痰	凉心定惊	

续表

中药名称	相似功效	不同功效	高频考点
前胡	清热化痰	降气，散风	
桔梗	祛痰	宣肺，利咽，排脓	
海藻	消痰	软坚散结，利水消肿	
昆布	消痰	软坚散结，利水消肿	
海蛤壳	清热化痰	软坚散结，制酸止痛；外用收湿敛疮	

细目三　止咳平喘药

1. 苦杏仁

【性能】苦，微温；有小毒。归肺、大肠经。

【功效】降气止咳平喘，润肠通便。

【主治病证】①咳嗽气喘；②肠燥便秘。

【用法】煎服。宜打碎入煎，生品入煎剂宜后下。

【使用注意】阴虚咳喘及大便溏泄者忌用。内服不宜过量，婴儿慎用。

易混考点解析

苦杏仁与桃仁的比较

中药名称	相同点	不同点
苦杏仁	二药均能止咳平喘、润肠通便，用于治疗肺气不宣之咳嗽气喘，以及肠燥便秘	苦杏仁止咳平喘和润肠通便作用均较强
桃仁		桃仁具有较强的活血化瘀功效，可用于治疗瘀血诸痛及妇女经闭等病证

2. 紫苏子

【性能】辛，温。归肺、大肠经。

【功效】降气化痰，止咳平喘，润肠通便。

【主治病证】①咳喘痰多；②肠燥便秘。

易混考点解析

苦杏仁与紫苏子的比较

中药名称	相同点	不同点
苦杏仁	二药均能止咳平喘、润肠通便，可用于咳嗽气喘、肠燥便秘	苦杏仁长于宣肺，多用治肺气不宣之咳嗽气喘
紫苏子		紫苏子长于降气，兼能化痰，适用于痰壅气逆之咳嗽气喘

3. 百部

【性能】甘、苦，微温。归肺经。

【功效】润肺下气止咳，杀虫灭虱。

【主治病证】①新久咳嗽，顿咳，肺痨咳嗽；②蛲虫，阴痒，头虱及疥癣。

【用法】煎服，3～9g。外用适量。久咳虚嗽宜蜜炙用。

【使用注意】脾虚食少便溏者忌用。

4. 紫菀（助理不考）

【功效】润肺下气，化痰止咳。

【主治病证】咳嗽痰多。

5. 款冬花（助理不考）

【功效】润肺下气，止咳化痰。

【主治病证】咳嗽气喘。

6. 枇杷叶（助理不考）

【功效】清肺止咳，降逆止呕。

【主治病证】①肺热咳嗽，气逆喘急；②胃热呕吐，哕逆，烦热口渴。

【用法】煎服。止咳宜炙用，止呕宜生用。

7. 桑白皮

【性能】甘，寒。归肺经。

【功效】泻肺平喘，利水消肿。

【主治病证】①肺热咳喘；②水肿。

8. 葶苈子（助理不考）

【性能】辛、苦，大寒。归肺、膀胱经。

【功效】泻肺平喘，行水消肿。

【主治病证】①痰涎壅盛，喘息不得平卧；②水肿，胸腹积水，小便不利。

易混考点解析

桑白皮与葶苈子的比较

中药名称	相同点	不同点
桑白皮	二药均有泻肺平喘、利水消肿的作用，治疗肺热咳喘及水肿、小便不利等常相须为用	桑白皮甘寒，药性较缓，长于清肺热、降肺火，多用于肺热咳喘痰黄及皮肤水肿
葶苈子		葶苈子力峻，重在泻肺中水气、痰涎，邪盛喘满不得卧者尤宜；其利水作用较强，可兼治鼓胀、胸腹积水等证

9. 白果（助理不考）

【功效】敛肺定喘，止带缩尿。

【主治病证】①哮喘痰嗽；②带下，白浊，尿频遗尿。

【使用注意】本品有毒，忌生食，不宜多用，小儿尤当注意。其性收敛，咳喘痰稠、咳吐不爽者慎用。

易混考点解析

止咳平喘药的功效比较和高频考点

中药名称	相似功效	不同功效	高频考点
苦杏仁	止咳平喘	降气，润肠通便	有小毒
紫苏子	止咳平喘	降气化痰，润肠通便	与苦杏仁鉴别
百部	润肺止咳	下气，杀虫灭虱	外用为治头虱、体虱之佳品
紫菀	润肺止咳	下气化痰	
款冬花	润肺止咳	下气化痰	
枇杷叶	清肺止咳	降逆止呕	
桑白皮	泻肺平喘	利水消肿	
葶苈子	泻肺平喘	行水消肿	
白果	敛肺定喘	止带缩尿	

第十九单元　安神药

细目一　重镇安神药

1. 朱砂

【性能】甘，微寒；有毒。归心经。

【功效】清心镇惊，安神，明目，解毒。

【主治病证】①心悸易惊，失眠多梦；②惊风，狂乱，癫痫；③疮疡肿毒，喉痹，口疮。

此外，本品还有一定的明目作用，可治心肾不交之视物昏花、耳鸣等。

【用法用量】内服，只宜入丸、散，每次 0.1 ~ 0.5g；不宜入煎剂。外用适量。

【使用注意】本品有毒，内服不可过量或持续服用。孕妇及肝肾功能不全者忌服。忌火煅。

2. 磁石

【性能】咸，寒。归心、肝、肾经。

【功效】镇惊安神，平肝潜阳，聪耳明目，纳气平喘。

【主治病证】①心神不宁，惊悸失眠，癫痫；②肝阳上亢，头晕目眩；③耳鸣耳聋，视物昏花；④肾虚气喘。

【用法用量】煎服，9 ~ 30g，先煎。

【使用注意】因吞服后不易消化，如入丸散，不可多服。脾胃虚弱者慎用。

【常用配伍】磁石配朱砂。

易混考点解析

朱砂与磁石的比较

中药名称	相同点	不同点
朱砂	二药质重性寒，入心经，能镇惊安神，治心悸失眠、怔忡恐怯、惊风癫狂；还能明目，治肝肾亏虚之目暗不明	朱砂有毒，镇心、清心而安神，善治心火亢盛之心神不安；又能清热解毒，治口疮、咽痛、疮疡
磁石		磁石无毒，益肾阴，潜肝阳，主治肾虚肝旺，肝火扰心之心神不宁；又能平肝潜阳、聪耳明目、纳气平喘，治肝阳上亢之头晕目眩、肾虚之耳鸣耳聋、肝阴不足之目暗不明，以及肾虚喘促

3. 龙骨

【性能】甘、涩，平。归心、肝、肾经。

【功效】镇惊安神，平肝潜阳，收敛固涩，收湿敛疮。

【主治病证】①心神不宁，心悸失眠，惊痫癫狂；②肝阳上亢，头晕目眩；③滑脱诸证；④湿疮痒疹，疮疡久溃不敛。

【用法用量】煎服，15 ~ 30g，先煎。外用适量。镇惊安神、平肝潜阳宜生用，收敛固涩、收湿敛疮宜煅用。

4. 琥珀

【功效】镇惊安神，活血散瘀，利尿通淋。

【用法用量】研末冲服，或入丸、散，每次 1.5 ~ 3g。不入煎剂。外用适量。

易混考点解析

重镇安神药的功效比较和高频考点

中药名称	相似功效	不同功效	高频考点
朱砂	镇惊安神	清心，明目，解毒	有毒，不入煎剂
磁石	镇惊安神	平肝潜阳，聪耳明目，纳气平喘	先煎
龙骨	镇惊安神	平肝潜阳，收敛固涩，收湿敛疮	治滑脱诸证
琥珀	镇惊安神	活血散瘀，利尿通淋	冲服

细目二　养心安神药

1. 酸枣仁

【性能】甘、酸，平。归肝、胆、心经。

【功效】养心益肝，宁心安神，敛汗，生津。

【主治病证】①虚烦不眠，惊悸多梦；②体虚多汗。

此外，有收敛生津止渴之功效，还可用治伤津口渴咽干。

2. 柏子仁

【功效】养心安神，润肠通便，止汗。

【主治病证】①心悸失眠，健忘；②肠燥便秘；③阴虚盗汗。

【使用注意】便溏及痰多者慎用。

易混考点解析

酸枣仁与柏子仁的比较

中药名称	相同点	不同点
酸枣仁	二药均为养心安神止汗之品，常相须为用，治疗阴血不足，心神失养之心神不宁及阴虚盗汗证	酸枣仁长于益肝血，善治心肝血虚之心神不宁证
柏子仁		柏子仁长于治疗心阴虚及心肾不交之心神不宁；并能润肠通便，治肠燥便秘

3. 合欢皮

【功效】解郁安神，活血消肿。

4. 远志

【功效】安神益智，交通心肾，祛痰，消肿。

【主治病证】①失眠多梦，心悸怔忡、健忘；②咳嗽痰多，咳痰不爽；③痈疽疮毒，乳房肿痛。

【使用注意】凡实热或痰火内盛者，以及有胃溃疡及胃炎者慎用。

5. 首乌藤（助理不考）

【功效】养血安神，祛风通络。

易混考点解析

养心安神药的功效比较和高频考点

中药名称	相似功效	不同功效	高频考点
酸枣仁	宁心安神	养心益肝，敛汗，生津	善治心肝血虚之心神不宁
柏子仁	养心安神	润肠通便，止汗	长于治疗心阴虚及心肾不交之心神不宁
合欢皮	安神	解郁，活血消肿	解郁安神之要药

续表

中药名称	相似功效	不同功效	高频考点
远志	安神益智	交通心肾，祛痰，消肿	
首乌藤	养血安神	祛风通络	

第二十单元　平肝息风药

细目一　平抑肝阳药

1.石决明

【性能】咸，寒。归肝经。

【功效】平肝潜阳，清肝明目。

【主治病证】①肝阳上亢，头痛眩晕；②目赤翳障，视物昏花。

【用法】煎服，应打碎先煎。平肝、清肝宜生用；外用点眼宜煅用、水飞。

易混考点解析

石决明与决明子的比较

中药名称	相同点	不同点
石决明	二药均有清肝明目之功效，用治肝热目赤肿痛、翳障	石决明咸寒质重，凉肝镇肝，滋养肝阴，无论实证、虚证之目疾均可用，多用于血虚肝热之羞明、目暗、雀盲；又可平肝潜阳，用治肝阳上亢、头晕目眩
决明子		决明子苦寒，功偏清肝火而明目，用治肝经实火之目赤肿痛；又有润肠通便之功，用治肠燥便秘

2.珍珠母

【功效】平肝潜阳，安神定惊，明目退翳。

【用法】煎服，先煎，或入丸、散。外用适量。

3.牡蛎

【性能】咸，微寒。归肝、胆、肾经。

【功效】潜阳补阴，重镇安神，软坚散结，收敛固涩，制酸止痛。

【主治病证】①肝阳上亢，头晕目眩；②心神不安，惊悸失眠；③痰核，瘰疬，癥瘕积聚；④滑脱诸证。

此外，煅牡蛎有收敛制酸作用，可治胃痛泛酸。

【用法】煎服，先煎。外用适量。收敛固涩、制酸止痛宜煅用，其他宜生用。

易混考点解析

牡蛎与龙骨的比较

中药名称	相同点	不同点
牡蛎	二药均能重镇安神、平肝潜阳、收敛固涩，常相须为用，治疗心神不安、惊悸失眠、肝阳上亢、头晕目眩及滑脱不禁诸证	牡蛎主入肝经，平肝潜阳功效较优；还能软坚散结、制酸，可治痰核瘰疬、胃酸过多等证
龙骨		龙骨主入心经，镇惊安神、收敛固涩作用较优，煅后外用能收湿敛疮，可治湿疹、湿疮等病证

4. 赭石

【性能】苦，寒。归肝、心、肺、胃经。

【功效】平肝潜阳，重镇降逆，凉血止血。

【主治病证】①肝阳上亢，头晕目眩；②呕吐，呃逆，噫气；③气逆喘息；④血热吐衄，崩漏。

【用法】煎服，先煎。降逆、平肝宜生用，止血宜煅用。

【使用注意】虚寒证及孕妇慎用。含微量砷，不宜长期服用。

5. 蒺藜

【功效】平肝解郁，活血祛风，明目止痒。

6. 罗布麻叶（助理不考）

【功效】平肝安神，清热，利水。

易混考点解析

平抑肝阳药的功效比较和高频考点

中药名称	相似功效	不同功效	高频考点
石决明	平肝潜阳	清肝明目	打碎先煎
珍珠母	平肝潜阳	安神定惊，明目退翳	打碎先煎
牡蛎	潜阳补阴	重镇安神，软坚散结，收敛固涩，制酸止痛	治滑脱诸证；打碎先煎
赭石	平肝潜阳	重镇降逆，凉血止血	打碎先煎
蒺藜	平肝解郁	活血祛风，明目止痒	
罗布麻叶	平肝安神	清热，利水	

细目二　息风止痉药

1. 羚羊角

【性能】咸，寒。归肝、心经。

【功效】平肝息风，清肝明目，散血解毒。

【主治病证】①肝风内动，惊痫抽搐；②肝阳上亢，头晕目眩；③肝火上炎，目赤头痛；④温热病壮热神昏，热毒发斑。

此外，本品有清肺解毒之效，可用于肺热咳喘、疮痈热毒炽盛等。

【用法用量】煎服，1～3g；单煎2小时以上。磨汁或研粉服，每次0.3～0.6g。

【常用配伍】羚羊角配钩藤。

2. 牛黄

【性能】苦、凉。归心、肝经。

【功效】凉肝息风，清心豁痰，开窍醒神，清热解毒。

【主治病证】①惊风，癫痫；②热病神昏，口噤，痰鸣；③口舌生疮，咽喉肿痛，痈疽疔毒。

【用法用量】入丸、散剂，0.15～0.35g。外用适量，研末敷患处。

【使用注意】非实热证不宜使用；孕妇慎用。

易混考点解析

羚羊角与牛黄的比较

中药名称	相同点	不同点
羚羊角	二药均清肝热、息风止痉，用治温热病壮热神昏及肝风惊厥抽搐	羚羊角性寒，又可平肝潜阳、明目、散血、解毒，常用治肝阳上亢之头晕目眩、肝火目赤头痛，及热毒发斑、肺热咳喘等证
牛黄		牛黄性凉，又可豁痰开窍、清热解毒，常用治热入心包或痰蒙清窍之癫痫、口舌生疮、咽喉肿痛、痈疽疔毒等证

3. 珍珠（助理不考）

【功效】安神定惊，明目消翳，解毒生肌，润肤祛斑。

【用法用量】内服，多入丸、散，0.1～0.3g。外用适量。

4. 钩藤

【性能】甘，凉。归肝、心包经。

【功效】息风定惊，清热平肝。

【主治病证】①肝风内动，惊痫抽搐；②肝阳上亢，头痛，眩晕。

此外，本品有轻清疏泄之性，能清热透邪，可用于外感风热、头痛目赤。

【用法用量】煎服，3～12g，后下。

5. 天麻

【性能】甘，平。归肝经。

【功效】息风止痉，平抑肝阳，祛风通络。

【主治病证】①肝风内动，惊痫抽搐；②眩晕，头痛；③肢体麻木，中风手足不遂，风湿痹痛。

【常用配伍】天麻配钩藤。

易混考点解析

钩藤与天麻的比较

中药名称	相同点	不同点
钩藤	二药均能息风止痉、平肝潜阳，常用治肝风内动、惊痫抽搐，以及肝阳上亢之头痛、头晕、目眩等证	钩藤能清热，尤宜于热极动风与肝经阳热病证
天麻		天麻性平，无论寒热虚实皆可应用，并能祛风湿、止痹痛，可用治风湿痹痛，以及肢体麻木、手足不遂等证

6. 地龙

【功效】清热定惊，通络，平喘，利尿。

【主治病证】高热惊痫，癫狂；中风半身不遂；风湿痹证；肺热哮喘；小便不利，尿闭不通。

7. 全蝎

【功效】息风镇痉，攻毒散结，通络止痛。

【主治病证】①痉挛抽搐；②疮疡肿毒，瘰疬结核；③风湿顽痹；④偏正头痛。

【用法用量】煎服，3～6g。外用适量。

【使用注意】本品有毒，用量不宜过大。孕妇禁用。

【常用配伍】全蝎配蜈蚣。

8. 蜈蚣

【功效】息风镇痉，攻毒散结，通络止痛。

【主治病证】①痉挛抽搐；②疮疡肿毒，瘰疬结核；③风湿顽痹；④顽固性头痛。

【用法用量】煎服，3～5g。外用适量。

【使用注意】本品有毒，用量不宜过大。孕妇禁用。

易混考点解析

蜈蚣与全蝎的比较

中药名称	相同点	不同点
蜈蚣	二药皆有息风镇痉、解毒散结、通络止痛之功效，常相须为用	蜈蚣力猛性燥，善走窜通达，息风镇痉功效较强；又攻毒疗疮，通痹止痛效佳
全蝎		全蝎性平，息风止痉、攻毒散结之力不及蜈蚣

9. 僵蚕

【功效】息风止痉，祛风止痛，化痰散结。

【主治病证】①惊痫抽搐；②风中经络，口眼歪斜；③风热头痛，目赤，咽痛；④风疹瘙痒；⑤痰核，瘰疬。

易混考点解析

息风止痉药的功效比较和高频考点

中药名称	相似功效	不同功效	高频考点
羚羊角	平肝息风	清肝明目，散血解毒	
牛黄	凉肝息风	清心豁痰，开窍醒神，清热解毒	入丸、散，0.15～0.35g
珍珠	定惊	安神，明目消翳，解毒生肌，润肤祛斑	
钩藤	息风定惊	清热平肝	后下
天麻	息风止痉	平抑肝阳，祛风通络	治疗眩晕、头痛之要药
地龙	清热定惊	通络，平喘，利尿	
全蝎	息风镇痉	攻毒散结，通络止痛	
蜈蚣	息风镇痉	攻毒散结，通络止痛	
僵蚕	息风止痉	祛风止痛，化痰散结	

第二十一单元　开窍药

细目　具体药物

1. 麝香

【性能】辛，温。归心、脾经。

【功效】开窍醒神，活血通经，消肿止痛。

【主治病证】①闭证神昏；②血瘀经闭，癥瘕积聚，心腹暴痛，头痛，跌打损伤，风寒湿痹；③痈肿瘰疬，咽喉肿痛。

此外，本品活血通经，有催生下胎之效，古代用于难产、死胎、胞衣不下。

【用法用量】入丸、散，0.03～0.1g。不宜入煎剂。外用适量。

【使用注意】孕妇禁用。

【常用配伍】麝香配冰片。

2. 冰片

【功效】开窍醒神，清热止痛。

【主治病证】①热闭神昏，惊厥，中风痰厥；②胸痹心痛，目赤口疮，咽喉肿痛，耳道流脓。

【用法用量】入丸、散，0.15～0.3g。不宜入煎剂。外用适量，研粉点敷患处。

【使用注意】孕妇慎用。

易混考点解析

麝香与冰片的比较

中药名称	相同点	不同点
麝香	二药均为辛香之品，都能开窍醒神，配用可治闭证	麝香性温，开窍醒神作用极强，为开窍醒神要药，热闭、寒闭均可运用；还具有活血通经、消肿止痛的功效，可用治血瘀经闭、癥瘕、跌打损伤、痹证疼痛、疮疡肿毒、咽喉肿痛等证
冰片		冰片开窍醒神之力不及麝香且药性微寒，宜用于热闭。冰片味苦、性寒，还具有清热解毒止痛之效，用于治疗目赤口疮、咽喉肿痛、耳道流脓等证

3. 苏合香

【功效】开窍，辟秽，止痛。

【用法用量】入丸、散，0.3～1g。不入煎剂。外用适量。

4. 石菖蒲

【性能】辛、苦，温。归心、胃经。

【功效】开窍豁痰，醒神益智，化湿开胃。

【主治病证】①痰迷心窍，神昏，癫痫；②健忘，失眠，耳鸣，耳聋；③脘痞不饥，噤口下痢。

易混考点解析

开窍药的功效比较和高频考点

中药名称	共性	个性		高频考点
		作用特点	其他功效	
麝香	开窍醒神	辛散温通，气极香，走窜之性甚烈，有极强的开窍通闭醒神作用	活血通经，消肿止痛	为醒脑回苏之要药，无论寒闭、热闭皆宜；0.15～0.3g；不宜入煎剂
冰片		味辛苦，性微寒，开窍醒神之功似麝香而力缓，为凉开之品	清热止痛	最宜于热闭神昏；入丸散，0.15～0.3g；不宜入煎剂
苏合香		辛散温通，芳香辟秽，开窍醒神之功类似麝香而药力较逊	辟秽，止痛	为寒闭神昏要药；入丸、散，0.3～1g；不入煎剂
石菖蒲		辛散苦燥温通，开窍之力较缓，善化湿浊，除痰涎，辟秽浊而开窍	豁痰，益智，化湿开胃	最宜于痰湿秽浊之邪蒙蔽清窍之证

第二十二单元　补虚药

细目一　补气药

1. 人参

【性能】甘、微苦，微温。归肺、脾、心、肾经。

【功效】大补元气，复脉固脱，补脾益肺，生津养血，安神益智。

【主治病证】①元气虚极欲绝证；②脾虚食少，肺虚喘咳，阳痿，宫冷；③热病气虚津伤口渴及消渴证；④气血亏虚，久病虚羸；⑤惊悸失眠。

此外，本药与解表药、攻下药等祛邪药配伍，有扶正祛邪之效。

【用法用量】煎服，3 ～ 9g；挽救虚脱可用 15 ～ 30g。宜文火另煎，分次兑服。野山参研末吞服，每次 2g，日服 2 次。

【使用注意】不宜与藜芦、五灵脂同用。

【常用配伍】人参配附子，人参配麦冬、五味子。

易混考点解析

生晒参与红参的比较

中药名称	相同点	不同点
生晒参	二者均味甘微苦，归脾、肺、心经，具大补元气、复脉固脱、补脾益肺、生津止渴、安神增智之功，用于气虚欲脱、肢冷、脉微、脾虚食少、肺虚喘咳、津伤口渴、消渴、惊悸健忘、气虚血少等	生晒参味甘性平，偏重于补气生津、安神，适用于气阴不足之肺虚喘咳、津伤口渴、内热消渴
红参		红参性温，偏于补阳，多用于元气衰弱，兼阳气虚之脉微肢冷、阳痿、宫冷等

2. 西洋参

【功效】补气养阴，清热生津。

【主治病证】①气虚阴亏，虚热烦倦，咳喘痰血；②内热消渴，口燥咽干。

【用法用量】另煎兑服，3 ～ 6g。

【使用注意】据《中国药典》记载，不宜与藜芦同用。

3. 党参

【性能】甘，平。归脾、肺经。

【功效】健脾益肺，养血生津。

【主治病证】①脾肺气虚证，食少倦怠，咳嗽虚喘；②气血不足，面色萎黄，心悸气短；③津伤口渴，内热消渴。

此外，可与解表药或攻里药同用，用于气虚外感及正虚邪实之证，以扶正祛邪。

【使用注意】据《中国药典》记载，不宜与藜芦同用。

易混考点解析

人参与党参的比较

中药名称	相同点	不同点
人参	二药均能补脾气、补肺气、益气生津、益气生血和扶正祛邪，治肺脾气虚证、气津两伤证，以及正虚邪实病证	人参补气力强，可大补元气，治气虚欲脱的危重病证；还能安神益智、益气壮阳，可治气血不足之心神不安及阳痿等
党参		党参补气力弱，但能补气生血，可治血虚证等

4. 太子参

【功效】益气健脾，生津润肺。

【主治病证】①脾虚体倦，食欲不振；②病后虚弱，气阴不足，自汗口渴，肺燥干咳。

5. 黄芪

【性能】甘，微温。归脾、肺经。

【功效】补气升阳，固表止汗，利水消肿，托疮生肌。

【主治病证】①脾虚气陷证；②肺气虚证；③气虚自汗；④内热消渴，血虚萎黄；⑤半身不遂，痹痛麻木；⑥气血亏虚，疮疡难溃难腐，或溃久不敛。

【用法用量】煎服，9～30g。蜜炙可增强其补中益气作用。

【常用配伍】黄芪配茯苓，黄芪配柴胡、升麻。

易混考点解析

人参与黄芪的比较

中药名称	相同点	不同点
人参	二药均可补气、生津、生血，同用可增强补气之效	人参大补元气、复脉固脱，补心、脾、肺气，安神增智，为治内伤气虚第一要药
黄芪		黄芪主补脾、肺气，并有补气升阳、益卫固表、托毒生肌、利尿消肿等作用，可治气虚所致的多种病证

生黄芪与炙黄芪的比较

中药名称	相同点	不同点
生黄芪	二者属于同一中药，唯炮制方法不同，功效大致相近	生黄芪偏于走表，托疮，利水，多用于自汗、疮疡后期、水肿
炙黄芪		炙黄芪偏于走里，补中益气升阳，多用于脾胃虚弱，气血不足，中气下陷

6. 白术

【性能】甘、苦，温。归脾、胃经。

【功效】健脾益气，燥湿利水，止汗，安胎。

【主治病证】①脾气虚证；②气虚自汗；③脾虚胎动不安。

【用法用量】煎服，6～12g。炒用可增强补气健脾止泻作用。

【使用注意】本品性偏温燥，热病伤津及阴虚燥渴者不宜。

易混考点解析

黄芪与白术的比较

中药名称	相同点	不同点
白术	二药均能补气、利水、止汗，治疗脾肺气虚证、气虚汗出、水肿	白术主补脾气，补中气，长于治疗脾虚失运、水湿内停诸证；还能补气安胎
黄芪		黄芪补脾肺之气，补中气而升阳，长于治疗中气不足、气虚下陷诸证。黄芪补气固表之力强于白术，还能生津养血、行滞通痹、托毒排脓、敛疮生肌

白术与苍术的比较

中药名称	相同点	不同点
白术	二药均能健脾燥湿，可治脾失健运，湿浊中阻证	白术补气健脾、固表止汗、益气安胎，用治气虚自汗、气虚胎动不安等
苍术		苍术燥湿力强，无补益作用，尤宜于湿盛不虚者；还能祛风湿、发汗解表、明目，用治风湿痹痛、外感风寒湿表证，以及夜盲症等

7. 山药

【功效】补脾养胃，生津益肺，补肾涩精。

【主治病证】①脾虚食少，便溏；②肺虚喘咳；③肾虚遗精，带下，尿频；④虚热消渴。

易混考点解析

白术与山药的比较

中药名称	相同点	不同点
白术	二药均味甘，归脾经，功效补益脾胃	白术味苦性温，可燥湿利水、止汗、安胎
山药		山药可生津益肺、补肾涩精

8. 白扁豆

【功效】健脾化湿，和中消暑，解毒。

9. 甘草

【性能】甘，平。归心、肺、脾、胃经。

【功效】补脾益气，祛痰止咳，缓急止痛，清热解毒，调和诸药。

【主治病证】①脾胃虚弱，倦怠乏力；②心悸气短；③咳嗽痰多；④脘腹、四肢挛急疼痛；⑤热毒疮疡，咽喉肿痛，药食中毒；⑥缓解药物毒性、烈性。

【用法用量】煎服，2～10g。生用性微寒，可清热解毒；蜜炙药性微温，并可增强补益心脾之气和润肺止咳作用。

【使用注意】不宜与京大戟、芫花、甘遂、海藻同用。本品有助湿壅气之弊，湿盛胀满、水肿者不宜用。大剂量久服可致水钠潴留，引起浮肿。

【常用配伍】白芍配甘草。

10. 大枣

【功效】补中益气，养血安神。

11. 蜂蜜

【功效】补中，润燥，止痛，解毒；外用生肌敛疮。

易混考点解析

补气药的功效比较和高频考点

中药名称	相似功效	不同功效	高频考点
人参	大补元气，补脾益肺	复脉固脱，生津养血，安神益智	拯危救脱之要药，不宜与藜芦、五灵脂同用
西洋参	补气养阴	清热生津	另煎兑服；不宜与藜芦同用
党参	健脾益肺	养血生津	不宜与藜芦同用
太子参	益气健脾	生津润肺	
黄芪	补气	升阳，固表止汗，利水消肿，托疮生肌	补中益气要药
白术	健脾益气	燥湿利水，止汗，安胎	补气健脾第一要药
山药	补脾益胃	生津益肺，补肾涩精	补益肺、脾、肾三脏之气阴
白扁豆	健脾	化湿，和中消暑，解毒	
甘草	补脾益气	祛痰止咳，缓急止痛，清热解毒，调和诸药	
大枣	补中益气	养血安神	
蜂蜜	补中	润燥，止痛，解毒；外用生肌敛疮	

细目二　补阳药

1. 鹿茸

【性能】甘、咸，温。归肾、肝经。

【功效】壮肾阳，益精血，强筋骨，调冲任，托疮毒。

【主治病证】①肾阳不足，精血亏虚，阳痿早泄，宫寒不孕，眩晕，耳鸣耳聋；②腰脊冷痛，筋骨痿软；③冲任虚寒，崩漏带下；④阴疽不敛。

【用法用量】1～2g，研末吞服，或入丸、散。

【使用注意】服用本品宜从小量开始，缓缓增加，不可骤用大量，以免阳升风动，头晕目赤，或伤阴动血。凡发热者均当忌服。

2. 紫河车

【功效】温肾补精，益气养血。

【主治病证】①虚劳羸瘦，阳痿遗精，不孕少乳；②久咳虚喘，骨蒸劳嗽；③面色萎黄，食少气短。

3. 淫羊藿

【性能】辛、甘，温。归肾、肝经。

【功效】补肾阳，强筋骨，祛风湿。

【主治病证】①肾阳虚衰，阳痿遗精，筋骨痿软；②风湿痹痛，麻木拘挛。

4. 巴戟天

【功效】补肾阳，强筋骨，祛风湿。

【主治病证】①阳痿遗精，宫冷不孕，月经不调；②少腹冷痛，风湿痹痛，筋骨痿软。

易混考点解析

淫羊藿与巴戟天的比较

中药名称	相同点	不同点
淫羊藿	二药均能补肾阳、强筋骨、祛风湿，可用治肾阳虚之阳痿、遗精及肝肾不足之筋骨痿软、风湿久痹等证	淫羊藿药性燥散，补肾阳之力较强，尤宜于肾阳虚衰之精少不育
巴戟天		巴戟天药性温润不燥，补阳、祛风湿之力不及淫羊藿，多用于肾阳亏虚、精血不足之月经不调、宫冷不孕

5. 仙茅（助理不考）

【功效】补肾阳，强筋骨，祛寒湿。

6. 杜仲

【性能】甘，温。归肝、肾经。

【功效】补肝肾，强筋骨，安胎。

【主治病证】①肝肾不足，腰膝酸痛，筋骨无力，头晕目眩；②肝肾亏虚，妊娠漏血，胎动不安。

易混考点解析

杜仲与桑寄生的比较

中药名称	相同点	不同点
杜仲	二药均具补肝肾、强筋骨、安胎的功效，同可用治肾虚腰痛、足膝痿弱，以及肝肾亏虚之胎动不安	杜仲又可温补肾阳，常用治肾虚阳痿、精冷不固、小便频数、风湿腰痛冷重
桑寄生		桑寄生善祛风湿，常用治痹证日久，伤及肝肾，腰膝酸软，筋骨无力者

7. 续断

【性能】苦、辛，微温。归肝、肾经。

【功效】补肝肾，强筋骨，续折伤，止崩漏。

【主治病证】①腰膝酸软，风湿痹痛；②肝肾亏虚，崩漏，胎漏，胎动不安；③跌仆损伤，筋伤骨折。

易混考点解析

杜仲与续断的比较

中药名称	相同点	不同点
杜仲	二药均归肝、肾经，药性偏温，均能补肝肾、强筋骨、安胎，治疗肾虚腰痛脚弱、筋骨无力、胎动不安，常相须为用	杜仲补益作用较好，且可安胎，故肾虚腰酸、胎动不安常用
续断		续断补肝肾、强腰膝、安胎作用不及杜仲，但能行血通脉、续折伤，为补而不滞之品，又为妇科崩漏、伤科跌打损伤所常用

8. 肉苁蓉

【功效】补肾阳，益精血，润肠通便。

9. 补骨脂

【功效】补肾助阳，纳气平喘，温脾止泻；外用消风祛斑。

【主治病证】①肾阳不足，阳痿遗精，遗尿尿频，腰膝冷痛；②脾肾阳虚，五更泄泻；③肾虚作喘；外用治白癜风、斑秃。

10. 益智

【功效】暖肾固精缩尿，温脾止泻摄唾。

11. 菟丝子

【性能】辛、甘，平。归肾、肝、脾经。

【功效】补益肝肾，固精缩尿，安胎，明目，止泻；外用消风祛斑。

【主治病证】①肝肾不足，腰膝酸软，阳痿遗精，遗尿尿频；②肾虚胎漏，胎动不安；③肝肾不足，目暗耳鸣；④脾肾虚泻。

12. 沙苑子

【功效】补肾助阳，固精缩尿，养肝明目。

13. 蛤蚧（助理不考）

【功效】补肺益肾，纳气定喘，助阳益精。

【用法用量】入丸散或酒剂，3～6g。

【常用配伍】人参配蛤蚧。

14. 冬虫夏草（助理不考）

【功效】补肾益肺，止血化痰。

【主治病证】①肾虚精亏，阳痿遗精，腰膝酸痛；②久咳虚喘，劳嗽痰血。

【用法用量】煎服，3～9g；也可入丸、散。

15. 锁阳（助理不考）

【功效】补肾阳，益精血，润肠通便。

易混考点解析

补阳药的功效比较和高频考点

中药名称	相似功效	不同功效	高频考点
鹿茸	壮肾阳	益精血，强筋骨，调冲任，托疮毒	
紫河车	温肾补精	益气养血	

中药名称	相似功效	不同功效	高频考点
淫羊藿	补肾阳	强筋骨，祛风湿	
巴戟天	补肾阳	强筋骨，祛风湿	
仙茅	补肾阳	强筋骨，祛寒湿	
杜仲	补肝肾	强筋骨，安胎	治腰痛之要药
续断	补肝肾	强筋骨，续折伤，止崩漏	
肉苁蓉	补肾阳	益精血，润肠通便	
补骨脂	补肾壮阳	纳气平喘，温脾止泻；外用消风祛斑	
益智	暖肾	固精缩尿，温脾开胃摄唾	
菟丝子	补益肝肾	固精缩尿，安胎，明目，止泻；外用消风祛斑	
沙苑子	补肾助阳	固精缩尿，养肝明目	
蛤蚧	补肺益肾	纳气平喘，助阳益精	
冬虫夏草	补肾益肺	止血化痰	
锁阳	补肾阳	益精血，润肠通便	

细目三　补血药

1. 当归

【性能】甘、辛，温。归肝、心、脾经。

【功效】补血活血，调经止痛，润肠通便。

【主治病证】①血虚萎黄，眩晕心悸；②血虚血瘀，月经不调，经闭，痛经；③虚寒腹痛，跌打损伤，痈疽疮疡，风湿痹痛；④血虚肠燥便秘。

【用法】煎服，6～12g。一般生用，为加强活血效果则酒炒用。

【使用注意】湿盛中满、大便泄泻者忌服。

【常用配伍】当归配黄芪。

2. 熟地黄

【性能】甘，微温。归肝、肾经。

【功效】补血滋阴，益精填髓。

【主治病证】①血虚诸证；②肝肾阴虚诸证；③精血不足证。

【使用注意】本品性质黏腻，较生地黄更甚，有碍消化，凡气滞痰多、脘腹胀痛、食少便溏者忌服。重用久服宜与陈皮、砂仁等同用，以免黏腻碍胃。

易混考点解析

当归与熟地黄的比较

中药名称	相同点	不同点
当归	二药均能补血，常相须为用，治血虚诸证	当归补血行血、调经止痛，为妇科调经要药，用治血虚、血寒诸证及风湿痹痛、痈疽疮疡；还能润肠通便，治疗血虚肠燥便秘
熟地黄		熟地黄功专补血滋阴、益精填髓，为补益肝肾精血要药，可治肝肾精血亏虚诸证

生地黄与熟地黄的比较

中药名称	相同点	不同点
生地黄	二药均能滋阴，可用治阴虚证	生地黄性寒，清热凉血，养阴生津，长于治疗热入营血、热病伤阴、阴虚发热诸证，滋阴之力不及熟地黄
熟地黄		熟地黄性温，功专补血滋阴、益精髓，长于治疗血虚证及肝肾亏虚诸证

3. 白芍

【性能】苦、酸，微寒。归肝、脾经。

【功效】养血调经，敛阴止汗，柔肝止痛，平抑肝阳。

【主治病证】①血虚萎黄，月经不调，崩漏下血；②自汗，盗汗；③肝脾不和，胸胁脘腹疼痛，四肢挛急疼痛；④肝阳上亢，头痛眩晕。

【使用注意】阳衰虚寒之证不宜用。反藜芦。

易混考点解析

白芍与赤芍的比较

中药名称	相同点	不同点
白芍	《神农本草经》不分，通称芍药，唐末宋初始将二者区分。二药同出一物而性微寒，皆能止痛，可治疼痛病证	白芍，"白补、白收"，长于养血调经，敛阴止汗，平抑肝阳，主治血虚阴亏、肝阳偏亢诸证。止痛方面，白芍长于养血柔肝、缓急止痛，主治肝阴不足、血虚肝旺、肝气不疏所致的胁肋疼痛、脘腹四肢拘挛疼痛
赤芍		赤芍，"赤泻、赤散"，长于清热凉血、活血散瘀、清泻肝火，主治血热、血瘀、肝火所致诸证。止痛方面，赤芍长于活血祛瘀止痛，主治血滞诸痛证，因能清热凉血，故血热瘀滞者尤为适宜

4. 阿胶

【性能】甘，平。归肺、肝、肾经。

【功效】补血滋阴，润燥，止血。

【主治病证】①血虚萎黄，眩晕，心悸，肌痿无力；②热病伤阴，心烦失眠，阴虚风动，手足瘛疭；③肺燥咳嗽；④劳嗽咯血，吐血尿血，便血崩漏，妊娠胎漏。

【用法】3～9g，入汤剂宜烊化兑服。

【使用注意】本品黏腻，有碍消化，故脾胃虚弱者慎用。

5. 何首乌

【性能】苦、甘、涩，微温。归肝、肾经。

【功效】制用：补肝肾，益精血，乌须发，强筋骨，化浊降脂。生用：解毒，消痈，截疟，润肠通便。

【主治病证】①精血亏虚，头晕眼花，须发早白，腰膝酸软；②疮痈，风疹瘙痒，瘰疬，久疟，肠燥便秘；③久疟体虚。

此外，制首乌能降浊降脂，可用治高脂血症。

易混考点解析

生首乌与制首乌的比较

中药名称	相同点	不同点
生首乌	二药药性相近，但功用相异	生首乌解毒、消痈、截疟、润肠通便，用于疮痈、风疹、瘰疬、久疟、肠燥便秘
制首乌		制首乌补肝肾、益精血、乌须发，强筋骨、化浊降脂，用于血虚萎黄、眩晕耳鸣、须发早白、腰膝酸软、肢体麻木、崩漏带下、高脂血症

6. 龙眼肉（助理不考）

【功效】补益心脾，养血安神。

【主治病证】气血不足，心悸怔忡，失眠健忘，血虚萎黄。

易混考点解析

补血药的功效比较和高频考点

中药名称	相似功效	不同功效	高频考点
当归	补血	活血，调经止痛，润肠通便	补血之圣药，为妇科补血调经之要药
熟地黄	补血	滋阴，益精填髓	养血补虚之要药；补肾阴之要药
白芍	养血	调经，敛阴止汗，柔肝止痛，平抑肝阳	反藜芦；与赤芍鉴别
阿胶	补血	滋阴，润燥，止血	烊化
何首乌	益精血	补肝肾，乌须发，强筋骨，化浊降脂；解毒，消痈，截疟，润肠通便	
龙眼肉	养血	补益心脾，安神	

细目四 补阴药

1. 北沙参

【性能】甘、微苦，微寒。归肺、胃经。

【功效】养阴清肺，益胃生津。

【主治病证】①肺热燥咳，劳嗽痰血；②胃阴不足，热病津伤，咽干口渴。

【使用注意】《本草从新》谓北沙参"反藜芦"；《中华人民共和国药典》（2015年版）亦认为北沙参"不宜与藜芦同用"。

2. 南沙参（助理不考）

【功效】养阴清肺，益胃生津，化痰，益气。

【使用注意】反藜芦。

易混考点解析

南沙参与北沙参的比较

中药名称	相同点	不同点
南沙参	二药均具有清肺养阴、益胃生津的作用，可用于肺热阴虚引起的燥咳或劳嗽咯血，以及热病伤津、舌干口渴、食欲不振	南沙参兼有化痰及益气作用
北沙参		北沙参养阴、清热、生津之力优于南沙参

3. 百合

【功效】养阴润肺，清心安神。

【主治病证】①阴虚燥咳，劳嗽咯血；②阴虚有热之虚烦惊悸、失眠多梦、精神恍惚及百合病心肺阴虚内热证。

4. 麦冬

【性能】甘、微苦，微寒。归心、肺、胃经。

【功效】养阴生津，润肺清心。

【主治病证】①津伤口渴，内热消渴，肠燥便秘；②肺燥干咳，阴虚劳嗽，喉痹咽痛；③心烦失眠。

5. 天冬

【功效】养阴润燥，清肺生津。

【主治病证】肺燥干咳，顿咳痰黏，腰膝酸痛，骨蒸潮热，内热消渴，热病津伤，咽干口渴，肠燥便秘。

易混考点解析

麦冬与天冬的比较

中药名称	相同点	不同点
天冬	二药均可清热润燥、滋阴生津，用治燥咳痰黏、劳嗽咯血、内热消渴及阴亏肠燥便秘，常相须为用	天冬甘苦性寒，归肺、肾经，清热润燥之功强于麦冬，滋肾阴而降虚火，作用部位偏下（肾）
麦冬		麦冬甘微苦微寒，归心、肺、胃经，滋阴润燥清热之力弱于天冬，滋腻性较小为其特长；且能养胃生津、清心除烦，用治胃阴不足之舌干口渴、阴虚火旺之心烦不寐及心神不安等证。凡心、肺、胃阴伤有火之证皆用之，作用部位偏上（心、肺）

6. 石斛

【功效】益胃生津，滋阴清热。

【主治病证】①热病津伤，口干烦渴，胃阴不足，食少干呕，病后虚热不退；②阴虚火旺，骨蒸劳热，目暗不明，筋骨痿软。

7. 玉竹

【功效】养阴润燥，生津止渴。

【主治病证】①肺阴不足，燥热咳嗽；②咽干口渴，内热消渴。

8. 黄精

【功效】补气养阴，健脾，润肺，益肾。

9. 枸杞子

【功效】滋补肝肾，益精明目。

【主治病证】精血亏虚，腰膝酸痛，眩晕耳鸣，阳痿遗精，内热消渴，血虚萎黄，目昏不明。

10. 墨旱莲

【功效】滋补肝肾，凉血止血。

11. 女贞子

【功效】滋补肝肾，明目乌发。

【主治病证】肝肾阴虚，眩晕耳鸣，腰膝酸软，须发早白，目暗不明，内热消渴，骨蒸潮热。

【用法】煎服。黄酒拌后蒸，可增强滋补肝肾作用，且可减滑肠之弊。

【常用配伍】女贞子配墨旱莲。

12. 龟甲

【性能】咸、甘，微寒。归肾、肝、心经。

【功效】滋阴潜阳，益肾强骨，养血补心，固经止崩。

【主治病证】①阴虚潮热，骨蒸盗汗，头晕目眩，虚风内动；②肾虚筋骨痿弱；③阴虚血亏之惊悸、失眠、健忘；④崩漏经多。

【用法】煎服，9～24g，宜先煎。本品经砂炒醋淬后，更容易煎出有效成分，并除去其腥气，便于制剂。

13. 鳖甲

【性能】咸，寒。归肝、肾经。

【功效】滋阴潜阳，退热除蒸，软坚散结。

【主治病证】①阴虚发热，骨蒸劳热，阴虚阳亢，头晕目眩，虚风内动，手足瘛疭；②癥瘕，久疟疟母。

【用法】煎服，9～24g，宜打碎先煎。本品经砂炒醋淬后，有效成分更容易煎出，并可除去其腥气，便于制剂。

易混考点解析

龟甲与鳖甲的比较

中药名称	相同点	不同点
龟甲	二药均能滋阴清热、潜阳息风，常相须为用，治疗阴虚发热、阴虚阳亢、阴虚风动等证	龟甲滋阴之力较强，并能益肾健骨、养血补心，治疗肾虚骨弱、心血不足及阴虚有热的崩漏等证
鳖甲		鳖甲滋补之力稍逊，但长于清虚热、软坚散结，治疗阴虚发热、癥瘕、疟母等证

14. 楮实子（助理不考）

【功效】补肾清肝，明目，利尿。

易混考点解析

补阴药的功效比较和高频考点

中药名称	相似功效	不同功效	高频考点
北沙参	养阴清肺，益胃生津	清养肺胃作用稍强，肺胃阴虚有热之证多用	反藜芦
南沙参		兼有补气化痰作用，适用于肺脾气阴两伤者	反藜芦
百合	养阴润肺，益胃阴	养阴清肺作用较弱，兼祛痰止咳作用，且清心安神	
玉竹		长于养阴润燥，生津止渴；且能养心阴，清心热	养阴而不敛邪，阴虚外感者常用
黄精		既能养阴润肺，又能补气健脾益肾，气阴双补，为平补肺脾肾之良药	
麦冬	养阴润燥，清肺生津	滋阴润燥、清热生津较天冬弱，滋腻性小；兼能清心除烦	长于滋胃阴
天冬		滋阴润燥、清火生津力强，滋腻性大；兼滋肾阴，降虚火	
石斛		长于滋胃阴，清胃热，生津止渴；兼滋肾阴，明目，降虚火	
枸杞子	滋肝肾之阴	能益精血，为平补肾精肝血之品，明目作用好	
女贞子		明目乌发，兼清虚热	
墨旱莲		凉血止血	
龟甲	滋阴潜阳，退虚热	滋阴之力较强，又能益肾健骨，固经止血；并能养血补心	打碎先煎
鳖甲		清虚热之力较强，为治阴虚发热之要药；并长于软坚散结	打碎先煎
楮实子	补肾	清肝明目，利尿	

第二十三单元　收涩药

细目一　固表止汗药

1. 麻黄根

【功效】固表止汗。

2. 浮小麦

【功效】固表止汗，益气，除热。

细目二　敛肺涩肠药

1. 五味子

【性能】酸、甘，温。归肺、心、肾经。

【功效】收敛固涩，益气生津，补肾宁心。

【主治病证】①久咳虚喘；②自汗，盗汗；③梦遗滑精，遗尿尿频；④久泻不止；⑤津伤口渴，消渴；⑥心悸、失眠、多梦。

2. 乌梅

【性能】酸、涩，平。归肝、脾、肺、大肠经。

【功效】敛肺，涩肠，生津，安蛔。

【主治病证】①肺虚久咳；②久泻，久痢；③虚热消渴；④蛔厥腹痛，呕吐。

此外，本品炒炭后，能固冲止漏，可用于崩漏不止、便血；外敷能消疮毒，并治胬肉外突、头疮等。

易混考点解析

五味子与乌梅的比较

中药名称	相同点	不同点
五味子	二药均能敛肺止咳、涩肠止泻、生津止渴，治疗肺虚久咳、久泻及津伤口渴证	五味子滋肾、固精、敛汗、宁心安神，用于遗精滑精、自汗盗汗、心悸、失眠、多梦等
乌梅		乌梅安蛔止痛、止血、消疮毒，治疗蛔厥腹痛呕吐、崩漏下血、胬肉外突等

3. 五倍子（助理不考）

【功效】敛肺降火，涩肠止泻，敛汗，止血，固精止遗，收湿敛疮。

4. 诃子

【功效】涩肠止泻，敛肺清热，降火利咽。

【主治病证】①久泻久痢，便血脱肛；②肺虚喘咳，久嗽不止，咽痛音哑。

【用法】煎服。涩肠止泻宜煨用，敛肺清热、利咽开音宜生用。

5. 肉豆蔻

【功效】温中行气，涩肠止泻。

【主治病证】①虚寒泻痢；②脘腹胀痛，食少呕吐。

【用法】煎服，或入丸、散服。内服须煨熟去油用。

易混考点解析

肉豆蔻与豆蔻的比较

中药名称	相同点	不同点
肉豆蔻	二药均能温中散寒、行气消胀、开胃，可治寒湿中阻及脾胃气滞之脘腹胀满、不思饮食及呕吐	肉豆蔻长于涩肠止泻，多用于脾胃虚寒之久泻久痢
豆蔻		豆蔻长于芳香化湿，多用于湿浊中阻之脘腹胀满，有呕吐者更宜

6. 赤石脂

【功效】涩肠，止血，生肌敛疮。

【使用注意】湿热积滞泻痢者忌服。孕妇慎用。畏官桂。

易混考点解析

敛肺涩肠药的功效比较和高频考点

中药名称	相似功效	不同功效	高频考点
五味子	收敛固涩	益气生津，补肾宁心	
乌梅	敛肺涩肠	生津，安蛔	
五倍子	敛肺涩肠	降火，止泻，敛汗，止血，固精止遗，收湿敛疮	
诃子	敛肺涩肠	止泻，清热，降火利咽	治疗失音之要药
肉豆蔻	涩肠止泻	温中行气	
赤石脂	涩肠	止血，生肌敛疮	

细目三　固精缩尿止带药

1. 山茱萸

【性能】酸、涩，微温。归肝、肾经。

【功效】补益肝肾，收敛固脱。

【主治病证】①腰膝酸软，眩晕耳鸣，阳痿；②遗精滑精，遗尿尿频；③崩漏带下，月经过多；④大汗不止，体虚欲脱。

此外，本品亦治内热消渴，多与生地黄、天花粉等同用。

2. 桑螵蛸

【功效】固精缩尿，补肾助阳。

【主治病证】①遗精滑精，遗尿尿频，小便白浊；②阳痿。

【使用注意】本品助阳固涩，故阴虚多火，内有湿热之遗精、膀胱湿热之小便频数者忌用。

3. 金樱子

【功效】固精缩尿，固崩止带，涩肠止泻。

4. 海螵蛸

【功效】收敛止血，涩精止带，制酸止痛，收湿敛疮。

【主治病证】①崩漏便血，吐血衄血；②遗精滑精，赤白带下；③胃痛吞酸；④外用治损伤出血、湿疮、湿疹、溃疡不敛。

5. 莲子

【性能】甘、涩，平。归脾、肾、心经。

【功效】补脾止泻，止带，益肾固精，养心安神。

【主治病证】①脾虚泄泻；②带下；③遗精滑精；④心悸、失眠。

6. 芡实

【功效】益肾固精，补脾止泻，除湿止带。

【主治病证】①遗精滑精，遗尿尿频；②脾虚久泻；③白浊带下。

易混考点解析

莲子与芡实的比较

中药名称	相同点	不同点
莲子	二药均补中有涩，能益肾固精、补脾止泻、止带，常用治肾虚遗精、遗尿，脾虚泄泻及肾虚带下	莲子兼能养心，治虚烦、心悸、失眠等证
芡实		芡实能除湿止带，为治虚、实带下的常用药

7. 椿皮（助理不考）

【功效】清热燥湿，收涩止带，止泻，止血。

易混考点解析

固精缩尿止带药的功效比较和高频考点

中药名称	相似功效	不同功效	高频要点
山茱萸	收敛固脱	补益肝肾	平补肝肾、固精止遗之要药
桑螵蛸	固精缩尿	补肾助阳	
金樱子	固精缩尿	固崩止带，涩肠止泻	
海螵蛸	涩精止带	收敛止血，制酸止痛，收湿敛疮	
莲子	益肾固精止带	补脾止泻，养心安神	
芡实	益肾固精止带	补脾止泻，除湿	
椿皮	收涩止带	清热燥湿，止泻，止血	

第二十四单元　攻毒杀虫止痒药

细目　具体药物

1. 雄黄（助理不考）

【功效】解毒杀虫，燥湿祛痰，截疟。

【主治病证】①痈肿疔疮，蛇虫咬伤；②虫积腹痛，癫痫，疟疾。

【用法用量】内服 0.05～0.1g，入丸、散。外用适量，熏涂患处。

【使用注意】内服宜慎，不可久服。外用不宜大面积涂擦或长期持续使用。孕妇禁用。忌火煅，烧煅后有剧毒。

2. 硫黄

【功效】外用解毒杀虫疗疮，内服补火助阳通便。

【主治病证】①外用治疥癣、湿疹、阴疽恶疮；②内服治阳痿足冷、虚喘冷哮、虚寒便秘。

3. 白矾（助理不考）

【功效】外用解毒杀虫，燥湿止痒；内服止血止泻，祛除风痰。

4. 蛇床子（助理不考）

【功效】燥湿祛风，杀虫止痒，温肾壮阳。

【主治病证】①阴痒带下，湿疹瘙痒，疥癣；②寒湿带下，湿痹腰痛；③肾虚阳痿，宫冷不孕。

5. 蟾酥（助理不考）

【功效】解毒，止痛，开窍醒神。

【用法用量】内服 0.015 ～ 0.03g，研细，多入丸、散。外用适量。

【使用注意】本品有毒，内服慎勿过量。外用不可入目。孕妇忌用。

6. 蜂房（助理不考）

【功效】攻毒杀虫，祛风止痛。

易混考点解析

攻毒杀虫止痒药的功效比较和高频考点

中药名称	相似功效	不同功效	高频考点
雄黄	解毒杀虫	燥湿祛痰，截疟	
硫黄	外用：解毒杀虫止痒	内服：补火助阳通便	治疥疮之要药
白矾	外用：解毒杀虫，燥湿止痒	内服：止血止泻，祛除风痰	
蛇床子	杀虫止痒	燥湿祛风，温肾壮阳	
蟾酥	解毒，止痛	开窍醒神	用量 0.015 ～ 0.03g
蜂房	攻毒杀虫	祛风止痛	

第二十五单元　拔毒化腐生肌药

细目　具体药物

1. 升药

【功效】拔毒，去腐。

【主治病证】①痈疽恶疮，脓出不畅，腐肉不去，新肉难生；②湿疮、黄水疮、顽癣及梅毒等。

【用法用量】外用适量。本品只供外用，不能内服，且不用纯品，多配煅石膏外用。用时，研极细粉末，干掺或调敷，或以药捻沾药粉使用。

【使用注意】本品有大毒，外用不可过量或持续使用。外疡腐肉已去或脓水已尽者，不宜用。

2. 砒石

【功效】外用攻毒杀虫，蚀疮去腐；内服祛痰平喘，截疟。

【用法用量】外用适量，研末撒敷，宜作复方散剂或入膏药、药捻用。内服 0.002 ～ 0.004g，入丸、散，不宜入汤剂。

【使用注意】本品有剧毒，内服宜慎；外用也应注意，以防局部吸收中毒。孕妇忌服。不可作酒剂服用。忌火煅。不宜与水银配伍（"十九畏"）。

3. 炉甘石

【功效】解毒，明目退翳，收湿止痒敛疮。

【使用注意】宜炮制后使用，专供外用，不作内服。

4. 硼砂

【功效】外用清热解毒，内服清肺化痰。

【用法用量】外用适量。研极细末干撒或调敷患处；或化水含漱。内服，1.5 ～ 3g，入丸、散用。

易混考点解析

拔毒化腐生肌药的功效比较和高频考点

中药名称	相似功效	不同功效	高频考点
升药	拔毒，去腐		多配煅石膏外用
砒石	外用：攻毒杀虫，蚀疮去腐	内服：祛痰平喘，截疟	内服 0.002～0.004g
炉甘石	解毒	明目退翳，收湿止痒敛疮	专供外用，不作内服
硼砂	外用：清热解毒	内服：清肺化痰	

第四章　方剂学

方剂学是中医学四大基础学科之一，在历年中西医结合执业（助理）医师资格考试中，执业医师平均每年出题约占 35 分（医学综合总分 600 分）；执业助理医师平均每年出题约占 20 分（医学综合总分 300 分）。其中重点考查的章节有解表剂、清热剂、温里剂、理气剂、理血剂、补益剂、祛湿剂和祛痰剂等。

因需掌握的方剂内容较多，故要善于做同章节与章节间方剂的总结对比，并掌握每一首方剂的组成、功用、主治、配伍特点及运用，做到"方从法出，法从证立"。

第一单元　总　论

细目一　方剂与治法

常用治法　常用治法主要是指清代医家程钟龄在《医学心悟·医门八法》中概括总结的汗、吐、下、和、温、清、消、补八法。

（1）汗法：汗法是通过开泄腠理、调畅营卫、宣发肺气等方法，使在表的外感六淫之邪随汗而解的一类治法。

（2）吐法：吐法是通过涌吐的方法，使停留在咽喉、胸膈、胃脘的痰涎、宿食或毒物从口中吐出的一类治法。

（3）下法：下法是通过泻下、荡涤、攻逐等方法，使停留于胃肠的宿食、燥屎、冷积、瘀血、结痰、停水等从下窍而出，以祛邪除病的一类治法。

（4）和法：和法是通过和解或调和的方法，使半表半里之邪，或脏腑、阴阳、表里失和之证得以解除的一类治法。

（5）温法：温法是通过温里祛寒的方法，以治疗里寒证的一类治法。

（6）清法：清法是通过清热、泻火、解毒、凉血等方法，以清除里热之邪的一类治法。

（7）消法：消法是通过消食导滞、行气活血、化痰利水、驱虫等方法，使气、血、痰、食、水、虫等有形之邪渐消缓散的一类治法。

（8）补法：补法是通过补益人体气血阴阳，以治疗各种虚弱证候的一类治法。

细目二　方剂的组成与变化

1. 方剂的组成原则

（1）君药：即针对主病或主证起主要治疗作用的药物，是方中不可或缺，且药力居首的药物。

（2）臣药：有两种意义。①辅助君药加强治疗主病或主证的药物。②针对重要的兼病或兼证起主要治疗作用的药物。

（3）佐药：有三种意义。①佐助药，即协助君、臣药以加强治疗作用，或直接治疗次要兼证的药物。②佐制药，即用以消除或减弱君、臣药物的毒性，或能制约君、臣药物峻烈之性的药物。③反佐药，即病重邪深，可能拒药时，配伍与君药性味相反而又能在治疗中起相成作用的药物。

（4）使药：有两种意义。①引经药，即能引方中诸药至病所的药物。②调和药，即具有调和方中诸药作用的药物。

2. 方剂的变化形式

（1）药味增减的变化：是指在君药不变的前提下，加减方中其他药物，以适应一些次要兼证的需要。

（2）药量增减的变化：当方剂的药物组成相同，而用量不相同时，会发生药力变化，其结果可以是单纯的方剂药力大小的改变，也可以导致药物配伍关系及君臣佐使的相应变化，从而改变方剂的功用和主治证候。

（3）剂型更换的变化：同一方剂，尽管用药及其剂量完全相同，但剂型不同，其作用亦有异。

细目三　剂型

常见的剂型

剂型		特点
汤剂		汤剂吸收快，能迅速发挥药效，且可以根据病情需要进行加减，但服用量大，不利于患者携带
丸剂		丸剂吸收较慢，药效持久，节省药材，便于患者服用与携带，适用于慢性、虚弱性疾病
散剂		散剂制作简便，吸收较快，节省药材，便于服用及携带
膏剂	煎膏	煎膏体积小、含量高、便于服用、口味甜美，有滋润补益作用，一般多用于慢性虚弱性疾病患者，有利于较长时间服用
	软膏	又称药膏，多用于皮肤、黏膜或疮面
	硬膏	可用于治疗局部疾病和全身性疾病，如疮疡肿毒、跌打损伤、风湿痹证，以及腰痛、腹痛等

第二单元　解表剂

细目一　辛温解表

1. 麻黄汤（《伤寒论》）

【方歌】麻黄汤中用桂枝，杏仁甘草四般施，发热恶寒头项痛，喘而无汗服之宜。

【组成】麻黄三两　桂枝二两　杏仁七十个　炙甘草一两

【功用】发汗解表，宣肺平喘。

【主治】外感风寒表实证。恶寒发热，头身疼痛，无汗而喘，舌苔薄白，脉浮紧。

【配伍特点】麻桂相须，开腠畅营；麻杏相使，宣降相宜。

2. 桂枝汤（《伤寒论》）

【方歌】桂枝汤治太阳风，芍药甘草姜枣同，解肌发表调营卫，表虚有汗此为功。

【组成】桂枝三两　芍药三两　炙甘草二两　生姜三两　大枣十二枚

【功用】解肌发表，调和营卫。

【主治】外感风寒表虚证。恶风发热，汗出头痛，鼻鸣干呕，苔白不渴，脉浮缓或浮弱。

【配伍特点】辛散与酸收相配，散中有收，汗不伤正；助阳与益阴同用，阴阳兼顾，营卫并调。

3. 小青龙汤（《伤寒论》）

【方歌】小青龙汤最有功，风寒束表饮停胸，辛夏甘草和五味，姜桂麻黄芍药同。

【组成】麻黄三两　芍药三两　细辛三两　干姜三两　炙甘草三两　桂枝三两　五味子半升　半夏半升

【功用】解表散寒，温肺化饮。

【主治】外寒里饮证。恶寒发热，头身疼痛，无汗，喘咳，痰涎清稀量多，胸痞，或干呕，或痰饮喘咳不得平卧，或身体疼重，或头面四肢浮肿，舌苔白滑，脉浮。

【配伍特点】辛散与酸收相配，散中有收；温化与敛肺相伍，开中有阖。

4. 大青龙汤（《伤寒论》）（助理不考）

【方歌】大青龙汤桂麻黄，杏草石膏姜枣藏，太阳无汗兼烦躁，风寒两解此为良。

【组成】麻黄六两　桂枝二两　炙甘草二两　杏仁四十枚　石膏如鸡子大　生姜三两　大枣十二枚

【功用】发汗解表，兼清里热。

【主治】外感风寒，兼有郁热证。恶寒发热，头身疼痛，无汗，烦躁，口渴，脉浮紧。

【配伍特点】本方病证是因外感寒邪郁闭肌腠，卫阳郁滞不得宣泄，郁而生热所致。治疗当辛温发汗以解表实，兼以清泄郁热。

5. 九味羌活汤（张元素方，录自《此事难知》）

【方歌】九味羌活用防风，细辛苍芷与川芎，黄芩生地同甘草，分经论治宜变通。

【组成】羌活　防风　苍术　细辛　川芎　香白芷　生地黄　黄芩　甘草（原著本方无用量）

【功用】发汗祛湿，兼清里热。

【主治】外感风寒湿邪，内有蕴热证。恶寒发热，无汗，头痛项强，肢体酸楚疼痛，口苦微渴，舌苔白或微黄，脉浮。

【配伍特点】分经论治：羌活——太阳头痛；细辛——少阴头痛；白芷——阳明头痛；川芎——厥阴、少阴头痛；苍术——太阴头痛；黄芩——少阳头痛；防风——走十二经。生地黄、黄芩清泄里热，并防辛温燥烈之品伤津。

6. 止嗽散（《医学心悟》）（助理不考）

【方歌】止嗽散内用桔梗，紫菀荆芥百部陈，白前甘草共为末，姜汤调服止嗽频。

【组成】桔梗　荆芥　紫菀　百部　白前各二斤　甘草十二两　陈皮一斤

【功用】宣利肺气，疏风止咳。

【主治】风邪犯肺之咳嗽证。咳嗽咽痒，咳痰不爽，或微有恶风发热，舌苔薄白，脉浮缓。

【配伍特点】全方药量轻微，温润和平，不寒不热，共奏宣利肺气、疏风止咳之效。

易混考点解析

麻黄汤和桂枝汤的比较

方剂名称	相同点	不同点
麻黄汤	同属辛温解表方剂，都可用治外感风寒表证，组成中均含有桂枝、甘草	麻、桂并用，佐以杏仁，发汗散寒能力强，又能宣肺平喘，为辛温发汗之重剂，主治外感风寒表实证
桂枝汤		桂、芍并用，佐以姜、枣，发汗解表之力逊于麻黄汤，但有调和营卫之功，为辛温解表之和剂，主治外感风寒表虚证

辛温解表剂的主治证候比较

方剂名称	相同点	不同点
麻黄汤	风寒在表，恶寒发热，脉浮	表实证，无汗，脉浮而紧
桂枝汤		表虚证，头痛发热，汗出恶风，脉浮而缓
小青龙汤		兼水饮，痰多而稀，面部与四肢浮肿，舌苔白滑
大青龙汤		表实证，无汗兼热
九味羌活汤		兼湿，兼里热，肢体酸痛、口微渴
止嗽散		风邪为主，咳嗽咽痒

细目二　辛凉解表

1. 银翘散（《温病条辨》）

【方歌】银翘散主上焦疴，竹叶荆牛豉薄荷，甘桔芦根凉解法，发热咽痛服之瘥。

【组成】连翘一两　银花一两　苦桔梗六钱　薄荷六钱　竹叶四钱　生甘草五钱　芥穗四钱　淡豆豉五钱　牛蒡子六钱　鲜苇根

【功用】辛凉透表，清热解毒。

【主治】温病初起。发热，微恶风寒，无汗或有汗不畅，头痛口渴，咳嗽咽痛，舌尖红，苔薄白或薄黄，脉浮数。

【配伍特点】辛凉与辛温相伍，主以辛凉；疏散与清解相配，疏清兼顾。

2. 桑菊饮（《温病条辨》）

【方歌】桑菊饮中桔杏翘，芦根甘草薄荷饶，疏风宣肺轻宣剂，风温咳嗽服之消。

【组成】桑叶二钱五分　菊花一钱　杏仁二钱　连翘一钱五分　薄荷八分　苦桔梗二钱　生甘草八分　苇根二钱

【功用】疏风清热，宣肺止咳。

【主治】风温初起，邪客肺络证。但咳，身热不甚，口微渴，脉浮数。

【配伍特点】肃肺止咳力大，解表清热作用较弱，为"辛凉轻剂"。

3. 麻黄杏仁甘草石膏汤（《伤寒论》）

【方歌】伤寒麻杏甘石汤，汗出而喘法度良，辛凉宣泄能清肺，定喘除热效力彰。

【组成】麻黄四两　杏仁五十个　炙甘草二两　石膏半斤

【功用】辛凉疏表，清肺平喘。

【主治】外感风邪，邪热壅肺证。身热不解，咳逆气急，甚则鼻扇，口渴，有汗或无汗，舌苔薄白或黄，脉浮而数。

【配伍特点】四药合用，解表与清肺并用，以清为主；宣肺与降气并用，以宣为主。共奏辛凉疏表、清肺平喘之功。

4. 柴葛解肌汤（《伤寒六书》）（助理不考）

【方歌】陶氏柴葛解肌汤，邪在三阳热势张，芩芍桔甘羌活芷，石膏大枣与生姜。

【组成】柴胡　干葛　甘草　黄芩　羌活　白芷　芍药　桔梗　（生姜三片　大枣二枚　石膏一钱）

【功用】解肌清热。

【主治】外感风寒，郁而化热证。恶寒渐轻，身热增盛，无汗头痛，目痛鼻干，心烦不眠，咽干耳聋，眼眶痛，舌苔薄黄，脉浮微洪。

易混考点解析

银翘散和桑菊饮的比较

方剂名称	相同点	不同点
银翘散	均为治疗温病初起的辛凉解表剂，组成中均含有连翘、薄荷、桔梗、生甘草	银翘散解表清热之力强，为"辛凉平剂"
桑菊饮		桑菊饮解表清热之力较弱，为"辛凉轻剂"

辛凉解表剂的主治证候比较

方剂名称	相同点	不同点
银翘散	风热壅肺、风寒化热或疹毒蕴肺，发热重，恶寒轻，口渴脉浮	温病初起，无汗或有汗不畅，咽痛
桑菊饮		风温初起轻证，但咳，身热不甚
麻杏石甘汤		肺热喘咳，发热，苔薄黄，脉滑数
柴葛解肌汤		风寒化热，恶寒渐轻，身热增盛，目痛鼻干，眼眶痛，脉浮微洪

细目三 扶正解表

1. 败毒散（《太平惠民和剂局方》）

【方歌】人参败毒草茯苓，羌独柴前枳桔芎，薄荷少许姜三片，时行感冒有奇功。

【组成】柴胡 前胡 川芎 枳壳 羌活 独活 茯苓 桔梗 人参 甘草各三十两 （生姜、薄荷少许）

【功用】散寒祛湿，益气解表。

【主治】气虚外感风寒湿证。憎寒壮热，头项强痛，肢体酸痛，无汗，鼻塞声重，咳嗽有痰，胸膈痞满，舌淡苔白，脉浮而按之无力。

【配伍特点】全方邪正兼顾，祛邪为主，共奏散寒祛湿、益气解表之功。

2. 参苏饮（《太平惠民和剂局方》）（助理不考）

【方歌】参苏饮内用陈皮，枳壳前胡半夏齐，干葛木香甘桔茯，气虚外感最相宜。

【组成】人参 紫苏叶 干葛 半夏 前胡 茯苓各三分 枳壳 桔梗 木香 陈皮 炙甘草各半两 （生姜七片 枣一个）

【功用】益气解表，理气化痰。

【主治】气虚外感风寒，内有痰湿证。恶寒发热，无汗，头痛，鼻塞，咳嗽痰白，胸脘满闷，倦怠无力，气短懒言，苔白脉弱。

易混考点解析

败毒散和参苏饮的比较

方剂名称	相同点	不同点
败毒散	组成中均含有前胡、枳壳、茯苓、桔梗、甘草，均可治疗气虚外感风寒	败毒散所治为风寒夹湿之表证为主，气虚程度不重
参苏饮		参苏饮主治为风寒表证，且气虚程度较重，为"辛凉轻剂"

第三单元 泻下剂

细目一 寒下

1. 大承气汤（《伤寒论》）

【方歌】大承气汤用硝黄，配伍枳朴泻力强，痞满燥实四症见，峻下热结宜此方。

【组成】大黄四两 厚朴半斤 枳实五枚 芒硝三合

【功用】峻下热结。

【配伍特点】苦辛通降与咸寒合法，泻下与行气并重，相辅相成。

2. 大陷胸汤（《伤寒论》）（助理不考）

【方歌】大陷胸汤用硝黄，甘遂为末共成方，主治热实结胸证，泄热逐水效非常。

【组成】大黄六两　芒硝一升　甘遂一钱匕

【功用】泄热逐水。

【主治】水热互结之结胸证。

【配伍特点】三味峻药相伍，泄热与逐水并施，使水热之邪从大便而去。本方药简量大，力专效宏，为泄热逐水之峻剂。

易混考点解析

大承气汤和小承气汤的比较

方剂名称	相同点	不同点
大承气汤	组成中均含有大黄、枳实、厚朴，均用大黄荡涤肠胃积热	大承气汤攻下之力颇峻，为"峻下剂"，主治痞、满、燥、实四症
小承气汤		小承气汤攻下之力较轻，为"轻下剂"，主治痞、满、实而燥不明显之阳明热结轻证

大承气汤与大陷胸汤、大黄牡丹汤的主治病证比较

方剂名称	相同点	不同点
大承气汤	里热积滞，大便秘结，苔黄厚，脉实	见痞、满、燥、实四症及苔黄燥、脉实
大陷胸汤		右下腹疼痛拒按，舌苔薄腻而黄，脉滑数
大黄牡丹汤		心下硬满疼痛拒按，脉沉有力

细目二　温下

温脾汤（《备急千金要方》卷十三）

【方歌】温脾参附与干姜，甘草当归硝大黄，寒热并行治寒积，脐腹绞结痛非常。

【组成】大黄五两　当归　干姜各三两　附子　人参　芒硝　甘草各二两

【功用】攻下寒积，温补脾阳。

【主治】阳虚冷积证。

【配伍特点】本方由温补脾阳药与寒下攻积药配伍组成，温通、泻下、补益三法兼备，温阳以祛寒，攻下不伤正，共奏攻下寒积、温补脾阳之功。

细目三　润下

1. 麻子仁丸（又名脾约丸）（《伤寒论》）

【方歌】麻子仁丸脾约治，大黄枳朴杏仁芍，胃热津枯便难解，润肠通便功效高。

【组成】麻子仁二升　芍药半斤　枳实半斤　大黄一斤　厚朴一尺　杏仁一升　蜜

【功用】润肠泄热，行气通便。

【主治】脾约证。大便干结，小便频数，脘腹胀满，舌红苔黄，脉数。

【配伍特点】本方润肠药与攻下药并用，攻润相合，下不伤正。

2. 济川煎（《景岳全书》）（助理不考）

【方歌】济川归膝肉苁蓉，泽泻升麻枳壳从，肾虚津亏肠中燥，寓通于补法堪宗。

【组成】当归三至五钱　牛膝二钱　肉苁蓉二至三钱　泽泻一钱半　升麻五分至七分或一钱　枳壳一钱

【功用】温肾益精，润肠通便。

【主治】肾虚便秘。大便秘结，小便清长，腰膝酸软，头目眩晕，舌淡苔白，脉沉迟。

【配伍特点】诸药合用，既可温肾益精治其本，又能润肠通便以治标，用药灵巧，补中有泻，降中有升，寓通于补之中，寄升于降之内。

细目四　逐水（助理不考）

十枣汤（《伤寒论》）

【方歌】十枣逐水效甚夸，大戟甘遂与芫花，悬饮内停胸胁痛，大腹肿满用无差。

【组成】芫花　甘遂　大戟各等分　大枣十枚

【功用】攻逐水饮。

【主治】悬饮，水肿。

【用法要点】

（1）三味等分为末，或装入胶囊，以大枣 10 枚煎汤送服。

（2）清晨空腹服用，从小量开始，以免量大下多伤正。若服后下少，次日加量。

（3）服药得快下利后，宜食米粥以保养脾胃。

（4）若泻后精神、胃纳俱好，而水饮未尽者，可再投本方；若泻后精神疲乏、食欲减退，则宜暂停攻逐；若患者体虚邪实，又非攻不可，可用本方与健脾补益剂交替使用，或先攻后补，或先补后攻。

（5）年老体弱者慎用，孕妇忌服。

（6）本方作用峻猛，只可暂用，不可久服。

细目五　攻补兼施（助理不考）

黄龙汤（《伤寒六书》）

【方歌】黄龙汤枳朴硝黄，参归甘桔枣生姜，阳明腑实气血弱，攻补兼施效力强。

【组成】大黄　芒硝　枳实　厚朴　当归　人参　甘草　桔梗　（生姜三片　大枣二枚）

【功用】攻下热结，益气养血。

【主治】阳明腑实，气血不足证。

第四单元　和解剂

细目一　和解少阳

1. 小柴胡汤（《伤寒论》）

【方歌】小柴胡汤和解功，半夏人参甘草从，更加黄芩生姜枣，少阳为病此方宗。

【组成】柴胡半斤　黄芩三两　人参三两　炙甘草三两　半夏半升　生姜三两　大枣十二枚

【功用】和解少阳。

【主治】伤寒少阳证。妇人中风，热入血室证。黄疸、疟疾，以及内伤杂病而见少阳证者。

【配伍特点】透散清泄以和解，升清降浊兼扶正。

2. 蒿芩清胆汤（《重订通俗伤寒论》）

【方歌】蒿芩清胆枳竹茹，苓夏陈皮碧玉需，热重寒轻痰夹湿，胸痞呕恶总能祛。

【组成】青蒿脑钱半至二钱　淡竹茹三钱　仙半夏钱半　赤茯苓三钱　青子芩钱半至三钱　生枳壳钱半　陈广皮钱半　碧玉散（滑石、甘草、青黛）三钱

【功用】清胆利湿，和胃化痰。

【主治】少阳湿热痰浊证。寒热如疟，寒轻热重，口苦膈闷，吐酸苦水，或呕黄涎而黏，甚则干呕呃

逆，胸胁胀痛，小便黄少，舌红苔白腻，间现杂色，脉数而右滑左弦者。

【配伍特点】诸药合用，可使胆热清，痰湿化，气机畅，胃气和，诸症得解。

易混考点解析

小柴胡汤和蒿芩清胆汤的比较

方剂名称	相同点	不同点
小柴胡汤	组成中均含有黄芩、半夏，均能和解少阳，用于邪在少阳，往来寒热，胸胁不适者	小柴胡汤于和解中兼有益气扶正之功，宜于邪踞少阳，胆胃不和者
蒿芩清胆汤		蒿芩清胆汤于和解之中兼清热利湿、理气化痰之效，宜于少阳胆热偏重，兼有湿热痰浊者

细目二　调和肝脾

1. 四逆散（《伤寒论》）

【方歌】四逆散里用柴胡，芍药枳实甘草须，此是阳郁成厥逆，疏肝理脾奏效奇。

【组成】炙甘草　枳实　柴胡　芍药各十分

【功用】透邪解郁，疏肝理脾。

【主治】阳郁厥逆证，手足不温，或腹痛，或泄利下重，脉弦；肝脾不和证。

【配伍特点】柴胡与枳实配伍，一升一降，舒畅气机，升清降浊；白芍与枳实配伍，理气和血，调和气血。

2. 逍遥散（《太平惠民和剂局方》）

【方歌】逍遥散用当归芍，柴苓术草加姜薄，肝郁血虚脾气弱，调和肝脾功效卓。

【组成】炙甘草半两　当归　茯苓　芍药　白术　柴胡各一两　（烧生姜一块　薄荷少许）

【功用】疏肝解郁，养血健脾。

【主治】肝郁血虚脾弱证。两胁作痛，头痛目眩，口燥咽干，神疲食少，或月经不调，乳房胀痛，脉弦而虚。

【配伍特点】疏柔合法，肝脾同调，气血兼顾。

3. 痛泻要方（《丹溪心法》）（助理不考）

【方歌】痛泻要方用陈皮，术芍防风共成剂，肠鸣泄泻腹又痛，治在泻肝与实脾。

【组成】炒白术三两　炒白芍药二两　炒陈皮一两五钱　防风一两

【功用】补脾柔肝，祛湿止泻。

【主治】脾虚肝郁之痛泻。肠鸣腹痛，大便泄泻，泻必腹痛，泻后痛缓，舌苔薄白，脉两关不调，左弦而右缓者。

易混考点解析

小柴胡汤和四逆散的比较

方剂名称	相同点	不同点
小柴胡汤	组成中均含有柴胡、甘草，同为和解剂	小柴胡汤用柴胡配黄芩，解表清热作用较强，为和解少阳的代表方
四逆散		四逆散以柴胡配枳实，升轻降浊，疏肝理脾作用显著，为调和肝脾的基础方

细目三　调和肠胃

半夏泻心汤（《伤寒论》）

【方歌】半夏泻心配芩连，干姜人参草枣全，辛开苦降除痞满，寒热错杂痞证蠲。

【组成】半夏半升　黄芩　干姜　人参各三两　黄连一两　大枣十二枚　炙甘草三两

【功用】寒热平调，散结除痞。

【主治】寒热互结之痞证。心下痞，但满而不痛，或呕吐，肠鸣下利，舌苔腻而微黄。

【配伍特点】寒热平调以和阴阳，辛开苦降以调气机，补泻兼施以顾虚实。

第五单元　清热剂

细目一　清气分热

1. 白虎汤（《伤寒论》）

【方歌】白虎膏知甘草粳，气分大热此方清，热渴汗出脉洪大，加入人参气津生。

【组成】石膏一斤　知母六两　炙甘草二两　粳米六合

【功用】清热生津。

【主治】气分热盛证。壮热面赤，烦渴引饮，汗出恶热，脉洪大有力。

【配伍特点】粳米、炙甘草共为佐药，益胃生津，并可防止大寒伤中之弊。炙甘草兼以为使，调和诸药。四药相配，共成清热生津之功，使热清津复，诸症自解。

2. 竹叶石膏汤（《伤寒论》）（助理不考）

【方歌】竹叶石膏汤人参，麦冬半夏甘草临，再加粳米同煎服，清热益气养阴津。

【组成】竹叶二把　石膏一斤　半夏半升　麦门冬一升　人参二两　炙甘草二两　粳米半升

【功用】清热生津，益气和胃。

【主治】伤寒、温病、暑病余热未清，气阴两伤证。身热多汗，心胸烦闷，气逆欲呕，口干喜饮，虚羸少气，或虚烦不寐，舌红苔少，脉虚数。

易混考点解析

白虎汤和竹叶石膏汤的比较

方剂名称	相同点	不同点
白虎汤	组成中均含有石膏、粳米、甘草，均可清热生津	白虎汤为热盛而正不虚
竹叶石膏汤		竹叶石膏汤为热势已衰，余热未尽而气津两伤；热既衰且胃气不和

细目二　清营凉血

1. 清营汤（《温病条辨》）

【方歌】清营汤治热传营，身热燥渴眠不宁，犀地银翘玄连竹，丹麦清热更护阴。

【组成】犀角（也可用水牛角代）三钱　生地黄五钱　玄参三钱　竹叶心一钱　麦冬三钱　丹参二钱　黄连一钱五分　银花三钱　连翘二钱

【功用】清营解毒，透热养阴。

【主治】热入营分证。身热夜甚，神烦少寐，时有谵语，目常喜开或喜闭，口渴或不渴，斑疹隐隐，脉细数，舌绛而干。

【配伍特点】辛苦甘寒以滋养清解，透热转气以入营清散。

2. 犀角地黄汤（《外台秘要》）

【方歌】犀角地黄芍药丹，血热妄行吐衄斑，蓄血发狂舌质绛，凉血散瘀病可痊。

【组成】犀角（也可用水牛角代）一两　地黄半斤　芍药三分　丹皮一两

【功用】清热解毒，凉血散瘀。

【主治】热入血分证。身热谵语，斑色紫黑，或吐血、衄血、便血、尿血，舌深绛起刺，脉数；或喜忘如狂，或漱水不欲咽，或大便色黑易解。

【配伍特点】四药相配，清热之中兼以养阴，使热清血宁而无耗血之虑；凉血之中兼以散瘀，使血止而无留瘀之弊，共成清热解毒、凉血散瘀之剂。

易混考点解析

清营汤与犀角地黄汤的比较

方剂名称	相同点	不同点
清营汤	组成中均含有犀角、生地黄，均可治热入营血证	清营汤在清热凉血药中伍以金银花、连翘等轻清宣透之品，寓有"透热转气"之意，适用于邪已入营尚未动血之证
犀角地黄汤		犀角地黄汤配伍赤芍、丹皮泄热散瘀，寓有"凉血散血"之意，用治热入血分而见耗血、动血之证

细目三　清热解毒

1. 黄连解毒汤（《外台秘要》）

【方歌】黄连解毒汤四味，黄芩黄柏栀子备，躁狂大热呕不眠，吐衄斑黄均可为。

【组成】黄连三两　黄芩　黄柏各二两　栀子十四枚

【功用】泻火解毒。

【主治】三焦火毒热盛证。大热烦躁，口燥咽干，错语不眠，或热病吐血、衄血，或热甚发斑，或身热下痢，或湿热黄疸，或外科痈疡疔毒，小便黄赤，舌红苔黄，脉数有力。

【配伍特点】苦寒直折，泻火解毒，三焦并清。

2. 凉膈散（《太平惠民和剂局方》）（助理不考）

【方歌】凉膈硝黄栀子翘，黄芩甘草薄荷饶，竹叶蜜煎疗膈上，中焦燥实服之消。

【组成】川大黄　朴硝　炙甘草各二十两　山栀子仁　薄荷叶　黄芩各十两　连翘二斤半　竹叶七片　蜜

【功用】泻火通便，清上泄下。

【主治】上中二焦火热证。烦躁口渴，面赤唇焦，胸膈烦热，口舌生疮，睡卧不宁，谵语狂妄，或咽痛吐衄，便秘溲赤，或大便不畅，舌红苔黄，脉滑数。

【配伍特点】全方配伍，清上与泻下并行，泻下是为清泄胸膈郁热而设，即所谓"以泻代清"。本方虽有通腑之功，但治疗目标在于胸膈烦热，而不在于热结便秘。

3. 普济消毒饮（《东垣试效方》）（助理不考）

【方歌】普济消毒牛芩连，甘桔蓝根勃翘玄，升柴陈薄僵蚕入，大头瘟毒服之痊。

【组成】黄芩　黄连各半两　人参三钱　橘红　生甘草　玄参　柴胡　桔梗各二钱　连翘　板蓝根　马勃　牛蒡子各一钱　白僵蚕　升麻各七分

【功用】清热解毒，疏风散邪。

【主治】大头瘟。恶寒发热，头面红肿焮痛，目不能开，咽喉不利，舌燥口渴，舌红苔白兼黄，脉浮数有力。

【配伍特点】升麻、柴胡疏散风热，并引诸药上达头面，且寓"火郁发之"之意。

细目四　清脏腑热

1. 导赤散（《小儿药证直诀》）

【方歌】导赤木通生地黄，草梢兼加竹叶尝，清心利水又养阴，心经火热移小肠。

【组成】生地黄　木通　生甘草梢各等分　竹叶适量

【功用】清心利水养阴。

【主治】心经火热证。心胸烦热，口渴面赤，意欲饮冷，口舌生疮；或心热移于小肠，小便赤涩刺痛，舌红，脉数。

2. 龙胆泻肝汤（《医方集解》）

【方歌】龙胆栀芩酒拌炒，木通泽泻车柴草，当归生地益阴血，肝胆实火湿热消。

【组成】龙胆草　黄芩　栀子　泽泻　木通　当归　生地黄　柴胡　生甘草　车前子（原著本方无用量）

【功用】清泻肝胆实火，清利肝经湿热。

【主治】肝胆实火上炎证；肝经湿热下注证。

【配伍特点】苦寒清利，泻中寓补，降中寓升，以适肝性。

【运用】

（1）辨证要点：本方为治肝胆实火上炎，湿热下注之常用方。临床应用以口苦溺赤、舌红苔黄、脉弦数有力为辨证要点。

（2）加减变化：若肝胆实火较盛，可去木通、车前子，加黄连以助泻火之力；若湿盛热轻者，可去黄芩、生地黄，加滑石、薏苡仁以增强利湿之功；若玉茎生疮，或便毒悬痈，以及阴囊肿痛、红热甚者，可去柴胡，加连翘、黄连、大黄以泻火解毒。

（3）使用注意：方中药多苦寒，易伤脾胃，故对脾胃虚寒和阴虚阳亢之证皆非所宜。

3. 左金丸（《丹溪心法》）

【方歌】左金连萸六一丸，肝火犯胃吐吞酸，再加芍药名戊己，热泻热痢服之安。

【组成】黄连六两　吴茱萸一两

【功用】清泻肝火，降逆止呕。

【主治】肝火犯胃证。胁肋疼痛，嘈杂吞酸，呕吐口苦，舌红苔黄，脉弦数。

【配伍特点】辛开苦降，肝胃同治；寒热并用，主以苦寒。

【运用】

（1）辨证要点：本方是治疗肝火犯胃，肝胃不和证的常用方。临床应用以呕吐吞酸、胁痛口苦、舌红苔黄、脉弦数为辨证要点。

（2）加减变化：黄连与吴茱萸用量比例为6∶1。吞酸重者，加乌贼骨、煅瓦楞子以制酸止痛；胁肋痛甚者，可合四逆散以加强疏肝和胃之功。

4. 泻白散（《小儿药证直诀》）

【方歌】泻白桑皮地骨皮，甘草粳米四般宜，参茯知芩皆可入，肺热喘嗽此方施。

【组成】地骨皮　桑白皮各一两　炙甘草一钱　粳米一撮

【功用】清泻肺热，止咳平喘。

【主治】肺热喘咳证。气喘咳嗽，皮肤蒸热，日晡尤甚，舌红苔黄，脉细数。

5. 清胃散（《脾胃论》）

【方歌】清胃散用升麻连，当归生地牡丹全，或加石膏清胃热，口疮吐衄与牙宣。

【组成】生地黄　当归身各三分　牡丹皮半钱　黄连六分，夏月倍之，大抵黄连临时增减无定　升麻一钱

【功用】清胃凉血。

【主治】胃火牙痛。牙痛牵引头痛，面颊发热，其齿喜冷恶热，或牙宣出血，或牙龈红肿溃烂，或唇舌腮颊肿痛，口气热臭，口干舌燥，舌红苔黄，脉滑数。

【配伍特点】黄连得升麻，降中寓升，则泻火而无凉遏之弊；升麻得黄连，升中有降，则散火而无升焰之虞。

6. 玉女煎（《景岳全书》）（助理不考）

【方歌】玉女煎用熟地黄，膏知牛膝麦冬襄，胃火阴虚相因病，牙痛齿枯宜煎尝。

【组成】石膏三至五钱　熟地三至五钱或一两　麦冬二钱　知母　牛膝各一钱半

【功用】清胃热，滋肾阴。

【主治】胃热阴虚证。头痛，牙痛，齿松牙衄，烦热干渴，舌红苔黄而干。亦治消渴、消谷善饥等。

7. 芍药汤（《素问病机气宜保命集》）（助理不考）

【方歌】芍药汤用草归槟，大黄芩连桂木香，清热燥湿调气血，里急腹痛自安康。

【组成】芍药一两　当归　黄连各半两　槟榔　木香　炙甘草各二钱　大黄三钱　黄芩半两

【功用】清热燥湿，调气和血。

【主治】湿热痢疾。腹痛，便脓血，赤白相兼，里急后重，肛门灼热，小便短赤，舌苔黄腻，脉弦数。

【配伍特点】主以苦燥，辅以甘柔，佐温于寒，气血同调，通因通用。

【运用】

（1）辨证要点：本方为治疗湿热痢疾的常用方。临床应用以痢下赤白、腹痛里急、苔腻微黄为辨证要点。

（2）加减变化：原方后有"如血痢则渐加大黄，汗后脏毒加黄柏半两"，可资临床参考。本方在运用时，如苔黄而干，热甚伤津者，可去肉桂，加乌梅，避温就凉；如苔腻脉滑，兼有食积，加山楂、神曲以消导；如热毒重者，加白头翁、金银花以增强解毒之力；如痢下赤多白少，或纯下血痢，加丹皮、地榆凉血止血。

（3）使用注意：痢疾初起有表证者忌用。

8. 白头翁汤（《伤寒论》）

【方歌】白头翁汤治热痢，黄连黄柏与秦皮，味苦性寒能凉血，解毒坚阴功效奇。

【组成】白头翁二两　黄柏三两　黄连三两　秦皮三两

【功用】清热解毒，凉血止痢。

【主治】热毒痢疾。腹痛，里急后重，肛门灼热，下痢脓血，赤多白少，渴欲饮水，舌红苔黄，脉弦数。

【配伍特点】本方用苦寒而入血分的白头翁为君，清热解毒，凉血止痢。黄连苦寒，泻火解毒，燥湿厚肠，为治痢要药；黄柏清下焦湿热。两药共助君药清热解毒，燥湿止痢，共为臣药。秦皮苦涩而寒，清热解毒兼以收涩止痢，为佐使药。四药合用，共奏清热解毒、凉血止痢之功。

易混考点解析

左金丸和龙胆泻肝汤的比较

方剂名称	相同点	不同点
左金丸	皆用于肝经实火，胁痛口苦	左金丸主要用于肝经郁火犯胃之呕吐吞酸等症，有降逆和胃之功，但无清利湿热的作用，泻火作用较弱
龙胆泻肝汤		龙胆泻肝汤主要用于肝经实火上攻之目赤耳聋、或湿热下注之淋浊阴痒等症，有清利湿热之功，但无和胃降逆的作用，泻火之力较强

清胃散与玉女煎的比较

方剂名称	相同点	不同点
清胃散	均可清胃热，同治胃热牙痛	清胃散重在清胃火，属于苦寒之剂，功能清胃凉血，主治胃火炽盛之牙痛、牙宣等症
玉女煎		玉女煎以清胃热为主，而兼滋肾阴，属清润之剂，功能清胃火、滋肾阴，主治胃火旺而肾水不足之牙痛及牙宣诸症

芍药汤和白头翁汤的比较

方剂名称	相同点	不同点
芍药汤	两方均含有黄连，皆用治热痢	芍药汤治下痢赤白，属湿热痢，而兼气血失调证，故清热燥湿与调和气血并进，且取"通因通用"之法，使"行血则便脓自愈，调气则后重自除"
白头翁汤		白头翁汤主治热毒血痢，乃热毒深陷血分，治以清热解毒、凉血止痢，使热毒解，痢止而后重自除

细目五 清虚热

1. 青蒿鳖甲汤（《温病条辨》）

【方歌】青蒿鳖甲地知丹，热自阴来仔细辨，夜热早凉无汗出，养阴透热服之安。

【组成】青蒿二钱 鳖甲五钱 细生地四钱 知母二钱 丹皮三钱

【功用】养阴透热。

【主治】温病后期，邪伏阴分证。夜热早凉，热退无汗，舌红苔少，脉细数。

【配伍特点】吴瑭自释："此方有先入后出之妙，青蒿不能直入阴分，有鳖甲领之入也；鳖甲不能独出阳分，有青蒿领之出也。"生地黄甘凉，滋阴凉血；知母苦寒质润，滋阴降火。二药共助鳖甲以养阴退虚热，为臣药。丹皮辛苦性凉，泻血中伏火，以助青蒿清透阴分伏热，为佐药。诸药合用，滋清兼备，标本兼顾，清中有透，养阴而不恋邪，祛邪而不伤正，共奏养阴透热之功。

2. 当归六黄汤（《兰室秘藏》）（助理不考）

【方歌】当归六黄二地黄，芩连芪柏共煎尝，滋阴泻火兼顾表，阴虚火旺盗汗良。

【组成】当归 生地黄 黄芩 黄柏 黄连 熟地黄各等分 黄芪加一倍

【功用】滋阴泻火，固表止汗。

【主治】阴虚火旺盗汗。发热盗汗，面赤心烦，口干唇燥，大便干结，小便黄赤，舌红苔黄，脉数。

第六单元 祛暑剂

细目一 祛暑解表

香薷散（《太平惠民和剂局方》）

【方歌】三物香薷豆朴先，散寒化湿功效兼，若益银翘豆易花，新加香薷祛暑煎。

【组成】香薷一斤 白扁豆 厚朴各半斤 酒一分

【功用】祛暑解表，化湿和中。

【主治】阴暑。恶寒发热，头痛身痛，无汗，腹痛吐泻，胸脘痞闷，舌苔白腻，脉浮。

【配伍特点】本方证由夏月乘凉饮冷，感受风寒，内伤于湿所致。诸药合用，共奏祛暑解表、化湿和中之效。

细目二 祛暑利湿

六一散（《黄帝素问宣明论方》）

【方歌】六一散用滑石草，清暑利湿有功效，益元碧玉与鸡苏，砂黛薄荷加之好。

【组成】滑石六两 甘草一两

【功用】清暑利湿。

【主治】暑湿证。身热烦渴，小便不利，或泄泻。

细目三　祛暑益气

清暑益气汤（《温热经纬》）

【方歌】王氏清暑益气汤，善治中暑气阴伤，洋参冬斛荷瓜翠，连竹知母甘粳襄。

【组成】西洋参　石斛　麦冬　黄连　竹叶　荷梗　知母　甘草　粳米　西瓜翠衣（原著本方无用量）

【功用】清暑益气，养阴生津。

【主治】暑热气津两伤证。身热汗多，口渴心烦，小便短赤，体倦少气，精神不振，脉虚数。

易混考点解析

香薷散、六一散和清暑益气汤的主治病证比较

方剂	共同点	不同点
香薷散	治疗阴暑证	恶寒发热，无汗，腹痛吐泻，舌苔白腻，脉浮（无数象）
六一散	治疗暑热证，见身热、心烦、舌红、脉数	兼有小便不利
清暑益气汤		兼有汗多、体倦少气，脉虚数

第七单元　温里剂

细目一　温中祛寒

1. 理中丸（《伤寒论》）

【方歌】理中丸主理中乡，人参甘草术干姜，呕利腹痛阴寒盛，或加附子总扶阳。

【组成】人参　干姜　炙甘草　白术各三两

【功用】温中祛寒，补气健脾。

【主治】脾胃虚寒证。阳虚失血证。中阳不足，阴寒上乘所致的胸痹，或脾气虚寒，不能摄津之病后多涎唾，或中阳虚损，土不荣木之小儿慢惊，或清浊相干，升降失常之霍乱等。

【配伍特点】辛热甘苦合方，温补并用，补中寓燥。

【运用】

（1）辨证要点：本方是治疗中焦脾胃虚寒证的基础方。临床应用以脘腹疼痛、喜温喜按、呕吐便溏、脘痞食少、畏寒肢冷、舌淡、苔白、脉沉细为辨证要点。

（2）加减变化：若虚寒甚者，可加附子、肉桂以增强温阳祛寒之力；呕吐甚者，可加生姜、半夏降逆和胃止呕；下利甚者，可加茯苓、白扁豆健脾渗湿止泻；阳虚失血者，可将干姜易为炮姜，加艾叶、灶心土温涩止血；胸痹，可加薤白、桂枝、枳实振奋胸阳，疏畅气机。

（3）使用注意：湿热内蕴中焦或脾胃阴虚者禁用。

2. 小建中汤

【方歌】小建中汤芍药多，桂姜甘草大枣和，更加饴糖补中脏，虚劳腹冷服之瘥。

【组成】桂枝三两　炙甘草二两　大枣十二枚　芍药六两　生姜三两　胶饴一升

【功用】温中补虚，和里缓急。

【主治】中焦虚寒，肝脾失调，阴阳不和证。

【配伍特点】六药合用，于温中补虚缓急之中，蕴有柔肝理脾、益阴和阳之意，用之可使中气强健，阴阳气血生化有源。

3. 大建中汤（《金匮要略》）（助理不考）

【方歌】大建中汤建中阳，蜀椒干姜参饴糖，阴盛阳虚腹冷痛，温补中焦止痛强。

【组成】蜀椒二合　干姜四两　人参二两　胶饴一升

【功用】温中补虚，缓急止痛。

【主治】中阳衰弱，阴寒内盛之脘腹疼痛。

4. 吴茱萸汤（《伤寒论》）（助理不考）

【方歌】吴茱萸汤人参枣，重用生姜温胃好，阳明寒呕少阴利，厥阴头痛皆能保。

【组成】吴茱萸一升　人参三两　生姜六两　大枣十二枚

【功用】温中补虚，降逆止呕。

【主治】胃寒呕吐证。肝寒上逆证。肾寒上逆证。

【配伍特点】四药配伍，温中与降逆并施，寓补益于温降之中，共奏温中补虚、降逆止呕之功。

易混考点解析

桂枝汤和小建中汤的比较

方剂名称	相同点	不同点
桂枝汤	两方均含桂枝汤方药	桂枝汤以桂枝为君，具有解肌发表、调和营卫之功，主治外感风寒表虚，营卫不和证
小建中汤		小建中汤以饴糖为君，意在温中补虚、缓急止痛，主治中焦虚寒，虚劳里急证

理中丸和小建中汤的比较

方剂名称	相同点	不同点
理中丸	两方均含炙甘草，同为温中祛寒之剂	理中丸纯用温补药物，以温中祛寒、益气健脾为主
小建中汤		小建中汤乃温补药配以调理肝脾之品，重在温中补虚，缓急止痛

细目二　回阳救逆

四逆汤（《伤寒论》）

【方歌】四逆汤中附草姜，四肢厥冷急煎尝，腹痛吐泻脉微细，急投此方可回阳。

【组成】炙甘草二两　干姜一两半　生附子一枚

【功用】回阳救逆。

【主治】少阴病，心肾阳衰寒厥证。四肢厥逆，恶寒蜷卧，神衰欲寐，面色苍白，腹痛下利，呕吐不渴，舌苔白滑，脉微细。太阳病误汗亡阳者。

【配伍特点】大辛大热以速挽元阳；少佐甘缓防虚阳复耗。

细目三　温经散寒

1. 当归四逆汤（《伤寒论》）

【方歌】当归四逆桂芍枣，细辛甘草与通草，血虚肝寒手足冷，煎服此方乐陶陶。

【组成】当归三两　桂枝三两　芍药三两　细辛三两　炙甘草二两　通草二两　大枣二十五枚

【功用】温经散寒，养血通脉。

【主治】血虚寒厥证。手足厥寒，或腰、股、腿、足、肩臂疼痛，口不渴，舌淡苔白，脉沉细或细而欲绝。

【配伍特点】全方温阳与散寒并用，养血与通脉兼施，温而不燥，补而不滞，可使营血充，寒邪除，阳气振，经脉通，则手足自温，其脉可复，腰、股、腿、足、肩臂疼痛亦除。

2. 暖肝煎（《景岳全书》）（助理不考）

【方歌】暖肝煎中杞茯归，茴沉乌药合肉桂，下焦虚寒疝气痛，温补肝肾此方推。

【组成】当归二三钱　枸杞子三钱　小茴香二钱　肉桂一二钱　乌药二钱　沉香（或木香）一钱　茯苓二钱　（生姜三五片）

【功用】温补肝肾，行气止痛。

【主治】肝肾不足，寒滞肝脉证。睾丸冷痛，或小腹疼痛，疝气痛，畏寒喜暖，舌淡苔白，脉沉迟。

易混考点解析

四逆散、四逆汤和当归四逆汤的比较

方剂名称	相同点	不同点
四逆散	三方均含有甘草，主治证中皆有"四逆"	因外邪传经入里，阳气内郁而不达四末所致，故其逆冷仅在肢端，不过腕踝，尚可见身热、脉弦等症
四逆汤		其厥逆是因阴寒内盛，阳气衰微所致，故其厥逆严重，冷过肘膝，并伴有全身阳衰阴盛症状及脉微欲绝
当归四逆汤		手足厥寒是血虚受寒，寒凝筋脉，血行不畅所致，因其寒邪在经不在脏，故其肢厥程度较四逆汤证为轻，并兼见肢体疼痛等症

第八单元　表里双解剂

细目一　解表清里

葛根黄芩黄连汤（《伤寒论》）

【方歌】葛根黄芩黄连汤，再加甘草共煎尝，邪陷阳明成热痢，解表清里保安康。

【组成】葛根半斤　炙甘草二两　黄芩三两　黄连三两

【功用】解表清里。

【主治】表证未解，邪热入里证。身热，下利臭秽，胸脘烦热，口干作渴，或喘而汗出，舌红苔黄，脉数或促。

【配伍特点】四药合用，外疏内清，表里同治，使表解里和，热利自愈。原方先煎葛根，后纳诸药，可使"解肌之力优而清中之气锐"（《伤寒来苏集》）。

细目二　解表攻里

1. 大柴胡汤（《金匮要略》）

【方歌】大柴胡汤用大黄，枳实芩夏白芍将，煎加姜枣表兼里，妙法内攻并外攘。

【组成】柴胡半斤　黄芩三两　芍药三两　半夏半升　生姜五两　枳实四枚　大枣十二枚　大黄二两

【功用】和解少阳，内泄热结。

【主治】少阳阳明合病。往来寒热，胸胁苦满，呕不止，郁郁微烦，心下痞硬，或心下急痛，大便不解或协热下利，舌苔黄，脉弦数有力。

【配伍特点】和下并用，主以和解少阳，辅以内泄热结，佐以缓急降逆。

2. 防风通圣散（《黄帝素问宣明论方》）

【方歌】防风通圣大黄硝，荆芥麻黄栀子翘，甘桔芎归膏滑石，薄荷芩竹力偏饶，表里交攻阳热盛，外疡疮毒总能消。

【组成】防风　连翘　麻黄　薄荷叶　川芎　当归　芍药　大黄　芒硝各半两　石膏　黄芩　桔梗各一两　甘草二两　滑石三两　生姜三片　荆芥　白术　栀子各一分

【功用】疏风解表，泄热通便。

【主治】风热壅盛，表里俱实证。

第九单元　补益剂

细目一　补气

1. 四君子汤（《太平惠民和剂局方》）

【方歌】四君子汤中和义，参术茯苓甘草比，益以夏陈名六君，祛痰补益气虚饵，除却半夏名异功，或加香砂气滞使。

【组成】人参　白术　茯苓　炙甘草各等分

【功用】益气健脾。

【主治】脾胃气虚证。面色萎白，语声低微，气短乏力，食少便溏，舌淡苔白，脉虚缓。

【配伍特点】本方证为脾胃气虚，运化乏力所致。治当益气健脾。方中以甘温之人参为君，大补脾胃之气，脾气健旺则运化复常，气血化生充足。脾胃虚弱，运化乏力，易致湿浊内阻，故以苦温之白术为臣，健脾燥湿。白术与人参配伍，益气健脾之功显著。佐以甘淡之茯苓，健脾渗湿。茯苓、白术相配，健脾祛湿之功增强。炙甘草益气和中，调和诸药。四药配伍，共奏益气健脾之功。

2. 参苓白术散（《太平惠民和剂局方》）

【方歌】参苓白术扁豆陈，山药甘莲砂薏仁，桔梗上浮兼保肺，枣汤调服益脾神。

【组成】莲子肉一斤　薏苡仁一斤　砂仁一斤　桔梗一斤　白扁豆一斤半　茯苓二斤　人参二斤　炒甘草二斤　白术二斤　山药二斤

【功用】益气健脾，渗湿止泻。

【主治】脾虚湿盛证。饮食不化，胸脘痞闷，肠鸣泄泻，四肢乏力，形体消瘦，面色萎黄，舌淡苔白腻，脉虚缓。亦可用治肺脾气虚，痰湿咳嗽。

【配伍特点】诸药配伍，补中焦之虚损，助脾气之运化，渗停聚之湿浊，行气机之阻滞，恢复脾胃受纳与健运之功，则诸症自除。

3. 补中益气汤（《内外伤辨惑论》）

【方歌】补中益气芪参术，炙草升柴归陈助，清阳下陷能升举，气虚发热甘温除。

【组成】黄芪五分，病甚、劳役热甚者一钱　炙甘草五分　人参三分　当归二分　橘皮二分或三分　升麻二分或三分　柴胡二分或三分　白术三分

【功用】补中益气，升阳举陷。

【主治】脾胃气虚证；气虚下陷证；气虚发热证。

【配伍特点】主以甘温，补中寓升，共成虚则补之、陷者升之、甘温除热之剂。

【运用】

（1）辨证要点：本方为补气升阳，甘温除热的代表方。临床应用以体倦乏力、少气懒言、面色㿠白、舌淡、脉虚软无力为辨证要点。

（2）加减变化：若兼腹中痛者，加白芍以柔肝止痛；头痛者，加蔓荆子、川芎、藁本、细辛以疏风止痛；咳嗽者，加五味子、麦冬以敛肺止咳；兼气滞者，加木香、枳壳以理气解郁。本方亦可用于虚人感冒，加苏叶少许以增辛散之力。

（3）使用注意：阴虚发热及内热炽盛者忌用。

4. 生脉散（《医学启源》）

【方歌】生脉麦味与人参，保肺生津又提神，气少汗多兼口渴，病危脉绝急煎斟。

【组成】人参　麦冬　五味子（原著本方无用量）

【功用】益气生津，敛阴止汗。

【主治】温热、暑热，耗气伤阴证。久咳伤肺，气阴两虚证。

【配伍特点】三药合用，一补一润一敛，共奏益气养阴、生津止渴、敛阴止汗之效，使气复津生，汗止阴存，气充脉生，故名"生脉"。

5. 玉屏风散（《究原方》，录自《医方类聚》）

【方歌】玉屏组合少而精，芪术防风鼎足行，表虚汗多易感冒，固卫敛汗效特灵。

【组成】防风一两　炙黄芪　白术各二两　（大枣一枚）

【功用】益气固表止汗。

【主治】表虚自汗。汗出恶风，面色㿠白，舌淡苔薄白，脉浮虚。亦治虚人腠理不固，易感风邪。

易混考点解析

理中丸和四君子汤的比较

方剂名称	相同点	不同点
理中丸	两方均含有人参、白术、炙甘草以补益中气	理中丸用干姜，功用以温中祛寒为主，主治中焦虚寒证
四君子汤		四君子汤配茯苓，功用以益气健脾为主，主治脾胃气虚证

参苓白术散和四君子汤的比较

方剂名称	相同点	不同点
参苓白术散	两方均含有人参、白术、茯苓、甘草，有益气健脾之功	参苓白术散兼有渗湿行气的作用，并有保肺之效，是治疗脾虚湿盛证及体现"培土生金"法治的常用方剂
四君子汤		四君子汤以补气为主，为治脾胃气虚的基础方

玉屏风散和桂枝汤的比较

方剂名称	相同点	不同点
玉屏风散	均可用治表虚自汗	其自汗乃胃气虚弱，腠理不固所致，故专攻益气固表止汗，兼以祛风
桂枝汤		其自汗因外感风寒，营卫不和所致，故以解肌发表、调和营卫取效

补气剂的主治病证比较

方剂名称	相同点	不同点
四君子汤	主治气虚证，症见倦怠乏力、面色萎白、舌淡苔白、脉虚弱	气虚常规见症
参苓白术散		泄泻，苔白腻，脉虚缓
补中益气汤		脏器脱垂，发热，脉虚大无力
玉屏风散		汗出恶风，易感风邪
生脉散		汗多神疲，舌干红少苔，脉虚细

细目二　补血

1. 四物汤（《仙授理伤续断秘方》）

【方歌】四物地芍与归芎，血家百病此方通，经带胎产俱可治，加减运用在胸中。

【组成】当归　川芎　白芍药　熟地黄各等分

【功用】补血调血。

【主治】营血虚滞证。头晕目眩，心悸失眠，面色无华，或妇人月经不调，量少或经闭不行，脐腹作痛，舌淡，脉细弦或细涩。

【配伍特点】阴柔辛甘相伍，补中寓行，补血不滞血，行血不伤血。

2. 当归补血汤（《内外伤辨惑论》）（助理不考）

【方歌】当归补血东垣方，黄芪一两归二钱，血虚发热口烦渴，脉大而虚宜此煎。

【组成】黄芪一两　当归二钱

【功用】补气生血。

【主治】血虚发热证。肌热面赤，烦渴欲饮，脉洪大而虚，重按无力。亦治妇人经期、产后血虚发热头痛；或疮疡溃后，久不愈合者。

【配伍特点】本方为"血虚发热"代表方。"有形之血不能速生，无形之气所当急固"，黄芪补气生血、实卫固表。黄芪用量五倍于当归，实则重在补气。二药配伍，使阴血渐充，阳气潜藏，则浮阳秘敛，阳生阴长，气旺血生，而虚热自退。

3. 归脾汤（《济生方》）

【方歌】归脾汤用术参芪，归草茯神远志随，酸枣木香龙眼肉，煎加姜枣益心脾，怔忡健忘俱可却，便血崩漏总能医。

【组成】白术　茯神　黄芪　龙眼肉　炒酸枣仁各一两　人参　木香各半两　当归　蜜远志各一钱（当归、远志从《内科摘要》补）　炙甘草二钱半　生姜　大枣

【功用】益气补血，健脾养心。

【主治】心脾气血两虚证；脾不统血证。

【配伍特点】心脾同治，重在补脾；气血并补，重在补气。

【运用】

（1）辨证要点：本方是治疗心脾气血两虚证的常用方。临床应用以气短乏力、心悸失眠或便血崩漏、舌淡、脉细弱为辨证要点。

（2）加减变化：崩漏下血偏寒者，可加艾叶炭、炮姜炭，以温经止血；偏热者，加生地炭、地榆炭、小蓟炭，以清热止血。

易混考点解析

归脾汤和补中益气汤的比较

方剂名称	相同点	不同点
归脾汤	两方均同用参、芪、术、草以益气补脾	归脾汤以补气药配伍养心安神药，意在心脾双补，主治心脾两虚之心悸怔忡、健忘失眠、体倦食少，以及脾不统血之便血、崩漏
补中益气汤		补中益气汤以补气药配伍升阳举陷药，意在补气升提，复脾胃升清降浊之能，主治脾胃气虚、气陷之少气懒言、发热及脏器下垂

四物汤、当归补血汤和归脾汤主治病证的比较

方剂名称	相同点	不同点
四物汤	共有血虚见症，如面色无华、唇甲色淡、舌淡、脉细	血虚常规见症
当归补血汤		肌热面赤，烦渴欲饮，脉洪大而虚，重按无力
归脾汤		心悸怔忡，失眠健忘；便血、崩漏，量多色淡

细目三　气血双补

1. 八珍汤（《瑞竹堂经验方》）（助理不考）

【方歌】双补气血八珍汤，四君四物合成方，煎加姜枣调营卫，气血亏虚服之康。

【组成】人参　白术　茯苓　当归　川芎　白芍药　熟地黄　炙甘草各一两　生姜五片　大枣一枚

【功用】益气补血。

【主治】气血两虚证。面色萎白或无华，头晕目眩，四肢倦怠，气短懒言，心悸怔忡，饮食减少，舌淡苔薄白，脉细弱或虚大无力。

【配伍特点】四君子汤——补气；四物汤——补血；姜、枣——调和脾胃。

2. 炙甘草汤（《伤寒论》）

【方歌】炙甘草汤参姜桂，麦冬生地大麻仁，大枣阿胶加酒服，虚劳肺痿效如神。

【组成】炙甘草四两　生姜三两　桂枝三两　人参二两　生地黄一斤　阿胶二两　麦门冬半升　麻仁半升　大枣三十枚　清酒

【功用】滋阴养血，益气温阳，复脉定悸。

【主治】阴血不足，阳气虚弱证；虚劳肺痿。

易混考点解析

炙甘草汤和生脉散的比较

方剂名称	相同点	不同点
炙甘草汤	两方均用人参、麦冬以滋阴益气，均有补肺气、养肺阴之功，可治疗肺之气阴两虚，久咳不已	炙甘草汤益气养阴作用较强，敛肺止咳之力不足，重在治本，且偏于温补，阴虚肺燥较著或兼内热者不宜
生脉散		生脉散益气养阴之力较弱，但止咳之力较强

八珍汤和炙甘草汤的主治病证比较

方剂名称	相同点	不同点
八珍汤	气血两虚证，症见面色无华、心悸怔忡、食少体倦、舌淡、脉虚细	气虚与血虚常规见症
炙甘草汤		脉结代，心动悸，舌光色淡，少津，干咳无痰，或痰中带血，咳吐涎沫，虚烦眠差，咽干舌燥，脉虚数

细目四　补阴

1. 六味地黄丸（《小儿药证直诀》）

【方歌】六味地黄益肾肝，萸薯丹泽地苓专，更加知柏成八味，阴虚火旺自可煎，养阴明目加杞菊，滋阴都气五味先，肺肾两调金水生，麦冬加入长寿丸。

【组成】熟地黄八钱　山萸肉四钱　干山药四钱　泽泻三钱　牡丹皮三钱　茯苓三钱

【功用】填精滋阴补肾。

【主治】肾阴精不足证。

【配伍特点】"三补"与"三泻"相伍，以补为主；肾、肝、脾三脏兼顾，以滋肾精为主。

【运用】

（1）辨证要点：本方为补肾填精之基础方。临床应用以腰膝酸软、头晕目眩、口燥咽干、舌红少苔、脉沉细为辨证要点。

（2）加减变化：若虚火明显者，加知母、玄参、黄柏等以加强清热降火之功；兼脾虚气滞者，加白术、砂仁、陈皮等以健脾和胃。

（3）使用注意：脾虚泄泻者慎用。

2. 左归丸（《景岳全书》）

【方歌】左归丸内山药地，萸肉枸杞与牛膝，菟丝龟鹿二胶合，壮水之主方第一。

【组成】怀熟地八两　炒山药四两　枸杞四两　山茱萸肉四两　川牛膝三两　鹿角胶四两　龟板胶四

两　菟丝子四两

【功用】滋阴补肾，填精益髓。

【主治】真阴不足证。头晕目眩，腰酸腿软，遗精滑泄，自汗盗汗，口燥舌干，舌红少苔，脉细。

【配伍特点】龟甲胶偏于补阴，鹿角胶偏于补阳，在补阴之中配伍补阳药，取"阳中求阴"之义。

3. 大补阴丸（《丹溪心法》）（助理不考）

【方歌】大补阴丸知柏黄，龟甲脊髓蜜成方，咳嗽咯血骨蒸热，阴虚火旺制亢阳。

【组成】熟地黄　龟板各六两　黄柏　知母各四两　猪脊髓　（蜂蜜）

【功用】滋阴降火。

【主治】阴虚火旺证。骨蒸潮热，盗汗遗精，咳嗽咯血，心烦易怒，足膝疼热或痿软，舌红少苔，尺脉数而有力。

【配伍特点】猪脊髓、蜂蜜为丸，此均血肉甘润之品，既助熟地黄、龟甲以滋阴填精益髓，又制约黄柏苦燥伤阴之弊，俱为佐药。诸药合用，滋阴精而降相火，培其本而清其源，使阴复阳潜，虚火降，诸症愈。

4. 一贯煎（《续名医类案》）（助理不考）

【方歌】一贯煎中用地黄，沙参杞子麦冬襄，当归川楝水煎服，阴虚肝郁是妙方。

【组成】北沙参　麦冬　当归身　生地黄　枸杞子　川楝子（原著本方无用量）

【功用】滋阴疏肝。

【主治】肝肾阴虚，肝气郁滞证。胸脘胁痛，吞酸吐苦，咽干口燥，舌红少津，脉细弱或虚弦。亦治疝气瘕聚。

【配伍特点】本方证由肝肾阴虚，肝体失养，肝气郁滞，横逆犯胃，肝胃失和所致。治宜滋阴疏肝。故方中重用生地黄滋阴养血，补益肝肾为君。因肝藏血，肾藏精，乙癸同源，精血互生，故内寓滋水涵木之意。

易混考点解析

六味地黄丸和左归丸的比较

方剂名称	相同点	不同点
六味地黄丸	两方均含有熟地黄、山药、山萸肉以滋肾益肝固精，均为滋阴补肾之剂	六味地黄丸以补肾阴为主，寓泻于补，补力平和，适用于肾虚不著而兼内热之证
左归丸		左归丸纯甘壮水，补而无泻，补力较峻，适用于真阴不足，精髓亏损之证

六味地黄丸和大补阴丸的比较

方剂名称	相同点	不同点
六味地黄丸	两方均含熟地黄以滋肾阴，均能滋阴降火	六味地黄丸偏于补养肾阴，而清热之力不足
大补阴丸		大补阴丸滋阴与降火之力强，故主治阴虚而火旺明显者

一贯煎和逍遥散的比较

方剂名称	相同点	不同点
逍遥散	两方均用当归以滋阴补血，均可疏肝理气，治肝郁气滞之胁痛	逍遥散疏肝养血健脾的作用较强，主治肝郁血虚之胁痛，并伴神疲食少等脾虚症状
一贯煎		一贯煎滋养肝肾的作用较强，主治肝肾阴虚之胁痛，且见吞酸吐苦等肝气犯胃症状

细目五　补阳

1. 肾气丸（《金匮要略》）

【方歌】金匮肾气治肾虚，熟地怀药及山萸，丹皮苓泽加桂附，水中生火在温煦。

【组成】干地黄八两　山萸肉四两　山药四两　泽泻三两　牡丹皮三两　茯苓三两　桂枝一两　炮附子一两

【功用】补肾助阳，化生肾气。

【主治】肾阳不足证。

【配伍特点】重用"三补三泻"，以益精泄浊；少佐温热助阳，以"少火生气"。

2. 右归丸（《景岳全书》）

【方歌】右归丸中地附桂，山药茱萸菟丝归，杜仲鹿胶枸杞子，益火之源此方魁。

【组成】熟地黄八两　山药四两　山茱萸三两　枸杞子四两　菟丝子四两　鹿角胶四两　杜仲四两　肉桂二两　当归三两　制附子二两

【功用】温补肾阳，填精益髓。

【主治】肾阳不足，命门火衰证。年老或久病气衰神疲，畏寒肢冷，腰膝软弱，阳痿遗精，或阳衰无子，或饮食减少，大便不实，或小便自遗，舌淡苔白，脉沉而迟。

易混考点解析

肾气丸和右归丸的主治病证比较

方剂名称	共同点	不同点
肾气丸	同治阳虚证，症见腰膝酸痛、形寒肢冷、小便不利或清长、舌淡苔白、脉沉细	脉虚弱而尺部尤沉细
右归丸		气衰神疲，畏寒肢冷，脉沉迟

细目六　阴阳双补

地黄饮子（《黄帝素问宣明论方》）

【方歌】地黄饮子山茱斛，麦味远志茯菖蒲，苁蓉桂附巴戟天，姜枣为末水煎服。

【组成】熟干地黄　巴戟天　山茱萸　石斛　肉苁蓉　炮附子　五味子　官桂　白茯苓　麦门冬　菖蒲　远志各等分　生姜五片　大枣一枚　薄荷

【功用】滋肾阴，补肾阳，开窍化痰。

【主治】喑痱证。舌强不能言，足废不能用，口干不欲饮，足冷面赤，脉沉细弱。

第十单元　固涩剂

细目一　固表止汗

牡蛎散（《太平惠民和剂局方》）

【方歌】牡蛎散内用黄芪，浮麦麻根合用宜，卫虚自汗或盗汗，固表收敛见效奇。

【组成】黄芪一两　麻黄根一两　煅牡蛎一两　小麦百余粒

【功用】敛阴止汗，益气固表。

【主治】自汗、盗汗证。常自汗出，夜卧更甚，心悸惊惕，短气烦倦，舌淡红，脉细弱。

易混考点解析

牡蛎散和玉屏风散的比较

方剂名称	相同点	不同点
牡蛎散	两方均含黄芪，益气实卫，固表止汗，均可用于卫气虚弱，腠理不固之自汗	牡蛎散补敛并用而以固涩为主，为收敛止汗的代表方，善治体虚卫外不固，又复心阳不潜之自汗、盗汗
玉屏风散		玉屏风散以补气为主，以补为固，属于补益剂，且黄芪、防风相配，补中寓散，故宜于表虚自汗或虚人易感风邪者

细目二　敛肺止咳（助理不考）

九仙散（《卫生宝鉴》）

【方歌】九仙散中罂粟君，五味乌梅共为臣，参胶款桑贝桔梗，敛肺止咳益气阴。

【组成】人参一两　款冬花一两　桑白皮一两　桔梗一两　五味子一两　阿胶一两　乌梅一两　贝母半两　罂粟壳八两

【功用】敛肺止咳，益气养阴。

【主治】久咳伤肺，气阴两伤证。久咳不已，咳甚则气喘自汗，痰少而黏，脉虚数。

细目三　涩肠固脱

1. 真人养脏汤（《太平惠民和剂局方》）

【方歌】真人养脏木香诃，当归肉蔻桂粟壳，术芍参甘为涩剂，脱肛久痢早煎尝。

【组成】人参六钱　当归六钱　白术六钱　肉豆蔻半两　肉桂八钱　炙甘草八钱　白芍药一两六钱　木香一两四钱　诃子一两二钱　罂粟壳三两六钱

【功用】涩肠固脱，温补脾肾。

【主治】久泻久痢，脾肾虚寒证。泻痢无度，滑脱不禁，甚至脱肛坠下，脐腹疼痛，喜温喜按，倦怠食少，舌淡苔白，脉沉迟细。

2. 四神丸（《证治准绳》）（助理不考）

【方歌】四神故纸与吴萸，肉蔻五味四般须，大枣生姜为丸服，五更肾泄最相宜。

【组成】肉豆蔻二两　补骨脂四两　五味子二两　吴茱萸一两　生姜八两　红枣一百枚

【功用】温肾暖脾，固肠止泻。

【主治】脾肾阳虚之肾泄证。五更泄泻，不思饮食，食不消化，或久泻不愈，腹痛喜温，腰酸肢冷，神疲乏力，舌淡，苔薄白，脉沉迟无力。

易混考点解析

四神丸和真人养脏汤的比较

方剂名称	相同点	不同点
四神丸	两方均含肉豆蔻以涩肠止泻，同为固涩止泻之剂	四神丸重用补骨脂为君药，以温肾为主，兼以暖脾涩肠，主治命门火衰，火不暖土所致的肾泄
真人养脏汤		真人养脏汤重用罂粟壳为君药，以固涩为主，兼以温补脾肾，主治泻痢日久，脾肾虚寒而以脾虚为主的大便失禁

细目四　涩精止遗

桑螵蛸散（《本草衍义》）

【方歌】桑螵蛸散治便数，参苓龙骨同龟壳，菖蒲远志当归入，补肾宁心健忘却。

【组成】桑螵蛸一两　远志一两　菖蒲一两　龙骨一两　人参一两　茯神一两　当归一两　炙龟甲一两　（人参汤调下）

【功用】调补心肾，固精止遗。

【主治】心肾两虚之尿频或遗尿、遗精证。小便频数，或尿如米泔色，或遗尿，或遗精，心神恍惚，健忘，舌淡苔白，脉细弱。

细目五　固崩止带

1. 固冲汤（《医学衷中参西录》）

【方歌】固冲汤中用术芪，龙牡五倍棕榈齐，海螵茜草芍山萸，崩中漏下总能医。

【组成】炒白术一两　生黄芪六钱　煅龙骨八钱　煅牡蛎八钱　萸肉八钱　生杭芍四钱　海螵蛸四钱　茜草三钱　棕边炭二钱　五倍子五分

【功用】固冲摄血，益气健脾。

【主治】脾肾亏虚，冲脉不固证。血崩或月经过多，或漏下不止，色淡质稀，头晕肢冷，心悸气短，神疲乏力，腰膝酸软，舌淡，脉微弱。

2. 固经丸（《丹溪心法》）（助理不考）

【方歌】固经丸用龟甲君，黄柏椿皮香附芩，更加芍药糊丸服，漏下崩中均可宁。

【组成】炒黄芩一两　白芍一两　炙龟板一两　炒黄柏三钱　椿树根皮七钱半　香附二钱半

【功用】滋阴清热，固经止血。

【主治】阴虚血热之崩漏。月经过多，或崩中漏下，血色深红或紫黑稠黏，手足心热，腰膝酸软，舌红，脉弦数。

3. 易黄汤（《傅青主女科》）（助理不考）

【方歌】易黄白果与芡实，车前黄柏加薯蓣，能消带下黏稠秽，补肾清热又祛湿。

【组成】炒山药一两　炒芡实一两　黄柏二钱　车前子一钱　白果十枚

【功用】补益脾肾，清热祛湿，收涩止带。

【主治】脾肾虚弱，湿热带下。带下黏稠量多，色黄如浓茶汁，其气腥秽，舌红，苔黄腻。

易混考点解析

固冲汤和固经丸的比较

方剂名称	相同点	不同点
固经丸	两方均用白芍以补益肝肾，养血敛阴	固经丸证乃阴虚血热所致，用药以滋阴清热为主
固冲汤		固冲汤证则为脾肾亏虚，冲任不固所致，用药以补气固冲为主

第十一单元　安神剂

细目一　重镇安神

朱砂安神丸（《内外伤辨惑论》）

【方歌】朱砂安神东垣方，归连甘草合地黄，怔忡不寐心烦乱，清热养阴可复康。

【组成】朱砂五钱　黄连六钱　炙甘草五钱半　生地黄一钱半　当归二钱半

【功用】镇心安神，清热养血。

【主治】心火亢盛，阴血不足证。失眠多梦，惊悸怔忡，心烦神乱，或胸中懊侬，舌尖红，脉细数。

细目二　滋养安神

1. 天王补心丹（《校注妇人良方》）

【方歌】补心丹用柏枣仁，二冬生地当归身，三参桔梗朱砂味，远志茯苓共养神。

【组成】人参　茯苓　玄参　丹参　桔梗　远志各五钱　当归　五味　麦门冬　天门冬　柏子仁　炒酸枣仁各一两　生地黄四两　朱砂　竹叶各适量

【功用】滋阴养血，补心安神。

【主治】阴虚血少，神志不安证。心悸怔忡，虚烦失眠，神疲健忘，或梦遗，手足心热，口舌生疮，大便干结，舌红少苔，脉细数。

【配伍特点】重用甘寒，补中寓清；心肾并治，重在养心。

2. 酸枣仁汤（《金匮要略》）

【方歌】酸枣二升先煮汤，茯知二两用之良，芎二甘一相调剂，服后安然入梦乡。

【组成】炒酸枣仁二升　甘草一两　知母二两　茯苓二两　川芎二两

【功用】养血安神，清热除烦。

【主治】肝血不足，虚热内扰之虚烦不眠证。虚烦失眠，心悸不安，头目眩晕，咽干口燥，舌红，脉弦细。

易混考点解析

酸枣仁汤和天王补心丹的比较

方剂名称	相同点	不同点
酸枣仁汤	两方均含有酸枣仁、茯苓，均以滋阴养血、养心安神药为主，配伍清虚热之品，以治阴血不足，虚热内扰之心烦失眠	酸枣仁汤重用酸枣仁养血安神，配伍调气行血之川芎，有养血调肝之妙，主治肝血不足之虚烦失眠，伴头目眩晕、脉弦细等
天王补心丹		天王补心丹重用生地黄，并与麦冬、玄参等滋阴清热药为伍，还与大队养血安神之品相配，主治阴亏血少，虚火内扰之虚烦失眠，伴见手足心热、舌红少苔、脉细数

第十二单元　开窍剂

细目一　凉开

1. 安宫牛黄丸（《温病条辨》）

【方歌】安宫牛黄开窍方，芩连栀梅朱雄黄，牛角珍珠冰麝箔，热闭心包功效良。

【功用】清热解毒，豁痰开窍。

【主治】邪热内陷心包证。高热烦躁，神昏谵语，舌謇肢厥，舌红或绛，脉数有力。亦治中风昏迷、小儿惊厥属邪热内闭者。

2. 紫雪（《外台秘要》）

【方歌】紫雪羚牛朱朴硝，硝磁寒水滑石膏，丁沉木麝升玄草，不用赤金法亦超。

【功用】清热开窍，息风止痉。

【主治】温热病，热闭心包及热盛动风证。高热烦躁，神昏谵语，痉厥，口渴唇焦，尿赤便秘，舌质红绛，苔黄燥，脉数有力或弦数。亦治小儿热盛惊厥。

3. 至宝丹（《灵苑方》引郑感方，录自《苏沈良方》）

【方歌】至宝朱砂麝息香，雄黄牛角与牛黄，金银二箔兼龙脑，琥珀还同玳瑁良。

【功用】清热开窍，化浊解毒。

【主治】痰热内闭心包证。神昏谵语，身热烦躁，痰盛气粗，舌绛苔黄垢腻，脉滑数。亦治中风、中暑、小儿惊厥属于痰热内闭者。

易混考点解析

凉开三宝的比较

方剂名称	相同点	不同点
安宫牛黄丸	三方均治疗热闭证，安宫牛黄丸最凉，紫雪次之，至宝丹又次之	安宫牛黄丸长于清热解毒，适用于邪热偏盛而身热较重者
紫雪		紫雪长于息风止痉，适用于兼有热动肝风而痉厥抽搐者
至宝丹		至宝丹长于芳香开窍、化浊辟秽，适用于痰浊偏盛而昏迷较重者

记忆关键：乒乒乓乓紫雪丹，不声不响至宝丹，稀里糊涂牛黄丸。

细目二　温开

苏合香丸（《吃力伽丸》）（《外台秘要》）

【方歌】苏合香丸麝息香，木丁朱乳荜檀襄，牛冰术沉诃香附，中恶急救莫彷徨。

【功用】温通开窍，行气止痛。

【主治】寒闭证。突然昏倒，牙关紧闭，不省人事，苔白，脉迟。亦治心腹猝痛，甚则昏厥，属寒凝气滞者。

第十三单元　理气剂

细目一　行气

1. 越鞠丸（《丹溪心法》）

【方歌】越鞠丸治六郁侵，气血痰火食湿因，芎苍香附兼栀曲，气畅郁舒痛闷伸。

【组成】香附　川芎　苍术　栀子　神曲各等分

【功用】行气解郁。

【主治】六郁证。胸膈痞闷，脘腹胀痛，嗳腐吞酸，恶心呕吐，饮食不消。

【配伍特点】五药治六郁，诸法并举，重在调理气机。

2. 柴胡疏肝散（《证治准绳》）

【方歌】柴胡疏肝芍川芎，陈皮枳壳草香附，疏肝解郁兼理血，胁肋脘腹疼痛除。

【组成】柴胡二钱　陈皮二钱　川芎一钱半　香附一钱半　芍药一钱半　枳壳一钱半　炙甘草五分

【功用】疏肝解郁，行气止痛。

【主治】肝气郁滞证。胁肋疼痛，胸闷喜太息，情志抑郁，或易怒，或嗳气，脘腹胀满，脉弦。

3. 瓜蒌薤白白酒汤（《金匮要略》）

【方歌】瓜蒌薤白白酒汤，胸痹胸闷痛难当，喘息短气时咳唾，难卧仍加半夏良。

【组成】瓜蒌实一枚　薤白半升　白酒七升

【功用】通阳散结，行气祛痰。

【主治】胸痹，胸阳不振，痰气互结证。胸部满痛，甚至胸痛彻背，喘息咳唾，短气，舌苔白腻，脉沉弦或紧。

4. 半夏厚朴汤（《金匮要略》）

【方歌】半夏厚朴与紫苏，茯苓生姜共煎服，痰凝气聚成梅核，降逆开郁气自舒。

【组成】半夏一升　厚朴三两　茯苓四两　生姜五两　苏叶二两

【功用】行气散结，降逆化痰。

【主治】梅核气。咽中如有物阻，咯吐不出，吞咽不下，胸膈满闷，或咳或呕，舌苔白润或白滑，脉弦缓或弦滑。

5. 厚朴温中汤（《内外伤辨惑论》）

【方歌】厚朴温中陈草苓，干姜草蔻木香停，煎服加姜治腹痛，寒湿胀满用皆灵。

【组成】厚朴一两　陈皮一两　炙甘草五钱　茯苓五钱　草豆蔻仁五钱　木香五钱　干姜七分　生姜三片

【功用】行气除满，温中燥湿。

【主治】脾胃寒湿气滞证。脘腹胀满或疼痛，不思饮食，四肢倦怠，舌苔白腻，脉沉弦。

6. 天台乌药散（《圣济总录》）

【方歌】天台乌药木茴香，巴豆制楝青槟姜，行气疏肝止疼痛，寒疝腹痛是良方。

【组成】天台乌药半两　木香半两　小茴香半两　青皮半两　高良姜半两　槟榔二个　川楝子十个　巴豆七十粒（巴豆麸炒川楝子，去巴豆及麸，仅川楝子入药）　酒适量

【功用】行气疏肝，散寒止痛。

【主治】气滞寒凝证。小肠疝气，少腹控引睾丸而痛，偏坠肿胀，或少腹疼痛，苔白，脉沉弦。

易混考点解析

天台乌药散和暖肝煎的主治病证比较

方剂名称	相同点	不同点
天台乌药散	两方均治疗肝经气郁（疝气），症见睾丸疼痛、少腹痛、脉弦	少腹引控睾丸而痛，苔白，脉弦
暖肝煎		畏寒喜暖，舌淡苔白，脉沉迟或弦

细目二　降气

1. 苏子降气汤（《太平惠民和剂局方》）

【方歌】苏子降气半夏归，前胡桂朴草姜随，上实下虚痰嗽喘，或加沉香去肉桂。

【组成】紫苏子二两半　半夏二两半　川当归一两半　炙甘草二两　前胡一两　厚朴一两　肉桂一两半　生姜二片　枣子一个　苏叶五叶

【功用】降气平喘，祛痰止咳。

【主治】上实下虚喘咳证。痰涎壅盛，胸膈满闷，喘咳短气，呼多吸少，或腰痛脚弱，肢体倦怠，或肢体浮肿，舌苔白滑或白腻，脉弦滑。

【配伍特点】降以平上实，温以助下虚，肺肾兼顾，主以治上。

2. 定喘汤（《摄生众妙方》）（助理不考）

【方歌】定喘白果与麻黄，款冬半夏白皮桑，苏杏黄芩兼甘草，外寒痰热喘哮尝。

【组成】白果二十一枚　麻黄三钱　苏子二钱　甘草一钱　款冬花三钱　杏仁一钱五分　桑白皮三钱　炒黄芩一钱五分　半夏三钱

【功用】宣降肺气，清热化痰。

【主治】风寒外束，痰热内蕴证。咳喘痰多气急，质稠色黄，或微恶风寒，舌苔黄腻，脉滑数。

3. 旋覆代赭汤（《伤寒论》）

【方歌】旋覆代赭用人参，半夏姜甘大枣临，重以镇逆咸软痞，痞硬噫气力能禁。

【组成】旋覆花三两　人参二两　生姜五两　代赭石一两　炙甘草三两　半夏半升　大枣十二枚

【功用】降逆化痰，益气和胃。

【主治】胃虚痰阻气逆证。胃脘痞闷或胀满，按之不痛，频频嗳气；或见纳差、呃逆、恶心，甚或呕吐，舌苔白腻，脉缓或滑。

易混考点解析

定喘汤和苏子降气汤的比较

方剂名称	相同点	不同点
定喘汤	两方均含有半夏、苏子、甘草，均为降气平喘之常用方	定喘汤以麻黄、白果与黄芩、苏子配伍，组成宣肺散寒、清热化痰、降气平喘之剂，用于风寒外束，痰热内蕴证，症见痰稠色黄，或有恶寒发热，舌苔黄腻，脉滑数
苏子降气汤		苏子降气汤以苏子降气平喘为君药，配以下气祛痰之品，更用肉桂温肾纳气，用以治"上实下虚"之喘咳，但以上实为主，症见痰涎壅盛、腰痛脚弱、呼多吸少、肢体浮肿、舌苔白滑或白腻、脉弦滑

第十四单元　理血剂

细目一　活血祛瘀

1. 桃核承气汤（《伤寒论》）

【方歌】桃核承气五般施，甘草硝黄并桂枝，瘀热互结小腹胀，如狂蓄血功最奇。

【组成】桃仁五十个　大黄四两　桂枝二两　炙甘草二两　芒硝二两

【功用】逐瘀泄热。

【主治】下焦蓄血证。少腹急结，小便自利，甚则烦躁谵语，神志如狂，至夜发热；以及血瘀经闭，痛经，脉沉实而涩者。

2. 血府逐瘀汤（《医林改错》）

【方歌】血府当归生地桃，红花甘草壳赤芍，柴胡芎桔牛膝等，血化下行不作劳。

【组成】桃仁四钱　红花三钱　当归三钱　生地黄三钱　川芎一钱半　赤芍二钱　牛膝三钱　桔梗一钱半　柴胡一钱　枳壳二钱　甘草二钱

【功用】活血化瘀，行气止痛。

【主治】胸中血瘀证。胸痛，头痛，日久不愈，痛如针刺而有定处，或呃逆日久不止，或饮水即呛，干呕，或内热瞀闷，或心悸怔忡，失眠多梦，急躁易怒，入暮潮热，唇暗或两目暗黑，舌质暗红，或舌有瘀斑瘀点，脉涩或弦紧。

【配伍特点】活血与行气相伍，祛瘀与养血同施，升降兼顾，气血同调。

3. 补阳还五汤（《医林改错》）

【方歌】补阳还五芪归芎，桃红赤芍加地龙，半身不遂中风证，益气活血经络通。

【组成】生黄芪四两　当归尾二钱　赤芍一钱半　地龙一钱　川芎一钱　红花一钱　桃仁一钱

【功用】补气，活血，通络。

【主治】中风之气虚血瘀证。半身不遂，口眼㖞斜，语言謇涩，口角流涎，小便频数或遗尿失禁，舌暗淡，苔白，脉缓无力。

【配伍特点】重在补气，佐以活血，气旺血行，补而不滞。

4. 复元活血汤（《医学发明》）（助理不考）

【方歌】复元活血汤柴胡，花粉当归山甲俱，桃仁红花大黄草，损伤瘀血酒煎去。

【组成】柴胡半两 栝楼根三钱 当归三钱 红花二钱 甘草二钱 穿山甲二钱 酒大黄一两 酒桃仁五十个

【功用】活血祛瘀，疏肝通络。

【主治】跌打损伤，瘀血阻滞证。胁肋瘀肿，痛不可忍。

5. 温经汤（《金匮要略》）

【方歌】温经汤用吴萸芎，归芍丹桂夏姜冬，参草益脾胶养血，调经重在暖胞宫。

【组成】吴茱萸三两 当归二两 芍药二两 川芎二两 人参二两 桂枝二两 阿胶二两 牡丹皮二两 生姜二两 甘草二两 半夏半升 麦冬一升

【功用】温经散寒，养血祛瘀。

【主治】冲任虚寒，瘀血阻滞证。漏下不止，或血色暗而有块，淋沥不畅，或月经超前或延后，或逾期不止，或一月再行，或经停不至，而见少腹里急、腹满、傍晚发热、手心烦热、唇口干燥、舌质暗红、脉细而涩。亦治妇人宫冷，久不受孕。

6. 生化汤（《傅青主女科》）

【方歌】生化汤是产后方，归芎桃草酒炮姜，消瘀活血功偏擅，止痛温经效亦彰。

【组成】全当归八钱 川芎三钱 桃仁十四枚 炮干姜五分 炙甘草五分 黄酒 童便

【功用】养血祛瘀，温经止痛。

【主治】血虚寒凝，瘀血阻滞证。产后恶露不行，小腹冷痛。

7. 失笑散（《太平惠民和剂局方》）（助理不考）

【方歌】失笑灵脂共蒲黄，等分作散醋煎尝，血瘀少腹时作痛，祛瘀止痛效非常。

【组成】五灵脂 炒蒲黄各等分

【功用】活血祛瘀，散结止痛。

【主治】瘀血疼痛证。心腹刺痛，或产后恶露不行，或月经不调，少腹急痛等。

8. 桂枝茯苓丸（《金匮要略》）

【方歌】金匮桂枝茯苓丸，桃仁芍药和牡丹，等分为末蜜丸服，缓消癥块胎可安。

【组成】桂枝 茯苓 丹皮 桃仁 芍药各等分 白蜜适量

【功用】活血化瘀，缓消癥块。

【主治】瘀阻胞宫证。妇人素有癥块，妊娠漏下不止，或胎动不安，血色紫黑晦暗，腹痛拒按，或经闭腹痛，或产后恶露不尽而腹痛拒按，舌质紫暗或有瘀点，脉沉涩。

易混考点解析

活血祛瘀剂的主治病证比较

方剂名称	相同点	不同点
桃核承气汤	均治疗瘀血证，症见痛有定处，痛如针刺，舌上有瘀点或瘀斑，脉涩	少腹急结，小便自利，至夜发热，舌燥苔黄，脉沉实
血府逐瘀汤		急躁善怒，入暮潮热，唇暗目黑，舌质暗红，脉涩或弦紧
复元活血汤		跌打损伤，胁下痛不可忍，舌红苔黄，脉弦紧或数
补阳还五汤		半身不遂，舌质暗淡，苔白，脉缓
温经汤		月经不调，小腹冷痛，傍晚发热，手足烦热，唇口干燥，舌暗淡，苔薄白，脉沉细无力
生化汤		恶露不行，小腹冷痛、拒按，脉细涩，舌质暗淡
失笑散		心胸刺痛，少腹急痛
桂枝茯苓丸		漏下不止，血色紫黑晦暗，或妊娠胎动不安

细目二　止血

1. 十灰散（《十药神书》）（助理不考）

【方歌】十灰散用十般灰，柏茅茜荷丹棕煨，二蓟栀黄各炒黑，上部出血势能摧。

【组成】大蓟　小蓟　荷叶　侧柏叶　茅根　茜根　山栀　大黄　牡丹皮　棕榈皮各等分　（白藕汁　萝卜汁　京墨）

【功用】凉血止血。

【主治】血热妄行之上部出血证。呕血、吐血、咯血、嗽血、衄血等，血色鲜红，来势急暴，舌红，脉数。

2. 咳血方（《丹溪心法》）

【方歌】咳血方中诃子收，瓜蒌海粉山栀投，青黛蜜丸口嚼化，咳嗽痰血服之瘳。

【组成】青黛　瓜蒌仁　海粉　炒山栀子　诃子（原著本方无剂量）（蜜　姜汁）

【功用】清肝宁肺，凉血止血。

【主治】肝火犯肺之咳血证。咳嗽痰稠带血，咳吐不爽，心烦易怒，胸胁作痛，咽干口苦，颊赤便秘，舌红苔黄，脉弦数。

【配伍特点】肝肺同治，主以清肝，于清泻之中求止血之功。

3. 小蓟饮子（《玉机微义》）

【方歌】小蓟饮子藕蒲黄，木通滑石生地襄，归草黑栀淡竹叶，血淋热结服之良。

【组成】生地黄　小蓟　滑石　木通　蒲黄　藕节　淡竹叶　当归　山栀子　甘草各等分

【功用】凉血止血，利水通淋。

【主治】热结下焦之血淋、尿血。尿中带血，小便频数，赤涩热痛，舌红，脉数。

4. 槐花散（《普济本事方》）（助理不考）

【方歌】槐花散用治肠风，侧柏荆芥枳壳充，为末等分米饮下，宽肠凉血逐风功。

【组成】槐花　柏叶　荆芥穗　枳壳各等分

【功用】清肠止血，疏风行气。

【主治】风热湿毒，壅遏肠道，损伤血络便血证。肠风、脏毒，或便前出血，或便后出血，或粪中带血，以及痔疮出血，血色鲜红或晦暗，舌红苔黄，脉数。

5. 黄土汤（《金匮要略》）

【方歌】黄土汤用芩地黄，术附阿胶甘草尝，温阳健脾能摄血，便血崩漏服之康。

【组成】甘草三两　干地黄三两　白术三两　炮附子三两　阿胶三两　黄芩三两　灶心黄土半斤

【功用】温阳健脾，养血止血。

【主治】脾阳不足，脾不统血证。大便下血，先便后血，以及吐血、衄血、妇人崩漏，血色暗淡，四肢不温，面色萎黄，舌淡苔白，脉沉细无力。

易混考点解析

止血剂的主治病证比较

方剂名称	相同点	不同点
咳血方	均治疗出血证	咳嗽痰中带血，心烦易怒，胸胁刺痛，舌红苔黄，脉弦而数
小蓟饮子		尿中带血，小便赤涩热痛，舌红，脉数
黄土汤		便血，血色暗淡，四肢不温，面色萎黄，舌淡苔白，脉沉细无力
槐花散		便血，血色鲜红或晦暗，舌红，脉数
十灰散		上部出血证，血色鲜红，舌红，脉数

黄土汤和归脾汤的比较

方剂名称	相同点	不同点
黄土汤	两方中均用甘草、白术以益气健脾，均可用治脾不统血之便血、崩漏	黄土汤以灶心黄土合炮附子、白术为主，配伍生地黄、阿胶、黄芩以温阳健脾而摄血，滋阴养血而止血，适用于脾阳不足，统摄无权之出血证
归脾汤		归脾汤重用黄芪、龙眼肉，配伍人参、白术、当归、茯神、酸枣仁、远志以补气健脾，养心安神，适用于脾气不足，气不摄血之出血证

第十五单元　治风剂

细目一　疏散外风

1. 川芎茶调散（《太平惠民和剂局方》）

【方歌】川芎茶调散荆防，辛芷薄荷甘草羌，目昏鼻塞风攻上，正偏头痛悉能康。

【组成】川芎　荆芥各四两　白芷　羌活　炙甘草各二两　细辛一两　防风一两半　薄荷叶八两　清茶

【功用】疏风止痛。

【主治】外感风邪头痛。偏正头痛，或颠顶作痛，目眩鼻塞，或恶风发热，舌苔薄白，脉浮。

【配伍特点】辛散疏风于上，诸经兼顾；佐入苦凉之品，寓降于升。

2. 消风散（《外科正宗》）

【方歌】消风散内有荆防，蝉蜕胡麻苦参苍，知膏蒡通归地草，风疹湿疹服之康。

【组成】荆芥　防风　牛蒡子　蝉蜕　苍术　苦参　石膏　知母　当归　胡麻　生地黄各一钱　木通　甘草各五分

【功用】疏风除湿，清热养血。

【主治】风疹，湿疹。皮肤瘙痒，疹出色红，或遍身云片斑点，抓破后渗出津水，苔白或黄，脉浮数。

3. 牵正散（《杨氏家藏方》）

【方歌】牵正散是杨家方，全蝎僵蚕白附襄，服用少量热酒下，口眼歪斜疗效彰。

【组成】白附子　白僵蚕　全蝎去毒，各等分　热酒

【功用】祛风化痰，通络止痉。

【主治】风中头面经络。口眼歪斜，或面肌抽动，舌淡红，苔白。

4. 大秦艽汤（《素问病机气宜保命集》）（助理不考）

【方歌】大秦艽汤羌独防，芎芷辛芩二地黄，石膏归芍苓甘术，风邪散见可通尝。

【组成】秦艽三两　川芎　川独活　当归　白芍药　石膏　甘草各二两　川羌活　防风　吴白芷　黄芩　白术　白茯苓　生地黄　熟地黄各一两　细辛半两

【功用】祛风清热，养血活血。

【主治】风邪初中经络证。口眼歪斜，舌强不能言语，手足不能运动，或恶寒发热，苔白或黄，脉浮数或弦细。

5. 小活络丹（《太平惠民和剂局方》）

【方歌】小活络丹用南星，二乌乳没与地龙，寒湿瘀血成痹痛，搜风活血经络通。

【组成】川乌　草乌　地龙　天南星各六两　乳香　没药各二两二钱　（冷酒或荆芥汤送服）

【功用】祛风除湿，化痰通络，活血止痛。

【主治】风寒湿痹。肢体筋脉疼痛，麻木拘挛，关节屈伸不利，疼痛游走不定，舌淡紫，苔白，脉沉弦或涩。亦治中风手足不仁，日久不愈，经络中有湿痰瘀血，而见腰腿沉重或腿臂间作痛。

细目二　平息内风

1. 羚角钩藤汤（《通俗伤寒论》）

【方歌】俞氏羚角钩藤汤，桑菊茯神鲜地黄，贝草竹茹同芍药，肝风内动急煎尝。

【组成】羚角片（先煎）一钱半　霜桑叶二钱　京川贝四钱　鲜生地五钱　双钩藤（后入）三钱　滁菊花三钱　茯神木三钱　生白芍三钱　生甘草八分　淡竹茹五钱

【功用】凉肝息风，增液舒筋。

【主治】肝热生风证。高热不退，烦闷躁扰，手足抽搐，发为痉厥，甚则神昏，舌绛而干，或舌焦起刺，脉弦而数。

【配伍特点】咸寒而甘与辛凉合方，清息之中寓辛疏酸甘之意，共成"凉肝息风"之法。

2. 镇肝熄风汤（《医学衷中参西录》）

【方歌】镇肝息风芍天冬，玄参牡蛎赭茵供，麦龟膝草龙川楝，肝风内动有奇功。

【组成】怀牛膝一两　生赭石一两　生龙骨五钱　生牡蛎五钱　生龟板五钱　生杭芍五钱　玄参五钱　天冬五钱　川楝子二钱　生麦芽二钱　茵陈二钱　甘草一钱半

【功用】镇肝息风，滋阴潜阳。

【主治】类中风。头目眩晕，目胀耳鸣，脑部热痛，面色如醉，心中烦热，或时常噫气，或肢体渐觉不利，口眼渐致歪斜，甚或眩晕欲扑，昏不知人，移时始醒，或醒后不能复原，脉弦长有力。

【配伍特点】镇降下行，重在治标，滋潜清疏，以适肝性。

3. 天麻钩藤饮（《中医内科杂病证治新义》）

【方歌】天麻钩藤石决明，杜仲牛膝桑寄生，栀子黄芩益母草，茯神夜交安神宁。

【组成】天麻　钩藤　生决明　山栀　黄芩　川牛膝　杜仲　益母草　桑寄生　夜交藤　朱茯神（原著本方无用量）

【功用】平肝息风，清热活血，补益肝肾。

【主治】肝阳偏亢，肝风上扰证。头痛，眩晕，失眠多梦，或口苦面红，舌红苔黄，脉弦数。

4. 大定风珠（《温病条辨》）（助理不考）

【方歌】大定风珠鸡子黄，再合加减复脉汤，三甲并同五味子，滋阴息风是妙方。

【组成】生白芍六钱　阿胶三钱　生龟板四钱　干地黄六钱　麻仁二钱　五味子二钱　生牡蛎四钱麦冬六钱　炙甘草四钱　生鸡子黄二枚　生鳖甲四钱

【功用】滋阴息风。

【主治】阴虚风动证。温病后期手足瘛疭，形瘦神倦，舌绛少苔，脉气虚弱，时时欲脱者。

【配伍特点】血肉有情之品与滋养潜镇之药合方，寓息风于滋养之中，共成"酸甘咸法"。

第十六单元　治燥剂

细目一　轻宣外燥

1. 杏苏散（《温病条辨》）

【方歌】杏苏散内夏陈前，甘桔枳苓姜枣研，轻宣温润治凉燥，咳止痰化病自痊。

【组成】苏叶　半夏　茯苓　前胡　苦桔梗　枳壳　甘草　生姜　大枣　杏仁　橘皮（原著本方无用量）

【功用】轻宣凉燥，理肺化痰。

【主治】外感凉燥证。恶寒无汗，头微痛，咳嗽痰稀，鼻塞咽干，苔白，脉弦。

2.清燥救肺汤（《医门法律》）

【方歌】清燥救肺参草杷，石膏胶杏麦胡麻，经霜收下冬桑叶，清燥润肺效可夸。

【组成】霜桑叶三钱　煅石膏二钱五分　甘草一钱　人参七分　胡麻仁一钱　阿胶八分　麦门冬一钱二分　杏仁七分　枇杷叶一片

【功用】清肺润燥，益气养阴。

【主治】温燥伤肺证。干咳无痰，气逆而喘，头痛身热，咽喉干燥，鼻燥，胸满胁痛，心烦口渴，舌干少苔，脉虚大而数。

3.桑杏汤（《温病条辨》）（助理不考）

【方歌】桑杏汤中象贝宜，沙参栀豉与梨皮，干咳鼻燥右脉大，辛凉甘润燥能医。

【组成】桑叶一钱　杏仁一钱五分　沙参二钱　象贝一钱　香豉一钱　栀皮一钱　梨皮一钱

【功用】清宣温燥，润肺止咳。

【主治】外感温燥证。头痛，身热不甚，微恶风寒，口渴，咽干鼻燥，干咳无痰或痰少而黏，舌红，苔薄白而干，脉浮数而右脉大。

易混考点解析

桑菊饮和桑杏汤的比较

方剂名称	相同点	不同点
桑菊饮	两方中均有桑叶、杏仁，皆可治疗外感咳嗽，受邪轻浅，身热不甚、口渴、脉浮数等症	桑菊饮重于疏散风热，为辛凉解表法，治疗风温初起，津伤不甚，仅见口微渴，伴见恶风、头痛等症
桑杏汤		桑杏汤为辛凉甘润之法，主治外感温燥，津伤程度较甚，口渴明显，伴见咽干鼻燥等症

桑杏汤和清燥救肺汤的比较

方剂名称	相同点	不同点
桑杏汤	两方中均含有桑叶、杏仁，同治温燥伤肺	桑杏汤证属温燥邪伤肺卫，肺津受灼之轻证，治以轻宣清透与凉润合法
清燥救肺汤		清燥救肺汤证为燥热伤肺，卫气同病而气阴两伤之重证，症见身热较高、咳嗽较频，甚则气逆而喘、胸膈满闷、脉虚大而数者，治以轻宣润肺与养阴益气并进

细目二　滋阴润燥

1.麦门冬汤（《金匮要略》）

【方歌】麦门冬汤用人参，枣草粳米半夏存，肺痿咳逆因虚火，益胃生津此方珍。

【组成】麦门冬七升　半夏一升　人参三两　甘草二两　粳米三合　大枣十二枚

【功用】滋养肺胃，降逆下气。

【主治】虚热肺痿；胃阴不足证。

【配伍特点】重用甘寒清润，少佐辛温降逆，滋而不腻，温而不燥，培土生金，肺胃并治。

2.玉液汤（《医学衷中参西录》）

【方歌】玉液山药芪葛根，花粉知味鸡内金，消渴口干溲多数，补脾固肾益气阴。

【组成】山药一两　生黄芪五钱　知母六钱　生鸡内金二钱　葛根钱半　五味子三钱　天花粉三钱

【功用】益气养阴，固肾止渴。

【主治】消渴之气阴两虚证。口常干渴，饮水不解，小便频数量多，或小便浑浊，困倦气短，舌嫩红而干，脉虚细无力。

3. 增液汤（《温病条辨》）（助理不考）

【方歌】增液玄参与地冬，热病津枯便不通，补药之体作泻剂，但非重用不为功。

【组成】玄参一两　麦冬八钱　细生地八钱

【功用】增液润燥。

【主治】阳明温病，津亏肠燥便秘证。大便秘结，口渴，舌干红，脉细数或沉而无力。

4. 百合固金汤（《慎斋遗书》）（助理不考）

【方歌】百合固金二地黄，玄参贝母桔草藏，麦冬芍药当归配，喘咳痰血肺家伤。

【组成】熟地　生地　当归身各三钱　白芍　甘草各一钱　桔梗　玄参各八分　贝母　麦冬　百合各一钱半

【功用】滋润肺肾，止咳化痰。

【主治】肺肾阴亏，虚火上炎证。咳嗽气喘，痰中带血，咽喉燥痛，头晕目眩，午后潮热，舌红少苔，脉细数。

易混考点解析

麦门冬汤、增液汤、玉液汤的主治病证比较

方剂名称	相同点	不同点
麦门冬汤	均治内燥证，症见口燥咽干、舌干红、脉细数	兼见咳吐涎沫，气喘短气，或气逆呕吐，苔少，脉虚数
增液汤		兼见阳明温病，津亏便秘
玉液汤		兼见肾虚胃燥

第十七单元　祛湿剂

细目一　化湿和胃

1. 平胃散（《简要济众方》）

【方歌】平胃散用朴陈皮，苍术甘草姜枣齐，燥湿运脾除胀满，调胃和中此方宜。

【组成】苍术四两　厚朴三两　陈橘皮二两　炙甘草一两　生姜二片　大枣二枚

【功用】燥湿运脾，行气和胃。

【主治】湿滞脾胃证。脘腹胀满，不思饮食，口淡无味，恶心呕吐，嗳气吞酸，肢体沉重，怠惰嗜卧，常多自利，舌苔白腻而厚，脉缓。

2. 藿香正气散（《太平惠民和剂局方》）

【方歌】藿香正气腹皮苏，甘桔陈苓厚朴术，夏曲白芷加姜枣，风寒暑湿并能除。

【组成】大腹皮　白芷　紫苏　茯苓各一两　半夏曲　白术　陈皮　厚朴　苦桔梗各二两　藿香三两　炙甘草二两半　姜三片　枣一枚

【功用】解表化湿，理气和中。

【主治】外感风寒，内伤湿滞证。霍乱吐泻，恶寒发热，头痛，胸膈满闷，脘腹疼痛，舌苔白腻，脉浮或濡缓。亦治山岚瘴疟等。

【配伍特点】表里同治，以除湿治里为主；脾胃同调，以升清降浊为要。

细目二　清热祛湿

1. 茵陈蒿汤（《伤寒论》）

【方歌】茵陈蒿汤治阳黄，栀子大黄组成方，栀子柏皮加甘草，茵陈四逆治阳黄。

【组成】茵陈六两　栀子十四枚　大黄二两

【功用】清热，利湿，退黄。

【主治】黄疸阳黄证。一身面目俱黄，黄色鲜明，发热，无汗或但头汗出，口渴欲饮，恶心呕吐，腹微满，小便短赤，大便不爽或秘结，舌红苔黄腻，脉沉数或滑数有力。

【配伍特点】主以苦寒清利，佐以通腑泄热，分消退黄，药简效宏。

2. 三仁汤（《温病条辨》）

【方歌】三仁杏蔻薏苡仁，朴夏白通滑竹叶，水用甘澜扬百遍，湿温初起法堪遵。

【组成】杏仁五钱　飞滑石六钱　白通草二钱　白蔻仁二钱　竹叶二钱　厚朴二钱　生薏苡仁六钱　半夏五钱

【功用】宣畅气机，清利湿热。

【主治】湿温初起及暑温夹湿之湿重于热证。头痛恶寒，身重疼痛，肢体倦怠，面色淡黄，胸闷不饥，午后身热，苔白不渴，脉弦细而濡。

【配伍特点】宣上、畅中、渗下，从三焦分消湿热病邪。

3. 八正散（《太平惠民和剂局方》）

【方歌】八正木通与车前，萹蓄大黄滑石研，草梢瞿麦及栀子，煎加灯草痛淋蠲。

【组成】车前子　瞿麦　萹蓄　滑石　山栀子仁　炙甘草　木通　大黄各一斤　灯心适量

【功用】清热泻火，利水通淋。

【主治】热淋。尿频尿急，溺时涩痛，淋沥不畅，尿色浑赤，甚则癃闭不通，小腹急满，口燥咽干，舌苔黄腻，脉滑数。

4. 甘露消毒丹（《医效秘传》）（助理不考）

【方歌】甘露消毒蔻藿香，茵陈滑石木通菖，芩翘贝母射干薄，湿温时疫是主方。

【组成】飞滑石十五两　淡黄芩十两　绵茵陈十一两　石菖蒲六两　川贝母　木通各五两　藿香　连翘　白蔻仁　薄荷　射干各四两

【功用】利湿化浊，清热解毒。

【主治】湿温时疫，湿热并重证。发热倦怠，胸闷腹胀，肢酸咽痛，身目发黄，颐肿口渴，小便短赤，泄泻淋浊，舌苔白或厚腻或干黄，脉濡数或滑数。

5. 连朴饮（《霍乱论》）（助理不考）

【方歌】连朴饮用香豆豉，菖蒲半夏焦山栀，芦根厚朴黄连入，湿热霍乱此方施。

【组成】制厚朴二钱　川连（姜汁炒）　石菖蒲　制半夏各一钱　香豉　焦栀各三钱　芦根二两

【功用】清热化湿，理气和中。

【主治】湿热霍乱。上吐下泻，胸脘痞闷，心烦躁扰，小便短赤，舌苔黄腻，脉濡数。

6. 当归拈痛汤（《医学启源》）（助理不考）

【方歌】当归拈痛羌防升，猪泽茵陈芩葛朋，二术苦参知母草，疮疡湿热服皆应。

【组成】羌活半两　防风三钱　升麻一钱　葛根二钱　白术一钱　苍术三钱　当归身三钱　人参二钱　甘草五钱　苦参二钱　黄芩一钱　知母三钱　茵陈五钱　猪苓三钱　泽泻三钱

【功用】利湿清热，疏风止痛。

【主治】湿热相搏，外受风邪证。遍身肢节烦痛，或肩背沉重，或脚气肿痛，足膝生疮，舌苔白腻微黄，脉弦数。

7. 二妙散（《丹溪心法》）（助理不考）

【方歌】二妙散中苍柏兼，若云三妙牛膝添，四妙再加薏苡仁，湿热下注痿痹痊。

【组成】黄柏　苍术　姜汁

【功用】清热燥湿。

【主治】湿热下注证。筋骨疼痛，或两足痿软，或足膝红肿疼痛，或湿热带下，或下部湿疮、湿疹，小便短赤，舌苔黄腻者。

【配伍特点】苦燥辛芳，寒温相制，长于下焦，药简效专。

易混考点解析

三仁汤和甘露消毒丹的比较

方剂名称	相同点	不同点
三仁汤	两方均含有滑石，均为清热利湿之剂，用于治疗湿热留滞气分之证	三仁汤三焦分消，重在祛湿，宣畅气机，故宜于湿多热少，气机阻滞之湿温初起或暑温夹湿证
甘露消毒丹		甘露消毒丹清热利湿并重，兼可化浊解毒，故宜于湿热并重，疫毒上攻之证

细目三　利水渗湿

1. 五苓散（《伤寒论》）

【方歌】五苓散治太阳腑，泽泻白术与二苓，温阳化气添桂枝，利便解表治水停。

【组成】猪苓十八铢　泽泻一两六铢　白术十八铢　茯苓十八铢　桂枝半两

【功用】利水渗湿，温阳化气。

【主治】蓄水证；痰饮；水湿内停证。

2. 猪苓汤（《伤寒论》）

【方歌】猪苓汤用猪茯苓，泽泻滑石阿胶并，小便不利兼烦渴，利水养阴热亦平。

【组成】猪苓　茯苓　泽泻　阿胶　滑石各一两

【功用】利水渗湿，养阴清热。

【主治】水热互结伤阴证。小便不利，发热，口渴欲饮，或心烦不寐，或兼有咳嗽、呕恶、下利，舌红苔白或微黄，脉细数。亦治热淋、血淋。

3. 防己黄芪汤（《金匮要略》）（助理不考）

【方歌】防己黄芪金匮方，白术甘草枣生姜，汗出恶风兼身重，表虚湿盛服之康。

【组成】防己一两　甘草半两　白术七钱半　黄芪一两一分　生姜四片　大枣一枚

【功用】益气祛风，健脾利水。

【主治】表虚之风水或风湿证。汗出恶风，身重或肿，或肢节疼痛，小便不利，舌淡苔白，脉浮。

易混考点解析

五苓散和猪苓汤的比较

方剂名称	相同点	不同点
五苓散	两方中均含有泽泻、猪苓、茯苓，皆治小便不利、身热口渴，均为利水渗湿之常用方	五苓散证乃因水湿内盛，膀胱气化不利所致，故配伍桂枝温阳化气兼解太阳未尽之邪，白术健脾燥湿，共成温阳化气利水之剂
猪苓汤		猪苓汤证乃因邪气入里化热，水热互结，灼伤阴津而成里热阴虚，水气不利之证，故配伍滑石清热利湿，阿胶滋阴润燥，共成利水清热养阴之方

五苓散、猪苓汤和防己黄芪汤的主治病证比较

方剂名称	相同点	不同点
五苓散	三方均治水湿壅盛，症见小便不利、水肿	舌苔白，脉浮
猪苓汤		口渴，舌红，脉细数
防己黄芪汤		汗出恶风，身重，舌淡苔白，脉浮

细目四　温化寒湿

1. 苓桂术甘汤（《金匮要略》）

【方歌】苓桂术甘化饮剂，温阳健脾化饮气，饮邪上逆胸胁满，水饮下行悸眩去。

【组成】茯苓四两　桂枝三两　白术三两　炙甘草二两

【功用】温阳化饮，健脾利水。

【主治】中阳不足之痰饮。胸胁支满，目眩心悸，短气而咳，舌苔白滑，脉弦滑或沉紧。

2. 真武汤（《伤寒论》）

【方歌】真武汤壮肾中阳，茯芍术附加生姜，少阴腹痛有水气，悸眩惊惕保安康。

【组成】茯苓三两　芍药三两　生姜三两　白术二两　炮附子一枚

【功用】温阳利水。

【主治】阳虚水泛证。太阳病发汗太过，阳虚水泛证。

【配伍特点】辛热渗利合法，纳酸柔于温利之中，脾肾兼顾，重在温肾。

3. 实脾散（《重订严氏济生方》）

【方歌】实脾苓术与木瓜，甘草木香大腹加，草果附姜兼厚朴，虚寒阴水效堪夸。

【组成】厚朴　白术　木瓜　木香　草果仁　大腹子　炮附子　白茯苓　炮干姜各一两　炙甘草半两　生姜五片　大枣一枚

【功用】温阳健脾，行气利水。

【主治】脾肾阳虚，水气内停之阴水。身半以下肿甚，手足不温，口中不渴，胸腹胀满，大便溏薄，舌苔白腻，脉沉弦而迟者。

【配伍特点】辛热与淡渗合法，纳行气于温利之中，脾胃兼顾，主以实脾。

易混考点解析

五苓散和苓桂术甘汤的比较

方剂名称	相同点	不同点
五苓散	两方均含有茯苓、桂枝、白术，均为温阳化饮之常用方	五苓散以泽泻为君，臣以茯苓、猪苓，直达下焦，利水渗湿为主，主治饮停下焦之头眩、脐下悸，或吐涎沫等症
苓桂术甘汤		苓桂术甘汤以茯苓为君，臣以桂枝温阳化饮为主，四药皆入中焦脾胃，主治饮停中焦之胸胁支满、头眩、心下悸等症

真武汤和实脾散的比较

方剂名称	相同点	不同点
真武汤	两方均含有茯苓、白术、附子，温补脾肾，利水渗湿，均治阳虚水肿	真武汤以附子为君，不用干姜，故偏于温肾，温阳利水之中又佐以芍药敛阴柔筋、缓急止痛，故其主治阳虚水肿见腹痛下利、四肢沉重疼痛者
实脾散		实脾散以附子、干姜共为君药，故温脾之力胜于真武汤，主治阳虚水肿兼有胸腹胀满等气滞见症者

细目五　祛湿化浊

1. 完带汤（《傅青主女科》）

【方歌】完带二术与人参，山药白芍配草陈，柴胡车前黑芥穗，脾虚带下效无伦。

【组成】白术一两　苍术三钱　山药一两　人参二钱　白芍五钱　车前子三钱　甘草一钱　陈皮五分　黑芥穗五分　柴胡六分

【功用】补脾疏肝，化湿止带。

【主治】脾虚肝郁，湿浊带下。带下色白，清稀如涕，面色㿠白，倦怠便溏，舌淡苔白，脉缓或濡弱。

【配伍特点】扶土抑木，补中寓散，升清除湿，肝脾同治，重在治脾。

2. 萆薢分清饮（《杨氏家藏方》）（助理不考）

【方歌】萆薢分清石菖蒲，甘草乌药益智俱，或益茯苓盐煎服，淋浊留连自可除。

【组成】益智仁　川萆薢　石菖蒲　乌药各等分　盐

【功用】温肾利湿，分清化浊。

【主治】下焦虚寒之膏淋、白浊。小便频数，浑浊不清，白如米泔，凝如膏糊，舌淡苔白，脉沉。

细目六　祛风胜湿

1. 羌活胜湿汤（《内外伤辨惑论》）

【方歌】羌活胜湿草独芎，蔓荆藁本加防风，湿邪在表头腰痛，发汗升阳经络通。

【组成】羌活　独活各一钱　藁本　防风　炙甘草各五分　川芎二分　蔓荆子三分

【功用】祛风胜湿止痛。

【主治】风湿犯表之痹证。肩背痛不可回顾，头痛身重，或腰脊疼痛，难以转侧，苔白，脉浮。

2. 独活寄生汤（《备急千金要方》）

【方歌】独活寄生艽防辛，芎归地芍桂苓均，杜仲牛膝人参草，冷风顽痹屈能伸。

【组成】独活三两　桑寄生　杜仲　牛膝　细辛　秦艽　茯苓　肉桂心　防风　川芎　人参　甘草　当归　芍药　干地黄各二两

【功用】祛风湿，止痹痛，益肝肾，补气血。

【主治】痹证日久，肝肾两虚，气血不足证。腰膝疼痛、痿软，肢节屈伸不利或麻木不仁，畏寒喜温，心悸气短，舌淡苔白，脉细弱。

【配伍特点】辛温行散与甘温滋柔合法，纳益肝肾、补气血于祛邪蠲痹之中，邪正兼顾。

易混考点解析

九味羌活汤和羌活胜湿汤的比较

方剂名称	相同点	不同点
九味羌活汤	两方均含有羌活、防风、川芎、甘草，均可祛风胜湿，止头身痛	九味羌活汤解表之力较著，且辛散温燥之中佐以寒凉清热之品，故主治外感风寒湿邪兼有里热之证，以恶寒发热为主，兼口苦微渴
羌活胜湿汤		羌活胜湿汤善祛一身上下之风湿，而解表之力较弱，故主治风湿客表之证，以头身重痛为主，表证不著

第十八单元　祛痰剂

细目一　燥湿化痰

1. 二陈汤（《太平惠民和剂局方》）

【方歌】二陈汤用半夏陈，益以茯苓甘草臣，利气和中燥湿痰，煎加生姜与乌梅。

【组成】半夏　橘红各五两　白茯苓三两　炙甘草一两半　生姜七片　乌梅一个

【功用】燥湿化痰，理气和中。

【主治】湿痰证。咳嗽痰多，色白易咳，恶心呕吐，胸膈痞闷，肢体困重，或头眩心悸，舌苔白滑或腻，脉滑。

2. 温胆汤（《三因极一病证方论》）

【方歌】温胆汤中苓半草，枳竹陈皮加姜枣，虚烦不眠证多端，此系胆虚痰热扰。

【组成】半夏　竹茹　枳实各二两　陈皮三两　炙甘草一两　茯苓一两半　姜五片　枣一枚

【功用】理气化痰，清胆和胃。

【主治】胆胃不和，痰热内扰证。胆怯易惊，头眩心悸，心烦不眠，夜多易梦；或呕恶呃逆，眩晕，癫痫，苔白腻，脉弦滑。

易混考点解析

二陈汤和温胆汤的主治病证比较

方剂名称	相同点	不同点
二陈汤	两方均主治湿痰证，症见呕恶、眩晕、苔白腻、脉滑	咳嗽痰多，色白易咳
温胆汤		虚烦不眠，胆怯易惊，脉弦滑

细目二　清热化痰

1. 清气化痰丸（《医方考》）

【方歌】清气化痰胆星蒌，夏芩杏陈枳实投，茯苓姜汁糊为丸，气顺火消痰自失。

【组成】陈皮　杏仁　枳实　黄芩　瓜蒌仁　茯苓各一两　胆南星　制半夏各一两半　姜汁

【功用】清热化痰，理气止咳。

【主治】痰热咳嗽。咳嗽气喘，咳痰黄稠，胸膈痞闷，甚则气急呕恶，烦躁不宁，舌质红，苔黄腻，脉滑数。

2. 小陷胸汤（《伤寒论》）（助理不考）

【方歌】小陷胸汤连夏蒌，宽胸开结涤痰优，膈上热痰痞满痛，舌苔黄腻服之休。

【组成】黄连一两　半夏半升　瓜蒌实大者一枚

【功用】清热化痰，宽胸散结。

【主治】痰热互结之小结胸证。胸脘痞闷，按之则痛，或心胸闷痛，或咳痰黄稠，舌红苔黄腻，脉滑数。

易混考点解析

清气化痰汤和小陷胸汤的主治病证比较

方剂名称	相同点	不同点
清气化痰丸	均主治热痰证，症见咳痰黄稠、舌苔黄腻、脉滑数	胸膈痞满，气急喘促
小陷胸汤		胸脘痞闷，按之则痛

细目三　润燥化痰

贝母瓜蒌散（《医学心悟》）

【方歌】贝母瓜蒌花粉研，橘红桔梗茯苓添，呛咳咽干痰难出，润燥化痰病自安。

【组成】贝母一钱五分　瓜蒌一钱　天花粉　茯苓　橘红　桔梗各八分

【功用】润肺清热，理气化痰。

【主治】燥痰咳嗽。咳嗽痰少，咳痰不爽，涩而难出，咽喉干燥，苔白而干。

易混考点解析

贝母瓜蒌散、清燥救肺汤和麦门冬汤的比较

方剂名称	相同点	不同点
贝母瓜蒌散	三方均治疗燥咳	贝母瓜蒌散证为燥热伤肺，灼津为痰所致，故方中以贝母、瓜蒌为主，旨在润燥化痰，主治燥痰咳嗽、痰稠难咳
清燥救肺汤		清燥救肺汤证为新感温燥，耗气伤阴所致，故方中以桑叶宣肺，配伍石膏清热、麦冬润燥、人参益气，旨在清宣燥热，主治温燥伤肺之身热头痛、干咳少谈、口渴等
麦门冬汤		麦门冬汤证为肺胃阴虚，气火上逆所致，故方中以大量麦冬配伍半夏、人参，旨在滋阴润肺、降逆下气，主治虚热肺痿，咳唾涎沫等

细目四　温化寒痰

1.苓甘五味姜辛汤（《金匮要略》）

【方歌】苓甘五味姜辛汤，温阳化饮常用方，半夏杏仁均可入，寒痰冷饮保安康。

【组成】茯苓四两　甘草三两　干姜三两　细辛三两　五味子半升

【功用】温肺化饮。

【主治】寒饮咳嗽。咳嗽痰多，清稀色白，或喜唾涎沫，胸满不舒，舌苔白滑，脉弦滑。

2.三子养亲汤（《韩氏医通》）（助理不考）

【方歌】三子养亲祛痰方，芥苏莱菔共煎汤，大便实硬加熟蜜，冬寒更可加生姜。

【组成】紫苏子　白芥子　莱菔子（原著本方无用量）

【功用】温肺化痰，降气消食。

【主治】痰壅气逆食滞证。咳嗽喘逆，痰多胸痞，食少难消，舌苔白腻，脉滑。

易混考点解析

苓甘五味姜辛汤和三子养亲汤的主治病证比较

方剂名称	相同点	不同点
苓甘五味姜辛汤	均治寒痰证，症见咳吐白痰、质稀、畏寒肢冷、苔白腻、脉沉	咳痰量多，清稀色白，脉弦滑
三子养亲汤		胸痞，食少难消

细目五　化痰息风

半夏白术天麻汤（《医学心悟》）

【方歌】半夏白术天麻汤，苓草橘红大枣姜，眩晕头痛风痰证，热盛阴亏切莫尝。

【组成】半夏一钱五分　天麻　茯苓　橘红各一钱　白术三钱　甘草五分　生姜一片　大枣二枚

【功用】化痰息风，健脾祛湿。

【主治】风痰上扰证。眩晕，头痛，胸膈痞闷，恶心呕吐，舌苔白腻，脉弦滑。

第十九单元　消食剂

细目一　消食化滞

1.保和丸（《丹溪心法》）

【方歌】保和神曲与山楂，苓夏陈翘菔子加，炊饼为丸白汤下，消食和胃效堪夸。

【组成】山楂六两　神曲二两　半夏　茯苓各三两　陈皮　连翘　莱菔子各一两

【功用】消食化滞，理气和胃。

【主治】食积证。脘腹痞满胀痛，嗳腐吞酸，恶食呕逆，或大便泄泻，舌苔厚腻，脉滑。

2. 枳实导滞丸（《内外伤辨惑论》）（助理不考）

【方歌】枳实导滞首大黄，芩连术曲茯苓襄，泽泻蒸饼糊丸服，湿热积滞力能攘。

【组成】大黄一两　枳实　神曲各五钱　茯苓　黄芩　黄连　白术各三钱　泽泻二钱

【功用】消食导滞，清热祛湿。

【主治】湿热食积证。脘腹胀痛，下痢泄泻，或大便秘结，小便短赤，舌苔黄腻，脉沉有力。

易混考点解析

保和丸和枳实导滞丸的主治病证比较

方剂名称	相同点	不同点
保和丸	两方均主治食积内停，症见脘腹胀满、恶食呕逆、嗳腐吞酸、苔腻、脉滑或实	食积常规见症
枳实导滞丸		大便失常，舌苔黄腻，脉沉有力

细目二　健脾消食

健脾丸（《证治准绳》）

【方歌】健脾参术苓草陈，肉蔻香连合砂仁，楂肉山药曲麦炒，消补兼施此方寻。

【组成】白术二两半　木香　酒炒黄连　甘草各七钱半　白茯苓二两　人参一两五钱　神曲　陈皮　砂仁　炒麦芽　山楂　山药　肉豆蔻以上各一两

【功用】健脾和胃，消食止泻。

【主治】脾虚食积证。食少难消，脘腹痞闷，大便溏薄，倦怠乏力，苔腻微黄，脉虚弱。

【配伍特点】消补兼施，补重于消，补而不滞，消中寓清。

第二十单元　驱虫剂

乌梅丸（《伤寒论》）

【方歌】乌梅丸用细辛桂，黄连黄柏及当归，人参椒姜加附子，清上温下又安蛔。

【组成】乌梅三百枚　细辛六两　干姜十两　黄连十六两　当归四两　炮附子六两　蜀椒四两　桂枝六两　人参六两　黄柏六两　蜜

【功用】温脏安蛔。

【主治】蛔厥证。脘腹阵痛，烦闷呕吐，时发时止，得食则吐，甚则吐蛔，手足厥冷，或久泻久痢。

【配伍特点】酸苦辛并进，使蛔虫静伏而下；寒热佐甘温，则和肠胃扶正。

第二十一单元　治痈疡剂

细目　散结消痈

1. 大黄牡丹汤（《金匮要略》）

【方歌】金匮大黄牡丹汤，桃仁瓜子芒硝襄，肠痈初起腹按痛，苔黄脉数服之康。

【组成】大黄四两　牡丹皮一两　桃仁五十个　冬瓜仁半升　芒硝三合

【功用】泻热破瘀，散结消肿。

【主治】肠痈初起，湿热瘀滞证。右少腹疼痛拒按，按之其痛如淋，甚则局部肿痞；或右足屈而不伸，伸则痛剧，小便自调；或时时发热，自汗恶寒，舌苔薄腻而黄，脉滑数。

2. 仙方活命饮（《校注妇人良方》）

【方歌】仙方活命金银花，防芷归陈草芍加，贝母花粉兼乳没，穿山角刺酒煎佳，一切痈毒能溃散，溃后忌服用勿差。

【组成】白芷　贝母　防风　赤芍药　当归尾　甘草　皂角刺　穿山甲　天花粉　乳香　没药各一钱　金银花　陈皮各三钱　酒

【功用】清热解毒，消肿溃坚，活血止痛。

【主治】痈疡肿毒初起。局部红肿焮痛，或身热凛寒，苔薄白或黄，脉数有力。

【配伍特点】消清并举，清解之中寓活血祛瘀之法，佐辛透散结之品消未成之脓，以消坚之物溃已成之脓。

3. 苇茎汤（《外台秘要》引《古今录验方》）（助理不考）

【方歌】苇茎瓜瓣苡桃仁，清肺化痰逐瘀能，热毒痰瘀致肺痈，脓成未成均胜任。

【组成】苇茎一升　薏苡仁半升　瓜瓣半升　桃仁五十枚

【功用】清肺化痰，逐瘀排脓。

【主治】肺痈，热毒壅滞，痰瘀互结证。身有微热，咳嗽痰多，甚则咳吐腥臭脓血，胸中隐隐作痛，舌红苔黄腻，脉滑数。

4. 阳和汤（《外科证治全生集》）（助理不考）

【方歌】阳和汤法解寒凝，贴骨流注鹤膝风，熟地鹿胶姜炭桂，麻黄白芥甘草从。

【组成】熟地黄一两　麻黄五分　鹿角胶三钱　白芥子二钱　肉桂一钱　生甘草一钱　炮姜炭五分

【功用】温阳补血，散寒通滞。

【主治】阴疽。如贴骨疽、脱疽、流注、痰核、鹤膝风等，患处漫肿无头，皮色不变，酸痛无热，口中不渴，舌淡苔白，脉沉细或迟细。

【配伍特点】滋补之中寓温散之法，补而不滞。

中医经典

第五章　中医经典（助理不考）

第五章 中医经典（助理不考）

【本章通关解析】

　　中医经典是2020年执业医师资格考试大纲变化之后新增加的内容，包含《黄帝内经》《伤寒论》《金匮要略》《温病学》四门课程的核心内容。该单元分值占医学综合的20分左右（医学综合总分600分），重点考查经典涉及的120条原文的理解和记忆，其中各科又各有特色，如《黄帝内经》侧重原文的记忆理解；《伤寒论》《金匮要略》在重视原文的基础上，侧重类似证的鉴别和证的辨治特色；《温病学》则重点掌握叶天士、薛生白和吴鞠通的辨证思想。

　　考生在学习过程中，在背诵熟悉原文的基础上，还要加强对原文字、词、句的理解，并注意经典与相关科目的融会贯通，如中医基础理论、方剂学，以及临床科目中的相关疾病等。

第一单元 内 经

细目一 素问·上古天真论

【原文】 昔在黄帝，生[1]而神灵，弱而能言，幼而徇齐[2]，长而敦敏[3]，成而登天。乃问于天师曰：余闻上古之人，春秋皆度百岁，而动作不衰；今时之人，年半百而动作皆衰者，时世异耶？人将失之耶[4]？岐伯对曰：上古之人，其知道者，法于阴阳[5]，和于术数[6]，食饮有节，起居有常，不妄作劳[7]，故能形与神俱[8]，而尽终其天年[9]，度百岁乃去。今时之人不然也，以酒为浆[10]，以妄为常[11]，醉以入房，以欲竭其精，以耗[12]散其真，不知持满[13]，不时御神[14]，务快其心，逆于生乐，起居无节，故半百而衰也。

【注释】

［1］生：与下文的弱、幼、长、成，均指人体生长发育的不同阶段。生，生命之始，即出生之时。

［2］徇齐：指思维敏捷，反应迅速。

［3］敦敏：敦厚敏捷。

［4］人将失之耶：或是人自身违背养生之道的过失呢？

［5］法于阴阳：效法自然界寒暑往来的阴阳变化规律。

［6］和于术数：适当运用各种修身养性的方法。和，调和。术数，如呼吸、吐纳、气功、导引、按跷等调摄精神及锻炼身体的方法。张介宾注："修身养性之法。"

［7］不妄作劳：不过度劳作。妄，乱。作劳，劳作。

［8］形与神俱：身形与神气协调共存。俱，共存，协调。姚止庵注："形者神所依，神者形所根，神形相离，行尸而已。故惟知道者，为能形与神俱。"

［9］天年：天赋的寿数，即人的自然寿限。

［10］以酒为浆：把酒当作一般水饮来饮用，指嗜酒无度。浆，指各种水饮。

［11］以妄为常：把不正常的生活方式当成正常习惯。

［12］耗：通"好"。嗜好。

［13］不知持满：不懂得保持精气盈满。王冰注："言爱精保神如持盈满之器，不慎而动，则倾竭天真。"

[14] 不时御神：不善于调摄精神。胡澍注："时，善也。'不时御神'谓'不善御神'也。"御，用。

【导学】本段通过古今寿夭对比，论述了养生的原则和方法，指出了早衰的原因，提出了"形与神俱"的形神协调统一医学健康观，指出人的自然寿命当超过百岁。

1. 养生的原则和方法

养生的原则	①顺应外界四时气候阴阳变化规律
	②养成良好的生活习惯和作息规律
养生的方法	①法于阴阳，顺应四时，调养身心
	②和于术数，锻炼身体，保精养神
	③食饮有节，五味和调，滋养气血
	④起居有常，按时作息，睡眠充足，怡养神气
	⑤不妄作劳，劳逸结合，保养形气

2. 失于调摄是引起人体早衰的根本原因

	调摄态度	对身体的影响	结局
"今时之人"	以酒为浆	损脾胃而伤气血生化之源	年过半百而衰
	醉以入房	损肾精而伤人体精气之本	
	以妄为常，起居无节	把不健康的生活方式当成常规的生活习惯，完全不懂得保持精气盈满，总是贪图一时的享乐，以致精气耗竭，真气匮乏	
"上古之人"	法于阴阳，和于术数，食饮有节，起居有常，不妄作劳	形神协调	度百岁乃去
结论	人的寿命长短不是因为时代不同所导致的差异，而是由于人们失于调养、违背养生之道的缘故		

3. 形神统一的医学健康观

	形体	神气
形神一体观	形为神之宅	神乃形之主
	形壮则神旺	神旺则形壮
	形为精所成，积精可以全神	神能驭气，炼气可使体健
临床应用	诊法上强调形神并察，得神者生，失神者死	

4. 人的自然寿命

《素问·上古天真论》	应当超过百岁
《灵枢·天年》	人之寿百岁而死
《尚书·洪范》	人之寿命为"百二十岁"

细目二　素问·四气调神大论

【原文】是故圣人不治已病治未病[1]，不治已乱治未乱，此之谓也。夫病已成而后药之，乱已成而后治之，譬犹渴而穿井，斗而铸锥[2]，不亦晚乎！

【注释】

[1] 治未病：包括两个方面含义，即未病先防、已病防变。

　［2］锥：一作兵。指兵器而言。

【导学】本段提出了"不治已病治未病"的养生防病原则。

"不治已病治未病"，反映了《黄帝内经》以预防为主的医学思想，说明了顺应四时养生对预防疾病，延年益寿的重要性，对后世中医学的发展产生了深远的影响。《黄帝内经》预防为主、早期诊断、早期治疗的医学思想贯穿于全书始终，体现了《黄帝内经》重视生命生存质量的学术思想。"治未病"意义有二：一是未病先防，强调养生，以预防疾病的发生。二是已病防变，强调早期诊断和早期治疗，及时控制疾病的发展传变。

【原文】所以圣人春夏养阳，秋冬养阴[1]。

【注释】

　［1］春夏养阳，秋冬养阴：即春夏顺应生长之气以养护阳气，秋冬顺应收藏之气以养护阴气。春夏养阳，即养生、养长。秋冬养阴，即养收、养藏。

【导学】

1."春夏养阳，秋冬养阴"的养生原则

	释义	运用
春夏养阳	即养生、养长	春夏阳气生长，养生应蓄养阳气
秋冬养阴	即养收、养藏	秋冬阳气收藏，阴气渐盛，养生应蓄养阴气

2.后世医家对"春夏养阳，秋冬养阴"养生原则的发挥和运用

医家	阐释角度	注解
王冰	阴阳互根制约	春食凉，夏食寒，以养于阳；秋食温，冬食热，以养于阴
张介宾	阴阳依存互用	夫阴根于阳，阳根于阴，阴以阳生，阳以阴长，所以圣人春夏则养阳，以为秋冬之地；秋冬则养阴，以为春夏之地，皆所以从其根也
张志聪	阴阳盛虚	春夏之时，阳盛于外而虚于内；秋冬之时，阴盛于外而虚于内，故圣人春夏养阳，秋冬养阴，以从其根而培养也
李时珍	顺应四时用药	升降浮沉则顺之，寒热温凉则逆之。故春月宜加辛温之药，薄荷、荆芥之类，以顺春升之气；夏月宜加辛热之药，香薷、生姜之类，以顺夏浮之气……秋月宜加酸温之药，芍药、乌梅之类，以顺秋降之气；冬月宜加苦寒之药，黄芩、知母之类，以顺冬沉之气，所谓顺时气而养天和地

【原文】夫四时阴阳者，万物之根本也。所以圣人春夏养阳，秋冬养阴，以从其根，故与万物沉浮[1]于生长之门。逆其根，则伐其本，坏其真矣。

【注释】

　［1］沉浮：即升降。

【导学】本段提出了"四时五脏阴阳"的整体观。

原文以"四时阴阳者，万物之根本"为理论依据，论述了顺应四时阴阳变化来养生的重要性，如果违背四时养生原则，就会导致疾病的发生。

细目三　素问·阴阳应象大论

【原文】治病必求于本[1]。

【注释】

　［1］本：此指阴阳。吴崑注："天地万物变化生杀而神明者，皆本乎阴阳，则阴阳为病之本可知。故治病必求其本，或本于阴，或本于阳，必求其故而施治也。"

【导学】治病必求于本的临床诊治原则。

本，指阴阳。"治病必求于本"意为诊治疾病必须要推求阴阳的盛衰。其道理：①人有脏腑经络气血，又分表里上下内外，这些皆统属于阴阳范畴而有阴阳之分。②在病因上，外感六淫、内伤七情也有阴阳之别，即使是六淫，由于四时寒热温凉的不同，也有阴阳之异。③在诊断上，中医的四诊八纲首先辨别阴阳。④在病机上，人体疾病的形成不外乎阴阳的偏盛偏衰。⑤在治疗上，药物的升降气味、用针的补泻等，皆不出阴阳之理。

由此可见，阴阳可以概括疾病的两种性质，**疾病发生的实质就是人体阴阳失调。**因此，在治疗上也必须从阴阳入手，针对阴阳的盛衰不同来进行治疗。

"治病必求于本"说明了疾病发生的本质，指出了**调治阴阳是治病的根本大法，**此句是中医临床诊治的基本原则，对临床具有深刻的指导意义。

【原文】阴味出下窍，阳气出上窍。味厚者为阴，薄为阴之阳。气厚者为阳，薄为阳之阴。味厚则泄，薄则通[1]。气薄则发泄，厚则发热[2]。壮火之气衰，少火之气壮[3]。壮火食气，气食少火[4]。壮火散气，少火生气。

【注释】

[1]味厚则泄，薄则通：味为阴，味厚为阴中之阴，有泻下作用，如大黄、芒硝之属；味薄为阴中之阳，有通利作用，如木通、泽泻之属。

[2]气薄则发泄，厚则发热：气为阳，气薄为阳中之阴，有发汗解表作用，如麻黄、桂枝之属；气厚为阳中之阳，有助阳发热作用，如附子、干姜之属。

[3]壮火之气衰，少火之气壮：**药食气味纯阳之品，可使人体正气虚衰；药食气味温和之品，可使人体正气壮盛。**气，指人体正气。药食气味纯阳者为壮火，药食气味温和者为少火。后世对《黄帝内经》这一含义有所发挥，将壮火、少火引申为人体的病理之火和生理之火。

[4]壮火食气，气食少火：**药食气味纯阳之品，能消蚀耗散人体正气。人体正气则依赖药食气味温和之品的不断补给以资助。**食，前指消蚀、消耗，后指饲养。

【导学】本段论述了药食气味厚薄的阴阳属性及其作用，指出了壮火、少火对人体的影响。

1. 药食气味厚薄的阴阳属性及其作用

药食气味	厚薄	阴阳属性	作用	药物举例
味为阴	味厚	阴中之阴	泻下	大黄、芒硝
	味薄	阴中之阳	淡渗通利	茯苓、泽泻
气为阳	气厚	阳中之阳	助阳增热	附子、干姜
	气薄	阳中之阴	发散解表	麻黄、桂枝

2. 壮火、少火对人体的影响

	壮火	少火
药食气味的阴阳性能	药食气味纯阳者	药食气味温和者
	"壮火之气衰""壮火食气""壮火散气"	"少火之气壮""气食少火""少火生气"
	药食气味纯阳之品，服之则耗散人体的正气	药食气味温和之品作用平和，食之则能使人体正气充盛
人体火与气	亢盛的阳气能消耗人体的正气	温和的阳气能滋养人体的正气
后世影响（马莳注）	"气味太厚者，火之壮也。用壮火之品，则吾人之气不能当之而反衰矣，如用乌、附之类，而吾人之气不能胜之，故发热"	"气味之温者，火之少也。用少火之品，则吾人之气渐尔生旺，而益壮矣，如用参、归之类，而气血渐旺者是也"

后世医家拓展了壮火、少火的含义，将少火引申为生理之火，即人体正常的阳气；将壮火引申为病理之火，即亢盛的阳气。如张介宾注云："火，天地之阳气也。天非此火，不能生物；人非此火，不能有生。故万物之生，皆由阳气。但阳和之火则生物，亢烈之火反害物，故火太过则气反衰，火和平则气乃壮。壮火散气，故云食气，犹言火食此气也；少火生气，故云食火，犹言气食此火也。此虽承气味而言，然造化之道，少则壮，壮则衰，自是如此，不特专言气味者。"李东垣所言"相火元气之贼"之"相火"，朱丹溪的"气有余便是火"之火，均指壮火而言。

【原文】善诊者，察色按脉，先别阴阳；审清浊[1]，而知部分[2]；视喘息，听音声，而知所苦[3]；观权衡规矩[4]，而知病所主。按尺寸[5]，观浮沉滑涩，而知病所生。以治无过，以诊则不失矣。

【注释】

[1] 清浊：指色泽的明润与晦暗。

[2] 部分：指面部五色的分部。

[3] 苦：指病苦。

[4] 权衡规矩：指四时正常脉象，即春脉弦如规，夏脉洪如矩，秋脉浮如衡，冬脉沉如权。

[5] 尺寸：指尺肤部与寸口脉。丹波元简注："谓按尺肤而观滑涩，按寸口而观浮沉也。"

【导学】基于阴阳理论指导中医诊法——四诊分阴阳；八纲辨证以阴阳作为总纲。

【原文】故曰：病之始起也，可刺而已；其盛，可待衰而已[1]。故因其轻而扬之[2]，因其重而减之[3]，因其衰而彰之[4]。形不足者，温之以气；精不足者，补之以味[5]。其高者，因而越之[6]；其下者，引而竭之[7]；中满者，泻之于内[8]；其有邪者，渍形以为汗[9]；其在皮者，汗而发之[10]；其慓悍者，按而收之[11]；其实者，散而泻之[12]。审其阴阳，以别柔刚[13]，阳病治阴，阴病治阳[14]，定其血气，各守其乡[15]，血实宜决之[16]，气虚宜掣引之[17]。

【注释】

[1] 其盛，可待衰而已：邪气正盛之时，不宜针刺直接攻邪，应待病邪稍衰之后针刺治之。

[2] 因其轻而扬之：指病邪轻浅，可采用轻扬宣散之法驱邪外出。张介宾注："轻者浮于表，故宜扬之。扬者，散也。"

[3] 因其重而减之：指病邪深重，难以速去，宜逐步攻减邪气。张介宾注："重者实于内，故宜减之。减者，泻也。"

[4] 因其衰而彰之：指阴阳气血虚衰之病证，宜用补益之法。彰，显扬之意，此指补益法。张介宾注："衰者气血虚，故宜彰之。彰者，补之益之，而使气血复彰也。"

[5] 形不足者，温之以气；精不足者，补之以味：指形体虚弱者，宜用气厚之品温补阳气。阴精虚损者，宜用厚味之品滋补阴精。张介宾注："以形精言，则形为阳，精为阴；以气味言，则气为阳，味为阴。阳者卫外而为固也，阴者藏精而起亟也。故形不足者，阳之衰也，非气不足以达表而温之；精不足者，阴之衰也，非味不足以实中而补之。阳性缓，故曰温；阴性静，故曰补。"

[6] 其高者，因而越之：指病邪在上焦，宜用涌吐之法使邪从上出。高者，谓病邪在上焦。越之，此指涌吐法。

[7] 其下者，引而竭之：指病邪在下焦，宜用疏导泻利之法使邪从下出。下者，谓病邪在下焦。引而竭之，或利其小便，或通其大便，使邪尽出而不留。吴崑注："下，脐之下也。或利其小便，或通其大便，皆是引而竭之。竭，尽也。"

[8] 中满者，泻之于内：指中焦痞满，宜用消导之法，以祛除积滞。中满，谓中焦痞满。泻之于内，从内部消散病邪，指消导之法。吴崑注："此不在高，不在下，故不可越，亦不可竭，但当泻之于内，消其坚满是也。"

[9] 其有邪者，渍形以为汗：指邪在表者，可用药液或熏蒸之法浸浴身体以发汗散邪。渍形，指浸浴

身体。张志聪注："溃，浸也。古者用汤液浸渍取汗，以去其邪，此言邪之在表也。"

　　[10] 其在皮者，汗而发之：指邪在皮表，当取汗而发散之。

　　[11] 其慓悍者，按而收之：指病势急猛的病证，应审清病情，及时遏制病势之发展。慓悍，指病势急猛；按，审察；收，收敛，制伏。张介宾注："慓，急也。悍，猛利也。按，察也，此兼表里而言。凡邪气之急利者，按得其状，则可收而制之矣。"

　　[12] 其实者，散而泻之：指实证分表里，表实宜散，里实宜泻。吴崑注："表实则散，里实则泻。"

　　[13] 柔刚：代指阴阳。柔为阴，刚为阳。张介宾注："形证有柔刚，脉色有柔刚，气味尤有柔刚。柔者属阴，刚者属阳，知柔刚之化者，知阴阳之妙用矣，故必审而知之。"

　　[14] 阳病治阴，阴病治阳：张介宾注："阳胜者阴必病，阴胜者阳必病。如《至真要大论》曰：诸寒之而热者取之阴，热之而寒者取之阳。启玄子曰：壮水之主，以制阳光；益火之源，以消阴翳。皆阳病治阴，阴病治阳之道也。"

　　[15] 定其血气，各守其乡：安定气血，各守其位。乡，指部位。

　　[16] 血实宜决之：指血分瘀滞之实证，用活血化瘀或针刺泻血之法治疗。决之，逐瘀之法。

　　[17] 气虚宜引之：指气虚下陷之证，用升提补气之法。引，此指升提补气之法。张介宾注："上气虚者，升而举之；下气虚者，纳而归之；中气虚者，温而补之，是皆引之意。"

　　【导学】中医"因势利导"的治疗原则。

因势利导的治则	举例
根据病变之势择时治疗	其盛，可待衰而已，指对于疟疾等某些周期性发作的疾病，在其未发病之前邪气较弱的时候进行治疗
根据病位之势顺势治疗	其高者，因而越之；其下者，引而竭之；中满者，泻之于内；其有邪者，溃形以为汗；其在皮者，汗而发之
根据虚实之势扶正祛邪	其轻而扬之，因其重而减之，因其衰而彰之；形不足者，温之以气；精不足者，补之以味；其实者，散而泻之；血实宜决之；气虚宜擎引之
对后世的影响	①提出了补虚、泻实等治疗原则，以及发汗、涌吐、攻下、逐瘀、消导等相应治法
	②为后世汗、吐、下、和、温、清、消、补八法的形成奠定了基础

　　本段具体内容按虚实两纲归纳见下图。

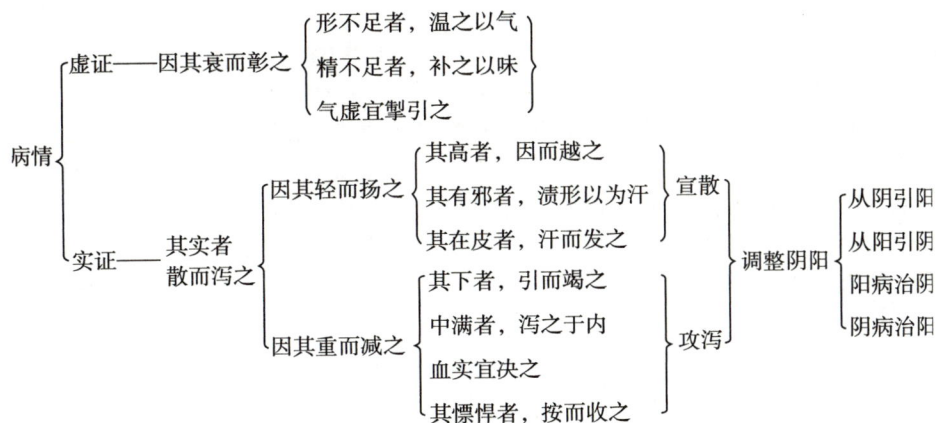

图4　因势利导治疗原则示意图

细目四　素问·经脉别论

【原文】勇者气行则已，怯者则着而为病[1]也。

【注释】

[1] 勇者气行则已，怯者则着而为病：张志聪注："言此数者，皆伤五脏之气，勇者逆气已过，正气复顺，怯者则留着为病。"勇怯，指性格刚勇与怯懦。

【导学】体质与发病的关系。

	勇者气行则已	怯者则着而为病
含义	勇者性格刚勇，逆气已过，正气重新恢复	怯懦之人，逆气则留着为病
体质	勇者——体质强	怯者——体质弱
发病	体质强者不易发病	体质弱者易感邪发病
后世影响	《黄帝内经》体质强弱与发病关系的理论是中医体质学说的理论基础	

【原文】生病起于过用[1]。

【注释】

[1] 生病起于过用：张介宾注："五脏受气，强弱各有常度，若勉强过用，必损其真，则病之所由起也。"过用，使用过度，泛指六淫、七情、劳逸、饮食等太过。

【导学】"生病起于过用"的发病学观点。

文中提出了"生病起于过用"的发病观，认为疾病的发生是因"过用"，即超越了常度。本段的"过用"，虽然针对饮食过量、七情过激、劳作过度致"汗"而言，但是它概括了疾病发生的普遍规律。概而言之，"生病起于过用"，包括四时之气太过、精神情志过用、饮食五味过用、劳逸过用及药物过用等。"生病起于过用"的发病观是对临床发病病因的高度概括，对于临床诊治疾病及预防疾病具有普遍的指导意义。

【原文】食气入胃，散精于肝，淫气于筋[1]。食气入胃，浊气[2]归心，淫精于脉[3]。脉气流经，经气归于肺[4]，肺朝百脉[5]，输精于皮毛[6]。毛脉合精[7]，行气于府[8]，府精神明，留于四藏[9]，气归于权衡[10]。权衡以平，气口成寸，以决死生[11]。饮入于胃，游溢精气[12]，上输于脾，脾气散精，上归于肺，通调水道，下输膀胱[13]。水精四布，五经并行[14]。合于四时五藏阴阳[15]，揆度以为常也[16]。

【注释】

[1] 淫气于筋：意为谷食之精气充盈于肝而濡养于筋。淫，浸淫，此指滋养濡润。

[2] 浊气：指水谷精微中稠厚的部分。张介宾注："浊言食气之厚者也。"

[3] 淫精于脉：指水谷精微中稠厚的部分渗入脉内，化生为营血，沿经脉运行全身。

[4] 脉气流经，经气归于肺：意为经气沿经脉输布运行，首先到肺。因肺经为十二经脉之始，起于中焦，下络大肠，还循胃口，故经气首先归于肺。"脉气""经气"为同义互词。

[5] 肺朝百脉：肺主气，为十二经之首，周身经脉之气血皆朝会于肺，经肺气的宣发肃降又运行于百脉之中。朝，朝向、朝会之意。

[6] 输精于皮毛：肺主皮毛，肺气的宣发肃降作用将精气输送于皮毛。

[7] 毛脉合精：肺主气，外合皮毛，心主血脉。毛脉合精，即气血相合。张志聪注："夫皮肤主气，经脉主血，毛脉合精者，血气相合也。"

[8] 行气于府：指毛脉所合的精气运行于经脉之中。府，指经脉而言。《素问·脉要精微论》云："夫脉者，血之府也。"王冰注："府，聚也，言血之多少，皆聚见于经脉之中也。"

[9] 府精神明，留于四脏：经脉中的精气运行正常而不乱，输布于心、肝、脾、肾四脏。留，通"流"。姚止庵注："脏本五而此言四者，盖指心肝脾肾言。以肺为诸脏之盖，经气归肺，肺朝百脉，而行气

于心肝脾肾，故云留于四脏也。"

［10］气归于权衡：言精气化为气血入于血脉，其输布保持平衡协调。权衡，即平衡之意。

［11］气口成寸，以决死生：肺朝百脉，诸脏之气的变化皆显现于气口，故切按气口可以诊察脏腑经脉气血盛衰及其预后善恶。

［12］游溢精气：指精气浮游满溢。

［13］通调水道，下输膀胱：肺主气，肺气的宣发肃降作用，既能将脾升清上输的水液布散于全身，又可将浊液借三焦之通道下输膀胱排出体外。

［14］水精四布，五经并行：水精四布于周身，通灌于五脏之经脉。水精，指水饮之精微。五经，指五脏之经脉。张志聪注："水精四布者，气化则水行，故四布于皮毛。五经并行者，通灌于五脏之经脉也"。

［15］合于四时五脏阴阳：言饮食精微的生成与输布，与四时阴阳及人体五脏阴阳变化相适应。合，应也。

［16］揆度以为常也：谨慎地观察，如果水液的运行与四时五脏阴阳相应，则表明是正常的。揆度，揣度，诊察。常，指常规。

【导学】本段讨论了谷食和水饮在人体的转输过程，指出了诊气口决死生的原理，提出了"四时五脏阴阳"整体观，强调了人与自然息息相应的整体性。

1. 谷食的转输过程

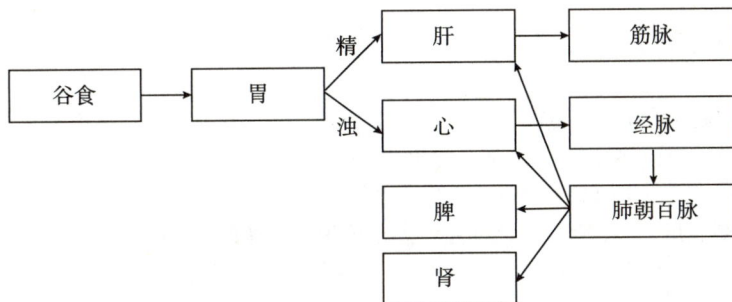

图 5　谷食的转输过程示意图

2. 水饮的转输过程

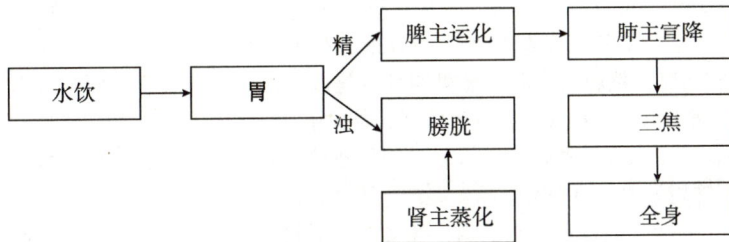

图 6　水饮的转输过程示意图

3. "四时五脏阴阳"整体观　人与自然息息相应，自然界四时寒暑迁移，人体五脏阴阳会随之发生相应变化。因此，本段原文提出了"合于四时五脏阴阳，揆度以为常也"的整体医学观念。即结合四时五脏阴阳的变化，综合分析水谷精气的生成输布和代谢是诊治水液代谢障碍所致疾病的基本原则。人与自然阴阳相应的整体观成为中医学分析和认识人体生命规律的基本方法。

4. 诊寸口脉的重要性　文中"权衡以平，气口成寸，以决死生"，指出了诊寸口脉的重要性，与《素问·五脏别论》"五味入口，藏于胃，以养五脏气，气口亦太阴也，是以五脏六腑之气味，皆出于胃，变见于气口"的精神相一致，可互参。

细目五　素问·太阴阳明论

【原文】帝曰：脾病而四支不用[1]，何也？岐伯曰：四支皆禀气于胃，而不得至经[2]，必因于脾，乃得禀也。今脾病不能为胃行其津液[3]，四支不得禀水谷气，气日以衰，脉道不利，筋骨肌肉，皆无气以生，故不用焉。

【注释】

[1] 四支不用：四肢痿软不能随意活动。支，同"肢"。

[2] 至经：杨上善《黄帝内经太素》作"径至"。径，径直，直接。张介宾注："四肢之举动，必须赖胃气以为用，然胃气不能自至于诸经，必因脾气之运行，则胃中水谷之气，化为精微，乃得及于四肢也。"

[3] 津液：此指水谷精气。

【导学】本段论述了脾病而四肢不用的道理。

发生机制	脾病，指脾的运化功能失常，不能为胃行其津液，不能将胃腐熟消化而产生的水谷精气转输至四肢，以致四肢失于充养，日久痿而不用
理论应用	健运脾胃的方法治疗四肢痿废不用的病证
临床实例	"治痿独取阳明"（《素问·痿论》）

【原文】脾者土也，治中央[1]，常以四时长[2]四藏，各十八日寄治，不得独主于时也[3]。

【注释】

[1] 治中央：脾属土，土在五方居于中央，故曰"治中央"。治，主宰，掌管。

[2] 长：通"掌"。马莳注："长、掌同，主也。"

[3] 各十八日寄治，不得独主于时也：指脾土之气主四季之末的十八日，不单独主一个时令。张志聪注："春、夏、秋、冬，肝、心、肺、肾之所主也。土位中央，灌溉于四脏，是惟四季月中，各旺十八日。是四时之中皆有土气，而不独主于时也。五脏之气，各主七十二日，以成一岁。"

【导学】本句提出了"脾不主时"的观点。

"脾不主时"，但却无时不主。四时皆有脾气，指一年四时中各脏腑都与脾有关，即四季末的后十八天均由脾所主，只是不单独主某一时。旨在强调，脾脏属土，为万物之母、五脏之本。人体脏腑、经脉、形体、官窍在各时令中，都不能离开脾胃化生的水谷精气的滋养。脾胃精气充盛，则五脏安和；脾胃受损，则五脏不安。因此，临证时，应正确处理脾胃与其他脏腑的关系。如张景岳在《景岳全书·杂证谟》中云："脾胃有病，自宜治脾，然脾为土脏，灌溉四旁，是以五脏中皆有脾气，而脾胃中亦有五脏之气，此其互为相使，有可分而不可分者焉。故善治脾者，能调五脏，即所以治脾胃也，能治脾胃，而使食进胃强，即所以安五脏也。"李杲在《黄帝内经》重视脾胃理论的基础上，结合临床实践进一步发挥了《黄帝内经》经旨，形成了脾胃学说，对中医学的发展产生了深远的影响。

《黄帝内经》中关于脾与时令的关系还有一重要观点，即"脾主长夏"（见《素问·脏气法时论》《素问·阴阳应象大论》《素问·金匮真言论》等篇）。两种观点的角度不同，但其基本精神一致，均在强调脾与时令的关系，强调脾对维持全身脏腑功能活动及生命健康的重要性。两个观点同样重要，当相互参见。

细目六　灵枢·本神

【原文】所以任物者谓之心[1]，心有所忆谓之意[2]，意之所存谓之志[3]，因志而存变谓之思[4]，因思而远慕谓之虑[5]，因虑而处物谓之智[6]。

【注释】

[1] 所以任物者谓之心：指心具有主管认识事物和处理事物的能力。任，担任、主管。

[2] 心有所忆谓之意：指心有意念，但尚未决定之时的思维。张介宾注："谓一念之生，心有所向而未定者，曰意。"

［3］意之所存谓之志：意念不断积累形成的认识，称为志。存，积累。杨上善注："志亦神之用也，所忆之意，有所专存，谓之志也。"

［4］因志而存变谓之思：对形成的认识又反复思考的思维活动，称为思。存变，反复思量。

［5］因思而远慕谓之虑：在反复思考的基础上，又多方论证与推理的思维过程称为虑。远慕，即深谋远虑。张介宾注："深思远慕，必生忧疑，故曰虑。"

［6］因虑而处物谓之智：在深思熟虑的基础上，对事物作出正确的判断和处理，称之智。张介宾注："疑虑即生，而处得其善者，曰智。"李中梓注："虑而后动，处事灵巧者，智也。"

【导学】本段指出了人的认知思维形成的过程。

文中对人身之神的作用、人的认知思维过程的描述极为精致。由任物到处物的过程，包含了由感觉→知觉→记忆→比较→分析→综合→判断的由感性到理性、由刺激到反应、由认识事物到正确处理事物的意识思维过程。该理论对临床诊治心理疾病，以及中医心理学研究具有重要指导价值。

【原文】生之来谓之精，两精相搏[1]谓之神，随神往来者谓之魂[2]，并精而出入者谓之魄[3]。

【注释】

［1］两精相搏：男女两性生殖之精相结合。杨上善注："雌雄两精相搏，共成一形，先我身生，故为之精也。"张介宾注："两精者，阴阳之精也。搏者，交结也。"

［2］随神往来者谓之魂：魂是神支配下的意识活动。魂属神志活动之一，依附神而存在，故属阳。如果魂离开了神的支配，则出现梦话、梦游、梦幻等无意识的感觉和动作。张介宾注："盖神之为德，如光明爽朗、聪慧灵通之类皆是也。魂之为言，如梦寐恍惚、变幻游行之境皆是也。神藏于心，故心静则神清；魂随乎神，故神昏则魂荡。"

［3］并精而出入者谓之魄：魄是以精为物质基础的生理本能。魄，神志活动之一，依附有形之精而存在，故属阴。本能的感觉及动作都是魄的表现，如视觉、听觉、触觉、婴儿吸吮、眨眼等。张介宾注："盖精之为物，重浊有质，形体因之而成也。魄之为用，能动能作，痛痒由之而觉也。精生于气，故气聚由精盈；魄并于精，故形强则魄壮。"

【导学】本段强调了精神魂魄四者并存并用。

精神魂魄，并存并用。人体生命源于父母之精，两精相合形成新生命时，即产生神，所谓"形具而神生"。魂，指在神的支配下，随神往来的非本能性的较高级的精神意识思维活动，如人的情感、思维等；魂若离开神的支配，则出现幻觉、梦游等。魄，指与生俱来的、本能的精神意识活动，主要指人体本能的感觉和动作，如新生儿的啼哭、吸吮、非条件反射的四肢运动及触觉、痛觉、温觉、视觉等均属魄的范畴。张介宾对此有精辟阐述，指出："精对神而言，则神为阳而精为阴；魄对魂而言，则魂为阳而魄为阴。故魂则随神往来，魄则并精出入。"可见，精神魂魄四者并存并用，才能称之为形神俱备的健康生命体。

细目七　素问·生气通天论

【原文】阴者，藏精而起亟[1]也；阳者，卫外而为固[2]也。

【注释】

［1］起亟：指阴精在内，不断地给予阳气之所需，说明阴为阳之基。亟，频数，屡次。汪机注："起者，起而应也。外有所召，则内数起而应之也。"

［2］为固：阳气为阴精固密于外，说明阳为阴之用。

【导学】本句论述了阴阳互根互制的关系。

阴精和阳气的作用分别是"藏精"和"卫外"。阴藏精于内，不断地为阳气的功能活动提供物质基础；阳主卫外，固护并推动阴精的气化，此与"阴在内，阳之守也；阳在外，阴之使也"（《素问·阴阳应象大论》）的观点一致。阴阳互用才能保持阴阳协调，维持正常生命活动，"无阴则阳无以生，无阳则阴无以化"（《素问·四气调神大论》王冰注）。若阴阳互根互用关系失调，就会出现阴损及阳、阳损及阴的病变，甚者阴阳两虚或离决。本句对指导中医病机分析及临床治疗具有重要指导意义。

细目八 素问·举痛论

【原文】余知百病生于气[1]也，怒则气上，喜则气缓，悲则气消，恐则气下，寒则气收，炅则气泄，惊则气乱，劳则气耗，思则气结。

【注释】

[1]百病生于气：许多疾病的发生都是各种因素导致气机失调所致。气，气机失调，此指病机。张介宾注："气之在人，和则为正气，不和则为邪气，凡表里虚实，逆顺缓急，无不因气而至，故百病皆生于气。"

【导学】本段提出了"百病生于气"的观点。

"百病生于气"的观点，认为多种疾病的发生都是由于各种内外致病因素使气机失调所致。如因精神因素引起的气上、气缓、气消、气下、气乱、气结等；因气候因素引起的气收、气泄等；因生活起居引起的气耗等。此观点对临床诊治情志疾病、重视调理脏腑气机具有重要指导意义。

细目九 素问·至真要大论

【原文】诸风掉眩[1]，皆属于肝。诸寒收引[2]，皆属于肾。诸气膹郁[3]，皆属于肺。诸湿肿满[4]，皆属于脾。诸热瞀瘛[5]，皆属于火。诸痛痒[6]疮，皆属于心[7]。诸厥[8]固泄[9]，皆属于下。诸痿喘呕，皆属于上。诸禁鼓栗[10]，如丧神守[11]，皆属于火。诸痉项强[12]，皆属于湿。诸逆冲上[13]，皆属于火。诸胀腹大[14]，皆属于热。诸躁狂越[15]，皆属于火；诸暴强直，皆属于风；诸病有声，鼓之如鼓[16]，皆属于热。诸病胕肿[17]，疼酸惊骇，皆属于火。诸转反戾[18]，水液[19]浑浊，皆属于热。诸病水液，澄澈清冷[20]，皆属于寒。诸呕吐酸，暴注下迫[21]，皆属于热。

【注释】

[1]掉眩：肢体抽搐震颤、头目眩晕。掉，摇。眩，眩晕。

[2]收引：此指身体蜷缩、筋脉拘急、关节屈伸不利的病证。收，收缩。引，拘急。

[3]膹郁：指胸部胀闷。膹，王冰注："谓膹满。"郁，张介宾注："否闷也。"

[4]肿满：指肌肤肿胀，胸腹胀满。

[5]瞀（mào）瘛（chì）：神志昏糊、手足抽搐。瞀，昏糊。瘛，抽搐。

[6]痒：《说文》"疡也"，即疮疡。

[7]心：《素问直解》改作"火"。

[8]厥：此指阳气衰于下的寒厥和阴气衰于下的热厥。

[9]固泄：固，指二便癃秘不通；泄，指二便泻利不禁。

[10]禁鼓栗：禁，同"噤"，口噤不开。鼓栗，鼓颔战栗。

[11]如丧神守：指鼓颔战栗而自身不能控制。

[12]痉项强：痉，病名，症见牙关紧急、项背强急、角弓反张。项强，颈项强直，转动不灵活。

[13]逆冲上：指气机急促上逆所致的病证，如急性呕吐、吐血、噫气、呃逆等。

[14]胀腹大：指腹部胀满膨隆。

[15]躁狂越：躁动不安，神志狂乱，言行举止失常。

[16]鼓之如鼓：腹胀严重，叩之如鼓音。前一"鼓"字，动词，叩打；后一"鼓"字，名词。

[17]胕肿：即皮肉肿胀溃烂。胕，通"腐"。

[18]转反戾：指筋脉拘急所致的身体拘急扭转、角弓反张等各种症状。张介宾注："转反戾，转筋拘挛也。"

[19]水液：指人体代谢排出的体液，如汗、尿、痰、涕、涎及白带等。

[20]澄澈清冷：指人体代谢水液清稀透明而呈寒冷之象。

[21]暴注下迫：暴注，突然剧烈的腹泻。下迫，里急后重。

【导学】本段论述了病机的概念，以及掌握病机的重要性，提出了病机十九条，阐明了审察病机的原则与方法。

1.病机的概念及其重要性　病机，病之机要，即疾病变化的关键。病机，能够揭示疾病发生、发展、传变的主要矛盾，能够揭示疾病预后和变化的趋势。它是辨证论治的基石，也是确立治则治法的依据。因此，掌握病机对于指导临床诊治疾病至关重要。正如王冰指出："得其机要，则动小而功大，用浅而功深也。"

2.提出了病机十九条　兹将文中病机十九条按五脏、上下、六淫归类并分析如下。

（1）五脏病机

五脏病机	释义
诸风掉眩，皆属于肝	肝属风木，主藏血，主身之筋膜，开窍于目。肝血虚，肝木化风则见肢体震颤、动摇、头晕目眩、视物昏花等。常见的肝阳上亢化风、热极生风、血虚生风等与肝之病变相关
诸寒收引，皆属于肾	肾属寒水，主温煦气化。肾阳虚衰，寒气内生，气血凝敛，筋脉失养，故见肢体蜷缩、拘急痉挛、关节屈伸不利等症
诸气膹郁，皆属于肺	肺主气、司呼吸。气之为病，首责于肺。各种内外因素作用于肺，致使肺失宣发肃降，肺气上逆，则见呼吸困难、气喘、胸膈胀满、痞塞不通等症
诸湿肿满，皆属于脾	脾主运化水湿，主四肢。脾虚运化失司，津液输布失常，湿阻中焦，则见腹大腹胀；泛滥肌肤则见四肢浮肿；湿气通于脾，外湿困脾，致使脾运失职，湿阻气滞，发生腹胀腹满等症
诸痛痒疮，皆属于心	心为阳脏，五行属火，心藏神，主血脉。火热炽盛，深入肌肤血脉，火热蕴结，火毒炽盛，逆于肉理，局部肉腐血败，则发痈肿疮疡、红肿热痛

（2）上下病机

上下病机	释义
诸痿喘呕，皆属于上	肺为五脏六腑之华盖，主宣降，敷布精血津液。若肺气热，气血不能敷布全身四肢，肢体失去气血濡养则发生痿证；肺失肃降，其气上逆则为喘；胃气以降为顺，胃失和降，其气上逆，则见呕吐等
诸厥固泄，皆属于下	厥逆之证与肾相关。肾阳衰于下，则为寒厥；肾阴衰于下，则为热厥。肾主二阴司二便，主气化，二便不通或二便泻利不禁，均与肾气之盛衰密切相关

（3）六淫病机

六淫病机	释义
诸热瞀瘛，皆属于火	火为阳邪，火扰心神，蒙蔽心窍，则见高热、神志不清，或神志昏迷；火灼血脉，筋脉失养则肢体抽掣，或拘急
诸禁鼓栗，如丧神守，皆属于火	火热郁闭，不得外达，阳盛格阴，火极似水，上扰神明，故见口噤、鼓颔、战栗，甚至昏迷、不省人事等。此为火热内攻的真热假寒之象
诸逆冲上，皆属于火	火性炎上，易扰气机，常令脏腑气机向上冲逆。肺气上逆，则产生咳嗽、气喘等；肝火上逆犯肺，则见咳血、咯血、衄血；胃火上逆，则出现呕吐、呕血、呃逆等
诸躁狂越，皆属于火	火性主动，火热伤人，扰及心神，神失内守，则见神志错乱、狂言骂詈、烦躁不宁、殴人毁物、逾垣上屋等
诸病胕肿，疼酸惊骇，皆属于火	火热伤于肌表，壅滞于皮肉血脉，血热肉腐，局部肿胀、溃烂、发热、疼痛、酸楚；火毒内迫脏腑，扰乱神志，则见惊恐不安、惊骇不宁等
诸胀腹大，皆属于热	热邪传里，壅结肠胃，气机升降失常，导致腑气不通，热结腑实，则见腹胀、腹大、疼痛拒按、大便不通等

六淫病机	释义
诸病有声，鼓之如鼓，皆属于热	热邪深入，扰及肠胃，气机不畅，传化失司，故见肠鸣有声、叩之鼓音
诸转反戾，水液浑浊，皆属于热	热邪炽盛，伤津耗血，筋脉失养，即出现肢体拘急、转筋、屈曲不伸、角弓反张；热盛煎熬津液，则见涕、唾、痰、尿、汗液等排泄物浑浊、黄赤等
诸呕吐酸，暴注下迫，皆属于热	邪热犯胃，或食积化热，致使胃失和降，气机上逆，故见恶心、呕吐、泛酸；邪热盛于大肠，传导失职，则突然剧泻，或呈喷射状的重度腹泻；湿热互结，热急湿缓，则里急后重、粪便秽臭或大便不爽等
诸暴强直，皆属于风	风性主动，善行数变，风气通于肝。风邪内袭，伤肝及筋，则出现突然肢体关节强直、屈伸受限，或颈项强直、肢体拘急、全身痉挛等
诸颈项强，皆属于湿	湿为阴邪，其性黏滞，最易阻遏阳气。筋脉失于温煦，或湿邪壅阻脉络，气血运行不畅，常致全身强直、肢体挛急、项强不舒、屈颈困难或角弓反张等
诸病水液，澄澈清冷，皆属于寒	寒为阴邪，易伤阳气。阳气虚损，不能温化津液，气化失司，常见痰涎清稀、小便清长、大便稀薄，或伴有畏寒、形寒肢冷等

3. 审察病机的原则与方法

原则	方法
谨守病机，各司其属	谨慎分析病机，抓住病机的关键，根据病位、病性进行病机归属与分类
有者求之，无者求之	有此症应当探究其机理，无彼症也应探求其原因
盛者责之，虚者责之	对于邪气盛的，要分析其原因；对于正气不足的，也应深入分析其涉及脏腑，还应分析正邪的辨证关系
审察病机，无失气宜	审察病机时，要与自然气候变化相结合

4. 病机十九条的启示

病机十九条启示	举例
利用相同的病机分析不同的症状	属火的病机条文，虽症状表现不同，但机理相同，因而临床治疗应"异病同治"
取相似的症状推求不同的病机	"诸风掉眩，皆属于肝""诸暴强直，皆属于风""诸转反戾，水液浑浊，皆属于热"等条文中，均有筋脉拘急、抽搐的症状表现，但病机却不同，因而临床治疗应"同病异治"
取相似的症状推求不同的病机	以六淫、五脏、上下部位为纲，把错综复杂的病证进行分析归类，体现了审因论治、治病求本的辨证思想，如五脏病机、六淫病机、上下病机等

易混考点解析

关于十九条病机中筋脉挛急病理的辨识

原文	病因	病机
诸暴强直	风	动风伤筋，筋急不柔
诸转反戾	热	热邪耗血灼筋
诸寒收引	寒	阳虚，气血运行不畅，筋膜失于温煦
诸痉项强	湿	湿遏阳气，阳气不煦，精血不濡
诸热瞀瘛	火	火热扰乱神明，引动肝风

关于十九条病机中腹胀满病理的辨识

原文	病因	病机
诸湿肿满	湿	湿困脾土，中焦运化失常，水湿滞留体腔
诸胀腹大	热	热邪内壅，热与燥屎相结，导致腑气不通
诸病有声，鼓之如鼓	热	热邪壅遏于内，肠胃气机阻滞，脘腹痞胀

【原文】逆者正治，从者反治，从少从多，观其事也。帝曰：反治何谓？岐伯曰：热因热用[1]，寒因寒用[2]；塞因塞用[3]，通因通用[4]。必伏其所主，而先其所因[5]；其始则同，其终则异[6]；可使破积，可使溃坚，可使气和，可使必已。

【注释】

[1] 热因热用：指以热性药物治疗真寒假热之证，如用通脉四逆汤治疗脉微欲绝，其人面色赤之假热证。

[2] 寒因寒用：指以寒性药物治疗真热假寒之证，如用白虎汤治脉滑而厥之里热证。

[3] 塞因塞用：指用补益之法治疗正虚所致的胀满闭塞不通之证。前一"塞"字，指闭塞不通之证；后一"塞"字，指补益法。

[4] 通因通用：指用通利攻下之法治疗邪实于内的下利之证。前一"通"字，指邪实于内的泻利证；后一"通"字，指下法。

[5] 必伏其所主，而先其所因：若要抓住疾病的本质，必先求其病因。张介宾注："必伏其所主，制病之本也；先其所因者，求病之由也。"伏，降伏。主，本质、核心。

[6] 其始则同，其终则异：反治法的初始阶段，药性与假象相同。如以热药治假热，以寒药治假寒。治疗过程中，假象逐渐消失，真象显露，最终仍是药性与病性相反的治法。

【导学】本段论述了正治和反治。

1. 正治（逆治）——逆者正治

概念	指逆疾病征象而治的方法，所用药物的药性与病性相反。适合于病邪轻浅、表里证候一致、病情单纯无假象的疾病，所谓"微者逆之"
临床应用	寒者热之，热者寒之，坚者削之，客者除之，劳者温之，结者散之，留者攻之，燥者濡之，急者缓之，散者收之，损者温之，逸者行之，惊者平之
应用原则	把握"适事为故"、中病即止的原则

2. 反治（从治）——从者反治

概念	指顺从疾病假象而治，所用药物的药性与疾病假象相一致。适合于病邪较重、病情复杂并出现假象的疾病，所谓"甚者从之"。反治法所用药物的药性与疾病的病机本质是相反的，因此仍然是针对疾病本质而治的治法
临床应用	热因热用，寒因寒用，塞因塞用，通因通用
应用原则	把握疾病本质及药量多少，即"必伏其所主，而先其所因""从多从少，观其事也"

易混考点解析

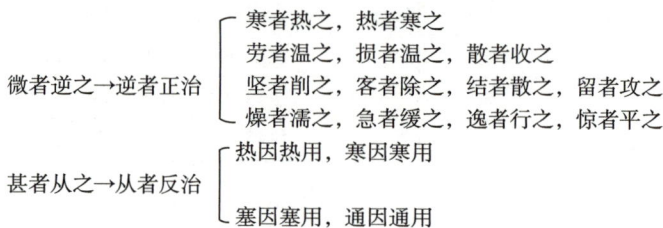

微者逆之→逆者正治
- 寒者热之，热者寒之
- 劳者温之，损者温之，散者收之
- 坚者削之，客者除之，结者散之，留者攻之
- 燥者濡之，急者缓之，逸者行之，惊者平之

甚者从之→从者反治
- 热因热用，寒因寒用
- 塞因塞用，通因通用

图7 正治与反治的应用图

细目十 灵枢·百病始生

【原文】风雨寒热不得虚，邪不能独伤人。卒然逢疾风暴雨而不病者，盖无虚，故邪不能独伤人。此必因虚邪之风[1]，与其身形，两虚相得[2]，乃客其形，两实相逢[3]，众人肉坚。其中于虚邪也，因于天时，与其身形，参以虚实，大病乃成。

【注释】

[1] 虚邪之风：泛指四时不正之气及乘体虚而侵犯人体的外邪。马莳注："此言邪气淫泆，始于虚以感之。"

[2] 两虚相得：两虚，指天时之虚与人体正气虚弱。马莳注："人之中于虚邪，由于天时之虚与身形之虚，故参与虚实之法，则知大病之所由成也。"相得，相逢、相合。

[3] 两实相逢：两实，指自然界的正常气候与人体正气充实。相逢，相遇。

【导学】本段指出了外感病发病机理，强调了人体正气在发病过程中的重要作用。

1. 风雨寒热不得虚，邪不能独伤人 意为风雨寒热等外邪，不遇到机体正气虚弱，是不能单独侵犯人体使人生病的。本句强调了人体正气强弱是发病与否的关键，突出了人体正气在发病过程中的主导作用。这是《黄帝内经》发病学的一贯思想。人体正气充足，抗病能力就强，虽有致病因素存在也未必发病。

2. 外感病发病机理 文中指出"两虚相得，乃客其形""两实相逢，众人肉坚"，阐明了外感病发病的机理，认为人体正气强弱是发病与否的关键。疾病的发生必须具备两个条件：一是内有人体正气虚弱，一是外有邪气侵袭。《灵枢·百病始生》认为虽有邪气侵袭，如果人体正气不虚，也不会使人生病，即"风雨寒热不得虚，邪不能独伤人"。当人体正气虚弱之时，又受邪气侵袭，则可使人发病，即文中所说："必因虚邪之风，与其身形，两虚相得，乃客其形；两实相逢，众人肉坚"。

由此可见，本篇把邪气的侵袭看作是发病的条件，而正气虚弱才是发病的决定性因素。原文突出了人体正气在发病中的主导作用，为后世中医发病观中重视正邪关系奠定了理论基础，对后世扶正祛邪治疗原则的运用产生了深远的影响，也提示人们必须注重摄生、保养正气，避免邪气侵袭，以防止疾病的发生。

细目十一 素问·热论

【原文】治之各通其藏脉[1]，病日衰已矣。其未满三日者，可汗而已；其满三日者，可泄而已[2]。

【注释】

[1] 各通其藏脉：疏通各脏腑经脉。杨上善注："量其热病在何脏之脉，知其所在，即于脉以行补泻之法，病衰矣。"

[2] 其未满三日者，可汗而已；其满三日者，可泄而已：张介宾注："凡传经络之邪，未满三日者，其邪在表，故可以汗已。满三日者，其邪传里，故可以下已。然此言表里之大体耳。"

【导学】本段指出了外感热病的治疗原则。

外感热病，未满三日者，其邪尚在表，可用发汗的方法，祛除邪气，使病痊愈。已满三日者，其邪气已传入里，故可用泄法。该原则对针刺选穴治疗热病具有重要指导作用。

细目十二　素问·评热病论

【原文】劳风法在肺下[1]，其为病也，使人强上冥视[2]，唾出若涕，恶风而振寒，此为劳风之病。帝曰：治之奈何？岐伯曰：以救俯仰[3]。巨阳引[4]。精者三日，中年者五日，不精者七日[5]。咳出青黄涕，其状如脓，大如弹丸，从口中若鼻中出，不出则伤肺，伤肺则死也。

【注释】

[1]肺下：指肺部。

[2]强上冥视：颈项强直，视物不清。王冰注："膀胱气不能上荣，故使人头项强而视不明也。"

[3]以救俯仰：尤在泾云："肺主气而司呼吸。风热在肺，其液必结，其气必壅，是以俯仰皆不顺利，故曰当救俯仰也。救俯仰者，即利肺气、散邪气之谓乎。"

[4]巨阳引：应取足太阳经的穴位以引动经气。

[5]精者三日，中年者五日，不精者七日：精者，谓精气旺盛之人。此谓年轻力壮，精气充沛者，病易愈；中年及老年人精气渐衰，治愈的日数较长。三、五、七乃指病情缓解时间的先后。

【导学】本段论述了劳风的病因病机、症状、治疗及预后。

病因	因劳而虚，因虚而受风，邪气化热壅肺
病机	太阳受风，卫阳郁遏，肺失清肃，痰热壅积
症状	恶风振寒，强上冥视，唾出若涕，甚则咳出青黄痰块
治疗	宜利肺散邪以救俯仰，排出痰液以通气道； 治则为针刺太阳以引经气。因势利导的排痰祛邪之法对于劳风的治疗至关重要； "不出则伤肺，伤肺则死也"，说明痰液阻塞、气道不通可导致窒息而死的危险。提示痰浊壅盛之证，要及时排痰祛邪，以使邪有出路，以免损伤脏气
预后	劳风的预后转归与精气盛衰、年龄、体质强弱密切相关。少壮之人气血充足，病程较短，预后良好；老年人体质虚弱，病程较长。劳风与《金匮要略》之"肺痈"相似。张仲景治疗肺痈以清热泻肺排脓为原则，如葶苈大枣汤、桔梗汤、千金苇茎汤等，丰富并发展了《黄帝内经》对于劳风的辨治方法

细目十三　素问·咳论

【原文】黄帝问曰：肺之令人咳，何也？岐伯对曰：五脏六腑皆令人咳，非独肺也。帝曰：愿闻其状。岐伯曰：皮毛者，肺之合也，皮毛先受邪气，邪气以从其合也。其寒饮食入胃，从肺脉上至于肺[1]，则肺寒，肺寒则外内合邪，因而客之，则为肺咳。五脏各以其时受病[2]，非其时，各传以与之[3]。人与天地相参，故五脏各以治时[4]，感于寒则受病，微则为咳，甚者为泄为痛[5]。乘[6]秋则肺先受邪，乘春则肝先受之，乘夏则心先受之，乘至阴[7]则脾先受之，乘冬则肾先受之。

【注释】

[1]其寒饮食入胃，从肺脉上至于肺：杨上善注："人肺脉手太阴，起于中焦，下络大肠，还循胃口，上膈属肺。寒饮寒食入胃，寒气循肺脉上入肺中。"

[2]五脏各以其时受病：指五脏在其所主的时令感邪受病。

[3]非其时各传以与之：若不在肺所主之时令受病，是他脏传至于肺。非其时，指非肺所主的秋季。之，指肺。

[4]治时：指五脏所主的时令。

[5]微则为咳，甚者为泄为痛：咳为肺之症状；咳兼痛为五脏受邪的症状；咳兼泄为六腑受邪的症状。张介宾注："邪微者浅而在表，故为咳。甚者深而入里，故为泄为痛。"

[6]乘：趁。此指当……之时。

[7]至阴：此指长夏。

【导学】本段提出了"五脏六腑皆令人咳，非独肺也"的观点，论述了咳嗽的病因病机及其与季节的关系。

1."五脏六腑皆令人咳，非独肺也"的发病学观点　本句从整体观出发，揭示了咳虽为肺的病变，但其他脏腑功能失常，也可影响到肺而发生咳嗽。因为肺主气，受百脉朝会，故五脏六腑功能失调均可影响到肺，致肺失宣降，肺气上逆而发生咳嗽。如脾虚生痰，痰湿上犯于肺；肝火上冲，气逆犯肺；肾虚水泛，寒水射肺等。本句说明了咳不离乎肺，然不止于肺。后世医家据此创立了诸多治咳的经典理论及方剂。

本句启示临床上对咳嗽的论治不只是治肺，还要考虑五脏六腑对肺的影响，从调理五脏六腑的角度调治咳证。如肝火犯肺之咳，出现咳嗽、胁痛、不可转侧等症状，可用小柴胡汤、黛蛤散、当归龙荟丸等清肝泻火；肾阳虚衰，水饮射肺之咳，出现咳嗽喘息、咳唾大量泡沫状清稀痰涎等症状，可用真武汤温阳散寒，化气行水。

2.咳的病因病机

病因	①外有风寒所伤	因肺与皮毛相合，故风寒之邪袭表，从其合而内传于肺，使肺失宣降而致咳
	②内有寒饮停聚	手太阴肺经起于中焦，还循胃口，上膈属肺。寒凉饮食入胃，致中焦寒，寒气循手太阴肺经上入于肺中，导致肺寒
病机	肺为娇脏，不耐寒热，外内寒邪并聚于肺，则肺失宣降，肺气上逆发生咳嗽	

3.咳与季节气候的关系　五脏各以治时感邪发病，这是《黄帝内经》四时五脏阴阳发病的基本观点。五脏各有其所主的时令，当其时令邪气侵入人体时，邪气首先侵犯与当令之气相应之脏，使该脏受邪传之于肺，发生咳嗽，即非肺所主的时令之咳，乃他脏感受当令邪气传至于肺所致。本篇从"人与天地相参"的整体观出发，提出了"五脏各以其时受病，非其时各传以与之"的发病学观点。说明了五脏对各自时令之邪的易感性及五脏之间的相互关系。

4.林珮琴《类证治裁》根据《黄帝内经》不同时令之咳提出的治咳之法

时令	病因病机	治则治法	用药
春季	木气升也	治宜兼降	前胡、杏仁、海浮石、瓜蒌仁之属
夏季	火气炎也	治宜兼凉	沙参、天花粉、麦冬、知母、玄参之属
秋季	燥气乘金也	治宜清润	玉竹、贝母、杏仁、阿胶、百合、枇杷膏之属
冬季	风寒侵肺也	治宜温散	苏叶、川芎、桂枝、麻黄之属

细目十四　素问·痹论

【原文】凡痹之客五脏者，肺痹者，烦满，喘而呕。心痹者，脉不通，烦则心下鼓[1]，暴上气而喘，嗌干，善噫[2]，厥气上则恐。肝痹者，夜卧则惊，多饮，数小便，上为引如怀[3]。肾痹者，善胀，尻以代踵，脊以代头[4]。脾痹者，四肢解堕[5]，发咳，呕汁，上为大塞[6]。肠痹者，数饮而出不得，中气喘争[7]，时发飧泄。胞痹[8]者，少腹膀胱按之内痛，若沃以汤[9]，涩于小便，上为清涕。

【注释】

[1]心下鼓：即心悸。

[2]嗌（yì）干，善噫：指咽干、嗳气。

[3]上为引如怀：形容腹部胀大，状如怀孕。

[4]尻以代踵，脊以代头：足不能行，以尻代之；背驼甚，脊高于头，头俯不能仰。尻，尾骶部。踵，足后跟。

[5]四肢解堕：指四肢懈怠，无力。解，同"懈"。

[6]大塞：痞塞。大，"不"字之形误。"不"与"否"古通。"否"，通"痞"。

［7］中气喘争：腹中有气攻冲，而致肠鸣。喘，转也。争，甚也。

［8］胞痹：此指膀胱痹。胞，通"脬"，膀胱。

［9］若沃以汤：如用热水浇灌。沃，浇灌。汤，热水。

【导学】本段阐述了五脏痹的症状特点。

五脏痹	症状	治疗方剂	加减用药
肺痹	烦闷、喘促、呃逆	清代林珮琴《类证治裁》中的五痹汤	加半夏、杏仁、麻黄、紫菀
心痹	心烦、心悸，阵发咳喘，咽干，嗳气频作，时觉气逆恐惧		加远志、茯神、麦冬、犀角
肝痹	夜卧惊惕不安，多饮小便频，腹部胀满如妊娠状		—
脾痹	四肢懈怠无力，咳而呕清水，且脘腹痞塞		加厚朴、枳实、砂仁、神曲
肾痹	腹胀满，身体佝偻不伸		加独活、肉桂、杜仲、牛膝、黄芪、萆薢

细目十五　素问·痿论

【原文】阳明者，五脏六腑之海，主润宗筋[1]，宗筋主束骨而利机关[2]也。冲脉者，经脉之海也，主渗灌溪谷[3]，与阳明合于宗筋，阴阳揔宗筋之会[4]，会于气街[5]，而阳明为之长[6]，皆属于带脉，而络于督脉。故阳明虚，则宗筋纵，带脉不引，故足痿不用也。

【注释】

［1］宗筋：众筋，泛指全身筋膜。于鬯《香草续校书》曰："宗，当训众。"

［2］主束骨而利机关：约束骨骼，滑利关节。

［3］溪谷：指肌肉分腠。《素问·气穴论》云："肉之大会为谷，肉之小会为溪。"

［4］阴阳揔宗筋之会：指阴阳经脉汇聚于宗筋。阴阳，指阴经、阳经。揔，同"总"。张介宾注："宗筋聚于前阴，前阴者，足三阴、阳明、少阳及冲、任、督、跷九脉之所会也。九者之中，则阳明为五脏六腑之海，冲脉为经脉之海，此一阴一阳，总乎其间，故曰阴阳总宗筋之会也。"

［5］气街：穴名，又名气冲，位于横骨两端鼠蹊上一寸，属足阳明经。即脐下五寸，旁开二寸处。

［6］阳明为之长：指阳明经主润众筋的主导作用。

【导学】本段论述了痿证的治疗原则，提出了"治痿独取阳明"的重要观点。

治痿独取阳明，突出了调治脾胃在痿证治疗中的重要性。治痿独取阳明的道理概之有三：一是痿证的主要病机为五脏气热导致津液气血亏少，以致筋脉痿废不用；而足阳明胃是五脏六腑之海，气血生化之源，若要筋骨皮肉恢复其正常的功能，就必须有充足的气血营养，所以从阳明调治。二是人身阴阳诸经及冲脉皆会合于足阳明经之气街穴，并连属于带脉，故阳明为"十二经之长"；如果阳明虚则宗筋弛纵，带脉不能收引，故足痿不用，所以治疗阳明经，则阴阳诸经皆得以调治。三是阳明"主润宗筋，宗筋主束骨而利机关"，阳明气血充盛，诸筋得以濡养，则关节滑利，运动自如；若阳明虚，则宗筋不能束骨而滑利关节，发生肢体痿废不用的痿证。由此可见，调治阳明是治疗痿证的关键。清代高世栻指出："阳明者，胃也，受盛水谷，故为五脏六腑之海，皮、肉、筋、脉、骨，皆资于水谷之精，故阳明主润宗筋……痿则机关不利，筋骨不和，皆由阳明不能濡润，所以治痿独取阳明也。"

"独取阳明"是强调痿证的治疗应重视阳明，并非仅取阳明。原文还提出了"补其荥而通其俞"的针刺治则，即针对有关脏腑经络，补其荥穴，通其俞穴，调补虚实，疏通气血；还要配以"各以其时受月"的针刺治则。"补其荥而通其俞"及"各以其时受月"的治则体现了因时制宜，辨证论治的思想。后世医家在"独取阳明"治疗痿证原则的指导下，创立了诸多治疗痿证的方剂。

细目十六　素问·异法方宜论

【原文】黄帝问曰：医之治病也，一病而治各不同，皆愈，何也？岐伯对曰：地势使然也。

【导学】本段论述了不同地域疾病治法各异。

不同地域气候引起的疾病各异，治疗方法亦异，这体现了"因地制宜"的治疗思想。本篇指出，根据东南中西北方位不同，可分别采取砭石、毒药、灸焫、微针、导引、按跷等不同治疗方法。以"地势使然"，回答了"一病而治各不同"的道理，提示医生临床诊治必须结合自然环境、地域及体质差异等，灵活地运用因地制宜、因人制宜的原则。

细目十七　素问·汤液醪醴论

【原文】帝曰：形弊血尽而功不立者何？岐伯曰：神不使[1]也。

【注释】

[1] 神不使：神机丧失，针药难以发挥作用。张介宾注："凡治病之道，攻邪在乎针药，行药在乎神气。故治施于外，则神应于中，使之升则升，使之降则降，是其神之可使也。若以药剂治其内而脏气不应，针艾治其外而经气不应，此其神气已去而无可使矣。虽竭力治之，终成虚废已尔，是所谓不使也。"

【导学】"神不使"的含义及其临床意义。

"神不使"，指若神机丧失，则针药难以发挥作用。

"神不使"强调了病人的神气在治疗中的重要作用。本篇指出，疗效不明显，其原因就是"神不使"，即病人神气丧失，不能对治疗作出反应，无法使针药发挥作用。提示临床诊治疾病当以神气为本，神气是治疗能否取效的关键。正如《灵枢·本神》所云："凡刺之法，先必本于神。"

【原文】平治于权衡[1]，去宛陈莝[2]，微动四极[3]，温衣[4]，缪刺[5]其处，以复其形。开鬼门，洁净府[6]，精以时服[7]，五阳已布，疏涤五藏[8]。

【注释】

[1] 平治于权衡：平调阴阳的偏盛偏衰。吴崑注："平治之法，当如权衡，阴阳各得其平，勿令有轻重低昂也。"

[2] 去宛陈莝：祛除郁积陈久的水邪与瘀血。宛，通"郁"，郁积也。陈，陈腐，《辞源》谓"陈"为"腐臭""积、甚"。莝，《辞源》谓"莝"为"切碎的草"，有杂乱堆积之意。

[3] 微动四极：四极，即四肢。张介宾注："微动之，欲其流动而气易行也。"

[4] 温衣：张介宾注："温衣，欲助其肌表之阳而阴凝易散也。"

[5] 缪刺：病在左而刺右、病在右而刺左的刺络法。张介宾注："然后缪刺之，以左取右，以右取左，而去其大络之留滞也。"

[6] 开鬼门，洁净府：此指发汗、利小便。张介宾注："鬼门，汗空也。肺主皮毛，其藏魄，阴之属也，故曰鬼门。净府，膀胱也。上无入孔而下有出窍，滓秽所不能入，故曰净府。邪在表者散之，在里者化之，故曰开鬼门、洁净府也。"

[7] 精以时服：王冰注："脉和，则五精之气以时宾服于肾脏也。"

[8] 五阳已布，疏涤五藏：五脏阳气得以布散宣达，涤除五脏水湿邪气。张介宾注："阴邪除则五阳布。"

【导学】本段指出了水肿的治则及治法。

水肿的治则是"平治于权衡""去宛陈莝"，即平调阴阳，祛除水邪瘀血，体现了扶正祛邪的治疗原则。水肿的具体治法有四：一为"开鬼门，洁净府"，即发汗、利小便之法，以祛除水邪。二为"缪刺其处"，即用针刺之法使经络疏通以祛除水邪。三为"微动四极"，即轻微活动四肢，以疏通气血，振奋阳气。四为"温衣"，即添衣保暖，以保护阳气，有利于消散水饮之邪。四种方法也体现了扶正祛邪的思想，综合并用，有助于水邪消散。

"开鬼门，洁净府"治疗水肿的方法对后世影响深远。张仲景在《金匮要略》中提出"诸有水者，腰以下肿，当利小便；腰以上肿，当发汗乃愈"即渊源于此。《医宗金鉴》之"治水之病，当知表里上下分消之法。腰以上肿者，水在外，当发其汗乃愈，越婢、青龙汤证也。腰以下肿者，水在下，当利小便乃愈，五苓、猪苓等汤证也"，也是《内经》"开鬼门，洁净府"理论的具体运用。

细目十八　素问·标本病传

【原文】小大不利治其标，小大利治其本。

【导学】本段提出了标本治则。

小大不利治其标，小大利治其本，意指凡病见大小便不通利者，当先治其标，即先通利大小便；大小便通利者，则可以治其本。体现了《黄帝内经》急则治标、缓则治本的治疗原则。张介宾对此注解云："无论客气、同气之为病，即先有他病，而后为小大不利者，亦先治其标。诸皆治本，此独治标，盖二便不通，乃危急之候，虽为标病，必先治之，此所谓急则治其标也。"

细目十九　灵枢·决气

【原文】余闻人有精、气、津、液、血、脉，余意以为一气耳，今乃辨为六名，余不知其所以然。岐伯曰：两神相搏[1]，合而成形，常先身生[2]，是谓精。何谓气？岐伯曰：上焦开发，宣五谷味[3]，熏[4]肤，充身，泽毛，若雾露之溉，是谓气。何谓津？岐伯曰：腠理发泄，汗出溱溱[5]，是谓津。何谓液？岐伯曰：谷入气满，淖泽[6]注于骨，骨属屈伸，泄泽[7]补益脑髓，皮肤润泽，是谓液。何谓血？岐伯曰：中焦受气取汁[8]，变化而赤，是谓血。何谓脉？岐伯曰：壅遏[9]营气，令无所避，是谓脉。

【注释】

[1] 两神相搏：指男女媾合。搏，交也。马蒔注："男女媾精，万物化生。盖当男女相媾之时，两神相合而成人，生男女之形。"

[2] 常先身生：张介宾注："凡阴阳合而万形成，无不先从精始，故曰常先身生是谓精。"

[3] 宣五谷味：指上焦肺宣发布散水谷精微的作用。

[4] 熏：温煦之意。

[5] 汗出溱（zhēn）溱：形容汗出很多的样子。溱溱，众盛貌。

[6] 淖（nào）泽：水谷精微中滑腻而浓稠的部分。淖，《说文》："泥也。"引申为浓稠。

[7] 泄泽：指水谷精微中渗出的汁液。泄，渗出之意。

[8] 受气取汁：受气，接受水谷精气。取汁，吸取水谷精微中的精汁。

[9] 壅遏：约束、限制。

【导学】本段阐述了六气的概念、生成及作用。

六气	概念	生成	作用
精	禀受于父母	源于先天，又依赖后天水谷精微不断滋养。六气同源异名	是构成生命的原始物质；是生殖功能的物质基础
气	是通过上焦的宣发布散至全身的精微物质		充养形体、温煦肌肤和润养毛腠
血	是饮食水谷精微通过脾胃的运化和心肺的共同气化，变化而成的赤色液体		营养全身
津	是水谷精微中的清稀部分		滋润肌肤，化生汗液
液	是水谷精微中的浓稠部分，流入骨		充养骨髓、补益脑髓、滑利关节、润泽肌肤
脉	是营血运行的道路		能约束营血运行于脉中

【原文】精脱[1]者，耳聋；气脱者，目不明；津脱者，腠理开，汗大泄；液脱者，骨属屈伸不利，色夭，脑髓消，胫酸，耳数鸣；血脱者，色白，夭然不泽，其脉空虚[2]，此其候也。

【注释】

[1]脱：夺失、耗散。有急骤散失之意。

[2]其脉空虚：此文前应据《甲乙经》补"脉脱者"三字。丹波元简注："本经脱'脉脱者'三字，当补。若不然则六脱之候不备。"

【导学】

本段指出了六气耗脱的证候特点。

精脱者，耳鸣。肾藏精，开窍于耳。《灵枢·脉度》云："肾气通于耳，肾和则耳能闻五音矣。"故肾精充足则耳的听觉灵敏。如果肾精不足，耳失所养，就会出现耳鸣、耳聋等症，临床治疗宜补肾填精，如六味地黄丸、左归丸等。

气脱者，目不明。人之视觉功能有赖于五脏六腑精气的滋养，故《灵枢·大惑论》云："五脏六腑之精气，皆上注于目而为之精。"如果气伤不足，眼睛失去精气的奉养，则会出现视物不清等，临床治疗气虚之目不明宜补气升阳，如补中益气汤、益气聪明汤等。

津脱者，腠理开，汗大泄；液脱者，骨属屈伸不利，色夭，脑髓消，胫酸，耳数鸣。津液是人体内有滋润营养作用的正常水液，津清质稀，流行于表，滋润肌肤；液浓质稠，流注于里，充养空窍，滑润关节，补益脑髓。两者在理论上有所区别，但是在临床上津伤者必见液亏，液脱者必有津亡，两者很难截然区分。津液脱失主要表现为机体失于濡润，可见皮肤干燥、窍道干涩不利、关节屈伸不利、腿胫酸软，治宜滋养阴液，如增液汤、麦门冬汤等。

血脱者，色白，夭然不泽。血主营养，脉为"血之府"，血脱则肌肤无以滋养，则皮肤淡白、枯槁无华；血液脱失，不能充盈脉管，则脉道空虚，治宜补血、生血，药如当归、白芍、熟地黄等。

由此可见，六气耗脱多为虚证，六气各有所主之脏，故临床治疗六气耗脱的病证，当以调补六气所主之脏为主，相关之脏为辅。

第二单元　伤寒论

细目一　辨太阳病脉证并治

【原文】太阳之为病，脉浮，头项强痛而恶寒。（1）

【解析】本条为太阳病辨证纲要。太阳主表，统营卫。外邪侵袭太阳，卫阳抗邪于外，脉象应之而浮。邪气侵犯太阳，致太阳经气不利，故头项强痛。风寒袭表，卫阳被遏，导致恶风寒。因脉浮与恶寒代表卫阳抗邪于外，营卫失调的基本病理改变，故作为太阳病的提纲证。太阳病以主脉主证为提纲。

【考点】

1."太阳"的涵义　六经的名称源于《黄帝内经》。《素问·热论》中的三阴三阳是《伤寒论》的六经之由来。《黄帝内经》明确指出三阴三阳的划分，是以"阴阳之气，各有多少，故曰三阴三阳也"。太阳又称巨阳，是阳气隆盛之意，其经脉走行最长，其气布于周身，故谓之太阳。

2.太阳经证的性质　表证。太阳主皮毛而统营卫，《灵枢·营卫生会》曰"太阳主外"；吴崑曰："太阳有敷畅阳气的作用，其气向外，主表而又主开。"太阳之腑与肾同居下焦，互为表里，主持气化，其阳气与肌表卫气相通，故云"卫出下焦"。而营卫具阴阳属性，营气属阴，卫气属阳，人体阴阳不可分离。太阳之气行于体表，起卫外作用者，为卫气，构成太阳主表统营卫的生理基础。具体来说太阳表证有寒热虚实之别，可分为表寒证、表热证、寒热夹杂证。

3.太阳病提纲条文为什么只提恶寒，不提发热　外感病初起，在风寒束表之时，卫阳被遏，失于温煦，即见恶寒；卫阳奋起抗邪，正邪相争才有发热。一般恶寒的症状起病即有，而发热往往出现较迟，因卫阳被风寒所闭郁，未能及时达表抗邪，则暂时不发热。发热有早有晚，因此提纲条文未将发热列为太阳病的基本证候，正是为了突出太阳病初起之时的症状。

4. 如何理解"有一分恶寒，就有一分表证"　太阳主表，提纲条文又强调恶寒，恶寒是太阳病出现最早和贯穿始终的症状，所以有的医家认为恶寒最能突出太阳病的特征。但这句话必须是在外感病的前提下才正确，舍此条件，则恶寒的存在，未必就是表证未除。如三阴病证，阳气虚衰不能温煦肌表，亦见恶寒，这种恶寒就另当别论。一般而言，三阳恶寒为寒郁阳气，三阴恶寒为寒伤阳气。而三阳寒郁阳气所致的恶寒中，也仅太阳表证恶寒属表证（由风寒犯表，郁遏卫阳所致），具有表证不解，恶寒不除的特点，阳明、少阳两经恶寒则无此规律可循。

【原文】太阳中风，阳浮而阴弱，阳浮者，热自发，阴弱者，汗自出，啬啬恶寒，淅淅恶风，翕翕发热，鼻鸣干呕者，桂枝汤主之。（12）

【解析】本条论述太阳中风证的病机、证候特点及其治法方药。阳浮而阴弱，既言脉象，又代表营卫不和的病机。所谓"阳浮"，是卫阳与风寒之邪抗争于表而见发热恶寒、脉浮等卫阳浮盛于表的症状。"阴弱"，是因阳浮于外，营阴不能自守而外泄，营阴相对不足。阳浮而阴弱亦揭示营卫不和的病理机制。太阳经受邪，卫阳与邪抗争则发热，风寒袭表，卫阳被遏导致恶风寒。肺外应皮毛，邪客于表，肺气不利则鼻鸣，影响胃失和降则干呕。

【考点】
1. 如何理解"阳浮而阴弱"

	阳浮	阴弱
脉象	阳指浮取，意为轻取见浮	阴指沉取，意为沉取则弱
病机	卫阳浮盛	营阴不足

2. 桂枝汤证不等于中风表虚证　在《伤寒论》中桂枝汤可以用于治疗风寒表虚证，除具有头痛、发热、恶风寒等表证症状外，审证要点是自汗出、脉浮弱；还可以用来治疗没有表邪，病人经常自汗出，或时发热自汗出。两者尽管有外感、内伤之异，但病机都属于营卫不和，故都用桂枝汤以调和营卫。

3. 桂枝汤中桂枝与芍药配伍比例是 1∶1　发汗之中寓以敛营，桂枝辛温，发散卫分之邪；芍药酸苦微寒，敛阴和营。

4. 服桂枝汤的调护方法　①药后啜粥，一剂药一次煎好，分三次温服。服药后须喝热粥；②温覆微汗，使全身微汗湿润为佳，不可过汗；③中病即止，服第一次药，汗出病愈即可停服；④不效继进，如服后不出汗可服第二剂，还不出汗，则可缩短服药的间隔时间，在半天左右的时间里服完三次药，病重者甚至可一昼夜服至二三剂，并加强观察和护理；⑤服药禁忌生冷和一切不易消化的、有刺激性及油腻的食物。

5. 营卫不和汗出与气虚汗出的鉴别　桂枝汤治疗的汗证是由于营卫不和，卫气不固，开阖失权所致，其自汗出呈阵发性，表现为"常自汗出"，与纯属卫气虚而肌表不固的玉屏风散所治疗的"自汗出而不止"迥异，且没有明显的气虚症状。

6. 桂枝汤证的辨治要点

症	恶风寒，发热汗出，头项强痛，鼻塞或见干呕，脉浮缓
理	营卫不和，卫强营弱
法	解肌祛风，调和营卫（邪气较重者，先刺风池、风府）
方	桂枝汤
药	药用五味。方中桂枝解肌祛风，芍药敛阴和营，两者相伍，调和营卫。生姜辛散止呕，大枣甘平补中，炙甘草配桂枝辛甘化阳，配芍药酸甘化阴，调和诸药

【原文】太阳病，桂枝证，医反下之，利遂不止，脉促者，表未解也；喘而汗出者，葛根黄芩黄连汤

主之。（34）

【解析】本条为太阳病误下，表邪不解，邪气内迫阳明大肠导致热利的证治。太阳病桂枝证，不发汗反误下，表邪不解，内迫大肠。脉促者，指脉来急促，代表误治之后，正阳未伤，抗邪有力，且表证仍在。治疗用葛根黄芩黄连汤清热止利，兼以解表。

【考点】

1. 利遂不止　误用攻下，引邪内迫大肠，因而肠热下利不止。

2. 脉促　表邪陷而未尽，正气仍趋表抗邪。脉促是脉来急促或短促，是正气抗邪之象。"脉促者，表未解也"，可见与数中一止的促脉迥异。

3. 喘而汗出　大肠有热，上蒸于肺，迫津外泄。

4. 三表七里之证　原文34条为太阳表证误下，邪气内迫阳明大肠导致热利的证治，为表里同病。尤怡认为"邪陷于里十之七，邪在表十之三"，又称三表七里之证。用葛根黄芩黄连汤清热止利，兼以解表。

5. 葛根黄芩黄连汤证与葛根汤证的证治异同

鉴别项目		葛根黄芩黄连汤证	葛根汤证
相同点		均治疗表里同病的下利	
不同点	证候	里热为主的热利	表寒为主的寒利
	主症	下利臭秽灼肛，伴见喘而汗出，或兼表证不解	以发热恶寒、头痛、无汗为主证，兼见下利
	病机	邪热内迫大肠，大肠传导失职	太阳表邪不解，内迫阳明大肠
	治法	清热止利，兼解表邪，治里为其主法	发汗解表，升津止利，解表为其主法
	用药	葛根、黄芩、黄连、甘草	葛根、麻黄、桂枝、生姜、甘草、芍药、大枣

6. 葛根黄芩黄连汤证的辨治要点

症	身热不恶寒或微恶寒，利下黄色稀水，势急臭秽，灼肛，心烦，口渴，喘而汗出，尿赤，苔黄，脉滑数
理	太阳邪热内迫阳明下利
法	轻清解肌，清肠止利
方	葛根黄芩黄连汤
药	药用四味。方中葛根升津止利，辛凉透表；黄芩、黄连苦寒清热，坚阴止利；炙甘草甘缓和中，调和诸药

【原文】太阳病，头痛发热，身疼腰痛，骨节疼痛，恶风，无汗而喘者，麻黄汤主之。（35）

【解析】本条论述太阳伤寒证证治。本条应与1、3条原文合参。应有恶寒，发热，无汗，身疼痛，脉浮紧等症。由于风寒外束，太阳经气郁滞，气血运行不畅，故身疼、腰痛、周身骨节疼痛、头项强痛，以紧束痛为特点。卫阳郁遏故恶寒，卫阳与外邪抗争则发热，肺合皮毛，肌表闭塞，则肺气不宣，故无汗而喘。治疗用麻黄汤辛温峻汗解表，宣肺平喘。本方麻黄配桂枝，发汗力强；杏仁宣肺，助麻黄开腠解表，且能止咳平喘；炙甘草补中益气，调和诸药。麻黄汤适用于腠理闭塞，无汗出的伤寒表实证。

【考点】

1. 如何理解"无汗而喘"　本条明述无汗是太阳伤寒证的重要特点，以资与太阳中风证相区别。无汗而喘，是两个相互关联的症状，有三层意义：①说明病机：风寒外束，皮毛敛束闭塞，故病人无汗出。肺合皮毛，皮毛闭塞，肺气不宣，则肃降障碍，上逆，故喘。肺主气，肺气上逆可影响胃失和降，导致呕逆。②提示治疗：既然是寒邪闭遏无汗，导致肺失肃降而作喘，那么提示在发汗后，肺的宣降恢复，则喘可平，故治疗重在"解表发汗"。③鉴别症状：63条麻杏甘石汤证是汗出而喘，34条葛根芩连汤证是喘而汗出，而本条麻黄汤证是无汗而喘。

2. 桂枝汤证与麻黄汤证的证治异同

鉴别要点		桂枝汤证	麻黄汤证
相同点	症状	均有发热、恶风寒、头痛、脉浮	
	病机	风寒袭表，营卫受病，正气抗邪，正邪相争于表	
	治法	辛温解表	
	药物	都用桂枝、甘草以宣通卫阳	
不同点	症状	以自汗出、脉浮缓为特征，恶风寒相对较轻	以无汗，脉浮紧为特征，可有咳喘、身疼痛
	病机	风寒外袭，卫强营弱	风寒外束，卫遏营郁，肺气失宣
	方药	桂枝、芍药相配，解表发汗，调和营卫；生姜发表，大枣和营	麻黄配桂枝，发汗解表力强；麻黄、杏仁宣降肺气而平喘

3. 如何理解卫遏营郁　伤寒表实证以外感风寒为病，以寒邪为主，寒主收引凝敛，遏阻卫阳，闭郁营阴，致身疼痛，无汗出。

4. 麻黄汤证主脉为脉浮紧，为何浮数之脉亦可用麻黄汤　麻黄汤功效为发汗解表、宣肺平喘，适用于表寒实证。临证时，应知常达变，主脉是浮紧，设若病人发热，可因体温升高则出现浮数之脉，或仅见浮脉，均可用麻黄汤治疗。

5. 麻黄汤中杏仁的作用　麻黄汤中配伍杏仁，取其降气平喘的作用；且麻黄与杏仁相伍，宣发与肃降配合，有利于肺的宣降功能恢复正常。故太阳伤寒证无论有无喘咳症状，均可用杏仁调节肺的宣发肃降功能，以利于解表。

6. 麻黄汤证的辨治要点

症	恶寒发热，头项强痛，身疼腰痛，骨节疼痛，呕逆，喘咳，无汗，口不渴，舌苔白而润，脉浮紧有力
理	风寒外束，卫阳闭郁，营阴郁滞，正气抗邪有力
法	峻汗解表，宣肺平喘
方	麻黄汤
药	麻黄汤药用麻黄、桂枝、杏仁、炙甘草四味。方中麻、桂相须，发卫气之闭以开腠理，透营分之郁以畅营阴，则发汗解表之功较强，为发汗之峻剂；麻、杏相使，宣降相因，则对肺气的宣发和肃降有双向调节作用；炙甘草甘缓和中，调和诸药

【原文】伤寒表不解，心下有水气，干呕发热而咳，或渴，或利，或噎，或小便不利、少腹满，或喘者，小青龙汤主之。（40）

【解析】本条论述外感风寒，内兼水饮的证治。恶寒发热，头痛无汗为风寒外束之表实证。患者素有水饮内停，又与风寒相搏，风寒壅肺，肺失清肃，则咳嗽喘息，咳痰色白质清稀。水饮之邪变动不居，可随三焦气机升降出入，故可见或然之证：水饮犯胃则干呕；下趋肠道则下利；蓄于下焦，气化失权则小便不利，少腹满；壅塞于上，阻碍气机则有噎塞感；水气犯肺则喘。水饮证一般口不渴，但如果饮阻气机，气不化津，亦可见口渴。如服药后口渴，则是温阳化饮，寒去欲解之兆。

【考点】

1. 小青龙汤证的审证要点　咳吐清稀白色痰涎。小青龙汤证病机是表寒里饮，乃因风寒外束，内有水饮停蓄心下胃脘所致。临床以咳吐清稀白色痰涎量多为审证要点，治以小青龙汤发汗解表，温化水饮。

2. 小青龙汤证"不渴""或渴""服汤已，渴者"的机理　小青龙汤证的病机为外感风寒，内有寒饮，饮为阴邪，故一般口不渴。口不渴表明津液未有损伤。此为小青龙汤证正局。或渴是因为饮邪为病，阻滞体内津液正常代谢，津不化气，不为人体所用，故有的病人亦可能出现口渴，然渴喜热饮且不多饮。在服用小青龙汤之后，在温燥药物的作用下，水饮初化，津液呈一时性匮乏，可出现短暂的口渴现象，此非津液损伤，乃津液一时不布，无须治疗，等津液自和，必自愈。故<u>为水饮初化，邪气欲解之兆</u>。

3. 大青龙汤证与小青龙汤证的鉴别

鉴别要点	大青龙汤证	小青龙汤证
病机	表寒里热	表寒里饮
主症	脉浮紧，发热恶寒，身疼痛，不汗出而烦躁	干呕，发热而咳，或渴，或利，或噎，或小便不利、少腹满，或喘
治法	外散风寒，内清郁热	外散风寒，内蠲水饮
用药	麻黄、桂枝、杏仁、甘草、石膏、生姜、大枣	麻黄、桂枝、芍药、甘草、干姜、细辛、五味子、半夏

4. 小青龙汤加减法的意义　渴者，去半夏，加天花粉以避燥、生津；微利者，去麻黄，加芫花以下其水气；噎者，去麻黄，加附子以温阳散寒；小便不利、少腹满者，去麻黄，加茯苓以淡渗利水；喘者，去麻黄，加杏仁以宣降肺气。

关于去麻黄的问题：原方后在或然证中有去麻黄说法，为什么？一般的解释，<u>寒饮内停之人，胃阳多虚，而麻黄能发越阳气，故去麻黄，以免阳气更伤</u>。但麻黄本身就有主治咳喘的作用，应是方中主药，岂可去而不用？其实去不去麻黄，当根据病人的实际情况灵活掌握。一般阳虚不甚，可以不去，但阳虚较严重者当去。

5. 如何辨证论治太阳病的喘证

辨证要点		麻黄汤证	小青龙汤证	桂枝加厚朴杏子汤证	麻杏石甘汤证	葛根黄芩黄连汤
共同点		发热而喘				
不同点	喘	无汗而喘	咳而微喘，咳吐白色清稀痰涎量多	汗出，喘咳	汗出而喘，咳吐黄稠痰	喘而汗出
	病机	风寒束表，肺气闭郁	风寒外束，饮停心下，饮邪射肺	营卫不和，肺寒气逆	热邪壅肺，肺热气逆	太阳表寒化热，下迫阳明肠道，里热气逆
	兼症	恶寒发热，头项强痛，脉浮紧	发热恶寒	发热恶寒，脉浮缓	高热，口渴，苔黄，脉数	下利臭秽，灼肛
	治法	辛温解表，宣肺平喘	辛温解表，温阳化饮	解肌和营，降气平喘	清宣肺热而平喘	苦寒清热，坚阴止利
	方剂	麻黄汤	小青龙汤	桂枝加厚朴杏子汤	麻杏石甘汤	葛根黄芩黄连汤

6. 小青龙汤证的辨治要点

症	发热恶寒，无汗，干呕、咳喘，痰白清稀量多，或渴，或利，或噎，或小便不利，少腹满，脉浮弦，苔白滑
理	风寒外束，水饮内伏
法	解表化饮
方	小青龙汤
药	小青龙汤由麻黄、桂枝、芍药、炙甘草、干姜、细辛、五味子、半夏八味药组成。方中麻黄发汗、平喘、利水；桂枝解表、通阳、散寒；细辛、干姜散寒化饮；五味子敛肺止咳，防麻、辛、姜辛散太过；半夏化痰降逆止呕；炙甘草甘缓和中，调和诸药

【原文】太阳病，发汗后，大汗出，胃中干，烦躁不得眠，欲得饮水者，少少与饮之，令胃气和则愈；

若脉浮，小便不利，微热消渴者，五苓散主之。（71）

【解析】本条论述太阳之腑膀胱受邪，气化不利的证治。太阳病发汗太过，损伤津液，如果表证已解，只是大汗伤津致口渴，必伴胃津不足之烦躁、失眠，治疗只需少量多次饮水，使津复胃和自愈；如表证不解，表邪内传膀胱，致膀胱气化不利，水津不布，津不上承之口渴，必伴见小便不利、脉浮、发热等症，治以五苓散化气利水，兼以解表。

【考点】

1. 太阳蓄水证的"消渴""烦渴"与阳明热证"烦渴"的鉴别　太阳蓄水证是由于表邪循经入腑，导致膀胱气化不利所致。由于膀胱气化不利，水液潴留，津液不为人体所用，故在下表现为小便不利，在上表现为口干咽燥、渴欲饮水，但水蓄较重时，得水即吐。由于气化不利，故虽饮而不解渴，此谓之"烦渴""消渴"，此时多饮必致蓄水加重。阳明热证是因为燥热之邪损伤津液，导致津液大量丧失，邪热扰心故致大烦；口渴是病人饮水以补充津液，此时必然大渴引饮，得饮为快。

2. 五苓散证与小青龙汤证的证治异同

鉴别要点		五苓散证	小青龙汤证
相同点	症状	均有口渴或不渴，均可见小便不利	
	病机	外有表寒，内有水饮之表里同病	
	治法	均用表里双解之法	
不同点	症状	以小便不利、少腹满为主症	以喘咳、咳吐白色清稀痰涎为主症
	病机	水蓄下焦	水饮停在上焦
	治法	通阳化气利水	温肺化饮

3. 膀胱蓄水证与胃虚水停证的证治异同

鉴别要点		五苓散证（膀胱蓄水证）	茯苓甘草汤证（胃虚水停证）
水饮内停	部位	水停下焦	水停胃脘
	症状	口渴，发热，小便不利，少腹里急	心下悸，四肢厥冷，小便自利，口不渴
	病机	水停下焦，气化不利	水停胃脘
	用药	用桂枝化气行水；用二苓、泽泻、白术导水下行	重用生姜温胃散水；用桂枝配茯苓化气蠲饮
调脾和胃	病机	脾不能为胃行其津液	脾尚能为胃行其津液
	病位	虽然亦涉及胃，但是重点在脾	病变重点在胃

4. 五苓散证与猪苓汤证的证治异同

鉴别要点		五苓散证	猪苓汤证
相同点	症状	小便不利，脉浮，发热，口渴	
	病机	水气内停	
	治法	利水之法，选用茯苓、猪苓、泽泻利水渗湿	
不同点	症状	舌质淡，苔薄白而润	舌质红，苔薄黄
	病机	太阳病，膀胱气化不利	阴液亏虚，阴虚化热，阴虚水热互结
	治法用药	桂枝配茯苓、白术，重在通阳化气解表	用猪苓汤育阴清热利水；用阿胶育阴清热；加滑石利水泄热

5. 五苓散证的辨治要点

症	发热恶风，汗出，口渴，小便不利，少腹胀满，或烦，甚者渴欲引饮，水入即吐，或小便多，舌苔白滑，脉浮或浮数
理	表邪未尽，膀胱气化不利
法	化气利水，兼解表邪
方	五苓散
药	五苓散由桂枝、茯苓、白术、猪苓、泽泻五味药组成。方中桂枝配茯苓、猪苓、泽泻，重在通阳化气利水；白术健脾利湿；桂枝通阳化气，兼解表散寒

【原文】伤寒五六日，中风，往来寒热，胸胁苦满，嘿嘿不欲饮食，心烦喜呕，或胸中烦而不呕，或渴，或腹中痛，或胁下痞硬，或心下悸，小便不利，或不渴，身有微热，或咳者，小柴胡汤主之。（96）

【解析】本条论述少阳病邪在半表半里的证治。本条小柴胡汤证是由太阳传变而来。由于邪正分争在半表半里，正胜则热，邪胜则寒，所以发热恶寒交替出现；邪郁少阳，经气郁滞，故胸胁苦满；邪热郁阻胸中，气机不宣，影响于胃，故嘿嘿不欲饮食；热郁则烦，胃逆则呕，故心烦喜呕。此为小柴胡汤证的四个主症，简称柴胡四症。邪犯少阳，枢机不利，可见多个或然证：胸中烦而不呕，渴，腹中痛，胁下痞硬，心下悸、小便不利，不渴、身有微热，咳。皆由少阳枢机不利，波及其他脏腑所致，应以小柴胡汤随证加减。

【考点】

1. 柴胡四症 即往来寒热，胸胁苦满，嘿嘿不欲饮食，心烦喜呕。乃因邪入少阳，枢机不利，胆火上炎，正邪分争于半表半里，影响脾胃功能而致。

2. 寒热往来，休作有时 邪犯少阳，正邪分争，消长变化，互有胜负。正胜则热，邪胜则寒，因而表现为寒热交替，休作有时。

3. 或然证加减法的意义 小柴胡汤方后针对或然证的加减法，包含仲景用药经验，随证治之的辨证思想，有临床指导意义。胸中烦是痰热结聚于胸，故加瓜蒌以清化痰热，去人参以免留邪，不呕故不用半夏；渴为热邪伤津，故去温燥的半夏，加重人参以加强益气生津，加天花粉以生津止渴；腹中痛，肝胆气郁，横逆犯脾，故去苦寒之黄芩，加柔肝缓急止痛的芍药；胁下痞硬为少阳气机壅滞较甚，水饮结聚于胸胁，故去甘缓之大枣，加软坚利水之牡蛎；心下悸、小便不利为三焦失职，水道不利，影响及心，故去苦寒之黄芩，加茯苓以利水宁心；不渴而外有微热为有表证，故去人参以免留邪，加桂枝温覆微汗以解表；咳为寒饮伤肺，肺寒气逆，故以干姜易生姜，以散寒化饮，加五味子收肺气之逆以治咳，若有肺热则不宜加此二味；重在祛邪故不用人参。

4. 少阳病柴胡证出现呕吐的机制 "脏腑相连"是谓肝胆相连，脾胃相关，其气互通，既能互相制约，亦能互相传变。邪入胁下，气郁不畅，乘伐中焦脾胃，从而导致胃气上逆呕吐。"邪高痛下"言胆邪犯胃，病本在胆，病标在胃，以解释为何少阳病而出现阳明胃脘的症状。这里"高""下"指部位而言，胆位于胁下，比腹位置高，胆经受邪，为邪高，其腹痛在胆位之下，故曰"痛下"。可见本证胆经受邪为本，呕吐、腹痛为标。

5. 小柴胡汤煎服法的意义 小柴胡汤方后有"去渣，再煎"的要求，其目的在于使药性和合，气味醇和，以利于和畅气机，更好地发挥和解功效；同时，去渣再煎，可浓缩药汁，使病人不至于喝太多的药汁，以免呕吐。对于"喜呕"症状者，还可少量多次服。这种煎药方法，在《伤寒论》中还有半夏泻心汤、生姜泻心汤、甘草泻心汤、旋覆代赭汤，其目的同样是为了和解病邪，避免呕逆。

6. 小柴胡汤证的辨治要点

症	口苦，咽干，目眩，往来寒热，胸胁苦满，嘿嘿不欲饮食，心烦喜呕，脉弦细
理	邪犯少阳，胆火上炎，枢机不利

续表

法	和解少阳，条达枢机
方	小柴胡汤
药	小柴胡汤药物组成为柴胡、黄芩、生姜、半夏、人参、大枣、炙甘草。方中柴胡配黄芩，重在清解少阳邪热，为本方主药；人参、炙甘草和大枣，扶助正气，助正达邪；半夏、生姜和胃止呕。诸药配合，共奏和解少阳、扶正达邪之功

【原文】伤寒二三日，心中悸而烦者，小建中汤主之。（102）

【解析】本条论述里虚伤寒，心悸而烦的证治。伤寒二三日，起病之初，且未经误治就见心悸而烦，说明患者属心脾不足，气血双亏之体，兼有外感。因气血不足，心神失养，故心悸、心烦。成无己曰："心悸者，气虚也；烦者，血虚也。"以气血两虚，与小建中汤先建其里。

【考点】

1. 如何理解"伤寒二三日，心中悸而烦者" "伤寒二三日"，病程短且未经误治，起病即出现"心中悸而烦者"，从发展变化的时间上去考察，无疑是素体虚弱所致。此时，若不急于扶正，就会有表邪内陷致变的趋势，故采用小建中汤"安内以攘外"，补益心脾气血为治。

2. 体虚之人外感风寒先建中焦的意义 体虚之人，大多中焦脾胃不足，气血生化无源。外感风寒之证，需辛温发汗解表，而体质亏虚，没有汗源，勉强发汗，会劫伤阴津，故需先建中焦脾胃，以扶正祛邪。伤寒夹虚证，用小建中汤既能健脾以补气血，又能调和营卫以抗邪，服药后可能里气壮而表自解，若表不解者，再议解表法。故曰"强人伤寒发其汗，虚人伤寒建其中"。

3. 小建中汤治疗外感病所体现的治疗原则 代表中医培土生金的治疗原则。

4.《伤寒论》与《金匮要略》中的小建中汤之不同 本条与原文100条，都冠以"伤寒"二字，说明本证是外感引发，与内伤杂病有别。《金匮要略·血痹虚劳病脉证并治》中小建中汤条，冠以"虚劳"二字，证属阴阳两虚、寒热错杂（偏于阳虚），通过本方建立中气，以调和阴阳寒热。《伤寒论》与《金匮要略》中小建中汤证的条文有外感、内伤之别。

5. 小建中汤证的辨治要点

症	心悸不安、易惊、不耐劳、劳则心惊、气喘、汗多、疲倦思睡而夜寐不安、不得眠，纳呆，腹中急痛，喜温喜按，面色淡黄，唇舌淡红，舌苔薄白，脉细或弱
理	脾虚伤寒（虚人外感）
法	建中补脾，调养气血
方	小建中汤
药	小建中汤是桂枝汤倍用芍药加饴糖而成。方中用饴糖甘温补中，配大枣、炙甘草补益中焦，倍用芍药敛阴和营，桂枝配生姜温中散寒，辛散止呕，炙甘草配桂枝辛甘化阳，配芍药酸甘化阴，调和诸药。全方共奏建中益气、培土生金之效

【原文】小结胸病，正在心下，按之则痛，脉浮滑者，小陷胸汤主之。（138）

【解析】本条论述了小结胸证的证治。小结胸证的病位较小，正在心下，且病势较缓，病情较轻，按之则痛，与按之石硬的大结胸证不同。脉象浮滑，是痰与热结较浅，可用小陷胸汤清热开结化痰。

【考点】

1. 大、小陷胸汤证之热实结胸的鉴别

鉴别要点	大陷胸汤证	小陷胸汤证
病变范围	水热骤结，病势急重，触痛、反跳痛突出，痛处范围大，可上及胸膈，下连少腹	痰热渐聚，病势轻缓，心下痞塞为主，痛处范围局限，正（仅）在脘腹

续表

鉴别要点	大陷胸汤证	小陷胸汤证
伴随症状	影响面大，多伴身热，烦躁气短，汤水不能下，舌苔粗紧，脉紧弦	牵涉面窄，身热不显，但见心胸烦闷，嘈杂不食，舌苔滑腻，脉滑
用药	用大黄泻泄破结以荡除实邪；用甘遂峻逐水饮；用芒硝软坚散结	用黄连苦寒以清邪热；用半夏化痰散结；用黄连、瓜蒌实清热涤痰
功效	泄热逐水破结	清热化痰开结

2. 小陷胸汤证的辨治要点

症	心下硬满，按之疼痛，舌苔黄滑腻，脉浮滑
理	痰热互结心下
法	清热涤痰开结
方	小陷胸汤
药	小陷胸汤由黄连、半夏、瓜蒌实三味组成。方中用黄连苦寒泄热，瓜蒌实宽胸清热涤痰，半夏化痰消痞散结。全方辛开苦降，宽胸散结

【原文】伤寒汗出解之后，胃中不和，心下痞硬，干噫食臭，胁下有水气，腹中雷鸣，下利者，生姜泻心汤主之。（157）

【解析】本条论述胃虚不化，水气致痞的证治。伤寒解后，因汗不得法，损伤脾胃之气，致邪气内陷，寒热错杂中焦，气机痞塞，升降失司，致心下痞硬。脾胃气虚不运，水气流于胁下，故谓其病机为胁下有水气。脾胃气虚，不能运化，食物内停，则干噫食臭，水渗肠间；中虚气逆则肠鸣有声，下利。治以生姜泻心汤以散水止利，和胃消痞。

【考点】

1. 生姜泻心汤证的审证要点 心下痞硬，干噫食臭。

2. 寒热错杂三泻心汤证的证治异同

鉴别要点		半夏泻心汤证	生姜泻心汤证	甘草泻心汤证
相同点	主症	心下痞，呕逆，下利，肠鸣		
	病机	中虚寒热错杂，胃气壅滞		
	治法	辛开苦泄，甘温益气		
	方药	以半夏泻心汤为基础方		
不同点	主症	呕逆更明显	干噫食臭	痞利俱甚，干呕、心烦不安症状明显
	病机	重心在升降失常	兼有水食停滞	胃气重虚为主，中气不足尤为明显
	治疗	重在和胃降逆，以半夏为君药	兼以和胃散水，在半夏泻心汤基础上加生姜四两为君，减干姜为一两，宣散水气，和胃降逆	重在益气缓中，故在半夏泻心汤的基础上增炙甘草为四两，为君，加强补虚和中

3. 生姜泻心汤证与干姜黄芩黄连人参汤证、黄连汤证的证治异同

鉴别要点		生姜泻心汤证	干姜黄芩黄连人参汤证	黄连汤证
相同点	主症	均有呕吐、下利		
	病位	均在胃肠		
	治法	均为辛开苦降之法		
	方药	均用人参、黄连		

续表

鉴别要点		生姜泻心汤证	干姜黄芩黄连人参汤证	黄连汤证
不同点	主症	心下痞硬，干噫食臭	以腹痛为主症	以呕吐为主症
	病机	寒热错杂于中焦，水食停滞	上热下寒，胃热脾寒，以下寒为主	上热下寒，胃热脾寒，偏于上热
	治疗	和中消痞，其用药寒温较为均衡	去黄芩之苦寒，加桂枝温通阳气；全方药性偏温	重用芩、连以清上热；全方药性偏寒

4. 生姜泻心汤证的辨治要点

症	心下痞硬，干噫食臭，腹中雷鸣，下利，舌苔厚腻
理	寒热错杂，水食停滞
法	辛开苦泄，消食和中，散水消痞
方	生姜泻心汤
药	生姜泻心汤由生姜、半夏、黄连、黄芩、干姜、大枣、人参、炙甘草组成。方中生姜四两为君，宣散水气，和胃降逆；半夏降逆止呕开结；干姜温中散寒；黄连、黄芩泄热消痞；大枣、人参、炙甘草补益脾胃

本方在半夏泻心汤基础上加生姜四两为君，减干姜为一两，重在宣散水气，和胃降逆。

【原文】伤寒发汗，若吐若下，解后心下痞硬，噫气不除者，旋覆代赭汤主之。（161）

【解析】本条论述胃虚痰阻气逆致痞的证治。伤寒发汗，若吐若下，解后，脾胃之气已伤，中虚不运，痰气交阻，升降失常则心下痞硬。痰阻气滞，胃失和降，噫气频作。此噫气不除，是指噫气频作，持续不断，而心下痞硬不能因之稍减，与生姜泻心汤证干噫食臭显然不同，故治以旋覆代赭汤。

【考点】

1. 何谓"噫气不除"　"噫气不除"指气从胃中上逆，胃出有声，其声沉长，不似呕逆声急促。"噫气不除"乃由误治脾胃气伤，以致脾胃运化腐熟功能失常，而痰饮内聚，停于中焦，土虚木乘，胃虚气逆，则噫气不除。

2. 旋覆代赭汤证与生姜泻心汤证的鉴别

鉴别要点		旋覆代赭汤证	生姜泻心汤证
相同点	症状	均有心下痞硬、噫气	
不同点	症状	噫气不带食臭，无下利症状	干噫食臭，肠鸣下利为主症
	病机	胃虚痰聚，虚气上逆	胃虚食滞，水气不利
	治法	降逆化痰，和胃镇肝	和胃消痞，辛散水气

3. 旋覆代赭汤证的辨治要点

症	心下痞硬，嗳气连绵，或呕吐，或反胃，或呃逆
理	胃虚痰阻气逆
法	降气化痰，益气和胃
方	旋覆代赭汤
药	旋覆代赭汤由旋覆花、代赭石、人参、半夏、生姜、大枣、炙甘草七味组成。方中旋覆花下气消痰，代赭石重镇降逆；半夏、生姜和胃化痰；人参、大枣、炙甘草补中益气

【原文】伤寒若吐若下后，七八日不解，热结在里，表里俱热，时时恶风，大渴，舌上干燥而烦，欲饮水数升者，白虎加人参汤主之。（168）

【解析】本条论述阳明邪热炽盛，津气两伤的证治。伤寒病在表，误吐误下后，津液被夺，七八日后化热入里，转为热聚于里证。热盛于里，向外蒸腾，所以表里俱热；热邪迫津外泄，故见汗出；汗出津伤，胃中干燥，故见大渴、舌上干燥而烦；欲饮水数升，可见热邪伤津已达极点。此为阳明热盛，津气两伤证，治疗用白虎加人参汤清泄里热，兼益气津。

【考点】

1. 白虎汤证与白虎加人参汤证的鉴别

鉴别要点		白虎汤证	白虎加人参汤证
相同点	证候	阳明经热证	
	病机	阳明燥热炽盛，邪热弥漫内外	
	主症	身热，汗出，烦躁，口渴，脉洪大	
	治法	均用辛寒清热之法；均用生石膏、知母、炙甘草、粳米四味药	
不同点	脉象	脉洪大有力	脉洪而芤
	津气损伤程度	里热炽盛初起，津气耗伤程度尚轻，因此渴饮程度不是太甚，脉洪大，且无时时恶风、背微恶寒等阳气不达于背的症状	耗气伤津程度与里热炽盛并重，渴饮程度尤甚，已是口大渴，欲饮水数升，脉洪而芤
	治法	单纯清热祛邪，不必益气津以扶正	攻补兼施，故在清热的同时益气生津，以扶正祛邪
	用药	不用人参	用人参

2. 白虎加人参汤证"无大热"的机理 白虎加人参汤证无大热，乃热炽于里而肌表反不甚热，这是因为里热炽盛，津液外泄，大量汗出，外达之热有所外散，使肌表之热不能留存之故。

3. 白虎加人参汤证"背微恶寒"的机理 白虎加人参汤证的背微恶寒，是热伤气津所致卫气损伤，不能充养肌肤而时时恶风；肺所主之大气不能自充肺俞，故致背微恶寒。

4. 白虎加人参汤证"时时恶风"的机理 本证时时恶风是热盛大汗，导致肌疏，气阴两伤，不胜风寒。微恶风寒，只是在发热之时偶然出现，往往不被察觉，与太阳病恶风寒，始终瑟缩畏怯，寒重热重不同。故本证恶风寒的机理与特点为：时间在热、渴、汗之后，范围不及全身，程度一般较轻；特点不能自罢。

5. 白虎加人参汤证口舌干燥、大渴欲饮水的机理 大渴、舌上干燥是热盛津伤所致；而口干舌燥乃胃燥津伤，津不上承。如果阳明胃热初盛，津液尚未大伤，同时胃为水谷之海，能暂时得到代偿性补充，所以在白虎汤阶段有口渴，但并无明显的口干舌燥及大量饮水，只有在里热迫汗，汗大出，或太阳病阶段即大汗出，因过汗才出现口干舌燥，这就成了津气两伤的证候。

6. 白虎加人参汤用人参的意义 扶正祛邪，宁心除烦，补益气津；大补元气，以防厥脱；反佐，以免白虎汤寒凉太过。

7. 白虎加人参汤证的辨治要点

症	高热不退，汗出不止，烦渴不解，时时恶风或微恶寒，气短神疲，甚则微喘鼻扇，舌苔黄燥，脉浮芤或洪大无力，甚则散大
理	阳明邪热亢盛，气津两伤
法	清热益气生津
方	白虎加人参汤
药	白虎加人参汤由人参、生石膏、知母、炙甘草、粳米五味药组成。方中白虎汤辛寒清热，人参益气生津

【原文】伤寒脉结代，心动悸，炙甘草汤主之。（177）

【解析】本条论述心阴阳两虚证的证治。首言伤寒，是说外感导致心阴阳两亏，而表邪已解。心阴虚则心失所养，心阳虚则鼓动无力，心阴阳两虚，心失所养则患者自觉心动悸。心主血脉，心阴阳两虚，脉气不得接续则脉结代。治疗用炙甘草汤滋阴养血，通阳益气复脉。

【考点】

1. 何为结、代脉　结、代脉常错综出现，故并称。结、代脉以脉搏搏动中有间歇为主要特征。若脉来缓中一止，止后复来，更来小数，止无定数为结脉，多因气血凝滞，脉道不利所致。若脉来动而中止，不能自还，良久方至，止有定数者为代脉，多因气血虚衰，无力鼓动脉搏所致。

2. 炙甘草汤以炙甘草为君的机理　重用炙甘草，补中益气，建气血阴阳生化之源。

3. 炙甘草汤用清酒的机理　本方要求清酒煎煮通阳以利血脉，补益气血，使心脏气血恢复而脉搏正常。本方用药关键是阴药与阳药配伍，阳药必重于阴药，且大枣用量独重，因阴药赖阳药以动；清酒有促进血液运行，推动阴药发挥补益作用之功能，且必用酒浸润一宿而效始显。

4. 炙甘草汤证的辨治要点

症	心动悸，少气乏力，头晕，面色少华，舌质淡红或嫩红，脉结代
理	心阴阳两虚，心失所养，脉气不得接续
法	通阳复脉，养血滋阴
方	炙甘草汤
药	炙甘草汤由炙甘草、人参、大枣、生地黄、阿胶、麦冬、麻仁、桂枝、生姜、清酒十味药组成。方中炙甘草、人参补中益气，以资脉之本源；大枣补气滋液，益脾养心；生地黄、阿胶、麦冬、麻仁养血滋阴；桂枝、生姜宣通阳气，温通血脉；清酒益气血，通经络，利血脉

细目二　辨阳明病脉证并治

【原文】阳明之为病，胃家实是也。（180）

【解析】本条为阳明病辨证纲要。阳明病以病机为提纲。胃家包括胃与大小肠。胃为水谷之海，邪热入胃，如系无形燥热之邪，弥漫全身，可表现为无形大热的阳明经热证；若燥热之邪入胃与糟粕结实于肠间，致肠道有形燥屎阻结，则成不大便的阳明腑实证。不论阳明经证，还是阳明腑证，均符合阳明胃肠邪热炽盛，正阳亢旺这一基本病机，故阳明病以病机为提纲。

【考点】

1. 阳明病以病机为提纲的原因　因为阳明热证里热向外熏蒸，而阳明实证燥热之邪向里聚积，两者表现繁杂，很难用精炼的语言加以概括，而阳明胃肠邪热炽盛，正阳亢旺这一基本病机一致，故阳明病以病机为提纲。

2. 如何理解"胃家实"　胃家指胃与大肠、小肠；实指邪气盛，正阳亢旺。胃家实是阳明病胃肠燥热亢盛，正气抗邪有力的病理概括。

3. "实"是不是指邪热炽盛　实当包括邪热炽盛，正气旺盛（精气夺则虚）两个方面。就阳明胃肠而言，病邪侵入阳明，多从燥化，故以燥热实盛为特征。胃家实揭示阳明病邪热燥实，正阳亢旺的病理特征，包括阳明无形燥热内盛和有形糟粕结实两种证候类型。

4. 阳明病以"胃家实"为辨证提纲，如何理解阳明中风证、阳明中寒证　阳明多气多血，正阳亢旺，以燥为本，在外感病演变中，多从热实之化，故阳明病辨证纲要只是从胃家实的病机角度揭示阳明病的特征，是概括阳明病的基本病理改变。但阳明病亦有变局，即阳明病也可能出现虚寒证，多由胃气素虚或外来寒邪太盛影响脾胃消化功能所致。阳明病燥热证正局之外，设虚寒证变局，正是示人当辨证论治。

【原文】阳明病，发热汗出者，此为热越，不能发黄也。但头汗出，身无汗，剂颈而还，小便不利，渴引水浆者，此为瘀热在里，身必发黄，茵陈蒿汤主之。（236）

【解析】此条论述阳明湿热黄疸，兼腑气壅滞证发黄机理及证治。阳明病发热汗出，此为热越（热随汗泄），不能发黄；如果仅见头汗出，至颈而止，则是热郁于里而熏蒸于上；小便不利，湿邪内郁不得下泄；湿热熏蒸肝胆，胆汁外溢身必发黄；热盛津伤则渴饮水浆，益助其湿。可用茵陈蒿汤治疗。

【考点】

1. 阳明湿热发黄证的基本机理　阳明湿热发黄是阳明汗出不畅，热不得外越，如但头汗出，身无汗，齐颈而还，乃热郁于里而熏蒸于上，热与湿相合，导致湿热内郁；同时湿无出路，可因汗出不畅，小便不利所致。故阳明湿热发黄证的基本病理机制是湿热内郁，不能外泄，熏蒸肝胆，致胆汁疏泄失常，胆汁外溢而身、目、小便俱黄。

2. 茵陈蒿汤证的辨证要点　身黄如橘子色，腹微满，大便不畅或秘结，头汗出，至颈而止，小便不利。

3. 茵陈蒿汤证治法用药的特色　本证病机为湿热郁蒸，腑气壅滞，故治法为泄热利湿退黄，方用茵陈蒿汤。方中茵陈清利湿热，为退黄要药；栀子清泄三焦而通利水道；大黄泄热活血而退黄。

4. 阳明湿热发黄三汤证的证治异同

鉴别要点		茵陈蒿汤证	栀子柏皮汤证	麻黄连翘赤小豆汤证
相同点	证候	阳黄		
	病机	湿热内郁，肝胆疏泄失常，胆汁外溢		
	主症	均有身黄、目黄、小便黄，黄色鲜明，汗出不畅，小便不利等主症		
	治法	清热利湿之法		
不同点	病机	兼有腑气壅滞，病势偏里	既不偏表，亦不偏里，以湿热弥漫三焦，热盛为主	外兼表邪郁遏，病势偏表
	症状	腹微满，大便不畅或秘结	心中懊恼，发热，舌红较明显	发热恶寒，身痒
	用药	用大黄，攻逐瘀滞；用茵陈、栀子清利湿热	重在苦寒清热，用栀子配黄柏、炙甘草，加强清泄湿热之功	用麻黄、杏仁、连翘、生姜等药宣散表邪；用赤小豆、生梓白皮、甘草等清利湿热

5. 阳明湿热发黄与寒湿发黄的证治异同

鉴别要点	湿热发黄（阳黄）	寒湿发黄（阴黄）
病机	多因湿热郁遏于中，病属阳明	多因脾寒湿滞所致，病属太阴
主症	黄色鲜明如橘子色，伴见汗出不彻，或但头汗出，发热，口渴，心烦，大便秘结或黏滞不畅，小便黄赤不利，舌红苔黄	黄色晦暗，不发热，恶寒，口不渴或渴喜热饮，大便稀溏，舌淡苔白腻，脉多沉迟或缓
治法	清（泄）热利湿退黄	温中散寒，除湿退黄
方剂	茵陈蒿汤、栀子柏皮汤或麻黄连翘赤小豆汤	茵陈四逆汤、茵陈五苓散

6. 茵陈蒿汤证的辨治要点

症	身黄，黄色鲜明如橘子色，伴见汗出不彻，或但头汗出，发热，口渴，心烦，大便秘结或黏滞不畅，小便黄赤不利，舌红苔黄
理	湿热郁蒸，腑气壅滞
法	泄热利湿退黄
方	茵陈蒿汤

续表

药	茵陈蒿汤由茵陈、栀子、大黄组成。方中茵陈清利湿热，为退黄要药；栀子清泄三焦而通利水道；大黄导热下行，泄热退黄

【原文】三阳合病，腹满身重，难以转侧，口不仁，面垢，谵语遗尿。发汗则谵语，下之则额上生汗，手足逆冷。若自汗出者，白虎汤主之。（219）

【解析】本条论述白虎汤证重证的证治及治禁。其起病即三阳合病，即太阳、阳明、少阳三经病的证候同时出现。随之病邪入里化热，而成阳明里热独盛之证。由于邪热内盛，热郁气滞，故腹满；热盛耗气则身重，难以转侧；胃热炽盛，灼伤津液，故口不仁；热邪熏蒸于上则面垢；热扰神明，故谵语；热迫膀胱，故遗尿；此热邪充斥上下内外，逼迫津液外泄而见自汗。应独清阳明之热，用辛凉清热重剂白虎汤治疗。若妄行发汗，则津液外泄，里热愈炽，谵语愈甚。若误下之，则阴竭而阳无所附，故额上汗出、手足逆冷。

【考点】

1.本条三阳合病为何独清阳明　虽曰"三阳合病"，但其病机重心在阳明。阳明经无形邪热炽盛，气滞于腹而腹满，热灼津液则口不仁，热邪循经上蒸则面垢，热扰神明则谵语，热迫津泄则自汗出，热甚则神昏遗尿。所有症状均属阳明经证候，波及太阳、少阳，是由于无形燥热弥漫内外所致。太阳、少阳之热已转入阳明，故不必三阳同治，只清阳明即可。

2.白虎汤在《伤寒论》中的治疗病证及其原因　白虎汤在《伤寒论》中主要用于治疗阳明热证和厥阴热厥。其方证的基本病机都是阳明燥热炽盛，邪热充斥表里，故都可用白虎汤辛寒清热。

3.阳明热证的治疗禁忌及误用所致变证　①禁发汗：表邪已经化热入里，故忌辛温发汗。如果误用则津液被劫，里热愈炽，可导致烦躁、心愦愦和谵语等变证。②禁温针：三阳病都禁用温针，尤其是阳明热证。如用温针，是以火助热，津血耗伤，会导致火逆变证。③禁攻下：阳明经证，肠腑尚未结实，不可攻之过早，如果经腑同病，亦不当单纯攻下，误攻损伤胃气，使邪热内陷胸膈可导致虚烦证。④禁利小便：阳明病汗出多而渴，热盛伤津，胃中干燥，因此禁用淡渗利小便之法，否则津液势必更加耗竭，有亡脱的危险。

4.阳明病中主要的谵语证　《伤寒论》中多次提到邪犯神明的谵语证，但病因病机各有不同。如阳明就有阳明经证谵语，因阳明热盛，充斥内外，热扰神明而谵语，治疗用白虎汤辛寒清热；阳明腑证，因燥热阻结胃肠，肠腑浊热攻冲，心神被扰谵语，可用三承气汤泄热通腑；阳明血热证，热入血室，血热上扰心神而谵语，可刺期门以泻肝经实邪。

5.白虎汤证的辨治要点

症	高热，大汗，大渴引饮，饮则喜冷，心烦，张目不眠，甚则神昏谵语，手足反现厥冷，面红，唇、舌都红，苔厚或黄或白，脉洪大或滑数有力
理	阳明热盛，充斥内外
法	辛寒清热
方	白虎汤
药	白虎汤由生石膏、知母、炙甘草、粳米四味药组成。方中生石膏辛寒清热；知母配石膏，清热润燥；粳米养胃阴，补胃气；炙甘草防寒凉伤中，调和诸药。全方共奏辛寒清热之功

【原文】阳明病，脉迟，虽汗出不恶寒者，其身必重，短气，腹满而喘，有潮热者，此外欲解，可攻里也。手足濈然汗出者，此大便已硬也，大承气汤主之；若汗多，微发热恶寒者，外未解也，其热不潮，未可与承气汤；若腹大满不通者，可与小承气汤，微和胃气，勿令至大泄下。（208）

【解析】本条论述阳明病可攻与不可攻及大、小承气汤的证治与用法。阳明病脉迟，是由于腑实结滞，腑气不通，气血运行受阻，脉道不利。其证汗出不恶寒，说明外邪已解；身重、短气、腹满而喘，有潮热、手足濈然汗出，均为大承气汤证，说明里热炽盛，腑气不通，燥屎已成，治当用大承气汤攻下里实；若汗多，有发热恶寒的表证，更无潮热，则知腑实未成，不可攻下；若表证已解，腹胀满显著者，说明腑气壅滞而有实邪，但未至燥坚的程度，故宜用小承气汤破滞除满通便。

【考点】

1. 阳明腑实证病机为燥热与有形糟粕相结，属里热实证，为何脉不数反迟 一般而言，脉迟主寒，此为常例。但阳明腑实证，乃有形之邪阻滞肠道，腑气不通，使气血运行不畅，脉道不利亦可出现迟脉。208 条所谓阳明病脉迟，就是指热邪与燥屎阻结胃肠，经脉受阻，气血运行不畅而导致的迟脉，此迟脉必兼沉实有力之象。

2. 三承气汤证的鉴别

证型	相同点	不同点		
		适用证候	病机	主症
调胃承气汤证	均属阳明腑实证	太阳变证和阳明腑实证	燥热初结于胃肠，痞满不甚。此时邪热尚能由里透表	蒸蒸发热，汗出，口渴，心烦，甚则谵语，腹胀满，不大便，舌红苔黄燥，脉滑数或沉实
小承气汤证		阳明腑实证和厥阴热利	痞满较甚，而燥热实邪结聚较轻	以腹胀为主，大便硬结不通，小便次数增加，舌红，苔黄厚而干，脉滑数或数
大承气汤证		阳明腑实证和少阴水竭土燥证	阳明燥热实邪严重内阻，痞满亦甚，腑气不通	潮热，谵语，手足濈然汗出，心烦不解，甚或谵妄，喘不得卧，目中不了了，睛不和，循衣摸床，惕而不安，大便燥结或热结旁流，腹胀满痛或绕脐痛，舌红，苔老黄焦燥起刺，脉沉实有力

3. 何谓"微和胃气" 承气汤之所以谓之"承气"，承顺胃气也，即重在恢复胃肠"以降为顺"的生理功能。小承气汤与大承气汤比较，小承气汤证，以痞满为主，燥实次之，故少用枳实、厚朴，用大黄不用芒硝，重在破滞除满通便，且泻下之力较大承气汤缓和，故谓"微和胃气"。大承气汤证，以痞满燥实俱备，故枳实、厚朴、芒硝、大黄同用，重在峻下热结，其泻下之力较小承气汤峻猛，故谓峻下剂。

4. 承气证、脾约证、润导法证的鉴别

鉴别要点	承气证	脾约证	润导法证
病机	邪热与肠道宿滞互结，腑气不通	阳明有热，胃热约束脾的转输功能，导致津伤便秘	津枯肠燥，大便失润，传导失权
主症	大便秘结，腹满硬痛，或热结旁流，或潮热谵语	大便秘结，然"不更衣十日，无所苦也"	患者欲解不得，硬屎迫近肛门，便意频频
治法	苦寒泻下，攻下腑实	滋燥润肠，缓通大便	润燥清热，利窍滑便
方剂	承气汤类方	麻子仁丸	蜜煎导方或大猪胆汁方

5. 阳明病手足濈然汗出的鉴别

	阳明热实燥结	阳明中寒证
发生机制	里热炽盛，逼津外泄，而热伤津液，津液不足，故仅见阳明所主之手足汗出	因中阳亏虚，四肢禀气于胃，四肢阳虚不能固外，津液从四肢外泄，故手足汗出
伴见症状	潮热，大便秘结，腹胀满痛，谵语，舌红苔黄，脉沉实等热实证候	不能食，小便不利，大便初硬后溏，苔白，脉弱等虚寒证候

6. 大承气汤证的辨治要点

症	腹满硬痛或绕脐疼痛，不大便，潮热，不恶寒，反恶热，面目俱赤，烦躁谵语，手足濈然汗出，苔黄燥或焦裂起刺，脉沉滑实有力
理	燥热与有形糟粕相结，津伤热伏，腑气不通
法	峻下热实，荡涤燥结
方	大承气汤
药	大承气汤由枳实、厚朴、大黄、芒硝四味药组成。本方枳实行气消痞，厚朴宽中除满，芒硝软坚润燥，大黄泄热荡实。全方重在峻下热结

细目三　辨少阳病脉证并治

【原文】少阳之为病，口苦，咽干，目眩也。（263）

【解析】本条为少阳病辨证纲要。病入少阳，邪在半表半里，导致少阳枢机不利。胆主枢机内寓相火，胆火内郁，热必上炎，故口苦；灼伤津液，走窜空窍，故见咽干；手足少阳之脉起于目锐眦，且胆与肝合，肝开窍于目，胆火上炎，清窍不利，故头昏目眩。

【考点】

1. 何谓少阳病　外邪侵犯少阳，气机郁滞，导致胆火上炎，出现口苦、咽干、目眩等症。若邪入而正邪分争，枢机不利，进而影响脾胃功能，出现往来寒热、胸胁苦满、嘿嘿不欲饮食、心烦喜呕、脉弦细者，称为少阳病。

2. 何谓半表半里　少阳居于太阳、阳明之间，因病邪既不在太阳之表，又未达于阳明之里，故少阳病病位在半表半里，亦即表里之间，不表不里也。

3. 如何理解少阳病的提纲证　263 条作为少阳病提纲证不够全面。因其仅列举了胆火上炎的口苦、咽干、目眩症状，仅反映出少阳病基本病理变化的一个方面，没有表现出少阳枢机不利，木邪乘土，脾胃功能失常的症状。少阳病小柴胡汤证的往来寒热、胸胁苦满、嘿嘿不欲饮食、心烦喜呕均没有列入，且口苦、咽干、目眩三症不是少阳病所独有，见到此三症不一定就是少阳病，且不能反映出"邪正分争，互有进退"这一少阳病的基本病机，故少阳病的主症应包括小柴胡汤主症在内。此条虽为提纲条文，与96 条小柴胡汤互为补充更为全面，应与96 条原文合看。

细目四　辨太阴病脉证并治

【原文】太阴之为病，腹满而吐，食不下，自利益甚，时腹自痛。若下之，必胸下结硬。（273）

【解析】本条为太阴病辨证纲要。太阴病主要病机是脾阳亏虚，寒湿内盛。脾主运化，脾虚邪入，则运化无权，故太阴病多见腹满，《黄帝内经》有"诸湿肿满，皆属于脾"，腹满是太阴受病必见的主症；脾胃互为表里，脾不升清，胃气上逆则呕吐，脾失健运，故食不下。脾主大腹，由于太阴虚寒，寒湿下注必自下利，下利进一步损伤脾阳，致脾虚气陷，寒湿下渗日益严重，故自利益甚。腹满时痛是脾虚不运，寒湿凝滞，阳气不通所致。因其脾阳有自复之时，故腹满，疼痛时作时止，这是太阴病的特征。故其治法当以温运为主。若误用下法，则中焦愈虚，寒湿不化，结于胸下，必胸下结硬。

【考点】

1. 太阴病的病因病机　太阴病的成因有二：其一是脾阳素虚，或内有寒湿，复感外邪，致脾虚不运，寒湿内停。其二是三阳病误治，伤及脾阳，致脾虚不运，寒湿内停或邪陷脾络，脾络不通。所以太阴病的病机是脾阳亏虚，寒湿内盛。

2. 太阴病吐利的特点及病机　太阴病吐利属虚寒性质，故其吐利之物澄彻清冷，伴有肢体不温、恶寒、神疲乏力、少气懒言、口淡纳少、腹胀满、不知饥、脉沉迟、舌淡苔薄白等。其病机为脾胃阳虚，寒湿中阻，寒湿上泛，致胃气上逆则呕，寒湿下趋于肠则利。

3. 太阴理中汤证腹满与厚朴生姜半夏甘草人参汤证腹满的鉴别

鉴别要点		太阴理中汤证	厚朴生姜半夏甘草人参汤证
相同点		均属脾虚气滞之腹胀满	
不同点	病机	以脾虚为主，其腹满属太阴脾虚，寒湿内阻，气滞腹满	以气滞为主，其腹满因发汗太过损伤脾阳，或素有脾虚，以致运化失职，气滞于腹，壅而作满，属虚少实多之证
	伴随症状	腹泻便溏，手足不温，口不渴，脉沉缓而弱，苔薄白	嗳气或肠鸣，或嗳气胀痞等症
	治法	重在温脾祛寒，兼燥湿除满	重在行气导滞消胀满，兼补脾气

4. 太阴腹满与阳明腹满的鉴别

证候	相同点	不同点		
		性质	病机	腹满特点及伴随症状
太阴腹满	腹满	虚寒性	脾虚寒湿内停，气机壅滞	腹满或腹痛时有减轻，伴有舌淡，口不渴，下利稀溏，形寒肢冷
阳明腹满		实热性	里热炽盛，腑气壅滞，燥屎内结	腹满持续存在，所谓"腹满不减，减不足言"，伴有舌红苔厚黄干，口渴，发热，不大便

【原文】自利不渴者，属太阴，以其藏有寒故也，当温之，宜服四逆辈。（277）

【解析】本条论述太阴虚寒下利的主症、病机及治则。本条既云属太阴，当包括 273 条提纲条文的证候：腹满而吐，食不下，时腹自痛等。自利不渴，是脾阳亏虚，寒湿内盛，故曰"属太阴"，治疗当用理中、四逆辈温补为主。

【考点】

1. 不用"理中汤主之"而用"四逆辈"的机理　太阴下利之阳虚湿盛，程度有轻重不同，"宜服四逆辈"提示要温补阳气，温散寒湿，而不提具体方药，是示人用药宜灵活变化。

2. 太阴病的主证　腹满而吐，食不下，时腹自痛，下利不渴，舌苔白腻，脉沉迟而弱。

3. 太阴虚寒证与阳明中寒证的证治异同

证候	相同点	不同点			
		病机	症状	治法	方剂
太阴虚寒证	均属中焦虚寒证	脾阳亏虚，寒湿内盛。脾主运化，脾虚邪入，则运化无权	腹满而吐，食不下，时腹自痛，下利不渴，舌苔白腻，脉沉迟而弱	温脾祛寒，燥湿除满	理中汤
阳明中寒证		胃阳亏虚，寒邪内盛，不能受纳水谷	不能食，食谷欲呕，小便不利，大便初硬后溏，手足濈然汗出	温中和胃，降逆止呕	吴茱萸汤

细目五　辨少阴病脉证并治

【原文】少阴之为病，脉微细，但欲寐也。（281）

【解析】本条为少阴病辨证纲要。少阴包括心肾两脏。少阴为病，心肾亏虚，全身阴阳气血不足。脉微是阳气虚鼓动无力，脉细是阴血虚不能充盈脉道。故脉微细提示阴阳两虚，心肾不足。心阴阳亏虚，神衰不振则精神萎靡，肾阴阳亏虚则体力疲惫，致似睡而非睡状态。但欲寐反映心肾俱虚，以阳虚为重。本条脉微细，但欲寐，反映了少阴病全身阴阳气血不足的本质，见此两个症状，便可诊断为少阴病，故作为少阴病证的辨证纲要。

【考点】

1. 本条能否作为少阴病提纲及其原因　少阴主心肾两脏。少阴之气是心肾两脏功能的综合体现。在正常情况下，它既主持人体脏腑功能、气血运行，又主持神志活动。故少阴心肾虚衰时可见精神萎靡不振的主症和气血两虚的主脉。病入少阴，心肾虚衰，阴阳气血俱虚，故出现脉微细，但欲寐之证候。以此为辨证提纲，旨在提示心肾虚衰之征兆，反映了少阴病全身阴阳气血不足的本质，故作为少阴病证的辨证纲要。

2. 但欲寐与嗜卧的鉴别　"但欲寐"指少阴病过程中，病人精神萎靡，似睡而非睡状态，与脉微细同时出现，是心肾正气衰竭，病情危重的征兆。而37条"嗜卧"多出现在太阳病后，邪气已去，正气未复，病人安静睡眠以恢复机体的正气，与脉浮细同时出现，是太阳病向愈的表现。231条阳明中风的"嗜卧"是热盛神昏所致，病人有潮热、短气、腹都满、胁下及心痛、鼻干不得汗、小便难、一身及目悉黄、脉弦浮大等，乃邪热炽盛之证。

3. 本条涵盖少阴寒化证及少阴热化证

	少阴寒化证	少阴热化证
病机	少阴心肾阳虚，阴寒内盛	少阴心肾阴亏，阴虚生内热
表现	脉微细，但欲寐，吐利、心烦、四逆等阳虚症状，且以自利而渴为其特征，乃阳虚不能化气生津所致	心烦，不寐，口渴等
本质	全身阴阳气血不足本质一致，故281条作为少阴病提纲证，能够涵盖少阴寒化证及少阴热化证	

【原文】少阴病，始得之，反发热，脉沉者，麻黄细辛附子汤主之。（301）

【解析】本条论述少阴与太阳两感寒邪病势急的证治。本证的形成，是素体肾阳亏虚，感受风寒，致太阳、少阴同病。患者发热，恶寒，头痛，无汗，属表实证，本应脉象浮，现反沉，有肢冷畏寒感，是少阴阳气亏虚，无力浮出于表所致。因无下利清谷，知少阴阳虚不甚，故用麻黄附子细辛汤温阳发汗，表里双解。

【考点】

1. 少阴病为何"反发热"　少阴寒化证，应无热恶寒，脉微细，但欲寐，现反发热，且发热恶寒并见，可见发热乃太阳受邪，正气与邪抗争所致发热。但是，少阴阳虚之人何以有卫阳与邪气抗争呢？反映出阳虚未甚，尚有一定的力量能够抗邪于外，其病位重心尚且在表，故为表里同病，不是单纯少阴病。

2. 有表证的发热为何"脉沉"　少阴病，心肾阳亏，感受寒邪以后，正阳无力浮出于表，虽有发热，脉仍"沉"伏在里。

3. 本条是否属太阳表证　301条麻黄附子细辛汤证与302条麻黄附子甘草汤证俱是风寒直接引起少阴发病所表现出的表里同病。平素心肾阳气较虚之人，感受风寒之邪所表现的少阴、太阳同病症状。此由寒邪乘虚直犯少阴所致，故病在少阴而兼见太阳表证，不属单纯的太阳表证，而属太少两感之证。

4. 少阴禁用汗下法而又有麻黄附子细辛汤之发汗的原理　少阴病无论寒化还是热化，其全身阴阳气血不足本质一致，故都禁用汗下法。少阴表里同病时，里虚不急、不重，如本条，病人无下利清谷的症状，可以采用表里同治、温经发汗之法。若里虚较急、较重，有下利清谷不止，即使有表证发热恶寒，身疼痛，不可发汗，当先救其里，后治其表。如91条："伤寒，医下之，续得下利清谷不止，身疼痛者，急当救里，后身疼痛，清便自调者，急当救表。救里，宜四逆汤，救表，宜桂枝汤。"从方药比较来看，麻黄附子细辛汤中用炮附子，而四逆汤则附子生用，使回阳救逆之功更胜一筹。

5. 麻黄附子细辛汤与麻黄附子甘草汤的鉴别

证候	病程病势	用药组方特点
麻黄附子细辛汤证	病势急，病程短，病情重，表证更显著	用附子温肾阳，麻黄散表寒，细辛既合附子以温经，又佐麻黄以解表，为表里双解之剂

续表

证候	病程病势	用药组方特点
麻黄附子甘草汤证	病已久，病势缓，病情轻，正气较虚	重在温经微汗解表，不用细辛以防发汗太过，损伤正气，用甘草扶正，为微汗之剂

6. 麻黄附子细辛汤证的辨治要点

症	恶寒较甚，发热或微热，头痛无汗，舌淡苔薄白，脉沉
理	少阴阳虚兼太阳外感
法	温经解表
方	麻黄附子细辛汤
药	麻黄附子细辛汤由麻黄、附子、细辛组成。方中麻黄解表散寒；附子温经扶阳；细辛助麻黄辛散寒邪解表，助附子温阳发汗；炙甘草补中燮和，调和诸药。全方共奏温经发汗、助阳解表之功

【原文】少阴病，得之二三日以上，心中烦，不得卧，黄连阿胶汤主之。（303）

【解析】本条论心肾不交失眠的证治。素体阴虚之人，感受外邪，二三日后邪气因阴亏化热，阴虚火旺，形成少阴热化证。肾阴不足，不能上济心阴，心火亢盛于上，故见心中烦、不得卧等症，治疗用黄连阿胶汤，滋阴清火，交通心肾。

【考点】

1. 黄连阿胶汤证以肾阴虚还是心火亢旺为主 黄连阿胶汤证既有肾阴亏虚，又有心火亢旺。本虚标实，然以心火亢旺为主。因其用药黄连、黄芩直折心火，以除炎上之热；芍药配芩、连，酸苦涌泻而清火，故有"邪少虚多者不得用黄连阿胶汤"之说。

2. 少阴病有寒化、热化之分的原因 主要由于体质的不同，少阴寒化还是热化，取决于体质阳虚还是阴亏：邪犯少阴，如素体阳虚，则外邪从阴化寒而形成少阴寒化证；素体阴虚，则外邪从阳化热而形成少阴热化证。少阴寒化证以"脉微细，但欲寐"为其典型脉证，本条"得之二三日以上，心中烦，不得卧"则是少阴热化证的脉证代表。然而，少阴热化证的形成，既可是邪从热化，即寒邪化热，也可是由阳明热邪灼伤真阴而成，还可因感受温热之邪内灼真阴所致。总之，无论是由寒邪化热，或阳明之热灼阴，或温热之邪灼阴，只要具有真阴伤而邪热炽的脉证，就可确诊为少阴热化证。

3. 黄连阿胶汤证、猪苓汤证、栀子豉汤证的证治异同

鉴别要点		黄连阿胶汤证	猪苓汤证	栀子豉汤证
相同点		均有心中烦，不得眠，且都有热象		
不同点	病机	心火亢旺，肾水不足	阴虚水热互结	无形邪热内扰胸膈
	主症	心烦、失眠，伴有舌红少苔，脉细数。此证属虚实夹杂，虚指阴虚，实指心火，以心火为主	其心烦、失眠，是阴虚内热扰乱心神，伴有呕渴、下利等水气内停之症	心烦不眠，头汗出，甚至胸中窒，心中结痛。其心烦非实火乃郁热所致
	方药	用芩、连苦寒直折	用猪苓汤育阴利水清热	不用芩、连苦寒直折，而用栀子、豆豉甘凉辛散，宣透郁热

4. 黄连阿胶汤的煎服法 先入黄连、黄芩、芍药三味，煎取汁，趁热纳阿胶（烊化），待药水凉至不烫手时，冲入一个鸡蛋黄，搅匀，分两次温服。

5. 何谓泻南补北法 黄连阿胶汤方中黄连、黄芩清心火，除烦热，即所谓泻南方；芍药、阿胶滋肾阴，填精血，即所谓补北方；鸡子黄养血润燥。诸药共用实乃泻心火、滋肾水、交通心肾之剂，故又被称作泻南补北之法。

6. 黄连阿胶汤证的辨治要点

症	心烦不得卧，口燥咽干，舌红少苔，脉细数
理	肾阴亏虚，心火亢旺
法	滋补肾阴，清泻心火
方	黄连阿胶汤
药	黄连阿胶汤是滋阴降火的代表方。方中黄连、黄芩直折心火，以除炎上之热；阿胶、鸡子黄滋补肾阴而养营血；芍药配芩、连，酸苦涌泻而清火；芍药配阿胶、鸡子黄，酸甘化液以滋阴。诸药合用，滋肾水而降心火，心肾交泰，水火既济，而心烦不得卧诸症自除

【原文】少阴病，二三日不已，至四五日，腹痛，小便不利，四肢沉重疼痛，自下利者，此为有水气。其人或咳，或小便利，或下利，或呕者，真武汤主之。（316）

【解析】本条论述少阴病阳虚水停的证治。少阴病二三日不愈，至四五日邪已入里，阳虚寒凝而见腹痛；肾阳虚不能化气利水则小便不利；水气浸渍外溢，则四肢沉重疼痛；水气下注于肠则自下利。此为肾阳衰微，致水寒之气浸淫内外。此皆由阳虚不能化气所致。由于水饮之邪变动不居，故可见上逆犯肺则咳，犯胃则呕吐，水气下趋则下利，下焦虚寒不能制水则小便清长等，可用真武汤温阳化气利水。

【考点】

1. 本条与 82 条真武汤证的鉴别

真武汤证	316 条	82 条
病机	为少阴病阳虚水停	为汗后阳虚水气泛滥
表现	没有水停郁遏阳气发热的症状	太阳病误汗而致阳虚，阳虚不能制水，导致水气泛滥。水气上泛则心悸；清阳不升则头眩；水气内停，郁遏阳气则发热。阳气者，精则养神，柔则养筋，筋肉失其煦养，经脉失其主持，故见筋肉跳动、全身颤抖而站立不稳。故治以真武汤温阳利水

2. 真武汤证与附子汤证的证治异同

鉴别要点		真武汤证	附子汤证
相同点	病机	均属少阴阳虚，水湿为病	
	症状	均有恶寒、四肢沉重、脉沉	
	用药	均用熟附子、白术、芍药、茯苓温肾阳，散水气	
不同点	病机	少阴阳虚，不能制水，水气泛滥	少阴阳衰阴盛，寒湿阻滞筋脉骨节
	症状	以头眩，心下悸，身瞤动，振振欲擗地，下利，小便不利为主	以身体骨节疼痛为主
	治法	重在温阳化气利水	重在温补元阳
	用药	重用生姜辛散水气，不用人参滋补	倍用白术、附子，加人参，不用生姜，以加强其祛湿止痛、温补元阳之效

3. 真武汤与茯苓桂枝白术甘草汤治疗水气病的异同

鉴别要点		真武汤	苓桂术甘汤
相同点	病机	水气为患	
	用药	茯苓、白术健脾利水	

续表

鉴别要点		真武汤	苓桂术甘汤
不同点	病机	病位在肾，为肾阳虚衰，水气泛滥全身，症情较重	病位在脾，为脾虚失运，水气内停，症情较轻
	症状	除水气内停外，尚见水肿，振振欲擗地，四肢沉重疼痛之水气浸渍肌肉、筋脉之证	头眩，心下逆满，气上冲胸，小便不利
	治法	重在温补肾阳，化气行水	重在温运脾阳，化气利水
	用药	用附子温阳散寒，芍药活血利水，生姜辛散水气	以茯苓为主药，重在培土运脾；并伍用桂枝、甘草，辛甘通阳，化气利水

4. 或然证加减法的意义

或然证	加减法
咳	加干姜、细辛温散水寒，五味子收敛肺气
呕	加生姜和胃止呕，辛散水邪
下利	加干姜以温阳散寒，去芍药之酸寒，免有碍救阳
小便利	不需利水，去茯苓，免淡渗利水太多（原方去附子，因其为主药，不可去之）

5. 真武汤证的辨治要点

症	心下悸，发热，头眩，身瞤动，振振欲擗地，腹痛，小便不利，四肢沉重疼痛，甚则四肢水肿，或咳，或呕，或小便利，舌质淡，苔白滑，脉沉
理	肾阳虚衰，水气泛滥
法	温阳化气行水
方	真武汤
药	真武汤方用炮附子、茯苓、白术、芍药、生姜五味药。方中炮附子温阳散寒，茯苓淡渗利水，白术健脾燥湿，生姜通阳散水，芍药活血利水，益阴和营，佐制附子之刚燥之性。全方共奏通阳化气利水之功

【原文】少阴病，下利清谷，里寒外热，手足厥逆，脉微欲绝，身反不恶寒，其人面色赤，或腹痛，或干呕，或咽痛，或利止脉不出者，通脉四逆汤主之。（317）

【解析】本条论述少阴阳衰阴盛，虚阳外越证治。少阴病下利清谷，手足厥逆，脉微欲绝是脾肾阳衰，不能运化水谷。其人面色赤是阴寒内盛，格阳于上。身反不恶寒，为在内之阴寒逼迫虚阳外越，导致外有假热之象，已成阴阳格拒之势。阳衰阴盛，鼓动无力则脉微欲绝。阳危阴盛可见许多或然证：肾阳亏虚，寒凝气滞则腹痛；阴寒上逆则干呕；虚阳上越则咽痛；阴阳衰竭，气血大亏，下无可下则利止脉不出。病机为阴盛于内，格阳于外。治疗用通脉四逆汤破阴回阳，通达内外。

【考点】

1. 何谓格阳证　阴寒内盛，格阳于外，出现"里寒外热"证（内真寒，外假热），称为格阳证。临床以身热反不恶寒为主要特征。

2. 通脉四逆汤证与四逆汤证的证治异同

鉴别要点		通脉四逆汤证	四逆汤证
相同点	病机	均属少阴阴盛阳衰证	
	症状	脉微细，但欲寐，下利清谷，手足厥逆	
	治法	回阳救逆	
	用药	均用干姜、附子、炙甘草治疗	
不同点	病机	为阳衰阴盛重证	以阳衰阴盛为主
	症状	患者虚阳外越，阴阳格拒，有明显假热证候，如身反不恶寒，面赤，咽痛，脉微欲绝	无假热或仅有轻度假热症状
	治法用药	治疗在四逆汤的基础上重用干姜、附子，使之兼能通达内外之阳气	治疗用四逆汤原方，症较通脉四逆汤证为轻

3. 白通汤证与通脉四逆汤证的证治异同

鉴别要点		白通汤证	通脉四逆汤证
相同点	病机	均属少阴阳衰阴盛，阴阳格拒证	
	症状	均可见真寒假热症状，均有下利、脉微、手足厥冷	
	用药	均用干姜、附子破阴回阳救逆	
不同点	病机	戴阳证，阴盛于内，格阳于上	格阳证，以阴寒内盛，格阳于外为主
	症状	以面部娇嫩红赤为主	以身反不恶寒为主
	治法	重在破阴回阳，宣通上下阳气	重在破阴回阳，宣通内外阳气
	用药	用葱白宣通阳气；不用甘草，恐留恋中焦，不利于上下阳气交通	用干姜、附子破阴回阳，宣通内外阳气，并用甘草补中

4. 本证面色赤与阳明病面色赤的鉴别

面色赤	通脉四逆汤证	阳明病里热证
机制	内之阴寒逼迫虚阳外越所致	里热炽盛
特点	必以两颧红为特点，红而娇嫩，游移不定	必满面通红
伴随症状	其身热久按则减，伴见其他里寒证候	大热，大烦，大渴，大汗出，身热久按不退，伴见其他里热证候

5. 或然证加减法的意义

或然证	加减法
阴盛戴阳面色赤	加葱白，宣通上下
肾阳亏虚，寒凝气滞腹痛	加芍药，缓急止痛
阴寒上逆干呕	加生姜，温胃散寒，降逆止呕
虚阳上越咽痛	加桔梗，利咽开结
阴阳衰竭，气血大亏，下无可下，致利止脉不出	加人参，益气养阴复脉

6.通脉四逆汤证的辨治要点

症	四肢厥逆，下利清谷，汗出，身热反不恶寒，或面赤，或腹痛，或干呕，或咽痛，或四肢拘急不解，苔白滑或黑滑，脉微欲绝
理	阴盛于内，格阳于外
法	破阴回阳，通达内外
方	通脉四逆汤
药	通脉四逆汤药用生附子大者一枚，干姜三两，炙甘草二两。方中重用生附子、干姜，破阴回阳，通达内外；炙甘草健脾益气，培中固本

【原文】少阴病，四逆，其人或咳，或悸，或小便不利，或腹中痛，或泄利下重者，四逆散主之。（318）

【解析】本条论述阳郁致厥证治。少阴病四逆，大多是阳虚所致，而318条所述为气机阻滞，阳气郁遏于里，不能透达四肢导致的手足冷。因人体气机升降出入失常，可致许多或然证，如心胸阳气失于宣通则咳，或悸；气郁水道失于通调则小便不利；气机不畅，木横乘土则腹中痛；肝气郁结，气机不畅则泄利下重。本病病机关键在于气滞阳郁，故用四逆散舒畅气机，透达郁阳。

【考点】

1.四逆散证的主证和临床证候　主证是泄利下重。临床表现为手足厥冷或手足不温（轻），脘腹胸胁胀闷疼痛，泄利下重，或兼咳嗽，心悸，小便不利，舌苔少或薄而不腻，脉弦。

2.四逆汤证与四逆散证的证治异同

鉴别要点		四逆汤证	四逆散证
相同点		均可见四逆	
不同点	病机	以阳衰阴盛为主，四逆乃阳气衰微不温四末	因阳气郁遏于里，不能透达四肢导致手足冷
	症状	脉微细，但欲寐，下利清谷，手足厥逆	手足厥冷程度轻，脘腹胸胁胀闷疼痛，泄利下重，或兼咳嗽，心悸，小便不利，舌苔少或薄而不腻，脉弦
	治法	回阳救逆	舒畅气机，透达郁阳
	用药	干姜、附子、炙甘草	柴胡、枳壳、芍药、炙甘草

3.四逆散证为何属于少阴病

	少阴病四逆	四逆散
病机	阳虚阴盛居多	少阴枢机不利，阳气郁遏在里，不能透达于四末。因阳郁而致四逆，所以一般程度较轻，仅表现为手足不温或指头微寒
伴随症状	恶寒踡卧，下利清谷，脉微细（虚寒证）	无虚寒证等伴随症状
治疗方剂	四逆汤	四逆散
解释	四逆散疏畅气机，透达郁阳，使阳气疏通，达于四末，则四逆可除。因少阴四逆汤类证均有四逆的临床症状，四逆散也以四逆为主要临床表现，为将两者鉴别，故在少阴病中讨论	

4. 或然证加减法的意义

或然证	加减法
咳	加五味子、干姜，温敛肺气止咳
兼有寒气上逆凌心之心悸	加桂枝，温通心阳
水气不化而见小便不利	加茯苓，淡渗利水
兼阳虚中寒，腹中痛	加附子，温阳暖土，散寒止痛
气机阻滞见泄利下重	加薤白，通阳行气

5. 四逆散证的辨治要点

症	手足厥冷或手足不温（轻），脘腹胸胁胀闷疼痛，泄利下重，或兼咳嗽，心悸，小便不利，舌苔少或薄而不腻，脉弦
理	阳气郁滞，不达四末
法	疏畅气机，透达郁阳
方	四逆散
药	四逆散药用四味，柴胡解郁行气，和畅气机，透达郁阳；枳实行气散结；芍药和血利阴；甘草缓急和中。合而成方，使气机调畅，郁阳得伸而四逆可除

细目六　辨厥阴病脉证并治

【原文】厥阴之为病，消渴，气上撞心，心中疼热，饥而不欲食，食则吐蛔，下之利不止。（326）

【解析】本条为厥阴病的辨证纲要。"消渴"指口渴饮水不能解渴，非消渴病。其症状与五苓散证的消渴相同，但机理不同，乃厥阴风木之气化火（少阳相火），风火相扇，消灼津液所致。因肝脉夹冲脉上行，脉连心包，故气上撞心，心中疼热。胃中有热则消谷易饥；肝邪乘胃，胃寒气逆，故虽饥却不欲食；若胃寒，蛔闻食臭出，则吐蛔。以上诸证，总为寒热夹杂。治疗当清上温下，寒温并用。厥阴正气已虚，一般不可单纯攻下，否则脾虚寒益甚，出现下利不止等症。

【考点】

1. 厥阴病多寒热错杂的原因　厥阴病属伤寒六经传变的最后阶段。多数由少阴阳虚阴亏证传变而成。其病机特点是阴尽阳生，虚实相因，寒热错杂。因而往往出现肾阴不足，肝火妄动，向上冲击的邪气盛的上热证；肾阳不足，阴寒内生，故上热自热，下寒自寒，又兼中虚失运，胃肠功能失权，蛔虫得以寄生。故厥阴病，以消渴、烦热、饥不欲食和吐蛔作为辨证提纲。厥阴病为寒热阴阳错杂，不可单纯用下法治疗。

2. 如何理解厥阴病的提纲　对厥阴病的提纲条文，历来有争议，焦点集中在326条能否作为提纲条文上。有人认为326条作为提纲条文不全面，不能概括厥阴病所有主症。其实，厥阴病提纲条文和其他五经提纲条文一样，不能包罗本经所有病证。但它所描述的"消渴，气上撞心，心中疼热，饥而不欲食，食则吐蛔，下之利不止"，既不同于少阴寒化证的心肾阳虚证，亦有别于太阴的脾虚寒证。326条提出的寒热错杂的临床表现，体现了厥阴病的基本病机，是厥阴病的基本证候，只有在厥阴才有可能出现这些证候。它为辨别病变部位是否在厥阴提供了依据，因此将其作为厥阴病提纲有一定临床意义。

3. 厥阴病提纲的病机和寒热属性　消渴，气上撞心，心中疼热为肝热上逆（实）证；饥而不欲食属虚实寒热兼杂之候；食则吐蛔反映脾肠有寒（虚）。故本提纲反映厥阴上热下寒，虚实兼杂的病机特点。

4. 厥阴病厥证的治禁及其原因　厥阴病厥证一般禁用下法。因为厥逆证从病性上可分为寒厥、热厥。寒厥，属阳气虚衰，自然不可攻下。而厥阴热厥，亦不可下。因为厥阴热厥，相火内闭，阳气不能外达，虽然热厥，但属无形之火邪，非有形之热结，故只宜清透，不可下之。"虚家亦然"，是进一步强调凡正气内虚的厥逆，均不可妄用攻下法。此为厥阴病厥证的一般禁例。但确属有形之邪内结，致阳郁不达者，仍宜攻下，通过峻下燥结，来宣达阳气，故335条有"厥应下之"之说。

5. 厥阴提纲证的治疗用方 乌梅丸辛甘助阳、酸苦坚阴之配伍，正与厥阴提纲之寒热阴阳错杂息息相应，实为厥阴之主方。厥阴为病不仅上热下寒并见，还有肝气横逆，在上则引动相火，风火相扇；中消津液，则胃津干燥，必欲引水自救，而口渴多饮；风夹相火循冲脉上冲心包，则气上撞心而自觉心悸，胃络通心而为隐痛烦热；在下则引动寒水，肝气乘脾及肾，而现下利不止，甚者肢厥。是此上热实为心肝风火，用药必以乌梅合黄连之类，酸收苦泄，敛肝息风，降清亢火；此下寒乃脾肾虚寒，用药必以乌梅配干姜、附子之类，酸收止泻，辛热温中。

【原文】 手足厥寒，脉细欲绝者，当归四逆汤主之。（351）

【解析】 本条论述血虚寒凝致厥的证治。素体血虚，复因寒凝肝脉，阳气不达四肢，致手足厥寒。脉为血之府，血虚脉道不充则脉细，寒凝经脉则脉涩不利，故脉细欲绝。此证辨证要点为脉细欲绝。病机关键为血虚寒凝经脉。治疗用当归四逆汤养血通经，温经散寒。

【考点】

1. 当归四逆汤证的诊断要点 脉细欲绝。由于患者血虚寒凝的部位不同，常有不同的临床表现，如寒滞经络，留着关节，则四肢关节疼痛，或身痛腰痛，或指（趾）尖、鼻尖、耳朵边青紫；若寒凝胞宫，则月经愆期，血少色暗，痛经等；如寒凝腹中，则脘腹冷痛等。症状虽异，病机则一，皆可选用当归四逆汤为主治疗。

2. 寒厥与血虚寒厥的鉴别

鉴别要点	寒厥	血虚寒厥
脉象	脉微欲绝	脉细欲绝
病机	少阴阳衰阴盛	血虚寒凝，经脉失养
症状	四肢厥冷而脉象微弱无力，时隐时现	手足厥寒而脉细欲绝
治法	治宜通阳散寒复脉	温经散寒，养血复脉
方剂	通脉四逆汤	当归四逆汤

3. 当归四逆汤证与当归四逆加吴茱萸生姜汤证的证治异同

鉴别要点	当归四逆汤证	当归四逆加吴茱萸生姜汤证
病机	寒凝厥阴经脉	寒邪在肝胃
脉象	脉细欲绝	—
症状	手足厥寒	腹痛，呕吐，月经不调
治法	养血通经，温经散寒	加吴茱萸、生姜以温中降逆，加清酒以活血散寒
方剂	当归四逆汤	当归四逆加吴茱萸生姜汤

4. 为何"血虚寒凝"不用附子、干姜 附子、干姜，性温燥，以温肾补火为主。而肝主藏血，体阴而用阳，肝血亏虚之时温燥药当慎用，以免燥热劫伤肝阴，故不用干姜和附子。如乌梅丸中虽用干姜、附子，但其以乌梅为主，量大至三百枚，酸收敛护肝阴。

5.《伤寒论》中的厥证证治

厥证	症状特点	用方
热厥	四肢虽厥，胸腹灼热	白虎汤或承气汤
寒厥	下利清谷，厥逆，脉微欲绝	四逆汤
痰厥	气上冲喉咽不得息	瓜蒂散

续表

厥证	症状特点	用方
水厥	厥而心下悸	茯苓甘草汤
血厥	手足厥寒，脉细欲绝	当归四逆汤
蛔厥	时烦时静，有吐蛔史	乌梅丸
气厥	指头寒，下利后重	四逆散
下焦冷结致厥	腹满，按之痛	温灸关元穴，口服当归四逆加吴茱萸生姜汤

6. 当归四逆汤证的辨治要点

症	手足厥寒，脉细欲绝，或四肢关节疼痛，或身痛腰痛，或指（趾）尖、鼻尖、耳朵边青紫，舌淡苔白
理	厥阴血虚，寒凝经脉
法	养血散寒，温通经脉
方	当归四逆汤
药	当归四逆汤由当归、桂枝、芍药、细辛、炙甘草、通草、大枣组成。方中当归养血活血，配芍药养血和营，桂枝、细辛温经散寒通脉，通草通行血脉，炙甘草、大枣补中益气以生血。全方共奏养血散寒、温通经脉之效

【原文】热利下重者，白头翁汤主之。（371）

【解析】本条论述厥阴热利的证治。热利系指热性痢疾和腹泻而言。汉唐之前，泄泻、下痢统称下利。下重，指里急后重，大便解出窘迫，但解之不尽之感。不同于"热泻"的暴注下迫。如肠道气机壅滞，若损伤肠络，可见便脓血。厥阴热利，热灼津伤，渴饮量多，喜冷饮，下利脓血，里急后重，臭秽灼肛，小便黄赤短少，苔黄腻。本证病机为厥阴肝经湿热下迫大肠。治疗用白头翁汤清热燥湿、凉血解毒。

【考点】

1. 何谓热利下重　热性痢疾有里急后重之感。热利既指病证又指病性。下重即里急后重，表现为腹痛急迫欲下，而肛门重坠难出。症见下利脓血，红多白少，肛门灼热，腹痛急迫，重坠不爽等，古称"滞下"。此由肝热下迫大肠，湿热内蕴，气滞壅塞，秽浊郁滞，欲下不得所致。由于湿热之邪郁遏不解，损伤肠道络脉，化腐成脓，故便中常夹有红白新液或脓血。这种热利多属痢疾，包括西医学的细菌性痢疾和阿米巴痢疾等。因属肝经湿热下迫大肠所致，故常伴有身热、口渴、舌红苔黄腻等热象。

2.《伤寒论》热利三方证的证治异同

鉴别要点		白头翁汤证	黄芩汤证	葛根芩连汤证
相同点	病机	均属热利		
	症状	均有发热、口渴、下利臭秽、灼肛、小便黄赤、舌红、苔黄、脉数		
不同点	病机	厥阴肝热下迫大肠	少阳胆热下迫大肠	太阳表热下迫大肠
	症状	下利便脓血，腹痛，里急后重明显	少腹绞痛，下利，口苦咽干，目眩	下利，兼有太阳发热恶寒，汗出而喘症状
	治法	清热燥湿，凉肝解毒	清热止利	清热止利，兼以解表

3. 热结旁流与热利的鉴别

鉴别要点	热结旁流	热利
病机	阳明燥热内结，逼迫津液旁流而下	因厥阴肝热下迫大肠所致

鉴别要点	热结旁流	热利
症状	便次虽多而粪量甚少，腹痛持续不减，腹部胀满	下利便脓血，腹痛，里急后重明显
治疗	用承气汤通因通用，泻下热结	清热燥湿，凉肝解毒

4. 白头翁汤证的辨治要点

症	发热，口渴欲饮水，下痢脓血，腹痛，里急后重，肛门灼热，小便短赤，舌红苔黄，脉滑数
理	厥阴肝经湿热下迫大肠
法	清热凉肝，凉血解毒
方	白头翁汤
药	白头翁汤由白头翁、黄连、黄柏、秦皮四味药组成。方中白头翁清热凉肝，凉血解毒；黄连、黄柏清热解毒，苦寒坚阴止利，秦皮清热解毒，涩肠止利。全方共奏清热燥湿、凉血解毒之功

第三单元　金匮要略

细目一　脏腑经络先后病脉证第一

【原文】问曰：上工[1]治未病，何也？师曰：夫治未病[2]者，见肝之病，知肝传脾，当先实脾[3]。四季脾王[4]不受邪，即勿补之。中工[5]不晓相传，见肝之病，不解实脾，惟治肝也。

夫肝之病，补用酸，助用焦苦，益用甘味之药调之。酸入肝，焦苦入心，甘入脾。脾能伤肾[6]，肾气微弱[7]，则水不行，水不行，则心火气盛，则伤肺；肺被伤，则金气不行，金气不行，则肝气盛。故实脾，则肝自愈。此治肝补脾之要妙也。肝虚则用此法，实则不在用之。

经曰：虚虚实实[8]，补不足，损有余，是其义也。余脏准此。（1）

【注释】

[1] 上工：高明的医生。

[2] 治未病：此指治疗未病的脏腑。

[3] 实脾：即调补脾脏之意。

[4] 四季脾王：四季之末，即农历三、六、九、十二月之末十八天，为脾土当令之时。这里可以理解为一年四季脾气都健旺之意。王，通"旺"。

[5] 中工：医术一般的医生。

[6] 脾能伤肾：指脾有制约、抑制肾之邪气亢害的意思。伤，有制约、抑制之意。

[7] 肾气微弱：指肾的阴寒水气不亢而为害。这里的"肾气"是指肾的邪气。

[8] 虚虚实实：意谓不要虚证用泻法，实证用补法。

【原文阐释】本条论述已病防传和虚实异治的治疗原则，重点阐述治未病的意义。

第一段指出上工通晓脏腑之间病变相互传变的规律，并列举肝实脾虚的例子，强调肝病先治不旺之脾，防止肝病传脾；中工则不明其中之理，只知见肝治肝，致使一脏之病累及他脏。

"治未病"，即预防疾病从已病脏腑传变到未病脏腑，也叫已病防传，或既病防传。即除治疗已病脏腑之外，须注意调护其他未病脏腑，尤其顾护被"克"脏腑的正气，使其有力抗邪，从而防止疾病传变。高明的医生熟悉《素问·五运行大论》"气有余，则制己所胜，而侮所不胜"的理论，在治疗肝病时，知晓肝病实证易于传脾的传变规律，则先调补脾脏正气，防止肝病蔓延。根据实际情况，若脾气素来充盛，不易感受邪气，则无需补之。说明治未病也要明辨虚实，不能胶柱鼓瑟。技术一般的医生不晓得肝病实证传脾之理，只知道见肝病治肝，即"头痛医头"之谓，结果肝病未愈，脾病又起，肝脾俱病。这是缺乏整体观思维和治法的反映，临床上就难以获得满意的疗效。

第二段和第三段论述肝虚之病的具体治法及虚实异治原则。治疗肝虚病证，"补用酸"，"本味补本脏"，酸入肝，故用酸味的药物如白芍、五味子、山茱萸等来调补肝脏；"助用焦苦"，苦入心，心为肝之子，"子能令母实"，故用焦苦的药物如炒栀子、炒黄连等辅助治疗；"益用甘味之药调之"，甘入脾，能调益中气，且甘味的药物如炙甘草、大枣、小麦等可缓解肝之急，正如《难经·十四难》所言："损其肝者缓其中。"总之，肝虚病证，治宜补肝脏，兼扶心脾，具体用酸甘焦苦之药以治之。但这种治疗肝虚证的方法不适用于肝实证的治疗。

本条最后引用经文，强调虚证当用补法，补其不足；实证当用泻法，损其有余。即虚者补之，实者泻之，才是治疗虚实疾病的正治原则。不仅肝病当如上述虚实异治之原则，其余脏腑也应遵循此法。

【经义索隐】本条以肝病实脾为例，是对已病防传治未病的示范，同时指出不仅治疗已病要辨虚实，治疗未病也应分清虚实，强调熟悉五脏相关、五行生克制化理论和治未病思想的重要性，对临床具有重要指导意义。

【原文】夫人禀五常[1]，因风气而生长，风气[2]虽能生万物，亦能害万物，如水能浮舟，亦能覆舟。若五脏元真[3]通畅，人即安和，客气邪风[4]，中人多死。千般疢[5]难，不越三条：一者，经络受邪，入脏腑，为内所因也；二者，四肢九窍，血脉相传，壅塞不通，为外皮肤所中也；三者，房室、金刃、虫兽所伤。以此详之，病由都尽。

若人能养慎，不令邪风干忤[6]经络，适中经络，未流传脏腑，即医治之；四肢才觉重滞，即导引、吐纳[7]、针灸、膏摩[8]，勿令九窍闭塞；更能无犯王法[9]、禽兽灾伤，房室勿令竭乏，服食节其冷热苦酸辛甘，不遗形体有衰，病则无由入其腠理。腠者，是三焦通会元真之处，为血气所注；理者，是皮肤脏腑之文理也。（2）

【注释】

［1］人禀五常：禀，受的意思。五常，即五行。

［2］风气：此指自然界之气候。

［3］元真：指元气或真气。

［4］客气邪风：外至曰客，不正曰邪，泛指外来的致病因素。

［5］疢（chèn）难：泛指疾病。

［6］干忤：此指侵犯。干，《说文》"犯也"；忤，违逆、抵触之意。

［7］导引、吐纳：导引，指自我按摩；吐纳，为一种调整呼吸的方法。两者均为古代养生却病的方法。

［8］膏摩：用药膏熨摩体表一定部位的一种外治方法。

［9］无犯王法：王法，指国家法令。无犯王法，即遵守国法免受刑伤之意。

【原文阐释】本条论述了天人合一的整体观念、发病原因及未病先防、既病防变的防治原则。

人与自然的关系密切。首先指出正常的自然气候能够生养万物，不正常的气候可以伤害万物，其对人体亦不例外。正所谓"水能浮舟，亦能覆舟"，若自然界气候正常，则为人的生长发育提供有利条件；若气候反常，则产生相应的致病因素，导致人体疾病的发生。同时又指出，人对自然界也不是无能为力的，疾病是可以预防的，只要人的五脏正气充盈，气血流畅，功能正常，则能抗御病邪，人即安和；若正气虚弱，气血不畅，功能失调，则客气邪风易侵入人体，甚者可导致死亡。

疾病的发生虽有多种原因，但归纳起来不外乎三种情况：一是正气内虚，经络所受之邪传入脏腑，此为邪气乘虚入内；二是正气不虚，体表部位所受之邪停留在四肢、九窍、血脉等，使血脉九窍壅塞不通，其病在外；三是房劳、金刃、虫兽等致病因素损伤人体，此与上述发病形式和传变方式不同。可见，张仲景指出外感六淫之邪和房劳、金刃、虫兽所伤为主要病因，正气的虚实决定了病位的浅深。

未病先防，既病防变。未病之时当内养正气，外慎邪气。其具体的措施包括：避免外邪、虫兽及意外灾害；节制房事，防止耗竭肾之精气；饮食有节，杜绝偏嗜。不让身体有虚弱之处，则病邪无法侵袭人体。人体既已患病，应及早治疗，防止传变。病初邪气尚在经络，未传入脏腑，应及时医治。如果见到四肢才觉重滞，便应用导引、吐纳、针灸、膏摩等方法治疗，勿使邪气深入，导致九窍闭塞不通。如果平素注意调节饮食、起居和房事等各方面，又能防备虫兽和意外伤害，使正气充盈、身体强健，则一切致病因素自然无从侵袭腠理。腠理是人体的一种组织，即肌肉和皮肤的纹理。腠理与三焦相通，和脏腑、卫气在生理、病理上有着密切的关系。它既是元真相会之处，又是气血流注的地方。当脏腑功能失调，卫外功能失司，腠理疏松之时，则人体抵御外邪的能力减退，腠理就成了外邪入侵之门户。

【经义索隐】本条从人与自然相关的整体观念出发，论述发病与摄生的重要关系，以及未病先防，已病早治的原则。要预防疾病的发生，既重视内因——五脏元真通畅，又不忽视外因——客气邪风中人。故养生防病，需内养正气，外避邪气。同时强调人体发病后，为防止疾病由浅入深，由轻转重，应及时予以治疗。

【原文】夫病痼疾[1]，加以卒病，当先治其卒病[2]，后乃治其痼疾也。（15）

【注释】

[1] 痼疾：指难治的慢性久病。

[2] 卒病：指新近发生的疾病。

【原文阐释】本条论述新久同病时的先后缓急治则。

一般来说，痼疾日久势缓，变化较少，且病情较深较重，根深蒂固，证候复杂，难以速愈；而卒病新起势急，邪气尚浅，易于传变入里与痼疾相合，病情较轻，易于痊愈。因此，既患有痼疾，又发有新病之时，当先治新病，后治痼疾，新病的治愈亦有利于痼疾的恢复。且先治新病，还能避免新邪深入，与痼疾相合而加重病情。当然，在新病和痼疾互相影响的情况下，治疗新病时应当兼顾痼疾。如《伤寒论》"喘家作，桂枝加厚朴、杏子佳"，就是一个治疗新感兼顾久病的典型例子。

【经义索隐】在疾病发生发展的过程中不乏痼疾兼见新病的情况，一般应当遵循先后缓急的治疗原则，先治新病卒病，后治久病痼疾，或者两者兼顾。否则，不仅新病难以速愈，而且还可能加重痼疾，致生他变。对临床很有启发和指导意义。

细目二　痉湿暍病脉证治第二

【原文】太阳病，关节疼痛而烦，脉沉而细者，此名湿痹。湿痹[1]之候，小便不利，大便反快，但[2]当利其小便。（14）

【注释】

[1] 湿痹：痹，即闭。湿痹，指湿邪流注关节，闭阻筋脉气血，导致关节疼痛的病证。

[2] 但：只，仅。

【原文阐释】本条论述湿痹的证候及治法。

湿邪初起多侵袭太阳之表，故见发热、身疼；湿邪流注关节，闭阻筋脉气血，故关节烦疼。"脉沉而细"，沉为在里，细脉主湿，说明湿邪不仅侵犯太阳之表，流注关节筋脉，且内趋于里，形成内外合邪之证。里湿影响膀胱气化功能，则见小便不利；湿结于脾胃，则见大便反快。本证为表里兼证，内湿不除，阳气郁遏于里，外湿难祛，故当利小便。小便利，里湿除，阳气通，则内外兼治。

【经义索隐】本条大便溏因湿引起，正所谓"利小便所以实大便也"，小便利，湿邪除，大便即可恢复正常。不可一见大便溏就用止泻药。

内湿的基本治法是利小便。内湿外湿同时相兼者，若内湿较重，则先利小便，兼以发汗；若外湿较重，则先发汗，兼以利小便。利小便既可单独使用，也可与发汗法兼用。

【原文】风湿，脉浮，身重，汗出，恶风者，防己黄芪汤主之。（22）

防己一两　甘草半两（炒）　白术七钱半　黄芪一两一分（去芦）

上锉麻豆大，每抄五钱匕，生姜四片，大枣一枚，水盏半，煎八分，去滓温服，良久再服。喘者加麻黄半两；胃中不和[1]者加芍药三分；气上冲者加桂枝三分；下有陈寒[2]者加细辛三分。服后当如虫行皮中[3]，从腰下如冰[4]，后坐被上，又以一被绕腰以下，温令微汗，差[5]。

【注释】

[1]胃中不和：此处指湿困脾胃，血脉不畅所致的脘腹疼痛。

[2]下有陈寒：指患者下焦有寒已久。

[3]虫行皮中：指患者服药后皮肤出现虫爬行样的痒感。

[4]从腰下如冰：指湿邪下趋，卫阳尚无力驱邪所致腰部以下畏寒之感。

[5]差：通"瘥"，病愈。

【原文阐释】本条论述了素体气虚，外感风湿的证治。

患者素体卫表气虚，加之外感风湿邪气，卫表不固，即出现脉浮、汗出、恶风等表虚外感的证候。湿邪黏腻，其性重浊，流注肌表关节，故而出现身重。该证属气虚外感，不可用麻黄、桂枝一类辛温之药，恐发汗太过，气随汗脱，而用防己黄芪汤益气固表，祛风化湿。

方中防己祛风除湿，黄芪、白术益气固表，甘草、生姜、大枣调和营卫，亦有助正气驱邪之功。服药后，卫阳振奋，驱风湿邪气外达，故皮肤出现虫爬行样的痒感；湿性下行，卫阳尚无力驱邪，故从腰下如冰，此时应坐被上，并加被以围腰中，助阳令其温暖以出汗，则湿去病愈。

若喘，则加麻黄以宣肺平喘；若脘腹疼痛，则加芍药以缓急止痛；若气上冲，则加桂枝以平冲降逆；若下焦有寒日久，则加细辛以祛风散寒。

【经义索隐】本证的辨证要点是身重、脉浮、汗出、恶风，方用防己与黄芪，一补一泻，益气利水，是治疗素体气虚，风湿在表的绝妙配伍。方后特别注明，若出现"如虫行皮中"，则表示是药物得效的标志；若出现"从腰下如冰"，则"以一被绕腰以下"，取其微汗之意。注重服药反应和调护是仲景治疗疾病的一大特色，对后世临床具有重要意义。方后药物的加减，更是体现了仲景重视随症治疗的学术思想，也反映了其用药经验，对临床随症加减具有重要临床价值。

细目三　百合狐惑阴阳毒病脉证治第三

【原文】论曰：百合病者，百脉一宗[1]，悉致其病[2]也。意欲食复不能食，常默默[3]，欲卧不能卧，欲行不能行，饮食或有美时，或有不用闻食臭[4]时，如寒无寒，如热无热，口苦，小便赤，诸药不能治，得药则剧吐利，如有神灵者，身形如和[5]，其脉微数。

每溺[6]时头痛者，六十日乃愈；若溺时头不痛，淅然[7]者，四十日愈；若溺快然[8]，但头眩者，二十日愈。其证或未病而预见，或病四五日而出，或病二十日，或一月微见者，各随证治之。（1）

【注释】

[1]百脉一宗：脉，血脉也；宗，本源也。这里可以理解为，心主血脉，肺朝百脉，人体一身血脉由心肺所主。

[2]悉致其病：悉，尽也。此处意为百合病累及全身血脉。

[3]默默：默，静也，寂然。指精神不振，寂然不语。

[4]臭：通"嗅"，气味也。

[5]身形如和：和，和顺、安和之意，引申为无病。此处指患者看上去似无明显病态。

[6]溺：通"尿"，小便也。此处作动词用，即解小便。

[7]淅然：形容怕风、寒栗之状。

[8]快然：指无任何不适。

【原文阐释】第一段论述了百合病的病因病机、脉症。百合病是一种心肺阴虚内热而致的疾病。中医理论认为，"肺朝百脉""心主血脉"，体现了人体一身血脉由心肺所主，若心肺功能正常，则气血顺畅，百脉调和；若心肺阴虚内热，则百脉失于濡养，症状百出。故而"百脉一宗，悉致其病也"是对其病因病机的高度概括。百合病的表现是如寒无寒、如热无热，看似难以辨别阴阳寒热，但后文中"口苦、小便赤、其脉微数"皆提示了阴虚内热之象。

第二段论述了百合病的预后转归。仲景根据小便时所出现的不适来判断患者体内阴液虚损情况。若小便时有头痛，则提示阴津伤极，脑络失养，病情重，预后时间长；若小便时自觉恶风，无头痛不适，则提示阴津尚存，阳气受损，考虑"有形之血不能速生，无形之气所当急固"，故而预后较前者好；若小便时无任何不适，平时自觉头晕、目眩，则提示虽有阴伤但不重，病情尚轻，预后可。文中六十、四十、二十等日数，只是说明病程长短的约略之数，不必拘泥。

【经义索隐】百合病的临床表现主要为两方面：一为变幻不定之征，如"欲食复不能食、欲卧不能卧、欲行不能行、似寒非寒、似热非热、身形如和"等；二为客观可凭之征，如阴虚内热所致"口苦、小便赤、其脉微数"。但百合病的症状非其独有，多病可见，故亦须重视与其类似疾病的鉴别，如脏躁、不寐、郁证、癫证、病后虚弱等病。

【原文】百合病不经吐、下、发汗，病形如初[1]者，百合地黄汤主之。（5）

百合七枚（擘） 生地黄汁一升

上以水洗百合，渍[2]一宿，当白沫出，出其水，更以泉水二升，煎取一升，去滓，内地黄汁，煎取一升五合，分温再服。中病[3]，勿更服[4]。大便当如漆[5]。

【注释】

［1］病形如初：病形，病状也。指病状如第1条所述。

［2］渍：药物炮制方法之一，指将药物浸入水中。

［3］中病：指治疗方法切合病情，服药后病情明显好转。

［4］勿更服：不必再服。

［5］大便当如漆：漆，黑色也。指大便色黑，如黑漆一样。

【原文阐释】本条论述了百合病的正治法。百合病如果没有经过催吐、泻下、发汗等误治而发生变证，仍有第1条所述症状者，可用百合地黄汤养心润肺、滋阴清热。

【经义索隐】本方具有清、轻、平、润的特点，能滋津血、益元气，使五脏通畅、内热外泄，失调之机能恢复正常。原文提到"中病，勿更取"，旨在告诫医者中病即止，因生地黄汁甘寒而润，多服可致泻利，且方中生地黄汁用量较大，故取效后当避免用药过量。又云"大便当如漆"，此因服地黄汁后，大便色黑，停药可恢复正常，这种现象当在服药前告知患者，以免增加患者心理负担。

细目四　中风历节病脉证并治第五

【原文】寸口[1]脉浮而紧，紧则为寒，浮则为虚，寒虚相搏，邪在皮肤；浮者血虚，络脉空虚；贼邪不泻[2]，或左或右；邪气反缓[3]，正气即急，正气引邪，喎僻不遂[4]。

邪在于络，肌肤不仁[5]；邪在于经，即重不胜[6]；邪入于腑，即不识人[7]；邪入于脏，舌即难言，口吐涎。（2）

【注释】

［1］寸口：指左右两手的寸脉，寸口主表主营卫。

［2］贼邪不泻：贼邪，虚邪贼风之意，统指外邪；泻，外出之意。指外邪侵入人体后留滞不出。

［3］邪气反缓，正气即急：指受邪的一侧经脉肌肉松弛，无病的一侧经脉肌肉紧张。

［4］喎僻不遂：指口眼歪斜，不能随意运动。

［5］肌肤不仁：指肌肤表面感觉减退，自觉麻木不仁。

［6］重不胜：指肢体重滞不易举动。

［7］不识人：指意识不清。

【原文阐释】本条论述了中风的病因病机、脉症及分类。寸口脉浮而紧，浮则正气不足，紧则外感风寒，揭示了"本虚标实"是中风的病机。气血不足，血脉空虚，风寒邪气侵袭，邪正交争，正虚邪胜，不能鼓邪外出，致使邪气随虚处停留。患侧气血本虚，邪气停留阻滞经脉，循经肢体肌肉失于濡养，痿废无力，呈弛缓状态，即"邪气反缓"；健侧气血运行通畅，肢体肌肉收放自如，呈相对紧张状态，即"正气即急"；健侧牵引患侧肌肉，即出现口眼歪斜的症状。

根据邪气停留部位不同，将中风分为四类：中络、中经、中腑、中脏。邪中于络脉，部位表浅，病情轻浅，而见肌肤麻木不仁；邪中于经脉，肢体经脉气血阻滞，而见肢体沉重不易举动；邪中于腑，邪蒙清窍，而见昏不识人；邪中于脏，蒙蔽心窍，而见言语不利、口角流涎。

【经义索隐】中风之病，首先是辨清病位，尤以意识的清醒与否来区别中经络与中脏腑，病位的深浅与病情轻重、疾病预后密切相关，对临床的辨证治疗起着至关重要的作用。此外，因临床上往往难以区分中脏与中腑，常以闭证与脱证来辨治。《金匮要略》首提出中风病名，认为其病因病机是"内虚邪中"，后世医家在此基础上多有发展，总结中风的病因病机离不开"风、火、痰、虚、瘀"五端。

【原文】诸肢节疼痛，身体魁羸[1]，脚肿如脱[2]，头眩短气，温温[3]欲吐，桂枝芍药知母汤主之。（8）

桂枝四两　芍药三两　甘草二两　麻黄二两　生姜五两　白术五两　知母四两　防风四两　附子二枚（炮）

上九味，以水七升，煮取二升，温服七合，日三服。

【注释】

[1]身体魁羸：形容关节肿大，身体瘦弱。

[2]脚肿如脱：形容两脚肿胀，且麻木不仁，似乎与身体脱离一样。

[3]温温：作"蕴蕴"解，形容心中郁郁不舒。

【原文阐释】本条论述了风湿历节的证治。风湿历节是由于肝肾不足，风湿内侵，浸淫关节筋骨而出现周身肢体关节肿胀疼痛的疾病。风湿日久，气血不畅，郁久化热，消津烁液，则身体消瘦；湿性重浊，向下流注足部筋骨关节，则足部关节肿大、麻木不仁；风夹湿邪上蒙清窍，则头晕目眩、胸闷短气；湿阻中焦，胃失和降，则呕恶。仲景治以桂枝芍药知母汤祛风除湿、温经散寒，佐以滋阴清热。本方乃麻黄汤、桂枝汤、甘草附子汤三方加减而成，方中桂枝、附子宣阳通痹、温经散寒，麻黄、防风祛风除表湿，白术、附子助阳化里湿，知母、芍药滋阴清热，生姜、甘草和胃调中。诸药相伍，以祛邪为首务，兼顾养阴，俾风湿去，则痹宣经通，热去阴复，诸证可愈。

【经义索隐】本证的辨证要点在于关节的肿大变形、身体消瘦。方中麻黄、桂枝、白术合用，取其微汗通阳之功，是治疗风湿的主要方法，可参照上文中的"麻黄加术汤"。白术、附子合用，对风湿病所致肌肉、关节疼痛有较好的疗效。本病一般病程日久，本虚标实，证候复杂，临床应根据具体情况，或扶正祛邪同用，或寒温药物并投。

细目五　血痹虚劳病脉证并治第六

【原文】血痹阴阳俱微[1]，寸口关上微，尺中小紧，外证身体不仁[2]，如风痹[3]状，黄芪桂枝五物汤主之。（2）

黄芪三两　芍药三两　桂枝三两　生姜六两　大枣十二枚

上五味，以水六升，煮取二升，温服七合，日三服（一方有人参）。

【注释】

[1]阴阳俱微：阴阳，指营卫气血；微，指虚弱。此处指的是营卫气血皆不足。

[2]不仁：肌肤麻木或感觉迟钝。

[3]风痹：指顽麻疼痛皆有，但以疼痛为主的病证。

【原文阐释】本条论述了血痹的证治。血痹是由于素体气血不足，血行涩滞致使身体肌肤失于濡养，而出现身体麻木不仁，甚则或有疼痛，类似风痹的症状。"寸口关上微，尺中小紧"提示了阳气不足，阴血涩滞之象。方用黄芪桂枝五物汤以益气通经，和营行痹。本方以黄芪益气固表为君，桂枝通阳行痹为臣，佐以生姜助桂通阳行痹，芍药敛阴和营兼除血痹，姜、枣调和营卫，共为使药。

【经义索隐】本条提出了血痹的辨证要点是肢体局部肌肤麻木不仁、脉涩，但需与风痹相鉴别。风痹是以肌肤疼痛为主。方用黄芪桂枝五物汤，即桂枝汤去甘草，倍生姜，加黄芪组成。方中倍生姜，是为助芪桂振奋卫阳、辛散表邪，同时用芍药以敛阴和营，使营阴充足，血脉通畅，取其"治风先治血，血行风自灭"之意。

【原文】夫失精家[1]，少腹弦急，阴头寒[2]，目眩（一作目眶痛）发落，脉极虚芤迟，为清谷、亡血、失精。脉得诸芤动微紧，男子失精，女子梦交[3]，桂枝加龙骨牡蛎汤主之。（8）

桂枝　芍药　生姜各三两　甘草二两　大枣十二枚　龙骨　牡蛎各二两

上七味，以水七升，煮取三升，分温三服。

【注释】

[1] 失精家：指经常梦遗、滑精的人。

[2] 阴头寒：指前阴寒冷。

[3] 梦交：指夜梦性交。

【原文阐释】本条论述了阴损及阳的虚劳病证治。"失精家"指的是经常梦遗、滑精的人。长期遗精，阴精损耗难复，头面失于濡养，故目眩、头发脱落；日久阴损及阳，虚寒内生，故少腹弦急、前阴寒冷。此外，"脉极虚芤迟""脉芤动微紧"均为阴阳两虚之脉，可见于男子遗精、女子梦交。方用桂枝汤调和阴阳，加龙骨、牡蛎潜镇固涩。

【经义索隐】本条论述了虚劳失精的证候，属阴阳两虚之证，致使虚阳上浮，阴精下泄。故而用桂枝汤既能调和营卫以固表，还能调和阴阳以补虚，加龙骨、牡蛎潜镇固涩、潜阳入阴，阴阳相济，使虚阳不致上浮，阴精不致下泄。临床上，此方不仅可用于虚劳失精，还可以用于自汗、盗汗、遗尿、早泄等辨证属阴阳俱虚，不能阳固阴守者。

细目六　肺痿肺痈咳嗽上气病脉证治第七

【原文】大逆[1]上气，咽喉不利，止逆下气者，麦门冬汤主之。（10）

麦门冬七升　半夏一升　人参二两　甘草二两　粳米三合　大枣十二枚

上六味，以水一斗二升，煮取六升，温服一升，日三夜一服。

【注释】

[1] 大逆：《金匮要略论注》《金匮悬解》等均作"火逆"，宜从。

【原文阐释】本条论述了虚热肺痿的证治。肺胃阴虚，气机运动失司，故咳逆上气；虚火上炎，熏灼喉咙，致使咽喉不利。方中重用麦冬为君，滋养肺胃，使阴复而火降，辅以少量半夏降逆下气、化痰开结，同时两药相配，使半夏不致温燥伤阴，麦冬不致滋腻碍胃。同时以人参、甘草、粳米、大枣养胃益气生津，助麦冬生阴。

【经义索隐】本条麦冬与半夏用药比例为7:1，是仲景的配伍特点和临床用药经验，应予以重视。

【原文】肺胀，咳而上气，烦躁而喘，脉浮者，心下有水，小青龙加石膏汤主之。（14）

小青龙加石膏汤方（《千金》证治同，外更加胁下痛引缺盆）：

麻黄　芍药　桂枝　细辛　甘草　干姜各三两　五味子　半夏各半升　石膏二两

上九味，以水一斗，先煮麻黄，去上沫，内诸药，煮取三升。强人服一升，羸者减之，日三服，小儿服四合。

【原文阐释】本条论述了外寒内饮，郁久化热的肺胀证治。患者素有伏饮于肺，复外感风寒，引动伏饮，阻塞气道，肺气上逆而生咳喘；风寒、水饮日久郁而化热，热扰心神而见烦躁；脉浮、心下有水提示了外寒内饮。治以小青龙加石膏汤解表散寒、温肺化饮，辅以清热除烦。方中麻黄、桂枝解表散寒、宣肺平喘，细辛、干姜、半夏降逆下气、温肺化饮，石膏清郁热、除烦渴，佐以五味子、芍药收敛肺气，以防辛散太过，甘草调和诸药。

【经义索隐】本条是外寒内饮，郁久化热所致肺胀，可见肺气胀满、喘咳、烦躁、脉浮等症，需与射干麻黄汤、厚朴麻黄汤、越婢加半夏汤进行鉴别。方后注："强人服一升，羸者减之，小儿服四合。"故其服药剂量宜因体质强弱、年龄大小而异。

细目七　胸痹心痛短气病脉证治第九

【原文】师曰：夫脉当取[1]太过不及[2]，阳微阴弦[3]，即胸痹而痛，所以然者，责其极虚[4]也。今阳虚知在上焦，所以胸痹、心痛者，以其阴弦故也。（1）

【注释】

[1]取：拿，此处引申为诊得。

[2]太过不及：指脉象改变。盛过于正常的为太过，主邪盛；脉象不足于正常的为不及，主正虚。《脉经》《千金》作"太过与不及"。

[3]阳微阴弦：关前为阳，关后为阴。阳微，指寸脉微；阴弦，指尺脉迟。

[4]极虚：《方言》："极，疲也。"此处指阳气虚弱不足。"极虚"下，《千金》有"故"字。

【原文阐释】本条论述了胸痹的病机。仲景高度概括胸痹的病机是"阳微阴弦"。"阳微"指心阳虚衰，上焦阳气不足；"阴弦"指阴寒、痰饮、瘀血等邪气，邪气乘虚停滞心胸，而发为胸痹。后进一步从正虚和邪盛两方面阐述了胸痹的发生，揭示了胸痹是本虚标实之证。

关于"阳微阴弦"的认识，注家意见不一，归纳起来有四种：①以阴阳为诊脉浮沉者，脉浮为阳，脉沉为阴；②以阴阳为诊脉部位而言，寸脉为阳，尺脉为阴；③有不拘具体脉象，从病机立论者，阳微为正气不足，阴弦为邪实太过；④以阴阳为左右手诊脉者，右手为阳，左手为阴。根据本篇脉象描述，似以第二种意见为妥，此处可供参考。

【经义索隐】本条主要从脉象论胸痹，切脉当辨"太过不及"，此诊脉之要诀也。由此条原文可知，胸痹基本病机为本虚标实，虚实夹杂。治疗原则是扶正祛邪，兼顾同治，但需注意发作期以祛邪为主，缓解期以扶正为主。

【原文】胸痹之病，喘息咳唾，胸背痛，短气，寸口脉沉而迟，关上小紧数[1]，栝蒌薤白白酒汤主之。（3）

栝蒌实一枚（捣）　薤白半斤　白酒七升

上三味，同煮，取二升，分温再服。

【注释】

[1]关上小紧数：《外台》"上"作"脉"字。指脉体细小而紧急，为第1条"阴弦"的互辞。

【原文阐释】本条论述了胸痹的证候、治法。由于心胸阳气不振，水饮邪气上乘，闭阻气道、血脉，则见胸背痛、喘息咳唾、短气。"寸口脉沉而迟，关上小紧数"体现了上焦阳气虚衰，中焦水饮内盛，上乘心胸，发为胸痹，与上文"阳微阴弦"同理。治以瓜蒌薤白白酒汤通阳宣痹。方中瓜蒌实苦寒滑利、豁痰开胸为君，薤白辛温通阳散结为臣，辅以白酒通通心脉，使痹阻得通，心阳得宣，诸症可除。

【经义索隐】本条胸痹的主症为"喘息咳唾、胸背痛、短气"，其诊断关键是"胸背痛、短气"。此外，瓜蒌薤白白酒汤中白酒的作用不可忽视，白酒温通血脉，可缓解瓜蒌寒凉攻泻之力。目前多用黄酒或各种白酒代之，亦有用米醋代之者。

细目八　腹满寒疝宿食病脉证治第十

【原文】病腹满，发热十日，脉浮而数，饮食如故[1]，厚朴七物汤主之。（9）

厚朴半斤　甘草三两　大黄三两　大枣十枚　枳实五枚　桂枝二两　生姜五两

上七味，以水一升，煮取四升，温服八合，日三服。呕者加半夏五合，下利去大黄，寒多者加生姜至半斤。

【注释】

[1]饮食如故：此处指的是饮食同前，食欲食量可。

【原文阐释】本条论述了腑实兼表证的证治。患者病腹满，发热十日，可见腹满出现在发热之后，即先有表证，邪气入里化热，形成腑实证。其脉浮而数，也提示了表证未解，入里化热之象。饮食如故，提示了患者胃气未伤，饮食尚可运化，腹满是因肠中腑气不通导致的。治以厚朴七物汤通腑泄热、祛风解表。本方是厚朴三物汤合桂枝汤去芍药而成，用厚朴三物汤行气除满、泻下实热，桂枝汤解肌发表，因无腹痛，去芍药之酸敛，以免邪气留恋。

【经义索隐】本证的辨证要点是腹胀满，兼有发热、脉浮数等表证，可见是表里同病之证，宜表里双解，不可单纯解表或攻里。方后临证有加减，呕吐加半夏降逆止呕，泄泻去大黄，寒多重用生姜，同样体现了仲景随症加减的用药经验，值得参考。

细目九　五脏风寒积聚病脉证并治第十一

【原文】肾着[1]之病，其人身体重，腰中冷，如坐水中，形如水状，反不渴，小便自利，饮食如故，病属下焦，身劳汗出，衣（一作表）里冷湿，久久得之，腰以下冷痛，腹重如带五千钱，甘姜苓术汤主之。（16）

甘草二两　白术二两　干姜四两　茯苓四两

上四味，以水五升，煮取三升，分温三服，腰中即温。

【注释】

[1]肾着：着，留滞附着之意。寒湿痹着腰部，腰为肾之府，故名肾着。

【原文阐释】本条论述了肾着的病因病机、证治。此病属下焦，多因劳动汗出，衣服冷湿，寒湿侵袭腰部，致使其经脉气血不畅，则腰部冷痛、腹重。"口不渴、小便自利、饮食如故"，提示了寒湿没有深入脏腑，仅仅停留在肌肉筋膜之间。治以甘姜苓术汤散寒除湿。方中干姜、甘草温中散寒，茯苓、白术健脾祛湿，使寒湿得祛，阳气温行，腰中即温，肾着自愈。

【经义索隐】治疗肾着病的要领是在应用健脾祛湿的药物基础上，加用散寒化湿的干姜，故姜、苓、术的配伍是关键。仲景还用这种配伍治疗阳虚水泛证，如真武汤，可供后世临床参考。

细目十　痰饮咳嗽病脉证并治第十二

【原文】问曰：四饮何以为异？师曰：其人素盛今瘦[1]，水走肠间，沥沥有声[2]，谓之痰饮；饮后水流在胁下，咳唾引痛[3]，谓之悬饮；饮水流行，归于四肢，当汗出而不汗出，身体疼重，谓之溢饮；咳逆倚息[4]，短气不得卧，其形如肿[5]，谓之支饮。（2）

【注释】

[1]素盛今瘦：指痰饮患者未病之前，身体丰满，既病之后，身体消瘦。

[2]沥沥有声：指水饮在肠间流动时发出的声音。

[3]咳唾引痛：咳嗽时牵引胁下隐痛。

[4]咳逆倚息：咳嗽气逆，无法平卧，须倚床呼吸。

[5]其形如肿：此处有两种解释。一指外形浮肿，为气逆水溢之象；一指形如肿而实非真肿，为气逆外浮之征。

【原文阐释】本段论述了痰饮的分类和主症，为全篇的提纲。仲景根据痰饮所在部位不同，分为四类：痰饮、悬饮、溢饮、支饮。

分类	饮停部位	病机	症状
痰饮	水饮停留于胃肠间	脾胃运化失常，气血生化失源	身体消瘦、肠间常发出声响
悬饮	水饮停于两胁下	肝络失和，循肝经上犯于肺	咳嗽，并牵引两胁作痛
溢饮	水饮停于四肢肌表	肌肤腠理开阖失常	当汗出而不汗出，湿性重浊，留滞于四肢，阻滞气血，症见身体疼重
支饮	水饮停于胸膈之间	影响心肺，肺失宣降，肺气上逆；肺主通调水道功能失常，津液输布障碍	咳嗽、短气不得卧；身体水肿

【经义索隐】上述痰饮病四证，不仅饮停部位不同，病变脏腑有别，而且还有病情久暂与虚实之分。其中悬饮、溢饮以邪实为主，病程较短，病情较急。痰饮、支饮多为虚实夹杂，病程较长，病情较缓，但二者症状变化多端，临床不可拘泥于原文主症。

【原文】心下有痰饮，胸胁支满[1]，目眩，苓桂术甘汤主之。（16）

茯苓四两　桂枝三两　白术三两　甘草二两

上四味，以水六升，煮取三升，分温三服，小便则利。

【注释】

[1]胸胁支满：指胸胁部有支撑胀满感。

【原文阐释】本条论述了脾虚失运，饮停心下的痰饮病证治。心下，当属中焦脾胃所在之处，故知病位在脾胃。脾胃阳虚，水液运化失常，停于心下，阻碍气机，则胸胁部满闷不适；气机升降失常，清阳不升，痰饮随气上蒙清窍，则头晕目眩。治以苓桂术甘汤温阳化饮，健脾利水。方中茯苓淡渗利水，以祛饮邪，桂枝辛温通阳，配炙甘草、白术之温药，可振奋中阳以温化水饮，白术、茯苓相合健脾燥湿，固护中土以制水。

【经义索隐】本方有桂枝、白术之温药，有茯苓之利水，有甘草之和中，使全方温中有消，温而不燥，是温阳化饮的主要方剂，亦是"温药和之"的具体体现，临床应用广泛。

细目十一　消渴小便不利淋病脉证并治第十三

【原文】男子消渴，小便反多，以饮一斗，小便一斗[1]，肾气丸主之。（3）

【注释】

[1]以饮一斗，小便一斗：形容饮水多，小便亦多。

【原文阐释】本条论述了消渴肾虚的证治。此条文虽言男子，实则男女皆可有此病。患者肾气虚弱，开阖固摄失权，则水谷精微直趋下泄，随小便而排出体外，故小便反多；肾阳虚衰，不能蒸腾气化水液于口，故口渴多饮。治以肾气丸温补肾阳。

【经义索隐】肾气丸在《血痹虚劳病脉证并治》和《痰饮咳嗽病脉证并治》两篇中均用于治疗肾阳不足，膀胱气化不利所致的小便不利，而此处则用于治疗小便过多，虽表现不同，但病机一致，故用同方，体现了中医辨证论治的观念。

细目十二　水气病脉证并治第十四

【原文】师曰：病有风水、有皮水、有正水、有石水、有黄汗。风水，其脉自浮，外证骨节疼痛，恶风；皮水，其脉亦浮，外证胕肿[1]，按之没指，不恶风，其腹如鼓，不渴，当发其汗；正水，其脉沉迟，外证自喘；石水，其脉自沉，外证腹满不喘；黄汗，其脉沉迟，身发热，胸满，四肢头面肿，久不愈，必致痈脓。（1）

【注释】

[1]胕肿：胕与跗通，其意有二：皮肤；足背。此从前者。跗肿即指皮肤浮肿，如《黄帝素问直解·卷二》曰："肿者，皮肤胀满，水气不行，故聚水而生病也。"

【原文阐释】此条论述的是四水及黄汗的临证表现及皮水的治疗。风水，关之于肺。因风邪袭表，肺主皮毛，卫外不固，故脉浮恶风；肺失宣降，水湿停滞，流注于关节，故骨节疼痛。皮水，关之肺脾，此时正虚为主不兼风邪，因肺气虚失于通调水道，脾气虚运化失司，故水湿内停，泛溢肌肤则一身浮肿，腹胀如鼓，不口渴，水停仍于上中焦，故应因势利导，发汗为宜。正水，关乎于肾，肾阳虚不能蒸化水湿，故水湿停滞，泛溢肌肤则浮肿；水湿上逆犯肺则喘；肾阳虚弱，失于温养，则可表现为腰膝酸冷，脉迟。石水，是皮水进一步加重所致。其病机为肾阳衰微，水湿不能蒸化，凝聚下焦，则小腹结满，小便不利，腰膝酸冷；不能上逆于肺，则不喘。黄汗，水湿郁表，继而湿郁化热，故身热，四肢头面浮肿；湿热不解，进一步侵入营分，邪热郁蒸，则汗出色黄；若久不愈，则易生痈脓。

【经义索隐】风水与皮水关乎于肺脾，属上焦；正水与石水关乎于肾，属下焦，且此四者病机中皆责之水湿停滞，故由此可知均当施以祛除水湿之法。皮水亦可视为风水的进一步发展所致，起初责之于肺，后关乎于脾。而石水也应当是正水进一步演变致肾阳衰微所致。

【原文】师曰：诸有水者，腰以下肿，当利小便；腰以上肿，当发汗乃愈。（18）

【原文阐释】此条论述水气病的两大治疗方法——开鬼门，洁净府。水气病者，腰以下肿甚，病位多在下焦，多因阳气虚弱，不能化气利水，水湿停滞于下，故应当因势利导，通利小便以除湿邪；腰以上肿甚，病位多在中上二焦，因邪气袭表，肺失宣降，水湿泛溢，故应当发汗解表利水。

【经义索隐】水气病病机均为水湿泛溢，总以因势利导的方法，将有形之水排出体外。不论是在上在表用汗法，还是在下在里用利小便法均体现了这种思想。虽然利小便与发汗都有祛除水湿，宣通气机的作用，但临床仍认为二者合用，起到相辅相成的效果。

【原文】风水恶风，一身悉肿，脉浮不渴，续自汗出，无大热，越婢汤主之。（23）

【原文阐释】此条论述风水夹热证的证治。临证表现为恶风，身热，汗出，不口渴，全身浮肿，治以越婢汤。病机为：风邪袭表，肺合皮毛则恶风；肺失宣降，水湿泛溢肌肤，则全身浮肿；湿郁而化热则身热。越婢汤可发越水气，清解郁热，治疗风水夹热水肿。麻黄配石膏辛凉宣泄，发散水气，解肌表郁热；配生姜解表宣散，祛肌表水湿；甘草与大枣同用补脾和中；大枣配生姜温脾暖胃，且防石膏之寒伤胃。

【经义索隐】越婢汤具有发汗散水，清解郁热之效。在临床上应用当有头面部及上半身浮肿，并常伴有恶寒、发热、身痛、咳喘胸闷、咽痛口渴、尿少色黄、苔薄白或黄白相间而润、脉浮数等兼症。

细目十三　黄疸病脉证并治第十五

【原文】寸口脉浮而缓，浮则为风，缓则为痹，痹非中风，四肢苦烦[1]，脾色必黄，瘀热以行。

【注释】

[1]苦烦：重滞不舒之意。

【原文阐释】寸口脉浮，多因风邪袭表，正邪交争于表；寸口脉缓，责之为湿邪痹阻，而此处所致痹证虽非中风，也应当与太阳中风相区别；因脾失健运，湿邪郁里化热，继而陷入营分，故瘀热以行，四肢苦烦；而黄疸与脾关系密切，临床表现最为突出的便是湿热泛溢肌肤所致的皮色黄、目黄；瘀热以行，可以理解为湿热郁滞于血和脾，久而成瘀。后世医家治疗黄疸多宗"脾色必黄，瘀热以行"之旨，常从湿、热、瘀着手，以治脾为要。

【经义索隐】黄疸发病常责于血分，因此黄疸病证注重活血化瘀法，正如原文"脾色必黄，瘀热以行"意为湿热郁闭于脾，影响血分并行于周身，故发黄可见之。

细目十四　呕吐哕下利病脉证治第十七

【原文】呕而肠鸣，心下痞者，半夏泻心汤主之。（10）

【原文阐释】此条为寒热错杂致呕的证治。因心下痞为主症，故其病位主在中焦，邪气内陷，寒热错杂于中焦，故心下痞满，中焦气机失常，则脾胃升降失常，胃气上逆为呕，脾气不升为肠鸣泄泻。半夏泻心汤可辛开苦降，散结除痞，和胃降逆。方中黄芩、黄连苦寒直折，干姜、半夏辛以开之，苦辛同用，降逆开痞；参、枣、草养中气，复胃阳。诸药合用使中州枢机得畅，升降有权，上下交通则痞结开散，呕逆肠鸣得解。

【经义索隐】中气为上下之枢，故本证虽上下齐病却只治其中，遂临床诊病也常以"心下痞"作为要点。此方用之甚广，凡呕而肠鸣或呕而下利，伴见心下痞闷者用之多效。

细目十五　妇人妊娠病脉证并治第二十

【原文】妇人宿有癥病[1]，经断未及三月，而得漏下不止，胎动在脐上者，为癥痼害。妊娠六月动者，前三月经水利时，胎也。下血者，后断三月，衃[2]也。所以血不止者，其癥不去故也。当下其癥，桂枝

茯苓丸主之。（2）

【注释】

［1］癥病：瘀血癥块。

［2］衃：指瘀血内结。《说文》："凝血也。"

【原文阐释】妇人平素有瘀血癥块类的病证，停经不到三个月，复又行经不止，此时胎动在上腹部，这是癥瘕造成的。妊娠正常应该六月胎动，且在脐下，而瘀血癥块所致三月则胎动，且在脐上。故病机是由于瘀血阻滞，不应止血而应下血，瘀血下，则癥病除，血乃止。方用桂枝茯苓丸以行血祛瘀，平冲下气。方中桂枝温通血脉，茯苓补正和中，芍药和营，桃仁、丹皮活血化瘀，蜜调和诸药。本方具有活血化瘀之功。

【经义索隐】本方以丸缓之，其用量小，故可达到祛瘀而正不伤之效，且亦体现了治血兼治水的思想。

【原文】妇人怀妊，腹中㽲痛[1]，当归芍药散主之。（5）

【注释】

［1］㽲痛：指腹中急痛，亦可指绵绵作痛。

【原文阐释】妇人妊娠，小腹拘急，绵绵作痛，临床还可见急躁易怒，身体浮肿，胃纳欠佳。主要因妊娠妇人血虚肝郁，脾虚湿停，所致肝脾不和之妊娠腹痛。妇人胎为孕妇气血所养，若孕妇素体气血不足，常因血养胎而不藏于肝则肝气不舒，气养胎而使脾不运则湿浊内生，肝脾不和，血虚湿生，则气血运行不畅。故治以当归芍药散养血柔肝，补脾利湿，最终达到调和肝脾的目的。当归芍药散组成：当归、芍药、川芎、茯苓、白术、泽泻。

【经义索隐】临床诊治无关乎腹痛的性质，主要在于其肝脾失调，气滞血瘀湿阻的病机。而当归芍药散临床主治：一是肝虚血少；二是脾虚湿阻。本方中川芎为血中气药，因此治疗妊娠病虽效用佳，但用量须小。方中其他药物疗效正如《金匮方歌括》所言"凡怀妊腹痛，多属血虚，而血生自中气。中者，土也，土过燥而不生物，故以芎、归、芍药滋润之；土过湿亦不生物，故以苓、术、泽泻渗之。燥湿得宜，则中气治而血盛，痛则自止"。

细目十六　妇人产后病脉证治第二十一

【原文】问曰：新产妇人有三病，一者病痉，二者病郁冒[1]，三者大便难，何谓也？师曰：新产血虚，多出汗，喜中风，故令病痉；亡血复汗，寒多，故令郁冒；亡津液，胃燥[2]，故大便难。（1）

【注释】

［1］郁冒：头昏眼花，郁闷不舒。郁，郁闷不舒；冒，头昏，目不明，如有物冒蔽。

［2］胃燥："胃"泛指胃与肠。由于津液耗伤，胃肠失濡润致燥结成实。

【原文阐释】此条论述新产妇人三大病证及病机。新产妇人好发三大病：痉病、郁冒、大便难。因新产妇人本就耗血伤津，气血不足，复感风邪，化燥伤阴，筋脉失于濡养，易中风，好发痉病；而产后血虚多汗，腠理开泄，自体阳气虚，故感寒，寒邪束表，阳郁上冲，胃失和降则郁冒，临床表现为郁闷不舒、但头汗出、呕而不能食、脉微弱；血虚津亏，肠道失于濡养，则大便干燥，难以排出。

【经义索隐】产后痉病、郁冒、大便难虽临床表现各不相同，但其追本溯源，病机均为血虚津亏。因此治疗上都应养血护津；且临床上应注意区别郁冒与产后血晕的关系。

细目十七　妇人杂病脉证并治第二十二

【原文】妇人咽中如有炙脔[1]，半夏厚朴汤主之。（5）

【注释】

［1］炙脔：炙，烤；脔，肉切成块。炙脔即烤肉块。

【原文阐释】此条论述妇人情志疾病梅核气的证治。妇人因情志不舒，郁而化火，炼液成痰，阻于咽喉，故自觉咽喉中有异物，不影响饮食，且因其病机临床可伴有脘腹胀闷、食少纳呆、脾气暴躁等症状。

以半夏厚朴汤理气解郁，化痰散结的功效治之。方中半夏、厚朴俱能化痰开结，下气降逆，用作主药；辅以茯苓渗利以祛痰，生姜降逆行气化痰结；更用芳香轻畅的干苏叶利气解郁。诸药同用，使气郁得解，痰结得开，则咽中舒畅。

【经义索隐】梅核气表现为以咽中异物梗塞感，咯之不出，吞之不下为主症，但饮食及吞咽正常。临床上本病患者常伴随精神抑郁等精神类症状。此中妇人病证当与另一种痰凝气结型病证区分开来。

【原文】妇人脏躁[1]，喜悲伤欲哭，象如神灵所作，数欠伸，甘麦大枣汤主之。（6）

【注释】

［1］脏躁：妇人情志性病证，临床表现为哭笑无常，急躁易怒，心烦失眠，呵欠连连，胡言乱语等。

【原文阐释】本条论述脏躁的证治。脏躁是由于七情郁而化火，火耗气伤血，肝体阴而用阳，进而肝血虚则不藏魂，心血虚则不养神。宜以甘麦大枣汤甘润缓急，养血安神。方中用小麦能养心健脾益肝，兼以安神定志；甘草、大枣味甘健脾补土，并能缓急止燥。三药合用，共奏补益心脾、缓急安神之功。

【经义索隐】脏躁以情志不宁、悲伤欲哭为主症，身体疲乏为兼症。甘润"滋脏气而止其燥也"，故治疗脏躁当用甘润之品。临床上可用于治疗女性更年期综合征或精神情志类疾病。

第四单元　温病学

细目一　温热论

【原文】温邪上受[1]，首先犯肺，逆传心包[2]。肺主气属卫，心主血属营，辨营卫气血虽与伤寒同，若论治法则与伤寒大异也。（1）

【注释】

［1］上受：口鼻居于人体上部，温邪从口鼻而入侵犯人体，故称"上受"。

［2］逆传心包：出自叶天士《温热论》。指温病传变的另一规律。一般温病的传变规律是由卫传气，由营到血，如果感邪较重，或者患者心营素虚等，温邪传变迅速，可不按次序传变，由卫分（肺）直接内陷心包（营分），出现神昏谵语等临床表现，称为逆传心包。

【原文阐释】本条文阐述了温病的致病因素、感邪途径、首发病位及传变趋势，并说明温病与伤寒治法的区别。

"温邪"指出了温病的致病因素；"上受"是指温邪从口鼻而入侵犯人体；"首先犯肺"是指温病的首发病位为肺卫。因肺居上焦，开窍于鼻，外合皮毛，与卫气相通，故温邪初犯首先表现肺卫表热证候。

卫气营血是反映温邪表里浅深的标志。温邪由肺卫传至气分，由浅入深，称为"顺传"，此时病情较轻。如温邪不由浅至深顺传，而由肺卫直接内陷心包，称为"逆传"，此时病情较重，病势凶险。"肺主气属卫"是指肺主一身之气，与卫气相通，故卫气分病变主要与肺相关；"心主血属营"是指营血由心所主，周行全身以营养机体，故营血分病变主要与心相关。这种按卫气营血来分析温病病变的浅深和发展阶段的方法，成为温病的辨证纲领之一。

温病与伤寒虽同属外感热病，均有由表入里、由浅入深的传变规律，但两者的具体治法有很大差异。温病以卫气营血辨证，伤寒以六经辨证。温病之温邪易耗伤阴液，故温病用药重视养阴生津；伤寒之寒邪易损伤阳气，故用药重视顾护阳气。

【经义索隐】叶天士在本条文中明确提出了温病的致病因素为"温邪"，并根据《黄帝内经》中关于卫气营血生成的先后、部位的浅深、病理生理特点等理论，引申发挥创立了反映温病病变浅深轻重的卫气营血辨证方法，形成了一套完整的有别于伤寒的辨证理论体系。

【原文】盖伤寒之邪留恋在表，然后化热入里，温邪则热变最速，未传心包，邪尚在肺，肺主气，其合皮毛，故云在表。在表初用辛凉轻剂。挟风则加入薄荷、牛蒡之属，挟湿加芦根、滑石之流。或透风于

热外[1]，或渗湿于热下[2]，不与热相搏，势必孤矣。（2）

【注释】

［1］透风于热外：指治疗温邪在表夹风的方法，在辛凉剂中加薄荷、牛蒡等辛凉散风之药，使风邪透表而解。

［2］渗湿于热下：指治疗温邪在表夹湿的方法，在辛凉剂中加芦根、滑石等淡渗利湿之药，使湿邪从下而泄。

【原文阐释】本条文阐述了伤寒与温病传变特点的差异，并提出温邪在表的治法，以及其夹风、夹湿的不同用药特点。

伤寒是由于寒邪侵袭人体，寒为阴邪，易伤阳气，初起呈表寒证候，然后化热入里，传变速度较慢；温病是由于温邪侵袭人体，温热为阳邪，易伤阴津，初起即见表热证候，传变迅速。温邪侵犯肺卫，此时温邪在表，宜用辛凉轻剂治疗。如温邪在表夹有风邪，可在辛凉轻剂中加薄荷、牛蒡等辛凉散风之药，使风从外解，即所谓"透风于热外"，风不与热相搏，则热易解；如温邪在表夹有湿邪，可在辛凉轻剂中加芦根、滑石等淡渗利湿之药，使湿从下泄，即所谓"渗湿于热下"，湿不与热相搏，则热易清。

【经义索隐】本条文指出了伤寒与温病传变特点的区别。一般而言，伤寒容易"留恋在表"，温邪容易"热变最速"，但应注意的是临床上不可一概而论。伤寒也能传变迅速而直中三阴，而温邪如夹湿也可留恋气分而传变缓慢。

【原文】不尔，风挟温热而燥生，清窍[1]必干，为水主之气[2]不能上荣，两阳[3]相劫也。湿与温合，蒸郁而蒙蔽于上，清窍为之壅塞，浊邪[4]害清也。其病有类伤寒，验之之法，伤寒多有变证，温热[5]虽久，在一经不移，以此为辨。（3）

【注释】

［1］清窍：指口、鼻、目、耳等面部诸窍。

［2］水主之气：泛指人体的津液。

［3］两阳：风与热皆属阳邪，故称"两阳"。

［4］浊邪：湿与热相互搏结，称为"浊邪"。

［5］温热：此处指温热夹湿之证。

【原文阐释】本条文阐述了温热夹风和夹湿的不同病机和证候特点，以及温热夹湿与伤寒的鉴别。

温热夹风时，温热和风皆属阳邪，两阳相合，耗劫津液而不能上荣清窍，故称"两阳相劫"，可见口鼻咽等清窍干燥症状。湿与温热相互搏结谓之"浊邪"，蒸灼上焦，蒙蔽清窍，故称"浊邪害清"，可见鼻塞、耳聋、头昏目胀、甚至昏聩等清窍壅塞的症状。

温热夹湿与伤寒初起证候相似，但可根据两者不同的传变特点加以鉴别。伤寒初起寒邪留恋在表，然后化热入里，经六经传变，随着传变过程其证候性质也随之改变，故称"伤寒多有变证"。因湿性黏腻，温热与湿邪缠绵交蒸于中焦，上蒙下流，弥漫三焦，相对而言传变较慢，故称"在一经不移"。

【经义索隐】本条文中叶天士将温热夹风的病机特点概括为"两阳相劫"，证候特点概括为"清窍必干"，实际上阴液耗损也是温病重要的共性病机。温热夹湿的病机特点为"浊邪害清"，证候特点为"清窍壅塞"，叶天士以"清窍"的"干"和"塞"来区分温热夹风与夹湿。但临床上应注意的是，清窍干燥的原因不仅限于阴液耗损，如水湿内停、阳气衰微、瘀血内阻等均可导致津液不能上荣而致燥。另外，出现"清窍壅塞"也不仅限于湿邪为患，温邪犯肺也可导致鼻窍闭塞。温热所致者多伴燥咳、口渴、脉数等症；湿温所致者多伴胸闷、呕恶、不渴或渴不多饮、苔腻、脉濡等症。

【原文】前言辛凉散风，甘淡驱湿，若病仍不解，是渐欲入营也。营分受热，则血液[1]受劫，心神不安，夜甚无寐，或斑点隐隐，即撤去气药。如从风热陷入者，用犀角、竹叶之属；如从湿热陷入者，犀角、花露[2]之品，参入凉血清热方中。若加烦躁，大便不通，金汁[3]亦可加入，老年或平素有寒者，以人中黄[4]代之，急急透斑为要。（4）

【注释】

[1] 血液：指营阴。

[2] 花露：指菊花露、金银花露等。

[3] 金汁：即粪清，具有清热凉血解毒之功。

[4] 人中黄：将甘草末放在竹筒内，于人粪坑中浸渍一段时间后的制成品，具有清热凉血解毒之功。

【原文阐释】本条文主要阐述温邪内传营血分的证治。

温邪在表时，夹风则辛凉散风，夹湿则甘淡驱湿，如病情没得到缓解，可能表明温邪将要内传营血分。心主血属营，热入营分必会耗劫营阴，营热内扰，故见"心神不安，夜甚无寐"。营血同行脉中，营分受热，热窜血络，故见"斑点隐隐"。此时治宜清热凉血透邪为主，不能再按邪在卫气分时的治法，只用透风渗湿之类药物。从风热陷入者，宜用犀角、竹叶等药物清营凉血透热；从湿热陷入者，宜凉血清热方配犀角、花露等药物清泄芳化。若热毒壅盛内结，可见烦躁、大便不通，宜凉血清热方中加入金汁以加强清热凉血解毒之功。对于老年人或素体虚寒者，可用人中黄取代金汁。邪热入营但见斑点隐隐，表明邪热有外透之势，可用清热凉血透邪之法使营热随斑点外透，即所谓"急急透斑为要"。

【经义索隐】关于热入营分的治法，应灵活理解叶天士所提出的"撤去气药"。此处并非指完全不能用治疗气分证的药物，因后文所列竹叶、花露等皆属气分药，而是强调应该将治疗的重心转到清营泄热透邪方面。叶天士所说"透斑"是指用清热解毒、凉血透邪之法透达热邪，促使营热随斑外透，而不是用升散提透之法。

【原文】若斑出热不解者，胃津亡也，主以甘寒，重则如玉女煎，轻则如梨皮、蔗浆之类。或其人肾水素亏，虽未及下焦，先自彷徨矣，必验之于舌，如甘寒之中加入咸寒，务在先安未受邪之地[1]，恐其陷入易易[2]耳。（5）

【注释】

[1] 先安未受邪之地：指在治疗已病脏腑之时，根据传变的趋势，预先扶助未病的脏腑，以防传变。

[2] 易易：前一易字意为容易，后一易字意为变化，即容易发生传变之意。

【原文阐释】本条文阐述了斑出热不解的证治。

温病发斑多为阳明热毒内陷营血所致，因邪热有外泄之势，热随斑出之后，热势应渐解。若斑出而邪热仍不解者，表明邪热已消灼胃津，津伤则水不能济火，即所谓"胃津亡"，治疗主要以甘寒之剂清热生津。热盛伤津较重者，可用玉女煎加减清气凉营，泄热生津；热盛伤津较轻者，可用梨皮、蔗浆之类滋养胃津；若肾水素虚，则邪热易乘虚而传入下焦，劫烁肾阴而加重病情。此时应根据舌象加以鉴别，若见舌质干绛甚至枯萎，虽未出现肾阴亏虚的症状，也应于甘寒中加入咸寒之药以补益肾阴，即所谓"先安未受邪之地"，从而达到防病的目的。

【经义索隐】叶天士所说"胃津亡"，不能理解为仅局限于胃津衰亡，在"胃津亡"的同时必然也存在胃热亢盛，否则不会出现斑出而热不退的表现。在强调胃热、津伤的同时，尚需考虑到邪热炽盛、正气亏虚等深层次原因。

【原文】若其邪始终在气分流连者，可冀其战汗[1]透邪，法宜益胃[2]，令邪与汗并[3]，热达腠开，邪从汗出。解后胃气空虚，当肤冷一昼夜，待气还自温暖如常矣。盖战汗而解，邪退正虚，阳从汗泄，故渐肤冷，未必即成脱证。此时宜令病者，安舒静卧，以养阳气来复，旁人切勿惊惶，频频呼唤，扰其元神，使其烦躁。但诊其脉，若虚软和缓，虽倦卧不语，汗出肤冷，却非脱证；若脉急疾，躁扰不卧，肤冷汗出，便为气脱之证矣。更有邪盛正虚，不能一战而解，停一二日再战汗而愈者，不可不知。（6）

【注释】

[1] 战汗：指温病过程中，突然出现全身战栗，肢冷脉伏，继而全身大汗的表现，是正气未衰，驱邪外出的现象。

[2] 益胃：此处指温邪留恋气分时的治法，即以轻清宣透之品，宣通气机，清气生津，补足津液，使

正气得以振奋，邪热随汗而解。

[3]邪与汗并：指温邪入侵，正气奋起抗邪，蒸腾汗液，使邪气并入汗液，从皮肤外泄而解。

【原文阐释】本条文阐述温邪流连于气分的治法，以及战汗的机理、临床表现、转归和处理原则。

温病邪气流连于气分，既不从外解，也未内传营分，始终在气分流连，说明正气未虚，邪正力量相持于气分，可通过战汗使气分邪热外透而解。促进战汗可用"益胃"之法，运用轻清宣透之品，宣通气机，清气生津，补足津液，使正气振奋，腠理得开，邪热随汗而解。

战汗是邪正交争的表现，大汗之后常因胃气亏乏，阳气外泄，而出现肌肤失温的短暂现象，一般待正气恢复后肌肤可复温。战栗后汗出热退，此时应让患者安卧休息，待阳气来复。战汗后出现肤冷，同时应留意患者脉象和神志的表现。若脉虚软和缓，倦卧不语，为邪去正气尚虚的表现，并非脱证；若脉象急疾，烦躁不能安卧，则是正气外脱的表现。如邪气盛而正气相对不足，也会出现一次战汗不能完全驱邪外出的情况，须停一两天再通过战汗而痊愈。

【经义索隐】温病中出现战汗是正气驱邪外出的表现，临床上可见全身战栗，甚或肢冷爪青、脉沉伏，而后全身大汗淋漓。战汗后如见热势减退，脉静身凉，甚至肌肤冰冷，倦卧少语，但神情安详，病痛大减，非气脱之证，而是病情好转的现象。战汗之后也可能发生脱证，鉴别关键在于脉象和神志的表现。若脉静，神清安卧，为邪去正虚的表现；若脉急疾，且神志不清，烦躁不安，则是正气外脱的表现。

【原文】再论气病有不传血分，而邪留三焦，亦如伤寒中少阳病也。彼则和解表里之半，此则分消上下之势，随证变法，如近时杏、朴、苓等类，或如温胆汤之走泄。因其仍在气分，犹可望其战汗之门户[1]，转疟之机括[2]。（7）

【注释】

[1]门户：此处指出路。

[2]机括：此处指机会。

【原文阐释】本条文阐述了邪留三焦的治法及转归。

三焦为人体气机升降出入之枢纽，主通调水道。如温邪久居气分，易留于三焦，导致气机不宣，水道不通，水湿内停，可出现类似伤寒少阳病的证候。此时湿热阻遏三焦，宜以分消走泄之法宣通上、中、下三焦气机，即所谓"分消上下之势"。应根据证候的特点选方用药，如以杏仁开上，厚朴宣中，茯苓导下，或以温胆汤宣气化痰利湿。邪留三焦仍在气分，如治疗得法，使气机通达，痰湿得化，则仍有机会通过战汗驱邪外出。

【经义索隐】温病邪留三焦与伤寒少阳病均属半表半里证，但两者的临床表现和治法均有不同。

证候	相同点	不同点		
		病机	症状	治法方药
温病邪留三焦	均属半表半里证	湿热阻遏三焦，气化失司，痰湿内阻	寒热起伏，胸满腹胀，小便短，苔腻	分消走泄，宣通三焦，用杏、朴、苓等类或温胆汤化痰利湿、宣展气机
伤寒少阳病		邪郁少阳，导致枢机不利	寒热往来，胸胁苦满，心烦喜呕，默默不欲食，口苦咽干，目眩	小柴胡汤和解表里

【原文】大凡看法，卫之后方言气，营之后方言血。在卫汗之可也，到气才可清气，入营犹可透热转气，如犀角、玄参、羚羊角等物，入血就恐耗血动血，直须凉血散血，如生地、丹皮、阿胶、赤芍等物。否则，前后不循缓急之法，虑其动手便错，反致慌张矣。（8）

【原文阐释】本条文为全篇论温病的纲领，阐述了温病按照卫、气、营、血次序传变的规律，以及卫气营血不同阶段相应的治疗大法和方药。

卫分证是温邪从口鼻而入侵犯肺卫，属表证，病情轻浅。继而表邪传入气分，病情加重。若病邪进一步深入营分，则病变更深。最后邪入血分，病情最为严重。一般来说，卫气分病情较轻，以功能失调为主；营血分病情较重，病变以实质损害为主，伴严重的功能失调。

温病在卫、气、营、血不同阶段有相应的治法。"在卫汗之可也"是指温邪侵犯卫分而出现表证，宜用辛凉透汗之法，使邪热随汗外透而解。忌用辛温，以免助热伤阴；又忌过用寒凉，以免遏邪而不利外透。"到气才可清气"是指卫分表邪已解，邪热真正到了气分才可清气泄热，但不宜过早使用清气之药。因清气药多为清凉苦寒之品，过早使用会阻遏气机，反而不利于透邪外出。初入气分者多用轻清透邪之药，热毒深重者多用苦寒清降之药。"入营犹可透热转气"是指温邪入营，但未见动血耗血之象，此时可用犀角、玄参、羚羊角等药清营热、滋营阴，同时佐以清气分热之药，引营分邪热透出气分而解。"入血就恐耗血动血，直须凉血散血"是指温邪已深入血分，邪热耗伤血液，窜扰血脉，迫血妄行，可见出血及瘀血等症，宜用"凉血散血"之法，如生地、丹皮、阿胶、赤芍等药。通过卫气营血辨证确定病变阶段及病情的轻重缓急，进而选方用药，才不会"动手便错，反致慌张"。

【经义索隐】新感温病一般按照卫气营血的顺序传变，但是伏气温病可初起即发于气分，甚至营血分。卫气营血四个阶段只是反映了温病演变的大致程度，每个阶段还有具体的证候类型。如卫分证还有风热、湿热、暑热、燥热等感邪性质之分；气分证有在肺、脾、胃、胆、肠、膜原、胸膈等病变部位之分；营分证可分为营热炽盛和营阴耗损；血分证可分为瘀热阻于下焦、瘀热交结于胸和热入血室。此外，临床上可见同时表现为不同阶段的证型，如卫气同病、卫营同病、气营血同病等。

【原文】且吾吴[1]湿邪害人最广，如面色白者，须要顾其阳气，湿胜则阳微也，法应清凉，然到十分之六七，即不可过于寒凉，恐成功反弃，何以故耶？湿热一去，阳亦衰微也；面色苍者，须要顾其津液，清凉到十分之六七，往往热减身寒者，不可就云虚寒，而投补剂，恐炉烟虽熄，灰中有火也，须细察精详，方少少与之，慎不可直率而往也。又有酒客[2]里湿素盛，外邪入里，里湿为合。在阳旺之躯，胃湿[3]恒多；在阴盛之体，脾湿[4]亦不少，其化热则一。热病救阴犹易，通阳最难，救阴不在血，而在津与汗；通阳不在温，而在利小便，然较之杂证，则有不同也。（9）

【注释】

[1] 吴：指江苏吴县，现苏州一带，此处泛指江南地区。

[2] 酒客：指嗜酒之人。

[3] 胃湿：指湿热偏重于胃，热重于湿。

[4] 脾湿：指湿热偏重于脾，湿重于热。

【原文阐释】本条文阐述了湿邪致病的特点及治疗方面的注意事项。

湿邪致病具有地域性的特点。如江南地区气候炎热潮湿，湿热弥漫，故此地区的人易生湿热病。湿邪伤人又有"外邪入里，里湿为合"的特点，嗜酒之人因脾胃受损，导致水湿不运，成为里湿，再感受外湿，必然内外相合而为病。

湿为阴邪，既能化燥伤阴，亦可损伤阳气。患者感受湿邪，阳气被遏，湿胜阳微，会出现面色白等阳气虚的症状，治疗应顾护阳气。若湿渐化热，需用清凉，也只能用至十分之六七，以免重伤阳气。若素体阴虚而感受湿热邪气，出现面色苍白者，应以清热化湿兼顾津液，但亦不可过于寒凉。若用药后出现热减身寒者，不可误以为虚寒而随意投温补之剂，补则余火复炽，反而加重病情。

湿邪致病的演变与患者不同的体质有关。素体阳盛者，湿邪多从热化而归于阳明胃，病见热重于湿；素体阴盛者，湿热多从湿化而归于太阴脾，病见湿重于热。虽不同体质患者感受湿热时病机各有偏重，但发展过程中均可化热化燥，故称"然其化热则一"。

因温热阳邪易化燥伤阴，故治疗温热病的过程中多使用清热滋阴之法。滋阴药又多甘凉养阴救津，属正治法，容易掌握，故称"热病救阴犹易"。湿邪又易困遏清阳，阻滞气机，治疗既要分解湿热，又要宣通气机。但化湿药多芳香苦燥而助热，清热药多苦寒凉遏而助湿，宣通药多温燥而助热。因此，要掌握好清热、祛湿、宣通之药的合理配伍较难，故称"通阳最难"。

治疗温病时"救阴""通阳"的目的与治疗杂病时不同。温病治疗中救阴的目的不在于滋养阴血，而在于顾护津液，防止过汗伤津；而通阳的目的不在于以温药温补阳气，而在于宣通气机，化气利湿通小便，强调淡渗利湿法在祛湿中的重要性。

【经义索隐】本条文中"湿胜则阳微"与"湿热一去，阳亦衰微"两者的意义不完全相同。前者指湿邪为患阳遏阳气，会出现面色㿠白等阳气虚的症状。后者强调湿热已经伤阳，因此用药时不可过于寒冷，以免进一步损伤阳气。治疗湿热性温病既要化湿清热，又要宣通气机。但化湿之品多温燥，可助热势；清热之品多苦寒，可伤阳气。因此，临证时需要把握好化湿、清热、宣通之药的合理配伍，才可达到祛邪而不伤正的效果。

【原文】再论三焦不得从外解，必致成里结。里结于何？在阳明胃与肠也。亦须用下法，不可以气血之分，就不可下也。但伤寒邪热在里，劫烁津液，下之宜猛；此多湿邪内搏，下之宜轻。伤寒大便溏为邪已尽，不可再下；湿温病大便溏为邪未尽，必大便硬，慎不可再攻也，以粪燥为无湿矣。（10）

【原文阐释】本条阐述了湿热里结证的病位、病机、治法，以及其与伤寒阳明腑实证运用下法的区别。

证候	相同点	不同点		
		病机	治法	大便溏的意义
湿热里结证	均可用攻下法	湿热与积滞相互胶结于肠腑，并非燥屎	下法宜轻宜缓，以期祛湿导滞	大便溏乃湿邪未尽，须下至大便成形才表明湿邪已尽
伤寒阳明腑实证		邪热炽盛，津液受劫，燥屎结于肠腑	下法宜峻，以期急下存阴	大便溏表明燥结已除，邪气已去，不可再下

【经义索隐】本条文所述伤寒与湿温运用下法的区别，不可简单理解为伤寒与温病运用下法时有绝对的区别，应作全面理解。临床上若湿邪已化燥，也可与肠垢互结形成腑实证而需用峻下法，此时不可拘泥于轻下之法而延误治疗。

细目二　湿热病篇

【原文】湿热证，始恶寒，后但热不寒，汗出胸痞，舌白[1]，口渴不引饮。（1）

【注释】

[1]舌白：指舌苔色白。

【原文阐释】本条文为湿热病的辨证提纲，列举了湿热病初起的典型症状。

湿热病初起，湿邪伤表，湿为阴邪，阻遏卫阳，故见恶寒；湿邪逐渐化热入里，湿热郁蒸，故发热而不恶寒；热盛于阳明，故见汗出；湿为阴浊之邪，易阻遏气机，故见胸痞之症；湿邪内盛则舌苔色白；邪热内盛，耗伤津液，故感口渴；水湿停于内，故虽口渴而不欲饮。

【经义索隐】薛生白认为湿热病表证为太阴和阳明之表，病理性质为湿邪困阻，气机不畅，故可见四肢倦怠、肌肉烦疼和胸痞等脾胃病变。而伤寒表证为太阳表寒证，虽也可见恶寒、发热，但病理性质为寒邪束表，经气郁滞，腠理闭塞，故头痛身疼、无汗、脉浮紧等症状较为明显。

【原文】湿热证，恶寒无汗，身重头痛，湿在表分。宜藿香、香薷、羌活、苍术皮、薄荷、牛蒡子等味。头不痛者，去羌活。（2）

【原文阐释】本条文主要阐述了"阴湿"伤表的证治。

湿为阴邪，湿邪伤表，卫阳被遏，故见恶寒无汗；湿性重着，气机为湿所困，蒙蔽清阳，故见身重头痛。因湿邪尚未化热，病位在表，治宜芳香辛散、宣化湿邪。用藿香、香薷、苍术皮以芳香化湿，配以薄荷、牛蒡子以宣透卫表。头痛多夹风邪，羌活可祛风胜湿；头不痛者，说明夹风之象不明显，故去羌活。

【经义索隐】薛生白在自注中说本证为"阴湿伤表之候"，此时湿邪在表，尚未化热，里湿不显著，故宜用芳香辛散、透表化湿之法治疗。

【原文】湿热证，恶寒发热，身重，关节疼痛，湿在肌肉，不为汗解。宜滑石、大豆黄卷、茯苓皮、

苍术皮、藿香叶、鲜荷叶、白通草、桔梗等味，不恶寒者，去苍术皮。（3）

【原文阐释】本条文主要阐述了"阳湿"伤表的证治。

湿邪在表，阻遏卫阳，故有恶寒；湿邪已经化热，湿热蕴滞肌表，故见发热，且热象较为明显；湿性重着，湿热留滞肌肉关节，故身重、关节疼痛；湿性黏滞，湿热相结，故难以随汗而解。治宜宣化湿邪的同时，配以泄热之药，可用滑石、大豆黄卷、茯苓皮、苍术皮、藿香叶、鲜荷叶、白通草、桔梗等药。因苍术皮性温，故如不恶寒者去苍术皮。

【经义索隐】薛生白在自注中说本证为"阳湿伤表之候"，是与上条"阴湿伤表之候"相对而言。此时湿邪伤表，且湿已化热，宜用利湿泄热、芳香化湿透表之法治疗。薛氏在自注中又谓"此条外候与上条同，惟汗出独异"，可见汗之有无是区别阴湿和阳湿的关键，一般认为阴湿者无汗，阳湿者有汗。

【原文】湿热证，寒热如疟[1]，湿热阻遏膜原。宜柴胡、厚朴、槟榔、草果、藿香、苍术、半夏、干菖蒲、六一散等味。（8）

【注释】

[1]疟：指疟疾，主要表现为寒热往复、汗出、身凉，发有定时。

【原文阐释】本条文主要阐述了"湿热阻遏膜原"的证治。

膜原为三焦之门户，一身之半表半里，湿热之邪阻于膜原，营卫气相争，可见寒热往来如疟状。治宜宣透膜原、辟秽化浊。故用柴胡以透达膜原，厚朴、半夏、槟榔、草果、苍术以理脾燥湿、开达膜原，藿香、菖蒲以芳香化浊，六一散以清利湿热。

【经义索隐】薛生白在自注中云"膜原为阳明之半表半里"，意在说明本证既非阳明里证，又与少阳之半表半里证不同。少阳之半表半里为伤寒之邪传里化热，病位偏于足少阳，兼有湿热秽浊阻遏脾胃；膜原之半表半里为湿遏热伏，病位近于中焦，表现为寒热如疟，但不像疟疾发有定时，而是寒热交替或起伏，可见舌苔白腻或满布垢浊、苔如积粉、脘腹满闷等湿浊内盛之证。

【原文】湿热证，数日后脘[1]中微闷，知饥不食，湿邪蒙绕三焦。宜藿香叶、薄荷叶、鲜荷叶、枇杷叶、佩兰叶、芦尖、冬瓜仁等味。（9）

【注释】

[1]脘：主要指胃脘，也涉及胸腹部。

【原文阐释】本条文主要阐述了湿热病后期"湿邪蒙绕三焦"的证治。

湿热病后期，湿热大势已解但余邪未清，余湿困胃，脾胃气未复，湿邪蒙绕三焦，气机不畅，故见脘中微闷，虽能知饥但不欲食。可用藿香叶、薄荷叶、鲜荷叶、枇杷叶、佩兰叶"五叶"轻清宣化，再配以芦尖、冬瓜仁淡渗利湿，使气机畅通，余湿得除，诸证自愈。

【经义索隐】本条文所说"湿邪蒙绕三焦"，实际上偏重于中、上二焦，宜用轻清之品宣通气机。此时不可过用攻伐或滋补，妄用攻伐之剂会损伤正气，滥用滋补之品可致恋邪不解。

【原文】湿热证，初起发热，汗出胸痞，口渴舌白，湿伏中焦。宜藿梗、蔻仁、杏仁、枳壳、桔梗、郁金、苍术、厚朴、草果、半夏、干菖蒲、佩兰叶、六一散等味。（10）

【原文阐释】本条文主要阐述了湿热阻于中焦，湿重于热的证治。

本证虽见发热、汗出，但无恶寒，表明湿邪已不在表，而是内伏中焦。湿热阻遏气机，肺气失宣而出现胸痞；湿邪内阻，津液不能上升则口渴，多为口渴而不欲饮；湿重于热，故舌苔色白。用苍术、厚朴、草果、半夏以辛苦燥湿；藿香、佩兰、蔻仁、郁金、菖蒲以芳香化湿；杏仁、桔梗、枳壳以开宣肺气，行气湿化；六一散以清热淡渗利湿。

【经义索隐】本证为湿伏中焦，始见化热，湿重于热，故治疗以辛开化湿为主，佐以清热。本证口渴是由于湿邪内阻所致津不上升，渴而不欲饮，非胃液不足之渴，故治疗以化湿为主，湿化则津液上升，口渴自解。本条文用药集中了燥湿、化湿、宣湿、渗湿四种方法，体现了薛氏治湿的基本大法。

【原文】湿热证，舌根白，舌尖红，湿渐化热，余湿犹滞。宜辛泄佐清热，如蔻仁、半夏、干菖蒲、大豆黄卷、连翘、绿豆衣、六一散等味。（13）

【原文阐释】本条文主要阐述了"湿渐化热，余湿犹滞"的证治。

舌根部苔白为湿邪之象；舌尖红表明湿渐化热。虽湿渐化热，但余湿仍在，治宜化湿与清热并施，用蔻仁、半夏、菖蒲以辛散燥湿，大豆黄卷、连翘、绿豆衣、六一散以清热利湿，使湿热两解。

【经义索隐】本条文虽薛生白自注为"湿热参半之证"，但热势尚不重，实际上仍属湿重热轻之证。除了舌根白，舌尖红，还可见胸痞、恶心呕吐、身热汗不解、脉濡数等症。湿渐化热，易伤津液，若妄投滋润有助湿之弊，故燥湿中佐以清热，以保存阴液。

细目三　温病条辨

【原文】温病者：有风温、有温热、有温疫、有温毒、有暑温、有湿温、有秋燥、有冬温、有温疟。（上焦1条）

【原文阐释】本条文列举了九种温病的名称，说明了温病的概念及范围。

本条明确提出温病是多种外感热病的总称。吴鞠通根据发病的气候特点、病邪特点或临床表现，归纳为风温、温热、温疫、温毒、暑温、湿温、秋燥、冬温和温疟九种温病，为温病的辨证、分类和治疗提供了依据。

【经义索隐】九种温病中，风温、暑温、秋燥、冬温是根据季节和主气来命名的。风温为初春时节感受风热病邪而发的一种温病；暑温是在盛夏之时感受暑热病邪而发的一种温病；秋燥是在秋季感受燥热病邪而发的一种温病；冬温是冬季感受冬令反常之温气而发的一种温病。除此之外，也有根据不同病邪或临床特点来命名的。如温毒是感受了温热时毒病邪，既有热性病的常见症状，又有局部肿毒表现的一种温病；温热是春末夏初感染温热病邪，以里热证为主的一种温病；湿温是在夏末秋初的长夏季节，因感受湿热病邪而发的一种温病；温疟是内有阴气先伤，夏季复感暑热，阴伤而阳热亢盛而发的一种疟疾；温疫是感受疠气秽浊而发，具有较大流行性和传染性的一种温病。

【原文】太阴风温、温热、温疫、冬温，初起恶风寒者，桂枝汤主之；但热不恶寒而渴者，辛凉平剂银翘散主之。温毒、暑温、湿温、温疟，不在此例。（上焦4条）

【原文阐释】本条文阐述了温邪初犯卫分的证治及治疗禁忌。

风温、温热、温疫、冬温初起，如恶风寒较明显，表明表邪偏盛，可以辛温法解表治疗，代表方为桂枝汤，但应慎用麻、桂等辛温峻汗之剂，以免助热化燥。如热象较重，不恶寒而渴者，宜以辛凉法治疗，代表方为辛凉平剂银翘散。而温毒、暑温、湿温、温疟等温病由于初起部位不一，所以治法不同，故"不在此例"。

【经义索隐】本条文中，吴鞠通以"恶风寒"和"不恶寒"作为选用辛温法和辛凉法的重要依据，但临证时应结合其他临床表现判断。辛凉平剂银翘散是治疗温病上焦证的首方，取自《黄帝内经》"风淫于内，治以辛凉，佐以苦甘"的法则，用药以辛凉为主，稍佐以辛温、芳香之品，药性平正不偏，开创了辛凉透邪之法治疗表证，有别于《伤寒论》治疗表证之法，为吴氏的一大贡献。

【原文】太阴温病，血从上溢者，犀角地黄汤合银翘散主之。有中焦病者，以中焦法治之。若吐粉红血水者，死不治；血从上溢，脉七、八至以上，面反黑者，死不治；可用清络育阴法。（上焦11条）

【原文阐释】本条文阐述了手太阴温病血分证的证治及危重症的表现。

温邪从手太阴传入血分，伤及血络，可逼血上溢从口鼻而出。病属上焦，肺络受伤，故以治疗温病上焦证的银翘散引经而出；病属血分，热迫血行，故加上凉血散血的犀角地黄汤合而治之。若温邪传入中焦，则以中焦法治疗，如白虎汤、承气汤等。若出现吐粉红色血水，或血从上溢，口鼻出血，脉七八至以上，颜面晦暗无泽的情况，均为死不治的危重症。此时可用凉血清络、甘寒养阴之法治疗。

【经义索隐】若出现下面两种危重情况，均为死不治：一为吐粉红色血水，吴氏在自注中认为"粉红水非血非液，实血与液交迫而出，有燎原之势，化源速绝"；二为血从上溢，口鼻出血，脉七八至以上，颜面反而晦暗无泽，吴氏在自注中称之为"火极而似水"，此时下焦阴液严重亏虚，不能上济心火，心火与温邪相合，形成燎原之势，劫灼肺阴，病情十分凶险。吴氏提出用凉血清络、甘寒养阴之法治疗，可用犀角地黄汤合黄连阿胶汤加减。

【原文】太阴温病，寸脉大，舌绛而干，法当渴，今反不渴者，热在营中也，清营汤去黄连主之。（上焦15条）

【原文阐释】本条文阐述了手太阴温病营分证的证治。

温病始于上焦手太阴，两寸脉为肺心脉，寸脉大，可知心肺上焦有热，此为上焦温病常见脉。舌绛而干，舌绛红为热入营分之征象，温病热邪伤阴本渴，今反而不渴，此为热入营分，热邪蒸腾营气上注咽喉，故令人不渴。邪入营分，治宜清营泄热，代表方为清营汤。舌绛红而干提示邪热耗伤营阴较甚，故用清营汤去黄连。因黄连味苦性燥，而性质沉降，不去恐更伤营阴及引邪深入。

【经义索隐】本条文阐述了上焦温病邪热入营的证治。辨别热邪在营分与否，除上述症状外，还可见身热夜甚、斑疹、谵语、脉细数等症。在治疗上除了辨别热邪是否在营分之外，亦可辨别患者伤阴与否，若阴伤不甚，则可不去黄连，治疗上不必拘泥。

【原文】邪入心包，舌蹇[1]肢厥，牛黄丸主之，紫雪丹亦主之。（上焦17条）

【注释】

[1]舌蹇：指舌体不能灵活转动，言语蹇涩之症。

【原文阐释】本条文阐述了邪入心包的证治及厥证产生的机理治法。

邪入心包，气血运行郁滞，阴阳之气不相顺接，故四肢厥冷。因舌为心之苗，邪入心包，闭阻机窍，可见舌体转动不灵。治宜清心化痰开窍，可用牛黄丸或紫雪丹治疗。

【经义索隐】寒厥和热厥皆能因阳气不能外达而出现脉沉伏，而两者鉴别要点为舌象。

证型	相同点	不同点（舌象）
寒厥	皆因阳气不能外达而见脉沉伏、四肢厥冷	舌多见色淡而胖嫩、有齿印，苔白、灰或黑润
热厥		舌多见色绛红，苔黄腻而焦干

【原文】头痛恶寒，身重疼痛，舌白不渴，脉弦细而濡，面色淡黄，胸闷不饥，午后身热，状若阴虚，病难速已，名曰湿温。汗之则神昏耳聋，甚则目瞑不欲言；下之则洞泄[1]；润之则病深不解。长夏深秋冬日同法，三仁汤主之。（上焦43条）

【注释】

[1]洞泄：原指食后腹泻，完谷不化，此处指泻下无度。

【原文阐释】本条文阐述了湿温初起的证治及治疗禁忌。

湿温病多发于夏秋之际，有起病缓、传变慢、病情缠绵难愈的特点。湿温初期可见头痛恶寒、身重疼痛、面色淡黄、胸闷不饥、午后身热较重、舌苔白腻、口不渴、脉弦细而濡等症状。

治疗湿温初起，首先要与伤寒表证、阳明腑实证和阴虚证相鉴别，有三大禁忌。一为禁汗：不可见头痛发热、身体疼痛就误以为是伤寒而使用汗法；二为禁下：不可见中满不饥就误以为是腑实停滞而使用下法；三为禁润：不可见午后身热就误以为是阴虚而使用滋阴之法。如误用汗法，则耗损心阳，湿邪随发汗药之升散之性而上扰心窍、清窍，心窍被湿邪所蒙而见神昏，清窍被湿邪所蒙而见耳聋、目瞑、不欲言等症；如误用下法，则耗损阴津，或损伤脾阳，下后脾阳受损，脾气不升而下陷，湿邪则乘虚内犯而成洞泄；如误用滋阴之法，滋阴药物多滋腻黏滞，必与阴湿之邪胶结，使湿邪更为胶固难解，使病情加重。

湿温病的治疗上，吴氏认为"惟以三仁汤轻开上焦肺气，盖肺主一身之气，气化则湿亦化也"。治疗湿温病用药宜刚不宜柔。纵观三仁汤配伍，杏仁配桑叶除上焦湿邪，降肺气以通调水道；白蔻仁、厚朴、半夏芳香化浊，降胃消滞燥湿；生薏苡仁、滑石、通草淡渗利湿清热。三仁配伍，而非单宣肺气，达到通治上、中、下三焦黏滞之湿邪，成为治疗湿温常用方之一。

【经义索隐】治疗湿温病，当详细辨析湿热两邪之偏重，临床用药时不必拘泥原方，按照湿热两邪谁轻谁重，灵活用药。湿邪重浊有向下发展的趋势，故湿邪在上焦较为少见，或湿邪停留在上焦时间较短，多见于停留中焦脾胃。治疗时应详细把湿温跟伤寒、食滞、阴虚辨别，治疗原则是分利湿热，湿热同治，湿去则热自清。若只以温药治湿则助其热，若只以寒药治热则助其湿，故湿热同治，三仁汤为代表方之一。

【原文】面目俱赤，语声重浊，呼吸俱粗，大便闭，小便涩，舌苔老黄，甚则黑有芒刺，但恶热，不恶寒，日晡[1]益甚者，传至中焦，阳明温病也。脉浮洪躁甚者，白虎汤主之；脉沉数有力，甚则脉体反小而实者，大承气汤主之。暑温、湿温、温疟，不在此例。（中焦1条）

【注释】

［1］日晡：指申时，下午3～5点。

【原文阐释】本条文为阳明温病提纲，阐述了阳明温病的证治，包括阳明温病的主要临床表现及产生机理，以及区分阳明经证和腑证的证治。

阳明温病分为经证和腑证，两者有相同的症状，也有相异的脉证。

证型	相同点	不同点		
		脉象	治法	方剂
阳明温病经证	热邪循阳明经脉上蒸而面目俱赤，舌苔老黄；热邪袭肺，肺失宣降而语声重浊，呼吸俱粗；邪热阻结膀胱，气化不利，且邪热伤津，故小便短赤不畅；里热炽盛，故但恶热，不恶寒，日晡益甚	脉浮、洪、躁	辛寒清热透邪	白虎汤
阳明温病腑证		脉沉数有力	苦寒攻下	大承气汤

【经义索隐】临床上也可通过腹部触诊及观察大便情况鉴别经证和腑证。如腹软无压痛，大便不秘者，多属经证；腹部胀满疼痛，便秘或热结旁流，则属腑证。吴氏在本条自注中提出大承气汤不可轻用，强调"舌苔老黄，甚则黑有芒刺，脉体沉实系燥结痞满，方可用之"。又如《伤寒论》中提及痞满燥实坚都具备方可使用大承气。但临床上未必等到上述症状出现才使用，因上述症状出现代表病情严重，故确定是阳明腑实，再结合腹部触诊，就能使用大承气汤，把握攻下时机。

【原文】阳明温病，下之不通，其证有五：应下失下，正虚不能运药，不运药者死，新加黄龙汤主之。喘促不宁，痰涎壅滞，右寸实大，肺气不降者，宣白承气汤主之。左尺牢坚，小便赤痛，时烦渴甚，导赤承气汤主之。邪闭心包，神昏舌短，内窍不通，饮不解渴者，牛黄承气汤主之。津液不足，无水舟停者，间服增液，再不下者，增液承气汤主之。（中焦17条）

【原文阐释】本条文阐述了阳明腑实兼证的证治。

阳明温病腑证者，应用下法攻之，唯临证有使用攻下法后而大便依然不通者，其原因和临床表现可分为五个方面：

（1）腑实兼有正虚，当予扶正祛邪，方用新加黄龙汤。因邪盛正虚，不可再予承气汤攻下再伤正气，又不能予以补益，闭门留寇，助热固邪，当以人参扶正，大黄攻下，姜汁和胃，玄参、生地、麦冬养阴，当归补血，海参化坚，甘草调和，共起补益气血、攻下腑实之效。

（2）腑实兼有肺热，肺失宣降，而出现喘促不宁、坐卧不安、痰热壅盛及右寸脉实大的一派肺热炽盛的表现。治疗上予以宣白承气汤表里合治，吴氏称此法为"脏腑合治法"。

（3）腑实兼有小肠热盛，表现为尿色黄赤、尿道涩痛、烦渴、左尺脉牢坚不移（左尺候肾与小肠也）。所以治疗上既要泄大肠结，又要清利小肠火热，以导赤承气汤治疗，吴氏称此法为"二肠同治法"。

（4）腑实兼有闭窍，出现神志昏迷、舌短难伸、口渴而饮不解等症状，此为热邪内陷，热闭心包的表现。治疗上除了泻下阳明腑实外，亦要清心开窍，方予牛黄承气汤，吴氏称此法为"两少阴合治法"。

（5）阳明热盛伤津，津液枯耗，致大便闭结不通，无水舟停。治疗可先用增液汤以滋养阴液，增水行舟，使大便通行。如果服用后大便不下者，再在增液汤基础上加大黄、芒硝，通腑泻下，既养阴，又荡结，故吴氏称此法为"气血合治法"。

【经义索隐】 吴氏结合阳明温病的不同特点，针对各证的病因、病机及证候，创立了五条承气方。这些发挥无疑是对《伤寒论》攻下法治疗腑实证的补充和发展。临床治疗便秘时，除了腑实证以外，亦要考虑虚证所引起的便秘，例如老年性便秘，多因功能性便秘或年老阴虚，治疗上则不能以攻下为法，要考虑鼓动腑气、增液通便等治疗方法。

【原文】 阳明温病，无汗，实证未剧[1]，不可下。小便不利者，甘苦合化[2]，冬地三黄汤主之。（中焦29条）

【注释】

[1] 实证未剧：指阳明腑实证尚不显著。

[2] 甘苦合化：甘味药能缓补滋养，苦味药能燥湿清热，合用则能滋润清热。

【原文阐释】 本条文阐述了阳明温病无汗禁下及小便不利的证治。

阳明温病，无汗出表示非阳明无形热盛，即非阳明经证。实证未剧，即阳明腑实证尚不明显，故不能以下法治疗。温病出现小便不利的原因有三：一是小肠热盛，火腑不通，分清泌浊功能失调；二是热邪袭肺，肺失宣降，通调水道功能失调；三是温热之邪伤及津液。故治疗予以冬地三黄汤，"甘苦合化"以泄热益阴。

【经义索隐】 吴氏在《中焦篇》30条中提及"温病小便不利者，淡渗不可与也，忌五苓、八正辈"。热邪本已伤阴，再行淡渗利湿，强行利尿之法恐再伤阴。临床上热邪、脾虚、伤寒太阳病蓄水皆可引起小便不利，故临床应仔细辨别原因，予相应药方，忌一见小便不利即用淡渗利湿之方药。

【原文】 风温、温热、温疫、温毒、冬温，邪在阳明久羁，或已下，或未下，身热面赤，口干舌燥，甚则齿黑唇裂，脉沉实者，仍可下之；脉虚大，手足心热甚于手足背者，加减复脉汤主之。（下焦1条）

【原文阐释】 本条文阐述了温病后期真阴耗伤的证治。

温热之邪久留阳明，热势炽盛，或热邪伤及少阴，使真阴受灼，均会出现身热面红，口干舌燥，甚则齿黑唇裂等症状。吴鞠通以脉证辨析病位所在，如脉沉实有力而出现上述症状及阳明温病的汗出、便秘、舌红苔老黄等，可用下法治疗，如承气汤之类；如出现脉虚大无根，手足心热于手足背，午后热甚，舌红光滑无苔，腹中无燥屎，则邪热少虚热多，如再下之则竭其真阴，使病情加重。治疗上应予以加减复脉汤以滋养真阴，以防阴衰阳脱。

【经义索隐】 吴氏认为，温病热邪已经深入下焦，伤及肝肾之阴，同时存在腑实证，也应使用承气汤急下存阴。参考《伤寒论》阳明病篇三急下中"伤寒六七日，目中不了了，睛不和，无表里证，大便难，身微热者，此为实也，急下之，宜大承气汤"。此伤寒条文跟下焦1条有异曲同工之妙。目中不了了，睛不和，是因肝肾阴伤不能濡养双目；而口干舌燥，甚则齿黑唇裂，也是肝肾阴伤的表现。故两条文能起互补作用，提示临床即使下焦肝肾阴伤，只要有腑实证，均以大承气汤下之，以急下存阴。另外，除了阳明热盛不解耗伤肾阴之外，邪入营血，内陷厥阴少阴也能引发本证。使用复脉辈时，也应对下焦阴虚证有明确判断，如有夹湿温病，湿邪未化燥，则不能使用。

【原文】 少阴温病，真阴欲竭，壮火[1]复炽，心中烦，不得卧者，黄连阿胶汤主之。（下焦11条）

【注释】

[1] 壮火：指邪热之火。

【原文阐释】 本条文阐述了少阴温病阴虚邪盛的证治。

少阴温病，即下焦温病。温热之邪久留体内必定伤及少阴肾之真阴，肝肾同源，肝阴亦同时受温热之邪所灼，消耗殆尽，此谓"真阴欲竭"。"壮火复炽"中壮火为温热之邪，壮火复炽即邪火内盛。下焦温病为温病的后期，真阴欲竭，正气亏虚，邪热愈加猖狂，则使真阴更加枯竭，故见心中烦、不得卧，此乃心肾不交之症状。如治疗不当，则令阴阳离决，步入死亡。治疗上吴氏借用治疗伤寒少阴热化证的黄连阿胶汤以泻心火、养真阴，起到交通心肾的作用，使阴阳不致离决。

【经义索隐】黄连阿胶汤临床上应用甚广，使用时应把握住病机为心肾不交，肾阴虚的情况下，有心火亢盛，阴虚火旺的基本病机。若只有肾阴虚，不考虑用黄连阿胶汤。

【原文】夜热早凉，热退无汗，热自阴来者，青蒿鳖甲汤主之。（下焦12条）

【原文阐释】本条文阐述了温病后期，邪入阴分的证治。

本证常见于温病后期阴虚发热，能食消瘦，舌红苔少，脉沉细数。注意其发热为"夜热早凉，热退无汗"，此乃阴虚发热的特点，即所谓"热自阴来"。温病后期，真阴已亏损而余邪留伏阴分，病情缠绵，久久不愈，病虽不重，但余邪逐渐耗伤阴血。治疗上不能单纯以滋阴为法，恐闭门留寇；亦不能单用苦燥之品泻火，故以青蒿鳖甲汤滋阴透热外出。

【经义索隐】青蒿鳖甲汤用途甚广，不但适用于温病后期，其他阴虚发热之疾病亦可奏效。方中青蒿、鳖甲配伍，青蒿不能直入阴分，由鳖甲引之；鳖甲不能独出阳分，由青蒿引之，使两者能透阴分之伏邪外出。

【原文】治外感如将（兵贵神速，机圆法活，去邪务尽，善后务细，盖早平一日，则人少受一日害）；治内伤如相（坐镇从容，神机默运，无功可言，无德可见，而人登寿域）。治上焦如羽[1]（非轻不举）；治中焦如衡[2]（非平不安）；治下焦如权[3]（非重不沉）。

【注释】

[1]羽：指羽毛。

[2]衡：指秤杆。

[3]权：指秤砣。

【原文阐释】本条文阐述了外感与内伤治则的区别及三焦的治疗大法。

治疗外感疾病时，用药如用兵。如将军带兵外出打仗般，用兵贵在速度，胜利通常只在一瞬间，所以用药治外感同样贵在神速，用药亦要了解每味药的特长，灵活运用不同药来应付不同的外感病，主动出击，彻底击破病邪。治病后亦要顾及善后，早日祛除外感病邪，使患者少受一天病痛之苦。而治疗内伤杂病时则要如同宰相治国一样，要从容不迫，运筹帷幄，不能急功近利。治疗内伤病的最大目的是令患者长寿。此乃吴氏对治疗经验的概括，临证时应结合患者情况而论治。

此外，吴氏指出三焦分证在治疗上的主要特点，用"羽""衡""权"三字概括了治疗上、中、下焦温病的基本大法。治上焦之药物要轻如羽毛，因轻药才能到达上焦，治疗在上的病位；此外药量要轻，煎煮时间亦不能过长，也是令药能升浮到上焦病位的要诀。而治中焦要如同秤杆那样保持平衡，中焦为脾胃之府，脾胃一升一降，如平衡打破则病生也，故脾胃不平则人不安；治疗上要以保持脾升胃降为主要原则。治疗下焦则如同秤砣一样，用性质沉重，重镇滋潜味厚的药物才能直达下焦之病所，如滋补真阴、潜阳息风之药。

【经义索隐】本条文中吴鞠通对外感病和内伤病在治疗上的特点作了高度概括，用"将"和"相"来论述治疗外感病和内伤病时的侧重点之不同，但并不能完全反映两者治疗的差异，在临证时需要详加分析。

中西医结合临床

第六章　中西医结合内科学

【本章通关解析】

中西医结合内科学是中西医结合学科最重要的一门临床课程，在中西医结合执业（助理）医师资格考试中，实践技能部分涉及一道病案分析题，占 20 分（实践技能总分 100 分）；医学综合考试中，执业医师平均每年约占 150 分（医学综合总分 600 分），执业助理医师平均每年约占 75 分（医学综合总分 300 分）。本科目重点考查的单元有呼吸系统疾病、循环系统疾病、消化系统疾病、内分泌与代谢疾病、泌尿系统疾病、血液及造血系统疾病、风湿性疾病、神经系统疾病等常见病和多发病。

学习本科目，应重点把握各系统常见病和多发病的西医诊断（临床症状、体征、实验室及其他检查）、西医治疗和中医辨证论治；注意其与诊断学基础、药理学的联系；比较其与中西医结合外科、妇科、儿科等相关疾病证治的异同，并进行归纳和总结。

第一单元　呼吸系统疾病

细目一　急性上呼吸道感染

急性上呼吸道感染是指鼻腔和咽喉部呼吸道黏膜的急性炎症的总称。本病与中医学的"感冒"相类似，又称"伤风""冒风""冒寒""重伤风"等。

1.西医病因　主要病原体为鼻病毒、流感病毒（甲、乙、丙）、副流感病毒、呼吸道合胞病毒、冠状病毒、腺病毒及柯萨奇病毒等。细菌感染以溶血性链球菌为多见，其次为流感嗜血杆菌、肺炎链球菌和葡萄球菌等。

2.中医病因病机　本病由感受六淫之邪、时行毒邪所致，主要是风邪致病。病位在肺卫。其病机主要是外邪乘虚而入，以致卫表被郁，肺失宣肃。

3.临床表现

（1）普通感冒：普通感冒为病毒感染引起，潜伏期短，起病较急，以鼻部症状为主。

1）主要症状：早期有咽部干燥，继而出现鼻塞、喷嚏、低热、咳嗽，鼻流清涕，以后变稠，呈黄脓样。病变向下发展可出现声嘶、咳嗽加剧，或有少量黏液痰，1～2 周消失。全身症状短暂，可出现全身酸痛、头痛、乏力、食欲下降、腹胀、腹痛、便秘或腹泻等。

2）体征：鼻腔黏膜充血、水肿，有分泌物，偶有眼结膜充血，可有体温升高。

（2）急性病毒性咽炎和喉炎：病原体多为鼻病毒、腺病毒、流感病毒、副流感病毒，以及肠病毒、呼吸道合胞病毒等。

1）主要症状：急性病毒性咽炎咽部发痒或有灼热感，咽痛不明显，咳嗽少见。急性喉炎多表现为声音嘶哑，说话困难，咳嗽时疼痛，常有发热、咽痛或咳嗽。

2）体征：咽喉部水肿、充血，局部淋巴结轻度肿大、有触痛，有时可闻及喉部喘息声。

（3）急性咽-扁桃体炎：病原体多为溶血性链球菌，其次为流感嗜血杆菌、肺炎链球菌、葡萄球菌等。

1）主要症状：起病急，咽痛明显，发热，畏寒，体温可达 39℃以上。

2）体征：咽部充血明显，扁桃体肿大、充血，表面有黄色点状渗出物，颌下淋巴结肿大、压痛。

（4）急性疱疹性咽峡炎：多由柯萨奇病毒 A 引起，多见于儿童，成人偶见，夏季较易流行，起病急，病程约 1 周。

1）主要症状：明显咽痛、发热。

2）体征：咽部、软腭、悬雍垂和扁桃体上有灰白色小丘疹，以后形成疱疹和浅表溃疡，周围黏膜有红晕。

（5）急性咽结膜炎：主要由腺病毒、柯萨奇病毒、埃可病毒等引起，起病急，病程一般 4～6 日。夏季多发，儿童多见，由游泳传播。

1）主要症状：发热、咽痛、流泪、畏光。

2）体征：咽部及结膜充血，可有颈淋巴结肿大，或有角膜炎。

（6）并发症：急性鼻窦炎、中耳炎、急性气管 – 支气管炎、肺炎，也可引起急性心肌炎、风湿热、急性肾小球肾炎。

4. 实验室检查及其他检查

（1）血常规检查：白细胞计数一般正常或偏低，分类淋巴细胞比例相对增高。

（2）病毒分离：收集病人的咽漱液、鼻洗液、咽拭子等标本接种于鸡胚羊膜腔内，可分离出病毒，有助于确诊。

（3）免疫荧光技术检测：取病人鼻洗液中的鼻黏膜上皮细胞涂片，或用咽漱液接种于细胞培养管内，用免疫荧光技术检测，阳性者有助于早期诊断。

（4）血清学检查：急性期与恢复期双份血清抗体效价递增 4 倍或 4 倍以上有助于早期诊断。

5. 诊断与鉴别诊断

（1）诊断：主要根据病史、临床症状及体征，结合周围血象，并排除其他疾病可作出临床诊断。病毒分离、免疫荧光技术及细菌培养对明确病因诊断有帮助。

（2）鉴别诊断

1）过敏性鼻炎：主要表现为喷嚏频作，鼻涕多，呈清水样，鼻腔水肿、苍白，分泌物中有较多嗜酸性粒细胞。发作常与外界刺激有关，常伴有其他过敏性疾病，如荨麻疹等。

2）急性传染病前驱期：麻疹、脊髓灰质炎、流行性脑脊髓膜炎、流行性乙型脑炎、伤寒、斑疹伤寒、白喉等，在患病初期可伴上呼吸道症状，但有明确的流行病学史，并有其特定的症状特点可资鉴别。

3）流行性感冒：流感的潜伏期一般 1～3 天，常有明显的流行性。起病急骤，以全身中毒症状为主，出现畏寒、高热、头痛、头晕、全身酸痛、乏力等。呼吸道症状轻微或不明显，可有咽痛、流涕、流泪、咳嗽等。病毒分离和血清学诊断可供鉴别。

6. 西医治疗

（1）对症治疗：发热、头痛、肢体酸痛者，可给予解热镇痛药，如复方阿司匹林；鼻塞流涕者，可用抗过敏药，如扑尔敏或用 1% 的麻黄碱滴鼻。

（2）抗感染治疗：细菌感染者，可选择抗菌药物治疗。经验用药：①头孢氨苄。②罗红霉素。③阿莫西林。

（3）抗病毒治疗：对于免疫缺陷患者，可早期常规使用抗病毒药物，如奥司他韦和利巴韦林。

7. 中医辨证论治

证型	辨病要点	辨证要点	治法	方药
风寒束表证	发热恶寒或恶风，喷嚏，流涕，咳嗽	恶寒重，发热轻，无汗，头痛，肢体酸痛，鼻塞流清涕，咽痒，咳嗽，舌苔薄白而润，脉浮或浮紧	辛温解表	荆防败毒散
风热犯表证		热重寒轻，汗出，鼻流浊涕，咳嗽，痰黄黏稠，咽燥，或咽喉肿痛，舌苔薄白微黄，边尖红，脉浮数	辛凉解表	银翘散或葱豉桔梗汤
暑湿伤表证		肢体酸重，头重，鼻流浊涕，渴不多饮，口中黏腻，胸脘痞闷，泛恶，舌苔薄黄而腻，脉濡数	清暑祛湿解表	新加香薷饮

易混考点解析

中西医结合内科学与儿科学急性上呼吸道感染的证治比较

急性上呼吸道感染（儿科）			急性上呼吸道感染（内科）	
证型		方药	证型	方药
主证	风寒感冒	荆防败毒散	风寒束表证	荆防败毒散
	风热感冒	银翘散	风热犯表证	银翘散或葱豉桔梗汤
	暑邪感冒	新加香薷饮	暑湿伤表证	新加香薷饮
	时邪感冒	银翘散合普济消毒饮	—	—
兼证	夹痰	三拗汤、二陈汤（风寒）；桑菊饮（风热）	—	—
	夹滞	保和丸	—	—
	夹惊	镇惊丸，另服小儿回春丹或小儿金丹片	—	—

细目二　急性支气管炎

急性支气管炎是由生物、物理、化学刺激或过敏等因素引起的支气管黏膜的急性炎症。临床主要表现为咳嗽和咳痰，常见于气候急骤变化或上呼吸道防御功能下降时，也可由急性上呼吸道感染迁延不愈所致。本病属中医学"咳嗽""暴咳"等范畴。

1. 西医病因　①病原微生物：病毒是引起本病最常见的微生物。②理化因素。③过敏反应。

2. 中医病因病机　本病的发病常以风为先导，夹有寒、热、燥、湿等邪。本病病变部位主要在肺。肺卫受邪，使肺气壅遏不宣，清肃失司，气机不利，肺气上逆，引起咳嗽。

3. 临床表现

（1）主要症状：起病较急，全身症状轻，可发热。初为干咳或有少量黏液痰，随后痰量增多，咳嗽加剧，偶伴血痰。咳嗽、咳痰可延续 2～3 周，如迁延不愈，可成慢性支气管炎。

（2）体征：两肺闻及散在干、湿啰音，或伴哮鸣音，部位不固定，咳嗽后可减少或消失。

4. 实验室检查及其他检查

（1）血常规检查：细菌感染时白细胞升高，或伴有中性粒细胞比例增加，血沉加快。

（2）痰培养：可发现致病菌。

（3）X 线检查：正常或见肺纹理增粗。

5. 诊断与鉴别诊断

（1）诊断：根据病史、咳嗽和咳痰等呼吸道症状，两肺散在干、湿啰音等体征，结合血象和 X 线胸片，可作出临床诊断。病毒和细菌检查有助于病因诊断。

（2）鉴别诊断

流行性感冒：流感有流行病学史，急骤起病，高热和全身肌肉酸痛等全身中毒症状明显，病毒分离和血清学检查有助于鉴别。

6. 西医治疗

（1）一般治疗：适当休息，注意保暖，多饮水，避免诱发因素和吸入变应原。

（2）对症治疗：发热、头痛时可应用解热镇痛药如复方阿司匹林等；咳嗽有痰且不易咳出时选用祛痰剂，如氯化铵合剂、盐酸氨溴索、溴己新；咳嗽剧烈且无痰时选用右美沙芬、喷托维林、可待因等；支气管痉挛时选用平喘药，如茶碱类和 β_2 受体激动剂等。

（3）抗菌药物：根据病原体和药敏试验选择抗菌药。可选用大环内酯类、青霉素类、头孢菌素类、氟喹诺酮类等。

7. 中医辨证论治

证型	辨证要点	治法	方药
风寒袭肺证	咳嗽初起，声重气急，咽痒，痰稀色白，多伴有头痛鼻塞，流清涕，骨节酸痛，恶寒，或有发热、无汗等表证，舌苔薄白，脉浮或浮紧	疏风散寒，宣肺止咳	三拗汤合止嗽散
风热犯肺证	咳嗽新起，咳声粗亢，或咳声嘎哑，咳痰黏稠或稠黄，咳时汗出，常伴鼻流黄涕、头痛口渴、喉燥咽痛，或有发热、微恶风寒等表证，舌苔薄黄，脉浮数或浮滑	疏风清热，宣肺止咳	桑菊饮
燥热伤肺证	咳嗽新起，咳声嘶哑，干咳无痰或痰少黏难出，或黏连成丝，或咳引胸痛，多伴有鼻燥咽干、恶风发热、头痛等表证，舌尖红，苔薄黄而干，脉浮数或小数	疏风清肺，润燥止咳	桑杏汤
凉燥伤肺证	干咳，痰少或无痰，咽干鼻燥，兼有头痛、恶寒、发热、无汗，苔薄白而干，脉浮紧	轻宣凉燥，润肺止咳	杏苏散

细目三　慢性支气管炎

慢性支气管炎是指气管、支气管黏膜及其周围组织的慢性非特异性炎症。临床上以咳嗽、咳痰或伴有喘息等反复发作为特征，常并发阻塞性肺气肿、慢性阻塞性肺疾病（COPD），甚至肺源性心脏病。本病可归属于中医学"咳嗽""喘证"等范畴。

1. 西医病因　①吸烟：吸烟是最重要的环境发病因素。②感染：感染是慢性支气管炎发生发展的重要因素。③职业粉尘和化学物质。④空气污染。⑤其他因素。

2. 中医病因病机　①外邪侵袭。②肺脏虚弱。③脾虚生痰。④肾气虚衰。外邪侵袭、内脏亏损，导致肺失宣降。其病位在肺，涉及脾、肾。

3. 临床表现与并发症

（1）临床表现

1）症状：①咳嗽。②咳痰：多数为白色黏液痰和浆液性泡沫痰。③喘息。

2）体征：慢性支气管炎早期常无明显体征。病情发展可有湿性和（或）干性啰音、哮鸣音，以及肺气肿的体征。

（2）主要并发症：①阻塞性肺气肿（为慢性支气管炎最常见的并发症）。②支气管扩张症。③支气管肺炎。

4. 实验室检查及其他检查

（1）血常规检查：细菌感染时可出现白细胞计数和（或）中性粒细胞增高。

（2）痰液检查：涂片可发现革兰阳性球菌或革兰阴性杆菌；痰培养可发现致病菌。

（3）X线检查：肺纹理增多、变粗、扭曲，呈网状或条索状阴影，向肺野周围延伸，以两肺中下野明显。

（4）肺功能检查：闭合气量检测可见增大，最大呼气流速－容量曲线图形异常，最大呼气中期流量（MMEF）降低。

5. 诊断与鉴别诊断

（1）诊断

1）诊断要点：临床上以咳嗽、咳痰为主要症状，或伴有喘息，每年发病持续3个月，并连续2年或以上。

2）分型：单纯型和喘息型。

3）分期：急性加重期、慢性迁延期和临床缓解期。

（2）鉴别诊断

1）支气管扩张症：胸部X线检查见支气管管壁增厚，呈串珠状改变，或多发性蜂窝状影像，支气管碘油造影可以确诊。

2）支气管哮喘：支气管哮喘患者常有个人或家族过敏性病史，多数自幼得病。早期以哮喘症状为主，突发突止，应用解痉药症状可明显缓解，间歇期一般可无症状。

3）肺结核：及时进行胸部 X 线检查、结核菌素试验和痰结核菌检查可帮助诊断。

4）支气管肺癌：痰脱落细胞、CT 或纤维支气管镜检查一般可以明确诊断。

6. 西医治疗

（1）急性加重期和慢性迁延期

1）控制感染：抗生素使用原则为及时、有效，感染控制后即予停用，以免产生耐药和二重感染。常用抗生素可选用 β 内酰胺类、大环内酯类、喹诺酮类等。

2）祛痰、镇咳：常用药物有复方甘草合剂、盐酸氨溴索、盐酸溴己新、氯化铵棕色合剂。

3）解痉平喘：常用药物有氨茶碱或茶碱缓释剂；也可应用吸入型支气管扩张剂，如硫酸特布他林气雾剂或溴化异丙托品。

（2）缓解期：加强体质锻炼，提高自身抗病能力；同时戒烟，避免有害气体和其他有害颗粒的吸入；也可使用免疫调节剂，如卡介苗。

7. 中医辨证论治

	证型	辨证要点	治法	方药
实证	风寒犯肺证	咳喘气急，胸部胀闷，痰白量多，伴有恶寒或发热，无汗，口不渴，舌苔薄白而滑，脉浮紧	宣肺散寒，化痰止咳	三拗汤合止嗽散
	风热犯肺证	咳嗽频剧，气粗或咳声嘶哑，痰黄黏稠难出，胸痛烦闷，伴有鼻流黄涕，身热汗出，口渴，便秘，尿黄，舌苔薄黄，脉浮或滑数	清热解表，止咳平喘	桑菊饮
	痰浊阻肺证	咳嗽，咳声重浊，痰多色白而黏，胸满窒闷，纳呆，口黏不渴，甚或呕恶，舌苔白腻，脉滑	燥湿化痰，降气止咳	二陈汤合三子养亲汤
	痰热郁肺证	咳嗽，喘息气促，胸中烦闷胀痛，痰多色黄黏稠，咳吐不爽，或痰中带血，渴喜冷饮，面红咽干，尿赤便秘，苔黄腻，脉滑数	清热化痰，宣肺止咳	清金化痰汤
	寒饮伏肺证	咳嗽，喘逆不得卧，咳吐清稀白沫痰，量多，遇冷空气刺激加重，甚至面浮肢肿，常兼恶寒肢冷，微热，小便不利，舌苔白滑或白腻，脉弦紧	温肺化饮，散寒止咳	小青龙汤
虚证	肺气虚证	咳嗽气短，痰涎清稀，反复易感，倦怠懒言，声低气怯，面色㿠白，自汗畏风，舌淡苔白，脉细弱	补肺益气，化痰止咳	玉屏风散
	肺脾气虚证	咳嗽气短，倦怠乏力，咳痰量多易出，面色㿠白，食后腹胀，便溏或食后即便，舌体胖边有齿痕，舌苔薄白或薄白腻，脉细弱	补肺健脾，止咳化痰	补肺汤
	肺肾气阴两虚证	咳喘气促，动则尤甚，痰黏量少难咳，伴口咽发干，潮热盗汗，面赤心烦，手足心热，腰酸耳鸣，舌红，苔薄黄，脉细数	滋阴补肾，润肺止咳	沙参麦冬汤合六味地黄丸

细目四　慢性阻塞性肺疾病

慢性阻塞性肺疾病（COPD）是一种具有气流受限特征的疾病，气流受限不完全可逆，呈进行性发展，与肺部对有害气体或有害颗粒的异常炎症反应有关。本病可归属于中医学"肺胀""喘证""咳嗽"等范畴。

1. 西医病因与病理

（1）病因：①吸烟：是引起 COPD 最常见的危险因素。②理化因素。③感染：感染亦是 COPD 发生与进展的重要因素之一。④氧化应激及炎症机制。⑤其他。

（2）病理：COPD 的病理改变主要表现为慢性支气管炎及肺气肿的病理变化。

2. 中医病因病机　本病病机是脏腑功能失调和六淫邪气侵袭。本病病位在肺，累及脾、肾。

3. 临床表现与并发症

（1）临床表现

1）症状：①慢性咳嗽、咳痰。②气短、喘息或呼吸困难。③其他：晚期患者可有体重下降、食欲减退等。

2）体征：①桶状胸。②呼吸动度减弱，触诊双侧语颤减弱或消失。③叩诊肺部呈过清音，心浊音界缩小，肺下界和肝浊音界下降。④听诊两肺呼吸音减弱，呼气延长，部分患者可闻及湿性啰音和（或）干性啰音，心率增快，心音遥远，肺动脉瓣区第二心音亢进。

（2）并发症：①自发性气胸。②慢性呼吸衰竭。③慢性肺源性心脏病。

4. 实验室检查及其他检查　肺功能检查是判断气流受限的主要客观指标。

（1）第 1 秒用力呼气容积占用力肺活量百分比（FEV_1/FVC）：是评价气流受限的一项敏感指标。$FEV_1/FVC < 70\%$ 及 $FEV_1 < 80\%$ 预计值者，可确定为不完全可逆性气流受限。

（2）肺总量（TLC）、功能残气量（FRC）和残气量（RV）增高，肺活量（VC）减低，表明肺过度充气，有参考价值。

（3）一氧化碳弥散量（DL_{CO}）及 DL_{CO} 与肺泡通气量（VA）比值（DL_{CO}/VA）下降，该项指标对诊断有参考价值。

5. 诊断与鉴别诊断

（1）诊断

1）诊断要点：主要根据吸烟等高危因素史、临床症状、体征及肺功能检查等综合分析而确定。不完全可逆性气流受限是 COPD 诊断的必备条件。

2）严重程度分级：见下表。

慢性阻塞性肺疾病的严重程度分级

分级	分级标准
Ⅰ级：轻度	$FEV_1/FVC < 70\%$；$FEV_1 \geqslant 80\%$ 预计值；有或无慢性咳嗽、咳痰症状
Ⅱ级：中度	$FEV_1/FVC < 70\%$；$50\% \leqslant FEV_1 < 80\%$ 预计值；有或无慢性咳嗽、咳痰症状
Ⅲ级：重度	$FEV_1/FVC < 70\%$；$30\% \leqslant FEV_1 < 50\%$ 预计值；有或无慢性咳嗽、咳痰症状
Ⅳ级：极重度	$FEV_1/FVC < 70\%$；$FEV_1 < 30\%$ 预计值；或 $FEV_1 < 50\%$ 预计值；伴慢性呼吸衰竭

3）病程分期：①急性加重期。②稳定期。

（2）鉴别诊断

1）支气管扩张症：以反复发作咳嗽、咳痰为特点，常表现为咳大量脓性痰或反复咯血。查体常有肺部固定性湿性啰音。部分胸部 X 片显示肺纹理粗乱或呈卷发状或多发蜂窝状影像，高分辨率 CT 可见支气管扩张改变。

2）支气管哮喘：哮喘的气流受限多为可逆性，其支气管舒张试验阳性。慢性支气管炎合并支气管哮喘时，表现为气流受限不完全可逆，应全面详细分析病史，以明确诊断。

3）肺结核：痰检可发现抗酸杆菌；胸部 X 线片检查可发现病灶。

4）支气管肺癌：胸部 X 线片及 CT 可发现占位病变。痰细胞学检查、纤维支气管镜检查及肺活检，有利于明确诊断。

5）弥漫性泛细支气管炎：主要见于亚裔患者，多数患者为男性和非吸烟者，几乎所有患者合并慢性鼻窦炎，X 线胸片和 CT 检查可见弥漫性小叶中央结节影，伴充气过度征。

6）闭塞性细支气管炎：起病年龄较轻。非吸烟者，可有风湿性关节炎病史或急性烟雾暴露史。发生于肺或骨髓移植后，胸部 CT 呼气相可见低密度影。

6. 西医治疗

（1）急性加重期

1）支气管舒张药：① β_2 受体激动剂：主要有沙丁胺醇气雾剂、特布他林气雾剂。②抗胆碱能药：异丙托溴铵气雾剂。长效有噻托溴铵。③茶碱类：茶碱缓释或控释片、氨茶碱。

2）持续低流量吸氧：鼻导管吸氧，或通过文丘里面罩吸氧。吸入氧浓度为 28% ～ 30%。

3）控制感染：给予 β 内酰胺类 / β 内酰胺酶抑制剂、第二代头孢菌素、大环内酯类或喹诺酮类。

4）糖皮质激素：口服泼尼松龙，也可静脉给予甲泼尼龙。

5）祛痰剂：溴己新或盐酸氨溴索。

（2）稳定期治疗

1）支气管舒张药：药物同急性加重期。

2）祛痰药。

3）糖皮质激素：沙美特罗加氟替卡松、福莫特罗加布地奈德。

4）长期家庭氧疗（LTOT）指征：① $PaO_2 \leq 55mmHg$ 或 $SaO_2 \leq 88\%$，有或没有高碳酸血症。② $PaO_2 55 \sim 60mmHg$，或 $SaO_2 < 89\%$，并有肺动脉高压、心力衰竭水肿或红细胞增多症（血细胞比容 > 0.55）。鼻导管吸氧，氧流量为 1.0 ～ 2.0L/min，吸氧时间 10 ～ 15h/d。

7. 中医辨证论治

证型	辨证要点	治法	方药
外寒内饮证	咳嗽喘逆不得卧，咳痰稀白量多，呈泡沫状，恶寒无汗，苔白滑，脉浮紧	温肺散寒，解表化饮	小青龙汤
痰浊壅肺证	咳嗽，痰多黏腻色白，咳吐不利，兼有呕恶，食少口黏不渴，舌苔白腻，脉滑或濡	健脾化痰，降气平喘	二陈汤合三子养亲汤
痰热郁肺证	喘咳气涌，痰多质黏色黄，伴胸中烦闷，身热有汗，口渴而喜冷饮，面赤咽干，小便赤涩，大便秘结，舌质红，舌苔薄黄或腻，脉滑数	清热化痰，宣肺平喘	桑白皮汤或越婢加半夏汤
肺脾气虚证	咳喘日久，气短，痰多稀白，胸闷腹胀，倦怠懒言，面色㿠白，食少便溏，舌淡白，脉细弱	补肺健脾，益气平喘	补肺汤合四君子汤
肺肾气虚证	呼吸浅短难续，动则喘促甚，声低气怯，咳嗽，痰白如沫，咳吐不利，胸闷，心悸，形寒汗出，舌质淡或紫暗，脉沉细无力或结代	补肺益肾，降气平喘	平喘固本汤合补肺汤
阳虚水泛证	胸部膨满，喘咳不能平卧，咳痰清稀，心悸，面浮，下肢浮肿，甚则一身悉肿，腹部胀满有水，脘痞，纳差，尿少，怕冷，面唇青紫，舌苔白滑，舌体胖质暗，脉沉细或结代	温肾健脾，化饮利水	真武汤合五苓散

易混考点解析

COPD 与慢性支气管炎的证治比较

COPD		慢性支气管炎	
证型	方药	证型	方药
—	—	风寒犯肺证	三拗汤合止嗽散
—	—	风热犯肺证	桑菊饮
痰浊壅肺证	二陈汤合三子养亲汤	痰浊阻肺证	二陈汤合三子养亲汤

续表

| COPD | | 慢性支气管炎 | |
证型	方药	证型	方药
痰热郁肺证	桑白皮汤或越婢加半夏汤	痰热郁肺证	清金化痰汤
外寒内饮证	小青龙汤	寒饮伏肺证	小青龙汤
—		肺气虚证	玉屏风散
肺脾气虚证	补肺汤合四君子汤	肺脾气虚证	补肺汤
肺肾气虚证	平喘固本汤合补肺汤	肺肾气阴两虚证	沙参麦冬汤合六味地黄丸
阳虚水泛证	真武汤合五苓散	—	

细目五　支气管哮喘

支气管哮喘是由多种细胞（如嗜酸性粒细胞、肥大细胞、T 淋巴细胞、中性粒细胞、气道上皮细胞等）和细胞组分参与的气道慢性炎症性疾病。本病归属于中医学"哮病"范畴。

1. 西医病因与发病机制

（1）病因：遗传因素（宿主因素）和激发因素（环境因素）。

（2）发病机制：可概括为免疫 – 炎症反应、气道高反应性及神经机制等因素相互作用。其中气道炎症是目前公认的最重要的发病机制，被认为是哮喘的本质，是导致气道高反应性的重要机制之一。

2. 中医病因病机　病因为宿痰内伏和诱因触发。病机为痰阻气道，痰因气升，气因痰阻，壅塞气道，壅遏肺气，肺气上逆。病位在肺，与脾、肾、肝、心密切相关。病性属本虚标实。病理因素以痰为主。

3. 临床表现

（1）症状：①发作时伴有哮鸣音的呼气性呼吸困难或发作性胸闷和咳嗽。②哮喘症状可在数分钟内发作，经数小时至数天，经用支气管舒张剂治疗或自行缓解。③有时顽固性咳嗽可为唯一的症状（咳嗽变异性哮喘）。④在夜间及凌晨发作和加重。⑤发作前有鼻痒、喷嚏、流涕、胸闷。

（2）体征：发作时胸部呈过度充气状态，"三凹征"，肺部有广泛的哮鸣音，呼气音延长；心率增快、奇脉、胸腹反常运动和发绀常出现在严重哮喘患者中。

4. 实验室检查及其他检查

（1）痰液检查：可见较多的嗜酸性粒细胞。

（2）呼吸功能检查：①通气功能检测。②支气管激发试验（BPT）。③支气管舒张试验（BDT）。④PEF 及其变异率的测定。

（3）动脉血气分析：PaO_2 降低，$PaCO_2$ 下降，pH 上升而呈呼吸性碱中毒。

（4）胸部 X 线检查：早期发作时可见两肺透亮度增加。

（5）特异性变应原的检测：皮肤变应原测试。

5. 诊断与鉴别诊断

（1）诊断标准

1）典型哮喘的临床症状和体征

①反复发作喘息、气急，胸闷或咳嗽，夜间及晨间多发，常与接触变应原、冷空气、理化刺激，以及病毒性上呼吸道感染、运动等有关。

②发作时双肺可闻及散在或弥漫性哮鸣音，呼气相延长。

③上述症状和体征可经治疗缓解或自行缓解。

2）可变气流受限的客观检查：①支气管舒张试验阳性。②支气管激发试验阳性。③平均每日 PEF 昼夜变异率＞10% 或 PEF 周变异率＞20%。

符合上述症状和体征，同时具备气流受限客观检查中的任一条，并除外其他疾病所引起的喘息、气急、胸闷和咳嗽，可以诊断为哮喘。

（2）分期：急性发作期、慢性持续期、临床缓解期。

（3）鉴别诊断

1）心源性哮喘：阵发性咳嗽，常咳出粉红色泡沫痰，两肺可闻及广泛的湿啰音和哮鸣音。胸部 X 线检查可见心脏增大、肺淤血征，有助于鉴别。血浆脑钠肽（BNP）水平检测可用于心源性或肺源性呼吸困难的快速鉴别。

2）慢性阻塞性肺疾病：多见于中老年人，有慢性咳嗽史，喘息长年存在，有加重期。患者多有长期吸烟或接触有害气体的病史。有肺气肿体征，两肺或可闻及湿啰音。

易混考点解析

慢性阻塞性肺疾病与支气管哮喘的鉴别

	诊断要点	气流受限	起病年龄
慢性阻塞性肺疾病	咳痰、桶状胸、过清音	不完全可逆	中年人
支气管哮喘	发作性喘息	多为可逆性	儿童或青少年

6. 西医治疗与控制水平分级

（1）确定并减少危险因素接触。

（2）常用药物：哮喘治疗药物分为控制性药物（抗炎药）和缓解性药物（解痉平喘药）。

1）激素：是控制气道炎症最有效的药物。

①吸入给药：是长期治疗哮喘的首选途径，给药途径包括气雾剂给药、溶液给药。

②口服给药：泼尼松龙。

③静脉给药：严重急性哮喘发作时，静脉注射琥珀酸氢化可的松。

2）β_2 受体激动剂

①短效 β_2 受体激动剂（简称 SABA）：沙丁胺醇和特布他林。给药途径包括吸入给药（是缓解轻至中度急性哮喘症状的首选药物）、口服给药、贴剂给药。

②长效 β_2 受体激动剂（简称 LABA）：如沙美特罗、福莫特罗。适合于中至重度持续哮喘患者的长期治疗。

3）白三烯受体拮抗剂：如扎鲁司特、孟鲁司特，是除吸入激素外唯一可单独应用的长效控制药。

4）茶碱类：①口服给药：包括氨茶碱和控（缓）释型茶碱。②静脉给药。

5）抗胆碱药物的应用：溴化异丙托品溶液。

6）抗 IgE 治疗。

7）变应原特异性免疫疗法（SIT）。

8）其他：①抗组胺药物。②其他口服抗变态反应药物。③可能减少口服糖皮质激素剂量的药物。

（3）治疗

1）急性发作期的治疗：治疗目标是尽快缓解气道痉挛，纠正低氧血症，恢复肺功能，预防进一步恶化或再次发作，防治并发症。

支气管哮喘长期治疗阶梯式治疗方案（2018 年支气管哮喘基层诊疗指南）

治疗方案	第 1 级	第 2 级	第 3 级	第 4 级	第 5 级
首选控制药物	不需使用药物	低剂量 ICS	低剂量 ICS/LABA	中/高剂量 ICS/LABA	添加治疗，如噻托溴铵、口服激素、IgE 单克隆抗体、抗 IL-5 药物

续表

治疗方案	第 1 级	第 2 级	第 3 级	第 4 级	第 5 级
其他可选控制药物	低剂量 ICS	LTRA 低剂量茶碱	中 / 高剂量 ICS 低剂量 ICS/LTRA（或加茶碱）	加用噻托溴铵 中 / 高 剂 量 ICS/ LTRA（或加茶碱）	—
缓解药物	按需使用 SABA 或 ICS/ 福莫特罗复合制剂	按需使用 SABA 或 ICS/ 福莫特罗复合制剂	按需使用 SABA 或 ICS/ 福莫特罗复合制剂	按需使用 SABA 或 ICS/ 福莫特罗复合制剂	按需使用 SABA 或 ICS/ 福莫特罗复合制剂

注：该推荐适用于成人、青少年和 ≥ 6 岁儿童；茶碱不推荐用于 <12 岁儿童；6 ～ 11 岁儿童第 3 级治疗首选中等剂量 ICS；噻托溴铵软雾吸入剂用于有哮喘急性发作史患者的附加治疗，但不适用于 <12 岁儿童；ICS 吸入性糖皮质激素；LTRA 白三烯调节剂；LABA 长效 β_2 受体激动剂；SABA 短效 β_2 受体激动剂；– 无

2）慢性持续期的治疗：建议减量方案如下：①单独使用中至高剂量 ICS 的患者，将剂量减少 50%。②单独使用低剂量 ICS 的患者可改为每日 1 次用药。③联合吸入 ICS/LABA 的患者，先将 ICS 剂量减少 50%，继续使用联合治疗。当达到低剂量联合治疗时，可选择改为每日 1 次联合用药或停用 LABA，单用 ICS 治疗。若患者使用最低剂量控制药物达到哮喘控制 1 年，并且哮喘症状不再发作，可考虑停用药物治疗。

3）免疫疗法：①特异性（又称脱敏疗法）。②非特异性（如注射转移因子、卡介苗、疫苗等生物制品）。

7. 中医辨证论治

	证型	辨证要点	治法	方药
发作期	寒哮证	呼吸急促，喉中哮鸣有声，胸膈满闷如窒，咳不甚，咳吐不爽，痰稀薄色白，面色晦滞，口不渴或渴喜热饮，天冷或受寒易发，形寒畏冷，初起多兼恶寒、发热、头痛等表证，舌质淡，舌苔白滑，脉弦紧或浮紧	温肺散寒，化痰平喘	射干麻黄汤
	热哮证	气粗息涌，咳呛阵作，喉中哮鸣，胸高胁胀，烦闷不安，汗出，口渴喜饮，面赤口苦，咳痰色黄或色白，黏浊稠厚，咳吐不利，舌质红，苔黄腻，脉滑数或弦滑	清热宣肺，化痰定喘	定喘汤或越婢加半夏汤
	寒包热哮证	喉中哮鸣有声，胸膈烦闷，呼吸急促，喘咳气逆，咳痰不爽，痰黏色黄或黄白相兼，烦躁，发热，恶寒，无汗，身痛，口干欲饮，大便偏干，舌苔白腻，舌尖边红，脉弦紧	解表散寒，清化痰热	小青龙加石膏汤或厚朴麻黄汤
	风痰哮证	喉中痰涎壅盛，声如拽锯，或鸣声如吹哨笛，喘急胸满，但坐不得卧，咳痰黏腻难出，或为白色泡沫痰液，无明显寒热倾向，面色青暗，起病多急，常倏忽来去，发前自觉鼻、咽、眼、耳发痒，喷嚏，鼻塞，流涕，胸部憋塞，随之迅即发作，舌苔厚浊，脉滑实	祛风涤痰，降气平喘	三子养亲汤加味
缓解期	肺虚证	喘促气短，语声低微，面色㿠白，自汗畏风，咳痰清稀色白，多因气候变化而诱发，发前喷嚏频作，鼻塞流清涕，舌淡苔白，脉细弱或虚大	补肺固表	玉屏风散
	脾虚证	倦怠无力，食少便溏，面色萎黄无华，痰多而黏，咳吐不爽，胸脘满闷，纳呆，或食油腻易腹泻，每因饮食不当而诱发，舌质淡，苔白滑或薄腻，脉细弱	健脾化痰	六君子汤
	肾虚证	平素息促气短，呼多吸少，动则为甚，形瘦神疲，心悸，腰酸腿软，劳累后喘哮易发，或面色苍白，畏寒肢冷，自汗，舌淡苔白，质胖嫩，脉沉细；或颧红，烦热，汗出黏手，舌质淡胖嫩，苔白或舌红少苔，脉细数或沉细	补肾纳气	金匮肾气丸或七味都气丸

易混考点解析

中西医结合内科学与儿科学支气管哮喘的证治比较

	支气管哮喘（内科）		支气管哮喘（儿科）	
	证型	方药	证型	方药
发作期	寒哮证	射干麻黄汤	寒性哮喘	小青龙汤合三子养亲汤
	热哮证	定喘汤	热性哮喘	麻杏石甘汤或定喘汤
	—	—	虚实夹杂证	射干麻黄汤合都气丸
	寒包热哮证	小青龙加石膏汤或厚朴麻黄汤	—	—
	风痰哮证	三子养亲汤加味	—	—
缓解期	肺虚证	玉屏风散	肺气虚弱证	玉屏风散
	脾虚证	六君子汤	脾气虚弱证	六君子汤
	肾虚证	金匮肾气丸或七味都气丸	肾虚不纳证	金匮肾气丸

细目六　肺炎

　　肺炎是由细菌、病毒、真菌、支原体、衣原体、立克次体、寄生虫等病原微生物或放射线、化学、免疫损伤、过敏及药物等引起的终末气道、肺泡腔及肺间质的炎症。主要表现为咳嗽、咳痰，或原有呼吸道症状加重，并出现脓性痰或血痰，伴或不伴胸痛。本病归属于中医学"咳嗽""喘证""支饮"等范畴。

　　1. 西医病因、发病机制与病理

　　（1）病因、发病机制

　　1）细菌：①肺炎链球菌。②葡萄球菌（金黄色葡萄球菌是化脓性感染的主要原因）。③肺炎克雷伯菌（社区获得性肺炎和医院获得性肺炎的病原体）。④其他（甲型溶血性链球菌、流感嗜血杆菌、铜绿假单胞菌）。

　　2）非典型病原体：①军团菌。②支原体和衣原体。

　　3）病毒：主要通过飞沫与直接接触传播。

　　4）真菌。

　　5）其他病原体：如立克次体、弓形虫、寄生虫等。

　　6）理化因素：放射性损伤、胃酸吸入，或吸入内源性脂类物质等。

　　（2）病理

　　1）细菌性肺炎

　　①肺炎链球菌肺炎：多呈大叶性或肺段性分布。病理变化可分为四期，即充血期、红色肝变期、灰色肝变期、消散期。

　　②葡萄球菌肺炎：常呈大叶性分布，肺组织可有肺叶或肺段化脓性炎症或多发性脓肿，炎症和脓肿消散后，可形成肺大疱或囊状气肿，气肿破溃可形成气胸或脓气胸。

　　③肺炎克雷伯菌肺炎：原发性者常呈大叶性分布，以右上叶多见，继发性者多呈小叶性分布。肺组织坏死、液化，形成脓腔、空洞。病变累及胸膜、心包时，可有渗出性和脓性积液，易于机化，导致胸膜粘连、增厚。

　　④军团菌肺炎：主要侵犯肺泡和细支气管，发生化脓性支气管炎，也可形成融合性大叶实变。

　　2）病毒性肺炎：多表现为间质性肺炎，肺泡间隔有大量单核细胞浸润，肺泡水肿，内含纤维蛋白。病毒性肺炎多为局灶性或广泛弥漫性，偶成肺实变，病变吸收后可留有纤维化，甚至结节性钙化。

　　3）肺炎支原体肺炎：肺部病变表现为细支气管炎、支气管肺炎或间质性肺炎。

　　4）肺炎衣原体肺炎：一种化脓性细支气管炎，继而发生支气管肺炎或间质性肺炎。

5）真菌性肺炎：凝固性坏死、细胞浸润和化脓。

6）非感染性肺炎

①放射性肺炎：为肺血管特别是毛细血管损伤、充血、水肿及细胞浸润，淋巴管扩张和透明膜形成。

②吸入性肺炎　吸入物刺激引起支气管痉挛，随后产生急性炎症反应和周围炎性物质浸润。

2. 中医病因病机　本病属外感病，病位在肺，与心、肝、肾关系密切。病分虚实两类，以实者居多。外邪内侵，邪郁于肺，化热、生痰、酿毒，三者互结于肺，发为本病。

3. 临床表现

（1）细菌性肺炎

1）肺炎链球菌肺炎

①症状：发病前常有受凉、淋雨、疲劳、醉酒、病毒感染史，起病急骤，高热、寒战，全身肌肉酸痛，患侧胸部疼痛，放射到肩部或腹部，咳嗽或深呼吸时加剧。痰少，可带血或呈铁锈色。

②体征：早期呼吸幅度减小；叩诊呈轻度浊音；听诊呼吸音减低，有胸膜摩擦音。肺实变时有叩诊呈浊音，听诊语颤增强和支气管呼吸音等典型体征。消散期可闻及湿啰音；病变累及胸膜时可有胸膜摩擦音。

2）葡萄球菌肺炎

①症状：院外感染起病较急，寒战、高热、胸痛、咳嗽、咳脓痰、痰带血丝或呈粉红色乳状，常有进行性呼吸困难、发绀。院内感染起病稍缓慢，亦有高热、脓痰，老年人症状多不典型。

②体征：两肺散在湿啰音；病变较大或融合时可有肺实变体征。

3）肺炎克雷伯菌肺炎

①症状：起病突然，痰液常呈砖红色胶冻状或灰绿色。

②体征：急性病容，发热，常有呼吸困难甚至发绀，可有典型的肺实变体征。

4）军团菌肺炎

①症状：稽留热型，寒战；咳嗽，咳少量黏痰，或脓痰、血痰。

②体征：急性病容，呼吸急促，重者发绀。体温上升与脉搏不呈比例，心率相对缓慢。肺内出现干湿性啰音，有肺内实变体征，肝、脾及淋巴结可肿大。

（2）病毒性肺炎

1）症状：咳嗽，多为阵发性干咳，或有少量白色黏痰，伴胸痛、气喘、持续发热等。

2）体征：叩诊呈浊音，呼吸音减弱，散在干湿性啰音。

（3）肺炎支原体肺炎

1）症状：持久的阵发性刺激性呛咳为本病的突出症状，无痰或偶有少量黏痰或少量脓性痰，可有痰中带血丝。

2）体征：咽部充血，耳鼓膜充血，有时颈淋巴结肿大，呼吸音可减弱。

（4）肺炎衣原体肺炎

1）症状：起病隐袭，临床症状较轻或无症状，与肺炎支原体肺炎相似。

2）体征：随病情加重肺部啰音可变得明显。

3）其他肺外表现：鼻窦炎、中耳炎、关节炎、脑炎、甲状腺炎等。

（5）真菌性肺炎

1）肺放线菌病

①症状：痰中有时可找到由菌丝缠结成的"硫黄颗粒"。

②体征：查体可见贫血、消瘦，偶有杵状指（趾）。

2）肺念珠菌病

①症状：口腔、咽部及支气管黏膜上被覆散在点状白膜。典型者咳白色粥样痰，也可呈乳酪块状，痰液有酵母臭味或口腔及痰中有甜酒样芳香味为其特征性表现。

②体征：支气管炎型除偶闻及肺部啰音外，可无特殊体征。肺炎型可闻及湿啰音。

（6）非感染性肺炎

1）放射性肺炎

①症状：常见症状为刺激性干咳、气急和胸痛，呈进行性加重。

②体征：放射部位皮肤萎缩和硬结，出现色素沉着。

2）吸入性肺炎

①症状：患者常有吸入诱因史，初期有呛咳、气急，逐渐出现呼吸困难、发绀，咳淡红色浆液性泡沫状痰，并发细菌感染时咳大量脓性痰。

②体征：急性期双肺可闻及较多湿啰音，伴哮鸣音。

易混考点解析

各型肺炎咳嗽、咳痰的特点比较

肺炎类型	咳嗽、咳痰特点
肺炎链球菌肺炎	铁锈色
葡萄球菌肺炎	粉红色乳状
克雷伯杆菌肺炎	砖红色胶冻样
军团菌肺炎	黏痰，或脓痰、血痰
肺炎支原体肺炎	干咳无痰，或少痰
肺念珠菌病	白色粥样痰

4.实验室检查及其他检查

（1）周围血象检查

1）细菌性肺炎：血中白细胞计数可增高，以中性粒细胞增加为主，核左移或细胞内出现毒性颗粒。

2）病毒性肺炎：白细胞计数可正常、稍高或偏低，淋巴细胞增多。

3）肺炎支原体肺炎：血沉常增快，常伴轻度贫血、网织红细胞增多。

4）霉菌性肺炎：可有中性粒细胞偏高。

（2）病原体检查

1）痰涂片：在抗菌药物使用前具有临床意义。

2）痰培养：可做痰、呼吸道分泌物及血培养，以鉴别和分离出致病菌株。

（3）X线检查

1）肺炎链球菌肺炎：肺纹理增粗或受累的肺段、肺叶稍模糊，可见大片炎症浸润阴影或实变影，肋膈角可有少量胸腔积液。

2）葡萄球菌肺炎：X线表现具有特征性，其一为肺段或肺叶实变，其内有空洞，或小叶状浸润中出现单个或多发的液气囊腔。另一特征为X线阴影的易变性，表现为某处炎性阴影消失而在另一部位出现新的病灶，或单一病灶融合成大片阴影。痊愈后肺部阴影几乎完全消散，少数遗留条索状或肺纹理增粗、增多等。

3）克雷伯杆菌肺炎：肺大叶实变好发于右肺上叶、双肺下叶，有多发性蜂窝状肺脓肿形成、叶间裂弧形下坠等。

4）军团菌肺炎：早期为单侧斑片状肺泡内浸润，继而有肺叶实变。

5）病毒性肺炎：可见肺纹理增多，小片状或广泛浸润。

6）肺炎支原体肺炎：肺部多种形态的浸润影，呈节段性分布，多见于肺下野。

7）真菌性肺炎：X线表现多种多样，除曲菌球外均缺少特征性。

8）肺炎衣原体肺炎：以单侧下叶肺泡渗出为主。

9）非感染性肺炎：放射性肺炎急性期在照射的肺叶上出现弥漫性模糊阴影，边缘模糊；吸入性肺炎

X线检查见两肺散在不规则片状模糊影，以右肺多见。

5. 诊断与鉴别诊断

（1）诊断要点：病原菌检测是确诊各型肺炎的主要依据。

（2）鉴别诊断

1）肺结核：肺结核有潮热、盗汗、消瘦、乏力等结核中毒症状，痰中可找到结核杆菌。X线检查见病灶多在肺尖或锁骨上下，密度不均匀，久不消散，可形成空洞和肺内播散。一般抗炎治疗无效。

2）急性肺脓肿：X线检查可见脓腔及气液平，不难鉴别。

3）肺癌：若痰中发现癌细胞则可确诊。X线、CT、纤维支气管镜、反复痰脱落细胞学检查等有辅助意义。

6. 西医治疗

（1）一般治疗：注意休息，室内通风，隔离消毒，预防交叉感染。保证足够蛋白质、热量和维生素摄入。

（2）病因治疗：尽早应用抗生素是治疗感染性肺炎的首选治疗手段。

1）细菌性肺炎

①肺炎链球菌肺炎：首选青霉素G。

②葡萄球菌肺炎：多选用半合成青霉素或头孢菌素，常用药物有头孢呋辛、苯唑西林钠、氯唑西林等。

③克雷伯杆菌肺炎：常选二、三代头孢菌素类与氨基糖苷类联合用药。

④军团菌肺炎：首选红霉素。

2）病毒性肺炎：临床常用利巴韦林、阿昔洛韦、更昔洛韦、阿糖腺苷（阿糖腺嘌呤）、奥司他韦、金刚烷胺（金刚胺）等。

3）肺炎支原体肺炎：大环内酯类是治疗肺炎支原体感染的首选药物。

4）肺炎衣原体肺炎：首选红霉素。

5）真菌性肺炎：及时应用抗真菌药物如氟康唑、两性霉素B。

6）非感染性肺炎：①放射性肺炎用泼尼松口服。②吸入性肺炎首先要弄清并去除病因。

（3）支持疗法

1）咳嗽、咳痰：咳嗽剧烈时，可适当用止咳化痰药物。

2）发热：高热不退者可用物理降温，或服用阿司匹林、扑热息痛等解热镇痛药。

3）其他：剧烈胸痛者，可酌用少量镇痛药，如可待因。

（4）感染性休克的治疗

1）控制感染：感染是休克的直接原因。

2）补充血容量：扩容治疗是抗休克的基本方法。

3）纠正酸中毒。

4）血管活性药物的应用。

5）糖皮质激素的应用。

6）纠正水、电解质和酸碱平衡紊乱。

（5）局部治疗：①雾化吸入。②局部灌洗。

易混考点解析

各型肺炎的治疗首选药物

肺炎类型	首选药物
肺炎链球菌肺炎	首选青霉素G
葡萄球菌肺炎	耐青霉素酶的半合成青霉素或头孢菌素类
克雷伯杆菌肺炎	首选二、三代头孢菌素类联合氨基糖苷类抗生素

续表

肺炎类型	首选药物
军团菌肺炎	红霉素
肺炎支原体和衣原体肺炎	大环内酯类

7. 中医辨证论治

证型	辨证要点	治法	方药
邪犯肺卫证	发病初起，咳嗽咳痰不爽，痰色白或黏稠色黄，发热重、恶寒轻、无汗或少汗，口微渴，头痛，鼻塞，舌边尖红，苔薄白或微黄，脉浮数	疏风清热，宣肺止咳	三拗汤或桑菊饮
痰热壅肺证	咳嗽，咳痰黄稠或咳铁锈色痰，呼吸气促，高热不退，胸膈痞满，按之疼痛，口渴烦躁、小便黄赤，大便干燥，舌红苔黄，脉洪数或滑数	清热化痰，宽胸止咳	麻杏石甘汤合千金苇茎汤
热陷心包证	咳嗽气促，痰声辘辘，烦躁，神昏谵语，高热不退，甚则四肢厥冷，舌红绛，苔黄而干，脉细滑数	清热解毒，化痰开窍	清营汤合菖蒲郁金汤
阴竭阳脱证	高热骤降，大汗肢冷，颜面苍白，呼吸急迫，四肢厥冷，唇甲青紫，神志恍惚，舌淡青紫，脉微欲绝	益气养阴，回阳固脱	生脉散合四逆汤
正虚邪恋证	干咳少痰，咳嗽声低，气短神疲，身热，手足心热，自汗或盗汗，心胸烦闷，口渴欲饮或虚烦不眠，舌红，苔薄黄，脉细数	益气养阴，润肺化痰	竹叶石膏汤

易混考点解析

中西医结合内科学与儿科学肺炎的证治比较

	肺炎（儿科）		肺炎（内科）	
	证型	方药	证型	方药
常证	风寒闭肺证	华盖散	邪犯肺卫证	三拗汤或桑菊饮
	风热闭肺证	银翘散合麻杏石甘汤		
	痰热闭肺证	五虎汤合葶苈大枣泻肺汤	痰热壅肺证	麻杏石甘汤合千金苇茎汤
	毒热闭肺证	黄连解毒汤合麻杏石甘汤	—	
	阴虚肺热证	沙参麦冬汤	正虚邪恋证	竹叶石膏汤
	肺脾气虚证	人参五味子汤	—	
变证	心阳虚衰证	参附龙牡救逆汤	阴竭阳脱证	生脉散合四逆汤
	邪陷厥阴证	羚角钩藤汤合牛黄清心丸	热陷心包证	清营汤合菖蒲郁金汤

细目七　原发性支气管肺癌

原发性支气管肺癌简称肺癌，早期多表现为刺激性干咳、咳痰、痰中带血等呼吸道症状，随病情进展，瘤体在胸腔内蔓延，侵犯周围组织、器官，可出现胸痛、呼吸困难、声音嘶哑、上腔静脉阻塞综合征等局部压迫症状，还可通过淋巴道、血道远处转移，晚期出现恶病质。本病归属于中医学"肺癌""肺积""息贲"等范畴。

1. 西医病因病理

（1）病因：吸烟、空气污染、职业危害、电离辐射、遗传因素、营养状况，其他如肺结核、慢性支气管炎、间质性肺纤维化等疾病及免疫功能低下、内分泌功能失调可能与肺癌的发生有一定关系。

（2）病理

1）按解剖学分类：①中央型肺癌：以鳞状上皮细胞癌和小细胞未分化癌较为多见。②周围型肺癌：以腺癌较为多见。

2）按组织学分类

①小细胞肺癌（SCLC）：对放疗和化疗较敏感。

②非小细胞肺癌（NSCLC）：a. 鳞状上皮细胞癌（简称鳞癌）为最常见的类型。b. 腺癌（女性多见）。c. 大细胞未分化癌（简称大细胞癌）。d. 其他：鳞腺癌、支气管腺体癌等。

2. 中医病因病机　病位在肺，其发生发展关乎五脏。基本病机是由于正气虚弱，毒恋肺脏，瘀阻络脉，久成癥积。

3. 临床表现

（1）原发肿瘤引起的症状：咳嗽、咳痰为肺癌早期的常见症状，多为刺激性干咳或有少量黏液痰；如肿瘤导致远端支气管狭窄，则表现为持续性咳嗽，呈高调金属音，为特征性阻塞性咳嗽。

（2）肿瘤局部扩展引起的症状：胸痛剧烈；吸气性呼吸困难；咽下困难，尚可引起支气管 - 食管瘘；声音嘶哑；上腔静脉压迫综合征（头、颈、前胸部及上肢水肿淤血等）；霍纳综合征（眼睑下垂、眼球内陷、瞳孔缩小、额部少汗等）。

（3）肿瘤远处转移引起的症状：右锁骨上淋巴结是肺癌常见的转移部位。

（4）肺癌的胸外表现

1）内分泌综合征：①抗利尿激素分泌异常综合征。②异位促肾上腺皮质激素（ACTH）综合征表现为库欣综合征。③高钙血症。④其他：异位分泌促性腺激素主要表现为男性轻度乳房发育。

2）骨骼 - 结缔组织综合征：①原发性肥大性骨关节病：30% 患者有杵状指（趾），多为 NSCLC。②神经 - 肌病综合征：肌无力样综合征、多发性周围神经炎、亚急性小脑变性、皮质变性和多发性肌炎。

3）血液学异常及其他：1% ～ 8% 患者有凝血、血栓或其他血液学异常。

4. 实验室检查及其他检查

（1）胸部 X 线检查：是发现肺癌的最基本方法。①中央型肺癌：多为一侧肺门类圆形阴影，边缘毛糙，可有分叶或切迹。②周围型肺癌：早期常有局限性小斑片状阴影，肿块周边可有毛刺、切迹和分叶，可见偏心性癌性空洞。③细支气管 - 肺泡癌：有结节型和弥漫型两种表现。

（2）CT 检查：①中央型肺癌多表现为一侧边缘毛糙的肺门类圆形阴影，或单侧不规则的肺门肿块等。②周围型肺癌早期表现为边缘不清的局限性小斑片状阴影，如动态观察可呈密度增高且边缘清楚的圆形或类圆形影。③细支气管 - 肺泡癌有结节型和弥漫型两种类型。

（3）MRI 检查：明确肿瘤与大血管之间的关系，分辨肺门淋巴结或血管阴影优于 CT。

（4）痰脱落细胞检查：是诊断肺癌的重要方法之一。

（5）纤维支气管镜检查：是诊断肺癌的主要方法。

（6）病理学检查：对肺癌的诊断具有决定性意义。

（7）放射性核素扫描检查：可对肿瘤进行定位、定性诊断。

（8）开胸手术探查：若经上述多项检查仍未能明确诊断，而又高度怀疑肺癌时采用。

（9）其他：肿瘤标志物检测和基因诊断，后者有助于早期诊断肺癌。

5. 诊断与鉴别诊断

（1）诊断：对于下列情况之一的人群及时进行排癌检查。

1）刺激性咳嗽 2 ～ 3 周而抗感染、镇咳治疗无效。

2）原有慢性呼吸道疾病，近来咳嗽性质改变者。

3）近 2 ～ 3 个月持续痰中带血而无其他原因可以解释者。

4）同一部位、反复发作的肺炎。

5）原因不明的肺脓肿，无毒性症状，无大量脓痰，无异物吸入史，且抗感染疗效不佳者。

6）原因不明的四肢关节疼痛及杵状指（趾）。

7）X 线显示局限性肺气肿或段、叶性肺不张。

8）肺部孤立性圆形病灶和单侧性肺门阴影增大者。

9）原有肺结核病灶已稳定，而其他部位又出现新增大的病灶者。

10）无中毒症状的血性进行性增多的胸腔积液者。

（2）鉴别诊断

1）肺结核

①结核球需与周围型肺癌相鉴别。结核球多见于年轻患者，可有反复血痰史，病灶多位于上叶后段和下叶背段的结核好发部位。

②肺门淋巴结结核易与中央型肺癌相混淆。肺门淋巴结结核多见于儿童或老年人，有结核中毒症状，结核菌素试验多呈强阳性，抗结核治疗有效。

③急性粟粒型肺结核应与弥漫性细支气管－肺泡癌相鉴别。粟粒型肺结核表现为病灶大小相等、分布均匀的粟粒样结节，常伴有全身中毒症状，抗结核治疗有效。

2）肺脓肿：原发性肺脓肿起病急，伴高热，咳大量脓痰，中毒症状明显；胸片上表现为薄壁空洞，内有液平，周围有炎症改变。

3）炎性假瘤：本病一般认为是肺部炎症吸收不全而遗留下的圆形病灶。

6. 西医治疗

（1）手术：对非小细胞肺癌Ⅰ期和Ⅱ期行手术切除。小细胞肺癌国内主张化疗后手术。

（2）化疗：小细胞肺癌对于化疗非常敏感。

（3）放疗：常规放疗适用于Ⅰ期病人年老体弱，有伴发病，已不宜手术或拒绝手术者。

（4）其他疗法：支气管动脉灌注化疗、经纤维支气管镜介导或经皮肺穿刺、激光切除等。

（5）生物缓解调节剂：如干扰素、白细胞介素–2、肿瘤坏死因子、集落刺激因子等.

（6）分子靶向治疗：如易瑞沙、厄洛替尼、贝伐单抗等药物。

7. 中医辨证论治

证型	辨证要点	治法	方药
气滞血瘀证	咳嗽，咳痰，或痰血暗红，胸闷胀痛或刺痛，面青唇暗，肺中积块，舌质暗紫或有瘀斑、瘀点，脉弦或涩	化痰散结，行气止痛	血府逐瘀汤
痰湿蕴肺证	咳嗽痰多，胸闷气短，肺中积块，可见胸胁疼痛，纳差便溏，神疲乏力，舌质暗或有瘀斑，苔厚腻，脉弦滑	祛湿化痰	二陈汤合瓜蒌薤白半夏汤
阴虚毒热证	咳嗽，无痰或少痰，或有痰中带血，甚则咯血不止，肺中积块，心烦，少寐，手足心热，或低热盗汗，或邪热炽盛，羁留不退，口渴，大便秘结，舌质红，苔薄黄，脉细数或数大	养阴清热，解毒散结	沙参麦冬汤合五味消毒饮
气阴两虚证	咳嗽无力，有痰或无痰，痰中带血，肺中积块，神疲乏力，时有心悸，汗出气短，口干，发热或午后潮热，手足心热，纳呆脘胀，便干或稀，舌质红苔薄，或舌质胖嫩有齿痕，脉细数无力	益气养阴，化痰散结	生脉散合沙参麦冬汤

易混考点解析

中西医结合内科学与外科学原发性支气管肺癌的证治比较

原发性支气管肺癌（内科）		原发性支气管肺癌（外科）	
证型	方药	证型	方药
气滞血瘀证	血府逐瘀汤	气滞血瘀证	血府逐瘀汤
痰湿蕴肺证	二陈汤合瓜蒌薤白半夏汤	脾虚痰湿证	六君子汤合海藻玉壶丸

续表

原发性支气管肺癌（内科）		原发性支气管肺癌（外科）	
证型	方药	证型	方药
阴虚毒热证	沙参麦冬汤合五味消毒饮	阴虚内热证	百合固金汤
气阴两虚证	生脉散合沙参麦冬汤	气阴两虚证	沙参麦门冬汤，或四君子汤合清燥救肺汤化裁
—	—	热毒炽盛证	白虎承气汤

细目八　慢性肺源性心脏病

慢性肺源性心脏病简称慢性肺心病，是指由支气管－肺组织、胸廓或肺血管的慢性病变引起的肺循环阻力增高，导致肺动脉高压和右心室肥大，甚至发生右心功能衰竭的心脏病。本病归属于中医学"心悸""肺胀""喘证""水肿"等范畴。

1. 西医病因与发病机制

（1）病因：①支气管、肺疾病（COPD 最为多见）。②胸廓运动障碍性疾病。③肺血管疾病。④其他。

（2）发病机制

1）肺动脉高压的形成：①肺血管阻力增加的功能性因素：缺氧（最重要）、高碳酸血症和呼吸性酸中毒。②肺血管阻力增加的解剖学因素。③血液黏稠度增加和血容量增多。

2）心脏病变和心力衰竭：右心发挥代偿功能，右心室肥厚。右心失代偿，导致右心室扩大和右心室功能衰竭。

3）其他重要器官的损害：如脑、肝、肾、胃肠及内分泌系统、血液系统等发生病理改变。

2. 中医病因病机　本病病位在肺、脾、肾、心，属本虚标实之证。早期表现为肺、脾、肾三脏气虚，后期则心肾阳虚；外邪侵袭，热毒、痰浊、瘀血、水停为标。

3. 临床表现与并发症

（1）临床表现

1）肺、心功能代偿期（缓解期）

①症状：咳嗽、咳痰、气促，活动后可有心悸、呼吸困难、乏力和劳动耐力下降。

②体征：可有不同程度的发绀和肺气肿体征。偶有干、湿性啰音，心音遥远。

2）肺、心功能失代偿期（急性发作期）

①呼吸衰竭

a. 症状：呼吸困难加重，夜间为甚，常有头痛、失眠、食欲下降，但白天嗜睡，甚至出现肺性脑病的表现。

b. 体征：明显发绀，球结膜充血、水肿，严重时可有视网膜血管扩张、视乳头水肿等颅内压升高的表现。腱反射减弱或消失，出现病理反射。

②右心衰竭

a. 症状：心悸、食欲不振、腹胀、恶心等。

b. 体征：周围性发绀，颈静脉怒张，心率增快，可出现心律失常，可闻及三尖瓣区舒张期杂音。肝大且有压痛，肝－颈静脉回流征阳性，下肢水肿，重者可有腹水。

（2）并发症：①肺性脑病：为肺源性心脏病死亡的首要原因。②酸碱平衡失调及电解质紊乱。③心律失常：房性早搏及阵发性室上性心动过速，也可有心房扑动及心房颤动。④休克：是慢性肺心病较常见的严重并发症及致死原因之一。⑤消化道出血：是慢性肺心病心肺功能衰竭的晚期并发症之一，死亡率较高。⑥其他：功能性肾衰竭、DIC、深静脉血栓形成等。

4. 实验室检查及其他检查

（1）血液检查：红细胞计数和血红蛋白常增高，红细胞压积正常或偏高；可有肝肾功能异常；电解质可有改变。

（2）X线检查：肺动脉高压征；肺动脉"残根征"；右心室增大，心脏呈垂直位。

（3）心电图检查：可呈现右心房、右心室增大的变化：P波高尖或"肺型P波"，电轴右偏，极度顺钟向转位，$RV_1+SV_5 \geq 1.05mV$；有时在V_1、V_2甚至延至V_3。

（4）动脉血气分析：代偿期可有低氧血症，失代偿期可出现低氧血症合并高碳酸血症，提示Ⅱ型呼衰。

（5）超声心动图检查：右肺动脉内径增大，右心室流出道内径增宽（ $\geq 30mm$ ），右心室内径增大（ $\geq 20mm$ ），右心室前壁及室间隔厚度增加，搏动幅度增强，左、右心室内径比< 2.0。

（6）右心导管检查：经静脉送入漂浮导管至肺动脉，直接测定肺动脉和右心室压力。

5. 诊断与鉴别诊断

（1）诊断

1）有慢性阻塞性肺疾病或慢性支气管炎、肺气肿病史，或其他胸、肺疾病病史。

2）存在活动后呼吸困难、乏力和劳动耐力下降。

3）体检发现肺动脉压增高、右心室增大或右心功能不全的征象。

4）心电图、X线胸片有提示肺心病的征象。

5）超声心动图有肺动脉增宽和右心增大、肥厚的征象。

符合1～4条中的任一条加上第5条，并除外其他疾病所致右心改变（如风湿性心脏病、心肌病、先天性心脏病），即可诊断为慢性肺心病。

（2）鉴别诊断

1）冠心病：慢性肺心病无典型心绞痛或心肌梗死的临床表现，多有胸、肺疾病病史，心电图中ST-T改变多不明显，心向量图有助于鉴别。

2）风湿性心脏病：详细询问有关慢性肺、胸疾病病史，有肺气肿和右心室肥大的体征，尤其超声心动图发现瓣膜器质性狭窄或关闭不全是最重要的鉴别依据。X线胸片、心电图、动脉血氧饱和度、二氧化碳分压等均可资鉴别。

6. 西医治疗

（1）急性加重期

1）控制感染。

2）氧疗。

3）控制心力衰竭。

①利尿药：小剂量、短疗程、间歇给药、联合使用排钾和保钾利尿剂。

②正性肌力药：选用小剂量、作用快、排泄快、静脉使用的洋地黄类药物（如西地兰）。应用指征：感染已被控制、呼吸功能已改善、用利尿剂后仍有反复水肿的心力衰竭患者。以右心衰竭为主要表现而无明显感染的患者。合并急性左心衰竭的患者。

③血管扩张药。

4）控制心律失常。

5）抗凝治疗：普通肝素或低分子肝素。

6）并发症治疗：①肺性脑病除上述治疗措施外，还应注意纠正酸碱平衡失调和电解质紊乱；发现脑水肿时，可快速静脉滴注20%甘露醇；消化道出血、休克、肾衰竭、弥散性血管内凝血等应给予对症治疗。

（2）缓解期：①呼吸锻炼。②增强机体抵抗力，预防呼吸道感染。③家庭氧疗。④积极治疗和改善基础支气管、肺疾病，延缓基础疾病进展。⑤去除急性加重的诱因。

7. 中医辨证论治

证型		辨证要点	治法	方药
急性期	痰浊壅肺证	咳嗽痰多，色白黏腻或呈泡沫样，短气喘息，稍劳即著，脘痞纳少，倦怠乏力，舌质偏淡，苔薄腻或浊腻，脉滑	健脾益肺，化痰降气	苏子降气汤
	痰热郁肺证	喘息气粗，烦躁，胸满，咳嗽，痰黄或白，黏稠难咳，或身热，微恶寒，有汗不多，溲黄便干，口渴，舌红，舌苔黄或黄腻，边尖红，脉数或滑数	清肺化痰，降逆平喘	越婢加半夏汤
	痰蒙神窍证	神志恍惚，谵语，烦躁不安，撮空理线，表情淡漠，嗜睡，昏迷或肢体瞤动，抽搐，咳逆，喘促，咳痰不爽，舌质暗红或淡紫，苔白腻或淡黄腻，脉细滑数	涤痰开窍，息风止痉	涤痰汤，另服安宫牛黄丸或至宝丹
	阳虚水泛证	面浮，下肢肿，甚则一身悉肿，腹部胀满有水，心悸，咳喘，咳痰清稀，脘痞，纳差，尿少，怕冷，面唇青紫，舌胖质暗，苔白滑，脉沉细	温肾健脾，化饮利水	真武汤合五苓散
缓解期	肺肾气虚证	呼吸浅短难续，声低气怯，甚则张口抬肩，倚息不能平卧，咳嗽，痰白清稀如沫，胸闷，心慌形寒，汗出，舌淡或暗紫，脉沉细微无力，或有结代	补肺纳肾，降气平喘	补肺汤；喘脱危象，急用参附汤送服蛤蚧粉或黑锡丹
	气虚血瘀证	喘咳无力，气短难续，痰吐不爽，心悸，胸闷，口干，面色晦暗，唇甲发绀，神疲乏力，舌淡暗，脉细涩无力	益气活血，止咳化痰	生脉散合血府逐瘀汤

细目九　呼吸衰竭（助理不考）

呼吸衰竭是指各种原因引起的肺通气和（或）换气功能严重障碍，以致在静息状态下亦不能维持足够的气体交换，导致低氧血症伴（或不伴）高碳酸血症，从而引起一系列生理功能和代谢紊乱的临床综合征。本病分为急性呼吸衰竭和慢性呼吸衰竭。根据临床表现，可归属于中医学"喘证""喘脱""厥证"等范畴。

1. 西医病因与发病机制

（1）病因：①气道阻塞性疾病。②肺组织病变。③肺血管疾病。④胸廓及胸膜疾病。⑤神经肌肉病变。

（2）发病机制：①通气不足。②弥散障碍。③通气/血流比例失调。④肺内动-静脉解剖分流增加。⑤氧耗量增加。

2. 中医病因病机　本病病位在肺，发生发展与脾、肾、心密切相关。病机总属本虚标实，本虚为肺、脾、肾、心虚，标实为痰浊、瘀血、水饮。肺、脾、肾、心虚损为本病发生的主要内因，感受外邪是本病的主要诱因，痰浊壅肺、血瘀水阻是产生变证的主要根源。

3. 临床表现

（1）急性呼吸衰竭的临床表现

1）呼吸困难：为呼吸衰竭最早出现的症状。表现为呼吸频率增快，呼吸节律改变，如潮式呼吸、比奥呼吸。

2）发绀：是缺氧的典型表现。

3）神经精神症状：精神错乱、躁狂、昏迷、抽搐等症状。

4）循环系统表现：多数患者有心动过速。

5）消化和泌尿系统表现：严重者可致肝功能损伤，ALT升高。

（2）慢性呼吸衰竭的临床表现

1）呼吸困难：为慢性呼吸困难。由呼吸器官引起的周围性呼吸衰竭（如COPD），表现为呼吸费力，严重时呼吸浅快，辅助呼吸肌活动加强，呈点头和抬肩呼吸。

2）神经精神症状：慢性呼吸衰竭的缺氧多表现为智力或定向功能障碍。

3）血液循环系统：发生右心衰竭，表现为全身体循环淤血征。

4. 实验室检查及其他检查

（1）动脉血气分析（ABG）

1）PaO_2 和 $PaCO_2$：Ⅰ型呼吸衰竭的血气特点为 $PaO_2 < 60mmHg$，$PaCO_2 \leq 50mmHg$。Ⅱ型呼吸衰竭的血气特点为 $PaO_2 < 60mmHg$，$PaCO_2 > 50mmHg$。

2）$PaCO_2$：当 $PaCO_2$ 升高、pH 正常时，称为代偿性呼吸性酸中毒；若 $PaCO_2$ 升高，pH < 7.35，则称为失代偿性呼吸性酸中毒。

3）pH 值和 H^+ 的测定：正常动脉血 H^+ 浓度为（40±5）mmol/L，pH 低于正常或 H^+ 高于正常范围为酸血症，pH 高于正常或 H^+ 低于正常值范围为碱血症。

4）标准碳酸氢盐（SB）和实际碳酸氢盐（AB）：AB > SB 表示二氧化碳潴留，为呼吸性酸中毒；AB < SB 表示二氧化碳排出量增多，可能为代偿性代谢性酸中毒或代偿性呼吸性碱中毒，也可为代谢性酸中毒和呼吸性碱中毒并存。

5）剩余碱（BE）和碱缺乏（BD）：代谢性酸中毒时，BE 负值增大；代谢性碱中毒时，BE 正值增大。

（2）其他辅助检查：X 线胸片、脑或肺 CT、痰培养、肝肾功能检查及血电解质测定等。

5. 诊断　除原发疾病和低氧血症及二氧化碳潴留导致的临床表现外，呼吸衰竭的诊断主要依靠血气分析，而结合肺功能、胸部影像学和纤维支气管镜等对于明确呼吸衰竭的原因至为重要。

6. 西医治疗

（1）保持呼吸道通畅：是最基本、最重要的治疗措施。气管插管和气管切开是重建呼吸通道最可靠的方法。

（2）氧疗：纠正缺氧是保护重要器官和抢救成功的关键。①吸氧浓度：Ⅰ型呼吸衰竭较高浓度（> 35%）给氧；Ⅱ型呼吸衰竭低浓度给氧。②吸氧装置：鼻导管或鼻塞、面罩。

（3）控制感染

1）根据痰培养和药物敏感试验结果。

2）经验选药，可首选喹诺酮类或氨基糖苷类联合下列药物之一：①抗假单胞菌 β 内酰胺类，如头孢他啶、哌拉西林等。②广谱 β 内酰胺类 /β 内酰胺酶抑制剂，如哌拉西林 / 他唑巴坦。③碳青霉烯类，如亚胺培南。④如为 MRSA 感染，可联合使用万古霉素。⑤真菌感染时，选用有效的抗真菌药物。

（4）增加通气量，减少二氧化碳潴留：应用呼吸兴奋剂、机械辅助通气。

（5）纠正酸碱平衡失调和电解质紊乱

1）呼吸性酸中毒：积极改善肺泡通气，排出体内潴留的二氧化碳。

2）呼吸性酸中毒合并代谢性酸中毒：应适当给予补碱治疗，如补充 5% 碳酸氢钠。

3）呼吸性酸中毒合并代谢性碱中毒：应适当补钾补氯。

（6）防治消化道出血：常规给予西咪替丁或雷尼替丁口服。

（7）防治休克：应针对病因采取相应措施。

7. 中医辨证论治

证型	辨证要点	治法	方药
痰浊阻肺证	呼吸急促，喉中痰鸣，痰涎黏稠，不易咳出，胸中窒闷，苔白或白腻，脉滑数	化痰降气，宣肺平喘	二陈汤合三子养亲汤
肺肾气虚证	呼吸短浅难续，甚则张口抬肩，胸满气短，咳嗽，痰白如沫，咳吐不利，形寒汗出，舌淡或暗紫，苔白润，脉沉细无力或结代	补益肺肾，纳气平喘	补肺汤合参蛤散
脾肾阳虚证	咳喘，动则尤甚，腹部胀满，浮肿，肢冷尿少，面青唇绀，舌胖紫暗，苔白滑，脉沉细或结代	温肾健脾，化湿利水	真武汤合五苓散

续表

证型	辨证要点	治法	方药
痰蒙神窍证	呼吸急促，伴痰鸣，神志恍惚，或谵语，或烦躁不安，或嗜睡，甚则抽搐、昏迷、面发绀，舌暗紫，苔白腻，脉滑数	涤痰开窍，息风止痉	涤痰汤送服安宫牛黄丸或至宝丹
阳微欲脱证	喘逆剧甚，张口抬肩，鼻翼扇动，面色苍白，冷汗淋漓，四肢厥冷，烦躁不安，面色紫暗，舌紫暗，脉沉细无力或脉微欲绝	益气温阳，固脱救逆	独参汤灌服，参附注射液静脉滴注

易混考点解析

肺心病和呼吸衰竭的证治比较

肺心病		呼吸衰竭	
证型	方药	证型	方药
痰浊壅肺证	苏子降气汤	痰浊阻肺证	二陈汤合三子养亲汤
痰热郁肺证	越婢加半夏汤	—	—
肺肾气虚证	补肺汤	肺肾气虚证	补肺汤合参蛤散
痰蒙神窍证	涤痰汤送服安宫牛黄丸或至宝丹	痰蒙神窍证	涤痰汤送服安宫牛黄丸或至宝丹
阳虚水泛证	真武汤合五苓散	脾肾阳虚证	真武汤合五苓散
喘脱危象	参附汤送服蛤蚧粉或黑锡丹	阳微欲脱证	独参汤灌服，参附注射液静脉滴注
气虚血瘀证	生脉散合血府逐瘀汤		

第二单元　循环系统疾病

细目一　急性心力衰竭

急性心力衰竭（AHF）是指急性的心脏病变引起心肌收缩力明显降低，或心室负荷急性加重而导致心排血量显著、急剧降低，体循环、肺循环压力突然增高，导致组织灌注不足和（或）急性体、肺循环淤血的临床综合征。临床上以急性左心衰竭最为常见，急性右心衰竭则较少见。本病属中医学"喘脱""心水""水肿""亡阳""厥脱"等范畴。

1. 西医病因与发病机制

（1）病因：①慢性心衰急性加重。②急性心肌坏死和（或）损伤。③急性血流动力学障碍。

（2）发病机制：①急性弥漫性心肌损害。②急性机械性阻塞。③心脏负荷突然加重。④神经内分泌激活。⑤心肾综合征。⑥慢性心衰的急性失代偿。

2. 临床表现

（1）早期表现：原来心功能正常的患者出现原因不明的疲乏或运动耐力明显减低，以及心率增加15～20次/分，可能是左心功能降低的最早期征兆。继而出现劳力性呼吸困难、夜间阵发性呼吸困难、睡觉需用枕头抬高头部等；检查可发现左心室增大、闻及舒张早期或中期奔马律、P₂亢进、两肺尤其肺底部有湿啰音，提示已有左心功能障碍。

（2）急性肺水肿

1）症状：突发的严重呼吸困难、端坐呼吸、喘息不止、烦躁不安并有恐惧感，呼吸频率可达30～50次/分；频繁咳嗽并咳出大量粉红色泡沫样血痰；极重者可因脑缺氧而神志模糊。

2）体征：表现为心率增快，心尖区第一心音减弱，心尖部常可闻及舒张早期奔马律，肺动脉瓣区第二心音亢进，两肺满布湿性啰音和哮鸣音。

（3）心源性休克

1）持续低血压：收缩压降至 90mmHg 以下。

2）组织低灌注状态：①皮肤湿冷、苍白和发绀，出现紫色条纹。②心动过速（HR > 110 次 / 分）。③尿量显著减少（< 20mL/h），甚至无尿。④意识障碍。

3）血流动力学障碍。

4）低氧血症和代谢性酸中毒。

（4）其他：①昏厥：心源性昏厥（阿 - 斯综合征）。②心脏骤停。

3. 诊断与鉴别诊断

（1）急性心衰诊断

1）急性左心衰竭：常见临床表现是急性左心衰竭所致的呼吸困难，系由肺淤血所致，严重患者可出现急性肺水肿和心源性休克。BNP/NT–proBNP 作为心衰的生物标志物，对急性左心衰竭诊断和鉴别诊断有肯定价值，对患者的危险分层和预后评估有一定的临床价值。

2）急性右心衰竭：常见病因为右心室梗死和急性大块肺栓塞。根据病史及临床表现如突发的呼吸困难、低血压、颈静脉怒张等，结合心电图和超声心动图，以及 D- 二聚体、动脉血气分析等检查，可以作出诊断。

（2）鉴别诊断（助理不考）

支气管哮喘：支气管哮喘多见于青少年，有过敏史，咳白色黏痰，肺部听诊以哮鸣音为主，支气管扩张剂有效。胸片和 BNP/NT–proBNP 测定有助于两者鉴别。

4. 西医治疗

（1）急性左心衰竭的治疗

1）急性左心衰竭的一般处理：①体位：端坐位，双腿下垂。②四肢交换加压。③吸氧：鼻导管吸氧或面罩吸氧。④做好救治的准备工作：至少开放两条静脉通道。⑤饮食：进易消化食物。⑥出入量管理。

2）急性左心衰竭的药物治疗

①利尿剂：首选静脉袢利尿剂，如呋塞米、托拉塞米、布美他尼，应及早应用。

②血管扩张药物：应用指征：收缩压 > 110mmHg 的急性心衰患者通常可以安全使用；收缩压在 90 ～ 110mmHg 的患者应谨慎使用；收缩压 < 90mmHg 的患者则禁忌使用。收缩压水平是评估此类药是否适宜的重要指标。常用硝酸酯类药物、硝普钠、rhBNP。

③正性肌力药物：适用于低心排血量综合征的患者。a. 洋地黄类：毛花苷 C。b. 多巴胺。c. 多巴酚丁胺。d. 磷酸二酯酶抑制剂：米力农、氨力农。e. 左西孟旦：钙增敏剂。

④血管收缩药：去甲肾上腺素、肾上腺素等。

⑤洋地黄类药物：西地兰 0.2 ～ 0.4mg，缓慢静脉注射。

⑥抗凝治疗。

（2）急性右心衰竭的治疗

1）右心室梗死伴急性右心衰竭

①扩容治疗：首选治疗是大量补液。

②禁忌：禁用利尿剂、吗啡和硝酸甘油等血管扩张药。

③其他：如右心室梗死同时合并广泛左心室梗死，则不宜盲目扩容。

2）急性大块肺栓塞所致急性右心衰竭

①止痛：吗啡或哌替啶。

②吸氧：鼻导管或面罩给氧（6 ～ 8L/min）。

③溶栓治疗：常用尿激酶或人重组组织型纤溶酶原激活剂（rt–PA）。

④其他介入治疗。

（3）非药物治疗

1）主动脉内球囊反搏（IABP）

适应证：①急性心肌梗死或严重心肌缺血并发心源性休克，且不能由药物治疗纠正。②伴血流动力学障碍的严重冠心病。③心肌缺血伴顽固性肺水肿。

禁忌证：①存在严重的外周血管疾病。②主动脉瘤。③主动脉瓣关闭不全。④活动性出血或其他抗凝禁忌证。⑤严重血小板缺乏。

2）机械通气指征：①出现心跳呼吸骤停而进行心肺复苏时。②合并Ⅰ型或Ⅱ型呼吸衰竭。

机械通气的方式：①无创呼吸机辅助通气。②气管插管和人工机械通气（BiPAP）。

3）肾脏替代治疗：难治性容量负荷过重合并以下情况时可考虑肾脏替代治疗：液体复苏后仍然少尿；血钾＞6.5mmol/L；pH值＜7.2；血尿素氮＞25mmol/L，血肌酐＞300mmol/L。

4）其他：①血液净化治疗。②心室机械辅助装置、ECMO、外科手术等。

5. 中医辨证论治

证型	辨证要点	治法	方药
心肺气虚证	心悸，气短，肢倦乏力，动则加剧，咳喘，不能平卧，面色苍白，舌淡或边有齿痕，脉沉细或虚数	补益心肺	养心汤合补肺汤
心脾阳虚证	心悸，喘息不能卧，颜面及肢体浮肿，脘痞腹胀，食少纳呆，形寒肢冷，大便溏泄，小便短少，舌淡胖或暗淡，苔白滑，脉沉细无力或结代	益气健脾，温阳利水	真武汤
心阳欲脱证	心悸，喘息不能卧，面色苍白，四肢厥冷，舌质淡润，脉微细	回阳固脱	独参汤或四味回阳饮

细目二　慢性心力衰竭

慢性心力衰竭（CHF）是由任何原因的初始心肌损伤，引起心肌结构和功能的变化，导致心室泵血和（或）充盈功能低下的临床综合征。主要表现是呼吸困难和疲乏引起的活动耐力降低和（或）液体潴留导致的肺淤血与外周性水肿。本病在中医学中主要归于"心悸""怔忡""喘证""水肿""心水"等范畴。

1. 西医病因病理

（1）Frank-starling机制。

（2）神经体液机制：①交感神经兴奋性增强。②RAAS激活。③其他体液因子的改变，如精氨酸加压素和利钠肽类。

（3）心室重塑。

2. 中医病因病机　心衰病位在心，与肾、肺、脾、肝密切相关。根本病机是心气不足，心阳亏虚。

3. 临床表现

（1）左心衰竭：以肺淤血及心排血量降低致器官组织低灌注表现为主。

1）症状：①呼吸困难：劳力性呼吸困难（是左心衰竭最早出现的症状）、夜间阵发性呼吸困难（"心源性哮喘"）。②咳嗽、咳痰、咯血。③其他：乏力、疲倦、头昏、心慌等。

2）体征：①肺部体征：两肺底湿性啰音与体位变化有关。②心脏体征：心脏扩大、心率加快，并有肺动脉瓣区第二音（P_2）亢进、心尖区舒张期奔马律和（或）收缩期杂音、交替脉等。

（2）右心衰竭：以体循环静脉淤血的表现为主。

1）症状：腹胀、食欲不振、恶心、呕吐、肝区胀痛、少尿等。

2）体征：①静脉淤血体征：颈静脉怒张和（或）肝-颈静脉回流征阳性；黄疸、肝大伴压痛；周围性发绀；下垂部位凹陷性水肿；胸水和（或）腹水。②心脏体征：右心室显著扩大，有三尖瓣区收缩期杂音。

（3）全心衰竭：左、右心衰竭均存在，但常以一侧心衰为主，有肺淤血、心排血量降低和体循环淤血的相关症状和体征。

4. 实验室检查及其他检查

（1）心电图

1）心肌肥厚、心房扩大（肺型 P 波、二尖瓣 P 波、ptfV$_1$ ≤ –0.04mm·s 等）、心室扩大、束支传导阻滞、心律失常等（如房颤、房扑伴快速性心室率，室速，QT 间期延长等）。

2）心率、心脏节律、传导等状况可作为某些病因依据（如心肌缺血性改变、ST 段抬高或非 ST 段抬高型心肌梗死、陈旧性心肌梗死病理性 Q 波等）。

（2）X 线胸片

1）肺间质水肿时可见 Kerley B 线；肺动脉高压时，肺动脉影增宽，部分可见胸腔积液；肺泡性肺水肿时，出现肺门血管影模糊、肺门影呈蝴蝶状等，甚至弥漫性肺内大片阴影等。

2）据心影增大及其形态改变，评估基础的或伴发的心脏和（或）肺部疾病及气胸等。

（3）超声心动图：通过超声心动图可了解心脏结构和功能、心瓣膜状况、是否存在心包病变、AMI 的机械并发症，以及室壁运动失调。

（4）常用生化检查

1）血浆脑钠肽（BNP）：① BNP 有助于 CHF 的诊断和预后判断。② NT–proBNP 与 BNP 相比，半衰期更长、更稳定，因此更能反应 BNP 通路的激活。

2）电解质。

3）肝、肾功能。

4）血浆白蛋白。

5. 诊断与鉴别诊断

（1）诊断标准

1）Framingham 标准（1971）

①主要标准：夜间阵发性呼吸困难、颈静脉怒张、肺部啰音、心脏扩大、急性肺水肿、第三心音奔马律、肝 – 颈静脉回流征阳性等。

②次要标准：踝部水肿、夜间咳嗽、活动后呼吸困难、肝大、胸腔积液、肺活量降低至最大肺活量的 1/3、心动过速 > 120 次 / 分等。

同时存在 2 个主项，或 1 个主项加 2 个次项，即可诊断。

2）ESC 心力衰竭的定义（2008）

① CHF 的症状：静息或活动时气急和（或）乏力。

②水液潴留体征：包括肺底湿啰音、胸腔积液、颈静脉怒张、踝部水肿、肝脏肿大等。

③静息时心脏结构或功能异常的客观证据：包括心脏增大、第三心音、心脏杂音、超声心动图异常、BNP 增高等。

3）射血分数降低，射血分数中间值，射血分数保留的心力衰竭的诊断（中国心力衰竭诊断和治疗指南 2018）

心力衰竭的分类和诊断标准

诊断标准	HFrEF	HFmrEF	HFpEF
1	症状和 / 或体征	症状和 / 或体征	症状和 / 或体征
2	LVEF < 40%	LVEF 40% ～ 49%	LVEF ≥ 50%
3	—	利钠肽升高，并符合以下至少 1 条：①左心室肥厚和 / 或左心房扩大；②心脏舒张功能异常	利钠肽升高，并符合以下至少 1 条：①左心室肥厚和 / 或左心房扩大；②心脏舒张功能异常

注：HFrEF 为射血分数降低的心力衰竭，HFmrEF 为射血分数中间值的心力衰竭，HFpEF 为射血分数保留的心力衰竭，LVEF 为左心室射血分数；利钠肽升高为 B 型利钠肽（BNP）> 35ng/L 和 / 或 N 末端 B 型利钠肽原（NT–proBNP）> 125ng/L。

（2）液体潴留及其严重程度判断：短时间内体重增加是液体潴留的可靠指标。

（3）心力衰竭的发展阶段（AHA，2013）：①阶段 A（前心力衰竭阶段）。②阶段 B（前临床心力衰竭阶段）。③阶段 C（临床心力衰竭阶段）。④阶段 D（难治性终末期心力衰竭阶段）。

6. 西医治疗 CHF 的治疗目标是改善症状，提高生活质量，改变衰竭心脏的生物学性质（防止或延缓心肌重塑的发展），降低心力衰竭的住院率和死亡率。

（1）一般治疗：去除或缓解基本病因；去除诱发因素；改善生活方式；干预心血管损害的危险因素；密切观察病情演变及定期随访。

（2）药物治疗

1）抑制神经内分泌激活

①血管紧张素转换酶抑制剂：适用于所有慢性收缩性心衰患者（LVEF < 40%）。

② β 受体阻断剂：适用于所有慢性收缩性心衰，包括 NYHA Ⅱ、Ⅲ级病情稳定患者，无症状性心力衰竭或 NYHA Ⅰ级的患者（LVEF < 40%），均应尽早开始使用（除非有禁忌证或不能耐受）；NYHA Ⅳ级 CHF 患者需待病情稳定后，在严密监护下由专科医师指导应用。

2）改善血流动力学

①利尿剂：适用于所有 CHF 患者有液体潴留的证据或原先有过液体潴留者，均应给予利尿剂，且应在出现水钠潴留的早期应用。

②地高辛：已在应用 ACEI（或 ARB）、β 受体阻断剂和利尿剂治疗，仍持续有症状的慢性收缩性 CHF 患者；有房颤伴快速心室率的 CHF 患者。

3）其他药物

①醛固酮受体拮抗剂：适用于中、重度 CHF，NYHA Ⅲ、Ⅳ级患者；AMI 后并发 HF，且 LVEF < 40% 的患者。

②血管紧张素 Ⅱ 受体拮抗剂（ARB）：适用于合并高血压伴有心肌肥厚的 CHF 患者，LVEF 下降不能耐受 ACEI 的 CHF 患者，常规治疗后 CHF 症状持续存在且 LVEF 低下者。

③环腺苷酸（cAMP）依赖性正性肌力药：包括 β 肾上腺素能激动剂，如多巴胺、多巴酚丁胺，以及磷酸二酯酶抑制剂如米力农等。

（3）非药物治疗

1）心脏再同步化治疗（CRT）：适用于 CHF 患者符合以下条件（除非有禁忌证）均应该接受 CRT：① LVEF ≤ 35%，窦性节律，左心室舒张末期内径（LVEDD）≥ 55mm。②尽管使用了优化药物治疗，NHYA 心功能仍为Ⅲ级或Ⅳ级，心脏收缩不同步（QRS > 120ms）。

2）埋藏式心律转复除颤器（ICD）：适用于：① CHF 伴低 LVEF 者，曾有心脏停搏或心室颤动（VF）或伴有血流动力学不稳定的室性心动过速（VT）。②缺血性心脏病患者，AMI 后至少 40 天，LVEF ≤ 30%，长期优化药物治疗后 NYHA 心功能Ⅱ级或Ⅲ级，合理预期生存期超过 1 年且功能良好。③非缺血性心肌病患者，LVEF ≤ 30%，长期最佳药物治疗后 NYHA 心功能Ⅱ级或Ⅲ级，合理预期生存期超过 1 年且功能良好；NYHA Ⅲ～Ⅳ级、LVEF ≤ 35% 且 QRS > 120ms 的症状性心衰。

3）手术治疗：外科手术和心脏移植。

7. 中医辨证论治

证型	辨证要点	治法	方药
气虚血瘀证	心悸怔忡，胸闷气短，甚则喘咳，动则尤甚，神疲乏力，面白或暗淡，自汗，口唇青紫，甚者胁痛积块，颈动脉怒张，舌质紫暗或有瘀斑，脉虚涩或结代	养心补肺，益气活血	保元汤合血府逐瘀汤
气阴两虚证	心悸气短，身重乏力，心烦不寐，口咽干燥，小便短赤，甚则五心烦热，潮热盗汗，眩晕耳鸣，肢肿形瘦，唇甲稍暗，舌质暗红，少苔或无苔，脉细数或促或结	益气养阴，活血化瘀	生脉饮合血府逐瘀汤

续表

证型	辨证要点	治法	方药
阳虚水泛证	心悸怔忡，气短喘促，动则尤甚，或端坐而不得卧，精神萎靡，乏力懒动，腰膝酸软，形寒肢冷，面色苍白或晦暗，肢体浮肿，下肢尤甚，甚则腹胀脐突，尿少或夜尿频多，舌淡苔白，脉沉弱或迟	益气温阳，化瘀利水	真武汤合葶苈大枣泻肺汤
痰饮阻肺证	喘咳气急，张口抬肩，不能平卧，痰多色白或黄稠，心悸烦躁，胸闷脘痞，面青汗出，口唇发绀，舌质紫暗，舌苔厚腻或白或黄，脉弦滑而数	温化痰饮，泻肺逐水	苓桂术甘汤合丹参饮

易混考点解析

中西医结合内科学慢性心力衰竭与妇产科学妊娠合并心脏病的证治比较

慢性心力衰竭（内科）		妊娠合并心脏病（妇产科）	
证型	方药	证型	方药
气虚血瘀证	保元汤合血府逐瘀汤	气虚血瘀证	补阳还五汤合瓜蒌薤白半夏汤
气阴两虚证	生脉饮合血府逐瘀汤	心气虚证	养心汤去肉桂、半夏，加麦冬
阳虚水泛证	真武汤合葶苈大枣泻肺汤	阳虚水泛证	真武汤合五苓散
痰饮阻肺证	苓桂术甘汤合丹参饮	心血虚证	归脾汤

细目三　快速性心律失常

快速性心律失常是临床上常见的心血管病证，包括一组临床表现、起源部位、传导路径、电生理和预后意义很不相同的心律失常。本病归属于中医学"心悸""怔忡"等范畴；还可归于"胸痹""喘证""眩晕""厥证"等范畴。

1. 西医病因　快速性心律失常可见于无器质性心脏病；室上性心动过速较多见于无器质性心脏病者；室性心动过速绝大多数见于器质性心脏病者；房颤和房扑大多数患者有器质性心脏病基础，心瓣膜病、冠心病、高血压心脏病最为常见。

2. 中医病因病机　本病病位在心，与肝、脾、肾、肺四脏密切相关。病理性质主要有虚实两个方面，虚为气、血、阴、阳不足，心失所养而心悸；实为气滞血瘀、痰浊水饮、痰火扰心引起。

3. 临床表现

（1）阵发性室上性心动过速：呈阵发性，心率在 160 次/分以上，感心悸、胸闷、头晕、乏力、胸痛或紧压感。

（2）过早搏动：可有心悸、胸闷、头晕、乏力等症状；也可无症状，听诊有心脏提前搏动。

（3）心房纤颤：阵发性房颤或房颤心室率快者有心悸、胸闷、头晕、乏力等。听诊第一心音强弱不等、心律绝对不规则、脉搏短绌。

（4）室性心动过速：视发作时心室率、持续时间、基础心脏病变和心功能状况不同而异。非持续性室速（发作时间短于 30 秒，能自行终止）的患者通常无症状。

4. 心电图诊断

（1）室上性心动过速：①心率快而规则，阵发性室上性心动过速心率多在 160～220 次/分，非阵发性室上性心动过速心率在 70～130 次/分。②P 波形态与窦性不同，出现在 QRS 波群之后则为房室交界性心动过速；当心率过快时，P 波往往与前面的 T 波重叠，无法辨认，故统称为室上性心动过速。③QRS波群形态通常为室上性，亦可增宽、畸形。④ST-T 波无变化，发作中也可以倒置。

（2）过早搏动

1）房性早搏：①提早出现的 P′ 波，形态与窦性 P 波不同。②R–P′ > 0.12 秒。③QRS 形态正常，亦可增宽（室内差异性传导）或未下传。④代偿间歇不完全。

2）房室交界性早搏：①提前出现的 QRS 波，而其前无相关 P 波，如有逆行 P 波，可出现在 QRS 之前（P′–R < 0.12 秒）、之中或之后（P′–R < 0.20 秒）。②QRS 形态正常，也可因发生差异性传导而增宽。③代偿间歇多完全。

3）室性早搏：①QRS 波群提早出现，宽大、畸形或有切迹，时间 ≥ 0.12 秒，前无窦性 P 波。②T 波亦宽大，其方向与 QRS 波群主波方向相反。③代偿间歇完全。

（3）室性心动过速：①3 个或以上的室早连发。②常无 P 波或 P 波与 QRS 无固定关系，且 P 波频率比 QRS 波频率缓慢。③频率为每分钟 140 ～ 220 次，室律略有不齐。④偶有心室夺获或室性融合波。

（4）房颤与房扑

1）房颤：①P 波消失，代之以大小不等、形态不同、间隔不等的 f 波，频率为 350 ～ 600 次 / 分。②QRS 波形态通常正常，但当心室率过快，QRS 可增宽畸形（室内差异性传导）。③心室率快而不规则，多在 160 ～ 180 次 / 分。

2）房扑：①P 波消失，代之以连续性锯齿样 f 波（各波大小、形态相同，频率规则，为 250 ～ 350 次 / 分）。②QRS 波群及 T 波均呈正常形态，但偶尔可因室内差异性传导、合并预激综合征，或伴束支传导阻滞，使其增宽并畸形。③大多不能全都下传，常以固定房室比例（2:1 或 3:1 ～ 5:1）下传，心室率不规则。

5. 西医治疗

（1）心律失常的药物治疗

1）窦性心动过速：①寻找并去除原因。②首选 β 受体阻断剂。③不能使用 β 受体阻断剂时，可选用维拉帕米或地尔硫草。④如上述药物无效或不能耐受，可选窦房结内向电流 If 抑制剂伊伐布雷定。⑤药物无效而症状显著者可考虑导管消融。

2）房性早搏：①无器质性心脏病且单纯房性早搏者，不需治疗。②症状十分明显者可考虑使用 β 受体阻断剂。③由心力衰竭引起的房性早搏，适量应用洋地黄。④可诱发诸如室上速、房颤的房性早搏应给予维拉帕米、普罗帕酮及胺碘酮等治疗。

3）阵发性室上性心动过速

①急性发作处理：①首选腺苷。②腺苷无效改用静注维拉帕米。③其他：β 受体阻断剂、洋地黄、普罗帕酮和某些升压药物。

②防止发作：首选经导管射频消融术。

4）房颤及房扑

①房颤的治疗：a.抗凝治疗：华法林。b.控制心室率：β 受体阻断剂为一线治疗药物。c.心律转复及窦性心律维持。d.左心耳封堵。

②房扑的治疗：药物治疗原则与房颤相同。

5）室性早搏

①无器质性心脏病亦无明显症状者，不必使用抗心律失常药物治疗。

②无器质性心脏病，室早频发，有心悸症状，酌情选用美西律、普罗帕酮。心率偏快、血压偏高者，可用 β 受体阻断剂，如阿替洛尔或美托洛尔，可降低心肌梗死后猝死发生率。

③急性心肌梗死发病早期出现频发室性早搏、R–on–T、多源性室性早搏、成对的室性早搏均宜静脉使用利多卡因；无效者，可用普鲁卡因酰胺或胺碘酮。

6）室性心动过速

①终止发作：静脉使用氟卡胺，或传统的 β 受体阻断剂、维拉帕米或胺碘酮。

②预防复发：①药物预防。②导管消融。③抗心律失常手术。④ICD。

（2）心律失常的非药物治疗：①心脏电复律。②ICD。③导管射频消融术（RFCA）。④外科治疗。

6. 中医辨证论治

证型	辨证要点	治法	方药
心虚胆怯证	心悸不宁，善惊易恐，坐卧不安，恶闻声响，失眠多梦，舌苔薄白，脉虚数或结代	镇惊定志，养心安神	安神定志丸
心血不足证	心悸气短，活动尤甚，眩晕乏力，面色无华，舌质淡，苔薄白，脉细弱	补血养心，益气安神	归脾汤
阴虚火旺证	心悸不宁，心烦少寐，头晕目眩，手足心热，耳鸣，舌质红，少苔，脉细数	滋阴清火，养心安神	天王补心丹
气阴两虚证	心悸气短，头晕乏力，胸痛胸闷，少气懒言，五心烦热，失眠多梦，舌质红，少苔，脉虚数	益气养阴，养心安神	生脉散
痰火扰心证	心悸时发时止，胸闷烦躁，失眠多梦，口干口苦，大便秘结，小便黄赤，舌质红，舌苔黄腻，脉弦滑	清热化痰，宁心安神	黄连温胆汤
瘀阻心脉证	心悸不安，胸闷不舒，心痛时作；或见唇甲青紫，舌质紫暗或有瘀斑，脉涩或结代	活血化瘀，理气通络	桃仁红花煎
心阳不振证	心悸不安，胸闷气短，神疲乏力，面色苍白，形寒肢冷，舌质淡白，脉虚弱	温补心阳，安神定悸	参附汤合桂枝甘草龙骨牡蛎汤

细目四　缓慢性心律失常

缓慢性心律失常是指有效心搏每分钟低于 60 次的各种心律失常，常见的有窦性心动过缓、窦房传导阻滞、窦性停搏、房室传导阻滞、病态窦房结综合征等。本病归属于中医学"心悸""眩晕""胸痹""厥证"等范畴。

1. 西医病因

（1）缓慢性窦性心律失常：①生理状况：迷走神经张力增高。②病理状况：器质性心脏病、甲状腺功能减退、血钾过高，应用洋地黄、β 受体阻断剂等药物。

（2）房室传导阻滞：心肌炎、急性下壁及前壁心肌梗死、原因不明的希－浦系统纤维化、冠心病、高血钾、应用洋地黄，以及缺氧等。

（3）病态窦房结综合征：冠心病、原发性心肌病、风湿性心脏病、高血压心脏病、心肌炎、先天性心脏病。

2. 中医病因病机　本病病位在心。病机特点是本虚标实，本虚是气、血、阴、阳亏虚，以气阳不足为多，标实是痰浊、瘀血、气滞、水饮。

3. 临床表现

（1）窦性心动过缓：心率 ≥ 50 次／分，无症状；心率 < 50 次／分，患者可出现头晕、乏力。

（2）房室传导阻滞

1）一度房室传导阻滞：病人多无自觉症状。

2）二度Ⅰ型房室传导阻滞：偶可出现心悸、乏力，听诊时第一心音逐渐减弱并有心搏脱漏；二度Ⅱ型房室传导阻滞，如被阻滞的心房波所占比例较大时，特别是高度房室传导阻滞时，可出现头晕、乏力、胸闷、气短、晕厥及心功能下降等症状，听诊时亦有间歇性心搏脱漏，但第一心音强度恒定。

3）三度房室传导阻滞：①希氏束分叉以上部位的三度房室传导阻滞由于逸搏点位置高，逸搏频率较快，而且心室除极顺序也正常，病人可出现乏力、活动时头晕等症状，但多不发生晕厥。②发生于希氏束分叉以下的低位三度房室传导阻滞，病人可出现晕厥，甚至猝死。听诊时第一心音经常变化，第二心音可呈正常或反常分裂，间或听到响亮亢进的第一心音。

（3）病态窦房结综合征：早期可无症状或间歇出现症状，临床表现不典型，诊断困难；可交替出现，形成心动过缓－心动过速综合征。

4. 心电图诊断

（1）窦性心动过缓：①窦性心律。②心率小于 60 次 / 分。③常伴有窦性心律不齐，严重过缓时可产生逸搏。

（2）房室传导阻滞

1）一度房室传导阻滞：①窦性 P 波，每个 P 波后都有相应的 QRS 波群。② PR 间期延长至 0.20 秒以上（老人 PR 间期 > 0.22 秒）。

2）二度房室传导阻滞：①二度 I 型：又称莫氏 I 型，P 波规律出现，PR 间期逐渐延长；RR 间隔相应的逐渐缩短，直到 P 波后无 QRS 波群出现，如此周而复始。②二度 II 型：又称莫氏 II 型，PR 间期固定（正常或延长）；P 波突然不能下传而 QRS 波脱漏。

3）三度房室传导阻滞：①窦性 P 波，PP 间隔一般规则；P 波与 QRS 波群无固定关系。②心房率快于心室率。③出现交界性逸搏心率（QRS 形态正常，频率一般为 40 ～ 60 次 / 分，较多见）或室性逸搏心率（QRS 波宽大畸形，频率一般为 20 ～ 40 次 / 分）。心室率由交界区或心室自主起搏点维持。

（3）病态窦房结综合征：①持续、严重、有时是突发的窦性心动过缓，心率 < 50 次 / 分，且不易用阿托品等药物纠正。②发作时可见窦房阻滞或窦性停搏。③心动过缓与心动过速交替出现，又称慢 – 快综合征。心动过速可以是阵发性室上速、阵发性房颤与房扑。

5. 西医治疗

（1）药物治疗

1）窦性心动过缓：如心率不低于 50 次 / 分，一般不需治疗。

2）房室传导阻滞：①一度房室传导阻滞与二度 I 型房室传导阻滞心室率不太慢者，无须接受治疗。②二度 II 型与三度房室传导阻滞：阿托品 0.5 ～ 1mg 静脉注射，适合阻滞部位位于房室结的患者；异丙肾上腺素 1 ～ 4μg/min 静脉滴注，适用于任何部位的房室传导阻滞。

3）病态窦房结综合征：酌情应用阿托品、麻黄素或含服异丙肾上腺素以提高心率。

（2）人工心脏起搏

1）伴有临床症状的任何水平的完全或高度房室传导阻滞。

2）束支 – 分支水平传导阻滞，间歇发生二度 II 型房室传导阻滞，有症状者；在观察过程中虽无症状，但阻滞程度进展、H–V 间期 > 100ms 者。

3）病窦综合征或房室传导阻滞，心室率经常低于 50 次 / 分，有明确的临床症状，或间歇发生心室率 < 40 次 / 分；或虽无症状，但有长达 3 秒的 RR 间隔。

4）由于颈动脉窦过敏引起的心率减慢，心率或 RR 间隔达到上述标准，伴有明确症状者。

5）有窦房结功能障碍和（或）房室传导阻滞的患者，因其他情况必须采用具有减慢心率作用的药物治疗时，应植入起搏器。

6. 中医辨证论治

证型	辨证要点	治法	方药
心阳不足证	心悸气短、动则加剧，汗出倦怠，面色苍白，形寒肢冷，舌淡苔白，脉虚弱或沉细而数	温补心阳，通脉定悸	人参四逆汤合桂枝甘草龙骨牡蛎汤
心肾阳虚证	心悸气短，动则加剧，面色苍白，形寒肢冷，腰膝酸软，小便清长，下肢浮肿，舌质淡胖，脉沉迟	温补心肾，温阳利水	参附汤合真武汤
气阴两虚证	心悸气短，乏力，失眠多梦，盗汗，五心烦热，舌质淡红少津，脉虚弱或结代	益气养阴，养心通脉	炙甘草汤
痰浊阻滞证	心悸气短，心胸痞闷胀满，痰多，食少腹胀，或恶心，舌苔白腻或滑腻，脉弦滑	理气化痰，宁心通脉	涤痰汤
心脉痹阻证	心悸，胸闷憋气，心痛时作，舌质暗或有瘀点、瘀斑，脉结代	活血化瘀，理气通络	血府逐瘀汤

易混考点解析

快速性心律失常与缓慢性心律失常的证治比较

快速性心律失常		缓慢性心律失常	
证型	方药	证型	方药
心阳不振证	参附汤合桂枝甘草龙骨牡蛎汤	心阳不足证	人参四逆汤合桂枝甘草龙骨牡蛎汤
气阴两虚证	生脉散	气阴两虚证	炙甘草汤
瘀阻心脉证	桃仁红花煎	心脉痹阻证	血府逐瘀汤

细目五　心脏性猝死

心脏性猝死（SCD）是指由于心脏原因引起的无法预料的自然死亡，常在急性症状出现后 1 小时内（亦有规定为 24 小时内）发生，但某些心脏骤停后存活者可超过此时限，以突然意识丧失为表现，死亡出乎意料。本病可归属于中医学"厥证""厥脱""喘脱"等范畴。

1. 病因　80% 由冠心病及其并发症引起。左室射血分数低于 30% 是猝死（SD）的最强预测因素，心肌梗死后出现频发性与复杂性室性期前收缩亦预示猝死高危。

2. 临床表现

（1）前驱期：原有症状加重，前驱期症状一般缺乏特异性。

（2）终末事件期：特异性症状是持续胸痛或突然心悸，呼吸困难，头晕，软弱无力。

（3）心搏骤停：心搏骤停的特征是由于脑血流量不足而致意识突然丧失、呼吸停止和脉搏消失。

（4）生物学死亡期：心室颤动或心室停搏，如在前 4 ～ 6 分钟内未予心肺复苏，脑组织发生不可逆损害后数分钟则进入生物学死亡期。

3. 心电图检查　常见 3 种：①心室颤动（最多见）。②心室停顿。③无脉性电活动（亦称电 – 机械分离）。

4. 诊断　诊断要点：①意识突然丧失。②无呼吸，或仅是喘息。③大动脉（颈动脉或股动脉）搏动消失。

具有上述两点即可作出临床诊断，应立即进行心肺复苏。

5. 西医治疗

（1）基础生命支持

1）胸外按压：是建立人工循环的主要方法。

操作方法：胸外按压时，病人应置于水平位。头部不应高于心脏水平。患者应仰卧于硬板床或地上。术者宜跪在病人身旁或站在床旁的椅凳上。要按压在胸骨下半段，避开胸骨末端，一只手的手掌放置在胸骨下部，另一只手的手掌根部放在该手的手背上，按压时术者双臂应伸直、双肩在患者胸骨上方正中，垂直向下用力按压，利用髋关节为支点，以肩臂部力量向下按压，按压深度为 5 ～ 6cm，按压频率为 100 ～ 120 次 / 分钟，按压应规律地、均匀地、不间断地进行。如有特殊操作（建立人工气道或者进行除颤等），间断尽量不超过 10 秒。下压与放松的时间比为 1 : 1。放松时定位的手掌根不要离开胸骨定位点，仅使胸骨不受任何压力。在整个 CPR 过程中，胸外按压应 > 60%。

CPR 的关键起始措施是胸外按压和早期除颤。

2）开放气道：保持呼吸道通畅是成功复苏的重要一步，采用仰头抬颏法开放气道。

操作方法：术者将一手置于患者前额用力加压，使头后仰，另一手的示、中两指抬起下颏，使下颌尖、耳垂的连线与地面呈垂直状态，以通畅气道。应清除患者口中的异物和呕吐物，患者义齿松动应取下。

3）人工呼吸：口对口或口对鼻人工呼吸。

操作方法：在口对口人工呼吸时，在保持呼吸道通畅和患者口部张开的情况下，用按于前额一手的拇、示指捏闭患者鼻孔，术者深吸一口气后，将自己的口唇贴紧患者口唇做深而快的用力吹气，直至患者胸部上抬。每次吹入气量 700～1000mL，吹气量大于 1200mL 可造成胃充气。如果一个人进行心肺复苏，则在连续胸部按压 30 次后，吹气两口，即 30∶2；如果两人进行复苏，每 6 秒进行 1 次人工呼吸，同时持续胸外按压。口对口人工呼吸只是临时性紧急措施。

（2）高级生命支持

1）通气与氧供：尽早行气管插管。

2）电除颤、复律与起搏治疗：心脏骤停时最常见的心律失常是室颤。终止室颤最有效的方法是电除颤，时间是治疗室颤的关键。采用双相波电除颤，首次能量选择可根据除颤仪的品牌或型号推荐，一般为 120J 或 150J；如使用单相波电除颤，首次能量应选择 360J。

（3）建立复苏用药途径及复苏药物治疗：①肾上腺素：是 CPR 的首选药物。②胺碘酮。③利多卡因。④阿托品。⑤碳酸氢钠。

（4）复苏后处理

1）心脏复苏后处理原则和措施：①维持有效的循环和呼吸功能。②预防再次心脏骤停。③维持水、电解质和酸碱平衡。④防治脑水肿、急性肾衰竭和继发感染等措施。

2）脑复苏是心肺复苏最后成败的关键：①降温（物理降温或加用冬眠药物）。②脱水（20% 甘露醇和呋塞米）。

3）防治急性肾功能衰竭。

6. 中医辨证论治

证型	辨证要点	治法	方药
气阴两脱证	神萎倦怠，气短，四肢厥冷，心烦胸闷，尿少，舌深红或淡，少苔，脉虚数或微	益气救阴	生脉散
痰蒙神窍证	神志恍惚，气粗息涌，喉间痰鸣，口唇、爪甲暗红，舌质暗，苔厚腻或白或黄，脉沉实	豁痰活血，开窍醒神	菖蒲郁金汤
元阳暴脱证	神志恍惚，或昏愦不语，面色苍白，四肢厥冷，舌质淡润，脉微细欲绝	回阳固脱	独参汤或四味回阳饮

细目六　原发性高血压

原发性高血压是以血压升高为主要临床表现伴或不伴有多种心血管危险因素的综合征，通常简称为高血压。本病以体循环动脉压增高为主要表现，归属于中医学"眩晕""头痛""中风"等范畴。

1. 西医病因与发病机制

（1）病因：①遗传因素。②环境因素：如饮食（高钠、低钾膳食）、精神应激、吸烟。③其他因素：体重、药物、睡眠呼吸暂停低通气综合征（SAHS）。

（2）发病机制：①神经机制。②肾脏机制。③激素机制。④血管机制。⑤胰岛素抵抗。

2. 中医病因病机　发病主要与肝、脾、肾等脏腑关系密切。主要病机环节为风、火、痰、瘀、虚。病机性质为本虚标实，肝肾阴虚为本；肝阳上亢、痰浊内蕴为标。

3. 临床表现

（1）一般症状、体征

1）一般症状：有头晕、头痛、颈项板紧、疲劳、心悸。

2）体征：主动脉瓣区第二心音亢进，主动脉瓣收缩期杂音。长期持续高血压可见心尖搏动向左下移位、心界向左下扩大等左心室肥大体征，还可闻及第四心音。

（2）并发症

1）心：高血压心脏病、充血性心力衰竭、冠状动脉粥样硬化。

2）脑：急性脑血管病，包括脑出血、短暂性脑缺血发作、脑血栓形成等。

3）肾：肾动脉硬化等肾脏病变，肾功能损害。

4）主动脉夹层。

（3）高血压危重症

1）恶性高血压：多见于中青年。

2）高血压危象：由于交感神经活动亢进，在高血压病程中可发生短暂收缩压急剧升高（可达260mmHg），也可伴舒张压升高（120mmHg以上），同时出现剧烈头痛、心悸、气急、烦躁、恶心、呕吐、面色苍白或潮红、视力模糊等。

3）高血压脑病。

4.实验室检查及其他检查

（1）基本项目

1）血生化（钠、钾、空腹血糖、血清总胆固醇、甘油三酯、高密度脂蛋白胆固醇、低密度脂蛋白胆固醇和尿酸、肌酐）。

2）全血细胞计数、血红蛋白和血细胞比容。

3）尿液分析（尿蛋白、糖和尿沉渣镜检）。

4）心电图。

（2）推荐项目：24小时动态血压监测、超声心动图、颈动脉超声、餐后2小时血糖（当空腹血糖≥6.1mmol/L时测定）、尿白蛋白定量（糖尿病患者必查）、尿蛋白定量（尿常规检查蛋白阳性者）、眼底检查、胸部X线、脉搏波传导速度（PWV）及踝臂血压指数（ABI）等。

5.诊断（血压分级与危险分层）

（1）按血压水平分类和分级

血压水平分类、分级

分类	收缩压（mmHg）		舒张压（mmHg）
正常血压	< 120	和	< 80
正常高值	120 ~ 139	和/或	80 ~ 89
高血压	≥ 140	和/或	≥ 90
1级高血压（轻度）	140 ~ 159	和/或	90 ~ 99
2级高血压（中度）	160 ~ 179	和/或	100 ~ 109
3级高血压（重度）	≥ 180	和/或	≥ 110
单纯收缩期高血压	≥ 140	和	< 90

（2）按心血管风险分层

高血压患者心血管风险水平分层

其他心血管危险因素和病史	血压（mmHg）			
	SBP130 ~ 139和（或）DBP85 ~ 89	SBP140 ~ 159和（或）DBP90 ~ 99	SBP160 ~ 179和（或）DBP100 ~ 109	SBP ≥ 180和（或）DBP ≥ 110
无	/	低危	中危	高危
1 ~ 2个其他危险因素	低危	中危	中/高危	很高危
≥ 3个其他危险因素，靶器官损害，或CKD3期，无并发症的糖尿病	中/高危	高危	高危	很高危
临床并发症，或CKD ≥ 4期，有并发症的糖尿病	高/很高危	很高危	很高危	很高危

注：CKD：慢性肾脏疾病。

6. 鉴别诊断

（1）肾实质病变

1）急性肾小球肾炎：起病急骤，发病前 1～3 周多有链球菌感染史，有发热、水肿、血尿等表现。尿常规检查可见蛋白、红细胞和管型，血压为一过性升高，青少年多见。

2）慢性肾小球肾炎：由急性肾小球肾炎转变而来，或无明显急性肾炎史，而有反复浮肿、明显贫血、血浆蛋白低、氮质血症，蛋白尿出现早而持久，血压持续升高。

（2）肾动脉狭窄：有类似恶性高血压的表现，药物治疗无效。肾动脉造影可明确诊断。

（3）嗜铬细胞瘤：可出现阵发性或持续性血压升高，一般降压药无效，发作间隙血压正常。血压升高时测血或尿中儿茶酚胺及其代谢产物香草苦杏仁酸（VMA）有助于诊断，超声、放射性核素及 CT、MRI 对肾脏部位检查可显示肿瘤部位而确诊。

（4）原发性醛固酮增多症：女性多见。以长期高血压伴顽固性低血钾为特征，可有多饮、多尿、肌无力、周期性麻痹等。安体舒通试验阳性具有诊断价值。

（5）库欣综合征：又称皮质醇增多症。患者除有高血压外，还有满月脸、水牛背、向心性肥胖、毛发增多、血糖升高等，诊断一般不难。颅内蝶鞍 X 线检查、肾上腺 CT 扫描及放射性碘化胆固醇肾上腺扫描可定位诊断。

（6）主动脉缩窄：多数为先天性，临床表现为上臂血压增高，而下肢血压不高或降低。主动脉造影可确定诊断。

7. 西医治疗

（1）治疗原则

1）治疗性生活方式干预：①减轻体重：尽可能将体重指数（BMI）控制在＜24kg/m²。②减少钠盐摄入。③补充钾盐。④减少脂肪摄入。⑤戒烟、限制饮酒。⑥增加运动。⑦减轻精神压力，保持心态平衡。⑧必要时补充叶酸制剂。

2）降压药物治疗对象：①高血压 2 级或以上病人。②高血压合并糖尿病，或者已经有心、脑、肾靶器官损害或并发症者。③凡血压持续升高，改善生活方式后血压仍未获得有效控制者。④高危和很高危病人必须使用降压药物强化治疗。

3）血压控制目标值：目前一般主张血压控制目标值应＜140/90mmHg。糖尿病、慢性肾脏病、心力衰竭或病情稳定的冠心病合并高血压的病人，血压控制目标值＜130/80mmHg。

4）多重心血管危险因素协同控制。

（2）降压药物的应用

1）降压药物种类及作用特点

①利尿剂：噻嗪类、祥利尿剂和保钾利尿剂三类。

【适应证】适用于轻、中度高血压，对单纯收缩期高血压、盐敏感性高血压、更年期女性、合并心力衰竭和老年人高血压有较强降压效应。

【不良反应】噻嗪类利尿剂可引起低血钾，痛风者禁用。

②钙通道阻滞剂：分为二氢吡啶类和非二氢吡啶类。前者以硝苯地平为代表，后者有维拉帕米和地尔硫草。

【适应证】适用于各种不同程度的高血压，尤其适用于老年高血压、单纯收缩期高血压，以及合并糖尿病、冠心病和外周血管病的患者。

③血管紧张素转换酶抑制剂：常用的有卡托普利、依那普利、贝那普利、赖诺普利、西拉普利、培哚普利、雷米普利和福辛普利等。

【适应证】适用于伴有心力衰竭、心肌梗死、蛋白尿、糖耐量减退或糖尿病肾病者。

【不良反应】主要是刺激性干咳和血管性水肿。

④血管紧张素Ⅱ受体拮抗剂：常用的有氯沙坦、缬沙坦、厄贝沙坦、依普罗沙坦、伊贝沙坦、替米沙坦、坎地沙坦和奥美沙坦。

【适应证】适用于伴左心室肥厚、心力衰竭、心房颤动预防、糖尿病肾病、代谢综合征、微量蛋白尿或蛋白尿患者，以及不能耐受 ACEI 的患者。

⑤β 受体阻断剂：常用的有美托洛尔、阿替洛尔、比索洛尔、卡维地洛、拉贝洛尔。

【适应证】适用于各种不同严重程度的高血压，尤其是心率较快的中、青年患者或合并心绞痛和慢性心力衰竭患者，对老年高血压疗效相对较差。

【不良反应】主要有心动过缓、乏力、四肢发冷。急性心力衰竭、支气管哮喘、病态窦房结综合征、房室传导阻滞和外周血管病患者禁用。

⑥α 受体阻滞剂。

2）降压药的联合应用：现已成为降压治疗的基本方法，方案见下表。

联合治疗方案推荐参考

优先推荐	一般推荐	不常规推荐
D–CCB+ARB	噻嗪类利尿剂 +β 受体阻断剂	ACEI+β 受体阻断剂
D–CCB+ACEI	α 受体阻断剂 +β 受体阻断剂	ARB+β 受体阻断剂
ARB+ 噻嗪类利尿剂	D–CCB+ 保钾利尿剂	ACEI+ARB
ACEI+ 噻嗪类利尿剂	噻嗪类利尿剂 + 保钾利尿剂	中枢作用药 +β 受体阻断剂
D–CCB+ 噻嗪类利尿剂		
D–CCB+β 受体阻断剂		

注：D–CCB：二氢吡啶类钙通道阻滞剂；ACEI：血管紧张素转换酶抑制剂；ARB：血管紧张素受体拮抗剂。

①ACEI 或 ARB+ 噻嗪类利尿剂：拮抗低血钾等不良反应。

②D–CCB+ACEI 或 ARB：消除踝部水肿，抑制心率加快的不良反应。

③钙通道阻滞剂 + 噻嗪类利尿剂：可降低高血压患者脑卒中发生的风险。

④D–CCB+β 受体阻断剂：前者具有的扩张血管和轻度增加心率的作用，正好抵消 β 受体阻断剂的缩血管及减慢心率的作用。两药联合可使不良反应减轻。

（3）有并发症的降压治疗

1）脑血管病：选择 ARB、长效钙拮抗剂、ACEI 或利尿剂。

2）冠心病：应选择 β 受体阻断剂、血管紧张素转换酶抑制剂和长效钙拮抗剂；发生过心肌梗死的患者应选择 ACEI 和 β 受体阻断剂，预防心室重构。

3）心力衰竭：应选择 ACEI 和 β 受体阻断剂。

4）慢性肾衰竭：常选用 ACEI 或 ARB。

5）糖尿病：ARB 或 ACEI、长效钙拮抗剂。

（4）顽固性高血压治疗：针对具体原因进行治疗：①假性难治性高血压。②生活方式未获得有效改善。③降压治疗方案不合理。④其他药物干扰降压作用。⑤容量超负荷。⑥胰岛素抵抗。

（5）高血压急症的处理

1）治疗原则：①及时降低血压。②控制性降压。③合理选择降压药。

2）降压药选择与应用

①硝普钠：开始以 10μg/min 静脉滴注，逐渐增加剂量，常用最大剂量为 200μg/min。

②硝酸甘油：开始时以每分钟 5～10μg 速率静脉滴注，可用至每分钟 100～200μg。

③尼卡地平：开始时从 0.5μg/（kg·min）静脉滴注，逐步增加剂量到 10μg/（kg·min）。

④拉贝洛尔：开始时缓慢静脉注射 20～100mg，以后可以每隔 15 分钟重复注射，总剂量不超过 300mg；也可以每分钟 0.5～2mg 速率静脉滴注。

8. 中医辨证论治

证型	辨证要点	治法	方药
肝阳上亢证	头晕头痛，口干口苦，面红目赤，烦躁易怒，大便秘结，小便黄赤，舌质红，苔薄黄，脉弦细有力	平肝潜阳	天麻钩藤饮
痰湿内盛证	头晕头痛，头重如裹，困倦乏力，胸闷，腹胀痞满，少食多寐，呕吐痰涎，肢体沉重，舌胖苔腻，脉濡	祛痰降浊	半夏白术天麻汤
瘀血阻窍证	头痛经久不愈，固定不移，头晕阵作，偏身麻木，胸闷，时有心前区痛，口唇发绀，舌紫，脉弦细涩	活血化瘀	通窍活血汤
肝肾阴虚证	头晕耳鸣，目涩，咽干，五心烦热，盗汗，不寐多梦，腰膝酸软，大便干涩，小便热赤，舌质红少苔，脉细数或弦细	滋补肝肾，平潜肝阳	杞菊地黄丸
肾阳虚衰证	头晕眼花，头痛耳鸣，形寒肢冷，心悸气短，腰膝酸软，夜尿频多，大便溏薄，舌淡胖，脉沉弱	温补肾阳	济生肾气丸

易混考点解析

中西医结合内科学原发性高血压与妇产科学妊娠期高血压的证治比较

原发性高血压（内科）		妊娠期高血压（妇产科）	
证型	方药	证型	方药
肝肾阴虚证	杞菊地黄丸	阴虚肝旺证	杞菊地黄丸加天麻、钩藤、石决明
肾阳虚衰证	济生肾气丸	脾肾两虚证	白术散合五苓散加山药、菟丝子

细目七 心绞痛

心绞痛是冠状动脉供血不足，心肌急剧的、暂时的缺血与缺氧所致的临床综合征。本病与中医学"胸痹""心痛"相类似，可归属于"卒心痛""厥心痛"等范畴。

1. 西医病因病理与发病机制

（1）病因与发病机制：任何原因引起冠状动脉的供血与心肌的需血之间发生矛盾，冠状动脉血流量不能满足心肌代谢的需要，引起心肌急剧的、暂时的缺血缺氧时，即可发生心绞痛。

（2）病理：至少一支冠状动脉主支管腔显著狭窄达横切面的75%以上，有侧支循环形成的患者，冠状动脉的主支有更严重的狭窄或阻塞时才会发生心绞痛。

2. 中医病因病机 寒邪内侵、饮食失调、情志失节、劳倦内伤、年迈体虚，发生脏腑功能失常，心脉痹阻而发胸痹。本病病位在心，涉及肝、肺、脾、肾等脏。本病是以气虚、气阴两虚及阳气虚衰为本，血瘀、寒凝、痰浊、气滞为标的本虚标实病证。

3. 临床表现

（1）症状：以发作性胸痛为主要临床表现。

1）部位：主要在胸骨体中段或上段之后，可波及心前区，常放射至左肩、左臂内侧达无名指和小指，或至颈、咽或下颌部。

2）性质：阵发性胸痛常为压榨性、闷胀性或窒息性，也可有烧灼感。

3）诱因：由体力劳动或情绪激动诱发，饱食、寒冷、吸烟、心动过速、休克等亦可诱发。

4）持续时间：疼痛出现后常逐步加重，然后在3～5分钟内渐消失，很少超过15分钟。

5）缓解方式：停止诱发症状的活动后即可缓解，舌下含服硝酸甘油能在几分钟内缓解。

（2）体征：心绞痛发作时常见心率增快、血压升高、表情焦虑、皮肤冷或出汗，有时出现第四或第三心音奔马律。可有暂时性心尖部收缩期杂音、第二心音逆分裂或交替脉。

4. 实验室检查及其他检查

（1）心电图：可发现心肌缺血，是诊断心绞痛最常用的检查方法。

1）静息时心电图：部分患者可有 ST 段下移及 T 波倒置。

2）心绞痛发作时心电图：典型的缺血性改变，即以 R 波为主的导联中，出现 ST 段水平或下斜型压低 ≥ 0.1mV，有时出现 T 波倒置，发作缓解后恢复。

3）心电图运动负荷试验：心电图改变主要以 ST 段水平型或下斜型压低 ≥ 0.1mV（J 点后 60 ～ 80 毫秒）持续 2 分钟为运动试验阳性标准。

4）心电图连续动态监测：胸痛发作时相应时间的缺血性 ST-T 改变有助于心绞痛的诊断。

（2）多层螺旋 CT 冠状动脉成像（CTA）：CTA 为显示冠状动脉病变及形态的无创检查方法，有较高阴性预测价值。

（3）冠状动脉造影：对冠心病具有确诊价值；管腔直径减少 70% ～ 75% 以上会严重影响血供。

（4）超声：可显示心绞痛发作时有节段性室壁收缩活动减弱。

（5）放射性核素检查：①放射性核素心肌显像。②放射性核素心腔造影。③正电子发射断层心肌显像（PET）。

5. 诊断与鉴别诊断

（1）诊断

1）诊断要点：根据典型缺血性胸痛的发作特点和体征，结合存在的冠心病危险因素，除外其他原因所致的心绞痛，一般即可确立诊断。

2）分型：①稳定型心绞痛（稳定型劳力性心绞痛）。②不稳定型心绞痛：初发劳力性心绞痛、恶化劳力性心绞痛、静息心绞痛、梗死后心绞痛、变异型心绞痛。

3）心绞痛严重程度的分级

①根据加拿大心血管病学会分类（CCS），劳力性心绞痛分为四级：Ⅰ级：一般体力活动（如步行和登楼）不受限，仅在强、快或长时间劳力时发生心绞痛。Ⅱ级：一般体力活动轻度受限，快步、饭后、寒冷或刮风中、精神应激或醒后数小时内步行或登楼（步行 200m 以上、登楼一层以上）和爬山，均引起心绞痛。Ⅲ级：一般体力活动明显受限，步行 200m、登楼一层引起心绞痛。Ⅳ级：一切体力活动都引起不适，静息时可发生心绞痛。

②不稳定型心绞痛：可分为低危组、中危组、高危组。

（2）鉴别诊断

急性心肌梗死：疼痛部位与心绞痛相仿，但性质更剧烈，持续时间多超过 30 分钟，可长达数小时，可伴有心律失常、心力衰竭和 / 或休克，含服硝酸甘油多不能缓解。心电图中面向梗死部位的导联 ST 段抬高，和 / 或同时有异常 Q 波（非 ST 段抬高性心肌梗死则多表现为 ST 段下移和 / 或 T 波改变）。实验室检查示血清心肌酶、肌红蛋白、肌钙蛋白 I 或 T 等增高。

6. 西医治疗

（1）发作时的治疗：①休息。②药物治疗：可使用作用较快的硝酸酯制剂，即硝酸甘油或硝酸异山梨酯。

（2）缓解期的治疗

1）β 受体阻断剂：对心脏有选择性的制剂美托洛尔、比索洛尔，或卡维地洛。

2）硝酸酯制剂：①硝酸异山梨酯。② 5- 单硝酸异山梨酯：是长效硝酸酯类药物。

3）钙通道阻滞剂：维拉帕米、硝苯地平、地尔硫草。治疗变异型心绞痛首选钙通道阻滞剂。

4）其他药物：①曲美他嗪。②尼可地尔。③盐酸伊伐布雷定。

（3）不稳定型心绞痛的处理

1）一般处理：急性期卧床休息 1 ～ 3 天；吸氧、持续心电监测。

2）抗血小板药（阿司匹林、氯吡格雷）和抗凝药（低分子肝素）。

3）缓解症状：硝酸酯类、β 受体阻断剂、钙通道阻滞剂。

4）介入和外科手术治疗。

7. 中医辨证论治

证型	辨证要点	治法	方药
心血瘀阻证	胸痛较剧，如刺如绞，痛有定处，入夜加重，伴有胸闷，日久不愈，或因暴怒而致心胸剧痛，舌质紫暗，有瘀斑，舌下络脉青紫迂曲，脉弦涩或结代	活血化瘀，通脉止痛	血府逐瘀汤
痰浊内阻证	胸闷痛如窒，气短痰多，肢体沉重，形体肥胖，纳呆恶心，舌苔浊腻，脉滑	通阳泄浊，豁痰宣痹	瓜蒌薤白半夏汤合涤痰汤
阴寒凝滞证	猝然胸痛如绞，感寒痛甚，形寒，冷汗自出，心悸短气，舌质淡红，苔白，脉沉细或沉紧	辛温通阳，散寒止痛	枳实薤白桂枝汤合当归四逆汤
气虚血瘀证	胸痛隐隐，遇劳则发，神疲乏力，气短懒言，心悸自汗，舌质淡暗，舌体胖有齿痕，苔薄白，脉缓弱或结代	益气活血，通脉止痛	补阳还五汤
气阴两虚证	胸闷隐痛，时作时止，心悸气短，倦怠懒言，头晕目眩，心烦多梦，或手足心热，舌红少津，脉细弱或结代	益气养阴，活血通络	生脉散合炙甘草汤
心肾阴虚证	胸闷痛，心悸盗汗，虚烦不寐，腰膝酸软，头晕耳鸣，舌红少苔，脉沉细数	滋阴清热，养心和络	左归丸
心肾阳虚证	心悸而痛，胸闷气短，甚则胸痛彻背，心悸汗出，畏寒，肢冷，下肢浮肿，腰酸无力，面色苍白，唇甲淡白或青紫，舌淡白或紫暗，脉沉细或沉微欲绝	温补阳气，振奋心阳	参附汤合右归丸

细目八　急性心肌梗死

心肌梗死（AMI）是在冠状动脉病变的基础上，发生冠状动脉血供急剧减少或中断，使相应的心肌严重而持久地急性缺血导致的心肌坏死。本病可归属于中医学"真心痛"范畴，常合并"心悸""心衰""脱证"等。

1. 西医病因、发病机制与病理

（1）病因和发病机制：冠状动脉粥样硬化造成一支或多支血管管腔狭窄和心肌血供不足，而侧支循环未充分建立。

（2）病理

1）冠状动脉病变：①左冠状动脉前降支闭塞。②右冠状动脉闭塞。③左冠状动脉回旋支闭塞。④左冠状动脉主干闭塞。

2）心肌病变：冠状动脉闭塞后 20～30 分钟，受其供血的心肌即有少数坏死，1～2 小时绝大部分心肌呈凝固性坏死，心肌间质充血、水肿，伴大量炎症细胞浸润。之后，坏死的心肌纤维逐渐溶解，形成肌溶灶，随后渐有肉芽组织形成。

2. 中医病因病机　基本病机为心脉痹阻不通，心失所养。病性为本虚标实，本虚是气虚、阳虚、阴虚，以心气虚为主；标实为寒凝、气滞、血瘀、痰阻，以血瘀为主。病位在心，与肝、脾、肾相关。

3. 临床表现与并发症

（1）先兆：发病前数日有乏力、胸部不适，活动时心悸、气急、烦躁、心绞痛等前驱症状。

（2）症状

1）疼痛：是最先出现的症状，多发生于清晨，疼痛部位和性质与心绞痛相同。

2）全身症状：有发热、心动过速、白细胞计数增高和红细胞沉降率增快等。

3）胃肠道症状：疼痛剧烈时常伴有频繁的恶心、呕吐和上腹胀痛，重症者可发生呃逆。

4）心律失常：以 24 小时内最多见，以室性心律失常最多，尤其是室性期前收缩。室颤是 AMI 早期，特别是入院前主要的死因。

5）低血压和休克。

6）心力衰竭：主要是急性左心衰竭。AMI 引起的心力衰竭按 Killip 分级法可以分为：Ⅰ级，尚无明显的心力衰竭；Ⅱ级，有左心衰竭，肺部啰音 < 50% 肺野；Ⅲ级，有急性肺水肿；Ⅳ级，有心源性休克。

（3）体征：血压降低。心脏浊音界轻度至中度增大，心尖区第一心音减弱，可出现第四心音（心房性）奔马律，少数有第三心音（心室性）奔马律。可有心律失常、休克或心力衰竭。

（4）并发症：①乳头肌功能不全或断裂。②心脏破裂。③栓塞。④心室壁瘤。⑤心肌梗死后综合征。

4. 实验室检查及其他检查

（1）心电图

1）特征性改变

①ST 段抬高性 AMI：a.ST 段抬高呈弓背向上型，在面向坏死区周围心肌损伤区的导联上出现。b.T 波倒置，在面向损伤区周围心肌缺血区的导联上出现。c.宽而深的 Q 波（病理性 Q 波），在面向透壁心肌坏死区的导联上出现。

②非 ST 段抬高性 AMI：a.无病理性 Q 波，有普遍性 ST 段压低 ≥ 0.1mV，但 aVR 导联（有时还有 V_1 导联）ST 段抬高，或有对称性 T 波倒置。b.无病理性 Q 波，也无 ST 段变化，仅有 T 波倒置改变。

2）动态性改变（ST 段抬高性 AMI）：①超急性期：起病数小时内，可无异常，或出现异常高大的 T 波。②急性期：数小时后，ST 段弓背向上型抬高，与直立的 T 波连接，形成单相曲线。数小时至 2 日内出现病理性 Q 波，同时 R 波减低，Q 波在 3 ～ 4 天内稳定不变。③亚急性期：ST 段抬高持续数日至 2 周左右，逐渐回到基线水平。T 波则变为平坦或逐渐倒置。Q 波留存。④慢性期：数周至数月后，T 波倒置呈两肢对称型，可永久存在。多数患者 Q 波永久存在。若 ST 段持续抬高半年以上者，应考虑心室壁瘤。

3）定位和定范围：见下表。

心肌梗死心电图定位诊断

部位	特征性心电图改变导联
前间壁	$V_1 \sim V_3$
前壁	$V_3 \sim V_5$
广泛前壁	$V_1 \sim V_6$
下壁	Ⅱ、Ⅲ、aVF
高侧壁	Ⅰ、aVL
正后壁	$V_7 \sim V_8$
右心室	$V_3R \sim V_5R$

（2）血清心肌坏死标志物：肌红蛋白测定有助于早期诊断。肌钙蛋白 I（cTnI）或 T（cTnT）是诊断心肌坏死最特异和敏感的首选标志物。

（3）超声心动图：有助于诊断室壁瘤和乳头肌功能失调等。

（4）冠状动脉造影：冠状动脉造影是诊断的"金标准"。

（5）放射性核素检查：静脉注射锝（^{99m}Tc）焦磷酸盐有助于急性期的定位诊断。

5. 诊断与鉴别诊断

（1）诊断：具备下列 3 条标准中 2 条即可诊断：①缺血性胸痛的临床病史。②心电图的动态演变。③血清心肌坏死标志物浓度的动态改变。

（2）鉴别诊断

1）心绞痛：发作持续时间一般在 15 分钟以内，不伴恶心、呕吐、休克、心衰和严重心律失常，不伴血清酶增高，心电图无变化或有 ST 段暂时性压低或抬高。

2）急性肺动脉栓塞：可发生胸痛、咯血、呼吸困难和休克。心电图示 I 导联 S 波加深，Ⅲ 导联 Q 波显著、T 波倒置。肺动脉造影可确诊。

3）急腹症：急性胰腺炎、消化性溃疡穿孔、急性胆囊炎、胆石症等，均有上腹部疼痛，可能伴休克。仔细询问病史、体格检查、心电图检查、血清心肌酶和肌钙蛋白测定可协助鉴别。

4）急性心包炎：可有较剧烈而持久的心前区疼痛。但心包炎的疼痛与发热同时出现，呼吸和咳嗽时加重，早期即有心包摩擦音；后者和疼痛在心包腔出现渗液时均消失。心电图除 aVR 外，其余导联均有 ST 段弓背向下的抬高，T 波倒置，无异常 Q 波出现。

5）主动脉夹层：呈撕裂样剧痛，胸痛一开始即达到高峰，常放射到背、胁、腹、腰和下肢，两上肢的血压和脉搏不对称，可有下肢暂时性瘫痪、偏瘫等表现，但无心肌坏死标志物升高。超声心动图检查、X 线胸片可初步筛查，CT 增强扫描有助于鉴别。

6. 西医治疗

（1）监护和一般治疗：①卧床休息。②监测。③建立静脉通道。④镇痛。⑤吸氧。⑥抗血小板。⑦纠正水、电解质及酸碱平衡失调。⑧饮食和通便。

（2）心肌再灌注治疗

1）溶栓疗法：常用尿激酶（UK）、链激酶（SK）、rt-PA、瑞替普酶。

【适应证】①两个或两个以上相邻导联 ST 段抬高（胸导联 ≥ 0.2mV，肢导联 ≥ 0.1mV），或病史提示 AMI 伴左束支传导阻滞，起病时间 < 12 小时，病人年龄 < 75 岁。② ST 段显著抬高的 MI 病人年龄 > 75 岁，经慎重权衡利弊仍可考虑。③ STEMI，发病时间已达 12～24 小时，仍有进行性缺血性胸痛、广泛 ST 段抬高者。

【禁忌证】①既往发生过出血性脑卒中，6 个月内发生过缺血性脑卒中或脑血管事件。②中枢神经系统受损、颅内肿瘤或畸形。③近期（2～4 周）有活动性内脏出血。④未排除主动脉夹层。⑤入院时严重且未控制的高血压（> 180/110mmHg）或慢性严重高血压病史。⑥目前正在使用治疗剂量的抗凝药或已知有出血倾向。⑦近期（2～4 周）创伤史。⑧近期（< 3 周）外科大手术。⑨近期（< 2 周）曾有在不能压迫部位的大血管行穿刺术。

2）介入治疗（PCI）

①直接 PCI：症状发作 12 小时以内并且有持续新发的 ST 段抬高或新发左束支传导阻滞的病人；12～48 小时内若病人仍有心肌缺血证据（仍然有胸痛和 ECG 变化），亦可尽早接受介入治疗。

②补救性 PCI：溶栓治疗后仍有明显胸痛，抬高的 ST 段无明显降低者，应尽快进行冠状动脉造影，如显示 TMI 血流 0～Ⅱ级，说明相关动脉未再通，宜立即施行补救性 PCI。

③溶栓治疗再通者的 PCI：溶栓成功后有指征实施急诊血管造影，必要时进行梗死相关动脉血运重建治疗，可缓解重度残余狭窄导致的心肌缺血，降低再梗死的发生；溶栓成功后稳定的病人，实施血管造影的最佳时机是 2～24 小时。

3）消除心律失常：①室性早搏或室性心动过速：利多卡因、胺碘酮。②室颤：电复律。③缓慢心律失常：阿托品肌内或静脉注射。④二、三度房室传导阻滞伴有血流动力学障碍：人工心脏起搏器做临时起搏。⑤室上性快速心律失常：应用药物无效时可考虑电复律或起搏治疗。

4）控制休克：①补充血容量。②升压药：多巴胺、间羟胺、去甲肾上腺素静脉滴注。③血管扩张剂：硝普钠、硝酸甘油、酚妥拉明。

5）治疗心力衰竭：①主要是治疗急性左心衰竭，以应用吗啡（或哌替啶）和利尿剂为主。②在梗死发生 24 小时内宜尽量避免使用洋地黄制剂。③有右心室梗死者慎用利尿剂。

6）其他：① β 受体阻断剂、钙拮抗剂和 ACEI 的应用。②极化液疗法。③抗血小板：氯吡格雷和阿司匹林联合应用。④抗凝疗法：低分子肝素皮下应用。

7）非 ST 段抬高性心肌梗死的处理：不宜溶栓治疗，以抗凝、抗血小板治疗和 PCI 为主。

7. 中医辨证论治

证型	辨证要点	治法	方药
气滞血瘀证	胸中痛甚，胸闷气促，烦躁易怒，心悸不宁，脘腹胀满，唇甲青暗，舌质紫暗或有瘀斑，脉沉弦涩或结代	活血化瘀，通络止痛	血府逐瘀汤
寒凝心脉证	胸痛彻背，心痛如绞，胸闷憋气，形寒畏冷，四肢不温，冷汗自出，心悸短气，舌质紫暗，苔薄白，脉沉细或沉紧	散寒宣痹，芳香温通	当归四逆汤合苏合香丸
痰瘀互结证	胸痛剧烈，如割如刺，胸闷如窒，气短痰多，心悸不宁，腹胀纳呆，恶心呕吐，舌苔浊腻，脉滑	豁痰活血，理气止痛	瓜蒌薤白半夏汤合桃红四物汤
气虚血瘀证	胸闷心痛，动则加重，神疲乏力，气短懒言，心悸自汗，舌体胖大有齿痕，舌质暗淡，苔薄白，脉细弱无力或结代	益气活血，祛瘀止痛	补阳还五汤
气阴两虚证	胸闷心痛，心悸不宁，气短乏力，心烦少寐，自汗盗汗，口干耳鸣，腰膝酸软，舌红，苔少或剥脱，脉细数或结代	益气滋阴，通脉止痛	生脉散合左归饮
阳虚水泛证	胸痛胸闷，喘促心悸，气短乏力，畏寒肢冷，腰部、下肢浮肿，面色苍白，唇甲淡白或青紫，舌淡胖或紫暗，苔滑，脉沉细	温阳利水，通脉止痛	真武汤合葶苈大枣泻肺汤
心阳欲脱证	胸闷憋气，心痛频发，四肢厥逆，大汗淋漓，面色苍白，口唇发绀，手足清至节，虚烦不安，甚至神志淡漠或突然昏厥，舌质青紫，脉微欲绝	回阳救逆，益气固脱	参附龙牡汤

易混考点解析

心绞痛与急性心肌梗死的证治比较

心绞痛		心肌梗死	
证型	方药	证型	方药
心血瘀阻证	血府逐瘀汤	气滞血瘀证	血府逐瘀汤
痰浊闭阻证	瓜蒌薤白半夏汤合涤痰汤	痰瘀互结证	瓜蒌薤白半夏汤合桃红四物汤
阴寒凝滞证	枳实薤白桂枝汤合当归四逆汤	寒凝心脉证	当归四逆汤合苏合香丸
气虚血瘀证	补阳还五汤	气虚血瘀证	补阳还五汤
气阴两虚证	生脉散合炙甘草汤	气阴两虚证	生脉散合左归饮

细目九 心脏瓣膜病

　　心脏瓣膜病是由于炎症、黏液样变性、退行性改变、先天性畸形、缺血性坏死、创伤等原因引起的单个或多个瓣膜（包括瓣叶、瓣环、腱索或乳头肌）的功能或结构异常，导致瓣口狭窄和（或）关闭不全。心室和主、肺动脉根部严重扩张也可产生相应房室瓣和半月瓣的相对性关闭不全。二尖瓣最常受累，其次为主动脉瓣。本病可归属于中医学"心悸""咳嗽""喘证""水肿"和"胸痹"等范畴。

　　1. 西医病因病理（助理不考）

　　（1）病因

　　1）二尖瓣狭窄：最常见病因为风湿热。

　　2）二尖瓣关闭不全

　　①瓣叶病变：a. 风湿性损害最为常见。b. 二尖瓣脱垂。c. 感染性心内膜炎破坏瓣叶。d. 肥厚型心肌病。e. 先天性心脏病。

　　②瓣环扩大：a. 左心室增大或伴左心衰竭造成二尖瓣环扩大而致二尖瓣关闭不全。b. 二尖瓣环退行性变和瓣环钙化。

③腱索病变：先天性或获得性的腱索病变。

④乳头肌病变：a.乳头肌缺血或坏死（冠心病），乳头肌坏死是心肌梗死的常见并发症。b.先天性乳头肌畸形。

3）主动脉瓣狭窄

①风湿性。

②先天性畸形：a.先天性主动脉瓣二叶瓣畸形（成人孤立性主动脉瓣狭窄的常见原因）。b.其他先天性主动脉瓣畸形（如先天性单叶瓣、先天性三叶瓣狭窄，中年以后瓣叶逐渐纤维化和钙化等）。

③退行性老年钙化性主动脉瓣狭窄。

4）主动脉瓣关闭不全

①急性病变：a.感染性心内膜炎致主动脉瓣瓣膜穿孔或瓣周脓肿。b.创伤。c.主动脉夹层。d.人工瓣撕裂。

②慢性病变：a.风心病是最常见的病因（占2/3）。b.感染性心内膜炎为单纯性主动脉瓣关闭不全的常见病因。c.梅毒性主动脉炎（主动脉根部扩张）。d.Marfan综合征（升主动脉呈梭形瘤样扩张）。e.强直性脊柱炎（升主动脉弥漫性扩张）。f.特发性升主动脉扩张。g.严重高血压和/或动脉粥样硬化导致升主动脉瘤。

（2）病理

1）病理改变

①风湿性病变：使瓣膜僵硬、变性、纤维化、钙化，瓣缘卷缩，连接处融合，以及腱索融合、增厚、挛缩和粘连缩短；瓣叶钙化沉积有时可延展累及瓣环，使瓣环显著增厚。

②先天性瓣膜病变：原发性黏液性变使瓣叶宽松膨大或伴腱索过长、断裂、缩短和融合。

③缺血和坏死：化脓性感染瓣叶溃破，乳头肌缺血、坏死、断裂。

2）病理生理变化

①二尖瓣狭窄：舒张期左心房的血液进入左心室发生障碍，导致左心室的充盈量减少，左心房过度充盈、房内压增高，左心房代偿性扩张与肥厚。左心房压升高又可使肺静脉及肺毛细血管发生扩张和淤血，由于肺循环阻力增加与后期的肺小动脉硬化导致肺动脉高压。肺动脉高压导致右心室负荷加重而发生代偿性肥厚与扩张，最终导致右心功能不全。

②二尖瓣关闭不全：左心室的容量负荷加重，因而引起代偿性扩张及肥大。

③主动脉瓣狭窄：心室收缩时自左心室射入主动脉的血流受阻，一方面引起左心室肥厚和扩张，另一方面左心室搏出量减少，致收缩压降低、脉压变小。

④主动脉瓣关闭不全：引起左心室代偿性扩张和肥厚。

2. 中医病因病机　本病病位在心，常涉及肾、脾、肺。基本病机为正虚邪入，痹阻心脉。

3. 临床表现与并发症

（1）临床表现

1）二尖瓣狭窄

①症状：二尖瓣中度狭窄（瓣口面积<1.5cm^2）时有明显症状。a.呼吸困难：为最常见的早期症状，多先有劳力性呼吸困难。b.咯血：咳嗽时有血性痰或痰中带血丝。突然咯大量鲜血，通常见于严重二尖瓣狭窄。c.咳嗽。d.声音嘶哑。e.右心衰竭。f.血栓栓塞：为二尖瓣狭窄的严重并发症。g.其他症状：扩大的左心房压迫食管可引起吞咽困难。

②体征

a.重度二尖瓣狭窄：常有"二尖瓣面容"，双颧绀红，口唇发绀。

b.二尖瓣狭窄的心脏体征：心尖区可闻及第一心音（S$_1$）亢进和开瓣音（提示前叶尚较柔软、活动度好，如瓣叶钙化僵硬，则S$_1$减弱，开瓣音消失）。心尖区低调的隆隆样舒张中晚期杂音，左侧卧位较响，局限，不传导，常可触及舒张期震颤。

c.肺动脉高压和右心室扩大的心脏体征：心尖搏动弥散（右心室扩大）。肺动脉瓣区第二心音（P$_2$）亢进或伴分裂（肺动脉高压）。胸骨左缘第 2 肋间闻及 Graham Steell 杂音，是因肺动脉扩张引起相对性肺动脉瓣关闭不全所致的肺动脉瓣舒张早期吹风样杂音（DM）。三尖瓣区闻及全收缩期吹风样杂音（SM），吸气时增强（右心室扩大伴相对性三尖瓣关闭不全）。

2）二尖瓣关闭不全

①症状：出现右心衰竭及体循环淤血症状。

②体征：a. 视诊：心尖搏动向左下移位。b. 触诊：心尖搏动向左下移位，常呈抬举性。c. 叩诊：心浊音界向左下扩大，后期亦可向右扩大。d. 听诊：心尖部第一心音减弱；心尖部较粗糙的吹风样全收缩期杂音、范围广泛，常向左腋下及左肩胛下角传导，并可掩盖第一心音；肺动脉瓣区第二心音亢进、分裂；心尖区可闻及第三心音。

3）主动脉瓣狭窄

①症状：呼吸困难、心绞痛和晕厥为典型主动脉瓣狭窄常见的"三联征"。

②体征：a. 视诊：心尖搏动向左下移位。b. 触诊：心尖搏动向左下移位，呈抬举性；主动脉瓣区可出现收缩期震颤。c. 叩诊：心浊音界向左下扩大。d. 听诊：心尖部第一心音正常；主动脉瓣区第二心音减弱或消失，可听到高调、粗糙的递增 – 递减型收缩期杂音，向颈部传导，可有收缩早期喷射音，甚至因左室射血时间延长可出现第二心音逆分裂。e. 其他体征：重度狭窄可有收缩压降低，脉压减小，脉搏细弱；后期可有心衰体征。

4）主动脉瓣关闭不全

①症状：可多年无症状，甚至可耐受运动。

②体征：a. 视诊：颜面较苍白，颈动脉搏动明显，心尖搏动向左下移位且范围较广，可见点头运动及毛细血管搏动。b. 触诊：心尖搏动向左下移位并呈抬举性，有水冲脉。c. 叩诊：心浊音界向左下扩大，心腰明显，呈靴形。d. 听诊：心尖部第一心音减弱；主动脉瓣区第二心音减弱或消失；主动脉瓣第二听诊区可闻及叹气样递减型舒张期杂音，可向心尖部传导，前倾位和深吸气更易听到；心尖部可有柔和的吹风样收缩期杂音；重度关闭不全，尚可在心尖区闻及舒张中期柔和低调的隆隆样杂音，系反流血液冲击二尖瓣前叶所致；可有动脉枪击音及杜氏双重杂音。

（2）并发症

1）心力衰竭：是风心病最常见的并发症和致死原因，约发生于 70% 的患者。呼吸道感染是最常见的诱因。

2）心律失常：以心房颤动最常见。

3）栓塞：最常见于二尖瓣狭窄伴房颤的病人，以脑栓塞最多见。

4）感染性心内膜炎：多见于风心病早期，尤其是二尖瓣关闭不全和主动脉瓣关闭不全患者。

5）肺部感染：常见，并可诱发或加重心力衰竭。

4. 实验室检查及其他检查（助理不考）

（1）X 线检查

1）二尖瓣狭窄：梨形心。

2）二尖瓣关闭不全：二尖瓣环钙化为致密而粗的 C 形阴影，在左侧位或右前斜位可见。

3）主动脉瓣狭窄：心影正常或左心室轻度增大，左心房可能轻度增大，升主动脉根部常见狭窄后扩张。

4）主动脉瓣关闭不全：左心室增大，可有左心房增大。

（2）心电图

1）二尖瓣狭窄：重度可有"二尖瓣型 P 波"。QRS 波群示电轴右偏和右心室肥厚。房颤常见。

2）二尖瓣关闭不全：急性者窦性心动过速常见；慢性重度二尖瓣关闭不全左心房增大，部分有左心室肥厚和非特异性 ST–T 改变，心房颤动常见。

3）主动脉瓣狭窄：重度狭窄者有左心室肥厚伴 ST–T 继发性改变和左心房大。

4）主动脉瓣关闭不全：常见左心室肥厚、劳损。

（3）超声心动图

1）二尖瓣狭窄：M型示二尖瓣城墙样改变，后叶向前移动及瓣叶增厚。

2）二尖瓣关闭不全：多普勒超声和彩色多普勒血流显像可于二尖瓣心房侧和左心房内探及收缩期反流束，诊断二尖瓣关闭不全的敏感性几乎达100%，且可半定量反流程度。

3）主动脉瓣狭窄：为明确诊断和判定狭窄程度的重要方法。

4）主动脉瓣关闭不全：M型显示舒张期二尖瓣前叶或室间隔纤细扑动，为主动脉瓣关闭不全的可靠诊断征象（但敏感性低）。

（4）放射性核素心室造影

1）二尖瓣关闭不全：为半定量反流程度的"金标准"。

2）主动脉瓣关闭不全：可测定左心室收缩、舒张末容量和静息、运动的射血分数，判断左心室功能。

（5）左心室造影/心导管检查

1）二尖瓣关闭不全：可测定左心室收缩、舒张末容量和静息、运动时射血分数，以判断左心室收缩功能。

2）主动脉瓣狭窄：最常用的方法是通过左心双腔导管同步测定左心室和主动脉压。

3）主动脉瓣关闭不全：考虑外科治疗时，可行选择性主动脉造影，半定量反流程度。

5. 诊断

（1）二尖瓣狭窄：根据劳力性呼吸困难、咳嗽（咯血）、声音嘶哑等症状，以及二尖瓣面容，心尖区隆隆样DM，拍击性S_1，P_2亢进，二尖瓣开瓣音等可支持临床诊断；超声心动图检查结果是可靠的诊断依据。

（2）二尖瓣关闭不全：心尖区出现收缩期杂音，伴左心房室增大，诊断可以成立；确诊有赖于超声心动图。

（3）主动脉瓣狭窄：主动脉瓣区喷射性收缩期杂音，向颈部传导。有典型主动脉瓣狭窄杂音时，较易诊断。如合并关闭不全和二尖瓣损害，多为风心病。

（4）主动脉瓣关闭不全：有典型主动脉瓣关闭不全的舒张期杂音伴周围血管征，可诊断为主动脉瓣关闭不全。急性重度反流者早期出现左心室衰竭，X线心影正常而肺淤血明显。慢性如合并主动脉瓣或二尖瓣狭窄，支持风心病诊断。超声心动图可助确诊。

6. 西医治疗（助理不考）

（1）二尖瓣狭窄

1）一般治疗

①应限制体力劳动或适当卧床休息，减轻心脏负荷。

②有心功能不全者，应低钠饮食。合理应用利尿剂、ACEI、β受体阻断剂、洋地黄等药物。

③风心病防止风湿热复发，积极防治猩红热、急性扁桃体炎、咽炎等链球菌感染。

2）并发症的处理

①大量咯血：应取坐位，用镇静剂，静脉注射利尿剂，以降低肺静脉压。

②急性肺水肿：处理原则与急性左心衰竭所致的肺水肿相似。

③心房颤动：治疗目的为满意控制心室率，争取恢复和保持窦律，预防血栓栓塞。

④右心衰竭：限制钠盐摄入，应用利尿剂。

3）介入和手术治疗：①经皮球囊二尖瓣成形术：为缓解单纯二尖瓣狭窄的首选方法。②闭式分离术：目前临床已很少使用。③直视分离术。④人工瓣膜置换术。

（2）二尖瓣关闭不全：外科治疗是恢复瓣膜关闭完整性的根本措施：①瓣膜修补术。②人工瓣膜置换术。

（3）主动脉瓣狭窄：①人工瓣膜置换术：为治疗成人主动脉瓣狭窄的主要方法。②经皮球囊主动脉瓣成形术。

（4）主动脉瓣关闭不全：人工瓣膜置换术为严重主动脉瓣关闭不全的主要治疗方法。

（5）联合辦膜病变：手术治疗为其主要方法，术前应进行左、右心导管术和心血管造影。

7. 中医辨证论治

证型	辨证要点	治法	方药
心肺瘀阻证	心悸气短，胸痛憋闷，或咳痰咯血，两颧紫红，甚者面色晦暗、唇紫，舌质瘀暗或有瘀点，脉细数或结代	行气活血化瘀	血府逐瘀汤
气血亏虚证	心悸气短，动则尤甚，头晕目眩，身困乏力，面色无华，纳少失眠，舌淡苔薄白，脉细弱	益气养血，宁心安神	归脾汤加减
气阴两虚证	心悸气短，倦怠乏力，头晕目眩、面色无华，动则汗出，自汗或盗汗，夜寐不宁，口干，舌质红或淡红，苔薄白，脉细数无力或促、结、代	益气养阴，宁心复脉	炙甘草汤加味
气虚血瘀证	心悸气短，头晕乏力，面白或暗，口唇青紫，自汗，颈静脉怒张，胁下痞块，舌有紫斑、瘀点，脉细涩或结代	益气养心，活血通脉	独参汤合桃仁红花煎
心肾阳虚证	心悸，喘息不能平卧，颜面及肢体浮肿，或伴胸水、腹水，脘痞腹胀，形寒肢冷，大便溏泄，小便短少，舌体胖大，质淡，苔薄白，脉沉细无力或结代	温补心肾，化气行水	参附汤合五苓散

细目十 病毒性心肌炎（助理不考）

病毒性心肌炎是指病毒感染引起的以心肌非特异性炎症为主要病变的心肌疾病，有时可累及心包、心内膜等。病情轻重不一，轻者临床表现较少，重者可发生严重心律失常、心力衰竭、心源性休克，甚至猝死。初期临床表现有发热、咽痛、腹泻、全身酸痛等，以后则感心悸心慌、胸闷胸痛、倦怠乏力等。本病可归属于中医学"心悸""胸痹"等范畴。

1. 西医病因与发病机制

（1）病因：主要是病毒感染。其中以肠道病毒包括柯萨奇 A、B 组病毒，孤儿（ECHO）病毒，脊髓灰质炎病毒等为常见，其中柯萨奇 B 组病毒（CVB）占 30% ~ 50%。

（2）发病机制：病毒对心肌的直接损伤和继发性免疫损伤。

2. 中医病因病机 本病病位在心，与肺、脾关系密切。正气不足、邪毒侵心是发病的关键。本病为本虚标实、虚实夹杂之证，心、肺、脾虚为本，热毒、湿毒、饮、瘀为标。

3. 临床表现

（1）症状

1）病毒感染表现：前 1 ~ 3 周内有呼吸道或消化道感染的病史。

2）心脏受累表现：心悸、气短、心前区不适或隐痛，重者呼吸困难、浮肿等；大部分患者以心律失常为主诉或首发症状。

（2）体征：①心率增快。②心脏扩大。③心音改变。④心脏杂音和心包摩擦音。

（3）并发症：①心律失常：以早搏和房室传导阻滞最多见。②心力衰竭。

4. 实验室检查及其他检查

（1）血液检查

1）早期白细胞计数可升高；常有血沉增快。

2）心肌酶学和肌钙蛋白：①急性期或慢性心肌炎活动期可有肌酸激酶（CK）、肌酸激酶同工酶（CK-MB）等心肌酶学检查指标增高。②血清肌钙蛋白 I（cTnI）和肌钙蛋白 T（cTnT）对心肌损伤的诊断有较高的特异性和敏感性。

（2）病毒学检查：①咽拭子或粪便中分离出病毒。②心内膜下心肌活检可检测出病毒、病毒基因片段或特异性病毒蛋白抗原。③病理学检查可见心肌炎性细胞浸润伴心肌细胞变性或坏死，对本病的诊断和预后判断有决定意义。

（3）心电图

1）心律失常：①早搏最常见。②其次为房室传导阻滞。③窦性心动过速。

2）ST-T 改变：ST 段压低、T 波低平或倒置，合并心包炎可有 ST 段抬高。

（4）X 线：弥漫性心肌炎或合并心包炎者，心影增大，搏动减弱。

（5）超声心动图：有左室收缩或舒张功能异常，节段性及区域性室壁运动异常，室壁厚度增加，心肌回声反射增强或不均匀；右室扩张及运动异常等。

（6）核素检查：可见左室射血分数减低，心肌显像可了解有无心肌损伤或坏死及其范围。

5. 诊断

（1）诊断要点

1）病史与体征：在上呼吸道感染、腹泻等病毒感染后 3 周内出现与心脏相关的表现。

2）心律失常或心电图改变：①窦性心动过速、房室传导阻滞、窦房传导阻滞或束支传导阻滞。②多源、成对室性期前收缩，自主性房性或交界性心动过速，阵发性或非阵发性室性心动过速，心房或心室扑动或颤动。③两个以上导联 ST 段呈水平形或下斜形下移 ≥ 0.05mV，或 ST 段异常抬高或出现异常 Q 波。

3）心肌损伤的参考指标：①病程中血清 cTnI 或 cTnT、CK-MB 明显增高。②超声心动图示心腔扩大或室壁活动异常和 / 或核素心功能检查证实左室收缩或舒张功能减弱。

4）病原学依据：①测出病毒、病毒基因片段或病毒蛋白抗原：在急性期从心内膜、心肌、心包或心包穿刺液中检测出病毒、病毒基因片段或病毒蛋白抗原。②病毒抗体阳性：第二份血清中同型病毒抗体（如柯萨奇 B 组病毒中和抗体或流行性感冒病毒血凝抑制抗体等）滴度较第一份血清升高 4 倍（两份血清应相隔两周以上）或一次抗体效价 ≥ 640，320 者为可疑（可根据不同实验室标准决定，如以 1:32 为基础者则宜以 ≥ 256 为阳性，128 为可疑阳性）。③病毒特异性 IgM 阳性：以 ≥ 1:320 者为阳性（严格质控条件下可按各实验室诊断标准）。如同时有血中肠道病毒核酸阳性者更支持有近期病毒感染。

注：同时具有上述 1、2（三项中任何一项）、3 中任何两项。在排除其他原因心肌疾病后临床上可诊断急性病毒性心肌炎。如具有 4 中的第一项者可从病原学上确诊急性病毒性心肌炎。如仅具有 4 中第二、三项者，在病原学上只能拟诊为急性病毒性心肌炎。

（2）临床分期、证型与临床表现

1）临床分期

①急性期：新发病，临床症状明显而多变，病程多在 3 个月以内。

②恢复期：临床症状和心电图改变等逐渐好转，但尚未痊愈，病程 3 个月～ 1 年。

③慢性期：临床症状反复出现，心电图和 X 线改变无改善，实验室检查有病情活动的表现，病程在 1 年以上。

2）临床分型及临床表现

①轻型：无明显症状，心界不大，心脏听诊正常，但有心电图变化，病程一般为数周至数月，预后较好。

②中等型：多有胸闷、心前区不适、心悸、乏力等症状，心率增快，心音低钝并有奔马律，心脏轻度或中度扩大，部分患者可发生急性心力衰竭，多有明显的心电图改变。

③重型：起病急，发病迅速，多出现急性心衰或心源性休克、严重心律失常或晕厥等，病情危重且急剧恶化，可在数小时或数日内死亡，预后较差。

6. 西医治疗

（1）治疗原则：病毒性心肌炎急性期应注意休息，酌情采用抗病毒治疗，必要时使用抗生素；改善心肌代谢，调节机体免疫功能，防治并发症；重症患者可考虑短期使用糖皮质激素。

（2）治疗措施

1）一般治疗：休息、饮食。

2）抗感染治疗：①一般主张流感病毒致心肌炎可试用吗啉胍（ABOB）、金刚胺等。②疱疹病毒性心肌炎可试用阿糖腺苷、三氮唑核苷等。③继发细菌感染，主张使用广谱抗生素。

3）调节细胞免疫功能：α- 干扰素，或胸腺素、转移因子等。

4）肾上腺糖皮质激素。

5）改善心肌细胞营养与代谢药物：①可选用三磷酸腺苷（ATP）或三磷酸胞苷（CTP）、辅酶 A、肌苷、牛磺酸等。②极化液疗法。③大剂量维生素 C。④1，6- 二磷酸果糖。

6）并发症的治疗：①心律失常原则上按一般心律失常处理。②心力衰竭应绝对卧床休息、吸氧、限制钠盐。③心源性休克者应及时进行抗休克治疗。

7. 中医辨证论治

证型	辨证要点	治法	方药
热毒侵心证	发热微恶寒，头身疼痛，鼻塞流涕，咽痛口渴，口干口苦，小便黄赤，心悸气短，胸闷或隐痛，舌红苔薄黄，脉浮数或结、代	清热解毒，宁心安神	银翘散
湿毒犯心证	发热微恶寒，恶心欲呕，腹胀腹痛，大便稀溏，困倦乏力，口渴，心悸，胸闷或隐痛，舌红苔黄腻，脉濡数或促、结、代	解毒化湿，宁心安神	葛根芩连汤合甘露消毒丹
心阴虚损证	心悸胸闷，口干心烦，失眠多梦，或有低热盗汗，手足心热，舌红，无苔或少苔，脉细数或促、结、代。	滋阴清热，养心安神	天王补心丹
气阴两虚证	心悸怔忡，胸闷或痛，气短乏力，失眠多梦，自汗盗汗，舌质红，苔薄或少苔，脉细数无力或促、结、代	益气养阴，宁心安神	炙甘草汤合生脉散
阴阳两虚证	心悸气短，胸闷或痛，面色晦暗，口唇发绀，肢冷畏寒，甚则喘促不能平卧，咳嗽，吐涎痰，夜寐入寐，浮肿，大便稀溏，舌淡红，苔白，脉沉细无力或促、结、代	益气温阳，滋阴通脉	参附养荣汤加味

易混考点解析

中西医结合内科学与儿科学病毒性心肌炎的证治比较

病毒性心肌炎（内科）		病毒性心肌炎（儿科）	
证型	方药	证型	方药
热毒侵心证	银翘散	风热犯心证	银翘散
湿毒犯心证	葛根芩连汤合甘露消毒丹	湿热侵心证	葛根黄芩黄连汤
气阴两虚证	炙甘草汤合生脉散	气阴两虚证	炙甘草汤合生脉散
心阴虚损证	天王补心丹	心阳虚弱证	桂枝甘草龙骨牡蛎汤
阴阳两虚证	参附养荣汤加味	—	—
—	—	痰瘀阻络证	瓜蒌薤白半夏汤合失笑散

细目十一　扩张型心肌病（助理不考）

扩张型心肌病是指伴有心功能障碍的心肌疾病。1995 年世界卫生组织和国际心脏病学会（WHO/ISFC）将心肌病分为扩张型心肌病、肥厚型心肌病、限制型心肌病、致心律失常型右室心肌病四型。

扩张型心肌病是一种异质性心肌病，以心室扩大和心肌收缩功能降低为特征，发病时除外高血压、心脏瓣膜病、先天性心脏病或缺血性心脏病等。临床表现为心脏逐渐扩大、心室收缩功能降低、心衰、室性和室上性心律失常、传导系统异常、血栓栓塞和猝死等。

1. 西医病因病理

（1）病因：病毒感染。

（2）病理：一侧或双侧心腔扩大，有收缩功能障碍，产生充血性心力衰竭。

2. 中医病因病机　本病病位在心，与肺、脾、肾关系密切。病机为虚实夹杂，本虚标实，以心气虚弱、心脾肾阳虚为本，毒邪、瘀血、水饮、痰浊为标。

3. 临床表现

（1）症状：起病缓慢，主要表现为充血性心力衰竭，一般先有左心衰竭，以后出现右心衰竭。可有各种心律失常，部分病人可发生栓塞或猝死，病死率较高。

（2）体征：主要为心脏扩大，多数病人可听到第三心音或第四心音奔马律，可有相对二尖瓣或三尖瓣关闭不全所致的收缩期吹风样杂音，常有多种心律失常。左心衰竭可有交替脉、肺部啰音；右心衰竭有颈静脉怒张、肝肿大、浮肿等体征。

4. 实验室检查及其他检查

（1）X线检查：心影向左侧或双侧扩大，常伴有肺淤血、肺水肿、肺动脉高压或胸腔积液。

（2）心电图：①各种心律失常：如各类期前收缩、心房颤动、传导阻滞等。②ST-T改变、低电压、R波递增不良等心肌损害的表现。③少数患者可有病理性Q波。

（3）超声心动图：①心脏扩大：早期左心室扩大，后期各心腔均扩大。②左室壁运动减弱。③左室收缩功能下降：左室射血分数（LVEF）＜45%，左室短轴缩短率（LVFS）＜25%。M型超声心动图上二尖瓣曲线呈低矮菱形的"钻石样"改变，E峰与室间隔距离增大，常大于15mm。附壁血栓多发生在左室心尖部。

（4）心脏核素检查：扩张型心肌病可见舒张末期和收缩末期左心室容积增大，心搏量降低；心肌显影表现为灶性散在性放射性减低。

（5）心导管检查和心血管造影：扩张型心肌病可见左室舒张末压、左房压和毛细血管楔压增高；有心力衰竭时心搏量、心脏指数减低。心室造影示左室扩大，弥漫性室壁运动减弱，心室射血分数低下。冠状动脉造影多数正常，可与冠心病相鉴别。

（6）心肌和心内膜活检：扩张型心肌病无特异性，可见心肌细胞肥大、变性、间质纤维化等，有时可用于病变的程度及预后评价的参考。肥厚型心肌病可见心肌细胞畸形肥大，排列紊乱。限制型心肌病可见心内膜增厚和心内膜下心肌纤维化。致心律失常型右室心肌病因心室壁菲薄，不宜做此项检查。

（7）血液检查：扩张型心肌病患者常有血沉增快，偶有血清心肌酶活性增加，肝淤血时可有球蛋白异常。限制型心肌病可见白细胞特别是嗜酸性粒细胞增多。

5. 诊断　扩张型心肌病凡临床上有心脏扩大、心律失常及心力衰竭的患者；或超声心动图证实有全心扩大，以左心室扩大为主，心室腔大，室壁不厚，大心腔小瓣膜，室壁运动幅度普遍降低，左室射血分数＜0.4者，应考虑本病的诊断。

6. 西医治疗

（1）非药物治疗：休息、禁烟、戒酒，限制体力劳动和低盐饮食，以防止病情恶化。

（2）药物疗法：治疗原则主要是针对心力衰竭和各种心律失常。

（3）手术治疗：对顽固性心力衰竭，内科治疗无效者应考虑心脏移植。

7. 中医辨证论治

证型	辨证要点	治法	方药
邪毒犯心证	身热微恶寒，咽痛身痛，心悸，胸闷或痛，气短乏力，心烦少寐，舌尖红，苔薄黄，脉浮数或促、结、代	清热解毒，宁心安神	银翘散
气虚血瘀证	心悸气短，神疲乏力，动则较著，或有自汗，夜寐梦扰，舌暗淡或有瘀点，脉弱、涩或促、结、代	补益心气，活血化瘀	圣愈汤合桃红四物汤
气阴两虚证	心悸气短，活动后症状加重，头晕乏力，颧红、自汗或盗汗，失眠，口干，舌质红或淡红，苔薄白，脉细数无力或结代	益气养阴，养心安神	炙甘草汤合天王补心丹
阳虚水泛证	心悸自汗，形寒肢冷，神疲尿少，下肢水肿，咳喘难以平卧，唇甲青紫，舌质淡暗或紫暗，苔白滑，脉沉细	温阳利水	真武汤加味

续表

证型	辨证要点	治法	方药
心阳虚脱证	心悸喘促，不能平卧，大汗淋漓，精神萎靡，唇甲青紫，四肢厥冷，舌质淡，苔白，脉细微欲绝	回阳固脱	四逆汤合参附龙牡汤加味

易混考点解析

病毒性心肌炎与扩张型心肌病的证治比较

病毒性心肌炎		扩张型心肌病	
证型	方药	证型	方药
热毒侵心证	银翘散	邪毒犯心证	银翘散
湿毒犯心证	葛根芩连汤合甘露消毒丹	—	—
—	—	气虚血瘀证	圣愈汤合桃红四物汤
气阴两虚证	炙甘草汤合生脉散	气阴两虚证	炙甘草汤合天王补心丹
心阴虚损证	天王补心丹	—	—
—	—	心阳虚脱证	四逆汤合参附龙牡汤加味
—	—	阳虚水泛证	真武汤加味
阴阳两虚证	参附养荣汤加味	—	—

第三单元　消化系统疾病

细目一　急性胃炎（助理不考）

急性胃炎是指由不同病因引起的急性胃黏膜炎症。主要表现为腹胀、腹痛等上腹部症状。本病与中医学的"胃瘅"相类似，可归属于"胃痛""血证""呕吐"等范畴。

1. 西医病因病理

（1）病因：①急性应激（是最主要病因）。②化学性损伤（最常见的药物是非甾体抗炎药）。③细菌感染。

（2）病理：急性胃炎的病理变化为胃黏膜固有层炎症，以中性粒细胞浸润为主。

2. 中医病因病机　本病病位在胃，与肝、脾关系密切。病机是胃失和降，胃络受损。病理性质多属实证。

3. 临床表现

（1）症状：上腹饱胀、隐痛、食欲减退、恶心、呕吐、嗳气，重者可有呕血和黑便。

（2）体征：上腹压痛。

4. 实验室检查及其他检查

内镜检查：可见胃黏膜弥漫性充血、水肿、渗出、出血和糜烂。

5. 诊断与鉴别诊断

（1）诊断：确诊有赖于内镜检查。有近期服用 NSAID 史、严重疾病状态或大量饮酒患者，如发生呕血或黑便，应考虑急性糜烂出血性胃炎的可能。

（2）鉴别诊断

1）胆囊炎：突发右上腹阵发性绞痛，常在饱餐、进油腻食物后或夜间发作，右上腹压痛、反跳痛及肌紧张，Murphy 征阳性，轻度白细胞升高，血清转氨酶、胆红素等升高。

2）胰腺炎：剧烈而持续的上腹痛、恶心、呕吐，腹部压痛、肌紧张，肠鸣音减弱或消失，血清淀粉酶活性增高。

6. 西医治疗

（1）治疗原则是祛除病因，保护胃黏膜和对症处理。

（2）对严重疾病可预防性使用 H_2 受体拮抗剂或质子泵抑制剂或胃黏膜保护剂。

（3）以呕吐、恶心或腹痛为主者可对症使用胃复安、东莨菪碱。

（4）脱水者补充水和纠正电解质紊乱。

（5）细菌感染引起者可根据病情选用敏感的抗生素。

7. 中医辨证论治

证型	辨证要点	治法	方药
寒邪客胃证	胃脘暴痛，遇冷痛剧，得热痛减，喜热饮食，脘腹胀满，舌淡苔白，脉弦紧迟	温中散寒，和胃止痛	香苏散合良附丸
湿热中阻证	胃痛灼热，胸腹痞满，头身重着，口苦口黏，饮食呆滞，肛门灼热，大便不爽，舌苔厚腻，脉弦滑	清化湿热，理气止痛	清中汤
饮食伤胃证	伤食胃痛，饱胀拒按，嗳腐酸臭，厌恶饮食，恶心欲吐，吐后症轻，舌苔厚腻，脉弦滑	消食导滞，调理气机	保和丸
肝气犯胃证	胃脘痞闷，胃部胀痛，痛窜胁背，气怒痛重，嗳气呕吐，嘈杂吐酸，舌苔薄白，脉弦	疏肝和胃，理气止痛	柴胡疏肝散
胃络瘀阻证	胃脘疼痛如针刺，痛有定处，拒按，入夜尤甚，舌暗红或有瘀斑，脉弦涩	活血通络，理气止痛	失笑散合丹参饮
脾胃虚寒证	胃脘隐痛，喜按喜暖，纳少便溏，倦怠乏力，遇冷痛重，得暖痛减，口淡流涎，舌淡苔白，脉细弦紧	温补脾胃，散寒止痛	黄芪建中汤
胃阴不足证	胃热隐痛，口舌干燥，五心烦热，渴欲含漱，嘈杂干呕，大便干燥，舌红无苔，舌裂纹少津，脉细数	养阴益胃，和中止痛	一贯煎合芍药甘草汤

细目二　慢性胃炎

慢性胃炎是指由各种病因引起的胃黏膜慢性炎症。主要表现为上腹痛或不适、上腹胀、早饱、嗳气、恶心等消化不良症状。本病可归属于中医学"胃痛""痞满""嘈杂"等范畴。

1. 西医病因病理

（1）病因：①幽门螺杆菌（Hp）感染：最主要病因。②自身免疫：以富含壁细胞的胃体黏膜萎缩为主。③其他：幽门括约肌功能不全、酗酒、非甾体抗炎药、高盐、刺激性食物等。

（2）病理：病理变化是胃黏膜损伤与修复的慢性过程。主要病理学特征是炎症、萎缩和肠化生。

2. 中医病因病机　本病病位在胃，与肝、脾关系密切。病机有"不通则痛"和"不荣则痛"之分。

3. 临床表现

（1）临床特点：起病隐匿，病程迁延，慢性病程；多无明显症状，无特异性。

（2）症状：幽门螺杆菌引起的多无任何症状，部分有上腹胀满不适、隐痛、嗳气、反酸、食欲不佳等消化不良症状；自身免疫性胃炎患者可伴有贫血和维生素 B_{12} 缺乏。

（3）体征：上腹部可出现轻度压痛。

4. 实验室检查及其他检查

（1）胃镜及组织学检查：是慢性胃炎诊断的最可靠方法。

1）浅表性胃炎（非萎缩性胃炎）：可见黏膜充血、色泽较红、边缘模糊，多为局限性，水肿与充血区共存，形成红白相间征象，黏膜粗糙不平，有出血点，可有小的糜烂。

2）萎缩性胃炎：可见黏膜失去正常颜色，呈淡红、灰色，呈弥散性，黏膜变薄，皱襞变细平坦，黏膜血管暴露，有上皮细胞增生或明显的肠化生。

（2）幽门螺杆菌检测：见消化性溃疡。

（3）自身免疫性胃炎的相关检查：疑为自身免疫性胃炎者，应检测血 PCA 和 IFA。

（4）胃液分析和血清胃泌素测定：判断萎缩是否存在及分布部位和程度。

5. 诊断与鉴别诊断

（1）诊断：确诊必须依靠胃镜检查及胃黏膜活组织病理学检查。幽门螺杆菌检测有助于病因诊断。怀疑自身免疫性胃炎应检测相关自身抗体及血清胃泌素。

（2）鉴别诊断

1）消化性溃疡：一般表现为发作性上腹疼痛，有周期性和节律性，好发于秋冬和冬春之交。钡餐造影可发现龛影或间接征象。胃镜检查可见黏膜溃疡。

2）慢性胆囊炎：表现为反复发作右上腹隐痛，进食油脂食物常加重。B超可见胆囊炎性改变，静脉胆道造影时胆囊显影淡薄或不显影，多合并胆囊结石。

6. 西医治疗

（1）根除幽门螺杆菌：可改善胃黏膜组织学、预防消化性溃疡及可能降低胃癌发生的危险性及消化不良症状。

（2）不良症状的治疗：①饱胀为主要症状者予胃动力药，如胃复安、吗丁啉、西沙必利。②有恶性贫血时，给予维生素 B_{12} 肌注。③胃痛明显可用抑酸分泌药物（H_2受体拮抗剂、质子泵抑制剂）或碱性抗酸药（氢氧化铝）

（3）胃黏膜保护药：适用于有胃黏膜糜烂、出血或症状明显者。药物有胶体次枸橼酸铋、硫糖铝等。

（4）异型增生的治疗：定期随访，预防性手术（内镜下胃黏膜切除术）。

7. 中医辨证论治

证型	辨证要点	治法	方药
肝胃不和证	胃脘胀痛或痛窜两胁，每因情志不舒而病情加重，得嗳气或矢气后稍缓，嗳气频频，嘈杂泛酸，舌质淡红，苔薄白，脉弦	疏肝理气，和胃止痛	柴胡疏肝散
脾胃虚弱证	胃脘隐痛，喜温喜按，食后胀满痞闷，纳呆，便溏，神疲乏力，舌质淡红，苔薄白，脉沉细	健脾益气，温中和胃	四君子汤
脾胃湿热证	胃脘灼热胀痛，嘈杂，脘腹痞闷，口干口苦，渴不欲饮，身重肢倦，尿黄，舌质红，苔黄腻，脉滑	清利湿热，醒脾化浊	三仁汤
胃阴不足证	胃脘隐隐作痛，嘈杂，口干咽燥，五心烦热，大便干结，舌红少津，脉细	养阴益胃，和中止痛	益胃汤
胃络瘀阻证	胃脘疼痛如针刺，痛有定处、拒按，入夜尤甚，或有便血，舌暗红或紫暗，脉弦涩	化瘀通络，和胃止痛	失笑散合丹参饮

易混考点解析

中西医结合内科学急性胃炎、慢性胃炎与儿科学胃炎的证治比较

急性胃炎（内科）		慢性胃炎（内科）		胃炎（儿科）	
证型	方药	证型	方药	证型	方药
肝气犯胃证	柴胡疏肝散	肝胃不和证	柴胡疏肝散	肝气犯胃证	柴胡疏肝散
湿热中阻证	清中汤	脾胃湿热证	三仁汤	湿热中阻证	黄连温胆汤
胃络瘀阻证	失笑散合丹参饮	胃络瘀阻证	失笑散合丹参饮	—	—
胃阴不足证	一贯煎合芍药甘草汤	胃阴不足证	益胃汤	胃阴不足证	益胃汤

急性胃炎（内科）		慢性胃炎（内科）		胃炎（儿科）	
证型	方药	证型	方药	证型	方药
脾胃虚寒证	黄芪建中汤	脾胃虚弱证	四君子汤	脾胃虚寒证	黄芪建中汤
寒邪客胃证	香苏散合良附丸	—	—	寒邪犯胃证	香苏散合良附丸
饮食伤胃证	保和丸	—	—	乳食积滞证	伤食用保和丸；伤乳用消乳丸

细目三　消化性溃疡

消化性溃疡是指以胃肠道黏膜被胃酸和胃蛋白酶消化为基本因素的慢性溃疡。溃疡的黏膜坏死缺损超过黏膜肌层而有别于糜烂，分为胃溃疡（GU）与十二指肠溃疡（DU）两大类。主要表现为节律性上腹痛，周期性发作，伴有中上腹饱胀、嗳气、反酸等。本病可归属于中医学"胃脘痛""反酸"等范畴。

1. 西医病因病理

（1）病因：幽门螺杆菌（HP）感染和服用非甾体抗炎药是最常见的病因。

（2）病理：DU 多发生于十二指肠球部，前壁较常见，偶有发于球部以下者，称为球后溃疡；GU 以胃角和胃窦小弯常见。溃疡一般为单发，也可多发，在胃或十二指肠发生两个或两个以上溃疡称为多发性溃疡。溃疡直径一般小于 10mm，GU 稍大于 DU，偶可见到 > 20mm 的巨大溃疡。溃疡典型形状呈圆形或椭圆形，边缘光整，底部洁净，覆有灰白色或灰黄色纤维渗出物。

2. 中医病因病机　本病病位在胃，与肝、脾关系密切，是以脾胃虚弱为本，气滞、寒凝、热郁、湿阻、血瘀为标的虚实夹杂之证。基本病机为胃气阻滞，胃失和降，不通则痛。

3. 临床表现与并发症

（1）临床表现：典型消化性溃疡的临床特点是慢性反复发作过程、周期性发作和节律性发作。

1）症状：周期性、节律性上腹痛为主要症状。

①性质：多为灼痛，或钝痛、胀痛、剧痛和（或）饥饿样不适感。

②部位：多位于上腹，可偏左或偏右。

③典型节律性：DU 空腹痛和（或）午夜痛，腹痛多于进食或服用抗酸药后缓解；GU 患者也可发生规律性疼痛，但多于餐后痛，偶有夜间痛。

2）体征：溃疡活动时上腹部可有局限性压痛，缓解期无明显体征。

3）特殊类型：①复合性溃疡。②幽门管溃疡。③球后溃疡。④巨大溃疡。⑤老年人消化性溃疡。⑥无症状性溃疡。

（2）并发症：包括出血、穿孔、幽门梗阻和癌变，其中出血最常见。

4. 实验室检查及其他检查

（1）胃镜检查：是消化性溃疡最直接的诊断方法。溃疡通常呈圆形、椭圆形或线形，边缘光整，底部覆有灰黄色或灰白色渗出物，周围黏膜充血、水肿，可见皱襞向溃疡集中。

（2）X 线钡餐检查：X 线发现龛影是消化性溃疡的直接征象，有确诊价值。

（3）幽门螺杆菌检测：常规检查项目，快速尿素酶试验为首选方法。^{13}C 或 ^{14}C 尿素呼气试验敏感且特异性高，无须胃镜检查，可用于根除治疗后复查的首选。

（4）胃液分析和血清胃泌素测定：有助于胃泌素瘤的鉴别诊断。

5. 诊断与鉴别诊断

（1）诊断要点

1）长期反复发生的周期性、节律性、慢性上腹部疼痛，应用制酸药物可缓解。

2）上腹部可有局限深压痛。

3）X 线钡餐造影见溃疡龛影，有确诊价值。

4）内镜检查见到活动期溃疡，可确诊。

（2）鉴别诊断

1）胃癌：一般多为持续疼痛，制酸药效果不佳；大便隐血试验持续阳性。X线、内镜和病理组织学检查对鉴别意义大。

2）胃泌素瘤：其特点为多发性溃疡、不典型部位溃疡、难治、易穿孔和（或）出血。血清胃泌素常＞500pg/mL；超声、CT等检查有助于病位诊断。

3）功能性消化不良：多发于年轻女性。X线和胃镜检查正常或只有轻度胃炎；胃排空试验可见胃蠕动下降。

4）慢性胆囊炎和胆石症：疼痛位于右上腹，多在进食油腻后加重，并放射至背部，可伴发热、黄疸、墨菲征阳性。胆囊B超和逆行胆道造影有助于鉴别。

6. 西医治疗

（1）一般治疗：生活规律，避免过度劳累，精神放松，定时定量进餐，忌辛辣食物，戒烟，避免服用对胃肠黏膜有损害的药物。

（2）根除幽门螺杆菌：多主张联合用药，目前推荐方案有三联疗法和四联疗法。四联疗法为质子泵抑制剂与铋剂合用，再加上任意两种抗生素。

根除幽门螺杆菌的常用三联疗法

PPI或胶体铋剂（选择一种）	抗菌药物
奥美拉唑 40mg/d	克拉霉素 1000mg/d
兰索拉唑 60mg/d	阿莫西林 2000mg/d
枸橼酸铋钾（胶体次枸橼酸铋）480mg/d	甲硝唑 800mg/d
上述药物分2次服用，疗程7天	

（3）抗酸药物治疗：①H₂受体拮抗剂：西咪替丁、雷尼替丁、法莫替丁等。②质子泵抑制剂：是治疗消化性溃疡的首选药物，如奥美拉唑、兰索拉唑、潘托拉唑等。

（4）保护胃黏膜：硫糖铝、胶体次枸橼酸铋和前列腺素类药物。

（5）非甾体抗炎药相关溃疡：暂停或减少非甾体抗炎药的剂量，再按上述方案治疗。

（6）治疗方案及疗程：抑酸药物的疗程通常为4～6周，DU为4周，GU为6～8周。根除幽门螺杆菌所需的1～2周，可重叠在疗程内，也可结束后进行。

（7）外科手术指征：①大出血经药物、胃镜、血管介入治疗无效。②急性穿孔、慢性穿透性溃疡。③器质性幽门梗阻。④GU疑有癌变。

7. 中医辨证论治

证型	辨证要点	治法	方药
肝胃不和证	胃脘胀痛，痛引两胁，情志不遂而诱发或加重，嗳气，泛酸，口苦，舌淡红，苔薄白，脉弦	疏肝理气，健脾和胃	柴胡疏肝散合五磨饮子
脾胃虚寒证	胃痛隐隐，喜温喜按，畏寒肢冷，泛吐清水，腹胀便溏，舌淡胖边有齿痕，苔白，脉迟缓	温中散寒，健脾和胃	黄芪建中汤
胃阴不足证	胃脘隐痛，似饥而不欲食，口干而不欲饮，纳差，干呕，手足心热，大便干，舌红少津少苔，脉细数	健脾养阴，益胃止痛	益胃汤加味
肝胃郁热证	胃脘灼热疼痛，胸胁胀满，泛酸，口苦口干，烦躁易怒，大便秘结，舌红，苔黄，脉弦数	清胃泄热，疏肝理气	化肝煎合左金丸
瘀血停胃证	胃痛如刺，痛处固定，肢冷，汗出，有呕血或黑便，舌质紫暗或有瘀斑，脉涩	活血化瘀，通络和胃	失笑散合丹参饮

易混考点解析

慢性胃炎和消化性溃疡的证治比较

慢性胃炎		消化性溃疡	
证型	方药	证型	方药
肝胃不和证	柴胡疏肝散	肝胃不和证	柴胡疏肝散合五磨饮子
脾胃虚弱证	四君子汤	脾胃虚寒证	黄芪建中汤
脾胃湿热证	三仁汤	肝胃郁热证	化肝煎合左金丸
胃阴不足证	益胃汤	胃阴不足证	益胃汤加味
胃络瘀阻证	失笑散合丹参饮	瘀血停胃证	失效散合丹参饮

细目四　胃癌

胃癌或胃腺癌，是指发生于胃黏膜上皮的恶性肿瘤。早期无特异性症状，进展期胃癌最早出现的症状是上腹痛，可伴有早饱、胃纳差和体重减轻。本病归属于中医学"胃痛""反胃""积聚"等范畴。

1. 西医病因病理与转移途径

（1）病因：目前认为胃癌的病因是幽门螺杆菌感染、环境因素和遗传因素协同作用的结果。

癌前期变化包括：①慢性萎缩性胃炎。②慢性胃溃疡。③胃息肉。④残胃炎。⑤巨大黏膜皱襞症。

（2）病理

1）胃癌的发生部位：胃癌可发生于胃的任何部位，半数以上发生于胃窦部、胃小弯及前后壁，其次在贲门部，胃体区相对较少。

2）大体形态分型

①早期胃癌：指病灶局限且深度不超过黏膜下层的胃癌，而不论有无淋巴结转移。

②进展期胃癌：指胃癌深度超过黏膜下层，侵及肌层者称中期胃癌；侵及浆膜或浆膜外者称晚期胃癌。

3）组织学分型

①根据分化程度：①高分化。②中分化。③低分化。

②根据腺体的形成及黏液分泌能力：①管状腺癌（胃癌以腺癌为主）。②黏液腺癌。③髓样癌。④弥散型癌。

（3）转移途径

1）直接蔓延：直接蔓延至食管、肝、脾、胰等相邻器官。

2）淋巴结转移：是最早、最常见的转移方式，通过淋巴管转移到局部（胃旁）及远处淋巴结，如转移至左锁骨上时称为 Virchow 淋巴结。

3）血行转移：最常转移到肝，其次是肺、腹膜及肾上腺。

4）腹腔内种植：侵及浆膜层脱落入腹腔，种植于肠壁和盆腔。

2. 中医病因病机　病位在胃，与肝、脾、肾等脏关系密切。病机总属本虚标实，本虚以胃阴亏虚、脾胃虚寒和脾肾阳虚为主；标实为痰瘀互结。

3. 临床表现

（1）症状：早期胃癌多无症状或有非特异性消化不良症状；进展期胃癌最早出现的症状是上腹痛；发生并发症或转移时可见吞咽困难、幽门梗阻、上消化道出血、转移受累器官症状。

（2）体征：早期胃癌可无任何体征，中晚期癌的体征中以上腹压痛最为常见。胃癌晚期或转移可有以下体征，如肝脏肿大、质坚、表面不规则，黄疸，腹水，左锁骨上淋巴结肿大。胃癌的伴癌综合征包括血栓性静脉炎、黑棘病和皮肌炎等。

（3）并发症：出血、梗阻、穿孔。

4. 实验室检查及其他检查

（1）X 线钡餐检查：局部胃壁僵硬、皱襞中断，蠕动波消失，凸入胃腔内的充盈缺损，恶性溃疡直径多大于 2.5cm，边缘不整齐，可示半月征、环堤征。

（2）内镜检查：胃镜结合黏膜活检是诊断胃癌最可靠的手段。

1）早期胃癌：①Ⅰ型（息肉样型）。②Ⅱ型（浅表型）：本型最常见。Ⅱa型（浅表隆起型）、Ⅱb型（浅表平坦型）、Ⅱc型（浅表凹陷型）。③Ⅲ型（溃疡型）。

2）进展期胃癌：①隆起型（Ⅰ型）。②溃疡型（Ⅱ型）。③溃疡浸润型（Ⅲ型）：最常见。④弥漫浸润型（Ⅳ型）。

5. 诊断与鉴别诊断

（1）诊断：凡有下列情况者，应高度警惕，并及时行胃肠钡餐 X 线检查、胃镜和活组织病理检查。

1）40 岁以后开始出现中上腹不适或疼痛，无明显节律性并伴明显食欲不振和消瘦者。

2）胃溃疡患者，经严格内科治疗而症状仍无好转者。

3）慢性萎缩性胃炎伴有肠上皮化生及轻度不典型增生，经内科治疗无效者。

4）X 线检查显示胃息肉＞2cm 者。

5）中年以上患者，出现不明原因贫血、消瘦和粪便隐血持续阳性者。

6）胃大部切除术后 10 年以上者。

（2）鉴别诊断

1）胃溃疡：长期反复发生的周期性、节律性、慢性上腹部疼痛，应用制酸药物可缓解。X 线钡餐造影见溃疡龛影，胃镜和活组织病理检查可鉴别。

2）慢性萎缩性胃炎：患者有上腹饱胀不适、恶心、食欲不振等消化不良症状，但腹部无肿块，无淋巴结肿大，大便隐血试验阴性，依靠 X 线钡餐造影、胃镜和活组织病理检查可鉴别。

6. 西医治疗

（1）手术治疗：手术治疗是目前能达到治愈的主要治疗方法。

（2）内镜治疗：早期胃癌患者如有全身性疾病不宜做手术可采用内镜治疗术。

（3）化学治疗

1）目的：①使病灶局限，以提高手术切除率。②减少术中肿瘤癌细胞播散、种植的机会。③根治术后辅助化疗，以消灭可能存在的残留病灶，防治转移和复发。④姑息性手术治疗后，可控制病情发展，延长生存期。

2）常用药物：氟尿嘧啶（5-FU）是胃癌化学治疗的基础药物。

7. 中医辨证论治

证型	辨证要点	治法	方药
痰气交阻证	胸膈或胃脘满闷作胀或痛，胃纳减退，厌食肉食，或有吞咽梗噎不顺，呕吐痰涎，苔白腻，脉弦滑	理气化痰，消食散结	启膈散
肝胃不和证	胃脘痞满，时时作痛，窜及两胁，嗳气频繁或进食发噎，舌质红，苔薄白或薄黄，脉弦	疏肝和胃，降逆止痛	柴胡疏肝散
脾胃虚寒证	胃脘隐痛，绵绵不断，喜按喜暖，食生冷痛剧，进热食则舒，时呕清水，大便溏薄，或朝食暮吐，暮食朝吐，面色无华，神疲肢凉，舌淡而胖，有齿痕，苔白滑润，脉沉细或沉缓	温中散寒，健脾益气	理中汤合四君子汤
胃热伤阴证	胃脘嘈杂灼热，痞满吞酸，食后痛胀，口干喜冷饮，五心烦热，便结尿赤，舌质红绛，舌苔黄糙或剥苔、无苔，脉细数	清热和胃，养阴润燥	玉女煎
瘀毒内阻证	脘痛剧烈或向后背放射，痛处固定、拒按，上腹肿块，肌肤甲错，眼眶暗黑，舌质紫暗或瘀斑，舌下脉络紫胀，脉弦涩	理气活血，软坚消积	膈下逐瘀汤

续表

证型	辨证要点	治法	方药
痰湿阻胃证	脘膈痞闷，呕吐痰涎，进食发噎不利，口淡纳呆，大便时结时溏，舌体胖大有齿痕，苔白厚腻，脉滑	燥湿健脾，消痰和胃	开郁二陈汤
气血两虚证	神疲乏力，面色无华，少气懒言，动则气促，自汗，消瘦，舌苔薄白，舌质淡白，舌边有齿痕，脉沉细无力或虚大无力	益气养血，健脾和营	八珍汤

易混考点解析

中西医结合内科学与外科学胃癌的证治比较

胃癌（内科）		胃癌（外科）	
证型	方药	证型	方药
痰气交阻证	启膈散	—	—
肝胃不和证	柴胡疏肝散	肝胃不和证	逍遥散合旋覆代赭汤
脾胃虚寒证	理中汤合四君子汤	脾胃虚寒证	附子理中汤
胃热伤阴证	玉女煎	胃热伤阴证	竹叶石膏汤合玉女煎
瘀毒内阻证	膈下逐瘀汤	瘀毒内阻证	失笑散合膈下逐瘀汤
痰湿阻胃证	开郁二陈汤	脾虚痰湿证	参苓白术散合二陈汤
气血两虚证	八珍汤	气血双亏证	十全大补汤

细目五　肝硬化

肝硬化是一种由多种病因引起的慢性肝病，以肝细胞广泛变性坏死，纤维组织弥漫性增生，再生结节形成导致肝小叶结构破坏和假小叶形成为特征的疾病。本病可归属于中医学"单腹胀""鼓胀"等范畴。

1.西医病因与发病机制

（1）病因：我国以病毒性肝炎所致的肝硬化为主，西方国家以慢性酒精中毒多见。①病毒性肝炎：主要为乙型肝炎病毒感染。②慢性酒精中毒。③非酒精性脂肪性肝炎。④胆汁淤积。⑤肝脏淤血。⑥其他（遗传代谢性疾病，工业毒物或药物中毒性、自身免疫性慢性肝炎致肝硬化，血吸虫病性肝硬化，隐源性肝硬化）。

（2）发病机制：肝细胞广泛变性、坏死，肝小叶纤维支架塌陷→再生结节→假小叶→肝硬化。

2.中医病因病机　基本病机为肝、脾、肾三脏功能失调，气滞、血瘀、水停腹中。病机特点为本虚标实。

3.临床表现与并发症

（1）肝功能代偿期：临床症状较轻，且缺乏特异性，体征多不明显，可有肝大及质地改变，部分有脾肿大、肝掌和蜘蛛痣。肝功能正常或有轻度异常。

（2）肝功能失代偿期

1）肝功能减退的临床表现

①全身症状：一般情况与营养状况较差，消瘦乏力，精神不振，严重者卧床不起，皮肤粗糙，面色晦暗、黝黑，呈肝病面容；部分患者有不规则低热和黄疸。

②消化道症状：常见食欲减退、厌食、勉强进食后上腹饱胀不适、恶心呕吐、腹泻等。上述症状的产生与胃肠道淤血、水肿、炎症，消化吸收障碍，肠道菌群失调有关。

③出血倾向及贫血。

④内分泌紊乱：雄、雌激素平衡失调，男性患者常有性欲减退、睾丸萎缩、毛发脱落及乳房发育等；

女性患者有月经不调、闭经、不孕等。此外，还有蜘蛛痣及肝掌、面部黧黑。

2）门静脉高压症的临床表现

①脾肿大。

②侧支循环的建立和开放：食管下段与胃底静脉曲张、腹壁静脉曲张、痔静脉曲张。

③腹水：是肝硬化代偿功能减退最突出的体征。

（3）并发症：①上消化道出血：是肝硬化最常见的并发症。②肝性脑病：是肝硬化最严重的并发症，亦是最常见的死亡原因。③感染：自发性腹膜炎是常见且严重的并发症。④原发性肝癌：肝硬化易并发肝癌。⑤肝肾综合征：其临床特征为自发性少尿或无尿、氮质血症、稀释性低钠血症和低尿钠。⑥电解质和酸碱平衡紊乱：低钠血症、低钾低氯血症与代谢性碱中毒。

4. 实验室检查及其他检查

（1）血常规：失代偿期有不同程度的贫血。脾功能亢进时，白细胞及血小板计数均见减少，后者减少尤为明显。

（2）尿常规：失代偿期有时可有蛋白尿、管型和血尿。有黄疸时可出现胆红素升高，并有尿胆原增加。

（3）肝功能试验：①血清酶学：转氨酶升高。②蛋白质代谢：白蛋白与球蛋白比值（A/G）降低或倒置。③凝血酶原时间：肝功能代偿期多正常，失代偿期则有不同程度延长。④胆红素代谢：失代偿期血清胆红素半数以上升高。

（4）腹水检查：腹水呈淡黄色漏出液，外观透明。

（5）影像学检查

1）X 线检查：食管静脉曲张时，呈虫蚀状或蚯蚓状充盈缺损，以及纵行黏膜皱襞增宽。

2）CT 和 MRI 检查：早期肝大，晚期缩小，肝左、右叶比例失调。

3）超声检查：B 型超声检查可显示肝大小、外形改变和脾肿大。

（6）内镜检查：纤维胃镜可直接观察食管与胃底静脉曲张的程度与范围。

（7）腹腔镜检查：可直接观察肝脏表面、色泽、边缘及脾脏情况，并可在直视下进行有选择性的穿刺活检。

（8）肝活组织检查：有确诊价值，尤其适用于代偿期肝硬化的早期诊断。

5. 诊断与鉴别诊断

（1）肝硬化诊断依据

1）主要指征：①内镜或食管吞钡 X 线检查发现食管静脉曲张。②B 超提示肝回声明显增强、不均、光点粗大；或肝表面欠光滑，凹凸不平或呈锯齿状；或门静脉内径＞ 13mm；或脾脏增大，脾静脉内径＞ 8mm。③腹水伴腹壁静脉怒张。④CT 显示肝外缘结节状隆起，肝裂扩大，尾叶 / 右叶比例＞ 0.05，脾大。⑤腹腔镜或肝穿刺活组织检查诊为肝硬化。

以上除⑤外，其他任何一项结合次要指征，可以确诊。

2）次要指征：①化验：一般肝功能异常（A/G 倒置、蛋白电泳 A 降低、γ-GT 升高、血清胆红素升高、凝血酶原时间延长等），或 HA、P Ⅲ P、MAO、ADA、LN 增高。②体征：肝病面容（脸色晦暗无华），可见多个蜘蛛痣，色暗，肝掌，黄疸，下肢水肿，肝脏质地偏硬，脾大，男性乳房发育。以上化验及体征所列，不必悉具。

（2）病因诊断依据

1）肝炎后肝硬化：病毒性肝炎标志物均有助于鉴别诊断，或有明确重症肝炎史。

2）酒精性肝硬化：需有长期大量嗜酒史（每天 80g，10 年以上）。

3）血吸虫性肝纤维化：需有慢性血吸虫病史。

4）其他病因引起的肝硬化。

（3）鉴别诊断

1）肝脾肿大：与血液病、代谢性疾病的肝脾肿大相鉴别，必要时做肝活检。

2）腹腔积液。

3）肝硬化并发症。

6. 西医治疗

（1）一般治疗：①休息。②饮食调节。③支持治疗。

（2）药物治疗：①保护肝细胞的药物，如水飞蓟素等。②维生素类药物。③慎用损伤肝脏药物，避免不必要、疗效不明确的药物，减轻肝脏负担。④肝硬化应酌情抗病毒治疗。

（3）腹水的治疗：①限制钠、水的摄入。②利尿剂。③提高血浆胶体渗透压。④放腹水同时补充白蛋白。⑤腹水浓缩回输。⑥手术治疗。

（4）并发症的治疗

1）上消化道出血（略）。

2）肝性脑病：主要是减少氨的来源，减少氨产生，增加氨排出，调节水、电解质平衡。

3）肝肾综合征：①早期预防和消除诱发肝肾衰竭的因素。②避免使用损害肾脏的药物。③静脉输入右旋糖酐、白蛋白或浓缩腹水回输，提高有效循环血容量，改善肾血流。④使用血管活性药物，能改善血流量，增加肾小球滤过率，降低肾小管阻力。

4）自发性腹膜炎：一旦诊断成立，应早期、联合、足量的抗感染药物治疗。

7. 中医辨证论治

证型	辨证要点	治法	方药
气滞湿阻证	腹大胀满，按之软而不坚，胁下胀痛，饮食减少，食后胀甚，得嗳气或矢气稍减，小便短少，舌苔薄白腻，脉弦	疏肝理气，健脾利湿	柴胡疏肝散合胃苓汤
寒湿困脾证	腹大胀满，按之如囊裹水，甚则颜面微浮，下肢浮肿，怯寒懒动，精神困倦，脘腹痞胀，得热则舒，食少便溏，小便短少，舌苔白滑或白腻，脉缓或沉迟	温中散寒，行气利水	实脾饮
湿热蕴脾证	腹大坚满，脘腹撑急，烦热口苦，渴不欲饮，或有面目肌肤发黄，小便短黄，大便秘结或溏滞不爽，舌红，苔黄腻或灰黑，脉弦滑数	清热利湿，攻下逐水	中满分消丸合茵陈蒿汤
肝脾血瘀证	腹大胀满，脉络怒张，胁腹刺痛，面色晦暗黧黑，胁下癥块，面颈胸壁等处可见红点赤缕，手掌赤痕，口干不欲饮，或大便色黑，舌质紫暗，或有瘀斑，脉细涩	活血化瘀，化气行水	调营饮
脾肾阳虚证	腹大胀满，形如蛙腹，朝宽暮急，神疲怯寒，面色苍黄或㿠白，脘闷纳呆，下肢浮肿，小便短少不利，舌淡胖，苔白滑，脉沉迟无力	温肾补脾，化气利水	附子理中汤合五苓散
肝肾阴虚证	腹大胀满，甚或青筋暴露，面色晦滞，口干舌燥，心烦失眠，牙龈出血，时或鼻衄，小便短少，舌红绛少津，少苔或无苔，脉弦细数	滋养肝肾，化气利水	一贯煎合膈下逐瘀汤

细目六　原发性肝癌

原发性肝癌是指肝细胞或肝内胆管细胞发生的癌肿，是我国常见的恶性肿瘤之一。其死亡率在消化系统恶性肿瘤中列第三位，仅次于胃癌和食管癌。本病归属于中医学"肝积""肥气""鼓胀""癖黄"等范畴。

1. 西医病因病理

（1）病因：①病毒性肝炎（我国慢性病毒性肝炎是原发性肝癌最主要的病因）。②肝硬化。③黄曲霉素。④饮用水污染。⑤遗传因素。⑥其他（如接触化学致癌物、华支睾肝吸虫感染等）。

（2）病理

1）大体形态分型：①块状型：最多见。②结节型。③弥漫型：最少见。④小癌型。

2）细胞分型：①肝细胞型。②胆管细胞型。③混合型。

3）转移途径

①肝内转移：肝癌最早在肝内发生转移。

②肝外转移：a.血行转移：最常见的转移部位是肺。b.淋巴转移：最常转移到肝门淋巴结。c.种植转移少见。

2. 中医病因病机　本病病位主要在肝，易损及脾土。基本病机为正气亏虚，邪毒凝结于内。

3. 临床表现

（1）肝区疼痛：是肝癌最常见的症状，多呈持续性胀痛或钝痛。

（2）肝大：肝呈进行性增大，质地坚硬，表面凹凸不平，有大小不等的结节或巨块，边缘钝而不整齐，常有不同程度的压痛。

（3）黄疸。

（4）肝硬化征象：脾大、腹水、门静脉侧支循环形成等。

（5）全身表现：有进行性消瘦、发热、食欲不振、乏力、营养不良和恶病质等。

（6）转移灶症状：胸腔转移以右侧多见，可有胸水征；骨骼或脊柱转移，可有局部压痛或神经受压症状；颅内转移癌可有神经定位体征。

（7）并发症：①肝性脑病：是最严重的并发症，见于肝癌终末期。②上消化道出血。③肝癌结节破裂出血。④继发性感染。

4. 实验室检查及其他检查

（1）肿瘤标志物检测：甲胎蛋白（AFP）目前仍是原发性肝癌特异性的标志物和主要诊断指标。

（2）超声显像：B型超声显像是目前肝癌筛查的首选检查方法。

（3）CT检查：是目前诊断小肝癌和微小肝癌的最佳方法。

（4）磁共振显像（MRI）：能清楚显示肝细胞癌内部结构特征，对显示子瘤和瘤栓有价值。

（5）肝动脉造影：常用于诊断小肝癌，有一定创伤性，不列为首选。

（6）肝穿刺活检：在超声或CT引导下用细针穿刺病变部位，吸取病变组织进行病理学检查，阳性者即可确诊。

5. 诊断与鉴别诊断

（1）诊断依据

1）非侵入性诊断标准

①影像学标准：两种影像学检查均显示有＞2cm的肝癌特征性占位病变。

②影像学结合AFP标准：一种影像学检查显示有＞2cm的肝癌特征性占位病变，同时伴有AFP≥400μg/L。

2）组织学诊断标准：肝组织学检查证实原发性肝癌。

（2）鉴别诊断：①继发性肝癌：确诊的关键仍在于病理检查和找到肝外原发癌的证据。②肝硬化。③活动性肝病。④肝脓肿。⑤肝非癌性占位性病变。

6. 西医治疗　肝癌早期以手术切除为主，中晚期宜采用包括手术、化疗、介入、中医药、生物免疫调节等综合疗法。①外科治疗：主要是肝切除和肝移植手术。②介入治疗：是肝癌的主要治疗方法，经导管动脉灌注化学治疗和栓塞治疗是应用最多的介入治疗方法。③局部消融治疗。④靶向治疗。

7. 中医辨证论治

证型	辨证要点	治法	方药
气滞血瘀证	两胁胀痛，腹部结块，推之不移，脘腹胀闷，纳呆乏力，嗳气泛酸，大便不实，舌质红或暗红，有瘀斑，苔薄白或薄黄，脉弦或涩	疏肝理气，活血化瘀	逍遥散合桃红四物汤
湿热瘀毒证	胁下结块坚实，痛如锥刺，脘腹胀满，目肤黄染，逐渐加深，面色晦暗，肌肤甲错，或高热烦渴，口苦咽干，小便黄赤，大便干黑，舌质红有瘀斑，苔黄腻，脉弦数或涩	清利湿热，化瘀解毒	茵陈蒿汤合鳖甲煎丸
肝肾阴虚证	腹大胀满，积块膨隆，形体羸瘦，潮热盗汗，头晕耳鸣，腰膝酸软，两胁隐隐作痛，小便短赤，大便干结，舌红少苔或光剥有裂纹，脉弦细或细数	养阴柔肝，软坚散结	滋水清肝饮合鳖甲煎丸

易混考点解析

中西医结合内科学与外科学原发性肝癌的证治比较

原发性肝癌（内科）		原发性肝癌（外科）	
证型	方药	证型	方药
气滞血瘀证	逍遥散合桃红四物汤	气滞血瘀证	小柴胡汤合大黄䗪虫丸
湿热瘀毒证	茵陈蒿汤合鳖甲煎丸	肝胆湿热证	茵陈蒿汤合鳖甲煎丸
肝肾阴虚证	滋水清肝饮合鳖甲煎丸	肝肾阴虚证	青蒿鳖甲汤合一贯煎
—	—	脾虚湿困证	四君子汤合逍遥散

细目七　溃疡性结肠炎

溃疡性结肠炎是一种直肠和结肠慢性非特异性炎症性疾病，病变主要累及大肠黏膜和黏膜下层。主要表现为腹泻、腹痛和黏液脓血便。本病与中医学的"大瘕泄"相似，归属于"泄泻""肠风"等范畴。

1. 西医病因病理

（1）病因：尚未完全明确。大多数学者认为本病的发病既有自身免疫机制的参与，又有遗传因素作为背景，感染和精神因素是诱发因素。

（2）病理：①病变部位：主要位于直肠和乙状结肠，一般局限于大肠黏膜和黏膜下层。②病变特点：弥漫性、连续性。③镜检：可见黏膜及黏膜下层有淋巴细胞、浆细胞、嗜酸及中性粒细胞浸润。

2. 中医病因病机　本病是以脾胃虚弱为本，以湿热蕴结、瘀血阻滞、痰湿停滞为标的本虚标实病证。病初与脾、胃、肠有关，后期涉及肾脏。

3. 临床表现

（1）症状

1）消化系统表现

①腹泻和黏液脓血便：黏液脓血便是本病活动期的重要表现。

②腹痛：有"疼痛→便意→便后缓解"的规律。

2）全身症状：中、重型活动期常有低至中度发热。高热多提示有合并症或为急性暴发型。重症或病情持续活动可出现衰弱、消瘦、贫血、低蛋白血症、水与电解质平衡紊乱等表现。

3）肠外表现

①外周关节炎、结节性红斑、坏疽性脓皮病、巩膜外层炎、前葡萄膜炎、口腔复发性溃疡等，在结肠炎控制或结肠切除后可以缓解或恢复。

②强直性脊柱炎、原发性硬化性胆管炎，以及少见的淀粉样变性等，与溃疡性结肠炎共存，但与溃疡性结肠炎病情变化无关。

（2）体征

1）轻、中型：左下腹有轻压痛，部分病人可触及痉挛或肠壁增厚的乙状结肠或降结肠。

2）重型和暴发型：可有明显鼓肠、腹肌紧张、腹部压痛及反跳痛。

3）急性期或急性发作期：常有低度或中度发热，重者可有高热及心动过速。

4）其他：可有关节、皮肤、眼、口及肝、胆等肠外表现。

（3）临床分型

1）据病程经过分型：①初发型。②慢性复发型。③慢性持续型。④急性暴发型。

2）据病情程度分型：①轻型。②中型。③重型。

3）据病变范围分型：直肠炎、直肠乙状结肠炎、左半结肠炎（结肠脾曲以远）、广泛性结肠炎或全结肠炎（扩展至结肠脾曲以近或全结肠。

4）据病期分型：活动期和缓解期。

4. 实验室检查及其他检查

（1）血液检查：可有轻、中度贫血。重症患者白细胞计数增高。

（2）粪便检查：活动期有黏液脓血便。

（3）纤维结肠镜检查：是最有价值的诊断方法。表现为：①黏膜血管纹理模糊、紊乱，黏膜充血、水肿、易脆、出血及有脓性分泌物附着，亦常见黏膜粗糙，呈细颗粒状。②病变明显处可见弥漫性多发糜烂或溃疡。③慢性病变者可见结肠袋囊变浅、变钝或消失，假息肉及桥形黏膜等。

（4）钡剂灌肠检查：为重要的诊断方法。主要改变为：①黏膜粗乱和（或）颗粒样改变。②肠管边缘呈锯齿状或毛刺样，肠壁有多发性小充盈缺损。③肠管短缩，袋囊消失呈铅管样。

（5）黏膜组织学检查

1）活动期：①固有膜内有弥漫性、慢性炎症细胞及中性粒细胞、嗜酸性粒细胞浸润。②隐窝有急性炎症细胞浸润，尤其是上皮细胞间有中性粒细胞浸润及隐窝炎，甚至形成隐窝脓肿，可有脓肿溃入固有膜。③隐窝上皮增生，杯状细胞减少。④可见黏膜表层糜烂、溃疡形成和肉芽组织增生。

2）缓解期：①中性粒细胞消失，慢性炎症细胞减少。②隐窝大小、形态不规则，排列紊乱。③腺上皮与黏膜肌层间隙增大。④潘氏细胞化生。

（6）免疫学检查：IgG、IgM 可稍有增加，抗结肠黏膜抗体阳性，T 淋巴细胞与 B 淋巴细胞比率降低，血清总补体活性增高。

5. 诊断与鉴别诊断

（1）诊断标准：符合以下 3 条，可诊断为溃疡性结肠炎。

1）具有持续或反复发作的腹泻和黏液血便、腹痛，伴（或不伴）不同程度的全身症状。

2）排除细菌性痢疾、阿米巴痢疾、慢性血吸虫病、肠结核等感染性肠炎及克罗恩病、缺血性肠炎、放射性肠炎等。

3）具有结肠镜检查特征性改变中至少 1 项及黏膜活检或 X 线钡剂灌肠检查征象中至少 1 项。

①结肠镜检查特征：a.黏膜血管纹理模糊、紊乱或消失，黏膜充血、水肿、易脆、出血和有脓性分泌物附着；亦常见黏膜粗糙，呈细颗粒状。b.病变明显处可见弥漫性、多发性糜烂或溃疡。c.缓解期患者可见结肠袋囊变浅、变钝或消失，以及假息肉和桥形黏膜等。

②钡剂灌肠检查征象：a.黏膜粗乱和（或）颗粒样改变。b.肠管边缘呈锯齿状或毛刺样，肠壁有多发性小充盈缺损。③肠管短缩，袋囊消失呈铅管样。

（2）鉴别诊断

1）慢性细菌性痢疾：有急性菌痢病史，粪便分离出痢疾杆菌，结肠镜检查取黏液脓性分泌物培养的阳性率较高，抗菌药物治疗有效。

2）阿米巴肠炎：主要侵及右侧结肠，也可累及左侧。结肠溃疡较深，边缘潜行，溃疡间结肠黏膜正常。粪便或结肠镜溃疡处取活检，可发现阿米巴的包囊或滋养体。抗阿米巴治疗有效。

3）大肠癌：多见于中年之后，肛门指检可触及包块，纤维结肠镜检、X 线钡剂灌肠检查对鉴别有价值。

6. 西医治疗

（1）一般治疗：①休息。②饮食和营养。③心理治疗。

（2）药物治疗

1）活动期处理

①轻型 UC：可选用柳氮磺胺吡啶制剂（简称 SASP）。

②中型 UC：适当加量或改服糖皮质激素，常用泼尼松。

③重型 UC：a.激素：口服泼尼龙。b.抗生素。c.静脉滴注环孢素。d.输血。e.卧床休息。

2）缓解期处理：继续应用氨基水杨酸制剂维持治疗。

（3）手术治疗：主要针对并发症，如完全性肠梗阻、瘘管与脓肿形成、急性穿孔或大量出血等。

7. 中医辨证论治

证型	辨证要点	治法	方药
湿热内蕴证	腹泻，脓血便，里急后重，腹痛灼热，发热，肛门灼热，溲赤，舌红苔黄腻，脉滑数或濡数	清热利湿	白头翁汤加味
脾胃虚弱证	大便时溏时泄，迁延反复，粪便带有黏液或脓血，食少，腹胀，肢体倦怠，神疲懒言，舌质淡胖或边有齿痕，苔薄白，脉细弱或濡缓	健脾渗湿	参苓白术散
脾肾阳虚证	腹泻迁延日久，腹痛喜温喜按，腹胀，腰酸膝软，食少，形寒肢冷，神疲懒言，舌质淡或有齿痕，苔白润，脉沉细或尺弱	健脾温肾止泻	理中丸合四神丸加味
肝郁脾虚证	腹泻前有情绪紧张或抑郁恼怒等诱因，腹痛即泻，泻后痛减，食少，胸胁胀痛，嗳气，神疲懒言，舌质淡，苔白，脉弦或弦细	疏肝健脾	痛泻要方加味
阴血亏虚证	大便秘结或少量脓血便，腹痛隐隐，午后发热，盗汗，五心烦热，头晕眼花，舌红少苔，脉细数	滋阴养血，清热化湿	驻车丸
气滞血瘀证	腹痛，腹泻，泻下不爽，便血色紫暗，胸胁胀满，腹内包块，面色晦暗，肌肤甲错，舌紫或有瘀点，脉弦涩	化瘀通络	膈下逐瘀汤

细目八　上消化道出血

上消化道出血是指屈氏韧带以上的食管、胃、十二指肠和胰、胆等病变引起的出血，以及胃-肠吻合术和空肠病变引起的出血。在短时间内失血超过1000mL或循环血容量的20%称为大出血。主要表现为急性大量出血、呕血、黑粪、血便等并伴有血容量减少引起的急性周围循环障碍。本病可归属于中医学"呕血""黑便""便血"等范畴。

1. 西医病因

（1）上消化道疾病：消化性溃疡是上消化道出血的主要原因。

（2）门脉高压：引起食管-胃底静脉曲张破裂或门脉高压性胃病。

（3）上消化道邻近器官或组织的疾病：①胆道出血。②胰腺疾病累及十二指肠。③主动脉瘤破入食管、胃、十二指肠。④纵隔肿瘤或脓肿破入食管。

（4）全身性疾病：①血管性疾病。②血液病。③尿毒症。④结缔组织病。

（5）应激相关胃黏膜损伤。

2. 中医病因病机　本病病位在胃，与大肠、肝、脾关系密切。本病是以瘀热互结为标，以脾胃虚弱、气血两虚为本的本虚标实病证。

3. 临床表现　①呕血与黑便：呕血与黑便是上消化道出血的特征性表现。②失血性周围循环衰竭。③贫血和血象变化。④发热。⑤氮质血症：大量血液蛋白质的消化产物在肠道被吸收，血中尿素氮浓度可暂时升高，称为肠源性氮质血症。

4. 实验室检查及其他检查（助理不考）

（1）血常规：出血早期血象无明显改变，3～4小时后可出现不同程度的正细胞正色素性贫血。

（2）肾功能检查：氮质血症，一次性出血后可引起BUN开始上升，24小时左右达高峰，4天左右恢复正常。

（3）胃镜检查：为目前诊断上消化道出血病因的首选方法。一般主张在出血后24～48小时内检查，称为急诊胃镜检查。

（4）其他检查：选择性腹腔动脉造影、放射性核素检查、胶囊内镜及小肠镜检查。

5. 诊断与鉴别诊断

（1）上消化道出血诊断的确立：根据呕血、黑便和失血性周围循环衰竭的典型临床表现，呕吐物或粪便隐血试验呈强阳性，血红蛋白浓度、红细胞计数及血细胞比容下降的实验室证据，排除消化道以外的出血因素，即可确立诊断。

（2）出血严重程度的估计和周围循环状态的判断：成人每日消化道出血＞5mL 即可出现粪便隐血试验阳性，每日出血量 50～100mL 可出现黑便，胃内蓄积血量在 250～300mL 可引起呕血。一次出血量＜400mL 时，一般不出现全身症状；出血量达 400～500mL，可出现乏力、心慌等全身症状；短时间内出血量超过 1000mL，可出现周围循环衰竭表现。

（3）出血是否停止的判断：①反复呕血，或黑便次数增多，粪质稀薄，伴肠鸣音亢进。②周围循环衰竭表现经充分补液输血而未见明显改善，或暂时好转而又恶化。③血红蛋白浓度、红细胞计数与血细胞比容持续下降，网织红细胞计数持续升高。④补液与尿量足够的情况下，血尿素氮持续或再次升高。

（4）出血病因鉴别诊断：①慢性、周期性、节律性上腹痛多提示消化性溃疡，特别是出血前疼痛加重，出血后减轻或缓解。②服用非甾体抗炎药等损伤胃黏膜的药物或应激状态，可能为急性糜烂出血性胃炎。③有病毒性肝炎、血吸虫病或酗酒病史，并有肝病与门静脉高压的临床表现者，可能是食管－胃底静脉曲张破裂出血。④中年以上患者近期出现上腹痛，伴有厌食、消瘦者，警惕胃癌。⑤肝功能试验结果异常、血常规白细胞及血小板减少等有助于肝硬化的诊断。

6. 西医治疗（助理不考）

（1）一般急救措施：卧床休息，保持呼吸道通畅，必要时给氧。活动性出血期间禁食。

（2）积极补充血容量：输血量以使血红蛋白达到 70g/L 左右为宜。紧急输血指征：①当改变体位时出现晕厥、血压下降和心率加快，或心率大于 120 次/分或收缩压低于 90mmHg，或较基础血压下降 25%。②失血性休克。③血红蛋白低于 70g/L 或血细胞比容低于 25%。

（3）止血措施

1）食管－胃底静脉曲张破裂出血：①药物止血。②气囊压迫止血。③内镜治疗：可止血且有效防止早期再出血，是目前治疗食管－胃底静脉曲张破裂出血的重要手段。④外科手术或经颈静脉肝内门体静脉分流术。

2）非曲张静脉上消化道大出血：①抑制胃酸分泌：常静脉用 H_2 受体拮抗剂和质子泵抑制剂，以质子泵抑制剂效果好。②内镜治疗。③手术治疗。④介入治疗。

7. 中医辨证论治（助理不考）

证型	辨证要点	治法	方药
胃中积热证	吐血紫暗或咖啡色，甚则鲜红，常混有食物残渣，大便黑如漆，口干喜冷饮，胃脘胀闷灼痛，舌红苔黄，脉滑数	清胃泻火，化瘀止血	泻心汤合十灰散
肝火犯胃证	吐血鲜红或紫暗，口苦目赤，胸胁胀痛，心烦易怒，或有黄疸，舌红苔黄，脉弦数	泻肝清胃，降逆止血	龙胆泻肝汤
脾不统血证	吐血暗淡，大便漆黑稀溏，面色苍白，头晕心悸，神疲乏力，纳少，舌淡红，苔薄白，脉细弱	益气健脾，养血止血	归脾汤
气随血脱证	吐血倾盆盈碗，大便溏黑甚则紫暗，面色苍白，大汗淋漓，四肢厥冷，眩晕心悸，烦躁口干，神志恍惚，昏迷，舌淡红，脉细数无力或脉微细	益气摄血，回阳固脱	独参汤或四味回阳饮

第四单元　泌尿系统疾病

细目一　慢性肾小球肾炎

慢性肾小球肾炎是由多种原因引起的、不同病理类型组成的原发于肾小球的一组疾病。该组疾病起病方式各异、病情迁延、病变进展缓慢、病程绵长，并以蛋白尿、血尿、水肿及高血压为其基本临床表现，常伴有不同程度的肾功能损害。本病以青壮年男性居多，与中医学的"石水"相似，可归属于"水肿""虚劳""腰痛""尿血"等范畴。

1. 西医病因病理

（1）病因：急性链球菌感染后肾炎迁延不愈，病程超过 1 年以上者可转为慢性肾炎。其他细菌及病毒（如乙型肝炎病毒等）感染亦可引起慢性肾炎。

（2）病理：双肾一致性的肾小球改变。有系膜增生性肾小球肾炎（包括 IgA 和非 IgA 系膜增生性肾小球肾炎）、膜增生性肾小球肾炎、膜性肾病及局灶性节段性肾小球硬化。

2. 中医病因病机　本病病位在肾，与肺、脾相关。其病理基础在于脏腑的虚损。本病为本虚标实之证，本虚常见肺肾脾气虚、脾肾阳虚、肝肾阴虚和气阴两虚；标实则以湿、瘀、浊为多。

3. 临床表现

（1）症状：早期患者可有疲倦乏力、腰部酸痛、食欲不振等；多数患者有水肿，一般不严重；有的患者无明显临床症状。

（2）体征：①水肿。②高血压。③贫血：轻度贫血；若肾功能损害，可呈中度以上贫血。

4. 实验室检查及其他检查

（1）尿液检查：尿蛋白一般在 1 ～ 3g/d，尿沉渣可见颗粒管型和透明管型。血尿一般较轻或完全没有，但在急性发作期，可出现镜下血尿甚至肉眼血尿。

（2）肾功能检查：肾功能不全时，主要表现为肾小球滤过率（GFR）下降，肌酐清除率（Ccr）降低。

5. 诊断与鉴别诊断

（1）诊断

1）起病缓慢，病情迁延，临床表现可轻可重，或时轻时重。随着病情发展，可有肾功能减退、贫血、电解质紊乱等情况出现。

2）有水肿、高血压、蛋白尿、血尿及管型尿等表现中的一种（如血尿或蛋白尿）或数种。临床表现多种多样，有时可伴有肾病综合征或重度高血压。

3）病程中可有肾炎急性发作，常因感染（如呼吸道感染）诱发，发作时有类似急性肾炎的表现。可自动缓解或病情加重。

（2）鉴别诊断

1）原发性高血压肾损害：多见于中老年患者，高血压病在先，继而出现蛋白尿，且为微量至轻度蛋白尿，镜下可见少量红细胞及管型，肾小管功能损害（尿浓缩功能减退，夜尿增多）早于肾小球功能损害，常伴有高血压的心脑并发症。肾穿刺有助于鉴别。

2）慢性肾盂肾炎：多见于女性患者，有反复尿路感染病史，轻度贫血。若肾功能损害，可呈中度以上贫血。

3）Alport 综合征（遗传性肾炎）：常起病于青少年（多在 10 岁以前）。

4）急性肾小球肾炎：有前驱感染并以急性发作起病的慢性肾炎需与此病相鉴别。

5）继发性肾病：狼疮性肾炎、紫癜性肾炎、糖尿病肾病等继发性肾病均可表现为水肿、蛋白尿等症状，与慢性肾炎表现类似。但继发性肾病通常均存在原发性疾病的临床特征及实验室检查结果。肾脏组织病理检查有助于鉴别。

6. 西医治疗

（1）积极控制高血压和减少尿蛋白

1）治疗原则：①控制血压，即蛋白尿 ≥ 1g/d，血压控制在 125/75mmHg 以下；蛋白尿 < 1g/d，血压控制可放宽到 130/80mmHg 以下。②选择具有延缓肾功能恶化、保护肾功能作用的降血压药物。

2）降压药物选择：①有钠水潴留容量依赖性高血压患者可选用噻嗪类利尿药，如氢氯噻嗪口服；或醛固酮受体阻断剂，螺内酯、依普利酮。②对肾素依赖性高血压应首选 ACEI，如贝那普利；或用 ARB，如氯沙坦或缬沙坦。③心率较快的中、青年患者或合并心绞痛患者，可选用 β 受体阻断剂，如阿替洛尔或美托洛尔。④老年患者，以及合并糖尿病、冠心病患者，选用钙离子拮抗剂，如氨氯地平或硝苯地平控释片。⑤若高血压难以控制，可联合应用降压药。

（2）限制蛋白及磷的摄入量。

（3）血小板解聚药（如双嘧达莫、阿司匹林）。

（4）避免对肾有害的因素。

7. 中医辨证论治

	证型	辨证要点	治法	方药
本证	脾肾气虚证	腰脊酸痛，神疲乏力，或浮肿，纳呆或脘胀，大便溏薄，尿频或夜尿多，舌质淡，有齿痕，苔薄白，脉细	补气健脾益肾	异功散加味
	肺肾气虚证	颜面浮肿或肢体肿胀，疲倦乏力，少语懒言，自汗出，易感冒，腰脊酸痛，面色萎黄，舌淡，苔白，脉细弱	补益肺肾	玉屏风散合金匮肾气丸
	脾肾阳虚证	全身浮肿，面色苍白，畏寒肢冷，腰脊冷痛，神疲，纳少、便溏，遗精、阳痿、早泄，或月经失调，舌质嫩淡胖，边有齿痕，脉沉细或沉迟无力	温补脾肾	附子理中丸或济生肾气丸
	肝肾阴虚证	目睛干涩或视物模糊，头晕耳鸣，五心烦热或手足心热，口干咽燥，腰膝酸痛，遗精，或月经失调，舌红少苔，脉弦细或细数	滋养肝肾	杞菊地黄丸
	气阴两虚证	面色无华，少气乏力，或易感冒，午后低热，或手足心热，腰酸痛，或见浮肿，口干咽燥或咽部暗红，咽痛，舌质红，少苔，脉细或弱	益气养阴	参芪地黄汤
标证	水湿证	颜面或肢体浮肿，舌苔白或白腻，脉缓或沉缓	利水消肿	五苓散合五皮饮
	湿热证	面浮肢肿，身热汗出，口干不欲饮，胸脘痞闷，腹部胀满，纳差，尿黄短少，便溏，舌红，苔黄腻，脉滑数	清热利湿	三仁汤
	血瘀证	面色黧黑或晦暗，腰痛固定或呈刺痛，肌肤甲错，肢体麻木，舌质紫暗或有瘀斑，脉细涩	活血化瘀	血府逐瘀汤
	湿浊证	纳呆，恶心或呕吐，口中黏腻，脘胀或腹胀，身重困倦，浮肿尿少，精神萎靡，舌苔腻，脉沉细或沉缓	健脾化湿泄浊	胃苓汤

细目二 肾病综合征（助理不考）

肾病综合征（NS）为一组常见于肾小球疾病的临床症候群。临床特征为：①大量蛋白尿（≥3.5g/24h）。②低蛋白血症（≤30g/L）。③水肿。④高脂血症。其中"大量蛋白尿"和"低蛋白血症"为 NS 的最基本的特征。本病与中医学中的"肾水"相似，可归属于"水肿""腰痛""虚劳"等范畴。

1. 西医病因与病理生理

（1）病因

1）原发性 NS：①微小病变型肾病。②系膜增生性肾炎。③膜性肾病。④系膜毛细血管性肾炎。⑤肾小球局灶节段性硬化。

2）继发性 NS：糖尿病肾病、肾淀粉样变性、系统性红斑狼疮肾炎、新生物（实体瘤、白血病及淋巴瘤）、药物及感染等。

（2）病理生理

1）蛋白尿：基本病因包括电荷屏障、孔径屏障。

2）低蛋白血症：NS 时尿丢失大量蛋白，原尿中部分白蛋白在近曲小管上皮细胞中被分解，胃肠道水肿时，蛋白质的摄入及吸收能力下降，同时肝脏合成白蛋白的增加程度常不足以代偿尿蛋白的丢失而导致低蛋白血症。

3）水肿：NS 时血浆蛋白浓度及胶体渗透压降低，血管内水分和电解质进入组织间隙而致。

4）高脂血症：NS 患者血浆胆固醇（TC）、甘油三酯（TG）、低和极低密度脂蛋白（LDL 和 VLDL）

浓度增加。

2. 中医病因病机　本病的发病是由脏腑功能失调、水液代谢失常所致。主要表现为肺、脾、肾三脏功能失调，以阴阳气血不足特别是阳气不足为病变之本，以水湿、湿热、风邪、疮毒、瘀血等为病变之标，为虚实夹杂之证。本病病位在肺、脾、肾，以肾为本。

3. 临床表现与并发症　临床常见"三高一低"（高度水肿、大量蛋白尿、高脂血症、低蛋白血症）的经典 NS 症状。

（1）主要症状：水肿，纳差，乏力，肢节酸重，腰痛，甚至胸闷气喘、腹胀膨隆等。

（2）体征：①水肿：患者水肿常渐起，最初多见于踝部，呈凹陷性。晨起时眼睑、面部可见水肿。②高血压：20% ～ 40% 成年 NS 病人有高血压；水肿明显者约半数有高血压。③低蛋白血症与营养不良：毛发稀疏干枯、皮肤苍白、肌肉萎缩等。

（3）并发症：①感染：常见。好发部位依次为呼吸道→泌尿道→皮肤。②血栓栓塞性并发症：以肾静脉血栓最为常见。③急性肾衰竭：少尿、尿钠减少伴血容量不足。④脂肪代谢紊乱：高脂血症可促进血栓栓塞并发症的发生。⑤蛋白质 - 能量营养不良：肌肉萎缩、儿童生长发育障碍。

4. 实验室检查及其他检查

（1）尿常规及 24 小时尿蛋白定量：尿蛋白定性多为（+++ ～ ++++），定量 > 3.5g/24h。

（2）血清蛋白测定：呈现低蛋白血症（血浆白蛋白 ≤ 30g/L）。

（3）血脂测定：血清胆固醇（TC）、甘油三酯（TG）、低和极低密度脂蛋白（LDL 和 VLDL）浓度增加，高密度脂蛋白（HDL）可以增加、正常或减少。

（4）肾功能测定：肾功能多数正常（肾前性氮质血症者除外）或肾小球滤过功能减退。

（5）肾 B 超、双肾 ECT：此项理化检查有助于本病的诊断。

（6）肾活检：是确定肾组织病理类型的唯一手段。

5. 诊断与鉴别诊断

（1）诊断：原发性 NS 的诊断主要依靠排除继发性 NS。

诊断要点：①大量蛋白尿（> 3.5g/24h）。②低蛋白血症（血浆白蛋白 ≤ 30g/L）。③明显水肿。④高脂血症。"大量蛋白尿"和"低蛋白血症"为诊断 NS 的必备条件。

（2）鉴别诊断

1）系统性红斑狼疮性肾炎：面部蝶形红斑最具诊断价值。免疫学检查可见多种自身抗体。

2）过敏性紫癜性肾炎：好发于青少年，有典型的皮肤紫癜，可伴有关节痛、腹痛及黑便，多在皮疹出现后 1 ～ 4 周出现血尿和 / 或蛋白尿。

6. 西医治疗

（1）治疗原则：最好能根据病理类型施治。

（2）一般治疗：①休息。②饮食治疗：应给予正常量 0.8 ～ 1.0g/（kg·d）的优质蛋白饮食；水肿时应低盐（< 3g/d）饮食。

（3）对症治疗

1）利尿消肿

①原则：不宜过快、过猛。

②常用药物：a. 噻嗪类利尿剂：氢氯噻嗪。b. 潴钾利尿剂：与噻嗪类利尿剂合用，常用氨苯蝶啶或醛固酮拮抗剂螺内酯。c. 袢利尿剂：呋塞米（速尿），或布美他尼（丁尿胺）。d. 渗透性利尿剂：不含钠的右旋糖酐 40（低分子右旋糖酐）或淀粉代血浆（706 代血浆）。e. 提高血浆胶体渗透压：血浆或血浆白蛋白等静脉输注。

2）减少尿蛋白：ACEI（如卡托普利）、ARB（如氯沙坦）、长效二氢吡啶类钙拮抗药（如氨氯地平）等。

（4）免疫调节治疗

1）糖皮质激素

①使用原则和方案：a. 起始足量：泼尼松 1 mg/（kg·d）。b. 缓慢减药。c. 长期维持。

②根据患者对糖皮质激素的治疗反应：a. 激素敏感型（用药 8 ～ 12 周 NS 缓解）。b. 激素依赖型（激素减药到一定程度即复发）。c. 激素抵抗型（激素治疗无效）。

2）细胞毒药物：可用于"激素依赖型"或"激素抵抗型"的患者。①环磷酰胺：国内外最常用的细胞毒药物。②环孢素：用于治疗激素及细胞毒药物无效的难治性 NS。③他克莫司：用于难治性 NS。④吗替麦考酚酯：广泛用于肾移植后排异反应，不良反应相对小。

7. 中医辨证论治

证型	辨证要点	治法	方药
风水相搏证	起始眼睑浮肿，继则四肢、全身亦肿，皮肤光泽，按之凹陷易恢复，伴发热、咽痛、咳嗽，小便不利等症，舌苔薄白，脉浮	疏风解表，宣肺利水	越婢加术汤
湿毒浸淫证	眼睑浮肿，延及全身，身发疮痍，恶风发热，小便不利，舌质红，苔薄黄，脉浮数或滑数	宣肺解毒，利湿消肿	麻黄连翘赤小豆汤合五味消毒饮
水湿浸渍证	全身水肿，按之没指，伴有胸闷腹胀，身重困倦，纳呆，泛恶，小便短少，舌苔白腻，脉濡缓	健脾化湿，通阳利水	五皮饮合胃苓汤
湿热内蕴证	浮肿明显，肌肤绷急，腹大胀满，胸闷烦热，口苦、口干、大便干结，小便短赤，舌红苔黄腻，脉沉数或濡数	清热利湿，利水消肿	疏凿饮子
脾虚湿困证	浮肿，按之凹陷不易恢复，腹胀纳少，面色萎黄，神疲乏力，尿少色清，大便或溏，舌质淡，苔白腻或白滑，脉沉缓或沉弱	温运脾阳，利水消肿	实脾饮
肾阳衰微证	面浮身肿，按之凹陷不起，心悸、气促，腰部冷痛酸重，小便量少或增多，形寒神疲，面色灰滞，舌质淡胖，苔白，脉沉细或沉迟无力	温肾助阳，化气行水	济生肾气丸合真武汤

易混考点解析

中西医结合内科学与儿科学肾病综合征的证治比较

肾病综合征（内科）		肾病综合征（儿科）	
证型	方药	证型	方药
风水相搏证	越婢加术汤	肺脾气虚证	防己黄芪汤合五苓散
湿毒浸淫证	麻黄连翘赤小豆汤合五味消毒饮	—	—
水湿浸渍证	五皮饮合胃苓汤	肝肾阴虚证	知柏地黄丸
湿热内蕴证	疏凿饮子	气阴两虚证	六味地黄丸加黄芪
脾虚湿困证	实脾饮	脾肾阳虚证	偏肾阳虚，真武汤合黄芪桂枝五物汤；偏脾阳虚，实脾饮
肾阳衰微证	济生肾气丸合真武汤	—	—

细目三　尿路感染

尿路感染是由各种病原体入侵泌尿系统引起的尿路炎症。细菌是尿路感染中最多见的病原体，其他如病毒、支原体、霉菌及寄生虫等也可以引起尿路感染。女性患者约为男性的 10 倍，尤其以育龄期妇女最为常见。本病归属于中医学"淋证""腰痛""虚劳"等范畴。

1. 西医病因与发病机制

（1）病原体：革兰阴性菌属引起的泌尿系感染约占 75%；阳性菌属约占 25%。革兰阴性菌属中以大肠杆菌最为常见，约占 80%；革兰阳性菌属中以葡萄球菌最为常见。

（2）易感因素：①尿路梗阻。②尿路损伤。③尿路畸形。④女性尿路解剖生理特点：尿道口与肛门接近，尿道直而宽。⑤机体抵抗力下降。⑥遗传因素。

（3）感染途径：①上行感染：为尿路感染的主要途径，常见的病原菌为大肠杆菌。②血行感染：较少见。③直接感染。④淋巴道感染：极为罕见。

2. 中医病因病机　本病病位在肾与膀胱，与肝、脾密切相关。病机为湿热蕴结下焦，肾与膀胱气化不利。本病以肾虚为本，膀胱湿热为标。

3. 临床表现

（1）膀胱炎（下尿路感染）：占尿路感染的60%以上。主要表现为尿频、尿急、尿痛、排尿困难、下腹疼痛等，部分患者迅速出现排尿困难。一般无全身症状，少数患者可有腰痛、发热，体温多在38℃以下。多见于中青年妇女。

（2）肾盂肾炎（上尿路感染）

1）急性肾盂肾炎：育龄期妇女最多见，起病急骤。

①全身症状：高热、寒战、头痛、周身酸痛、恶心、呕吐，体温多在38℃以上，热型多呈弛张热。

②泌尿系统症状：尿频、尿急、尿痛、排尿困难、下腹疼痛、腰痛等，患者多有腰酸痛或钝痛，少数有剧烈的腹部阵发性绞痛，沿输尿管向膀胱方向放射。

③体格检查：肋腰点有压痛，肾区叩击痛。

2）慢性肾盂肾炎：症状不太典型，半数以上有急性肾盂肾炎病史，可间断出现尿频、排尿不适、腰酸痛。

（3）无症状性菌尿：患者无尿路感染症状，尿常规无明显异常，但尿培养有真性细菌。

（4）并发症：①肾乳头坏死。②肾周围脓肿。

4. 实验室检查及其他检查

（1）尿常规检查：可有白细胞尿、血尿、蛋白尿。尿沉渣镜检白细胞＞5/HP 称为白细胞尿。

（2）尿白细胞排泄率：白细胞计数＞3×10^5/h 为阳性，介于（2～3）×10^5/h 为可疑。

（3）尿涂片细菌检查：若每个视野下可见1个或更多细菌，提示尿路感染。

（4）尿细菌培养：中段尿细菌定量培养≥10^5/mL，称为真性菌尿，可确诊尿路感染。

（5）亚硝酸盐还原试验：此法诊断尿路感染的敏感性在70%以上，特异性在90%以上。

（6）血常规检查：急性肾盂肾炎时血白细胞常升高，中性粒细胞增多，核左移。

（7）肾功能检查：慢性肾盂肾炎肾功能受损时可出现肾小球滤过率下降，血肌酐升高等。

5. 诊断与鉴别诊断

（1）尿路感染的诊断

诊断标准：①正规清洁中段尿细菌定量培养，菌落数≥10^5/mL。②清洁离心中段尿沉渣白细胞数＞10/HP，有尿路感染症状。

具备以上①、②两项可以确诊。如无②项，则应再做尿菌计数复查，如仍≥10^5/mL，且两次的细菌相同者，可以确诊。

③做膀胱穿刺尿培养，细菌阳性。④做尿菌培养计数有困难者，可用治疗前清晨清洁中段尿正规方法的离心尿沉渣革兰染色找细菌，细菌＞1个/油镜视野，有尿路感染症状。

具备③、④任一项均可确诊。

⑤尿细菌数在10^4～10^5/mL 者应复查，如仍为10^4～10^5/mL，需结合临床表现来诊断或做膀胱穿刺尿培养来确诊。

（2）尿路感染的定位诊断

1）根据临床表现定位：上尿路感染（急性肾盂肾炎）常有发热、寒战，甚至出现毒血症症状，伴明显腰痛、输尿管点和/或肋脊点压痛、肾区叩击痛等；下尿路感染（膀胱炎）则常以膀胱刺激征为突出表现，一般少有发热、腰痛等。

2）根据实验室检查定位：①膀胱冲洗后尿细菌培养阳性。②尿沉渣镜检有白细胞管型，并排除间质性肾炎、狼疮性肾炎等。③尿 NAG 升高、尿 β_2-MG 升高。④尿渗透压降低。

3）慢性肾盂肾炎的诊断：反复发作的尿频、尿急、尿痛1年以上，多次尿细菌培养为阳性，影像学检查见肾外形不规则或肾盂肾盏变形，并有持续性肾小管功能损害。

（3）尿路感染的鉴别诊断

1）急性发热性疾病：伤寒、流感等均有寒战、高热等，容易与急性肾盂肾炎混淆。通过肾区压痛和叩击痛的症状及尿常规和尿细菌学检查，多可鉴别。

2）肾结核：鉴别要点在于尿细菌学检查。尿结核菌阳性，或结核菌素试验和静脉肾盂造影等有助于诊断。

3）肾小球肾炎：肾盂肾炎尿蛋白定量＜2g/24h；若尿蛋白定量＞3g/24h多为肾小球病变。肾活体组织检查有助于确诊。

4）尿道综合征：有明显的排尿困难、尿频，但无发热等全身症状，血常规检查白细胞计数不升高，亦无真性细菌尿。

6. 西医治疗

（1）一般治疗：休息，多饮水，勤排尿。

（2）抗感染治疗

1）急性膀胱炎

①单剂量疗法：羟氨苄西林3.0g，环丙沙星0.75g，氧氟沙星0.4g，复方新诺明5片（每片含SMZ 0.4g，TMP 0.08g），阿莫西林3.0g。

②3日疗法：磺胺类、喹诺酮类、半合成青霉素或头孢菌素类中任选一种药物，连用3日，约90%的患者可治愈。目前更推荐此法，与单剂量疗法相比，3日疗法更有效。

2）肾盂肾炎

①病情较轻者：常用喹诺酮类如氧氟沙星、环丙沙星。

②严重感染全身中毒症状明显者：常用氨苄西林、头孢噻肟钠、头孢曲松钠、左氧氟沙星。

③无症状性菌尿：一般认为有下述情况者应予治疗：a.妊娠期无症状性菌尿。b.学龄前儿童。c.曾出现有症状感染者。d.肾移植、尿路梗阻及其他尿路有复杂情况者。

7. 中医辨证论治

证型	辨证要点	治法	方药
膀胱湿热证	小便频数，灼热刺痛，色黄赤，小腹拘急胀痛，或腰痛拒按，或见恶寒发热，或见口苦，大便秘结，舌质红，苔薄黄腻，脉滑数	清热利湿通淋	八正散
肝胆郁热证	小便不畅，少腹胀满疼痛，小便灼热刺痛，有时可见血尿，烦躁易怒，口苦口黏，或寒热往来，胸胁苦满，舌质暗红，可见瘀点，脉弦或弦细	疏肝理气，清热通淋	丹栀逍遥散合石韦散
脾肾亏虚，湿热屡犯证	小便淋沥不已，时作时止，每于劳累后发作或加重，尿热，或有尿痛，面色无华，神疲乏力，少气懒言，腰膝酸软，食欲不振，口干不欲饮水，舌质淡，苔薄白，脉沉细	健脾补肾	无比山药丸
肾阴不足，湿热留恋证	小便频数，滞涩疼痛，尿黄赤浑浊，腰膝酸软，手足心热，头晕耳鸣，四肢乏力，口干口渴，舌质红少苔，脉细数	滋阴益肾，清热通淋	知柏地黄丸

易混考点解析

中西医结合内科学尿路感染与妇产科学妊娠尿路感染的证治比较

尿路感染（内科）		尿路感染（妇产科）	
证型	方药	证型	方药
膀胱湿热证	八正散	湿热下注证	五淋散加车前子
—	—	心火偏亢证	导赤散

续表

尿路感染（内科）		尿路感染（妇产科）	
证型	方药	证型	方药
肝胆郁热证	丹栀逍遥散合石韦散	—	—
脾肾亏虚，湿热屡犯证	无比山药丸	—	-
肾阴不足，湿热留恋证	知柏地黄丸	阴虚火旺证	知柏地黄丸

细目四　急性肾损伤

急性肾损伤（AKI）是由于各种原因使肾脏排泄功能在短期内（数小时或数天）迅速减退，氮质废物堆积，水、电解质、酸碱平衡失调，血肌酐和血尿素氮呈进行性升高的一种临床综合征。本病归属于中医学"癃闭""关格"等范畴。

1. 西医病因与发病机制

（1）病因：①肾前性急性肾损伤：血容量减少、有效动脉血容量减少和肾内血流动力学改变等。②肾性急性肾损伤：肾缺血或肾毒性物质损伤肾小管上皮细胞。③肾后性急性肾损伤：特征是急性尿路梗阻。

（2）发病机制：①肾小管损伤。②肾小管上皮细胞代谢障碍。③肾血流动力学变化。④缺血再灌注损伤。⑤表皮生长因子。⑥炎症因子的参与。

2. 中医病因病机　本病病位在肾，涉及肺、脾（胃）、三焦、膀胱。病机主要为肾失气化，水湿浊瘀不能排出体外。

3. 临床表现

（1）少尿期：在短时间内尿量明显减少，可出现恶心呕吐、腹胀腹泻、消化道出血、高血压、心力衰竭、意识障碍、抽搐昏迷、严重的酸中毒和电解质异常。此期一般持续 7 ～ 14 天，典型的为 7 ～ 14 天，但也可短至几天，长至 4 ～ 6 周。许多患者可出现少尿（< 400mL/d）。

（2）多尿期：急性肾损伤病人尿量超过 400mL 时，则由少尿期进入多尿期，此期通常持续 1 ～ 3 周。

（3）恢复期：肾小球滤过率逐渐恢复正常或接近正常范围。肾小管上皮细胞功能的恢复相对延迟。少数患者可最终遗留不同程度的肾脏结构和功能缺陷。

4. 实验室检查及其他检查

（1）肾功能：①血尿素氮：进行性升高。血肌酐每日上升 44.2 ～ 176.8μmol/L。②电解质紊乱：少尿期可出现高钾血症。③酸碱平衡紊乱：可出现酸中毒、二氧化碳结合力下降。

（2）尿常规：尿呈等张，蛋白尿（常为 + ～ ++），尿沉渣常有颗粒管型、上皮细胞碎片、红细胞和白细胞。

（3）尿渗量：尿渗量 < 350mOsm/kgH$_2$O。

（4）滤过钠排泄分数（FE$_{Na}$）：急性肾小管坏死及肾后性急性肾损伤时多 > 1%；肾前性急性肾损伤、急性肾小球肾炎和血管炎时 < 1%。

（5）肾衰指数（RFI）：一般认为，肾前性急性肾损伤 < 1，急性肾小管坏死时多见 > 1。

（6）影像学检查：双肾超声显像可用于与慢性肾衰竭相鉴别。

（7）肾穿刺活检：可明确肾实质性急性肾损伤的病因。

5. 诊断与鉴别诊断

（1）诊断：符合下列情况之一即可诊断 AKI：① 48 小时内 Scr 升高超过 26.5μmol/L（0.3mg/dL）。② Scr 升高超过基线 1.5 倍——确认或推测 7 天内发生。③尿量 < 0.5mL/（kg·h），且持续 6 小时以上。单用尿量作为判断标准时，需要除外尿路梗阻及其他导致尿量减少的原因。

（2）鉴别诊断

1）慢性肾衰竭：慢性肾衰竭可从存在双侧肾缩小、贫血、尿毒症面容、肾性骨病和神经病变等得到提示。

2）肾前性少尿：发病前有容量不足、体液丢失等病史，体检发现皮肤和黏膜干燥、低血压、颈静脉充盈不明显者，应首先考虑肾前性少尿。

3）肾后性尿路梗阻：有结石、肿瘤或前列腺肥大病史患者，突发完全无尿或间歇性无尿。肾绞痛，胁腹或下腹部疼痛，肾区叩击痛阳性。如膀胱出口处梗阻，则膀胱区因积尿而膨胀，叩诊呈浊音提示存在尿路梗阻的可能。

6. 西医治疗

（1）纠正可逆因素。

（2）营养支持。

（3）积极控制感染。

（4）维持水、电解质和酸碱平衡。

（5）特殊药物：①利尿剂：呋塞米（速尿），注意利尿药只应用于急性肾损伤少尿期。②钙拮抗药：硝苯地平口服，应用于缺血性急性肾损伤早期。

（6）透析疗法：出现下列指征的急性肾损伤患者，应考虑进行急诊透析：①少尿或无尿 2 天。②尿毒症症状明显。③肌酐清除率较正常下降超过 50%，或血尿素氮升达 21mmol/L，血肌酐升达 442μmol/L。④血钾超过 6.5mmol/L。⑤代谢性酸中毒，$CO_2CP \leq 13mmol/L$。⑥脑水肿、肺水肿或充血性心力衰竭。

细目五　慢性肾衰竭

慢性肾衰竭（CRF）是常见的临床综合征。它是在各种原发性或继发性慢性肾脏病的基础上，缓慢地出现肾功能减退而致衰竭。临床以代谢产物和毒素潴留，水、电解质和酸碱平衡紊乱，以及某些内分泌功能异常等表现为特征。本病归属于中医学"癃闭""关格""溺毒""肾劳"等范畴。

1. 西医病因与发病机制

（1）病因：①糖尿病肾病。②高血压肾小动脉硬化。③原发性与继发性肾小球肾炎。④肾小管间质病变（慢性肾盂肾炎、慢性尿酸性肾病、梗阻性肾病、药物性肾病等）。⑤肾血管病变。⑥遗传性肾病（如多囊肾、遗传性肾炎）。在发达国家，糖尿病肾病、高血压肾小动脉硬化、原发性肾小球肾炎是导致慢性肾衰竭的前三位病因。

（2）发病机制

1）慢性肾衰竭进展的发病机制：①肾单位高滤过。②肾单位高代谢。③肾组织上皮细胞表型转化。④血管紧张素Ⅱ（AngⅡ）促进血压升高并诱导细胞增生等。⑤细胞因子–生长因子促进细胞外基质增多。⑥蛋白尿可引起肾小管损害、间质炎症及纤维化。⑦细胞凋亡，肾脏固有细胞减少。

2）尿毒症症状的发生机制：①尿毒症毒素的作用。②体液因子如红细胞生成素（EPO）、骨化三醇的缺乏，可分别引起肾性贫血和肾性骨病。③营养素如蛋白质和某些氨基酸的缺乏等可引起营养不良、消化道症状、免疫功能降低等。

2. 中医病因病机　本病病位主要在肾，涉及肺、脾（胃）、肝等脏腑。其基本病机是肾元虚衰，湿浊内蕴，为本虚标实之证。本虚以肾元亏虚为主；标实为水气、湿浊、湿热、血瘀、肝风。

3. 临床表现

（1）水、电解质代谢紊乱

1）代谢性酸中毒：食欲不振、呕吐、虚弱无力、呼吸深长等。

2）水钠代谢紊乱：表现为不同程度的皮下水肿和／或体腔积液，易出现血压升高、左心功能不全和脑水肿。低血容量主要表现为低血压和脱水。

3）钾代谢紊乱：主要表现为高钾血症或低钾血症。

4）钙磷代谢紊乱：主要表现为钙缺乏和磷过多。

（2）蛋白质、糖类、脂肪和维生素的代谢紊乱：CRF 患者蛋白质代谢紊乱一般表现为氮质血症；糖代谢异常主要表现为糖耐量减低和低血糖症两种情况。慢性肾衰竭患者中多数表现为轻到中度高甘油三酯血症。维生素代谢紊乱相当常见，如血清维生素 A 水平增高、维生素 B_6 及叶酸缺失等。

（3）心血管系统表现：心血管病变是慢性肾衰竭患者的主要并发症之一和最常见的死因。①高血压和左心室肥厚。②心力衰竭：是尿毒症患者最常见的死亡原因。③尿毒症性心肌病。④心包病变。⑤血管钙化和动脉粥样硬化。

（4）呼吸系统症状：体液过多或酸中毒时均可出现气短、气促，严重酸中毒可致呼吸深长。体液过多、心功能不全可引起肺水肿或胸腔积液。肺部 X 线检查可出现"蝴蝶翼"征。

（5）胃肠道症状：主要表现有食欲不振、恶心、呕吐、口腔有尿味。消化道出血也较常见，其发生率比正常人明显增高，多是由于胃黏膜糜烂或消化性溃疡，尤以前者常见。

（6）血液系统表现：CRF 患者血液系统异常表现为肾性贫血和出血倾向。

（7）神经肌肉系统症状：早期症状可有疲乏、失眠、注意力不集中等。其后出现性格改变、抑郁、记忆力减退、判断力降低。尿毒症时常有反应淡漠、谵妄、惊厥、幻觉、昏迷、精神异常等。

（8）内分泌功能紊乱：①肾脏本身内分泌功能紊乱。②外周内分泌腺功能紊乱。

（9）骨骼病变：肾性骨营养不良（即肾性骨病）相当常见。

4. 实验室检查及其他检查

（1）肾功能检查：血尿素氮（BUN）、血肌酐（Scr）上升，Scr > 133μmol/L，内生肌酐清除率（Ccr）< 80mL/min，二氧化碳结合力下降，血尿酸升高。

（2）尿常规检查：蛋白尿、血尿、管型尿或低比重尿。

（3）血常规检查：不同程度的贫血。

（4）电解质检查：高钾、高磷、低钙等。

（5）B 超检查：多数可见双肾明显缩小、结构模糊。

5. 诊断与 CKD 分期

（1）诊断要点：Ccr < 80mL/min，Scr > 133μmol/L，有慢性原发或继发性肾脏疾病病史。

（2）CKD 分期

分期	特征	GFR（mL/min · 1.73m^2）
1	GFR 正常或升高	≥ 90
2	GFR 轻度降低	60 ～ 89
3a	GFR 轻到中度降低	45 ～ 59
3b	GFR 中到重度降低	30 ～ 44
4	GFR 重度降低	15 ～ 29
5	ESRD（终末期肾病）	< 15 或透析

6. 西医治疗

（1）早、中期慢性肾衰竭的防治对策和措施

1）及时、有效地控制高血压：一般应当控制在 120 ～ 130mmHg/75 ～ 80mmHg 或以下。

2）ACEI 和 ARB 的独特作用：降压、减低高滤过、减轻蛋白尿。

3）严格控制血糖：糖尿病患者空腹血糖控制在 5.0 ～ 7.2mmol/L（睡前 6.1 ～ 8.3mmol/L），糖化血红蛋白（HbA1c）< 7%。

4）控制蛋白尿：将患者蛋白尿控制在 < 0.5g/24h，或明显减轻微量蛋白尿。

5）饮食治疗：应用低蛋白、低磷饮食。

6）其他：积极纠正贫血，减少尿毒症毒素蓄积，应用他汀类降脂药，戒烟等。

（2）CRF 的营养治疗

1）饮食治疗：①限制蛋白。②摄入高热量食物。③低磷饮食。

2）必需氨基酸（EAA）的应用。

（3）CRF 的药物治疗

1）纠正酸中毒和水、电解质紊乱

①纠正代谢性酸中毒：主要为口服碳酸氢钠（NaHCO$_3$）。

②水钠紊乱的防治。

③高钾血症的防治：a. 积极预防高钾血症的发生。b. 袢利尿剂。c. 葡萄糖－胰岛素溶液输入（葡萄糖 4～6g，加胰岛素 1U）。d. 降钾树脂。e. 对严重高钾血症（血钾＞6.5mmol/L）且伴有少尿、利尿效果欠佳者，应及时给予血液透析治疗。

2）高血压的治疗：以 ACEI、ARB、钙拮抗剂的应用较为广泛。

3）贫血的治疗：Hb＜100～110g/L 或 Hct＜30%～33%，即可开始应用 rHuEPO 治疗。

4）低钙血症、高磷血症和肾性骨病的治疗。

5）防治感染。

6）高脂血症的治疗。

7）促尿毒症毒素的排出：口服吸附疗法和导泻疗法。

（4）尿毒症的替代治疗：①血液透析。②腹膜透析。③肾移植。

7. 中医辨证论治

	证型	辨证要点	治法	方药
本虚证	脾肾气虚证	倦怠乏力，气短懒言，纳呆腹胀，腰酸膝软，大便溏薄，口淡不渴，舌淡有齿痕，苔白或白腻，脉沉细	补气健脾益肾	六君子汤
	脾肾阳虚证	面色萎黄或黧黑晦暗，下肢浮肿，按之凹陷难复，神疲乏力，纳差便溏或五更泄泻，口黏淡不渴，腰膝酸痛或腰部冷痛，畏寒肢冷，夜尿频多清长，舌淡胖嫩，齿痕明显，脉沉弱	温补脾肾	济生肾气丸
	气阴两虚证	面色少华，神疲乏力，腰膝酸软，口干唇燥，饮水不多，或手足心热，大便干燥或稀，夜尿清长，舌淡有齿痕，脉沉细	益气养阴，健脾补肾	参芪地黄汤
	肝肾阴虚证	头晕头痛，耳鸣眼花，两目干涩或视物模糊，口干咽燥，渴而喜饮或饮水不多，腰膝酸软，大便易干，尿少色黄，舌淡红少津，苔薄白或少苔，脉弦或细弦	滋肾平肝	杞菊地黄汤
	阴阳两虚证	浑身乏力，畏寒肢冷，或手足心热，口干欲饮，腰膝酸软，或腰部酸痛，大便稀溏或五更泄泻，小便黄赤或清长，舌胖润有齿痕，舌苔白，脉沉细	温扶元阳，补益真阴	金匮肾气丸或全鹿丸
标实证	湿浊证	恶心呕吐，胸闷纳呆，或口淡黏腻，口有尿味	和中降逆，化湿泄浊	小半夏加茯苓汤
	湿热证	中焦湿郁化热，常见口干口苦，甚则口臭，恶心频频，舌苔黄腻。下焦湿热可见小溲黄赤或溲解不畅，尿频、尿急、尿痛等	清化和中（中焦）或清利湿热（下焦）	黄连温胆汤（中焦）；四妙丸（下焦）
	水气证	面、肢浮肿或全身浮肿，甚则有胸水、腹水	利水消肿	五皮饮或五苓散
	血瘀证	面色晦暗或黧黑或口唇紫暗，腰痛固定或肢体麻木，舌紫暗或有瘀点瘀斑，脉涩或细涩	活血化瘀	桃红四物汤
	肝风证	头痛头晕，手足蠕动，筋惕肉瞤，抽搐痉厥	镇肝息风	天麻钩藤饮

第五单元　血液及造血系统疾病

细目一　缺铁性贫血

缺铁性贫血（IDA）是指体内贮存铁缺乏，影响血红蛋白合成所引起的一种小细胞低色素性贫血。其特点是骨髓、肝、脾等器官组织中缺乏可染色性铁，血清铁浓度、运铁蛋白饱和度和血清铁蛋白降低。本病为贫血中最常见的类型，也是最常见的营养素缺乏症。本病可归属于中医学"血劳""萎黄""黄胖""虚劳"等范畴。

1. 西医病因与发病机制

（1）病因：①损失过多（慢性失血是引起缺铁性贫血的主要原因）。②摄入不足。③吸收不良。

（2）发病机制：①缺铁对铁代谢的影响。②红细胞内缺铁对造血系统的影响。③组织缺铁对组织细胞代谢的影响。

2. 中医病因病机　本病病位在脾、胃，与肝、肾相关。脾胃虚弱，运化失常，虫积及失血导致气血生化不足，是本病发生的基本病机。

3. 临床表现

（1）贫血本身的表现：皮肤和黏膜苍白，疲乏无力，头晕耳鸣，眼花，记忆力减退；严重者可出现眩晕或晕厥，活动后心悸、气短，甚至心绞痛、心力衰竭。尚有恶心呕吐、食欲减退、腹胀、腹泻等消化道症状。

（2）组织缺铁的症状

1）精神和行为改变：妇女常见疲乏、烦躁和头痛；儿童发育迟缓和行为改变，如烦躁、易激惹、注意力不集中等。

2）消化道黏膜病变：如口腔炎、舌炎、唇炎、胃酸分泌缺乏及萎缩性胃炎。常见食欲减退、腹胀、嗳气、便秘等。部分患者有异食癖。

3）外胚叶组织病变：皮肤干燥，毛发干枯脱落，指甲缺乏光泽、脆薄易裂甚至反甲等。

4. 实验室检查及其他检查

（1）血象：呈小细胞低色素性贫血。平均红细胞体积（MCV）< 80fL，平均红细胞血红蛋白量（MCH）< 27pg，平均红细胞血红蛋白浓度（MCHC）< 32%。血片中可见红细胞体积小、中央淡染区扩大。网织红细胞计数正常或轻度增高。

（2）骨髓象：增生活跃或明显活跃；以红系增生为主，粒系、巨核系无明显异常；红系中以中、晚幼红细胞为主，其体积小、核染色质致密、胞浆少偏蓝色、边缘不整齐，血红蛋白形成不良，呈"核老浆幼"现象。

（3）血清铁、总铁结合力及铁蛋白：血清铁< 8.95μmol/L，总铁结合力升高（> 64.44μmol/L），转铁蛋白饱和度降低（< 15%）。血清铁蛋白< 20μg/L 表示贮铁减少，< 12μg/L 为贮铁耗尽。

（4）红细胞内卟啉代谢：FEP > 0.9μmol/L，ZPP > 0.96μmol/L，FEP/Hb > 4.5μg/ gHb。

5. 诊断与鉴别诊断

（1）诊断：IDA 诊断包括以下 3 方面。

1）贫血：为小细胞低色素性。男性 Hb < 120g/L，女性 Hb < 110g/L，孕妇 Hb < 100g/L；MCV < 80fL，MCH < 27pg，MCHC < 32%。

2）有缺铁的依据：符合贮铁耗尽（ID）或缺铁性红细胞生成（IDE）的诊断。

ID：符合下列任一项即可诊断：①血清铁蛋白< 12μg/L。②骨髓铁染色显示骨髓小粒可染铁消失，铁粒幼红细胞< 15%。

IDE：①符合 ID 诊断标准。②血清铁< 8.95μmol/L，总铁结合力升高> 64.44μmol/L，转铁蛋白饱和度＜15%。③ FEP/Hb ＞ 4.5μg/gHb。

3）存在铁缺乏的病因，铁剂治疗有效。

（2）鉴别诊断

1）铁粒幼细胞性贫血：遗传或不明原因导致的红细胞铁利用障碍性贫血。无缺铁的表现：血清铁蛋白浓度增高，骨髓小粒含铁血黄素颗粒增多，铁粒幼细胞增多，并出现环形铁粒幼细胞。血清铁和转铁蛋白饱和度增高，总铁结合力不低。

2）地中海贫血：有家族史，有慢性溶血表现。血片中可见多量靶形红细胞，并有珠蛋白肽链合成数量异常的证据，如 HbF 和 HbA$_2$ 增高，出现血红蛋白 H 包涵体等。血清铁蛋白、骨髓可染铁、血清铁和转铁蛋白饱和度不低且常增高。

6. 西医治疗

（1）病因治疗：IDA 的病因诊断是治疗 IDA 的前提。

（2）铁剂治疗：①口服铁剂：首选。琥珀酸亚铁 0.1～0.2g，每日 3 次，至血红蛋白恢复正常后至少持续 4～6 个月，待铁蛋白正常后停药。②注射铁剂：右旋糖酐铁。注射用铁的总需量（mg）＝（需达到的血红蛋白浓度－患者的血红蛋白浓度）×0.33× 患者体重（kg）。

（3）辅助治疗：①输血或输入红细胞：仅适用于严重病例，血红蛋白在 60g/L 以下，症状明显者。②维生素 E：铁剂疗效不显著者。③饮食调理：补充高蛋白及含铁丰富的饮食。

7. 中医辨证论治

证型	辨证要点	治法	方药
脾胃虚弱证	面色萎黄，口唇色淡，爪甲无泽，神疲乏力，食少便溏，恶心呕吐，舌质淡，苔薄腻，脉细弱	健脾和胃，益气养血	香砂六君子汤合当归补血汤
心脾两虚证	面色苍白，倦怠乏力，头晕目眩，心悸失眠，少气懒言，食欲不振，毛发干脱，爪甲裂脆，舌淡胖，苔薄，脉濡细	益气补血，养心安神	归脾汤或八珍汤
脾肾阳虚证	面色苍白，形寒肢冷，腰膝酸软，神倦耳鸣，唇甲淡白，或周身浮肿，甚则腹水，大便溏薄，小便清长，男子阳痿，女子经闭，舌质淡或有齿痕，脉沉细	温补脾肾	八珍汤合无比山药丸
虫积证	面色萎黄少华，腹胀，善食易饥，恶心呕吐，或有便溏，嗜食生米、泥土、茶叶等，神疲肢软，气短头晕，舌质淡，苔白，脉虚弱	杀虫消积，补益气血	化虫丸合八珍汤

易混考点解析

中西医结合内科学缺铁性贫血与儿科学营养性缺铁性贫血的证治比较

缺铁性贫血（内科）		营养性缺铁性贫血（儿科）	
证型	方药	证型	方药
脾胃虚弱证	香砂六君子汤合当归补血汤	脾胃虚弱证	参苓白术散或异功散加味
心脾两虚证	归脾汤或八珍汤	心脾两虚证	归脾汤
脾肾阳虚证	八珍汤合无比山药丸	脾肾阳虚证	右归丸
虫积证	化虫丸合八珍汤	肝肾阴虚证	左归丸

细目二　再生障碍性贫血

再生障碍性贫血简称再障（AA），是由多种病因引起的骨髓造血功能衰竭，而出现以全血细胞减少为主要表现的一组病证。主要表现为骨髓造血功能低下、全血细胞减少、贫血、出血和感染等。本病与中医学的"髓劳"相似，可归属于"虚劳""血虚""血证"等范畴。

1. 西医病因与发病机制

（1）病因：再障有先天性和后天性两种。

①药物因素：是最常见的发病因素，占首位。②化学毒物：苯及其衍生物最多见。③电离辐射。④病毒感染。⑤免疫因素。⑥其他因素：再障－阵发性睡眠性血红蛋白尿综合征。

（2）发病机制：①造血干细胞缺陷。②骨髓造血微环境异常。③免疫机制。

2. 中医病因病机　阴阳虚损为本病的基本病机。病变部位在骨髓，发病脏腑为心、肝、脾、肾，肾为根本，是由于精气内夺而引起。

3. 临床表现

（1）重型再障（SAA）：起病急，进展快，病情重。①贫血：苍白、乏力、头昏、心悸和气短等症状进行性加重。②感染：多数患者有发热，体温在39℃以上；以呼吸道感染最常见；感染菌种以革兰阴性杆菌、金黄色葡萄球菌和真菌为主。③出血：皮肤可有出血点或大片瘀斑，口腔黏膜有血疱，有鼻出血、牙龈出血、眼结膜出血等。

（2）非重型再障（NSAA）：起病和进展较缓慢，贫血、感染和出血的程度较重型轻，也较易控制。

4. 实验室检查及其他检查

（1）血象：多呈全血细胞减少，发病早期可仅有一系或二系减少。贫血呈正细胞正色素型。重型再障血象降低程度更为严重。

（2）骨髓象：多部位骨髓增生减低，粒、红系及巨核细胞明显减少且形态大致正常，淋巴细胞、网状细胞及浆细胞等非造血细胞比例明显增高。骨髓小粒无造血细胞，呈空虚状，NSAA多部位骨髓增生减低，可见较多脂肪滴。

（3）骨髓活检：再障患者红骨髓显著减少，被脂肪组织所代替，并可见非造血细胞分布在间质中；三系细胞均减少，巨核细胞多有变性。

（4）发病机制相关检查：①CD_4^+细胞/CD_8^+细胞比值减低，Th1细胞/Th2细胞比值增高，CD_8^+T抑制细胞、CD_{25}^+T细胞和γδTCR+T细胞比例增高，血清IFN-γ、TNF水平增高。②骨髓细胞染色体核型正常，骨髓铁染色示贮铁增多，中性粒细胞碱性磷酸酶染色强阳性。③溶血检查均呈阴性。

5. 诊断与鉴别诊断

（1）诊断

1）全血细胞减少，网织红细胞百分数＜1%，淋巴细胞比例增高。

2）一般无脾肿大。

3）骨髓检查显示至少一部位增生减低（＜正常的50%）或重度减低（＜正常的25%），如增生活跃，巨核细胞应明显减少，骨髓小粒成分中见非造血细胞增多。

4）能除外其他引起全血细胞减少的疾病，如阵发性睡眠性血红蛋白尿（PNH）、骨髓增生异常综合征（MDS）中的难治性贫血、急性造血功能停滞、骨髓纤维化、急性白血病、恶性组织细胞病等。

5）一般抗贫血药物治疗无效。

（2）再障分型标准

1）重型再障（SAA）

①临床表现：发病急，贫血呈进行性加剧，常伴严重感染及内脏出血。

②血象：具备下述三项中两项：①网织红细胞绝对值＜15×10^9/L。②中性粒细胞＜0.5×10^9/L。③血小板＜20×10^9/L。

③骨髓象：骨髓增生广泛重度减低。

2）非重型再障（NSAA）：指达不到SAA诊断标准的AA。

（3）鉴别诊断

1）阵发性睡眠性血红蛋白尿（PNH）：典型患者有血红蛋白尿发作，易鉴别。不典型者无血红蛋白尿发作，有全血细胞减少，骨髓增生减低，但出血和感染较少见，脾脏可能肿大；网织红细胞高于正常，酸化血清溶血试验（Ham试验）、糖水试验及尿含铁血黄素试验均为阳性。再障与本病有时可同时存在或互相转化。

2）骨髓增生异常综合征（MDS）：常有慢性贫血，可有全血细胞减少，但本病骨髓增生活跃或明显活跃。血象和骨髓象三系中均可见到病态造血。早期髓系细胞相关抗原（CD$_{34}$）表达增多，可有染色体核型异常。

3）低增生性白血病：骨髓象有原始或幼稚细胞增多，原始细胞的增多达到白血病诊断标准。

6. 西医治疗　主要是促进骨髓造血功能的恢复，对重型再障应尽早使用免疫抑制剂及骨髓移植等。骨髓移植是根治再障的最佳方法。非重型再障以雄激素治疗为主，辅以免疫抑制剂及改善骨髓造血微环境药物。

（1）一般治疗：防止与任何对骨髓造血有毒性的物质接触；禁用对骨髓有抑制作用的药物；休息，避免过劳；防止交叉感染，注意皮肤及口腔卫生。

（2）支持疗法：①控制感染。②止血。③输血。④护肝治疗。

（3）针对发病机制的治疗

1）免疫抑制治疗：①抗淋巴/胸腺细胞球蛋白（ALG/ATG）：主要用于 SAA。②环孢素。③其他：使用 CD$_3$ 单克隆抗体、吗替麦考酚酯（MMF，骁悉）、环磷酰胺、甲泼尼龙等治疗 SAA。

2）促造血治疗：①雄激素：司坦唑醇（康力龙）、十一酸睾酮（安雄）、达那唑、丙酸睾酮。②造血生长因子。

3）造血干细胞移植：骨髓移植是根治再障的最佳方法。

7. 中医辨证论治

证型	辨证要点	治法	方药
肾阴虚证	面色苍白，唇甲色淡，心悸乏力，颧红盗汗，手足心热，口渴思饮，腰膝酸软，出血明显，便结，舌质淡，舌苔薄，或舌红少苔，脉细数	滋阴补肾，益气养血	左归丸合当归补血汤
肾阳虚证	形寒肢冷，气短懒言，面色苍白，唇甲色淡，大便稀溏，面浮肢肿，出血不明显，舌体胖嫩，舌质淡，苔薄白，脉细无力	补肾助阳，益气养血	右归丸合当归补血汤
肾阴阳虚证	面色苍白，倦怠乏力，头晕心悸，手足心热，腰膝酸软，畏寒肢冷，齿鼻衄血或紫斑，舌质淡，苔白，脉细无力	滋阴助阳，益气补血	左归丸、右归丸合当归补血汤
肾虚血瘀证	心悸气短，周身乏力，面色晦暗，头晕耳鸣，腰膝酸软，皮肤紫斑，肌肤甲错，胁痛，出血不明显，舌质紫暗，有瘀点或瘀斑，脉细或涩	补肾活血	六味地黄丸或金匮肾气丸合桃红四物汤
气血两虚证	面白无华，唇淡，头晕心悸，气短乏力，动则加剧，舌淡，苔薄白，脉细弱	补益气血	八珍汤
热毒壅盛证	壮热，口渴，咽痛，鼻衄，齿衄，皮下紫癜、瘀斑，心悸，舌红而干，苔黄，脉洪数	清热凉血，解毒养阴	清瘟败毒饮

细目三　白细胞减少症与粒细胞缺乏症

外周血白细胞数持续低于正常值（成人 $4.0×10^9$/L）时称为白细胞减少症。当中性粒细胞绝对数在成人低于 $2.0×10^9$/L，在儿童 ≥ 10 岁低于 $1.8×10^9$/L 或 < 10 岁低于 $1.5×10^9$/L 时称为粒细胞减少症；低于 $0.5×10^9$/L 时称为粒细胞缺乏症。中性粒细胞数减少的程度常与感染的危险性明显相关：中性粒细胞在（$1.0 \sim 2.0$）$×10^9$/L 时，容易感染；低于 $0.5×10^9$/L 时具有很大的感染危险性。本病可归属中医学"虚劳""虚损"或"温病"等范畴。

1. 西医病因与发病机制

（1）中性粒细胞生成缺陷：①生成减少：细胞毒性药物、化学毒物、电离辐射是引起中性粒细胞减少的最常见原因。②成熟障碍。

（2）中性粒细胞破坏或消耗过多：①免疫性因素。②非免疫性因素。

（3）中性粒细胞分布异常：①中性粒细胞转移至边缘池。②粒细胞滞留循环池其他部位。

2. 中医病因病机　本病病机多以肝、脾、肾及气血亏虚为本。病位在脾、肾和骨髓，病性以虚损为主。

3. 临床表现　根据中性粒细胞减少的程度分为：①轻度（≥ $1.0×10^9$/L）。②中度 [（0.5～1.0）× 10^9/L]。③重度（< $0.5×10^9$/L），重度减少者即为粒细胞缺乏症。

（1）粒细胞缺乏症：起病急骤，可突然畏寒、高热、头痛、乏力、出汗、周身不适。2～3天后临床上缓解，仅有极度疲乏感，易被忽视。6～7天后粒细胞已极度低下，出现严重感染，再度骤然发热，可出现急性咽峡炎。此外，口腔、鼻腔、食管、肠道、肛门、阴道等处黏膜可出现坏死性溃疡。严重的肺部感染、败血症、脓毒血症等往往导致患者死亡。

（2）白细胞减少症：起病较缓慢，少数患者可无症状，检查血象时才被发现。多数患者可有头晕、乏力疲困、食欲减退及低热等表现。

4. 诊断与鉴别诊断

（1）诊断：外周血白细胞计数＜ $4.0×10^9$/L 为白细胞减少症，外周血中性粒细胞绝对值＜ $0.5×10^9$/L 为粒细胞缺乏症。

（2）鉴别诊断

1）白细胞不增多型白血病：多伴有贫血、血小板减少及不同部位出血；浓缩外周血涂片可找到幼稚细胞，骨髓检查原始细胞和其他幼稚细胞增多，可资鉴别。

2）急性再生障碍性贫血：急性起病，多有出血且贫血显著，白细胞减少，尤以中性粒细胞减少明显，同时伴有血小板及网织红细胞明显减少，骨髓象呈现三系细胞减少。

5. 西医治疗

（1）病因治疗。

（2）粒细胞缺乏症：①防治感染。②升粒细胞：重组人粒系集落刺激因子（G-CSF）或粒-单系集落刺激因子（GM-CSF），治疗粒缺患者疗效明确。③其他：浓缩白细胞输注。

（3）白细胞减少症：①一般治疗：G-CSF 或 GM-CSF，治疗粒缺患者疗效明确。②升粒细胞：碳酸锂、维生素 B_4、鲨肝醇、利血生。

（4）免疫抑制剂：糖皮质激素等。

6. 中医辨证论治

证型	辨证要点	治法	方药
气血两虚证	面色萎黄，头晕目眩，倦怠乏力，少寐多梦，心悸怔忡，纳呆食少，腹胀便溏，舌质淡，苔薄白，脉细弱	益气养血	归脾汤
脾肾亏虚证	神疲乏力，腰膝酸软，纳少便溏，面色㿠白，畏寒肢冷，大便溏薄，小便清长，舌质淡，舌体胖大或有齿痕，苔白，脉沉细或沉迟	温补脾肾	黄芪建中汤合右归丸
气阴两虚证	面色少华，疲倦乏力，头昏目眩，五心烦热，失眠盗汗或自汗，舌红，苔剥，脉细弱	益气养阴	生脉散
肝肾阴虚证	腰膝酸软，头晕耳鸣，五心烦热，失眠多梦，遗精，低热，口干咽燥，舌红少苔，脉细数	滋补肝肾	六味地黄丸
外感温热证	发热不退，口渴欲饮，面赤咽痛，头晕乏力，舌质红绛，苔黄，脉滑数或细数	清热解毒，滋阴凉血	犀角地黄汤合玉女煎

细目四　急性白血病

急性白血病（AL）是造血干细胞的恶性克隆性疾病，发病时骨髓中异常的原始细胞（白血病细胞）

大量增殖并浸润各种器官、组织，使正常造血受抑制。主要表现为肝脾和淋巴结肿大、贫血、出血及继发感染等。

国际上常用的法美英 FAB 分类法将急性白血病分为急性淋巴细胞白血病（ALL）和急性髓细胞白血病（AML）两大类。

1. 临床表现

（1）正常骨髓造血功能受抑制表现：①贫血。②发热：为早期表现。③出血。

（2）白血病细胞增殖浸润表现：①淋巴结和肝脾肿大。②骨骼和关节疼痛：常有胸骨下端局部压痛。③眼部：部分 AML 可伴粒细胞肉瘤，可引起眼球突出、复视或失明。④口腔和皮肤：由于白血病细胞浸润，可使牙龈增生、肿胀；可出现蓝灰色斑丘疹或皮肤粒细胞肉瘤，局部皮肤隆起、变硬，呈紫蓝色皮肤结节。⑤中枢神经系统白血病（CNSL）：是白血病最常见的髓外浸润部位，以急淋白血病最常见，儿童患者尤甚。⑥睾丸浸润：睾丸出现无痛性肿大。

2. 实验室检查及其他检查

（1）血象：贫血程度轻重不等，但呈进行性加重，晚期一般有严重贫血，多为正常细胞性贫血。

（2）骨髓象：具有决定性诊断价值。WHO 分类将骨髓原始细胞≥ 20% 定为 AL 的诊断标准，并提出原始细胞比例＜ 20% 但伴有 t（15；17）、t（8；21）或 inv（16）/t（16；16）者亦应诊断为 AML。Auer 小体仅见于 AML，有独立诊断意义。

（3）细胞化学：主要用于协助形态学鉴别各类白血病。

常见 AL 的细胞化学鉴别

染色方法	急淋	急粒白血病	急单白血病
髓过氧化物酶（MPO）	（–）	分化差的原始细胞（–）～（+） 分化好的原始细胞（+）～（+++）	（–）～（+）
糖原染色（PAS）	（+）成块或粗颗粒	（–）或（+）弥漫性淡红色或细颗粒状	（–）或（+），弥漫性淡红色或细颗粒状
非特异性脂酶（NSE）	（–）	（–）～（+），NaF 抑制＜ 50%	（+），NaF 抑制≥ 50%

（4）免疫学检查：根据白血病细胞表达的系列相关抗原，确定其系列来源。

（5）染色体和基因改变。

（6）血液生化改变：特别是在化疗期间，血清尿酸浓度增高。

3. 诊断与鉴别诊断

（1）诊断：根据临床表现、血象和骨髓象特点，诊断一般不难。由于白血病类型不同，治疗方案及预后亦不尽相同，因此诊断成立后，应进一步分型。

（2）鉴别诊断

骨髓增生异常综合征（MDS）：该病除病态造血外，外周血中有原始和幼稚细胞，全血细胞减少和染色体异常，易与白血病相混淆。但骨髓中原始细胞少于 20%。

4. 西医治疗（助理不考）

（1）一般治疗

1）高白细胞血症紧急处理：白细胞＞ 100×10⁹/L 时，患者可产生白细胞淤滞症，表现为呼吸困难，甚至呼吸窘迫、低氧血症、反应迟钝、颅内出血等，可增加死亡率和髓外白血病的复发率。

2）防治感染：需常住层流病房或消毒隔离病房。

3）成分输血支持。

4）防治高尿酸血症肾病。

5）维持营养。

（2）抗白血病治疗：第一阶段为诱导缓解治疗，化学治疗是此阶段白血病治疗的主要方法。目的是达到完全缓解（CR）并延长生存期。所谓完全缓解，即：①白血病的症状和体征消失。②血象 Hb ≥ 100g/L（男）或 90g/L（妇女及儿童），中性粒细胞绝对值 ≥ 1.0×10⁹/L，血小板 ≥ 100×10⁹/L，外周血白细胞分类中无白血病细胞。③骨髓象：原粒细胞 + 早幼粒细胞（原单核 + 幼单核细胞或原淋巴 + 幼淋巴细胞）≤ 5%，无 Auer 小体，红细胞及巨核细胞系列正常，无髓外白血病。理想的 CR 为初诊时免疫学、细胞遗传学和分子生物学异常标志消失。

第二阶段是达到 CR 后进入缓解后治疗。主要方法是化疗和造血干细胞移植（HSCT）。

5. 中医辨证论治（助理不考）

证型	辨证要点	治法	方药
热毒炽盛证	壮热，口渴多汗，烦躁，头痛面赤，身痛，口舌生疮，咽喉肿痛，面颊肿胀疼痛，或咳嗽、咳黄痰，皮肤、肛门疖肿，便秘尿赤，或见吐血、衄血、便血、尿血、斑疹，或神昏谵语，舌质红绛，苔黄，脉大	清热解毒，凉血止血	黄连解毒汤合清营汤
痰热瘀阻证	腹部积块，颌下、腋下、颈部有痰核单个或成串，痰多，胸闷，头重，纳呆，发热，肢体困倦，心烦口苦，目眩，骨痛，胸部刺痛，口渴而不欲饮，舌质紫暗，或有瘀点、瘀斑，舌苔黄腻，脉滑数或沉细而涩	清热化痰，活血散结	温胆汤合桃红四物汤
阴虚火旺证	皮肤瘀斑，鼻衄，齿龈出血，发热或五心烦热，口苦口干，盗汗，乏力，体倦，面色晦滞，舌质红，苔黄，脉细数	滋阴降火，凉血解毒	知柏地黄丸合二至丸
气阴两虚证	低热，自汗，盗汗，气短，乏力，面色不华，头晕，腰膝酸软，手足心热，皮肤瘀点、瘀斑，鼻衄、齿衄，舌淡有齿痕，脉沉细	益气养阴，清热解毒	五阴煎加味
湿热内蕴证	发热，有汗而热不解，头身困重，腹胀纳呆，关节酸痛，大便不爽或下利不止，肛门灼热，小便黄赤而不利，舌红，苔黄腻，脉滑数	清热解毒，利湿化浊	葛根芩连汤加味

细目五　慢性髓细胞白血病

慢性髓细胞白血病（CML），是一种发生在多能造血干细胞上的恶性骨髓增生性疾病（获得性造血干细胞恶性克隆性疾病），主要涉及髓系。其临床特点是外周血粒细胞显著增多并有不成熟性，在受累的细胞系中可找到 Ph 染色体和 BCR-ABL 融合基因。病程较缓慢，脾脏肿大。由慢性期（CP）、加速期（AP），最终发展为急变期（BP/BC）。

1. 临床表现

（1）慢性期（CP）：CP 一般持续 1～4 年。患者有乏力、低热、多汗或盗汗、体重减轻等代谢亢进表现。由于脾大而自觉左上腹坠胀感，常以脾脏肿大为最显著体征。肝脏明显肿大较少见。部分患者胸骨中下段压痛。当白细胞显著增高时，可有眼底充血及出血。白细胞极度增高时，可发生白细胞淤滞症。

（2）加速期（AP）：常有发热、虚弱、进行性体重下降、骨骼疼痛，逐渐出现贫血和出血。脾持续或进行性肿大。对原来治疗有效的药物无效。AP 可持续几个月到数年。

（3）急变期（BP/BC）：为 CML 的终末期，临床与 AL 类似。多数为急粒变，少数为急淋或急单变，偶有巨核细胞及红细胞等类型的急性变。急性变预后极差，往往在数月内死亡。

2. 实验室检查及其他检查

（1）慢性期（CP）

1）血象：白细胞数明显增高，常超过 20×10⁹/L，可达 100×10⁹/L 以上。血片中粒细胞显著增多，可见各阶段粒细胞，以中性中幼、晚幼和杆状核粒细胞居多，原始（Ⅰ + Ⅱ）细胞 < 10%；嗜酸性及嗜碱性粒细胞增多，后者有助于诊断。血小板多在正常水平，部分患者增多；晚期血小板渐减少，并出现贫血。

2）中性粒细胞碱性磷酸酶（NAP）测定：活性减低或呈阴性反应。治疗有效时 NAP 活性可以恢复，疾病复发时又下降，合并细菌感染时可略升高。

3）骨髓：骨髓增生明显至极度活跃，以粒细胞为主，粒∶红比例明显增高，其中中性中幼、晚幼及杆状核粒细胞明显增多，原始细胞少于10%。嗜酸性和嗜碱性粒细胞增多。红细胞相对减少。巨核细胞增多或正常，后期减少。

4）细胞遗传学及分子生物学改变：95%以上CML细胞出现Ph染色体，显带分析为t（9；22）（q34；q11）。9号染色体长臂上的C-ABL原癌基因易位到22号染色体长臂的断裂点簇集区（BCR）形成BCR-ABL融合基因。其编码的蛋白主要为P_{210}。P_{210}具有酪氨酸激酶活性，导致CML发生。Ph染色体可见于粒、红、单核、巨核及淋巴细胞中。

5）血液生化血清及尿中尿酸浓度增高。血清乳酸脱氢酶增高。

（2）加速期（AP）：外周血或骨髓原始细胞≥10%，外周血嗜碱性粒细胞>20%，不明原因的血小板进行性减少或增加。除Ph染色体以外又出现其他染色体异常。骨髓活检显示胶原纤维显著增生。

（3）急变期（BP/BC）：外周血中原粒＋早幼粒细胞>30%。骨髓中原始细胞或原淋＋幼淋或原单＋幼单>20%，原粒＋早幼粒细胞>50%，出现髓外原始细胞浸润。

3. 诊断与鉴别诊断

（1）诊断：凡有不明原因的持续性白细胞数增高，根据典型的血象、骨髓象改变，脾肿大，Ph染色体阳性，BCR-ABL融合基因阳性即可做出诊断。Ph染色体尚可见于1%AML、5%儿童ALL及25%成人ALL，应注意鉴别。

（2）鉴别诊断

1）其他原因引起的脾大：血吸虫病、慢性疟疾、黑热病、肝硬化、脾功能亢进等均有脾大。但各病均有各自原发病的临床特点，并且血象及骨髓象无CML的典型改变。Ph染色体及BCR-ABL融合基因均阴性。

2）骨髓纤维化：骨髓活检网状纤维染色阳性。

3）类白血病反应：白细胞数可达$50×10^9/L$，粒细胞胞浆中常有中毒颗粒和空泡。嗜酸性粒细胞和嗜碱性粒细胞不增多。NAP反应强阳性，Ph染色体及BCR-ABL融合基因阴性。

4. 西医治疗（助理不考）

（1）细胞淤滞症紧急处理：见急性白血病，需并用羟基脲和别嘌醇。对于白细胞计数极高或有淤滞综合征表现的CP患者，可以行治疗性白细胞单采。明确诊断后，首选伊马替尼。

（2）化学治疗

1）羟基脲：为细胞周期特异性抑制DNA合成的药物，起效快，但持续时间短，为当前首选化疗药物。

2）白消安（马利兰）：是一种烷化剂，作用于早期祖细胞，起效慢且后作用长，剂量不易掌握。

3）其他药物：Ara-C、高三尖杉酯碱（HHT）、靛玉红、异靛甲、二溴卫茅醇、6-MP、美法仑、6-TG、环磷酰胺、砷剂及其他联合化疗亦有效。

（3）其他治疗：①干扰素-α（IFN-α）。②甲磺酸伊马替尼（IM）。③异基因造血干细胞移植：是目前认为根治CML的标准治疗。

（4）CML晚期的治疗：晚期患者对药物耐受性差，缓解率低，且缓解期很短。

5. 中医辨证论治

证型	辨证要点	治法	方药
阴虚内热证	低热，多汗或盗汗，头晕目眩，虚烦，面部潮红，口干口苦，消瘦，手足心热，皮肤瘀斑或鼻衄、齿衄，舌质光红，苔少，脉细数	滋阴清热，解毒祛瘀	青蒿鳖甲汤
瘀血内阻证	形体消瘦，面色晦暗，胸骨按痛，胁下积块，按之坚硬、刺痛，皮肤瘀斑，鼻衄、齿衄、尿血或便血，舌质紫暗，脉细涩	活血化瘀	膈下逐瘀汤

证型	辨证要点	治法	方药
气血两虚证	面色萎黄或苍白，头晕眼花，心悸，疲乏无力，气短懒言，自汗，食欲减退，舌质淡，苔薄白，脉细弱	补益气血	八珍汤
热毒壅盛证	发热甚或壮热，汗出，口渴喜冷饮，衄血发斑或便血、尿血，身疼骨痛，左胁下积块进行性增大、硬痛不移，倦怠神疲，消瘦，舌红，苔黄，脉数	清热解毒为主，佐以扶正祛邪	清营汤合犀角地黄汤

细目六　原发免疫性血小板减少症

原发免疫性血小板减少症（ITP）是一组免疫介导的血小板过度破坏所致的出血性疾病。以广泛皮肤黏膜及内脏出血、血小板减少、骨髓巨核细胞发育成熟障碍、血小板生存时间缩短及血小板膜糖蛋白特异性自身抗体出现等为特征。本病属中医学"血证""阴阳毒""发斑""肌衄""葡萄疫""紫癜""紫斑"等范畴。

1. 西医病因　①感染：细菌或病毒感染与 ITP 发病有密切关系。②免疫因素：自身抗体致敏的血小板被单核 - 巨噬细胞系统过度吞噬破坏是 ITP 发病的主要机制。③脾的作用。④其他因素：推测本病发病可能与雌激素有关。

2. 中医病因病机　本病的病因病机有血热伤络、阴虚火旺、气不摄血及瘀血阻滞之不同。病位在血脉，与心、肝、脾、肾关系密切。

3. 临床表现

（1）急性型：常见于 2～6 岁的儿童。有上呼吸道病毒感染史。起病急骤，部分患者可有畏寒、寒战、发热。全身皮肤出现瘀点、瘀斑，可有血疱及血肿形成。鼻出血、牙龈出血、口腔黏膜及舌出血常见。当血小板低于 $20×10^9$/L 时，可有内脏出血；颅内出血（含蛛网膜下腔出血）可致剧烈头痛、意识障碍、瘫痪及抽搐，是致死的主要原因。出血量过大或范围过于广泛者，可出现程度不等的贫血、血压降低甚至失血性休克。

（2）慢性型：主要见于青年和中年女性，男女比例为 1:（3～4）。起病隐匿，一般无前驱症状，多为皮肤、黏膜出血，如瘀点、瘀斑，外伤后出血不止等，鼻出血、牙龈出血亦常见。月经过多常见，可为唯一临床症状。患者病情可因感染等而骤然加重，出现广泛、严重的皮肤黏膜及内脏出血。病程在半年以上者，部分可出现轻度脾肿大。

4. 实验室检查及其他检查

（1）血小板：①急性型血小板多在 $20×10^9$/L 以下，慢性型常在 $50×10^9$/L 左右。②血小板平均体积偏大，易见大型血小板。③出血时间延长，血块收缩不良。④血小板功能一般正常。

（2）骨髓象：①急性型骨髓巨核细胞数量轻度增加或正常；慢性型骨髓巨核细胞数量显著增加。②巨核细胞发育成熟障碍，急性型者尤甚，表现为巨核细胞体积变小，胞浆内颗粒减少，幼稚巨核细胞增加。③血小板生成型巨核细胞显著减少（＜30%）。④红系及粒、单核系正常。

（3）血小板生存时间：90% 以上的患者血小板生存时间明显缩短。

（4）其他：可有程度不等的正常细胞或小细胞低色素性贫血，少数可发现自身免疫性溶血证据（Evans 综合征）。

5. 诊断　①广泛出血累及皮肤、黏膜及内脏。②至少 2 次检查血小板计数减少。③脾不大。④骨髓巨核细胞增多或正常，有成熟障碍。⑤排除其他继发性血小板减少症。

6. 西医治疗

（1）一般治疗。

（2）糖皮质激素：是治疗本病的首选药物。

（3）脾切除：是治疗本病的有效方法之一。

【适应证】①正规糖皮质激素治疗 3 ～ 6 个月无效。②泼尼松维持量每日需大于 30mg。③有糖皮质激素使用禁忌证。④ ^{51}Cr 扫描脾区放射指数增高。以脾动脉栓塞替代脾切除，亦有良效。

【禁忌证】①年龄小于 2 岁。②妊娠期。③因其他疾病不能耐受手术。

（4）免疫抑制剂治疗：不宜首选。

【适应证】①糖皮质激素或切脾疗效不佳者。②有使用糖皮质激素或切脾禁忌证者。③与糖皮质激素合用以提高疗效及减少糖皮质激素的用量。

【常用药物】长春新碱、环磷酰胺、硫唑嘌呤、环孢素、吗替麦考酚酯（MMF）、利妥昔单克隆抗体。

（5）其他治疗：有达那唑（为合成雄性激素）、氨肽素。

（6）急症处理：①血小板悬液输注。②静脉注射丙种球蛋白。③血浆置换。④大剂量甲泼尼龙。

【适应证】①血小板低于 $10×10^9$/L 者。②出血严重、广泛者。③疑有或已发生颅内出血者。④近期将实施手术或分娩者。

7. 中医辨证论治

证型	辨证要点	治法	方药
血热妄行证	皮肤紫癜，色泽新鲜，起病急骤，紫斑以下肢最为多见，形状不一，大小不等，有的甚至互相融合成片，发热，口渴，便秘，尿黄，常伴有鼻衄、齿衄，或有腹痛，甚则尿血、便血，舌质红，苔薄黄，脉弦数或滑数	清热凉血	犀角地黄汤
阴虚火旺证	紫斑较多，颜色紫红，下肢尤甚，时发时止，头晕目眩，耳鸣，低热颧红，心烦盗汗，齿衄鼻衄，月经量多，舌红少津，脉细数	滋阴降火，清热止血	茜根散或玉女煎
气不摄血证	斑色暗淡，多散在出现，时起时消，反复发作，过劳则加重，可伴神情倦怠，心悸，气短，头晕目眩，食欲不振，面色苍白或萎黄，舌质淡，苔白，脉弱	益气摄血，健脾养血	归脾汤
瘀血内阻证	肌衄，斑色青紫，鼻衄、吐血、便血，血色紫暗，月经有血块，毛发枯黄无泽，面色黧黑，下睑色青，舌质紫暗或有瘀斑、瘀点，脉细涩或弦	活血化瘀止血	桃红四物汤

易混考点解析

中西医结合内科学与儿科学免疫性血小板减少症的证治比较

免疫性血小板减少症（内科）		免疫性血小板减少症（儿科）	
证型	方药	证型	方药
血热妄行证	犀角地黄汤	血热伤络证	犀角地黄汤
阴虚火旺证	茜根散或玉女煎	阴虚火旺证	大补阴丸合茜根散
气不摄血证	归脾汤	气不摄血证	归脾汤
瘀血内阻证	桃红四物汤	气滞血瘀证	桃仁汤

细目七　骨髓增生异常综合征

骨髓增生异常综合征（MDS）是一组起源于造血干细胞，以血细胞病态造血，高风险向急性髓系白血病（AML）转化为特征的难治性血细胞质、量异常的异质性疾病。任何年龄的男、女均可发病，约 80% 患者大于 60 岁。本病属于中医学"虚劳""血证""内伤发热"等范畴。

1. 西医病因　①原发性：病因尚不明确。②继发性：烷化剂、放射线、有机毒物等密切接触者。

2. 中医病因病机　①先天不足。②后天失调。③饮食所伤。④药毒中伤。

3. 临床表现　MDS 分为 5 型：①难治性贫血（RA）。②环形铁粒幼细胞难治性贫血（RAS）。③难治性贫血伴原始细胞增多（RAEB）。④难治性贫血伴原始细胞增多转变型（RAEB-t）。⑤慢性粒 – 单核细胞性白血病（CMML）。见下表。

MDS 的 FAB 分型

FAB 类型	外周血	骨髓
RA	原始细胞＜1%	原始细胞＜5%
RAS	原始细胞＜1%	原始细胞＜5%，环形铁幼粒细胞＞有核红细胞 15%
RAEB	原始细胞＜5%	原始细胞 5%～20%
RAEB-t	原始细胞≥5%	原始细胞＞20% 而＜30%；或幼粒细胞出现 Auer 小体
CMML	原始细胞＜5%，单核细胞绝对值＞1×10⁹/L	原始细胞 5%～20%

RA 和 RAS 患者多以贫血为主，临床进展缓慢，中位生存期 3～6 年，白血病转化率为 5%～15%。RAEB 和 RAEB-t 多以全血细胞减少为主，贫血、出血及感染易见，可伴有脾大，病情进展快，中位生存时间分别为 12 个月和 5 个月。RAEB 的白血病转化率高达 40% 以上。CMML 以贫血为主，可有感染和（或）出血，脾大常见，中位生存期约 20 个月，约 30% 转变为 AML。

4. 实验室检查及其他检查

（1）血象和骨髓象：持续性（≥6 个月）一系或多系血细胞减少：血红蛋白＜100g/L、中性粒细胞＜1.8×10⁹/L、血小板＜100×10⁹/L。骨髓增生度在活跃以上，少部分呈增生减低。

（2）细胞遗传学改变：40%～70% 的 MDS 有克隆性染色体核型异常，多为缺失性改变，以 +8、-5/5q⁻、-7/7q⁻、20q⁻ 常见。

（3）病理检查：正常人原粒和早幼粒细胞沿骨小梁内膜分布，MDS 患者在骨小梁旁区和间区出现 3～5 个或更多的呈簇状分布的原粒和早幼粒细胞，称为不成熟前体细胞异常定位。

（4）造血祖细胞体外集落培养：MDS 患者的体外集落培养常出现集落"流产"，形成的集落少或不能形成集落。粒 – 单核祖细胞培养出现集落减少而集簇增多，集簇／集落比值增高。

5. 诊断与鉴别诊断

（1）诊断：MDS 诊断需要满足 2 个必要条件和 1 个确定标准。

1）必要条件：①持续（≥6 个月）一系或多系血细胞减少。红细胞（Hb＜110g/L）、中性粒细胞（ANC＜1.5×10⁹/L）、血小板（PLT＜100×10⁹/L）。②排除其他可导致血细胞减少或发育异常的造血系统及非造血系统疾患。

2）确定标准：①骨髓涂片中红细胞系、中性粒细胞系、巨核细胞系中任一系至少 10% 有发育异常。②环状铁幼粒红细胞占有核红细胞比例≥15%。③骨髓涂片中原始细胞达 5%～19%。④染色体异常，特殊的 MDS 相关的核型，如 del（5q），del（20q），+8 或 -7/del（7q）。

（2）鉴别诊断

1）慢性再生障碍性贫血（CAA）：难治性贫血（RA）的网织红细胞可正常或升高，外周血可见到有核红细胞，骨髓发育异常明显，早期细胞比例不低或增加，染色体异常。而 CAA 无上述异常。

2）阵发性睡眠性血红蛋白尿症（PNH）：Ham 试验阳性及血管内溶血的改变。

3）慢性粒细胞性白血病（CML）：CML 的 Ph 染色体、BCR-ABL 融合基因检测为阳性，而 CMML 则无。

6. 西医治疗

（1）支持治疗：严重贫血和有出血症状者可输注红细胞和血小板。

（2）促造血治疗：可使用雄激素。

（3）诱导分化治疗：全反式维 A 酸和 1，25-（OH）₂D₃。

（4）生物反应调节剂：沙利度胺及来那度胺对 5q⁻ 综合征有较好疗效。

（5）去甲基化药物：5- 氮杂 –2′- 脱氧胞苷能逆转 MDS 抑癌基因启动子 DNA 甲基化，改变基因表达，从而减少输血量，提高生活质量，延迟向 AML 转化。

（6）联合化疗：对于脏器功能良好的 MDS 患者可考虑使用联合化疗。

（7）异基因造血干细胞移植：是目前唯一可能治愈 MDS 的疗法。

7. 中医辨证论治

证型	辨证要点	治法	方药
气血两虚证	面色萎黄，唇甲色淡，头晕目眩，失眠多梦，耳鸣眼花，气短懒言，疲乏无力，胸闷心悸，动则尤甚，肋下癥积，舌体胖大，舌质淡红，舌苔薄白，脉虚无力	益气补血	八珍汤
气阴两虚证	面色淡红，唇甲淡白，气短懒言，疲乏无力，口干舌燥，五心烦热，潮热盗汗，失眠多梦，肋下癥积，舌体胖大或瘦小，舌质淡红，舌苔少或无苔，脉象细数	益气养阴	大补元煎
阴虚内热证	颜面潮红，五心烦热，虚烦不眠，午后低热，夜间盗汗，口干咽燥，腰膝酸软，大便干结，小便黄赤，舌体瘦小，舌质紫红或绛红，舌苔薄少，脉象细数	滋阴清热	清骨散
阴阳两虚证	面色潮红，畏寒肢冷，腰膝酸软，口干舌燥，午后低热，自汗盗汗，失眠多梦，舌体胖大或瘦小，舌质淡红或淡白，舌苔少或薄白，脉沉细	阴阳双补	右归丸合左归丸
瘀毒内阻证	面色淡暗，肌肤甲错，皮肤瘀斑，肋下癥积，周身疼痛，胸胁苦满，午后潮热，夜间低热，大便干结，舌质紫暗，舌有瘀斑、瘀点，舌苔薄白，脉象细涩	化瘀解毒	桃仁红花煎

第六单元　内分泌与代谢疾病

细目一　甲状腺功能亢进症

甲状腺功能亢进症（简称甲亢）是指甲状腺腺体本身产生甲状腺激素过多，引起甲状腺毒症，以 Graves 病最为见。Graves 病是一种自身免疫性疾病，主要临床表现有高代谢症候群、弥漫性甲状腺肿、眼征和胫前黏液性水肿。本病与中医学的"瘿气"相似，可归属于"瘿病""心悸""瘿瘤"等范畴。

1. 西医病因与发病机制　Graves 病（GD）的病因和发病机制尚未完全阐明。本病主要是在遗传的基础上，因精神刺激、感染等应激因素而诱发的器官特异性自身免疫疾病。

2. 中医病因病机　本病基本病机为气滞痰凝，气郁化火，耗气伤阴。病位在颈前，与肝、肾、心、胃等脏腑关系密切。

3. 临床表现

（1）临床特点：女性的患病率显著高于男性，以 20～40 岁的中青年多见，起病缓慢，仅少数急性起病。

（2）症状：①高代谢综合征：怕热多汗，皮肤温暖湿润，体重锐减，疲乏无力。②精神神经系统：神经过敏，时有幻觉，甚而发生狂躁症。也有部分患者表现为寡言、抑郁。舌、手伸出时可有细微震颤，腱反射亢进。③心血管系统：心悸，胸闷，气促，稍活动后更加剧，严重者可导致甲亢性心脏病。④消化系统：食欲亢进，易饥多食，大便次数增多，甚至可出现慢性腹泻。⑤肌肉骨骼系统：肌肉软弱无力，可伴有周期性麻痹。⑥生殖系统：常见月经减少，甚至闭经；男性患者则常出现阳痿，偶见乳房发育。

（3）体征：①甲状腺肿：甲状腺一般呈弥漫性肿大，双侧对称，质地不等，可随吞咽运动上下移动。

甲状腺左右叶上下极可有震颤并伴有血管杂音。②眼征：非浸润性突眼和浸润性突眼。③皮肤及肢端表现：胫前黏液性水肿。④心脏：心律失常以早搏最为常见，阵发性或持续性心房纤颤或心房扑动、房室传导阻滞等也可发生。收缩压上升，舒张压降低，脉压增大。

（4）特殊的临床表现及类型

1）甲状腺危象：常见诱因有感染、手术、创伤、精神刺激等。临床表现为高热、大汗、心动过速（140 次 / 分以上）、烦躁、焦虑不安、谵妄、恶心、呕吐、腹泻，严重者可有心衰、休克及昏迷等。

2）甲状腺毒症性心脏病：表现为心脏扩大、心律失常或心力衰竭。甲亢控制后心脏可恢复正常。

3）淡漠型甲亢：主要表现为明显消瘦、心悸、乏力、震颤、头晕、昏厥、神经质或神志淡漠、腹泻、厌食，可伴有心房颤动和肌病等。

4）亚临床甲亢：其特点是血 T_3、T_4 正常，TSH 降低。本症可能是本病早期或经药物、手术或放射碘治疗控制后的暂时性临床表现，但也可持续存在。

5）其他：① T_3 甲状腺毒症。②妊娠期甲状腺功能亢进症。③胫前黏液性水肿。④ Graves 眼病。

4. 实验室检查及其他检查

（1）血清甲状腺激素的测定：血清游离甲状腺素（FT_4）和游离三碘甲状腺原氨酸（FT_3）能直接且准确地反映甲状腺功能状态，敏感性和特异性明显优于 TT_4、TT_3。

（2）血清 TSH 测定：较 T_3、T_4 灵敏度高，是反映甲状腺功能最有价值的指标，对亚临床甲亢和亚临床甲减的诊断及治疗监测均有重要意义。

（3）甲状腺摄 ^{131}I 率测定：正常值 3 小时为 5% ～ 25%，24 小时为 20% ～ 45%，高峰在 24 小时出现。甲亢时甲状腺摄 ^{131}I 率增高，3 小时大于 25%，24 小时大于 45%，且高峰前移。

（4）甲状腺抗体检查：TRAb 已成为诊断 GD 的第一线指标。

（5）影像学检查：B 型超声、CT、放射性核素检查有一定的诊断价值。

5. 诊断与鉴别诊断

（1）诊断：临床表现为怕热、多汗、易激动、易饥多食、消瘦、手颤、腹泻、心动过速及眼征、甲状腺肿大等，在甲状腺部位听到血管杂音和触到震颤具有诊断意义。对一些轻症或临床表现不典型的病例，常需借助实验室检查，才能明确诊断。

在确诊甲亢的基础上，排除其他原因所致的甲亢，结合患者眼征、弥漫性甲状腺肿、TRAb 或 TSAb 阳性，即可诊断为 GD。

（2）鉴别诊断

1）亚急性甲状腺炎：发病与病毒感染有关。甲状腺肿大、触痛。白细胞正常或升高，血沉增高，TGAb、TPOAb 正常或轻度升高。

2）慢性淋巴细胞性甲状腺炎：该病发病与自身免疫有关，多见于中年女性，甲状腺弥漫性肿大，峡部明显，质地较坚实。TGAb、TPOAb 阳性且滴度较高。本病常可逐渐发展成甲减。

3）多结节性毒性甲状腺肿、甲状腺腺瘤及恶性肿瘤：鉴别的主要手段是甲状腺 B 超和甲状腺放射性核素扫描，高分辨力超声对甲状腺结节诊断，尤其是结节良恶性的鉴别有较大的诊断价值。

6. 西医治疗

（1）一般治疗：休息，解除精神压力。

（2）抗甲状腺药物治疗：丙基硫氧嘧啶（PTU）、甲基硫氧嘧啶（MTU）、甲巯咪唑（他巴唑）、卡比马唑（甲亢平）。

（3）辅助药物治疗：① β 受体阻断剂：普萘洛尔（心得安）。②碘化物。

（4）^{131}I 放射性治疗：甲减为主要并发症。

（5）手术治疗：外科手术是治疗甲状腺功能亢进症的有效手段之一，手术的方式主要是甲状腺次全切除术。

（6）甲状腺危象的治疗：首选丙基硫氧嘧啶。

7. 中医辨证论治

证型	辨证要点	治法	方药
气滞痰凝证	颈前肿胀，烦躁易怒，胸闷，两胁胀满，善太息，失眠，月经不调，腹胀便溏，舌质淡红，舌苔白腻，脉弦或弦滑	疏肝理气，化痰散结	逍遥散合二陈汤
肝火旺盛证	颈前肿胀，眼突，烦躁易怒，易饥多食，手指颤抖，恶热多汗，面红烘热，心悸失眠，头晕目眩，口苦咽干，大便秘结，月经不调，舌质红，舌苔黄，脉弦数	清肝泻火，消瘿散结	龙胆泻肝汤
阴虚火旺证	颈前肿大，眼突，心悸汗多，手颤，易饥多食，消瘦，口干咽燥，五心烦热，急躁易怒，失眠多梦，月经不调，舌质红，舌苔少，脉细数	滋阴降火，消瘿散结	天王补心丹
气阴两虚证	颈前肿大，眼突，心悸失眠，手颤，消瘦，神疲乏力，气短汗多，口干咽燥，手足心热，纳差，大便溏薄，舌质红或淡红，舌苔少，脉细或细数无力	益气养阴，消瘿散结	生脉散加味

易混考点解析

中西医结合内科学与外科学甲状腺功能亢进症的证治比较

甲状腺功能亢进症（内科）		甲状腺功能亢进症（外科）	
证型	方药	证型	方药
气滞痰凝证	逍遥散合二陈汤	肝郁痰结证	柴胡疏肝散合海藻玉壶汤
肝火旺盛证	龙胆泻肝汤	肝火旺盛证	龙胆泻肝汤合藻药散
阴虚火旺证	天王补心丹	阴虚火旺证	知柏地黄汤合当归六黄汤
气阴两虚证	生脉散加味	气阴两虚证	生脉散合补中益气汤
—	—	胃火炽盛证	白虎加人参汤合养血泻火汤

细目二　甲状腺功能减退症（助理不考）

甲状腺功能减退症（简称甲减）是由多种原因导致甲状腺激素（TH）合成、分泌或生物效应不足所引起的代谢率减低的全身性疾病。临床特点有易疲劳、怕冷、反应迟钝、抑郁、心动过缓、厌食等全身性低代谢表现。其病理特征是黏多糖在组织和皮肤堆积，严重时表现为黏液性水肿。临床甲减的患病率为1%左右，女性较男性多见。本病与中医学"瘿劳"类似，可归属于"瘿病"等范畴。

1. 西医病因与发病机制　成人甲减的主要病因：①自身免疫损伤（为最常见的原因）。②甲状腺破坏。③慢性碘过量。④抗甲状腺药物应用。

2. 中医病因病机　本虚是本病的基本病机，气血阴阳皆虚，尤以气虚、阳虚为甚；病变日久，正虚留邪，可出现虚实夹杂之证。病位在颈前，与肾、脾、心、肝相关。

3. 临床表现

（1）一般表现：易疲劳，怕冷，少汗，动作缓慢，食欲减退而体重增加，记忆力减退，智力低下，反应迟钝，嗜睡，精神抑郁。典型黏液性水肿的临床表现为表情淡漠，面色苍白，眼睑浮肿，唇厚舌大，全身皮肤干燥增厚、粗糙多脱屑，毛发脱落，指甲增厚变脆、多裂纹，踝部可出现非凹陷性浮肿。

（2）肌肉与骨关节：肌肉无力，肌强直、痉挛、疼痛，肌肉进行性萎缩。关节也常疼痛，偶有关节腔积液。

（3）心血管系统：心肌收缩力降低，心动过缓，心输出量下降。左室扩大，心包积液，致心浊音界扩大、心音减弱。本病易并发冠心病，但因心肌耗氧量减少，心绞痛在甲减时减轻。

（4）消化系统：厌食、腹胀、便秘常见，甚则发生麻痹性肠梗阻或黏液水肿性巨结肠。

（5）血液系统：由于甲状腺激素缺乏和肠道吸收障碍，可致各种类型的贫血。

（6）内分泌系统：性欲减退，男性阳痿，女性多有月经过多或闭经、不孕、溢乳等。

（7）**黏液性水肿昏迷**：老年人多见，死亡率高，诱因为严重躯体疾病、中断 TH 替代治疗、寒冷、感染、手术和使用麻醉、镇静药等。临床表现为嗜睡，低体温（< 35℃），呼吸徐缓，心动过缓，血压下降，四肢肌肉松弛，反射减弱或消失，甚至昏迷、休克，心肾功能不全而危及生命。

4. 实验室检查及其他检查

（1）甲状腺功能检查：血清 TSH 增高、FT_4 降低是诊断原发性甲减的必备指标；TT_3 和 FT_3 可在正常范围，严重甲减时降低；只有 TSH 升高而 T_3、T_4 正常，为亚临床甲减。

（2）甲状腺自身抗体：如甲状腺微粒体抗体、甲状腺球蛋白抗体等增高，表明甲减由自身免疫性甲状腺炎所致。

5. 诊断与鉴别诊断

（1）诊断：本病可有甲状腺手术、放射治疗或抗甲状腺药物应用史，有自身免疫性甲状腺炎或垂体疾患。诊断的主要依据是甲状腺功能检查，如 FT_4 降低、TSH 明显升高为原发性甲减；亚临床期仅 TSH 升高；FT_4 降低，TSH 正常，考虑为继发性甲减。TRH 兴奋试验可助鉴别。

（2）鉴别诊断

1）水肿：主要与特发性水肿相鉴别，甲状腺功能测定有助鉴别。

2）贫血：与其他疾病引起的贫血相鉴别。

3）低 T_3 综合征：常见于慢性肝、肾疾病伴血浆蛋白低下者，主要表现为血清 TT_3、FT_3 水平减低，血清 T_4、TSH 水平正常。

6. 西医治疗

（1）甲状腺激素补充或替代：不论何种甲减均需要，永久性者需终身服用。左甲状腺素（$L-T_4$）为首选药。

2）亚临床甲减的处理。

3）对症治疗：有贫血者补充铁剂、维生素 B_{12}、叶酸等。

4）黏液性水肿昏迷的治疗：①即刻补充 TH，首选左三碘甲状腺原氨酸（$L-T_3$）静脉注射。②静脉滴注氢化可的松。③保温，供氧，保持呼吸道通畅，必要时行气管切开。④根据需要补液，但补液量不宜过多。⑤控制感染，防治休克，治疗原发病。

7. 中医辨证论治

证型	辨证要点	治法	方药
脾肾气虚证	神疲乏力，少气懒言，反应迟钝，纳呆腹胀，面色萎黄，腰膝酸软，小便频数，大便溏，舌质淡，脉沉弱	益气健脾补肾	四君子汤合大补元煎
脾肾阳虚证	神疲乏力，少气懒言，畏寒肢冷，腰膝酸软，性欲淡漠，男子阳痿，女子闭经或不孕，舌质淡暗，苔白，脉沉细而缓	温补脾肾	附子理中丸（脾阳虚为主）；右归丸（肾阳虚为主）
心肾阳虚证	形寒肢冷，面浮肢肿，心悸胸闷，腰膝酸软，阳痿闭经，舌质淡暗，苔白，脉迟缓	温补心肾，利水消肿	真武汤合苓桂术甘汤
阳气衰微证	嗜睡、昏睡、甚至昏迷，肢软体凉，呼吸微弱，舌质淡，脉迟微弱，甚至脉微欲绝	益气回阳救逆	四逆加人参汤

细目三　亚急性甲状腺炎（助理不考）

亚急性甲状腺炎是指由病毒感染引起的自限性甲状腺炎症，主要表现为甲状腺肿大、结节、疼痛，常伴有全身症状。本病与中医学的"瘿痈"相似，可归属于"瘿病""瘿肿""瘿瘤"等范畴。

1. 西医病因　起病前 1～3 周常有上呼吸道感染或病毒性腮腺炎。最常见的为柯萨奇病毒，其次是腮腺炎病毒、流感病毒及腺病毒等。

2. 中医病因病机 本病病位在颈前，与肝、胆、肺、脾关系密切。病机是痰、热、气、瘀壅结。早期病性多属实，久病则为虚实夹杂。

3. 临床表现

（1）临床特点：多发于20～50岁的成人，男女之比为1：（3～4）。起病急骤，初起常有发热、畏寒、全身不适等症状。

（2）症状：特征性的甲状腺部位疼痛，常向下颌、耳部及枕骨放射，少数可无疼痛；一过性甲状腺毒症表现。甲状腺肿痛持续4～6周，炎症消失后可出现一过性甲减。

（3）体征：甲状腺轻度结节性肿大，质地中等，压痛明显，常位于一侧，或一侧消失后又在另一侧出现。

4. 实验室检查及其他检查

（1）血沉：早期明显增快，可达100mm/h以上。

（2）甲状腺功能检查：甲状腺腺泡破坏阶段，血清T_3、T_4水平一过性增高，甲状腺摄^{131}I率显著降低，呈特征性分离现象。甲状腺滤泡内激素减少后，T_3、T_4下降，TSH增高。

5. 诊断与鉴别诊断

（1）诊断：甲状腺肿大、结节、疼痛、压痛，伴有全身症状，甲状腺摄^{131}I率和血清T_3、T_4呈分离现象，诊断即可成立。

（2）鉴别诊断

1）急性化脓性甲状腺炎：甲状腺局部和邻近组织红、肿、热、痛，全身显著严重反应，有时可找到邻近或远处感染灶；白细胞明显增高，核左移；甲状腺功能及摄^{131}I率多正常。

2）慢性淋巴细胞性甲状腺炎：少数病例可有甲状腺疼痛、触痛，活动期血沉可轻度增快，并出现短暂甲状腺毒症和摄^{131}I率降低，但无全身症状，血清TGAb、TPOAb滴度增高。

6. 西医治疗

（1）轻症患者，可予非甾体抗炎药，如阿司匹林或吲哚美辛，疗程2周左右。

（2）症状较重者，给予泼尼松10～15mg，每日3～4次。症状及血沉改善后可逐渐减量，维持4～6周。停药后如有复发，再予泼尼松治疗仍有效。

（3）若伴一过性甲状腺毒症，可给予普萘洛尔。

（4）伴一过性甲减可适当补充甲状腺制剂。

7. 中医辨证论治

证型	辨证要点	治法	方药
肝胆郁热证	颈前肿胀疼痛，发热，口苦咽干，或心悸易怒，多汗口渴，颜面潮红，小便短赤，大便秘结，舌质红，苔薄黄，脉浮数或弦数	清肝泻胆，消肿止痛	龙胆泻肝汤
阴虚火旺证	颈前肿块或大或小，质韧，疼痛，口燥咽干，潮热盗汗，心悸，失眠多梦，舌质红，苔少或无苔，脉细数	滋阴清热，软坚散结	清骨散
痰瘀互结证	颈前肿块坚硬，疼痛不移，入夜尤甚，情绪不畅，口干不欲饮，舌质紫暗，或有瘀点瘀斑，脉细涩	理气活血，化痰消瘿	海藻玉壶汤
脾阳不振证	颈前肿块，疼痛不甚，面色无华，疲乏无力，头晕多梦，畏寒肢冷，纳呆，腹胀便溏，舌质淡，苔白腻，脉沉细	温阳健脾，化气行水	实脾饮

易混考点解析

甲状腺功能亢进症与亚急性甲状腺炎的证治比较

甲状腺功能亢进症		亚急性甲状腺炎	
证型	方药	证型	方药
肝火旺盛证	龙胆泻肝汤	肝胆郁热证	龙胆泻肝汤
阴虚火旺证	天王补心丹	阴虚火旺证	清骨散
气滞痰凝证	逍遥散合二陈汤	痰瘀互结证	海藻玉壶汤
气阴两虚证	生脉散加味	脾阳不振证	实脾饮

细目四　慢性淋巴细胞性甲状腺炎（助理不考）

慢性淋巴细胞性甲状腺炎又称自身免疫性甲状腺炎，是以自身甲状腺组织为抗原的自身免疫性疾病。包括桥本甲状腺炎（HT）及萎缩性甲状腺炎（AT）等。本病多见于 30 ～ 50 岁的中年妇女，且呈不断上升的趋势，可归属于中医学"瘿病""瘿瘤"等范畴。

1. 西医病因　目前认为本病是一种自身免疫性疾病，受遗传与环境因素共同影响所致。两者血清中存在高滴度的甲状腺过氧化物酶抗体（TPOAb）及甲状腺球蛋白抗体（TgAb）。碘的摄入量增加，可显著增加 HT 与 AT 的患病率，是影响其发病的重要环境因素。

2. 中医病因病机　气、痰、瘀壅结颈前，是本病发生的主要因素。病位在颈前，与肝、脾、肾等脏相关。病初以实为主，病久由实致虚，尤以阳虚、气虚为主，遂成本虚标实之证。本病以心肝阴虚及脾肾阳虚为本，气滞、痰凝、血瘀为标。

3. 临床表现　本病多见于中年妇女，起病缓慢，病初大部分无症状。HT 患者双侧甲状腺弥漫性对称性肿大，质韧如橡皮，表面光滑，无触痛，常可扪及锥体叶，约半数伴甲减，部分患者可出现一过性甲亢表现。AT 患者的首发症状为甲减表现。

4. 实验室检查及其他检查

（1）甲状腺抗体测定：血清中 TPOAb 及 TgAb 常明显增高，是诊断本病最有意义的指标。

（2）T_3、T_4、TSH 测定：早期血清 T_3、T_4 正常或降低，但 TSH 增高；后期 T_3、T_4 常低于正常。

（3）甲状腺 ^{131}I 摄取率：早期可正常或增高，但可被 T_3 抑制，可与 Graves 病相鉴别；后期常降低。

（4）甲状腺扫描：可呈均匀弥漫性摄碘功能减低，但也可显示"冷结节"或分布不均。

（5）甲状腺细针穿刺细胞学检查：可见浸润的淋巴细胞是诊断本病的最可靠依据。

5. 诊断与鉴别诊断

（1）诊断

1）桥本甲状腺炎：凡中年妇女，出现甲状腺弥漫性对称性肿大，特别是伴锥体叶肿大者，质地较坚实，无论甲状腺功能是否正常，均应疑为本病；如血清中 TPOAb 及 TgAb 明显增高，确诊可成立。

2）萎缩性甲状腺炎：中年妇女，有甲状腺萎缩伴甲减。TPOAb 及 TgAb 明显增高，可诊断为 AT。

（2）鉴别诊断

甲状腺癌：HT 患者出现质硬结节性肿大者，易与甲状腺癌混淆，但后者 TPOAb 及 TgAb 常呈阴性，必要时做组织活检可以帮助鉴别。

6. 西医治疗

（1）药物治疗：发生临床甲减或亚临床甲减，给予甲状腺制剂治疗。若甲状腺迅速肿大伴疼痛、压迫症状，给予泼尼松 10mg，每日 3 ～ 4 次，症状缓解后逐渐减量。出现甲亢表现，予抗甲状腺药治疗，但剂量宜小，否则可能出现甲减。

（2）手术治疗：一般不采用，只有当甲状腺明显肿大，产生压迫症状，经甲状腺制剂等药物治疗无效或不能除外甲状腺癌时，才可考虑手术治疗。

7. 中医辨证论治

证型	辨证要点	治法	方药
痰瘀凝结证	甲状腺肿大、质地较硬，或有疼痛，疲倦乏力，纳呆欲吐，舌质暗，或有瘀斑瘀点，苔白腻，脉细涩	行气化痰，活血消瘿	二陈汤合桃红四物汤
肝郁脾虚证	甲状腺肿大或萎缩，胸胁苦满，善太息，纳差便溏，舌质淡暗，苔白腻，脉弦滑	疏肝健脾，行气化痰	逍遥散
肝肾阴虚证	颜面潮红，口苦咽干，神疲乏力，伴心悸失眠，腰膝酸软，头晕目眩，舌质红，苔少，脉细数	滋补肝肾，软坚消瘿	杞菊地黄丸
脾肾阳虚证	面色㿠白，神疲嗜睡，纳呆便溏，畏寒肢冷，肢体浮肿，腰膝酸软，男子阳痿，女子闭经，舌质淡，舌体胖大，苔白腻，脉沉弱或沉迟	温补脾肾，化气行水	四逆汤合五苓散

易混考点解析

甲状腺功能减退症与亚急性甲状腺炎、慢性淋巴细胞性甲状腺炎的证治比较

甲状腺功能减退症		亚急性甲状腺炎		慢性淋巴细胞性甲状腺炎	
证型	方药	证型	方药	证型	方药
脾肾气虚证	四君子汤合大补元煎	肝胆郁热证	龙胆泻肝汤	痰瘀凝结证	二陈汤合桃红四物汤
脾肾阳虚证	附子理中丸（脾）；右归丸（肾）	阴虚火旺证	清骨散	肝郁脾虚证	逍遥散
心肾阳虚证	真武汤合苓桂术甘汤	痰瘀互结证	海藻玉壶汤	肝肾阴虚证	杞菊地黄丸
阳气衰微证	四逆加人参汤	脾阳不振证	实脾饮	脾肾阳虚证	四逆汤合五苓散

细目五　糖尿病

糖尿病是由于胰岛素缺乏和（或）胰岛素生物作用障碍导致的一组以长期高血糖为主要特征的代谢性疾病。临床特征为多尿、多饮、多食及消瘦，同时伴有脂肪、蛋白质、水和电解质等代谢障碍，且可以并发眼、肾、神经、心脑血管等多脏器和组织的慢性损害，引起其功能障碍及衰竭。病情严重或应激时可发生急性代谢紊乱，如糖尿病酮症酸中毒、高渗高血糖综合征而危及生命。本病可归属于中医学"消渴"。

1. 西医病因与发病机制

（1）西医病因

1）1 型糖尿病（T1DM）：绝大多数 T1DM 是自身免疫性疾病，遗传因素和环境因素共同参与其发病过程。

2）2 型糖尿病（T2DM）：T2DM 也是复杂的遗传因素和环境因素共同作用的结果。在遗传因素和环境因素共同作用下所引起的肥胖，特别是中心性肥胖，与胰岛素抵抗和 T2DM 的发生有密切关系。

3）特殊类型糖尿病：不同的单基因缺陷导致的胰岛 B 细胞功能缺陷等。

4）妊娠期糖尿病：个体素质及内外环境因素的影响。

（2）发病机制

1）1 型糖尿病：是以胰岛 B 细胞破坏、胰岛素分泌缺乏为特征的自身免疫性疾病。①遗传学易感性。②启动自身免疫反应。③免疫学异常。④进行性胰岛 B 细胞功能丧失。⑤临床糖尿病。⑥发病后数年，胰岛 B 细胞完全破坏。

2）2 型糖尿病：其发病与胰岛素抵抗和胰岛素分泌的相对性缺乏有关。①遗传易感性。②高胰岛素血症和 / 或胰岛素抵抗。③糖耐量减低。④临床糖尿病。

2. 中医病因病机　主要病位在肺、胃、肾，而以肾为关键。本病基本病机为阴津亏损、燥热偏盛；以阴虚为本，燥热为标，两者互为因果，阴虚燥热，可变证百出。

3. 临床表现与并发症

（1）临床表现

1）代谢紊乱症状群："三多一少"，即多尿、多饮、多食和体重减轻。可有皮肤瘙痒，尤其外阴瘙痒。血糖升高较快时可致视力模糊。

2）反应性低血糖及昏迷：因进食后胰岛素分泌高峰延迟，餐后 3～5 小时血浆胰岛素水平不适当地升高而引起低血糖。

3）急、慢性并发症或伴发病。

（2）分类

1）1 型糖尿病

①自身免疫性 T1DM（1A 型）：a. 起病：多数青少年患者起病较急，症状较明显；可出现糖尿病酮症酸中毒（DKA），危及生命。b. 特点：血浆基础胰岛素水平低于正常，葡萄糖刺激后胰岛素分泌曲线低平；胰岛 B 细胞自身抗体检查可以阳性。

②特发性 T1DM（1B 型）：a. 起病：通常急性起病。b. 特点：临床上表现为糖尿病酮症甚至酸中毒；胰岛 B 细胞功能明显减退甚至衰竭；胰岛 B 细胞自身抗体检查阴性。

2）2 型糖尿病：①起病：常在 40 岁以后起病；多数发病缓慢，症状相对较轻。②特点：大都有"代谢综合征"；有的早期患者以"反应性低血糖"为首发临床表现。

3）某些特殊类型糖尿病：①青年人中的成年发病型糖尿病：是一组高度异质性的单基因遗传病。②线粒体基因突变糖尿病。

4）妊娠期糖尿病（GDM）：妊娠过程中初次发现的任何程度的糖耐量异常，均可认为是 GDM。

（3）并发症

1）急性并发症

①糖尿病酮症酸中毒（DKA）：表现为烦渴、尿多、乏力、恶心呕吐、精神萎靡或烦躁、神志恍惚、嗜睡、昏迷；严重酸中毒时出现深大呼吸，呼吸有烂苹果味。

②高渗高血糖综合征：以严重脱水和进行性意识障碍为特征。

2）感染性并发症：①皮肤化脓性感染。②真菌感染：真菌性阴道炎和巴氏腺炎是女性患者常见并发症，多为白色念珠菌感染所致。③肺结核。④尿路感染。

3）慢性并发症

①大血管病变：a. 糖尿病性冠心病。b. 糖尿病性脑血管病。c. 糖尿病下肢动脉硬化闭塞症。

②微血管病变：a. 糖尿病肾病（是糖尿病肾衰竭的主要原因，是 T1DM 的主要死因）。b. 糖尿病性视网膜病变。c. 糖尿病心肌病。

③神经系统并发症

a. 周围神经病变：通常为对称性，下肢较上肢严重，病情缓慢。临床表现为肢端感觉异常，分布如袜子或手套状，伴麻木、针刺、热灼、疼痛，后期可出现运动神经受累，肌力减弱甚至肌肉萎缩和瘫痪。

b. 自主神经病变：临床表现为瞳孔改变（缩小且不规则、光反射消失、调节反射存在）、排汗异常（无汗、少汗或多汗）、胃排空延迟（胃轻瘫）、腹泻（饭后或午夜）、便秘、直立性低血压、持续心动过速、心搏间距延长，以及残尿量增加、尿失禁、尿潴留、阳痿等。

c. 中枢神经系统并发症：神志改变，缺血性脑卒中，脑老化加速及老年性痴呆危险性增高等。

④糖尿病足：又称糖尿病性肢端坏疽。表现为下肢疼痛、感觉异常和间歇性跛行，皮肤溃疡，肢端坏疽。

⑤其他：眼部并发症如视网膜黄斑病、白内障、青光眼；皮肤病。

4. 实验室检查及其他检查

（1）糖代谢异常严重程度或控制程度的检查

1）尿糖：尿糖阳性只是提示血糖值超过肾糖阈（大约 10mmol/L），因而尿糖阴性不能排除糖尿病的可能。

2）血糖：是诊断糖尿病的主要依据。

3）葡萄糖耐量（OGTT）：当血糖高于正常范围而又未达到诊断糖尿病标准时，须进行 OGTT。

4）糖化血红蛋白（GHbA1）和糖化血浆白蛋白：GHbA1 有 a、b、c 三种，以 GHbA1c（A1c）最为主要。A1c 反映患者近 8～12 周总的血糖水平，为糖尿病控制情况的主要监测指标之一。

（2）胰岛 B 细胞功能检查：①血浆胰岛素和 C- 肽测定。②其他检测 B 细胞功能的方法：葡萄糖 – 胰岛素释放试验和胰升糖素 –C 肽刺激试验。

（3）并发症检查：根据病情需要选用血脂、肝肾功能等常规检查，急性严重代谢紊乱时的酮体、电解质、酸碱平衡检查，心、肝、肾、脑、眼科及神经系统的各项辅助检查等。

（4）有关病因和发病机制的检查：GADA、ICA 及 IA-2 抗体的联合检测；胰岛素敏感性检查；1 型糖尿病自身抗体多阳性。

5. 诊断与鉴别诊断

（1）诊断

1）糖尿病诊断以静脉血浆血糖异常作为依据，应注意单纯空腹血糖正常不能排除糖尿病，应加验餐后血糖，必要时进行 OGTT。目前我国采用 1999 年 WHO 糖尿病标准。

2）空腹血糖（FPG）≥ 7.0mmol/L。空腹的定义是至少 8 小时未摄入热量。

3）OGTT 2 小时血糖 ≥ 11.1mmol/L。试验应按照世界卫生组织（WHO）的标准进行，用 75g 无水葡萄糖溶于水作为糖负荷。

4）有高血糖的典型症状或高血糖危象，随机血糖 ≥ 11.1mmol/L。

5）如无明确的高血糖症状，结果应重复检测确认。

（2）鉴别诊断

1）与其他原因所致的尿糖阳性鉴别

①肾性糖尿：因肾糖阈降低所致，尿糖阳性，但血糖及 OGTT 正常。

②甲状腺功能亢进症、胃空肠吻合术后：因糖类在肠道吸收快，可引起进食后 0.5～1 小时血糖过高，出现糖尿，但 FPG 和 2 小时 PG 正常。

③弥漫性肝病：葡萄糖转化为肝糖原功能减弱，肝糖原贮存减少，进食后 0.5～1 小时血糖过高，出现糖尿，但 FPG 偏低，餐后 2～3 小时血糖正常或低于正常。

④急性应激状态：急性应激状态下胰岛素拮抗激素（如肾上腺素、促肾上腺皮质激素、肾上腺皮质激素和生长激素）分泌增加，可使糖耐量减低，出现一过性血糖升高、尿糖阳性，应激过后可恢复正常。

⑤药物对糖耐量的影响：有服用噻嗪类利尿药、呋塞米、糖皮质激素、口服避孕药、阿司匹林、吲哚美辛、三环类抗抑郁药等药物史，停药后可恢复。

2）继发性糖尿病

①胰腺炎、胰腺癌、肢端肥大症（或巨人症）、皮质醇增多症、嗜铬细胞瘤：可分别引起继发性糖尿病或糖耐量异常，但均有相应疾病的症状和体征。

②长期服用大量肾上腺皮质激素：可引起类固醇糖尿病，服药史可资鉴别。

6. 西医治疗

（1）一般治疗：糖尿病教育、饮食治疗、体育锻炼、自我监测血糖。

（2）口服药治疗

1）磺脲类：主要作用机理为促进胰岛素释放，增强靶组织细胞对胰岛素的敏感性，抑制血小板聚集，减轻血液黏稠度。

【适应证】T2DM 经饮食及运动治疗后不能使病情获得良好控制的病人。

【禁忌证】T1DM、T2DM 合并严重感染、DKA、高渗性昏迷、进行大手术、肝肾功能不全，以及合并妊娠的病人。

【使用方法】极小剂量开始，于餐前 30 分钟口服。

2）双胍类：主要作用机理为增加周围组织对葡萄糖的利用，抑制葡萄糖从肠道吸收，增加肌肉内葡萄糖的无氧酵解，抑制糖原的异生，增加靶组织对胰岛素的敏感性。

【适应证】如果没有禁忌证，且能够耐受，二甲双胍是 2 型糖尿病起始治疗的首选药物。

【禁忌证】肝、肾、心、肺功能减低及高热患者；慢性胃肠病、慢性营养不良、消瘦者不宜使用；T1DM 不宜单独使用；T2DM 合并急性代谢紊乱、严重感染、外伤、大手术者，以及孕妇、哺乳期妇女等；对药物过敏或有严重不良反应者；酗酒者；肌酐清除率＜ 60mL/min 时，不宜使用。

【使用方法】二甲双胍每次 250 ～ 500mg，每日 2 ～ 3 次，最大剂量不超过 2g/d。餐中服用可减少不良反应。

3）α‑糖苷酶抑制剂：主要作用机理为延缓小肠葡萄糖吸收，降低餐后血糖。

【适应证】空腹血糖正常而餐后血糖高者。

【禁忌证】胃肠道功能障碍、严重肝肾功能不全、儿童、孕妇、哺乳期妇女。

【使用方法】小剂量开始，于餐中第一口服。代表药为阿卡波糖、伏格列波糖。

4）噻唑烷二酮：主要作用机理为增强靶组织对胰岛素的敏感性，减少胰岛素抵抗。

【适应证】使用其他降糖药物效果不佳的 T2DM 患者，特别是胰岛素抵抗患者。

【禁忌证】T1DM，儿童，孕妇，哺乳期妇女，有心脏病、心力衰竭倾向或肝脏病者。

【使用方法】小剂量开始，每日 1 次或 2 次。代表药为罗格列酮和吡格列酮。

5）格列奈类

【适应证】T2DM 早期餐后高血糖阶段，或以餐后高血糖为主的老年患者。

【禁忌证】同磺脲类。

【使用方法】小剂量开始，于餐前或进餐时口服。代表药为瑞格列奈、那格列奈和米格列奈。

（3）胰岛素治疗

【适应证】① T1DM 替代治疗。② T2DM 患者经饮食及口服降糖药治疗未获得良好控制。③ T2DM 糖尿病无明显诱因出现体重显著下降者，应该尽早使用胰岛素治疗。④新诊断的 T2DM，GHbA1c ＞ 9% 或空腹血糖＞ 11.1mmol/L，首选胰岛素。⑤糖尿病酮症酸中毒、高血糖高渗压综合征和乳酸性酸中毒伴高血糖者。⑥各种严重的糖尿病其他急性或慢性并发症。⑦糖尿病手术、妊娠和分娩。⑧某些特殊类型糖尿病。

【常用类型】①根据来源不同：动物胰岛素、人胰岛素、人胰岛素类似物。②根据作用时间：短效胰岛素、中效胰岛素、长效胰岛素和预混胰岛素。

【使用原则及方法】①胰岛素治疗应在综合治疗基础上进行。②胰岛素剂量取决于血糖水平、B 细胞功能缺陷程度、胰岛素抵抗程度、饮食和运动状况等，一般从小剂量开始，根据血糖情况逐渐调整。③力求模拟生理性胰岛素分泌模式（持续性基础分泌和进餐后胰岛素分泌迅速增加）。④强化治疗后空腹血糖仍较高。

（4）其他：DPP‑Ⅳ抑制剂、$SGLT_2$ 抑制剂、GLP‑1 受体激动剂越来越受到临床关注。胰岛移植和胰岛细胞移植多用于 T1DM 患者。

（5）并发症的治疗

1）急性并发症

①糖尿病酮症酸中毒：a. 补液：恢复血容量为首要的治疗措施，必须立即进行。b. 胰岛素治疗：采用小剂量胰岛素治疗方案，即 0.1U/（kg·h）持续滴注。c. 纠正酸碱平衡失调。d. 补钾。e. 去除诱因和处理并发症。

②高血糖高渗综合征：采用小剂量胰岛素治疗方案，即 0.1U/（kg·h）持续滴注（应另建输液途径）。每 1 ～ 2 小时查血糖 1 次，当血糖降至 13.9mmol/L，改用 5% 葡萄糖液，并按每 2 ～ 4g 葡萄糖加 1 单位短效胰岛素滴注，使血糖水平稳定在较安全范围后过渡到常规皮下注射。

2）慢性并发症

①糖尿病患者血压应控制在 130/80mmHg 以下，首选 ACEI 或 ARB。

②调脂治疗的首要目标是 LDL–C < 2.6mmol/L，首选他汀类药物；TG > 4.5mmol/L，应首选贝特类药物。

③早期糖尿病肾病应用 ACEI 或 ARB 除可降低血压外，还可减轻微量白蛋白尿。

④糖尿病视网膜病变可使用羟苯磺酸钙。

⑤周围神经病变通常在综合治疗的基础上，采用甲钴胺、前列腺素类似物、醛糖还原酶抑制剂、肌醇及对症治疗等可改善症状。

⑥糖尿病足强调注意预防。

7. 中医辨证论治

证型		辨证要点	治法	方药
阴虚燥热证	上消（肺热伤津证）	烦渴多饮，口干舌燥，尿频量多，多汗，舌边尖红，苔薄黄，脉洪数	清热润肺，生津止渴	消渴方
	中消（胃热炽盛证）	多食易饥，口渴多尿，形体消瘦，大便干燥，苔黄，脉滑实有力	清胃泻火，养阴增液	玉女煎
	下消（肾阴亏虚证）	尿频量多，浑浊如脂膏，或尿有甜味，腰膝酸软，乏力，头晕耳鸣，口干唇燥，皮肤干燥，瘙痒，舌红少苔，脉细数	滋阴固肾	六味地黄丸
气阴两虚证		口渴引饮，能食与便溏并见，或饮食减少，精神不振，四肢乏力，体瘦，舌质淡红，苔白而干，脉弱	益气健脾，生津止渴	七味白术散
阴阳两虚证		小便频数，浑浊如膏，甚则饮一溲一，面色黧黑，耳轮焦干，腰膝酸软，形寒畏冷，阳痿不举，舌淡苔白，脉沉细无力	滋阴温阳，补肾固涩	金匮肾气丸
痰瘀互结证		"三多一少"症状不明显，形体肥胖，胸脘腹胀，肌肉酸胀，四肢沉重或刺痛，舌暗或有瘀斑，苔厚腻，脉滑	活血化瘀祛痰	平胃散合桃红四物汤
脉络瘀阻证		面色晦暗，消瘦乏力，胸中闷痛，肢体麻木或刺痛，夜间加重，唇紫，舌暗或有瘀斑，或舌下青筋紫暗怒张，苔薄白或少苔，脉弦或沉涩	活血通络	血府逐瘀汤
并发症	疮痈	消渴易并发疮疡痈疽，反复发作或日久难愈，甚则高热神昏，舌红，苔黄，脉数	清热解毒	五味消毒饮合黄芪六一散
	白内障、雀目、耳聋	初期视物模糊，渐至昏蒙，直至失明；或夜间不能视物，白昼基本正常；也可出现暴盲。或见耳鸣、耳聋，逐渐加重	滋补肝肾，益精养血	杞菊地黄丸、羊肝丸、磁朱丸

易混考点解析

中西医结合内科学糖尿病与妇产科学妊娠期合并糖尿病、儿科学儿童期糖尿病的证治比较

糖尿病（内科）		妊娠期合并糖尿病（妇产科）		儿童期糖尿病（儿科）	
证型	方药	证型	方药	证型	方药
肺热伤津证	消渴方	肺热伤津证	消渴方	肺热津伤证	玉女煎
胃热炽盛证	玉女煎	胃热炽盛证	玉女煎	胃燥津伤证	白虎加人参汤合增液汤
肾阴亏虚证	六味地黄丸	肾阴亏虚证	六味地黄丸合地黄饮子	肾阴亏损证	六味地黄丸
阴阳两虚证	金匮肾气丸	阴阳两虚证	金匮肾气丸	阴阳两虚证	金匮肾气丸

细目六　血脂异常

血脂异常通常指血清中胆固醇（TC）、甘油三酯（TG）、低密度脂蛋白胆固醇（LDL–C）水平升高，高密度脂蛋白胆固醇（HDL–C）水平降低。血脂必须与蛋白质结合以脂蛋白形式存在，才能在血液循环中运转，故血脂异常表现为脂蛋白异常血症。临床上常见形体肥胖、肢体沉重、乏力、消化不良，甚至眩晕、心慌及胸闷等。本病可归属于中医学"脂浊"范畴。

1. 西医病因

（1）原发性血脂异常：①部分由先天性基因缺陷所致，表现为家族性高胆固醇血症。②获得性因素包括高脂肪、高胆固醇、高脂肪酸饮食，体重增加，增龄，不良的生活习惯（高糖膳食、吸烟等）。

（2）继发性血脂异常：①全身系统性疾病。②药物：如糖皮质激素、噻嗪类利尿剂、β 受体阻断剂等。③雌激素缺乏等。

2. 中医病因病机　本病病位在脾、肾、肝。主要病机是肝脾肾亏虚，痰浊瘀血，阻滞经脉，而致膏脂布化失度。

3. 临床表现

（1）黄色瘤、早发性角膜环和脂血症眼底病变：其中以黄色瘤较为多见。早发性角膜环可出现于 40岁以下，多伴有血脂异常。严重的高甘油三酯血症可产生脂血症眼底病变。

（2）动脉粥样硬化。

4. 实验室检查

（1）血脂：①血清胆固醇：TC < 5.20mmol/L 为合适范围；TC 5.2 ～ 6.19mmol/L 为边缘升高；TC ≥ 6.2mmol/L 为升高。②甘油三酯：TG ≥ 2.3mmol/L 为升高。

（2）脂蛋白：①低密度脂蛋白 – 胆固醇：LDL–C 3.4 ～ 4.09mmol/L 为边缘升高；LDL–C ≥ 4.1mmol/L 为升高。②高密度脂蛋白 – 胆固醇：HDL–C < 1.0mmol/L 为降低。

5. 诊断

（1）病史：原发性血脂异常者部分有家族史。继发性血脂异常者常有糖尿病、肾病、肝胆系统疾病史，或不良饮食习惯及引起高脂血症的药物应用史。

（2）体征：①形体肥胖。②出现黄斑瘤、腱黄瘤、皮下结节状黄色瘤。③高脂血症性眼底病变、角膜环。

（3）辅助检查：无论有无临床表现，血脂异常主要依据患者血脂水平做出诊断。

6. 西医治疗

（1）治疗原则：临床上对继发性血脂代谢异常的治疗，主要是治疗基础疾病。原发性血脂代谢异常的治疗，首先饮食控制、增加运动、戒烟限酒等，疗效不明显，可应用药物或其他疗法。

（2）控制目标：根据 ASCVD 危险程度决定干预措施是防治血脂异常的核心策略。LDL–C 升高是导致ASCVD 发病的关键因素，将降低 LDL–C 作为首要干预靶点。目标值：①极高危者 LDL–C < 1.8mmol/L。②高危者 LDL–C < 2.6mmol/L。③中危和低危者 LDL–C < 3.4mmol/L。④LDL–C 基线值较高不能达目标值者，LDL–C 至少降低 50%。极高危患者 LDL–C 基线在目标值以内者，LDL–C 仍应降低 30% 左右。

（3）生活方式干预：血脂异常明显受饮食及生活方式的影响，饮食治疗和戒烟、限酒、控制体重等是治疗血脂异常的基础措施。

（4）药物治疗：他汀类药物能显著降低心血管事件风险。他汀类药物是血脂异常药物治疗的基石。一般高 TC 血症首选他汀类；高 TG 血症首选贝特类；以 TC 和 LDL–C 增高为主，首选他汀类；以 TG 增高为主，首选贝特类。

常用药物：① HMG–CoA 还原酶抑制剂（他汀类）。②贝特类。③胆固醇吸收抑制剂。④普罗布考。⑤胆酸螯合剂。⑥烟酸类。⑦高纯度鱼油制剂。

7. 中医辨证论治

证型	辨证要点	治法	方药
胃热滞脾证	多食，消谷善饥，形体壮实，脘腹胀满，面色红润，心烦头晕，口干口苦，胃脘灼痛、嘈杂，得食则缓，舌红，苔黄腻，脉弦滑	清胃泄热	保和丸合小承气汤
气滞血瘀证	胸部憋气或胸部刺痛，固定不移，动则尤甚，舌质紫暗或有瘀斑，舌苔薄白，脉弦	活血祛瘀，行气止痛	血府逐瘀汤合失笑散
痰浊中阻证	形体肥胖，肢体困重，食少纳呆，腹胀，胸腹满闷，头晕神疲，大便溏薄，舌体胖，边有齿痕，苔白腻，脉滑	健脾化痰降浊	导痰汤
肝肾阴虚证	头目胀痛，视物昏眩，耳鸣健忘，口苦咽干，五心烦热，腰膝酸软，颧红盗汗，舌红，苔少，脉细数	滋养肝肾	杞菊地黄汤
脾肾阳虚证	畏寒肢冷，腰膝腿软，面色淡白，大便溏薄，腹胀纳呆，耳鸣眼花，腹胀不舒，舌淡胖，苔白滑，脉沉细	温补脾肾	附子理中汤
肝郁脾虚证	精神抑郁或心烦易怒，肢体倦怠乏力，口干口苦，胸胁闷痛，脘腹胀满吞酸，纳食不香，月经不调，舌红，苔白，脉弦细	疏肝解郁，健脾和胃	逍遥散

细目七 水、电解质代谢和酸碱平衡失调（助理不考）

1. 水、钠代谢失常

（1）失水

1）西医病因与发病机制

①高渗性失水：水的丢失大于电解质的丢失，细胞外液容量减少而渗透压增高，抗利尿激素、醛固酮分泌增加。

成因：A. 水摄入不足：a. 昏迷、创伤、拒食、饮水减少等水供应不足。b. 脑外伤、脑卒中等致渴感中枢迟钝或渗透压感受器不敏感。B. 水丢失过多：a. 经肾丢失。b. 肾外丢失。c. 水向细胞内转移。

②等渗性失水：水和电解质以血浆正常比例丢失，有效循环血容量减少。

成因：a. 胃肠道丢失。b. 经皮肤丢失。c. 组织间液贮积。

③低渗性失水：电解质的丢失大于水的丢失，细胞外液渗透压降低至 280mmol/L 以下，水向细胞内转移，导致细胞内液低渗，细胞水肿。

成因：a. 过量使用噻嗪类、呋塞米等排钠利尿剂。b. 肾小管内存在大量不被吸收的溶质，抑制水和钠的重吸收。c. 急性肾衰竭、肾小管性酸中毒、糖尿病酮症酸中毒等。d. 肾上腺皮质功能减退。

2）临床表现

①高渗性失水：a. 轻度失水：当失水量相当于体重的 2%～3% 时，出现口渴、尿量减少、尿比重增高。b. 中度失水：当失水量相当于体重的 4%～6% 时，出现口渴严重、声音嘶哑、咽下困难，有效血容量不足，代偿性心率增快，血压下降，出汗减少，皮肤干燥、弹性下降，烦躁等。c. 重度失水：当失水量相当于体重的 7%～14% 时，出现神经系统异常症状，如躁狂、谵妄、幻觉、晕厥；体温中枢神经细胞脱水，出现脱水热；急性肾衰竭；当失水量超过 15% 时，可出现高渗性昏迷、低血容量性休克，严重者可出现急性肾衰竭。

②等渗性失水：有效血容量和肾血流量减少而出现口渴、尿少、乏力、恶心、厌食，严重者血压下降，但渗透压基本正常。

③低渗性失水：无口渴感是低渗性失水的特征。a. 轻度失水：每千克体重缺钠 8.5mmol 时（血浆钠在

130mmol/L 左右），血压可在 100mmHg 以上，患者出现疲乏无力、尿少、口渴、头晕等。尿钠极低或测不出。b. 中度失水：每千克体重缺钠 8.5 ～ 12.0mmol 时（血浆钠在 120mmol/L 左右），血压可在 100mmHg 以下，患者出现恶心、呕吐、肌肉挛痛（以腓肠肌明显）、四肢麻木及直立性低血压。尿钠测不出。c. 重度失水：以神经精神症状如神志淡漠、昏厥、木僵以至昏迷为突出表现，伴有四肢发凉、体温低、脉细弱等。

3）诊断及治疗

①诊断：血清钠浓度＜ 135mmol/L 即可诊断。a. 有引起失水的病史。b. 有失水的临床表现，如口渴、尿少、皮肤黏膜干燥、血压下降等。c. 实验室检查结果可辨别失水的性质。

②治疗

A. 补液总量：已丢失的液体量＋继续丢失液体量。有 4 种计算方法：a. 依据失水程度计算。b. 依据体重及血钠浓度计算（适合高渗性脱水）。c. 依据体重减少量计算。e. 依据红细胞压积计算（适合低渗性脱水）。

B. 补液种类：轻度失水一般补充生理盐水或复方生理盐水，中度以上失水则应按失水类型补液。高渗性失水补液中含钠液体约占 1/3，等渗性失水补液中含钠液体约占 1/2，低渗性失水补液中含钠液体约占 2/3。

C. 补液的途径和速度：轻度失水一般可口服或鼻饲，中、重度失水或伴明显呕吐、腹泻及急需扩容者可静脉补给。补液速度，原则是先快后慢。

（2）水过多和水中毒：水过多是水在体内过多潴留的一种病理状态，若过多的水进入细胞内，导致细胞内水过多则称为水中毒。

1）西医病因与发病机制：①抗利尿激素（ADH）代偿性分泌增多。②抗利尿激素分泌失调综合征。③肾排水功能障碍。④肾上腺皮质功能减退症。⑤渗透阈重建。⑥抗利尿激素用量过多。

2）临床表现

①急性水过多及水中毒：起病急骤，病人有头痛、视力模糊、嗜睡、凝视失语、定向失常、共济失调、肌肉抽搐、意识障碍或精神失常等神经精神症状，重者惊厥、昏迷。

②慢性水过多及水中毒：有疲倦、表情淡漠、恶心、食欲减退等表现，皮下组织肿胀，以及头痛、嗜睡、神志错乱、谵妄等神经精神症状。

3）诊断及治疗

①诊断：a. 有引起水过多和水中毒的病因和程度（体重变化、出入水量、血钠浓度等）。b. 水过多和水中毒的临床表现。c. 辅助检查：血浆渗透压降低、血钠降低、MCV 增大。

②治疗

A. 轻症水过多和水中毒：限制进水量，使进水量少于尿量，形成水的负平衡状态，每日可失水约 1500mL，多可自行恢复水平衡；如有心、肝、肾慢性病者应适当限制钠盐，并适量给予袢利尿剂。

B. 急重症水过多和水中毒：a. 高容量综合征：以脱水为主，减轻心脏负荷；严禁摄入水分；首选呋塞米、依他尼酸等袢利尿剂。b. 低渗血症：除利水、利尿外，应慎用高渗溶液。c. 肾功能衰竭者或难以处理的急性水中毒：可采用腹膜透析或血液透析治疗。

（3）低钠血症：低钠血症指血清钠＜ 135mmol/L，仅反映在血浆中的浓度降低，并不一定表示体内总钠量的丢失，总体钠可正常或者稍有增加。

1）西医病因与发病机制：①缺钠性低钠血症。②稀释性低钠血症。③转移性低钠血症。④特发性低钠血症。

2）临床表现：缺钠性低钠血症和稀释性低钠血症的临床表现可参见低渗性失水，出现多系统表现，神经系统的表现如精神疲乏、表情淡漠，甚则精神错乱、谵语、昏迷；泌尿系统的表现如尿少，甚则发生急性肾功能衰竭；心血管系统的表现如心动过速、体位性低血压，甚则血压下降、休克；皮肤弹性消失，重则口舌干燥、眼眶下陷等。特发性低钠血症低钠程度较轻，病人可有原发病的表现，一般无因血钠降低引起的症状。

3）诊断及治疗

①诊断：血清钠浓度＜135mmol/L即可诊断。a.缺钠性低钠血症：临床表现为无力、恶心、呕吐、眩晕，血容量不足，循环衰竭综合征，血压低脉压小。b.稀释性低钠血症：临床表现为无力、恶心、呕吐、肌痉挛，精神神经症，脑水肿，颅内高压综合征，血压正常或升高。c.消耗性低钠血症：多表现为原发病的症状及体征。

②治疗：治疗消耗性低钠血症的关键是治疗原发病。

（4）高钠血症

1）西医病因与发病机制

①浓缩性高钠血症：见于各种原因引起的高渗性失水。

②潴钠性高钠血症：比较少见，主要因肾排钠减少和／或摄入钠过多所致。

③特发性高钠血症：本症是由于释放抗利尿激素的"渗透压阈值"升高所致。

2）临床表现：①浓缩性高钠血症的临床表现参阅"高渗性失水"。②潴钠性高钠血症以神经精神症状为主要临床表现，症状轻重与血钠升高的速度和程度有关。急性高钠血症的临床表现比缓慢发展的高钠血症明显，初期症状不明显，病情发展则表现为神志恍惚、易激动、烦躁不安，或表情淡漠、嗜睡、肌张力增高、腱反射亢进、抽搐、癫痫样发作、昏迷以至死亡。③特发性高钠血症临床表现一般较轻，甚至可无症状。

3）诊断及治疗

①诊断：血清钠浓度＞150mmol/L即可诊断。a.浓缩性高钠血症：即高渗性失水，失水多于失钠，细胞外液容量不足，渗透压升高。b.潴钠性高钠血症：多因某些原发病如右心衰竭、肾病综合征、肝硬化腹水、急慢性肾衰竭、颅脑外伤、原发性醛固酮增多症等引起肾排泄钠减少所致。

②治疗：a.浓缩性高钠血症的治疗主要为补充水分，但在纠正高渗状态时不宜过急，以免引起脑水肿（参阅"高渗性失水"的治疗）。b.潴钠性高钠血症主要是治疗原发疾病，限制钠盐摄入，使用排钠利尿剂。c.特发性高钠血症给予氢氯噻嗪可使症状改善。

2. 钾代谢失常

（1）钾缺乏和低钾血症：低钾血症是指血清钾＜3.5mmol/L的一种病理生理状态。

1）西医病因与发病机制

①缺钾性低钾血症：a.钾的摄入不足。b.钾的排出量增加：如胃肠失钾和肾脏失钾。c.其他原因：如大面积烧伤、放腹水、腹腔引流、腹膜透析等。

②转移性低钾血症：常见于代谢性或呼吸性碱中毒或酸中毒的恢复期。

③稀释性低钾血症。

2）临床表现

①缺钾性低钾血症：a.骨骼肌表现：一般血清钾＜3.0mmol/L时，表现为活动困难、疲乏、软弱。严重者血清钾＜2.5mmol/L时，可发生软瘫、全身肌无力、腱反射迟钝或消失，甚至膈肌、呼吸肌麻痹，呼吸困难、吞咽困难。b.中枢神经系统表现：症状轻者表现为萎靡不振，重者反应迟钝，定向力障碍，嗜睡，以至意识障碍、昏迷。c.消化系统表现：口苦、恶心、呕吐、厌食、腹胀、便秘、肠蠕动减弱或消失、肠麻痹等，严重者肠黏膜下组织水肿。d.循环系统表现：各种心律失常，更严重者因心室扑动、心室颤动、心脏骤停或休克而死亡。e.泌尿系统表现：大量低比重尿、口渴多饮、夜尿多、蛋白尿、管型尿等。f.代谢紊乱表现：代谢性碱中毒、细胞内酸中毒、反常酸性尿。

②转移性低钾血症：周期性瘫痪。常在半夜或凌晨突然起病，主要表现为发作性软瘫或肢体软弱乏力，多数以双下肢为主，少数累及上肢。

③稀释性低钾血症：主要见于水过多或水中毒时。

3）诊断及治疗

①诊断：特异性的心电图有助于诊断。

②治疗

A.积极治疗原发病。

B. 给予富含钾的食物。

C. 补钾：a. 补钾量：临床上主要参照血清钾水平。b. 药物补钾及方法：以氯化钾为首选。

D. 注意事项

a. 在静脉补钾过程中，为预防高血钾，可将氯化钾加入 5% ～ 10% 葡萄糖溶液中。

b. 补钾时必须检查肾功能和尿量，每日尿量＞ 700mL 或每小时尿量在 30mL 以上补钾较为安全。

c. 钾进入细胞内较为缓慢，完全纠正缺钾最少也要 4 日，故静脉滴注 1 ～ 2 日后能口服者宜改为口服。

d. 对难治性低钾血症应注意是否合并碱中毒或低镁血症。

e. 低钾血症与低钙血症并存时，应补充钙剂。

f. 对输注较高浓度的钾溶液患者，应进行持续心电监护和每小时测定血钾，避免高钾血症和心脏停搏。

（2）高钾血症：高钾血症是指血清钾浓度＞ 5.5mmol/L 的一种病理生理状态。

1）西医病因与发病机制：①钾过多性高钾血症。②转移性高钾血症：组织破坏和细胞膜转运功能障碍。③浓缩性高钾血症：严重失水、失血、休克等。

2）临床表现

①病史：有原发病的病人可见引起高钾血症原发病的表现。

②症状体征：神经肌肉系统疲乏无力，四肢松弛性瘫痪，手足、口唇麻木，腱反射消失，也可出现中枢神经症状。心血管系统主要表现为对心肌的抑制作用，心肌收缩功能低下，心音低钝，可使心脏停搏于舒张期；各种心律失常；血压早期升高，晚期降低，出现血管收缩的类缺血症，即皮肤苍白、湿冷、麻木、酸痛等。消化系统表现有恶心、呕吐、腹胀与肠麻痹。

3）诊断及治疗

①诊断：心电图所见可作为诊断、判定程度和观察疗效的重要指标。

②治疗：a. 积极治疗原发病。b. 紧急处理：治疗原则是保护心脏，降低血钾。

3. 酸碱平衡失调

（1）西医病因与发病机制

1）代谢性酸中毒：①阴离子间隙增大的代谢性酸中毒。②阴离子间隙正常的代谢性酸中毒。

2）代谢性碱中毒：①对氯化物反应性代谢性碱中毒。②对氯化物耐受性代谢性碱中毒。

3）呼吸性酸中毒：呼吸中枢受抑制或呼吸肌麻痹、周围性肺通气或换气障碍而引起。

4）呼吸性碱中毒：①呼吸中枢兴奋，换气过度。②肺功能异常。

（2）临床表现

1）代谢性酸中毒：代偿阶段可无症状，只有化验值改变。失代偿后，除原发病表现外，轻者可仅感头痛、乏力、心率增快、呼吸加深、胃纳不佳。呼吸增强是代谢性酸中毒的重要临床表现。重者可出现呼吸深而快（Kussmaul 呼吸）、心律失常、烦躁、嗜睡、感觉迟钝，甚则引起呼吸衰竭、血压下降、昏迷，以至心力衰竭、呼吸停止。

2）代谢性碱中毒：代谢性碱中毒可以抑制呼吸中枢，表现为呼吸浅慢；组织中的乳酸生成明显增多，游离钙下降，常出现神经肌肉兴奋性增高，如面部及手足搐搦，口周及手足麻木；伴低血钾时，可有软瘫、腹胀；脑缺氧可导致烦躁不安、头昏、嗜睡，严重者可引起昏迷；有时伴室上性及室性心律失常或低血压。

3）呼吸性酸中毒

①急性呼吸性酸中毒：病人因急性缺氧和 CO_2 潴留，表现为发绀、气促、躁动不安，呼吸常不规则或呈潮式呼吸，可因脑水肿而呼吸骤停。酸中毒和高钾血症可引起心律失常，甚则心室纤颤或心脏骤停。

②慢性呼吸性酸中毒：临床表现每为原发性疾病所掩盖。病人感到倦怠、头痛、兴奋、失眠。若 $PaCO_2$ ＞ 75mmHg 时，出现 CO_2 麻醉，病人嗜睡、半昏迷或昏迷；可伴视乳头水肿、震颤、抽搐、瘫痪。

4）呼吸性碱中毒：主要表现为呼吸加快和换气过度。急性呼吸性碱中毒时，血钙总量虽属正常，但血浆中游离钙含量减少，神经肌肉兴奋性亢进，可出现低钙血症表现。严重者往往伴有呼吸困难、眩晕、视力模糊及意识改变，但发绀可不明显。慢性呼吸性碱中毒时，常见持续性低氧血症。

（3）诊断及治疗

1）诊断

①代谢性酸中毒：a. 存在饥饿性酮症酸中毒、乙醇中毒性酮症酸中毒、乳酸中毒、肾功能衰竭、腹泻等常见病因者。b. 血气分析：血 pH 及 HCO_3^-、AB、SB 下降，BE 负值增加是代谢性酸中毒的典型表现。

②代谢性碱中毒：HCO_3^-、AB、SB、BB、BE 增加即可考虑；如能除外呼吸因素的影响，CO_2CP 升高有助于诊断。

③呼吸性酸中毒：a. 急性呼吸性酸中毒常伴有明确的原发病，呼吸加深加快，心率增快。b. 慢性呼吸性酸中毒多存在慢性阻塞性肺疾病。

④呼吸性碱中毒：特点是换气过度；确诊依赖于实验室检查：血 pH 值 > 7.45；血 $PaCO_2$ < 35mmHg；SB 降低，AB > SB；CO_2CP < 22mmol/L，除外代谢因素。

⑤混合性酸碱平衡紊乱

A. 互相加重型混合性酸碱平衡紊乱：a. 代谢性酸中毒并发呼吸性酸中毒。b. 呼吸性碱中毒并发代谢性碱中毒。

B. 互相抵消型混合性酸碱平衡紊乱：a. 代谢性酸中毒并发呼吸性酸中毒。b. 代谢性碱中毒合并呼吸性酸中毒。c. 代谢性酸中毒合并代谢性碱中毒。

2）治疗

①代谢性酸中毒：a. 碳酸氢钠：所需补碱量（mmol）=［欲达目标的 CO_2CP- 实测 CO_2CP（mmol/L）］×0.3 体重（kg）。所需补碱量（mmol）= 碱丢失（mmol/L）×0.3 体重（kg）。b. 乳酸钠。c. 氨丁三醇。

②代谢性碱中毒

③呼吸性酸中毒：a. 急性呼吸性酸中毒：去除病因，清理呼吸道。b. 慢性呼吸性酸中毒：吸氧，排出 CO_2。

④呼吸性碱中毒：吸入含 5% 二氧化碳的氧气。

⑤混合性酸碱平衡紊乱：抓主要矛盾先行处理，注意及时处理原发病。

细目八　高尿酸血症与痛风

痛风是由多种原因引起的嘌呤代谢紊乱和（或）尿酸排泄障碍所导致的一种晶体性关节炎。临床表现为高尿酸血症，特征性急、慢性关节炎反复发作，痛风石，间质性肾炎，尿酸性尿路结石等，严重者可出肾功能不全。本病以中年人多见，40 ～ 50 岁是发病的高峰，男性发病率多于女性。本病可归属于中医学"痹证"范畴。

1. 西医病因与发病机制

（1）西医病因

1）原发性痛风：有一定的家族遗传性，与肥胖、糖尿病、胰岛素抵抗、血脂异常、动脉硬化和冠心病等关系密切。

2）继发性痛风：发生于其他疾病过程中，如肾脏病、血液病，或由于服用某些药物、肿瘤放化疗等多种原因引起尿酸生成增多，或排出减少所致。

（2）发病机制：高尿酸血症及痛风的发生主要是尿酸排泄减少或生成增多，有时两种机制同时存在。体液中的尿酸处于过饱和状态，可导致尿酸盐结晶、沉积，而引起反应性关节炎等痛风的组织学改变，并可形成痛风石疾病。

2. 中医病因病机　本病病位在四肢关节，与肝、脾、肾相关。基本病机为正气不足，外邪侵袭机体，经脉痹阻，不通则痛。

3. 临床表现　按照痛风的自然病程可分为无症状期、急性期、间歇期、慢性期。

（1）无症状期：仅有持续性或波动性高尿酸血症而无临床症状。

（2）急性关节炎期：通常是首发症状。多于春秋季节发病，典型发作起病急骤，凌晨关节疼痛惊醒、进行性加重、剧痛如刀割样或咬噬样，疼痛于 24 ～ 48 小时达到高峰。趾及第一跖趾关节最易受累，其次依次为踝、足跟、膝、腕、指、肘等关节。首次发作多为单关节炎，偶有双侧同时或先后受累；60% ～ 70% 首发于第一跖趾关节。局部红、肿、热、痛，功能受限，触痛明显。可伴有发热、头痛、恶心、心悸、寒战、不适及白细胞升高、血沉增快等全身表现。

（3）痛风石及慢性关节炎期：痛风石是痛风的特征性临床表现，常见于耳轮、跖趾、指间和掌指关节，常为多关节受累，且多见于关节远端，表现为关节肿胀、僵硬、畸形及周围组织的纤维化和变性。

（4）肾脏病变：①痛风性肾病：是由尿酸盐结晶沉积于肾组织引起的慢性间质性炎症。早期可出现间歇性蛋白尿，随着病程进展，出现持续性蛋白尿、夜尿增多、等渗尿，晚期可出现高血压、氮质血症等肾功能不全表现。②尿酸性尿路结石。

4. 实验室检查及其他检查

（1）血尿酸测定：正常男性 150 ～ 380μmol/L（2.5 ～ 6.4mg/dL）；女性 100 ～ 300μmol/L（1.6 ～ 5.0mg/dL），绝经后更接近男性水平。血液中血尿酸 ≥ 416μmol/L（7.0mg/dL）为高尿酸血症。

（2）尿尿酸测定：低嘌呤饮食 5 天后，24 小时尿尿酸 > 3.6mmol（600mg），为尿酸生成过多；如 < 3.6mmol 而血尿酸 ≥ 416μmol/L，为尿酸排泄减少。

（3）滑囊液检查：急性关节炎期，行关节穿刺抽取滑液，在偏振光显微镜下，滑液中或白细胞内有负性双折光针状尿酸盐结晶，阳性率约为 90%。穿刺或活检痛风石内容物，可发现同样形态的尿酸盐结晶。本项检查具有确诊意义，为痛风诊断的"金标准"。

（4）X 线检查：急性期可见软组织肿胀；慢性期可见关节间隙狭窄、关节面不规则、痛风石沉积，典型者骨质呈类圆形穿凿样或虫噬样缺损、边缘呈尖锐的增生钙化，为尿酸盐侵蚀骨质所致。严重者出现脱位、骨折。

（5）超声检查：对尿酸性结石及混合性结石均能显影。

5. 诊断与鉴别诊断

（1）诊断标准

1）男性和绝经后女性血尿酸 > 420μmol/L（7.0mg/dL）、绝经前女性 > 350μmol/L（5.8mg/dL）可诊断为高尿酸血症。

2）中老年男性如出现特征性关节炎表现、尿路结石或肾绞痛发作，伴有高尿酸血症应考虑痛风。关节液穿刺或痛风石活检证实为尿酸盐结晶可做出诊断。

3）X 线检查、CT 或 MRI 扫描对明确诊断具有一定的价值。

4）急性关节炎期诊断有困难者，秋水仙碱试验性治疗有诊断意义。

（2）鉴别诊断

1）继发性高尿酸血症或痛风：①儿童、青少年、女性和老年人更多见。②高尿酸血症程度较重。③40% 的患者 24 小时尿尿酸排出增多。④肾脏受累多见，痛风肾、尿酸结石发生率较高，甚至发生急性肾衰竭。⑤痛风性关节炎症状较轻或不典型。⑥有明确的相关用药史。

2）关节炎：①类风湿关节炎：血尿酸不高，类风湿因子阳性，X 线片出现凿孔样缺损少见。②化脓性关节炎与创伤性关节炎：前者关节囊液可培养出细菌；后者有外伤史。两者血尿酸水平不高，关节囊液无尿酸盐结晶。③假性痛风：系关节软骨钙化所致，多见于老年人，膝关节最常受累。

3）肾结石：尿路平片阴性而 B 超阳性的肾结石患者应常规检查血尿酸并分析结石的性质。

6. 西医治疗

（1）一般治疗：①控制饮食：每日饮水应在 2000mL 以上。②避免诱因。③防治伴发疾病。

（2）急性期治疗：急性发作时应卧床休息，抬高患肢，避免关节负重，并立即给予抗炎药物治疗。

1）秋水仙碱：为治疗痛风急性发作的特效药。

2）非甾体抗炎药（NSAID）：吲哚美辛、萘普生、布洛芬、保泰松等。最常见的副作用是胃肠道症状。

3）糖皮质激素：主要用于秋水仙碱和非甾体抗炎药无效或不能耐受者。

（3）发作间歇期和慢性期的治疗

1）促进尿酸排泄药：丙磺舒、磺吡酮及苯溴马隆等。

2）抑制尿酸合成药：别嘌醇。副作用主要是胃肠道反应、皮疹、药物热、骨髓抑制、肝肾功能损害等。

3）其他治疗：关节活动障碍者，可进行理疗或体疗。

（4）肾脏病变的治疗：在积极控制血尿酸水平的基础上，碱化尿液，多饮多尿。可选择螺内酯（安体舒通）等，或选用碳酸酐酶抑制剂乙酰唑胺。

7. 中医辨证论治

证型	辨证要点	治法	方药
风寒湿阻证	肢体关节疼痛，屈伸不利，或呈游走性疼痛，或疼痛剧烈，痛处不移，或肢体关节重着，肿胀疼痛，肌肤麻木，阴雨天加重，舌苔薄白，脉弦紧或濡缓	祛风散寒，除湿通络	蠲痹汤
风湿热郁证	关节红肿热痛，痛不可触，遇热痛甚，得冷则舒，病势较急，兼发热、口渴、心烦，汗出不解，舌质红，苔黄或黄腻，脉滑数	清热除湿，祛风通络	白虎加桂枝汤
痰瘀痹阻证	关节肿痛，反复发作，时轻时重，甚至关节肿大，僵直畸形，屈伸不利，或皮下结节，破溃流浊，舌质紫暗或有瘀点、瘀斑，苔白腻或厚腻，脉细涩	化痰祛瘀，通络止痛	桃红饮
肝肾亏虚证	关节肿痛，反复发作，缠绵不愈，或关节呈游走性疼痛，或酸楚重着，麻木不仁，甚则僵直畸形，屈伸不利，腰膝酸痛，神疲乏力，舌质淡，苔白，脉细或细弱	补益肝肾，祛风通络	独活寄生汤

第七单元　风湿性疾病

细目一　类风湿关节炎

类风湿关节炎（RA）是一种以侵蚀性关节炎为主要表现的全身性自身免疫性疾病。本病与中医学的"痹证"相似，属于"痛痹""痛风""历节""历节病""白虎历节病"等范畴。

1. 西医病因病理

（1）病因：①感染因素。②遗传因素。③其他因素（内分泌、寒冷、潮湿、疲劳、外伤、吸烟及精神刺激）。

（2）病理：类风湿关节炎的基本病理改变为滑膜炎。

2. 中医病因病机　本病多因禀赋不足、感受外邪引起关节、经络痹阻，不通则痛。病位在关节、经络，与肝、肾有关。

3. 临床表现

（1）临床特点：多以缓慢、隐袭方式发病。受累关节以腕关节、掌指关节和近端指间关节最常见，其次为足、膝、踝、肘、肩、颈、颞颌及髋关节。80% 于 35 ~ 50 岁发病，60 岁以上的发病率明显高于 30 岁以下者，女性患者约为男性患者的 3 倍。

（2）关节表现

1）晨僵：其持续时间长短反映滑膜炎症的严重程度。

2）疼痛与压痛：疼痛及压痛往往是出现最早的表现。最常出现的部位为腕、掌指关节、近端指间关节，其次是趾、膝、踝、肘、肩等关节。

3）肿胀：呈对称性，以腕、掌指关节、近端指间关节、膝关节最常受累。关节肿胀是 RA 活动期的主要临床体征。

4）关节畸形：常见的有手指关节的尺侧偏斜、鹅颈样畸形、纽扣花畸形等。

5）关节功能障碍：①Ⅰ级：能照常进行日常生活和工作。②Ⅱ级：能生活自理，并参加一定工作，但活动受限。③Ⅲ级：仅能生活自理，不能参加工作和其他活动。④Ⅳ级：生活不能自理。

（3）关节外表现

1）类风湿结节：是本病较特异的皮肤表现，多在关节的隆突部位及皮肤的受压部位，常提示疾病处于活动阶段。

2）类风湿血管炎：重症患者可见出血性皮疹，或指（趾）端坏疽、皮肤溃疡、巩膜炎等。但本病的血管炎很少累及肾脏。

3）肺：多伴有咳嗽、气短症状，并有X线片异常改变。

4）心脏：可伴发心包炎、心肌炎和心内膜炎。

5）神经系统：除因类风湿血管炎和类风湿结节造成脑脊髓实质及周围神经病变外，还可因颈椎脱位造成脊髓、脊神经根及椎动脉受压，引发相应的临床症状、体征，故神经系统表现复杂多样。

6）其他：30%～40%的患者可出现干燥综合征；小细胞低色素性贫血；Felly综合征是类风湿关节炎者伴脾大、中性粒细胞减少，有的甚至有贫血和血小板减少。

4. 实验室检查及其他检查

（1）血象：有轻度至中度贫血。活动期血小板可增高，白细胞计数及分类大多正常。

（2）炎性标志物：血沉和C反应蛋白（CRP）常升高，并且与疾病的活动度相关。

（3）自身抗体检测：自身抗体有利于RA与其他炎性关节炎如银屑病关节炎、反应性关节炎和退行性关节炎的鉴别。

（4）关节滑液：类风湿关节炎时滑液增多，微浑浊，黏稠度降低，呈炎性特点，滑液中白细胞升高。

（5）影像学检查：①X线平片：对RA诊断、关节病变分期、病变演变的监测均很重要。初诊至少应摄手指及腕关节的X线片，早期可见关节周围软组织肿胀影、关节端骨质疏松（Ⅰ期）；进而关节间隙变窄（Ⅱ期）；关节面出现虫蚀样改变（Ⅲ期）。晚期可见关节半脱位和关节破坏后的纤维性和骨性强直（Ⅳ期）。②CT及MRI：对诊断早期RA有帮助。

5. 诊断与鉴别诊断

（1）诊断：典型病例按美国风湿病学会1987年修订的分类标准，共7项：①晨僵持续至少1小时（≥6周）。②3个或3个以上关节肿胀（≥6周）。③腕关节或掌指关节或近端指间关节肿胀（≥6周）。④对称性关节肿胀（≥6周）。⑤类风湿皮下结节。⑥手和腕关节的X线片有关节端骨质疏松和关节间隙狭窄。⑦类风湿因子阳性（该滴度在正常的阳性率＜5%）。上述7项中，符合4项即可诊断为类风湿关节炎。

（2）鉴别诊断

1）骨关节炎：①发病年龄多在50岁以上。②主要累及膝、髋等负重关节和手指远端指间关节。③关节活动后疼痛加重，经休息后明显减轻。④血沉轻度增快，RF阴性。⑤X线显示关节边缘呈唇样骨质增生或骨疣形成。

2）痛风性关节炎：①患者多为中年男性。②关节炎的好发部位为第一跖趾关节。③高尿酸血症。④关节附近或皮下可见痛风结节。⑤血清自身抗体阴性。

3）强直性脊柱炎：①青年男性多见，起病缓慢。②主要侵犯骶髂关节及脊柱，或伴有下肢大关节的非对称性肿胀和疼痛。③X线片可见骶髂关节侵蚀、破坏或融合。④90%～95%患者HLA-B27阳性而RF为阴性。⑤有家族发病倾向。

4）系统性红斑狼疮：早期出现手部关节炎时，须与RA相鉴别。①X线检查无关节骨质改变。②多为女性。③常伴有面部红斑等皮肤损害。④多数有肾损害或多脏器损害。⑤血清抗核抗体和抗双链DNA抗体显著增高。

6. 西医治疗

（1）一般治疗：营养支持，适度休息，急性期关节制动，恢复期关节功能锻炼，配合适当物理治疗等。

（2）药物治疗

1）非甾体抗炎药（NSAIDs）：是临床最常用的 RA 治疗药物，如布洛芬、萘普生、双氯芬酸。

2）改善病情的抗风湿药（DMARDs）及免疫抑制剂：①甲氨蝶呤（MTX）。②柳氮磺吡啶（SSZ）。③来氟米特（LEF）。④抗疟药。⑤青霉胺（DP）。⑥金制剂。⑦环孢素 A。

3）糖皮质激素：①伴有血管炎等关节外表现的重症 RA。②不能耐受 NSAIDs 的 RA 患者作为"桥梁"治疗。③其他治疗方法效果不佳的 RA 患者。④伴局部激素治疗指征（如关节腔内注射）。激素治疗 RA 的原则是小剂量、短疗程。使用激素必须同时应用 DMARDs。

4）植物药制剂：①雷公藤总苷。②白芍总苷。③青藤碱。

5）生物制剂：肿瘤坏死因子–α 拮抗剂、IL-1 和 IL-6 拮抗剂、抗 CD_{20} 单抗，以及 T 细胞共刺激信号抑制剂等。

（3）外科治疗：急性期采用滑膜切除术；晚期关节畸形、失去功能者，可采用关节成形术或关节置换术。

7. 中医辨证论治

	证型	辨证要点	治法	方药
活动期	湿热痹阻证	发热，口苦，饮食无味，纳呆或有恶心，泛泛欲吐，关节肿痛以下肢为重，全身困乏无力，下肢沉重酸胀，浮肿或有关节积液，舌苔黄腻，脉滑数	清热利湿，祛风通络	四妙丸
	阴虚内热证	午后或夜间发热，盗汗或兼自汗，口干咽燥，手足心热，关节肿胀疼痛，小便赤涩，大便秘结，舌质干红，少苔，脉细数	养阴清热，祛风通络	丁氏清络饮
	寒热错杂证	低热，关节灼热疼痛，或有红肿，形寒肢凉，阴雨天疼痛加重，得温则舒，舌质红，苔白，脉弦细或数	祛风散寒，清热化湿	桂枝芍药知母汤
缓解期	痰瘀互结证	关节肿痛且变形，屈伸受限，或肌肉刺痛，痛处不移，皮肤失去弹性，按之稍硬，肌肤紫暗、面色黧黑，或有皮下结节，肢体顽麻，舌质暗红或有瘀点、瘀斑，苔薄白，脉弦涩	活血化瘀，祛痰通络	身痛逐瘀汤合指迷茯苓丸
	肝肾亏损证	形体消瘦，关节变形，肌肉萎缩，骨节烦疼、僵硬，活动受限，筋脉拘急，或筋惕肉瞤，腰膝酸软无力，眩晕，心悸气短，指甲淡白，舌淡苔薄，脉细弱	益肝肾，补气血，祛风湿，通经络	独活寄生汤

易混考点解析

类风湿关节炎与痛风的证治比较

	类风湿关节炎		痛风	
	证型	方药	证型	方药
活动期	湿热痹阻证	四妙丸	风湿热郁证	白虎加桂枝汤
	阴虚内热证	丁氏清络饮	—	—
	寒热错杂证	桂枝芍药知母汤	风寒湿阻证	蠲痹汤
缓解期	痰瘀互结证	身痛逐瘀汤合指迷茯苓丸	痰瘀痹阻证	桃红饮
	肝肾亏损证	独活寄生汤	肝肾亏虚证	独活寄生汤

细目二　系统性红斑狼疮

系统性红斑狼疮（SLE）是自身免疫介导的、以免疫性炎症为突出表现的弥漫性结缔组织病，是一种累及多系统、多器官，临床表现复杂，病程迁延反复的自身免疫性疾病。本病与中医学的"蝶疮流注"相似，可归属于"阴阳毒""虚劳"等范畴。

1. 西医病因病理与发病机制

（1）病因：①遗传素质。②环境因素：阳光、药物。③雌激素。

（2）病理：坏死性血管炎是造成多系统损害的病理学基础。

1）受损器官的特征性改变：①苏木紫小体。②洋葱皮样病变，即小动脉周围有显著向心性纤维增生。

2）肾组织病变：①正常或轻微病变型。②系膜病变型。③局灶增殖型。④弥漫增殖型。⑤膜性病变型。⑥肾小球硬化型。

（3）发病机制：免疫复合物的形成和沉积是 SLE 发病的主要机制。

2. 中医病因病机　本病病位在经络、血脉，与心、脾、肾密切相关，可累及肝、肺、脑、皮肤、肌肉、关节等。基本病机是素体虚弱，真阴不足，热毒内盛，痹阻脉络，内侵脏腑。

3. 临床表现

（1）全身症状：活动期患者常伴有发热，以长期低、中度热多见。合并感染时可见持续高热。同时多伴有疲乏、不适等症状。

（2）皮肤与黏膜：鼻梁和双颧颊部呈蝶形分布的红斑是 SLE 的特征性改变；口或鼻黏膜溃疡常见。

（3）关节和肌肉：常有对称性多关节疼痛、肿胀，通常不引起骨质破坏。SLE 可出现肌痛和肌无力，少数可有肌酶谱的增高。

（4）肾：狼疮性肾炎是 SLE 最常见和严重的临床表现，肾衰竭是 SLE 死亡的常见原因。

（5）心血管：心包炎、心肌炎、心律失常，重症 SLE 可伴有心功能不全，提示预后不良。

（6）肺：胸腔积液，多为中小量、双侧性。患者可发生狼疮肺炎、肺间质性病变。

（7）神经系统：轻者仅有偏头痛、性格改变、记忆力减退或轻度认知障碍；重者可表现为脑血管意外、昏迷、癫痫持续状态等。

（8）消化系统：有不同程度的食欲减退、恶心、呕吐、腹痛腹泻、便血等症状。活动期 SLE 可出现肠系膜血管炎。血清转氨酶常升高，仅少数出现严重肝损害和黄疸。

（9）血液系统：活动期约半数患者有贫血，以及白细胞减少和（或）血小板减少，短期内出现重度贫血常是自身免疫性溶血所致。血小板减少常引起女性患者月经过多；低于 20×10^9/L 时，易出现皮肤黏膜及内脏出血。

（10）其他：眼部受累包括结膜炎、葡萄膜炎、眼底改变、视神经病变等。SLE 患者妊娠会使病情加重或复发。抗磷脂抗体阳性者可出现异常妊娠，如流产、早产等。

4. 实验室检查及其他检查

（1）一般检查：血沉增高；活动期 SLE 的血细胞一系或多系减少；尿中可见蛋白、红细胞、白细胞、管型等。

（2）自身抗体：①抗核抗体（ANA）。②抗双链 DNA（dsDNA）抗体：对确诊 SLE 和判断狼疮的活动性参考价值大。③抗 Sm 抗体。

（3）补体：有助于 SLE 的诊断，提示疾病处于进展期。

（4）免疫病理检查：①狼疮带试验（LBT）：皮肤狼疮带试验对 SLE 的特异性较高。②肾活检：主要对狼疮性肾炎的诊断、治疗和预后判断有价值。

（5）影像学检查：头颅 MRI、CT 对发现患者脑部的梗死性或出血性病灶可提供帮助；高分辨率 CT 有助于早期肺间质性病变的发现。超声心动图对心包积液，心肌、心瓣膜病变，肺动脉高压等有较高敏感性。

5. 诊断与鉴别诊断

（1）诊断：普遍采用美国风湿病学会（ACR）1997 年推荐的 SLE 分类标准：①颧部红斑。②盘状红斑。③光过敏。④口腔溃疡。⑤关节炎。⑥浆膜炎。⑦肾脏病变。⑧神经系统病变：癫痫发作或精神症状；⑨血液系统异常：溶血性贫血，或白细胞减少，或淋巴细胞绝对值减少，或血小板减少。⑩免疫学异常：狼疮细胞阳性，或抗 dsDNA 或抗 Sm 抗体阳性，或梅毒血清试验假阳性。⑪抗核抗体阳性。

上述 11 项中，符合 4 项或 4 项以上者，在除外感染、肿瘤和其他结缔组织病后，即可诊断为 SLE。其敏感性和特异性分别为 95% 和 85%。上述标准中，免疫学异常和高滴度抗核抗体更具有诊断意义。

（2）鉴别诊断

1）肾小球肾炎与肾病综合征：必要时可进行肾活检鉴别。

2）原发性血小板减少性紫癜：抗核抗体、抗双链 DNA 抗体、抗 Sm 抗体等均为阴性，与 SLE 不难鉴别。

3）药物性狼疮：①发病年龄较大。②肺、胸膜、心包受累较多，皮肤、肾、神经系统受累少。③抗 dsDNA 或抗 Sm 抗体多为阴性，血清补体大多正常。④相关药物停用后病情可自行缓解。

6. 西医治疗

（1）一般治疗：卧床休息。

（2）药物治疗

1）轻型 SLE 的治疗：对症治疗无效时，及早服用小剂量糖皮质激素治疗。

2）重型 SLE 的治疗

①糖皮质激素：强的松或强的松龙；激素冲击疗法。

②免疫抑制剂：普遍采用标准环磷酰胺冲击疗法。

3）狼疮危象：大剂量甲泼尼龙冲击治疗。

4）妊娠生育：无重要脏器损害，病情稳定 1 年以上，细胞毒免疫抑制剂停用半年以上，泼尼松维持量 < 10mg/d，可以妊娠。

7. 中医辨证论治

证型	辨证要点	治法	方药
气营热盛证	高热，满面红赤，皮肤红斑，咽干，口渴喜冷饮，尿赤而少，关节疼痛，舌红绛，苔黄，脉滑数或洪数	清热解毒，凉血化斑	清瘟败毒饮
阴虚内热证	长期低热，手足心热，面色潮红而有暗紫斑片，口干咽痛，渴喜冷饮，目赤齿衄，关节肿痛，烦躁不寐，舌质红少苔或苔薄黄，脉细数	养阴清热	玉女煎合增液汤
热郁积饮证	胸闷胸痛，心悸怔忡，时有微热，咽干口渴，烦热不安，红斑皮疹，舌红苔厚腻，脉滑数，濡数，偶有结代	清热蠲饮	葶苈大枣泻肺汤合泻白散
瘀热痹阻证	手足瘀点累累，斑疹斑块暗红，两手白紫相间，两腿青斑如网，脱发，口糜，口疮，鼻衄、肌衄，关节肿痛疼痛，小便短赤，有蛋白尿、血尿，低热，烦躁多怒，苔薄舌红，舌光红刺或边有瘀斑，脉细弦或涩数	清热凉血，活血散瘀	犀角地黄汤
脾肾两虚证	神疲乏力，畏寒肢冷，时而午后烘热，口干，小便短少，两腿浮肿，进而腰股俱肿，腹大如鼓，舌胖、舌偏红或偏淡均有，苔薄白或薄腻，脉弦细或细弱	滋肾填精，健脾利水	济生肾气丸
气血两亏证	心悸怔忡，健忘失眠，多梦，面色不华，肢体麻木，舌质淡，苔薄白，脉细缓	益气养血	八珍汤
脑虚瘀热证	身灼热，肢厥，神昏谵语，或昏愦不语，或痰壅气粗，舌謇，舌鲜绛，脉细数	清心开窍	清宫汤送服或鼻饲安宫牛黄丸或至宝丹
瘀热伤肝证	低热绵绵，口苦纳呆，两胁胀痛，月经提前，经血暗紫带块，烦躁易怒，或黄疸、肝脾肿大，皮肤红斑、瘀斑，舌质紫暗或有瘀斑，脉弦	疏肝清热，凉血活血	茵陈蒿汤合柴胡疏肝散

第八单元　神经系统疾病

细目一　癫痫

癫痫是慢性反复发作性短暂脑功能失调综合征，以脑神经元异常过度放电引起突发的短暂中枢神经系统功能失常、反复痫性发作为特征，是发作性意识丧失的常见原因。由于异常放电神经元的位置不同，放电和扩散的范围不等，患者发作可表现为感觉、运动、意识、精神、行为、自主神经功能障碍或兼而有之。本病属中医学"痫证""羊痫风"等范畴。

1. 西医病因与发病机制

（1）病因：①遗传。②先天性疾病。③遗传代谢性疾病。④中枢神经系统感染。⑤脑血管疾病。⑥其他颅脑疾病。⑦全身性疾病。

（2）影响发作的因素：①年龄。②内分泌。③睡眠。④脑功能状态。⑤其他：疲劳、缺觉、饥饿、便秘、饮酒、闪光和感情冲动等都可诱发。

（3）发病机制：①痫性放电的起始。②痫性放电的传播。③痫性放电的终止。

2. 中医病因病机　本病的基本病机为脏腑失调，痰浊阻滞，气机逆乱，风痰内动，蒙蔽清窍。本病的病位在脑，涉及肝、脾、心、肾诸脏，其中肝、脾、肾的损伤是痫病发生的主要病理基础。

3. 临床表现

（1）部分性发作

1）单纯部分性发作：发作时程较短，持续数秒至数分钟，发作起始与结束均较突然，意识不丧失。

①部分性运动性发作：一侧口角、眼睑、手指或足趾、足部肌肉的发作性抽搐，由对侧运动皮质相应区神经元异常放电所引起。

②感觉性发作：发作放电发生在与感觉有关的皮质区可引起对侧身体局限部位的感觉异常，多为针刺感、麻木感、触电感等，有的表现为发作性眩晕或简单视幻觉、听幻觉或嗅幻觉。

③自主神经症状的发作：如烦渴、欲排尿、出汗、面部及全身皮肤发红、呕吐、腹痛等，很少单独出现，病灶在杏仁核、岛回或扣带回。

④精神症状的发作：表现为各种类型的遗忘症、情感异常、错觉。

2）复杂部分性发作：占成人癫痫发作的 50% 以上，以往称精神运动性发作或颞叶发作，以意识障碍与精神症状为突出表现。脑电图（EEG）示一侧或两侧颞区慢波，杂有棘波或尖波。

3）部分性发作继发全面性发作：部分性发作都可转为全身性发作，病人意识丧失，全身性强直 – 阵挛，症状与原发性全身性发作相同。

（2）全面性发作：意识障碍常为最早表现，临床症状及脑电图均示大脑半球开始即为双侧受累，抽搐为双侧性的，脑电图变化双侧。

1）全面性强直 – 阵挛发作（GTCS）：即大发作，为最常见的发作类型之一，以意识丧失和全身对称性抽搐为特征。分为强直期、阵挛期、惊厥后期。

2）失神发作

①典型失神发作：通常称小发作，见于 5 ～ 14 岁的儿童。表现为意识短暂丧失，失去对周围的知觉，但无惊厥。病人突然终止原来的活动或中断谈话，面色变白，双目凝视，手中所持物件可能失握跌落，有时眼睑、口角或上肢出现不易觉察的颤动，无先兆和局部症状；一般持续 3 ～ 15 秒，事后对发作全无记忆。发作终止立即清醒。发作 EEG 呈双侧对称 3Hz 棘 – 慢综合波。

②不典型失神发作：EEG 示较慢而不规则的棘 – 慢波或尖 – 慢波。

3）强直性发作：突然发生的肢体或躯干强直收缩，其后不出现阵挛期，时间较 GTCS 短。EEG 示低电位 10Hz 多棘波，振幅逐渐增高。

4）肌阵挛发作：见于任何年龄，突然、短暂和快速的某一肌肉或肌肉群收缩，表现为身体一部分或全身肌肉突然、短暂的单次或重复跳动。EEG 为多棘 – 慢波。

5）失张力发作：表现为部分或全身肌肉张力的突然丧失而跌倒在地，但不发生肌肉的强直性收缩，持续数秒至 1 分钟，并很快恢复正常，可有短暂意识丧失。EEG 示多棘 – 慢波或低电位快活动。

（3）癫痫持续状态：癫痫持续发作或癫痫状态，传统定义认为"癫痫连续发作之间意识尚未完全恢复又频繁再发，总时间超过 30 分钟，或癫痫发作持续 30 分钟以上未自行停止"。

4. 实验室检查及其他检查

（1）脑电图检查：脑电图上出现棘波、尖波、棘 – 慢复合波等痫性发作波形对癫痫的诊断具有重要参考价值。其更重要的意义是区分发作的类型：局限性发作为局限部位的痫性波形；GTCS 强直期呈低电压快活动，10Hz 以上，逐渐转为较慢、较高的尖波；阵挛期为与节律性肌收缩相应的暴发尖波和与停止肌收缩相应的慢波。失神发作可见各导程同步发生短暂 3Hz 的棘 – 慢波放电，背景电活动正常。

（2）影像学检查：磁共振波谱检查能较好地诊断癫痫。

5. 诊断与鉴别诊断

（1）诊断

1）癫痫的临床诊断：主要根据癫痫患者的发作病史，特别是可靠目击者所提供的详细的发作过程和表现，辅以脑电图痫性放电即可诊断。

2）脑电图：脑电图是诊断癫痫最常用的一种辅助检查方法。

3）神经影像学检查：可确定脑结构性异常或损害。脑磁图、SPECT、PET 等可帮助确定癫痫灶的定位。

（2）鉴别诊断

1）晕厥：为脑血流灌注短暂全面下降，缺血缺氧所致意识瞬时丧失和跌倒，多有见血、直立、疼痛刺激等诱因。

2）基底动脉型偏头痛。

3）假性癫痫发作：脑电图系统监测对其鉴别很有意义。

4）低血糖症：血糖水平 < 2mmol/L 可产生局部癫痫样抽动或四肢强直发作，伴意识丧失，常见于胰岛 B 细胞瘤或长期服降糖药的 2 型糖尿病患者，病史有助于诊断。

6. 西医治疗

（1）药物治疗

1）抗癫痫药物的选择

① GTCS：首选药物为苯妥英钠、卡马西平，次选丙戊酸钠。

②典型失神发作及肌阵挛发作：首选丙戊酸钠，次选乙琥胺、氯硝西泮；非典型失神发作首选乙琥胺或丙戊酸钠，次选氯硝西泮。

③部分性发作和继发全面性发作：首选卡马西平，其次为苯妥英钠、丙戊酸钠或苯巴比妥。

④儿童肌阵挛发作：首选丙戊酸钠，其次为乙琥胺或氯硝西泮。

2）传统抗癫痫药物的临床使用：①苯妥英钠。②苯巴比妥。③卡马西平。④乙琥胺。⑤丙戊酸钠。⑥氯硝西泮。

3）新型抗癫痫药物的临床使用：①托吡酯。②拉莫三嗪。③加巴喷丁。④非氨酯。⑤氨己烯酸。

4）用药原则：①根据发作类型选择有效、安全、易购和价廉的药物。②口服药量均自常量低限开始，逐渐调整至能控制发作而又不出现严重毒、副作用为宜。③单药治疗是癫痫用药的重要原则。④癫痫是一种需长期治疗的疾病，患者应树立信心。

（2）神经外科治疗

【常用方法】前颞叶切除术，选择性杏仁核、海马切除术，癫痫病灶切除术，大脑半球切除术等。

【适应证】①难治性癫痫。②癫痫灶不在脑的主要功能区，且手术易于到达。③脑器质性病变所致的癫痫，可经手术切除病变者。

【禁忌证】①相对禁忌证：内科或神经系统进行性疾病、严重行为障碍影响术后康复、增加手术病残或死亡率、活动性精神病（与发作无关）、智商小于70仅可做局部切除。②绝对禁忌证：特发性全面性癫痫和不影响生活的轻微发作患者。

（3）癫痫持续状态的处理

1）治疗原则：从速控制发作是治疗的关键。

①选用速效抗癫痫药物静脉给药，首次用药必须足量，发作控制不良时应重复给药。

②顽固性病例应多种药物联合应用。

③控制发作后给予足够维持量，清醒后改用口服药，并进一步查明病因。

2）药物治疗：①地西泮：为首选药物。②苯妥英钠：为长作用抗痫药，用于地西泮控制发作后防止复发。③苯巴比妥钠：肌注对大部分病人有效。④异戊巴比妥钠。⑤氯硝西泮。⑥10%水合氯醛25～30mL加等量植物油保留灌肠。

3）全身麻醉。

4）支持和对症治疗。

5）维持用药。

易混考点解析

癫痫类型	首选药物	次选药物
全面性强直-阵挛发作GTCS	苯妥英钠、卡马西平	丙戊酸钠
典型失神发作及肌阵挛发作	丙戊酸钠	乙琥胺、氯硝西泮
非典型失神发作	乙琥胺、丙戊酸钠	氯硝西泮
部分性发作和继发全面性发作	卡马西平	苯妥英钠、丙戊酸钠或苯巴比妥
儿童肌阵挛发作	丙戊酸钠	乙琥胺、氯硝西泮

7. 中医辨证论治

证型		辨证要点	治法	方药
发作期	阳痫	突然仆倒，不省人事，面色潮红，牙关紧闭，两目上视，四肢抽搐，口吐涎沫；或喉中痰鸣或发怪叫，移时苏醒如常人，发病前常有眩晕、头昏、胸闷、乏力，舌质红，苔白腻或黄腻，脉弦数或弦滑	急以开窍醒神，继以泄热涤痰息风	黄连解毒汤合定痫丸
	阴痫	突然昏仆，不省人事，面色暗晦萎黄，手足清冷，双眼半开半闭，僵卧拘急，或颤动，抽搐时发，口吐涎沫，一般口不喑叫，或声音小，平素常有神疲乏力，恶心泛呕，胸闷纳差，舌质淡，苔白而厚腻，脉沉细或沉迟	温阳除痰，顺气定痫	五生饮合二陈汤
休止期	肝火痰热证	平素性情急躁，心烦失眠，口苦咽干，时吐痰涎，大便秘结，发作则昏仆抽搐，口吐涎沫，舌红，苔黄，脉弦滑数	清肝泻火，化痰息风	龙胆泻肝汤合涤痰汤
	脾虚痰湿证	痫病日久，神疲乏力，眩晕时作，面色不华，胸闷痰多，或恶心欲呕，纳少便溏，舌淡胖，苔白腻，脉濡弱	健脾和胃，化痰息风	醒脾汤
	肝肾阴虚证	痫病日久，头晕目眩，两目干涩，心烦失眠，腰膝酸软，舌质红少苔，脉细数	补益肝肾，育阴息风	左归丸
	瘀阻清窍证	发则猝然昏仆，抽搐，或单见口角、眼角、肢体抽搐，颜面口唇青紫，舌质紫暗或有瘀斑，脉涩或沉弦	活血化瘀，通络息风	通窍活血汤

易混考点解析

中西医结合内科学与儿科学癫痫的证治比较

癫痫（内科）			癫痫（儿科）	
证型	方药		证型	方药
发作期	阳痫	黄连解毒汤合定痫丸	风痫	定痫丸
	阴痫	五生饮合二陈汤	惊痫	镇惊丸
休止期	肝火痰热证	龙胆泻肝汤合涤痰汤	痰痫	涤痰汤
	脾虚痰湿证	醒脾汤	脾虚痰盛证	六君子汤加味
	肝肾阴虚证	左归丸	脾肾两虚证	河车八味丸
	瘀阻清窍证	通窍活血汤	瘀血痫	通窍活血汤

细目二　短暂性脑缺血发作

短暂性脑缺血发作（TIA）是指历时短暂且经常反复发作的脑局部供血障碍，以相应供血区局限性和短暂性神经功能缺失为特点的一种脑血管病。每次发作历时短暂，持续数分钟至 1 小时，在 24 小时内即完全恢复，约占同期缺血性脑血管病的 7%～45%。本病属于中医学"中风""眩晕""厥证"等范畴。

1. 西医病因与发病机制　①微栓子。②脑血管痉挛。③血液成分、血流动力学改变。④颈部动脉受压学说。⑤其他（脑实质内的血管炎、血管壁发育异常或小灶出血、脑外盗血综合征及 SLE 也可引起 TIA）。

2. 中医病因病机　本病位于经络，主要病机是气虚血瘀，气虚为本，血瘀为标。血瘀是本病发生发展的核心。

3. 临床表现　发病突然，迅速出现局限性神经功能或视网膜功能障碍，多于 5 分钟左右达到高峰，症状和体征大多在 24 小时内完全消失；可反复发作；根据受累血管不同，临床上可分为颈内动脉系统 TIA 和椎 - 基底动脉系统 TIA。

（1）颈内动脉系统 TIA：常见症状为发作性单肢无力或轻偏瘫及对侧面部轻瘫，当主侧半球受累时可见失语，也可有失读、失写等。本病的特征性改变是伴有病变侧单眼一过性黑蒙或失明或病变侧 Horner 征；部分视野缺损常见，偏盲则较少见。

（2）椎 - 基底动脉系统 TIA：①跌倒发作。②短暂性全面性遗忘症。③双眼视力障碍发作。

4. 实验室检查及其他检查

（1）EEG、头颅 CT 或 MRI 检查：大多正常，部分病例可见脑内有小梗死灶或缺血灶。CT（10%～20% 患者）、MRI（约 20% 患者）可见腔隙性梗死灶。SPECT 可有局部血流量下降；PET 可见局限性氧与糖代谢障碍。

（2）DSA/MRA 或彩色经颅多普勒（TCD）可见血管狭窄、动脉粥样硬化斑。TCD 微栓子监测适合发作频繁的 TIA 患者。

（3）心脏 B 超、心电图及超声心动图可以发现动脉硬化、心脏瓣膜病变及心肌病变。

（4）血常规、血脂及血液流变学检查可以确定 TIA 的发生与血液成分及流变学的关系。

（5）颈椎 X 线、CT 或 MRI 检查可以明确是否存在颈椎病变对椎动脉的影响。

5. 诊断与鉴别诊断

（1）诊断：美国国立神经疾病与卒中研究所《脑血管病分类》（第 3 版）中提出：TIA 的临床表现最常见的是运动障碍，对只出现肢体一部分或一侧面部感觉障碍、视觉丧失或失语发作病例，诊断 TIA 必须慎重。

（2）鉴别诊断

1）局灶性癫痫：较可靠的鉴别方法是进行 24 小时脑电图监测，如有局限性癫痫放电则可确诊为癫痫。CT 或 MRI 检查可发现脑内局灶性病变。

2）梅尼埃病：每次发作持续时间往往超过 24 小时，可达 3 ～ 4 天。

6. 西医治疗　治疗目的在于消除病因，中止发作，预防再发，保护脑组织，防治 TIA 后的再灌注损伤。

（1）病因治疗。

（2）药物治疗：①抗血小板聚集剂。②抗凝药物。③血管扩张药和扩容药物。④脑保护治疗（尼莫通、尼达尔、西比灵和奥力保克）。⑤其他（降纤酶、蚓激酶）。

7. 中医辨证论治

证型	辨证要点	治法	方药
肝肾阴虚，风阳上扰证	头晕目眩，甚则欲仆，目胀耳鸣，心中烦热，多梦健忘，肢体麻木，或猝然半身不遂，言语謇涩，但瞬时即过，舌质红，苔薄白或少苔，脉弦或细数	平肝息风，育阴潜阳	镇肝熄风汤
气虚血瘀，脉络瘀阻证	头晕目眩，动则加剧，言语謇涩，或一侧肢体软弱无力，渐觉不遂，偶有肢体瞤动，口角流涎，舌质暗淡，或有瘀点，苔白，脉沉细无力或涩	补气养血，活血通络	补阳还五汤
痰瘀互结，阻滞脉络证	头晕目眩，头重如蒙，肢体麻木，胸脘痞闷，或猝然半身不遂，移时恢复如常，舌质暗，苔白腻或黄厚腻，脉滑数或涩	豁痰化瘀，通经活络	黄连温胆汤合桃红四物汤

细目三　动脉硬化性脑梗死

脑梗死是指各种原因所致的脑部血液供应障碍，导致脑组织缺血、缺氧性坏死，出现相应神经功能缺损。脑梗死的临床常见类型有脑血栓形成、脑栓塞和腔隙性梗死等。脑梗死约占全部脑卒中的80%，以半身不遂、口眼歪斜、语言不利为临床特征。

脑血栓形成是脑梗死中最常见的类型，通常指脑动脉的主干或其皮层支因动脉粥样硬化及各类动脉炎等血管病变，导致血管的管腔狭窄或闭塞，进而发生血栓形成，造成脑局部供血区血流中断，脑组织缺血、缺氧、软化坏死，出现相应的神经系统症状和体征。本病属于中医学"中风""眩晕""头痛""厥证"等范畴。

1. 西医病因病理

（1）病因：①动脉管腔狭窄和血栓形成：最常见的是动脉粥样硬化斑导致管腔狭窄和血栓形成。②血管痉挛。

（2）病理：超早期（1～6小时）、急性期（6～24小时）、坏死期（24～48小时）、软化期（3天～3周）、恢复期（3～4周后）。

2. 中医病因病机　本病的病位在脑，与心、肾、肝、脾密切相关。其病机归纳起来不外乎虚（阴虚、气虚）、火（肝火、心火）、风（肝风、外风）、痰（风痰、湿痰）、气（气逆）、血（血瘀）六端，其中以肝肾阴虚、气血衰少为致病之本，风、火、痰、气、瘀为发病之标，且两者常互为因果，或兼见同病。其基本病机为阴阳失调，气血逆乱，上犯于脑。

3. 临床表现

（1）一般特点：动脉粥样硬化所致者以中老年多见；动脉炎所致者以中青年多见。常在安静或休息状态下发病。神经系统局灶性症状及体征多在发病后10余小时或1～2天内达到高峰。

（2）临床类型

1）根据症状和体征的演进过程分类：①完全性卒中。②进展性卒中。③缓慢进展性卒中。④可逆性缺血性神经功能缺失。

2）根据梗死的特点分类：①大面积脑梗死。②分水岭脑梗死。③出血性脑梗死。④多发性脑梗死。

（3）不同动脉闭塞的症状和体征

1）颈内动脉闭塞：可有视力减退或失明、一过性黑蒙、Horner 综合征等。

2）大脑中动脉闭塞：出现典型的"三偏征"，即病变对侧偏瘫、偏身感觉障碍和同向偏盲，伴有眼向病灶侧凝视，优势半球病变伴失语等。

3）大脑前动脉闭塞：病变对侧中枢性面、舌瘫；下肢重于上肢的偏瘫；对侧足、小腿运动和感觉障碍等。

4）大脑后动脉闭塞：对侧同向偏盲及丘脑综合征。优势半球受累，有失读、失写、失用及失认。

5）椎 – 基底动脉闭塞：突发眩晕、呕吐、共济失调，并迅速出现昏迷、面瘫、四肢瘫痪、去大脑强直、眼球固定、瞳孔缩小、高热等。

6）小脑后下动脉或椎动脉闭塞综合征：①眩晕、呕吐、眼球震颤（前庭神经核）。②交叉性感觉障碍（三叉神经脊束核及对侧交叉的脊髓丘脑束受损）。③同侧 Horner 征（交感神经下行纤维受损）。④吞咽困难和声音嘶哑（舌咽、迷走神经受损）。⑤同侧小脑性共济失调（绳状体或小脑受损）。

7）闭锁综合征：意识清楚，四肢瘫痪，不能说话和吞咽。

8）小脑梗死：常有眩晕、恶心、呕吐、眼球震颤、共济失调、站立不稳和肌张力降低等。

4. 实验室检查及其他检查

（1）颅脑 CT：24 ～ 48 小时后逐渐显示与闭塞血管供血区一致的低密度梗死灶。

（2）颅 MRI：与 CT 相比，MRI 具有显示病灶早的特点，能早期发现大面积脑梗死，清晰显示小病灶及后颅凹的梗死灶，病灶检出率95%。功能性 MRI 如弥散加权 MRI 可于缺血早期发现病变，发病后半小时即可显示梗死灶。

（3）血管造影：DSA 或 MRA 可显示血管狭窄和闭塞的部位，可显示动脉炎、Moyamoya 病、动脉瘤和血管畸形等。

（4）脑脊液检查：通常 CSF 压力、常规及生化检查正常，大面积脑梗死压力可增高，出血性脑梗死 CSF 可见红细胞。

（5）其他检查：①彩色多普勒超声（TCD）。② SPECT。

5. 诊断与鉴别诊断

（1）诊断依据

1）起病较急，多于安静状态下发病。

2）多见于有动脉硬化、高血压病、糖尿病及心脏病病史的中老年人。

3）有颈内动脉系统和（或）椎 – 基底动脉系统体征和症状，发病后数小时至几天内逐渐加重。

4）头颅 CT、MRI 发现梗死灶，或排除脑出血、脑卒中和炎症性疾病等。

（2）鉴别诊断

1）脑出血：起病更急，常有头痛、呕吐、打哈欠等颅内压增高症状及不同程度的意识障碍，血压增高明显，典型者不难鉴别。但大面积梗死与脑出血、一般脑梗死与轻型脑出血临床症状相似，鉴别困难，往往需要做 CT 等检查才能鉴别。

2）脑栓塞：起病急骤，一般临床症状常较重，常有心脏病史，特别是有心房纤颤、感染性心内膜炎、心肌梗死或有其他易产生栓子的疾病时应考虑脑栓塞。

6. 西医治疗

（1）一般治疗：①卧床休息，监测生命体征。②吸氧与呼吸支持。③心脏监测与心脏病变处理。④体温控制。⑤血压控制（微量输液泵）。⑥血糖控制。⑦脑水肿（20% 甘露醇 250mL；呋塞米 40mg 或 10% 白蛋白 50mL）。

（2）溶栓治疗：尿激酶（UK）、重组人组织型纤溶酶原激活剂（rt–PA）。

【适应证】①年龄 18 ～ 80 岁。②发病 4.5 小时以内（rt–PA）或 6 小时以内（尿激酶）。③脑功能损害的体征持续存在超过 1 小时，且比较严重。④ CT 排除颅内出血，且无早期大面积脑梗死影像学改变。

【禁忌证】①既往有颅内出血，包括可疑蛛网膜下腔出血；近 3 个月有头颅外伤史；近 3 周内有胃肠或泌尿系统出血；近 2 周内进行过大的外科手术；近 1 周内有不可压迫部位的动脉穿刺。②近 3 个月有脑梗死或心肌梗死史，但陈旧小腔隙未遗留神经功能体征者除外。③严重心、肾、肝功能不全或严重糖尿病者。④体检发现有活动性出血或外伤（如骨折）的证据。⑤已口服抗凝药，且 INR＞1.5；48 小时内接受过肝素治疗（APTT 超出正常范围）。⑥血小板计数＜100×10⁹/L，血糖＜2.7mmol/L（50mg）。⑦血压：收缩压＞180mmHg，或舒张压＞100mmHg。⑧妊娠。⑨不合作。

【并发症】①脑梗死病灶继发出血。②致命的再灌注损伤及脑组织水肿。③再闭塞。

（3）抗凝治疗：常用肝素或低分子肝素。

（4）脑保护治疗：采用钙离子通道阻滞剂、镁离子、抗兴奋性氨基酸递质、自由基清除剂、酶抑制剂、神经营养因子、神经节苷脂、腺苷与纳洛酮和亚低温治疗等。

（5）降纤治疗：药物有降纤酶、巴曲酶、安克洛酶和蚓激酶等。

（6）抗血小板聚集治疗：发病后 48 小时内给予阿司匹林每日 100 ～ 300mg。

（7）其他：①血管扩张剂。②神经细胞营养剂。

（8）手术治疗和介入治疗。

（9）高压氧治疗。

（10）康复治疗。

（11）预防性治疗：阿司匹林、氯吡格雷。

7. 中医辨证论治

证型			辨证要点	治法	方药
中经络		肝阳暴亢，风火上扰证	平素头晕头痛，耳鸣目眩，突然发生口眼歪斜，舌强语謇，或手足重滞，甚则半身不遂，或伴麻木等症，舌质红苔黄，脉弦	平肝潜阳，活血通络	天麻钩藤饮
		风痰瘀血，痹阻脉络证	肌肤不仁，手足麻木，突然口眼歪斜，语言不利，口角流涎，舌强语謇，甚则半身不遂，或兼见手足拘挛，关节酸痛，恶寒发热，舌苔薄白，脉浮数	祛风化痰通络	真方白丸子
		痰热腑实，风痰上扰证	半身不遂，舌强语謇或不语，口眼歪斜，偏身麻木，口黏痰多，腹胀便秘，头晕目眩，舌红苔黄腻或黄厚燥，脉弦滑	通腑泄热，化痰理气	星蒌承气汤
		气虚血瘀证	肢体不遂，软弱无力，形体肥胖，气短声低，面色萎黄，舌质淡暗或有瘀斑，苔薄厚，脉细弱或沉弱	益气养血，化瘀通络	补阳还五汤
		阴虚风动证	突然发生口眼歪斜，舌强语謇，半身不遂；平素头晕头痛，耳鸣目眩，腰酸腿软，舌红，苔黄，脉弦细而数或弦滑	滋阴潜阳，镇肝息风	镇肝熄风汤
		脉络空虚，风邪入中证	手足麻木，肌肤不仁或突然口眼歪斜，语言不利，口角流涎，甚则半身不遂；或兼见恶寒发热，肌体拘急，关节酸痛，舌苔薄白，脉浮弦或弦细	祛风通络，养血和营	大秦艽汤
中脏腑	闭证	痰热内闭清窍证	突然昏仆，口噤目张，气粗息高，或两手握固，或躁扰不宁，口眼歪斜，半身不遂，昏不知人，颜面潮红，大便干结，舌红，苔黄腻，脉弦滑数	清热化痰，醒神开窍	首先灌服至宝丹或安宫牛黄丸以辛凉开窍，继予羚羊角汤
		痰湿壅闭心神证	突然昏仆，不省人事，牙关紧闭，口噤不开，痰涎壅盛，静而不烦，四肢欠温，舌淡，苔白滑而腻，脉沉	辛温开窍，豁痰息风	涤痰汤
	脱证	元气败脱，心神涣散证	突然昏仆，不省人事，目合口开，鼻鼾息微，手撒肢冷，汗多不止，二便自遗，肢体软瘫，舌痿，脉微欲绝	益气回阳，救阴固脱	参附汤合生脉散

注：脑栓塞、腔隙性脑梗死、脑出血、蛛网膜下腔出血均参照此辨证论治。

细目四 脑栓塞

脑栓塞是指各种栓子随血流进入颅内动脉系统，使血管腔急性闭塞引起相应供血区脑组织缺血、坏死及脑功能障碍。由栓塞造成的脑梗死也称为栓塞性脑梗死，约占脑梗死的15%，在青年人脑梗死中高达30%。本病属于中医学"中风""眩晕""头痛""厥证"等范畴。

1. 西医病因

（1）心源性（最常见）：最多见的直接原因是慢性心房纤颤，造成心房附壁血栓脱落。

（2）非心源性：主动脉弓及其发出的大血管动脉粥样硬化斑块和附着物脱落是较常见的原因。

（3）来源不明：约30%脑栓塞不能确定原因。

2. 临床表现

（1）病史：以青壮年多见。多在活动中突然发病，常无前驱表现，症状多在数秒至数分钟内发展到高峰，是发病最急的脑卒中，且多表现为完全性卒中。

（2）症状和体征：①意识障碍。②局限性神经缺失症状。③原发疾病表现。④脑外多处栓塞证据。

3. 实验室检查及其他检查

（1）头颅CT及MRI：CT于24～48小时后可见低密度梗死区。MRI可发现颈动脉及主动脉狭窄，判断程度，显示栓塞血管的部位。

（2）脑脊液：压力正常，大面积栓塞时可增高。

4. 诊断要点

（1）无前驱症状，突然发病，病情进展迅速且多在几分钟内达高峰。

（2）局灶性脑缺血症状明显，伴有周围皮肤、黏膜和 / 或内脏和肢体栓塞症状。

（3）明显的原发疾病和栓子来源。

（4）脑CT和MRI能明确脑栓塞的部位、范围、数目及性质（出血性与缺血性）。

5. 西医治疗

（1）脱水、降颅压治疗，或行大颅瓣切除减压。

（2）溶栓治疗或行栓子摘除术。

（3）防止栓塞复发，预防性抗凝，可用华法林或抗血小板聚集药物阿司匹林、氯吡格雷等。

（4）应用血管扩张剂如罂粟碱静滴。

细目五　腔隙性梗死

腔隙性梗死是指因脑深穿动脉暂时或永久性闭塞导致大脑半球深部白质及脑干的缺血性微梗死，因脑组织缺血、坏死、液化并由吞噬细胞移除而形成腔隙，故称为腔隙性梗死。约占急性缺血性脑卒中的20%，是脑梗死的一种常见类型。本病属于中医学"中风""眩晕""头痛"等范畴。

1. 西医病因病理　①高血压。②动脉粥样硬化。③血流动力学异常与血液成分异常。④各种类型小栓子。

2. 临床表现

（1）本病多发生于40～60岁及以上的中老年人，男性多于女性，常有多年高血压病史。

（2）发病常较突然，多为急性发病，部分为渐进性或亚急性起病，多在白天活动中发病；20%以下表现为TIA样起病。

（3）临床较为典型的有以下6种腔隙综合征：①纯运动性轻偏瘫：是临床中最典型、最常见的腔隙综合征。②纯感觉性卒中。③共济失调性轻偏瘫。④构音障碍 – 手笨拙综合征。⑤感觉运动性卒中。⑥腔隙状态。

3. 实验室检查及其他检查

（1）CT：可见各种形状的腔隙性阴影，边界清晰，无占位效应。

（2）MRI：可清晰显示脑干病灶、对病灶进行准确定位，是最有效的检查手段。

4. 诊断　①中年以后发病，有长期高血压病史。②临床表现符合腔隙综合征之一。③CT或MRI影像学检查可证实存在与神经功能缺失一致的病灶。④EEG、腰椎穿刺或DSA等均无肯定的阳性发现。⑤预后良好，多数患者可在短期内恢复。

5. 西医治疗

（1）有效控制高血压病及防治各种类型脑动脉硬化是预防本病的关键。

（2）应用抑制血小板聚集药物（阿司匹林等），预防血栓形成，减少复发。

（3）急性期可适当应用扩血管药物，促进神经功能恢复。

（4）钙离子拮抗剂（尼莫地平、氟桂利嗪等）可减少血管痉挛，改善脑血液循环，降低腔隙性梗死复发率。

（5）控制其他可干预危险因素如吸烟、糖尿病、高脂血症等。

细目六　脑出血

脑出血（ICH）是指原发性非外伤性脑实质内出血，又称原发性或自发性脑出血。常形成大小不等的脑内血肿，有时穿破脑实质形成继发性脑室内出血和／或蛛网膜下腔出血。起病急骤，主要临床表现为头痛、呕吐、意识障碍、偏瘫、偏身感觉障碍和偏盲等。本病属中医学"中风""眩晕""头痛"和"厥证"等范畴。

1. 西医病因病理

（1）病因：①高血压合并小动脉硬化是脑出血最常见的病因。②脑动脉粥样硬化。③继发于脑梗死的出血。④先天性脑血管畸形或动脉瘤。⑤血液病（如白血病、再生障碍性贫血、血小板减少性紫癜和血友病等）。⑥抗凝或溶血栓治疗。⑦其他，如脑动脉炎、淀粉样血管病或肿瘤侵袭血管壁破裂出血、原因不明的特发性出血等。

（2）病理：脑出血80%位于大脑半球，主要发生在基底节区（大脑中动脉的深穿支－豆纹动脉破裂），其次是脑叶的白质、脑桥及小脑。

基底节区的出血按其与内囊的关系可分为：①外侧型：出血位于壳核、带状核和外囊附近。②内侧型：出血位于内囊内侧和丘脑附近。③混合型：为外侧型和内侧型扩延的结果。

脑疝是各类脑出血最常见的直接致死原因。

2. 中医病因病机　可参考本单元"细目三"。

3. 临床表现

（1）病史：发病年龄50～70岁，多有高血压史。起病突然而无预兆，多在活动或情绪激动时发病，症状常在数小时内发展至高峰。

（2）症状体征：急性期常见头痛、头晕、呕吐、意识障碍、肢体瘫痪、失语、大小便失禁等。

1）壳核出血（内囊外侧型）：可出现典型的"三偏"征，即对侧偏瘫、对侧偏身感觉障碍和对侧同向偏盲。部分病例双眼向病灶侧凝视，称为同向偏视。

2）丘脑出血（内囊内侧型）：出现"三偏"征，以感觉障碍明显。上、下肢瘫痪程度基本均等；眼球上视障碍，可凝视鼻尖，瞳孔缩小，对光反射消失。

3）桥脑出血：一侧脑桥少量出血，表现为交叉性瘫痪，两眼向病灶侧凝视麻痹。

4）小脑出血：常有眩晕，频繁呕吐，后枕剧痛，步履不稳，构音障碍，共济失调，眼球震颤，而无瘫痪。

5）脑叶出血：出现头痛、呕吐、脑膜刺激征及出血脑叶的定位症状。

6）脑桥出血：大量出血累及双侧被盖部及基底部，患者迅速出现昏迷、针尖样瞳孔、呕吐咖啡渣样胃内容物，随后出现中枢性高热、中枢性呼吸衰竭、四肢瘫痪及去大脑强直发作。

4. 实验室检查及其他检查

（1）CT检查：是诊断脑出血安全有效的方法，为临床上脑出血疑诊病例的首选检查。

（2）MRI检查：对脑干出血优于CT。

（3）数字减影血管造影（DSA）：脑血管造影手术清除血肿或需排除其他疾病时方才进行。

（4）脑脊液检查：压力一般增高，多呈洗肉水样均匀血性。

5. 诊断

（1）50 岁以上，多有高血压病史，在体力活动或情绪激动时突然起病，发病迅速。

（2）早期有意识障碍及颅内压增高症状，并有脑膜刺激征及偏瘫、失语等局灶症状。

（3）头颅 CT 示高密度阴影。

6. 西医治疗　急性期的治疗原则：①保持安静，防止继续出血。②积极抗脑水肿，降低颅压。③调整血压，改善循环。④加强护理，防治并发症。

（1）内科治疗

1）一般治疗：①卧床休息。②保持呼吸道通畅。③吸氧。④鼻饲。⑤对症治疗。

2）维持水、电解质平衡和加强营养。

3）控制脑水肿。

4）控制高血压。

5）应用止血药和凝血药。

6）并发症的防治：①感染。②应激性溃疡。③抗利尿激素分泌异常综合征（又称稀释性低钠血症）。④痫性发作。⑤中枢性高热。⑥下肢深静脉血栓形成。

（2）手术治疗：目的是清除血肿、解除脑疝、挽救生命和争取神经功能的恢复。

细目七　蛛网膜下腔出血

原发性蛛网膜下腔出血（SAH）是指脑表面血管破裂后，血液流入蛛网膜下腔而言。本病属于中医学"头痛""中风""眩晕""厥证"等范畴。

1. 西医病因与发病机制　先天性动脉瘤常见，其次是脑血管畸形和高血压动脉硬化性动脉瘤。

2. 中医病因病机　与脑血栓形成相似，可参考本单元"细目三"。

3. 临床表现

（1）病史与发病：脑血管畸形破裂多发生在青少年，先天性颅内动脉瘤破裂则多发于青年以后，老年以动脉硬化而致出血者为多。绝大多数病例为突然起病，可有用力、情绪激动等诱因。

（2）症状与体征：突然剧烈头痛、恶心、呕吐，可有局限性或全身性抽搐、短暂意识不清甚至昏迷。体征方面最主要的是脑膜刺激征，颅神经中以一侧动眼神经麻痹最常见。

（3）临床分级

0 级：未破裂动脉瘤。

Ⅰ级：无症状或轻微头痛。

Ⅱ级：中至重度头痛、脑膜刺激征、颅神经麻痹。

Ⅲ级：嗜睡、意识混浊、轻度局灶神经体征。

Ⅳ级：昏迷、中至重度偏瘫、有早期去大脑强直或自主神经功能紊乱。

Ⅴ级：深昏迷、去大脑强直、濒死状态。

（4）常见并发症：①再出血。②脑血管痉挛。③急性非交通性脑积水。④正常颅压脑积水。

4. 实验室检查及其他检查

（1）颅脑 CT：是确诊蛛网膜下腔出血的首选诊断方法。

（2）脑脊液检查：是诊断 SAH 的重要依据。

（3）其他检查：①脑血管造影或数字减影血管造影（DSA）：是诊断颅内动脉瘤最有价值的方法。②CT 血管成像（CTA）和 MR 血管成像（MRA）：是无创性的脑血管显影方法。

5. 诊断与鉴别诊断

（1）诊断：突然剧烈头痛、呕吐、脑膜刺激征阳性即高度提示本病，如眼底检查发现玻璃体膜下出血，脑脊液检查呈均匀血性，压力增高，则可临床确诊。CT 检查证实临床诊断，进一步明确 SAH 的原因。

（2）鉴别诊断

1）颅内感染：各种类型的脑膜炎虽有头痛、恶心呕吐、脑膜刺激征阳性，但常先有发热，腰脊穿刺不是血性脑脊液，而是呈炎性改变。

2）脑出血：高血压脑出血病人腰脊穿刺脑脊液检查也可呈血性，但病人长期以来有高血压病史，发病后有内囊等脑实质出血的定位体征，头颅 CT 扫描为脑实质出血。

3）偏头痛：本病也是突然起病的剧烈头痛、恶心呕吐，但偏头痛病人过去常有类似发作史，无脑膜刺激征，脑脊液检查正常可资鉴别。

6. 西医治疗　治疗原则是制止继续出血，防治继发性血管痉挛，去除引起出血的病因和预防复发。

（1）一般处理及对症治疗：①监护治疗。②降低颅内压：甘露醇、呋塞米、甘油果糖、白蛋白。③纠正水、电解质平衡紊乱。④对症治疗：痫性发作时可短期采用安定、卡马西平或丙戊酸钠。⑤加强护理。

（2）防治再出血：①安静休息。②调控血压。③抗纤溶药物（6-氨基己酸、止血芳酸或止血环酸）。④外科手术。

（3）防治脑动脉痉挛及脑缺血：①维持正常血压和血容量。②早期使用尼莫地平。

（4）病变血管的处理：①血管内介入治疗。②外科手术。③立体定向放射治疗（γ 刀治疗）。

易混考点解析

动脉血栓性脑梗死与脑栓塞、脑出血、蛛网膜下腔出血的比较

鉴别要点	动脉血栓性脑梗死	脑栓塞	脑出血	蛛网膜下腔出血
发病年龄	60 岁以上多见	青壮年多见	50～60 岁多见	不定
常见病因	动脉粥样硬化	心脏病、房颤	高血压及动脉粥样硬化	动脉瘤、血管畸形
起病状态	安静、血压下降时	不定	活动情绪激动、血压升高时	活动、激动时
起病速度	较缓（小时、天）	最急（秒、分）	急（分、小时）	急（分）
意识障碍	较少	少、短暂	常有、进行性加重	少、轻、谵妄
头痛、呕吐	少有	少有	常有	剧烈
偏瘫	有	有	多有	多无
脑膜刺激征	无	无	偶有	明显
头颅 CT	脑内低密度灶	脑内低密度灶	脑内高密度灶	蛛网膜下腔高密度影
DSA 造影	可见阻塞的血管	可见阻塞的血管	可见破裂的血管	可见动静脉畸形或动脉瘤

细目八　血管性痴呆（助理不考）

血管性痴呆（VD）是指由于脑血管和心血管疾病引发的缺血性、低灌注性和出血性脑损害而导致的智力及认知功能障碍的临床综合征，以记忆、认知功能缺损为主，可伴有语言、运动、视空间能力障碍，以及人格、行为、情感等异常。发病年龄 50～70 岁，男女发病率接近。本病属于中医学"痴呆""善忘""呆病""癫病"的范畴。

1. 西医病因与发病机制

（1）病因：卒中是血管性痴呆（VD）发生的直接原因。多发梗死性痴呆是 VD 的最常见类型。

（2）发病机制：当供应于大脑特定部位的血管发生梗死，一方面可引起该区域的供血不足；另一方面还可因细小梗死致神经元缺血，导致该部位受损而产生痴呆。

2. 中医病因病机　病位在脑，与心、肝、脾、肾功能失调有关。其基本病机为髓海不足，神机失用，以肾精亏虚为本，痰浊瘀血内阻为标，虚实夹杂。

3. 临床表现

（1）起病：起病突然，患病时间具体，病情加重常常与反复患脑血管病有关。

（2）认知功能下降：失语、失用、失认和空间定位障碍，记忆力、计算力减退。

（3）性格改变和情感障碍：主动性减少，表情淡漠，焦虑，穿错衣裤，呈阶段性进展。

（4）行为障碍：生活懒散，不讲个人卫生等。

（5）具有神经功能缺损症状和体征：如三偏征、肌张力增高、锥体束征。

（6）病史：多有缺血性脑血管病史，多发梗死性痴呆患者多有两次或两次以上的脑卒中病史。

4. 实验室检查及其他检查

（1）神经影像学：CT 可见脑白质内低密度灶；MRI 可显示脑内多发大小不等或单发的长 T_1、长 T_2 信号，病灶周围脑组织可见萎缩。

（2）神经电生理检查：VD 患者可有脑电图局灶性异常，视觉和听觉诱发电位可有异常。

（3）脑功能和代谢检查：PET 观察 VD 患者，大脑深部灰质、小脑、颞中回、扣带回前部等部位代谢降低。

（4）神经生理学量表检查：①床旁认知功能评价量表。②综合认知功能评价量表。

5. 诊断

（1）临床很可能为 VD

1）痴呆符合 DSM–I–R 的诊断标准，主要表现为认识功能明显下降及两个以上认识功能障碍，其严重程度已干扰日常生活，并经神经心理学测试证实。

2）检查有局灶性神经系统症状和体征，符合 CT、MRI 相应病灶，可有或无卒中史。

3）痴呆与脑血管病密切相关，痴呆发生于卒中后 3 个月，并持续 6 个月以上；或认识功能障碍突然加重，或波动，或呈阶梯样逐渐发展。

（2）支持 VD 诊断

1）认知功能损害不均匀性。

2）人格相对完善。

3）病程波动，多次脑卒中史。

4）可呈现步态障碍、假性延髓性麻痹等体征。

5）存在脑血管病的危险因素。

6. 西医治疗

（1）一般治疗：积极调整血压，去除危险因素，如戒烟、控制血糖等。

（2）改善脑循环：钙离子拮抗剂，如氟桂利嗪、尼莫地平；抗血小板聚集药物，如噻氯匹定。

（3）营养和保护脑细胞：①脑代谢活化剂，如吡拉西坦、双氢麦角碱（喜得镇）。②维生素 E。

（4）康复治疗。

7. 中医辨证论治

证型	辨证要点	治法	方药
髓海不足证	智力下降，神情呆滞，记忆力和计算力下降，懈怠思卧，齿枯发焦，腰酸腿软，头晕耳鸣，舌瘦质淡红，脉沉细弱	补精填髓养神	七福饮
脾肾两虚证	表情呆滞，行动迟缓，记忆力减退，失认失算，口齿不清，腰膝酸软，食少纳呆，少气懒言，流涎，舌淡体胖，苔白，脉沉弱	温补脾肾	还少丹
痰浊蒙窍证	表情呆痴，智力减退，或哭笑无常，或默默不语，不思饮食，头晕重，脘腹胀满，口多痰涎，气短乏力，舌质淡，苔腻，脉滑或濡	健脾益气，豁痰开窍	涤痰汤
瘀血内阻证	表情迟钝，言语不利，或思维异常，行为古怪，善忘，易惊恐，肌肤甲错，口干不欲饮，舌质暗或有瘀斑，脉细涩	活血化瘀，开窍醒神	通窍活血汤
心肝火旺证	急躁易怒，善忘，判断错误，言行颠倒，伴眩晕头痛，面红目赤，心烦不寐，多疑善虑，心悸不安，咽干口燥，口臭生疮，尿赤便干，舌质红，苔黄，脉弦数	清热泻火，安神定志	黄连解毒汤
肝肾阴虚证	平素沉默寡言，呆钝愚痴，头晕目眩，耳鸣，腰膝酸软，五心烦热，口干，舌红少苔，脉细数	补益肝肾	知柏地黄丸

细目九 Alzheimer 病（助理不考）

Alzheimer 病（AD）是老年人最常见的一种渐进性神经变性疾病。临床表现为进行性近记忆力障碍、认知功能障碍、行为异常和社交障碍。病情呈进行性加重，逐渐丧失独立生活能力。AD 发病率随年龄增高而增加，经年龄校正后男性与女性患病率相近。本病属于中医学"痴呆""善忘""呆病""癫病"等范畴。

1. 西医病因 AD 的病因尚未明确，一般认为可能包括遗传和环境等因素。其中环境因素包括：年龄、性别、文化程度、孤独、性格。

2. 中医病因病机 本病病位在脑，与心、肝、脾、肾功能失调有关。其基本病机为髓减脑消，神机失调，以肾精亏虚为本，痰浊、瘀血内阻或肝火扰心为标，虚实夹杂。

3. 临床表现

（1）病史与症状：①记忆力障碍。②认知障碍：为 AD 的特征性表现。③人格改变。④失语。⑤视空间功能障碍。⑥失认和失用。

（2）体格检查：患者表现为注意力不集中，坐立不安，无锥体束征和感觉障碍，视力、视野基本正常。

4. 实验室检查及其他检查

（1）脑脊液中生物学标志检查：脑脊液中的总 Tau 蛋白（t-Tau）、Tau 蛋白过度磷酸化可导致神经元纤维缠结，是其主要病理特点之一。

（2）脑电图：主要有广泛性慢波，无特异性改变。

（3）CT 和 MRI 检查：可见侧脑室扩大和脑沟增加，以额颞叶明显。

（4）神经心理学检查：神经心理学量表对痴呆的诊断与鉴别具有重要作用。

1）床旁认知功能评价量表：①简易精神状态检查量表（MMSE）。②长谷川痴呆评定量表（HDS-R）。

2）综合认知功能评价量表：① Mattis 痴呆评定量表（DRS）。② Alzheimer 病评估量表。③ Hachinski 缺血量表（HIS）。

5. 诊断与鉴别诊断

（1）诊断：依据美国 NINCDS-ADRDA 标准，很可能是 AD 的标准：①临床检查确认痴呆，神经心理测试支持。②有两个或两个以上认识功能障碍。③进行性加重的记忆和其他智能障碍。④无意识障碍，可伴有精神和行为改变。⑤发病多在 60 岁以上。⑥排除其他导致进行性记忆和认识功能障碍的疾病。

（2）鉴别诊断

血管性痴呆：①智能减退：AD 呈持续性、进行性智能减退；VD 则呈阶梯性加重。②神经功能缺失：AD 以神经心理障碍为主，神经功能缺失轻；VD 有明显的神经功能缺失症状和体征。③影像学检查：AD 有脑萎缩，无局灶性病变；VD 有局灶性病变。④ Hachinski 评分：AD < 4 分；VD > 7 分。

6. 西医治疗 目前尚无特效治疗，主要是对症治疗。

（1）改善认识功能：主要用乙酰胆碱前体及其酶抑制剂来增加乙酰胆碱水平，疗效目前尚不肯定，如他克林。

（2）促代谢药物：能够促进细胞对葡萄糖的利用，增加神经元代谢，起到增加神经信息传导、改善智能的治疗作用，如脑复康、脑复新。

（3）保护神经元：①抗氧化剂，如维生素 E。②雌激素。③神经生长因子。④非甾体抗炎药物。

（4）康复治疗：对 AD 患者相当重要，鼓励参加各种社会日常活动，维持生活能力。

7. 中医辨证论治 参照"血管性痴呆"。

细目十 帕金森病

帕金森病（PD）又称震颤麻痹，是发生在中老年人锥体外系的进行性变性疾病，主要病变是中脑黑质，特别是致密部多巴胺（DA）能神经元变性。本病属中医学"颤证""颤病""震颤""振掉""痉病"

和"肝风"等范畴。

1. 西医病因与发病机制

（1）病因：遗传因素、年龄因素、环境因素。

（2）发病机制：含色素的神经元变性、缺失，尤以黑质致密部 DA 能神经元为著。类似改变也可见于蓝斑、中缝核、迷走神经背核等部位，但程度较轻。

2. 中医病因病机　本病的基本病机为肝风内动，筋脉失养。其病位在筋脉，与肝、肾、脾等脏关系密切。病理因素为风、火、痰、瘀。病理性质总属本虚标实。

3. 临床表现　60 岁以后发病，起病隐袭，缓慢发展，逐渐加剧。典型特征：①震颤：典型表现是静止性震颤，常为首发症状。②肌强直："铅管样强直""齿轮样强直"。③运动迟缓："面具脸""小写征"。④姿势步态异常。

4. 实验室检查及其他检查

（1）脑电图的基础波形稍呈慢波化。

（2）尿中多巴胺的代谢产物高香草酸（HVA）减少。

（3）基因检测少数 PD 患者可能会发现基因突变。

（4）PET、SPECT 可发现 PD 患者脑内多巴胺转运载体（DAT）功能显著降低。

5. 诊断与鉴别诊断

（1）诊断

1）中老年发病，缓慢进行性病程。

2）四项主症（静止性震颤、肌强直、运动迟缓、姿势步态异常）中至少具备两项，前两项至少具备其中之一；症状不对称。

3）左旋多巴治疗有效。

4）患者无眼外肌麻痹、小脑体征、直立性低血压、锥体系损害和肌萎缩等。

（2）鉴别诊断

1）继发性 PD：有明确病因可寻，如感染、药物、中毒、动脉硬化和外伤等。如脑炎后帕金森综合征、药物或中毒性帕金森综合征、动脉硬化性帕金森综合征。

2）抑郁症：不具有 PD 的肌强直和震颤，抗抑郁剂治疗有效，可资鉴别。

3）特发性震颤：震颤以姿势性或运动性为特征，发病年龄早，饮酒或用心得安后震颤可显著减轻，无肌强直和运动迟缓，1/3 患者有家族史。

4）肝豆状核变性：发病年龄小，有肝损害和角膜 K–F 环，血清铜、铜蓝蛋白、铜氧化酶活性降低，尿铜增加。

6. 西医治疗

（1）药物治疗

1）治疗原则：治疗方案个体化；从小剂量开始，缓慢递增；尽量以较小剂量取得较满意疗效。

2）常用药物：①抗胆碱能药物：苯海索（安坦）、丙环定（开马君）、苯托品及环戊丙醇等。②金刚烷胺。③左旋多巴及复方左旋多巴：是治疗 PD 最基本、最有效的药物。④DA 受体激动剂。⑤单胺氧化酶 B 抑制剂：思吉宁。⑥儿茶酚 – 邻位 – 甲基转移酶抑制剂：恩托可朋、答是美等。

（2）外科治疗：①苍白球、丘脑底核毁损或切除术。②脑深部电刺激（DBS）。

（3）细胞移植及基因治疗。

（4）康复治疗。

7. 中医辨证论治

证型	辨证要点	治法	方药
风阳内动证	肢体颤动粗大，程度较重，不能自制，头晕耳鸣，面赤烦躁，易激动，心情紧张时颤动加重，伴有肢体麻木，口苦而干，语言迟缓不清，流涎，尿赤，大便干，舌质红，苔黄，脉弦	镇肝息风，舒筋止颤	天麻钩藤饮合镇肝熄风汤
痰热风动证	头摇不止，肢麻震颤，重则手不能持物，头晕目眩，胸脘痞闷，口苦口黏，甚则口吐痰涎，舌体胖大，有齿痕，舌质红，舌苔黄腻，脉弦滑数	清热化痰，平肝息风	导痰汤合羚角钩藤汤
气血亏虚证	头摇肢颤，四肢无力，少气懒言，少动显著，眩晕，心悸，纳呆，乏力，畏寒肢冷，汗出，溲便失常，舌体胖大，苔薄白滑，脉沉濡无力或沉细	益气养血，濡养筋脉	人参养荣汤
髓海不足证	头摇肢颤，持物不稳，腰膝酸软，失眠心烦，头晕，耳鸣，善忘，老年患者常兼有神呆、痴傻，舌质红，舌苔薄白或红绛无苔，脉象细数	填精补髓，育阴息风	龟鹿二仙膏
阳气虚衰证	头摇肢颤，筋脉拘挛，畏寒肢冷，四肢麻木，心悸懒言，动则气短，自汗，小便清长或自遗，大便溏，舌质淡，舌苔薄白，脉沉迟无力	补肾助阳，温煦筋脉	地黄饮子

第九单元　理化因素所致疾病

细目一　急性一氧化碳中毒

急性一氧化碳中毒是机体在短时间内吸入过量一氧化碳（CO），导致脑组织缺氧。临床上主要表现为意识障碍，严重者可引起死亡。本病在冬季是急诊常见的危重病之一。

1. 病因与发病机制

（1）病因：在生产过程和生活中接触 CO 是中毒最常见的原因。

（2）发病机制：CO+ 血红蛋白→碳氧血红蛋白（COHb）。吸入较低浓度 CO 即可产生大量 COHb。COHb 不能携带氧，且不易解离；吸入高浓度 CO 时，CO 与肌球蛋白结合，影响细胞内氧弥散，而损害线粒体功能。CO 与还原型细胞色素氧化酶二价铁结合，抑制细胞色素氧化酶活性，并抑制细胞呼吸，导致细胞内缺氧而影响氧化过程，阻碍氧的利用。

2. 临床表现

（1）急性中毒

1）轻度中毒：血 COHb 浓度达 20%～30%。有不同程度的头痛、头晕、恶心、呕吐、心悸、四肢无力、嗜睡等。原有冠心病的患者可出现心绞痛。及时脱离中毒现场，吸入新鲜空气或氧疗，症状很快消失。

2）中度中毒：血 COHb 浓度高于 30%～40%。表现为昏睡或浅昏迷状态，面色潮红，口唇可呈樱桃红色，呼吸、血压和脉搏可有改变。及时脱离中毒现场，经治疗可恢复，一般无并发症发生。

3）重度中毒：血 COHb 浓度高于 50%。呈深昏迷状态，各种反射消失。部分患者表现为去大脑皮质状态（睁眼昏迷）。体温升高，呼吸频数，严重时呼吸衰竭，脉搏快而弱，血压下降。如空气中 CO 浓度很高，患者可在几次深呼吸后立即突然发生昏迷、惊厥、呼吸困难以致呼吸麻痹，称为"闪电样中毒"。重度中毒常出现吸入性肺炎、肺水肿、心律失常、心肌梗死、皮肤水疱、急性肾衰竭、脑局灶损害、上消化道出血等并发症。

（2）急性 CO 中毒迟发性脑病

1）精神意识障碍：呈现痴呆状态、谵妄状态或去大脑皮质状态。

2）锥体外系神经障碍：出现震颤麻痹综合征（面具面容、四肢肌张力增强、静止性震颤、慌张步态等）。

3）锥体系神经损害：如偏瘫、病理反射阳性或小便失禁等。

4）大脑皮质局灶性功能障碍：如失语、失明等，或出现继发性癫痫。

5）脑神经及周围神经损害：如视神经萎缩、听神经损害及周围神经病变等。

3. 实验室检查及其他检查

（1）血液 COHb 测定。

（2）脑电图检查：可见弥漫性低波幅慢波，与缺氧性脑病进展相平行。

（3）头部 CT 检查：脑水肿时可见脑部有病理性密度减低区。

（4）血气分析：血氧分压降低。

（5）心电图检查：可见 ST 段和 T 波改变、传导阻滞等。

4. 诊断

（1）有 CO 接触史。

（2）皮肤黏膜呈樱桃红色为其特征性体征，但仅见于 20% 的患者。

（3）血中 COHb 测定有确定诊断价值，停止接触 CO 超过 8 小时多已降至正常。

（4）除外其他引起昏迷的疾病。

（5）根据急性 CO 中毒病史、意识障碍恢复后的假愈期和临床表现，迟发脑病诊断一般不难。

5. 西医治疗 迅速将病人搬离中毒现场，积极纠正缺氧，防治脑水肿，促进脑细胞恢复，对症治疗。

（1）纠正缺氧：吸氧。对中、重度患者，尽早高压氧治疗；对危重病人可考虑换血疗法。

（2）防治脑水肿：①20% 甘露醇 250mL 快速静脉滴注，6～8 小时 1 次。②呋塞米 20～40mg，稀释后静脉注射。③地塞米松 10～30mg 或氢化可的松 200～300mg，静脉滴注，可与甘露醇合用。④对昏迷时间长，伴有高热的患者给予头部物理降温或冬眠药物。⑤对于频繁抽搐者，可用地西泮 10～20mg 静脉注射，也可用水合氯醛灌肠。

（3）促进脑细胞恢复：可选用 ATP、辅酶 A、细胞色素 C、大剂量维生素 C、胞磷胆碱等。

（4）对症治疗：昏迷期间加强护理，保持呼吸道通畅，必要时进行气管切开，防治肺部感染、压疮等并发症发生。

（5）迟发脑病治疗：可给予高压氧、糖皮质激素、血管扩张剂、神经细胞营养药、抗帕金森病药物，以及其他对症和支持治疗。

细目二　有机磷杀虫药中毒

有机磷杀虫药（OPI）主要通过抑制体内胆碱酯酶（ChE）活性，失去分解乙酰胆碱（ACh）能力，使体内生理效应部位 ACh 大量蓄积，使胆碱能神经持续过度兴奋，引起毒蕈碱样、烟碱样和中枢神经系统等中毒症状和体征。严重者，常死于呼吸衰竭。

1. 病因与发病机制

（1）病因：OPI 中毒的常见原因为生产和使用中违反操作规程造成毒物泄露、滥用或防护不当而发生急、慢性中毒；或者由于误服、自服而发生中毒。

（2）发病机制：OPI 可迅速从消化道、呼吸道或皮肤黏膜进入人体。OPI 中毒机制，主要是在人体内迅速与 ChE 结合，形成磷酰化胆碱酯酶，磷酰化胆碱酯酶不能水解 ACh，引起 ACh 蓄积，出现相应的临床表现。由于 OPI 与 ChE 是稳定的结合，早期尚可部分水解恢复 ChE 活性，但随着中毒时间的延长，最终形成老化的磷酰化胆碱酯酶，结构更加稳定，需要新的 ChE 再生后，ChE 活性才会恢复，故其毒性作用较重，症状恢复较慢。

2. 临床表现

（1）胆碱能兴奋或危象

1）毒蕈碱样症状（又称 M 样症状）

①腺体分泌增加：表现为大汗、多泪和流涎。

②平滑肌痉挛：瞳孔缩小，胸闷、气短、呼吸困难，恶心、呕吐、腹痛、腹泻。

③括约肌松弛：大小便失禁。

④气道分泌物明显增多：表现为咳嗽、气促，双肺有干湿性啰音，严重者发生肺水肿。

2）烟碱样症状（又称 N 样症状）

①出现肌纤维颤动，全身紧缩或压迫感，甚至全身骨骼肌强直性痉挛；骨骼肌过度兴奋后就会出现抑制，发生肌力减退甚至呼吸肌麻痹，引起呼吸停止。

②血压升高和心律失常。

3）中枢神经系统症状：出现头晕、头痛、倦怠、烦躁不安、语言不清、不同程度的意识障碍。重者可发生脑水肿，甚至呼吸中枢麻痹。

4）反跳现象：多发生在乐果和马拉硫磷口服中毒者。

（2）迟发性多发性神经病：为急性重度、中度中毒后 2～3 周，胆碱能症状消失后出现的感觉、运动型多发性神经病。先出现腓肠肌酸痛及压痛，数日后出现下肢无力，远端最明显，逐渐影响下肢近端和上肢，多伴有肢体远端手、袜套式感觉减退。神经肌电图检查提示神经源性损害。胆碱酯酶活力可正常。

（3）中间型综合征：因其发生时间介于中毒急性期之后和迟发性多发性神经病之前，故称为中间综合征。胆碱酯酶活力多在 30% 以下。多见于含二甲氧基的化合物中毒，如倍硫磷、乐果、氧乐果等。

3. 实验室检查及其他检查　ChE 活力是诊断 OPI 中毒的特异性实验指标。检测呕吐物、清洗液、尿液或血液中的毒物或其代谢产物可以明确有机磷农药的具体名称，甚至浓度，有助于诊断和治疗。

4. 诊断　根据患者 OPI 接触史、呼出气体或呕吐物或皮肤等部位有特异性的大蒜味，有胆碱能兴奋或危象的临床表现，特别是流涎、多汗、瞳孔缩小、肌纤维颤动和意识障碍等，结合及时测定的实验室检查结果，一般不难诊断。

急性中毒分级：以临床表现为主要依据，血液胆碱酯酶活性可作参考指标。

（1）轻度中毒：以 M 样症状为主，没有肌纤维颤动等 N 样症状，ChE 活力为 50%～70%。

（2）中度中毒：M 样症状加重，出现肌纤维颤动等 N 样症状，ChE 活力为 30%～50%。

（3）重度中毒：除有 M、N 样症状外，具有肺水肿、呼吸衰竭、脑水肿、昏迷四项中任一表现，全血或红细胞 ChE 活力＜30%。

5. 西医治疗

（1）急性中毒

1）清除毒物：①迅速离开有毒现场，脱去污染衣物，用肥皂和微温清水清洗污染的皮肤、毛发和指甲，再用流动微温清水冲洗。②口服中毒者，用 2% 碳酸氢钠溶液（美曲磷酯忌用）或 1∶5000 高锰酸钾溶液（对马拉硫磷、乐果忌用）洗胃，毒物品种不清的也可用温清水洗胃，直到洗出液清亮无大蒜味为止，最好保留胃管，间隔 2 小时左右可多次重复洗胃，当然洗胃液量要比第一次少得多。洗胃后用硫酸镁或甘露醇导泻；静脉输液增加尿量，促进毒物排出。中毒严重者可在彻底洗胃的前提下进行血液净化，以进一步清除血中毒物。

2）解毒药：用药原则为早期、足量、联合和重复应用解毒药。

①胆碱受体阻断药：阿托品，尽早使患者达到并维持"阿托品化"。

②胆碱酯酶复能药：为肟类化合物，含季胺基和肟基。氯磷定是目前临床上首选的 ChE 复能药，其复能作用强，毒副作用小，静脉注射或肌内注射均可，起效快。ChE 复能药尚能对抗外周 N_2 受体，控制肌纤维颤动等 N 样症状。ChE 复能药不良反应有头晕、视力模糊、复视、血压升高等。

3）对症治疗：①监护生命体征，保持呼吸道通畅。②防治上消化道出血。③营养、保护心肌。④其他：有脑水肿时，可用甘露醇、呋塞米等脱水。

4）中间型综合征治疗：加用氯解磷定肌内注射；主要给予对症和支持治疗；重度呼吸困难者，及时建立人工气道，进行机械通气。

5）迟发性多发性神经病治疗：可给予维生素 B_1、维生素 B_{12} 等营养神经药物治疗，以及运动功能的康复锻炼。

细目三　急性镇静催眠药中毒（助理不考）

镇静催眠药过多剂量可麻醉全身，包括延髓中枢，一次服用大剂量可导致急性镇静催眠药中毒，长期滥用可引起耐药性和依赖性而导致慢性中毒。

镇静催眠药包括苯二氮䓬类，巴比妥类，非巴比妥、非苯二氮䓬类，吩噻嗪类。急性中毒最常见的类型为苯二氮䓬类中毒。

1. 病因　急性镇静催眠药中毒的主要原因是误服、自杀，以及临床上一次应用剂量过大；慢性中毒则主要因长期滥用所致。

2. 临床表现

（1）急性巴比妥类中毒

1）轻度中毒：发生于 2～5 倍催眠剂量，表现为嗜睡、情绪不稳定、入睡后推动可以叫醒、反应迟钝、语言不清、有判断及定向力障碍、眼球有震颤。

2）中度中毒：发生于 5～10 倍催眠剂量，沉睡或昏迷，呼吸抑制。

3）重度中毒：发生于误服 10～20 倍催眠剂量，表现为进行性中枢神经系统抑制，由嗜睡到深昏迷，呼吸抑制，可出现腱反射亢进、强直、阵挛及 Babinski 征阳性。

（2）急性苯二氮䓬类中毒

1）轻度中毒：主要表现为中枢神经系统受抑制，症状常较轻，主要有嗜睡、头晕、语言含糊不清、眼球震颤、意识模糊、共济失调，偶有中枢兴奋、锥体外系障碍及一时性精神错乱；呼吸及循环系统症状常不明显，偶见肝功能异常、粒细胞减少及剥脱性皮炎，年老体弱者易发生晕厥。

2）重度中毒：可出现昏迷、血压下降及呼吸抑制等。

（3）急性非巴比妥、非苯二氮䓬类中毒

1）水合氯醛中毒：常可出现心律失常和肝肾功能损害等。

2）格鲁米特中毒：可出现抗胆碱能神经症状，且意识障碍呈周期性波动。

3）甲喹酮中毒：明显的呼吸抑制，锥体束体征，如肌张力增强、腱反射亢进等。

4）甲丙氨酯中毒：常有血压下降。

（4）急性吩噻嗪类中毒

1）神经系统症状：最常见锥体外系反应。临床表现为震颤麻痹综合征、静坐不能和急性肌张力障碍反应。还可出现意识障碍、嗜睡、昏迷、体温调节紊乱及癫痫发作等。

2）心血管症状：四肢发冷、直立性低血压，严重者甚至发生休克。还可发生心律失常。

3）抗胆碱能毒性症状：主要表现为心动过速、视物模糊、口干、便秘及尿潴留等。

3. 诊断

（1）毒物接触史。

（2）临床表现特点：急性中毒可出现意识障碍和呼吸抑制及血压下降等。

（3）辅助检查：血液、呕吐物、洗胃液及尿液中药物测定有助于确立诊断。

4. 西医治疗

（1）清除毒物

1）洗胃：可用大量温生理盐水或 1∶5000 高锰酸钾溶液。给予 10～15g 硫酸钠导泻（忌用硫酸镁，因镁离子有可能被部分吸收而加重中枢神经系统的抑制），也可给予活性炭混悬。

2）加速毒物排泄：①利尿剂的应用及补液。②碱化尿液。③血液净化疗法。

（2）特效解毒药：镇静催眠药物中毒普遍无特效解毒药。氟马西尼是苯二氮䓬类拮抗药。

（3）一般治疗：①昏迷患者应注意保温，定时翻身、拍背，防止压疮及坠积性肺炎。②吸氧，保持呼吸道通畅，或气管插管及人工辅助呼吸。③密切监护生命体征。④维持水、电解质及酸碱平衡。

（4）对症治疗：①心律失常时给予抗心律失常药物。②低血压时应输液补充血容量。③中枢神经系统抑制较重时可用苯丙胺、安钠咖等。

（5）并发症的治疗

1）肺部感染：针对病原菌给予抗生素治疗，如长期使用抗生素需注意并发真菌感染的可能。

2）急性肾衰竭：多因休克所致，应注意及时抗休克，并保持水、电解质平衡，避免使用损害肾脏的药物，必要时予利尿及血液透析治疗。

第十单元　内科常见危重症

细目一　休克

休克是由于各种致病因素引起有效循环血容量突然下降使全身各组织和重要器官灌注不足，从而导致一系列代谢紊乱、细胞受损及脏器功能障碍。如果不及时纠正可引起多脏器功能不全综合征（MODS），最终导致死亡。本病属中医学"厥脱"范畴。

1. 西医病因病理与发病机制

（1）病因：①失血与失液。②烧伤。③创伤。④感染。⑤过敏。⑥急性心力衰竭。⑦强烈的神经刺激。

（2）病理和发病机制

1）氧和能量代谢。

2）机体代偿机制：①小动脉血管收缩导致皮肤、骨骼肌和脏器血流再分布。②增加心率和心肌收缩力，增加心排血量。③静脉容量血管收缩，增加静脉回流。④血管活性激素释放，以增加小动脉和静脉的张力。⑤抗利尿激素释放，同时激活肾素－血管紧张素轴，增加水钠潴留，维持血容量。

2. 休克分类　根据血流动力学状态改变的特点分为4种：①低血容量性休克。②心源性休克。③分布性休克。④梗阻性休克。

3. 中医病因病机　厥脱，不外邪气闭阻和正气耗脱两方面。

4. 临床表现　休克程度不同，其临床表现不同，主要取决于导致休克的起始病因和机体的代偿应答。① MODS：MODS是休克的主要死因之一。②中枢神经系统：轻者可表现为意识模糊，严重者昏迷。③心血管系统：心率增快是休克最敏感的指标。④肺部：休克是导致急性肺损伤（ALI）或急性呼吸窘迫综合征（ARDS）的高危因素之一。⑤肾：急性肾衰竭是休克的主要并发症。⑥消化系统：可引起急性胃黏膜损害、麻痹性肠梗阻，以及肠道黏膜屏障完整性受损，导致肠道细菌移位，细菌和毒素进入血液。⑦血液系统：失血性休克可见血红蛋白和血细胞比容明显降低，尤其是在液体复苏治疗后。⑧免疫系统。⑨代谢。

5. 诊断与鉴别诊断

（1）诊断

1）诊断要点：①有诱发休克的病因。②意识异常。③脉搏细速，超过100次/分或者不能触及。④四肢湿冷，胸骨部位皮肤指压痕阳性（指压后再充盈时间＞2秒），皮肤花纹、黏膜苍白或发绀，尿量＜30mL/h或无尿。⑤收缩压＜80mmHg。⑥脉压＜20mmHg。⑦原有高血压者收缩压较原收缩压下降30%以上。

符合①、②、③、④中的2项，或者⑤、⑥、⑦中1项者，可以诊断为休克。心率和血压通常是临床上观察是否存在休克的首选指标。尿量是代表内脏灌注的敏感指标。

2）休克的分度：轻度休克、中度休克、重度休克。

（2）鉴别诊断

低血压：低血压是休克的重要临床表现之一，但低血压的患者并非都是休克。一般认为，正常人肱动脉血压＜90/60mmHg为低血压。低血压是一种没有休克病理变化的良性生理状态，与休克有着本质的区别。

6. 西医治疗

（1）一般处理：监测血压、心率、呼吸、血氧饱和度、神志和尿量等。开放两条静脉通路，使用鼻导管或面罩吸氧，必要时可以使用呼吸机辅助呼吸。

（2）针对病因的治疗：积极处理导致休克的病因是整个治疗的关键。

（3）液体复苏治疗：液体复苏是各类休克的基本治疗（心源性休克要慎重）。选择胶体液或晶体液扩容同样有效。休克时慎用葡萄糖溶液。最初 1 小时的补液量按 10 ～ 20mL/kg 输入，行中心静脉压（CVP）或肺毛细血管楔压（PCWP）的监测，以避免在大量补液时发生肺水肿。

（4）纠正酸碱平衡和电解质紊乱。

（5）血管活性药物的使用：①多巴胺。②去甲肾上腺素：在经过积极补液和多巴胺治疗后效果不佳的低血压患者使用去甲肾上腺素具有较好的升压效果。③肾上腺素（主要用于过敏性休克）。④抗胆碱能药物：山莨菪碱和戊乙奎醚为临床首选药物。

（6）糖皮质激素的使用。

（7）防治 MODS。

7. 中医辨证论治

证型	辨证要点	治法	方药
气阴耗伤证	精神萎靡，面色苍白，气短息促，心烦口渴，汗出热黏或汗出肢冷，甚则大汗淋漓，喘喝，神昏，舌红或淡红，脉细数无力，或见脉散大	益气固脱，敛阴生脉	生脉散
真阴衰竭证	神志恍惚，心悸或慌乱，面色潮红，汗出如油，口渴欲饮，饮不解渴，或见身热心烦，四肢温暖，舌光干枯无苔，脉虚数或结、代	育阴潜阳，复脉救逆	三甲复脉汤
阳气暴脱证	神志淡漠或神志不清，面色苍白或青灰，冷汗淋漓，四肢厥冷，息促气微，体温不升，舌淡，脉微欲绝或不能触及	回阳救逆	四逆汤加味
热毒炽盛证	兼见壮热，口渴，烦躁，舌红苔黄燥，脉沉细而数或沉数	清里泄热解毒	黄连解毒汤
气滞血瘀证	兼见口唇青紫，皮肤瘀斑，腹胀，胸闷，气促，舌暗紫，脉沉细涩或结、代	理气开闭，活血通脉	四逆散合血府逐瘀汤
心气不足证	兼见怔忡不安，气短而促，舌淡，脉细而促或结、代	补养心气	炙甘草汤

细目二　中暑（助理不考）

中暑是指在暑热天气、湿度大和无风的高温环境下，由于体温调节中枢功能障碍、汗腺功能衰竭和水、电解质丧失过多而引起的以中枢神经和 / 或心血管功能障碍为主要表现的急性疾病。一般所指的中暑主要包括热痉挛、热衰竭和热射病 3 种类型。

热射病是因高温引起体温调节中枢功能障碍，热平衡失调使体内热蓄积，临床上以高热、无汗、昏迷为主要症状，可分为劳力性热射病和非劳力性热射病。

热痉挛是由于失水、失盐引起肌肉痉挛。

热衰竭主要因周围循环不足，引起虚脱或短暂晕厥。

1. 病因

（1）在高温（室温＞ 35℃）或在强热辐射下从事长时间劳动，或气温不太高而湿度较高和通风不良的环境下从事重体力劳动。

（2）年老、体弱、营养不良、疲劳、肥胖、饮酒、饥饿、失水失盐、最近有过发热、穿紧身不透风衣裤、水土不服，以及甲亢、糖尿病、心血管病、广泛皮肤损害、先天性汗腺缺乏症、震颤麻痹、智能低下、应用阿托品等常为中暑诱因。长期大剂量服用氯丙嗪的精神病患者在高温季节易中暑。

2. 发病机制

（1）热射病：由于人体受外界环境中热原作用和体内热量不能通过正常生理性散热达到热平衡，使得体内热蓄积，导致体温调节中枢失控，心功能减退，心排血量减少，中心静脉压升高，汗腺衰竭，体温骤升，则引起以高热、无汗、意识障碍为临床特征的热射病。

（2）热痉挛：在高温环境中，由于大量出汗，使水和盐丢失过多，如仅补充大量水而补盐不足造成低钠、低氯血症，则可导致肌肉痉挛，并可引起疼痛。

（3）热衰竭：可因过多出汗，导致失盐失水均较严重；也可由于人体对热环境不适应，从而引起周围血管过度扩张，循环血量不足，发生虚脱、休克症状。

3. 临床表现

（1）热痉挛：常发生在高温强体力劳动后。患者常先大量出汗后突然出现阵发性四肢及腹壁肌肉，甚至肠平滑肌痉挛和疼痛。有低钠、低氯血症和肌酸尿症。

（2）热衰竭：常发生在未适应高温作业的新工人和体弱者。常无高热。患者先有头痛、头晕、恶心，继有口渴、胸闷、脸色苍白、冷汗淋漓、脉搏细弱、血压偏低。可有晕厥、抽搐。重者出现循环衰竭。可有低钠、低钾血症。

（3）热射病：分为非劳力性热射病和劳力性热射病。典型表现为高热、无汗、昏迷。严重患者可出现休克、心力衰竭、肺水肿、脑水肿、肝肾衰竭、弥散性血管内凝血。白细胞计数和中性粒细胞比例增多，出现蛋白尿和管型尿，血尿素氮、丙氨酸转氨酶、天冬氨酸转氨酶、乳酸脱氢酶、肌酸激酶增高，血 pH 降低。可有各种心律失常，ST 段压低及 T 波改变。太阳辐射引起的热射病称日射病。

4. 诊断与鉴别诊断

（1）诊断

1）中暑先兆：头晕、头痛、乏力、口渴、多汗、心悸、注意力不集中、动作不协调等症状，体温正常或略有升高但低于 38.0℃。

2）热痉挛：大量出汗后出现短暂、间歇发作的肌痉挛，伴有收缩痛，多见于四肢肌肉、咀嚼肌及腹肌，尤以腓肠肌为著，呈对称性，体温一般正常。

3）热衰竭：出现以血容量不足为特征的一组临床综合征；实验室检查可见血细胞比容增高、高钠血症、氮质血症。

4）热射病（包括日射病）：出现以体温明显增高及意识障碍为主的临床表现，表现为皮肤干热，无汗，体温高达 40℃及以上，谵妄、昏迷等；可伴有全身性癫痫样发作、横纹肌溶解、多器官功能障碍综合征。

（2）鉴别诊断

1）老年性肺炎：常与中暑并存，其临床表现多种多样，甚至缺乏呼吸道症状，如无咳嗽、咳痰等，更缺乏典型的肺炎体征。

2）脑出血：常与中暑并存，本病起病急骤，表现为头痛、呕吐、进行性言语不清和昏迷、鼾声大作、小便失禁，可有抽搐。

3）糖尿病酮症酸中毒及高渗性昏迷：本病的诱发因素中以感染占首位，发热即成为主要症状之一，感染以肺部感染多见。

5. 治疗

（1）先兆中暑与轻症中暑：立即将病人转移到阴凉通风处或电扇下，最好移至空调室，以增加辐射散热。给予清凉含盐饮料。体温高者给予冷敷。必要时可静脉滴注 5% 葡萄糖氯化钠注射液 1000～2000mL。

（2）重症中暑

1）热痉挛：应及时补充液体，在补足体液情况下，仍有四肢肌肉抽搐和痉挛性疼痛，可缓慢静脉注射 10% 葡萄糖酸钙 10mL 加维生素 C 0.5g。

2）热衰竭：严重病例需快速静脉滴注 5% 葡萄糖氯化钠注射液 2000～3000mL。

3）热射病：①物理降温。②药物降温：氯丙嗪。③纳洛酮治疗。④对症及支持治疗：a. 控制惊厥和癫痫，可应用苯二氮䓬类、苯妥英钠。b. 不主张过度液体复苏。c. 休克者应监测血压、心率和尿量，有条件者可测量中心静脉压、肺动脉楔压、心排血量及体循环阻力指数等。d. 横纹肌溶解，需充分补液、利尿、碱化尿液，甚至透析治疗。e. 对于肝衰竭、肺水肿及肾衰竭的患者给予相应的支持治疗。

第十一单元　肺系病证

细目　喘证

1. 概述　喘证是以呼吸困难，甚至张口抬肩、鼻翼扇动、不能平卧为临床特征的病证。喘证的症状轻重不一，轻者仅表现为呼吸困难，不能平卧；重者稍动则喘息不已，甚则张口抬肩，鼻翼扇动；严重者，喘促持续不解，烦躁不安，面青唇紫，肢冷，汗出如珠，脉浮大无根，甚则发为喘脱。

2. 病因病机　喘证的病位主要在肺和肾，涉及肝、脾。外邪侵袭，或他脏病气上犯，皆可使肺失宣降，肺气胀满，呼吸不利而致喘。实喘在肺，为外邪、痰浊、肝郁气逆、邪壅肺气、宣降不利所致；虚喘责之肺、肾两脏，尤以气虚为主。

3. 病证鉴别

（1）喘证与气短：两者同为呼吸异常。喘证呼吸困难，张口抬肩，摇身撷肚，实证气粗声高，虚证气弱声低；短气亦即少气，主要表现为呼吸浅促，或短气不足以息，似喘而无声，亦不抬肩撷肚。气短不若喘证呼吸困难之甚，但气短进一步加重，亦可呈虚喘表现。

（2）喘证与哮病：喘指气息而言，为呼吸气促困难，甚则张口抬肩，摇身撷肚。哮指声响而言，必见喉中哮鸣有声，亦伴呼吸困难。喘未必兼哮，而哮必兼喘。

4. 辨证论治

证型		辨证要点	治法	方药
实喘	风寒壅肺证	喘息咳逆，呼吸急促，胸部胀闷，痰多稀薄而带泡沫，色白质黏，常有头痛、恶寒，或有发热，口不渴，无汗，苔薄白而滑，脉浮紧	宣肺散寒	麻黄汤合华盖散
	表寒肺热证	喘逆上气，胸胀或痛，息粗，鼻扇，咳而不爽，吐痰稠黏，伴形寒，身热，烦闷，身痛，有汗或无汗，口渴，苔薄白或罩黄，舌边红，脉浮数或滑	解表清里，化痰平喘	麻杏石甘汤
	痰热郁肺证	喘咳气涌，胸部胀痛，痰多质黏色黄，或夹有血色，伴胸中烦闷，身热，有汗，口渴而喜冷饮，面赤，咽干，小便赤涩，大便或秘，舌质红，舌苔薄黄或腻，脉滑数	清热化痰，宣肺平喘	桑白皮汤
	痰浊阻肺证	喘而胸满闷塞，甚则胸盈仰息，咳嗽，痰多黏腻色白，咳吐不利，兼有呕恶，食少，口黏不渴，舌苔白腻，脉滑或濡	祛痰降逆，宣肺平喘	二陈汤合三子养亲汤
	肺气郁痹证	每遇情志刺激而诱发，发时突然呼吸短促，息粗气憋，胸闷胸痛，咽中如窒，但喉中痰鸣不著，或无痰声。平素常多忧思抑郁，失眠，心悸，苔薄，脉弦	开郁降气平喘	五磨饮子
虚喘	肺气虚耗证	喘促短气，气怯声低，喉有鼾声，咳声低弱，痰吐稀薄，自汗畏风，或见咳呛，痰少质黏，烦热而渴，咽喉不利，面颧潮红，舌质淡红或有苔剥，脉软弱或细数	补肺益气养阴	生脉散合补肺汤
	肾虚不纳证	喘促日久，动则喘甚，呼多吸少，气不得续，形瘦神惫，跗肿，汗出肢冷，面青唇紫，舌淡苔白或黑而润滑，脉微细或沉弱；或喘咳，面红烦躁，口咽干燥，足冷，汗出如油，舌红少津，脉细数	补肾纳气	金匮肾气丸合参蛤散
	正虚喘脱证	喘逆剧甚，张口抬肩，鼻扇气促，端坐不能平卧，稍动则咳喘欲绝，或有痰鸣，心慌动悸，烦躁不安，面青唇紫，汗出如珠，肢冷，脉浮大无根，或见歇止，或模糊不清	扶阳固脱，镇摄肾气	参附汤送服黑锡丹

第十二单元　心系病证

细目　不寐

1.概述　不寐亦称失眠，是以经常不能获得正常睡眠为特征的一类病证，主要表现为睡眠时间、深度的不足。轻者入睡困难，或寐而不酣，时寐时醒，或醒后不能再寐；重则彻夜不寐，常影响人们的正常工作、生活、学习和健康。

2.病因病机　其病理变化总属阳盛阴衰，阴阳失交。一为阴虚不能纳阳，一为阳盛不得入于阴。其病位主要在心，与肝、脾、肾密切相关。

3.病证鉴别　不寐应与一时性失眠、生理性少寐、他病痛苦引起的失眠相区别。不寐是单纯以失眠为主症，表现为持续的、严重的睡眠困难。若因一时性情志影响或生活环境改变引起暂时性失眠不属病态。至于老年人少寐早醒而无明显痛苦，亦多属生理状态。若因其他疾病痛苦引起失眠者，则应以祛除有关病因为首要。

4.辨证论治

证型	辨证要点	治法	方药
肝火扰心证	不寐多梦，甚则彻夜不眠，急躁易怒，伴头晕头胀、目赤耳鸣，口干而苦，不思饮食，便秘溲赤，舌红苔黄，脉弦而数	疏肝泻火，镇心安神	龙胆泻肝汤
痰热扰心证	心烦不寐，胸闷脘痞，泛恶嗳气，伴口苦，头重，目眩，舌偏红，苔黄腻，脉滑数	清化痰热，和中安神	黄连温胆汤
心脾两虚证	不易入睡，多梦易醒，心悸健忘，神疲食少，伴头晕目眩，四肢倦怠，腹胀便溏，面色少华，舌淡苔薄，脉细无力	补益心脾，养血安神	归脾汤
心肾不交证	心烦不寐，入睡困难，心悸多梦，伴头晕耳鸣，腰膝酸软，潮热盗汗，五心烦热，咽干少津，男子遗精，女子月经不调，舌红少苔，脉细数	滋阴降火，交通心肾	六味地黄丸合黄连阿胶汤
心胆气虚证	虚烦不寐，触事易惊，终日惕惕，胆怯心悸，伴气短自汗，倦怠乏力，舌淡，脉弦细	益气镇惊，安神定志	安神定志丸合酸枣仁汤

第十三单元　脾系病证

细目一　胃痞

1.概述　胃痞是指以自觉心下痞塞、胸膈胀满、触之无形、按之柔软、压之无痛为主要症状的病证。

2.病因病机　病位在胃，与肝、脾有关。中焦气机不利，脾胃升降失职为导致本病发生的病机关键。

3.病证鉴别

（1）胃痞与胃痛：两者病位同在胃脘部，且常相兼出现。然胃痛以疼痛为主；胃痞以满闷不适为患，可累及胸膈。胃痛病势多急，压之可痛；胃痞起病较缓，压无痛感，两者差别显著。

（2）胃痞与鼓胀：两者均为自觉腹部胀满的病证，但鼓胀以腹部胀大如鼓、皮色苍黄、脉络暴露为主症；胃痞以自觉满闷不舒、外无胀形为特征。鼓胀发于大腹；胃痞则在胃脘。鼓胀按之腹皮绷急；胃痞按之柔软。

（3）胃痞与胸痹：胸痹是胸中痞塞不通，而致胸膺内外疼痛之证，以胸闷、胸痛、短气为主症，偶兼脘腹不舒。胃痞以脘腹满闷不舒为主症，多兼饮食纳运无力，偶有胸膈不适，并无胸痛等表现。

（4）胃痞与结胸：两者病位皆在胃脘部，然结胸以心下至小腹硬满而痛、拒按为特征；胃痞在心下胃脘，以满而不痛、手可按压、触之无形为特点。

4. 辨证论治

证型		辨证要点	治法	方药
实痞	饮食内停证	脘腹痞闷而胀，进食尤甚，拒按，嗳腐吞酸，恶食呕吐，或大便不调，矢气频作，味臭如败卵，舌苔厚腻，脉滑	消食和胃，行气消痞	保和丸
	痰湿中阻证	脘腹痞塞不舒，胸膈满闷，头晕目眩，身重困倦，呕恶纳呆，口淡不渴，小便不利，舌苔白厚腻，脉沉滑	除湿化痰，理气和中	二陈平胃汤
	湿热阻胃证	脘腹痞闷，或嘈杂不舒，恶心呕吐，口干不欲饮，口苦，纳少，舌红苔黄腻，脉滑数	清热化湿，和胃消痞	泻心汤合连朴饮
	肝胃不和证	脘腹痞闷，胸胁胀满，心烦易怒，善太息，呕恶嗳气，或吐苦水，大便不爽，舌质淡红，苔薄白，脉弦	疏肝解郁，和胃消痞	越鞠丸合枳术丸
虚痞	脾胃虚弱证	脘腹满闷，时轻时重，喜温喜按，纳呆便溏，神疲乏力，少气懒言，语声低微，舌质淡，苔薄白，脉细弱	补气健脾，升清降浊	补中益气汤
	胃阴不足证	脘腹痞闷，嘈杂，饥不欲食，恶心嗳气，口燥咽干，大便秘结，舌红少苔，脉细数	养阴益胃，调中消痞	益胃汤

细目二　腹痛

1. 概述　腹痛是指以胃脘以下、耻骨毛际以上部位发生疼痛为主症的病证。

2. 病因病机　基本病机为脏腑气机阻滞，气血运行不畅，经脉痹阻，不通则痛；或脏腑经脉失养，不荣则痛。

3. 病证鉴别

腹痛与胃痛：胃处腹中，与肠相连，腹痛常伴有胃痛的症状，胃痛亦时有腹痛的表现，常需鉴别。胃痛部位在心下胃脘之处，常伴有恶心、嗳气等胃病见症；腹痛部位在胃脘以下，上述症状在腹痛中较少见。

4. 辨证论治

证型	辨证要点	治法	方药
寒邪内阻证	腹痛拘急，遇寒痛甚，得温痛减，口淡不渴，形寒肢冷，小便清长，大便清稀或秘结，舌质淡，苔白腻，脉沉紧	散寒温里，理气止痛	良附丸合正气天香散
湿热壅滞证	腹痛拒按，烦渴引饮，大便秘结或溏滞不爽，潮热汗出，小便短黄，舌质红，苔黄燥或黄腻，脉滑数	泄热通腑，行气导滞	大承气汤
饮食积滞证	脘腹胀满，疼痛拒按，嗳腐吞酸，厌食呕恶，痛而欲泻，泻后痛减，或大便秘结，舌苔厚腻，脉滑	消食导滞，理气止痛	枳实导滞丸
肝郁气滞证	腹痛胀闷，痛无定处，痛引少腹，或兼痛窜两胁，时作时止，得嗳气或矢气则舒，遇忧思恼怒则剧，舌质红，苔薄白，脉弦	疏肝解郁，理气止痛	柴胡疏肝散
瘀血内停证	腹痛较剧，痛如针刺，痛处固定，经久不愈，舌质紫暗，脉细涩	活血化瘀，和络止痛	少腹逐瘀汤
中虚脏寒证	腹痛绵绵，时作时止，喜温喜按，形寒肢冷，神疲乏力，气短懒言，胃纳不佳，面色无华，大便溏薄，舌质淡，苔薄白，脉沉细	温中补虚，缓急止痛	小建中汤

细目三　泄泻

1. 概述　泄泻是以排便次数增多、粪质稀溏或完谷不化，甚至泻出如水样为主症的病证。古有将大便溏薄而势缓者称为泄，大便清稀如水而势急者称为泻，现临床一般统称泄泻。

2. 病因病机　基本病机为脾病与湿盛，致肠道功能失司而发生泄泻。病位在肠，主病之脏属脾，同时与肝、肾密切相关。

3. 病证鉴别

（1）泄泻与痢疾：两者均为大便次数增多、粪质稀薄的病证。泄泻以大便次数增加、粪质稀溏，甚则如水样或完谷不化为主症，大便不带脓血，也无里急后重，或无腹痛。痢疾以腹痛、里急后重、便下赤白脓血为特征。

（2）泄泻与霍乱：霍乱是一种上吐下泻并作的病证，发病特点是来势急骤，变化迅速，病情凶险，起病时先突然腹痛，继则吐泻交作，所吐之物均为未消化之食物，气味酸腐热臭，所泻之物多为黄色粪水，或吐下如米泔水，常伴恶寒、发热，部分病人在吐泻之后津液耗伤，迅速消瘦，或发生转筋，腹中绞痛。若吐泻剧烈，可致面色苍白、目眶凹陷、汗出肢冷等津竭阳衰之危候。泄泻则以大便稀溏、次数增多为特征，一般预后良好。

4. 辨证论治

证型	辨证要点	治法	方药
寒湿内盛证	泄泻清稀，甚则如水样，脘闷食少，腹痛肠鸣，或兼外感风寒，则恶寒，发热，头痛，肢体酸痛，舌苔白或白腻，脉濡缓	芳香化湿，解表散寒	藿香正气散
湿热伤中证	泄泻腹痛，泻下急迫，或泻而不爽，粪色黄褐，气味臭秽，肛门灼热，烦热口渴，小便短黄，舌质红，苔黄腻，脉滑数或濡数	清热燥湿，分利止泻	葛根芩连汤
食滞肠胃证	腹痛肠鸣，泻下粪便臭如败卵，泻后痛减，脘腹胀满，嗳腐酸臭，不思饮食，舌苔垢浊或厚腻，脉滑	消食导滞，和中止泻	保和丸
脾胃虚弱证	大便时溏时泄，迁延反复，食少，食后脘闷不舒，稍进油腻食物则大便次数增加，面色萎黄，神疲倦怠，舌质淡，苔白，脉细弱	健脾益气，化湿止泻	参苓白术散
肾阳虚衰证	黎明前脐腹作痛，肠鸣即泻，完谷不化，腹部喜暖，泻后则安，形寒肢冷，腰膝酸软，舌淡苔白，脉沉细	温肾健脾，固涩止泻	四神丸
肝气乘脾证	泄泻肠鸣，腹痛攻窜，矢气频作，伴有胸胁胀闷，嗳气食少，每因抑郁恼怒或情绪紧张而发，舌淡红，脉弦	抑肝扶脾	痛泻要方

细目四　便秘

1. 概述　便秘是指粪便在肠内滞留过久，秘结不通，排便周期延长；或周期不长，但粪质干结，排出艰难；或粪质不硬，虽有便意，但便而不畅的病证。

2. 病因病机　便秘的病性可概括为寒、热、虚、实四个方面。四者之中，又以虚实为纲，热秘、气秘、冷秘属实，阴阳气血不足的便秘属虚。

3. 病证鉴别

便秘与肠结：两者皆为大便秘结不通。肠结多为急病，因大肠通降受阻所致，表现为腹部疼痛拒按，大便完全不通，且无矢气和肠鸣音，严重者可吐出粪便。便秘多为慢性久病，因大肠传导失常所致，表现为腹部胀满、大便干结艰行，可有矢气和肠鸣音，或有恶心欲吐、食纳减少。

4. 辨证论治

证型		辨证要点	治法	方药
实秘	热秘	大便干结，腹胀腹痛，口干口臭，面红心烦，或有身热，小便短赤，舌红，苔黄燥，脉滑数	泄热导滞，润肠通便	麻子仁丸
	气秘	大便干结，或不甚干结，欲便不得出，或便而不爽，肠鸣矢气，腹中胀痛，嗳气频作，纳食减少，胸胁痞满，舌苔薄腻，脉弦	顺气导滞	六磨汤
	冷秘	大便艰涩，腹痛拘急，胀满拒按，胁下偏痛，手足不温，呃逆呕吐，舌苔白腻，脉弦紧	温里散寒，通便止痛	温脾汤
虚秘	气虚秘	大便并不干硬，虽有便意，但排便困难，用力努挣则汗出短气，便后乏力，面白神疲，肢倦懒言，舌淡苔白，脉弱	益气润肠	黄芪汤
	血虚秘	大便干结，面色无华，头晕目眩，心悸气短，健忘，口唇色淡，舌淡苔白，脉细	养血润燥	润肠丸
	阴虚秘	大便干结，如羊屎状，形体消瘦，头晕耳鸣，两颧红赤，心烦少眠，潮热盗汗，腰膝酸软，舌红少苔，脉细数	滋阴通便	增液汤
	阳虚秘	大便干或不干，排出困难，小便清长，面色㿠白，四肢不温，腹中冷痛，或腰膝酸冷，舌淡苔白，脉沉迟	温阳通便	济川煎

第十四单元　肝胆病证

细目一　胁痛

1. 概述　胁痛是指以一侧或两侧胁肋部疼痛为主要表现的病证，是临床上比较多见的一种自觉症状。胁，指侧胸部，为腋以下至第十二肋骨部的总称。

2. 病因病机　胁痛的基本病机为肝络失和，其病理变化可归结为"不通则痛"与"不荣则痛"两类。其病理因素不外气滞、血瘀、湿热三者。胁痛的病变脏腑主要在于肝、胆，又与脾、胃及肾有关。

3. 病证鉴别

胁痛与悬饮：悬饮亦可见胁肋疼痛，但其表现为饮留胁下，胸胁胀痛，持续不已，伴见咳嗽、咳痰，咳嗽、呼吸时疼痛加重，常喜向病侧睡卧，患侧肋间饱满，叩诊呈浊音，或兼见发热，一般不难鉴别。

4. 辨证论治

证型	辨证要点	治法	方药
肝郁气滞证	胁肋胀痛，走窜不定，甚则引及胸背肩臂，疼痛每因情志变化而增减，胸闷腹胀，嗳气频作，得嗳气而胀痛稍舒，纳少口苦，舌苔薄白，脉弦	疏肝理气	柴胡疏肝散
肝胆湿热证	胁肋胀痛或灼热疼痛，口苦口黏，胸闷纳呆，恶心呕吐，小便黄赤，大便不爽，或兼有身热恶寒，身目发黄，舌红苔黄腻，脉弦滑数	清热利湿	龙胆泻肝汤
瘀血阻络证	胁肋刺痛，痛有定处，痛处拒按，入夜痛甚，胁肋下或见有癥块，舌质紫暗，脉沉涩	祛瘀通络	血府逐瘀汤或复元活血汤
肝络失养证	胁肋隐痛，悠悠不休，遇劳加重，口干咽燥，心中烦热，头晕目眩，舌红少苔，脉细弦而数	养阴柔肝	一贯煎

细目二　黄疸

1. 概述　黄疸是指以身黄、目黄、小便发黄为特征的病证，其中目睛黄染尤为本病的重要特征。

2. 病因病机　黄疸的病位在肝、胆、脾、胃。基本病机是脾胃运化失健，肝胆疏泄不利，胆汁不循常道，或溢于肌肤，或上蒸清窍，或下注膀胱。病理因素主要为湿邪，病理性质有阴阳之分。

3. 病证鉴别

（1）黄疸与萎黄：黄疸的病因为外感湿热、疫毒，内伤酒食，或脾虚湿困、血瘀气滞等。其病机为湿滞脾胃，肝胆失疏，胆汁外溢。其主症为身黄、目黄、小便黄。萎黄的病因与饥饱劳倦、食滞虫积或病后失血有关。其病机为脾胃虚弱，血气不足，肌肤失养。其主症为肌肤萎黄不泽、目睛及小便不黄，常伴头昏倦怠、心悸少寐、纳少便溏等症状。

（2）阳黄与阴黄：临证应根据黄疸的色泽，并结合症状、病史予以鉴别。阳黄黄色鲜明，发病急，病程短，常伴身热、口干苦、舌苔黄腻、脉象弦数。急黄为阳黄之重症，病情急骤，疸色如金，兼见神昏、发斑、出血等危象。阴黄黄色晦暗，病程长，病势缓，常伴纳少、乏力、舌淡、脉沉迟或细缓。

4. 辨证论治

证型		辨证要点	治法	方药
阳黄	热重于湿证	身目俱黄，黄色鲜明，发热口渴，或见心中懊恼，腹部胀闷，口干而苦，恶心呕吐，小便短少黄赤，大便秘结，舌苔黄腻，脉弦数	清热利湿	茵陈蒿汤
	湿重于热证	身目俱黄，黄色不及前者鲜明，头重身困，胸脘痞满，食欲减退，恶心呕吐，腹胀或大便溏垢，舌苔厚腻微黄，脉濡数或濡缓	利湿化浊	茵陈四苓散
	胆腑郁热证	身目发黄，黄色鲜明，上腹、右胁胀闷疼痛，牵引肩背，身热不退，或寒热往来，口苦咽干，呕吐呃逆，尿黄赤，大便秘结，舌红苔黄，脉弦滑数	清泄胆热	大柴胡汤
	热毒炽盛证（急黄）	发病急骤，黄疸迅速加深，其色如金，皮肤瘙痒，高热口渴，胁痛腹满，神昏谵语，烦躁抽搐，或见衄血、便血，或肌肤瘀斑，舌质红绛，苔黄而燥，脉弦滑或数	清热解毒	犀角散
阴黄	寒湿困脾证	身目俱黄，黄色晦暗，或如烟熏，脘腹痞胀，纳谷减少，大便不实，神疲畏寒，口淡不渴，舌淡苔腻，脉濡缓或沉迟	温中散寒，健脾渗湿	茵陈术附汤
	脾虚血亏证	面色萎黄，身体虚弱，肌肤不荣，面容憔悴，神疲乏力，气短懒言，纳食日少，大便溏薄，舌淡瘦小或灰暗，脉虚	健脾益气	黄芪建中汤

细目三　积证

1. 概述　积证是以腹内结块，或胀或痛，结块固定不移，痛有定处为主要临床特征的一类病证。积证在历代医籍中亦称为"癥积""痃癖""癖块""伏梁""肥气"等。

2. 病因病机　本病的病机主要是气机阻滞，瘀血内结。病理因素主要有寒邪、湿浊、痰浊、食滞、虫积等，但主要是气滞血瘀，以血瘀为主。本病病位主要在于肝、脾、胃、肠。

3. 病证鉴别

（1）积证与腹痛：两者皆可由气滞血瘀，瘀血内结，脉络不通引起腹部疼痛，痛处固定不移，甚则出现腹部包块等症。积证之腹痛，或胀或痛，疼痛不甚，但以腹中包块为主要特征；腹痛之瘀血阻滞型，可出现少腹疼痛，部位固定不移，痛势较剧，痛如针刺，以腹部疼痛为主要表现。

（2）积证与鼓胀：积证与鼓胀均有情志抑郁、酒食所伤、感染虫毒等致气滞血瘀的相同病机。其病变部位可同在肝、脾，皆有胀满、包块等临床表现。积证以腹内结块，或胀或痛为主症；鼓胀以腹部胀大、脉络暴露为临床特征，疼痛不显，以胀为主，病机可有水饮内停，因而腹中有无水液停聚是积证与鼓胀鉴别之关键所在。

4. 辨证论治

证型	辨证要点	治法	方药
气滞血阻证	腹部积块质软不坚，固定不移，胀痛不适，舌苔薄，脉弦	理气活血，通络消积	大七气汤
瘀血内结证	腹部积块明显，质地较硬，固定不移，隐痛或刺痛，形体消瘦，纳谷减少，面色晦暗鱉黑，而颈胸臂或有血痣赤缕，女子可见月事不下，舌质紫或有瘀斑、瘀点，脉细涩	祛瘀软坚，扶正健脾	膈下逐瘀汤合六君子汤
正虚瘀结证	久病体弱，积块坚硬，隐痛或剧痛，饮食大减，肌肉瘦削，神倦乏力，面色萎黄或鱉黑，甚则面肢浮肿，舌质淡紫，或光剥无苔，脉细数或弦细	补益气血，活血化瘀	八珍汤合化积丸

细目四　聚证

1. 概述　聚证是以腹中结块，或痛或胀，聚散无常，痛无定处为主要临床特征的一类病证。

2. 病因病机　主要病机以气机逆乱为主。病理因素有寒湿、食滞、虫积、痰浊等。病位主要在肝、脾。

3. 病证鉴别

（1）聚证与气臌：两者皆可由情志失调引起的肝郁气滞所致，病位皆在肝、脾，均具有脘腹满闷、胀痛等表现。鼓胀之气臌以腹部膨隆，腹部按之空空然，叩之如鼓为主症，以腹部胀满膨隆为主要特征；聚证以腹中气聚，局部可见结块，望之有形，按之柔软，聚散无常，或胀或痛，痛无定处为主症，以腹部局部包块为主要特征。

（2）聚证与胃痞：两者均可因情志失调而致气滞痰阻，出现脘腹满闷之症。胃痞临床表现为满闷不适，系自觉症状，而外无形征可见，更无包块可扪及。聚证以腹中气聚、攻窜胀满、时作时止为临床特征，其发作时，腹中气聚胀满，腹内结块望之有形，但按之无块，缓解时气聚胀满的现象消失，腹内结块消散，脘腹胀闷缓解。

4. 积与聚主症特点与病机异同　积证望之有形，但触之必见结块，且固定不移，痛有定处；病多在血分，多属于脏；病机以痰凝血结为主。

聚证望之有形，但按之无块，聚散无常，痛无定处；病多在气分，多属于腑；病机以气机逆乱为主。

5. 辨证论治

证型	辨证要点	治法	方药
肝气郁结证	腹中结块柔软，时聚时散，攻窜胀痛，脘胁胀闷不适，常随情绪变化而起伏，苔薄，脉弦	疏肝解郁，行气散结	逍遥散合木香顺气散
食滞痰阻证	腹胀或痛，腹部时有条索状物聚起，按之胀痛更甚，便秘，纳呆，舌苔腻，脉弦滑	导滞散结，理气化痰	六磨汤

细目五　鼓胀

1. 概述　鼓胀是指腹部胀大如鼓的一类病证，临床以腹大胀满、绷急如鼓、皮色苍黄、脉络显露为特征，故名鼓胀。

2. 病因病机　鼓胀形成，肝、脾、肾功能失调是关键。肝气郁结、气滞血瘀是形成鼓胀的基本条件；其次是脾脏功能受损，运化失职，遂致水湿停聚；肾脏的气化功能障碍，不能蒸化水液而加重水湿停滞，也是形成鼓胀的重要因素。

3. 病证鉴别

鼓胀与水肿：鼓胀主要为肝、脾、肾受损，气、血、水互结于腹中，以腹部胀大为主，四肢肿不甚明显。晚期方伴肢体浮肿，每兼见面色青晦，面颈及胸部有血痣赤缕，胁下癥积坚硬，腹皮青筋显露等。水肿主要为肺、脾、肾功能失调，水湿泛溢肌肤。其浮肿多从眼睑开始，继则延及头面及肢体；或下肢先肿，后及全身，每见面色㿠白、腰酸倦怠等，水肿较甚者亦可伴见腹水。

4. 辨证论治

证型		辨证要点	治法	方药
气滞湿阻证		腹胀按之不坚，胁下胀满或疼痛，饮食减少，食后胀甚，得嗳气、矢气稍减，小便短少，舌苔薄白腻，脉弦	疏肝理气，运脾利湿	柴胡疏肝散合胃苓汤
水湿困脾证		腹大胀满，按之如囊裹水，甚则颜面微浮，下肢浮肿，脘腹痞胀，得热则舒，精神困倦，怯寒懒动，小便少，大便溏，舌苔白腻，脉缓	温中健脾，行气利水	实脾饮
水热蕴结证		腹大坚满，脘腹胀急，烦热口苦，渴不欲饮，或有面、目、皮肤发黄，小便赤涩，大便秘结或溏垢，舌边尖红，苔黄腻或兼灰黑，脉弦数	清热利湿，攻下逐水	中满分消丸合茵陈蒿汤
瘀结水留证		脘腹坚满，青筋显露，胁下癥结痛如针刺，面色晦暗黧黑，或见赤丝血缕，面、颈、胸、臂出现血痣或蟹爪纹，口干不欲饮水，或见大便色黑，舌质紫暗或有紫斑，脉细涩	活血化瘀，行气利水	调营饮
阳虚水盛证		腹大胀满，形似蛙腹，朝宽暮急，面色苍黄或呈㿠白，脘闷纳呆，神倦怯寒，肢冷浮肿，小便短少不利，舌体胖，质紫，苔白滑，脉沉细无力	温补脾肾，化气利水	附子理苓汤或济生肾气丸
阴虚水停证		腹大胀满，或见青筋暴露，面色晦滞，唇紫，口干而燥，心烦失眠，时或鼻衄，牙龈出血，小便短少，舌质红绛少津，苔少或光剥，脉弦细数	滋肾柔肝，养阴利水	六味地黄丸合一贯煎
鼓胀变证	大出血	骤然大量呕血或便血	清热凉血，活血止血	犀角地黄汤
	神昏	痰热内扰，蒙蔽心窍	清热豁痰，开窍息风	安宫牛黄丸合龙胆泻肝汤
		痰浊壅盛，蒙蔽心窍	化痰泄浊开窍	苏合香丸合菖蒲郁金汤
		气阴耗竭，正气衰败	敛阴回阳固脱	生脉散、参附龙牡汤

细目六　眩晕

1. 概述　眩晕是目眩与头晕的总称。目眩即眼花或眼前发黑，视物模糊；头晕即感觉自身或外界景物旋转，站立不稳。二者常同时并见，故统称为"眩晕"。其轻者闭目可止，重者如坐车船，旋转不定，不能站立，或伴有恶心、呕吐、汗出、面色苍白等。严重者可突然仆倒。

2. 病因病机　眩晕病位在清窍，与肝、脾、肾三脏密切相关。眩晕的病性为本虚标实，气血不足。肝肾阴虚为病之本，风、火、痰为病之标。

3. 病证鉴别

（1）眩晕与中风：中风以猝然昏仆，不省人事，口舌㖞斜，半身不遂，失语；或不经昏仆，仅以㖞僻不遂为特征。中风昏仆与眩晕之甚者相似，眩晕之甚者亦可仆倒，但无半身不遂、不省人事、口舌㖞斜诸症。也有部分中风病人，以眩晕、头痛为其先兆表现，故临证当注意中风与眩晕的区别与联系。

（2）眩晕与厥证：厥证以突然昏仆，不省人事，四肢厥冷为特征，发作后可在短时间内苏醒，严重者可一厥不复而死亡。眩晕严重者也有欲仆或晕旋仆倒的表现，但眩晕病人无昏迷、不省人事的表现。

4. 辨证论治

证型	辨证要点	治法	方药
肝阳上亢证	眩晕，耳鸣，头目胀痛，口苦，失眠多梦，遇烦劳、郁怒而加重，甚则仆倒，颜面潮红，急躁易怒，肢麻震颤，舌红苔黄，脉弦或数	平肝潜阳，清热息风	天麻钩藤饮或羚羊角汤
气血亏虚证	眩晕动则加剧，劳累即发，面色㿠白，神疲乏力，倦怠懒言，唇甲不华，发色不泽，心悸少寐，纳少腹胀，舌淡苔薄白，脉细弱	补益气血，健运脾胃	八珍汤
肾精不足证	眩晕日久不愈，精神萎靡，腰酸膝软，或遗精、滑泄，耳鸣，发落，齿摇；少寐多梦，健忘，舌瘦嫩，少苔或无苔，脉弦细或弱或细数	补益肾精，充养脑髓	河车大造丸
痰浊上蒙证	眩晕，头重昏蒙，或伴视物旋转，胸闷恶心，呕吐痰涎，食少多寐，舌苔白腻，脉濡滑	化痰祛湿，健脾和胃	半夏白术天麻汤
瘀血阻窍证	眩晕时作，头痛如刺，兼见健忘，失眠，心悸，精神不振，耳鸣耳聋，面唇紫暗，舌暗有瘀斑，脉涩或细涩	祛瘀生新，活血通窍	通窍活血汤

第十五单元　肾系病证

细目　水肿

1. 概述　水肿是指由外邪、饮食、劳倦等病因，引起肺失通调、脾失转输、肾失开阖、膀胱气化不利，导致津液输布失常，水液潴留，泛溢肌肤，以眼睑、头面、四肢、腹背，甚至全身浮肿为主要临床表现的一类病证。严重者还可伴有胸水、腹水。

2. 病因病机　水肿发病的机理主要在于肺失通调，脾失转输，肾失开阖，三焦气化不利。其病位在肺、脾、肾，而关键在肾。

3. 病证鉴别

水肿与鼓胀：鼓胀是以腹部胀大、皮色苍黄、脉络暴露为主要临床表现的一类病证，四肢多不肿，反见瘦削，后期可伴见轻度肢体浮肿。水肿则以头面或下肢先肿，继及全身，一般皮色不变，肿甚者可见腹大胀满，腹壁无青筋暴露。鼓胀是由于肝、脾、肾功能失调，导致气滞、血瘀、水聚腹中。水肿乃肺、脾、肾三脏功能失调，气化不利，而导致水液泛溢肌肤。

4. 辨证论治

证型		辨证要点	治法	方药
阳水	风水泛溢证	眼睑浮肿，继则四肢及全身皆肿，来势迅速，多有恶寒发热、肢节酸楚、小便不利等症。偏于风热者，伴咽喉红肿疼痛，舌质红，脉浮滑数。偏于风寒者，兼恶寒，咳喘，舌苔薄白，脉浮滑或浮紧	疏风清热，宣肺行水	越婢加术汤
	湿毒浸淫证	眼睑浮肿，延及全身，皮肤光亮，尿少色赤，身发疮痍，甚则溃烂，恶风发热，舌质红，苔薄黄，脉浮数或滑数	宣肺解毒，利湿消肿	麻黄连翘赤小豆汤合五味消毒饮
	水湿浸渍证	起病缓慢，病程较长，全身水肿，下肢明显，按之没指，小便短少，身体困重，胸闷，纳呆，泛恶，苔白腻，脉沉缓	运脾化湿，通阳利水	五皮饮合胃苓汤
	湿热壅盛证	遍体浮肿，皮肤绷急光亮，胸脘痞闷，烦热口渴，小便短赤，或大便干结，舌红苔黄腻，脉沉数或濡数	分利湿热	疏凿饮子

续表

	证型	辨证要点	治法	方药
阴水	脾阳虚衰证	身肿日久，腰以下为甚，按之凹陷不易恢复，脘腹胀闷，纳减便溏，面色不华，神疲乏力，四肢倦怠，小便短少，舌质淡，苔白腻或白滑，脉沉缓或沉弱	健脾温阳，以利水湿	实脾饮
	肾阳衰微证	水肿反复消长不已，面浮身肿，腰以下甚，按之凹陷不起，尿量减少或反多，腰酸冷痛，四肢厥冷，怯寒神疲，面色㿠白，甚者心悸胸闷，喘促难卧，腹大胀满，舌质淡胖，苔白，脉沉细或沉迟无力	温肾助阳，化气行水	济生肾气丸合真武汤
	瘀水互结证	水肿延久不退，肿势轻重不一，四肢或全身浮肿，以下肢为主，皮肤瘀斑，腰部刺痛，或伴血尿，舌紫暗，苔白，脉沉细涩	活血祛瘀，化气行水	桃红四物汤合五苓散

第十六单元　气血津液病证

细目一　郁证

1.概述　郁证是由于情志不舒、气机郁滞所致，以心情抑郁、情绪不宁、胸部满闷、胁肋胀痛，或易怒喜哭，或咽中如有异物梗塞等症为主要临床表现的一类病证。

2.病因病机　其病机主要为气机郁滞，脏腑功能失调。

3.病证鉴别

（1）梅核气与虚火喉痹：梅核气多见于青中年女性，因情志抑郁而起病，自觉咽中有物梗塞，但无咽痛及吞咽困难。咽中梗塞的感觉与情绪波动有关，在心情愉快、工作繁忙时，症状可减轻或消失，而当心情抑郁或注意力集中于咽部时，则梗塞感觉加重。虚火喉痹则以青中年男性发病较多，多因感冒、长期吸烟、饮酒及嗜食辛辣食物而引发，咽部除有异物感外，尚觉咽干、灼热、咽痒，咽部症状与情绪无关，但过度辛劳或感受外邪则易加剧。

（2）梅核气与噎膈：梅核气应当与噎膈相鉴别。梅核气的诊断要点如上所述。噎膈多见于中老年人，男性居多，梗塞的感觉主要在胸骨后部位，吞咽困难的程度日渐加重。

4.辨证论治

证型	辨证要点	治法	方药
肝气郁结证	精神抑郁，情绪不宁，胸部满闷，胁肋胀痛，痛无定处，脘闷嗳气，不思饮食，大便不调，苔薄腻，脉弦	疏肝解郁，理气畅中	柴胡疏肝散
气郁化火证	性情急躁易怒，胸胁胀满，口苦而干，或头痛、目赤、耳鸣，或吞酸嘈杂，大便秘结，舌质红，苔黄，脉弦数	疏肝解郁，清肝泻火	丹栀逍遥散
痰气郁结证（梅核气）	精神抑郁，胸部闷塞，胁肋胀满，咽中如有物梗塞，吞之不下，咯之不出，苔白腻，脉弦滑	行气开郁，化痰散结	半夏厚朴汤
心神失养证（脏躁）	精神恍惚，心神不宁，多疑易惊，悲忧善哭，喜怒无常，或时时欠伸，或手舞足蹈，骂詈喊叫，舌质淡，脉弦	甘润缓急，养心安神	甘麦大枣汤
心脾两虚证	情绪不宁，多思善疑，头晕神疲，心悸胆怯，失眠健忘，纳差，面色不华，舌质淡，苔薄白，脉细	健脾养心，补益气血	归脾汤
心阴亏虚证	情绪不宁，心悸，健忘，失眠，多梦，五心烦热，盗汗，口咽干燥，舌红少津，脉细数	滋阴养血，补心安神	天王补心丹

续表

证型	辨证要点	治法	方药
气滞血瘀证	精神抑郁，性情急躁，头痛，失眠，健忘，或胸胁疼痛，或身体某部位有发冷或发热感，舌质紫暗，或有瘀点、瘀斑，脉弦或涩	活血化瘀，理气解郁	血府逐瘀汤
肝肾阴虚证	眩晕，耳鸣，目干畏光，视物昏花，或头痛且胀，面红目赤，急躁易怒，或肢体麻木，筋惕肉𥆧，舌干红，脉弦细或数	滋养阴精，补益肝肾	杞菊地黄丸

细目二　血证

1. 概述　凡因人体的阴阳平衡失调，血液不循常道，或上溢于口鼻诸窍，或下泄于前后二阴，或渗出于肌肤所形成的一类出血性疾患，统称为血证。

2. 病因病机　病机可以归结为火热熏灼，迫血妄行及气虚不摄，血溢脉外两类。

3. 病证鉴别

（1）咳血与吐血：咳血与吐血血液均经口出，但两者截然不同。咳血是血由肺来，经气道随咳嗽而出，血色多为鲜红，常混有痰液，咳血之前多有咳嗽、胸闷、喉痒等症状；大量咳血后，可见痰中带血数天，大便一般不呈黑色。吐血是血自胃而来，经呕吐而出，血色紫暗，常夹有食物残渣；吐血之前多有胃脘不适或胃痛、恶心等症状，吐血之后无痰中带血，但大便多呈黑色。

（2）便血与痢疾：痢疾初起有发热、恶寒等症，其便血为脓血相兼，且有腹痛、里急后重、肛门灼热等症。便血无里急后重，无脓血相兼，与痢疾不同。

（3）尿血与血淋：血淋与尿血均表现为血由尿道而出，两者以小便时痛与不痛为其鉴别要点，不痛者为尿血，痛（滴沥刺痛）者为血淋。

（4）紫斑与出疹：紫斑与出疹均有局部肤色的改变，紫斑呈点状者需与出疹的疹点区别。紫斑隐于皮内，压之不退色，触之不碍手；疹高出于皮肤，压之退色，摸之碍手。且二者成因、病位均有不同。

4. 辨证论治

证型		辨证要点	治法	方药
鼻衄	热邪犯肺证	鼻燥衄血，口干咽燥，或兼有身热、咳嗽、痰少等症，舌质红，苔薄，脉数	清泄肺热，凉血止血	桑菊饮
	胃热炽盛证	鼻衄，或兼齿衄，血色鲜红，口渴欲饮，鼻干，口干臭秽，烦躁，便秘，舌红，苔黄，脉数	清胃泻火，凉血止血	玉女煎
	肝火上炎证	鼻衄，头痛，目眩，耳鸣，烦躁易怒，两目红赤，口苦，舌红，脉弦数	清肝胃火，凉血止血	龙胆泻肝汤
	气血亏虚证	鼻衄，或兼齿衄、肌衄，神疲乏力，面色㿠白，头晕，耳鸣，心悸，夜寐不宁，舌质淡，脉细无力	补气摄血	归脾汤
齿衄	胃火炽盛证	齿衄，血色鲜红，齿龈红肿疼痛，头痛，口臭，舌红，苔黄，脉洪数	清胃泻火，凉血止血	加味清胃散合泻心汤
	阴虚火旺证	齿衄，血色淡红，起病较缓，常因受热及烦劳而诱发，齿摇不坚，舌质红，苔少，脉细数	滋阴降火，凉血止血	六味地黄丸合茜根散
咳血	燥热伤肺证	喉痒咳嗽，痰中带血，口干鼻燥，或有身热，舌质红，少津，苔薄黄，脉数	清热润肺，宁络止血	桑杏汤
	肝火犯肺证	咳嗽阵作，痰中带血或纯血鲜红，胸胁胀痛，烦躁易怒，口苦，舌质红，苔薄黄，脉弦数	清肝泻火，凉血止血	泻白散合黛蛤散
	阴虚肺热证	咳嗽痰少，痰中带血或反复咳血，血色鲜红，口干咽燥，颧红，潮热盗汗，舌质红，脉细数	滋阴润肺，宁络止血	百合固金汤

续表

证型		辨证要点	治法	方药
吐血	胃热壅盛证	脘腹胀闷，甚则作痛，吐血色红或紫暗，常夹有食物残渣，口臭，便秘、大便色黑，舌质红，苔黄腻，脉滑数	清胃泻火，化瘀止血	泻心汤合十灰散
	肝火犯胃证	吐血色红或紫暗，口苦胁痛，心烦易怒，寐少梦多，舌质红绛，脉弦数	泻肝清胃，凉血止血	龙胆泻肝汤
	气虚血溢证	吐血缠绵不止，时轻时重，血色暗淡，神疲乏力，心悸气短，面色苍白，舌质淡，脉细弱	健脾益气摄血	归脾汤
便血	肠道湿热证	便血色红，大便不畅或稀溏，或有腹痛，口苦，舌质红，苔黄腻，脉濡数	清化湿热，凉血止血	地榆散合槐角丸
	气虚不摄证	便血色红或紫暗，食少、体倦、面色萎黄、心悸、少寐，舌质淡，脉细	益气摄血	归脾汤
	脾胃虚寒证	便血紫暗，甚则黑色，腹部隐痛，喜热饮，面色不华，神倦懒言，便溏，舌质淡，脉细	健脾温中，养血止血	黄土汤
尿血	下焦湿热证	小便黄赤灼热，尿血鲜红，心烦口渴，面赤口疮，夜寐不安，舌质红，脉数	清热利湿，凉血止血	小蓟饮子
	肾虚火旺证	小便短赤带血，头晕耳鸣，神疲，颧红潮热，腰膝酸软，舌质红，脉细数	滋阴降火，凉血止血	知柏地黄丸
	脾不统血证	久病尿血，甚或兼见齿衄、肌衄，食少，体倦乏力，气短声低、面色不华，舌质淡，脉细弱	补中健脾，益气摄血	归脾汤
	肾气不固证	久病尿血，血色淡红，头晕耳鸣，精神困惫，腰脊酸痛，舌质淡，脉沉弱	补益肾气，固摄止血	无比山药丸
紫斑	血热妄行证	皮肤出现青紫斑点或斑块，或伴有鼻衄、齿衄、便血、尿血、或有发热，口渴，便秘，舌质红，苔黄，脉弦数	清热解毒，凉血止血	十灰散
	阴虚火旺证	皮肤出现青紫斑点或斑块，时发时止，常伴鼻衄、齿衄或月经过多，颧红，心烦，口渴，手足心热，或有潮热，盗汗，舌质红，苔少，脉细数	滋阴降火，宁络止血	茜根散
	气不摄血证	反复发生肌衄，久病不愈，神疲乏力，头晕目眩，面色苍白或萎黄，食欲不振，舌质淡，脉细弱	补气摄血	归脾汤

细目三　痰饮

1. 概述　痰饮是指体内水液输布、运化失常，停积于某些部位的一类病证。痰，古通"淡"，是指水一类的可以"淡荡流动"的物质。饮也是指水液，作为致病因素，则是指病理性质的液体。为此，古代所称的"淡饮""流饮"，实均指痰饮而言。

2. 分类　①痰饮：饮停胃肠之证。②悬饮：饮水后水流在胁下，咳唾引痛。③溢饮：水饮流行，归于四肢，当汗出而不汗出，身体疼痛。④支饮：咳逆倚息，短气不得卧，其形如肿。

3. 病因病机　病因与外感寒湿、饮食不当、劳欲体虚有关。本病的病理性质，则总属阳虚阴盛，输化失调，因虚致实，水饮停积为患。

4. 病证鉴别

（1）悬饮与胸痹：两者均有胸痛。但胸痹为胸膺部或心前区闷痛，且可引及左侧肩背或左臂内侧，常于劳累、饱餐、受寒、情绪激动后突然发作，历时较短，休息或用药后得以缓解；悬饮为胸胁胀痛，持续不解，多伴咳唾，转侧、呼吸时疼痛加重，肋间胀满，并有咳嗽、咳痰等肺系证候。

（2）溢饮与风水证：水肿之风水相搏证，可分为表实、表虚。表实者，水肿而无汗，身体疼重，与水泛肌表之溢饮基本相同。如见肢体浮肿而汗出恶风，则属表虚，与溢饮有异。

5. 辨证论治

证型		辨证要点	治法	方药
痰饮	脾阳虚弱证	胸胁支满，心下痞闷，胃中有振水音，脘腹喜温畏冷，泛吐清水痰涎，饮入易吐，口渴不欲饮水，头晕目眩，心悸气短，食少，大便或溏，形体逐渐消瘦，舌苔白滑，脉弦细而滑	温脾化饮	苓桂术甘汤合小半夏加茯苓汤
	饮留胃肠证	心下坚满或痛，自利，利后反快，虽利，心下续坚满，或水走肠间，沥沥有声，腹满，便秘，口舌干燥，舌苔腻，色白或黄，脉沉弦或伏	攻下逐饮	甘遂半夏汤或己椒苈黄丸
悬饮	邪犯胸肺证	寒热往来，身热起伏，汗少，或发热不恶寒，有汗而热不解，咳嗽，痰少，气急，胸胁刺痛，呼吸、转侧疼痛加重，心下痞硬，干呕，口苦，咽干，舌苔薄白或黄，脉弦数	和解宣利	柴枳半夏汤
	饮停胸胁证	胸胁疼痛，咳唾引痛，痛势较前减轻，而呼吸困难加重，咳逆气喘，息促不能平卧，或仅能偏卧于停饮的一侧，病侧肋间胀满，甚则可见偏侧胸廓隆起，舌苔白，脉沉弦或弦滑	泻肺祛饮	椒目瓜蒌汤合十枣汤
	络气不和证	胸胁疼痛，如灼如刺，胸闷不舒，呼吸不畅，或有闷咳，甚则迁延，经久不已，阴雨天更甚，可见病侧胸廓变形，舌苔薄，质暗，脉弦	理气和络	香附旋覆花汤
	阴虚内热证	咳呛时作，咳吐少量黏痰，口干咽燥，或午后潮热，颧红，心烦，手足心热，盗汗，或伴胸胁闷痛，病久不复，形体消瘦，舌质偏红，少苔，脉细数	滋阴清热	沙参麦冬汤合泻白散
溢饮	表寒里饮证	身体沉重而疼痛，甚则肢体浮肿，恶寒，无汗，或有咳喘，痰多白沫，胸闷，干呕，口不渴，苔白，脉弦紧	发表化饮	小青龙汤
支饮	寒饮伏肺证	咳逆喘满不得卧，痰吐白沫量多，经久不愈，天冷受寒加重，甚至引起面浮跗肿，或平素伏而不作，遇寒即发，发则寒热、背痛、腰痛、目泣自出、身体振振眴动，舌苔白滑或白腻，脉弦紧	宣肺化饮	小青龙汤
	脾肾阳虚证	喘促动则为甚，心悸，气短，或咳而气怯，痰多，食少，胸闷，怯寒肢冷，神疲，少腹拘急不仁，脐下动悸，小便不利，足跗浮肿，或吐涎沫而头目昏眩，舌体胖大，质淡，苔白润或腻，脉沉细而滑	温脾补肾	金匮肾气丸合苓桂术甘汤

细目四　汗证

1. 概述　汗证是指人体阴阳失调，营卫不和，腠理不固引起汗液外泄失常的一类病证。根据汗出的临床表现，可分为自汗、盗汗、脱汗、战汗、黄汗五种。时时汗出，动则益甚者为自汗；寐则汗出，醒来则止者为盗汗；在病情危重时全身大汗淋漓，或汗出如油者为脱汗；外感热病中，全身战栗而汗出者为战汗；汗出色黄，染衣着色者为黄汗。

2. 病因病机　汗证的病位在卫表肌腠，其发生与肺、心、肾密切相关。病理性质有虚、实两端。

3. 病证鉴别

（1）自汗、盗汗与脱汗：脱汗表现为大汗淋漓，汗出如珠，常同时出现声低息微、精神疲惫、四肢厥冷、脉微欲绝或散大无力，多在疾病危重时出现，为病势危急的征象，故脱汗又称为绝汗。其汗出的情况及病情的程度均较自汗、盗汗为重。

（2）自汗、盗汗与战汗：战汗主要出现于急性热病过程中，表现为突然恶寒战栗，全身汗出，发热，口渴，烦躁不安，为邪正交争的征象。若汗出之后，热退脉静，气息调畅，为正气拒邪，病趋好转。与阴阳失调、营卫不和之自汗、盗汗迥然有别。

（3）自汗、盗汗与黄汗：黄汗汗出色黄，染衣着色，常伴见口中黏苦、渴不欲饮、小便不利、苔黄腻、脉弦滑等湿热内郁之症。黄汗可见于自汗、盗汗中的邪热郁蒸型，但汗出色黄的程度较重。

4. 辨证论治

证型		辨证要点	治法	方药
自汗	营卫不和证	汗出恶风，周身酸楚，或兼微发热，头痛，或失眠，多梦，心悸，苔薄白，脉浮或缓	调和营卫	桂枝汤
	肺气虚弱证	汗出恶风，动则益甚，或因久病体虚，平时不耐风寒，易于感冒，体倦乏力，苔薄白，脉细弱	益气固表	玉屏风散
	心肾亏虚证	动则心悸汗出，或身寒汗冷，或兼胸闷气短，腰酸腿软，面白唇淡，小便频数而色清，夜尿多，舌质淡，舌体胖润，有齿痕，苔白，脉沉细	益气温阳	芪附汤
	热郁于内证	蒸蒸汗出，或但头汗出，或手足汗出，或兼面赤，发热，气粗口渴，口苦，喜冷饮，胸腹胀，烦躁不安，大便干结，或见胁肋胀痛，身目发黄，小便短赤，舌质红，苔黄厚，脉洪大或滑数	清泄里热	竹叶石膏汤
盗汗	心血不足证	睡则汗出，醒则自止，心悸怔忡，失眠多梦，或兼眩晕健忘，气短神疲，面色少华或萎黄，口唇色淡，舌质淡，苔薄，脉虚或细	补血养心	归脾汤
	阴虚火旺证	寐则汗出，虚烦少寐，五心烦热，或久咳虚喘，形体消瘦，两颧发红，午后潮热，女子月经不调，男子梦遗，舌质红少津，少苔，脉细数	滋阴降火	当归六黄汤
脱汗		多在病情危重之时，出现大汗淋漓，汗出如油，或兼精神疲惫，四肢厥冷，气短息微，舌萎少津，脉微欲绝，或脉大无力	益气回阳固脱	参附汤加味
战汗		多在急性热病中，突然全身恶寒、战栗，而后汗出，或兼发热口渴，躁扰不宁，舌质红，苔薄黄，脉细数	扶正祛邪	参附汤、生脉散或增液承气汤或凉膈散
黄汗		汗出色黄，染衣着色；或兼身目黄染，胁肋胀痛，小便短赤；或有发热，口渴不欲饮；或身体浮肿，舌质红，苔黄腻，脉弦滑或滑数	清热利湿	龙胆泻肝汤

细目五　内伤发热

1. 概述　内伤发热是指以内伤为病因，脏腑功能失调，气、血、阴、阳失衡为基本病机，以发热为主要临床表现的病证。一般起病较缓，病程较长，热势轻重不一，但以低热为多，或自觉发热而体温并不升高。

2. 病因病机　基本病机是气、血、阴、阳亏虚，或因阴血不足，阴不配阳，水不济火，阳气亢盛而发热，或因阳气虚衰，阴火内生，阳气外浮而发热。总属脏腑功能失调，阴阳失衡所致。

3. 病证鉴别

内伤发热与外感发热：内伤发热起病缓慢，病程较长，或有反复发作的病史。多为低热，或自觉发热，而体温并不升高，表现为高热的较少。不恶寒，或虽有怯冷，但得衣被则减。常兼见手足心热、头晕、神疲、自汗、盗汗、脉弱等症。外感发热则因感受外邪而起，起病较急，病程较短，发热的热度大多较高，发热的类型随病种的不同而有所差异，一般外邪不除则发热不退。发热初期大多伴有恶寒，其恶寒得衣被而不减，常兼有头身疼痛、鼻塞、流涕、咳嗽、脉浮等表证。外感发热由感受外邪，正邪相争所致，属实证者居多。

4. 辨证论治

证型	辨证要点	治法	方药
阴虚发热证	午后潮热，或夜间发热，不欲近衣，手足心热，烦躁，少寐多梦，盗汗，口干咽燥，舌质红，或有裂纹，苔少甚至无苔，脉细数	滋阴清热	清骨散或知柏地黄丸
血虚发热证	发热，热势多为低热，头晕眼花，身倦乏力，心悸不宁，面白少华，唇甲色淡，舌质淡，脉细弱	益气养血	归脾汤
气虚发热证	发热，热势或低或高，常在劳累后发作或加剧，倦怠乏力，气短懒言，自汗，易感冒，食少便溏，舌质淡，苔薄白，脉细弱	益气健脾，甘温除热	补中益气汤
阳虚发热证	发热而欲近衣被，形寒怯冷，四肢不温，少气懒言，头晕嗜卧，腰膝酸软，纳少便溏，面色㿠白，舌质淡胖，或有齿痕，苔白润，脉沉细无力	温补阳气，引火归原	金匮肾气丸
气郁发热证	发热多为低热或潮热，热势常随情绪波动而起伏，精神抑郁，胁肋胀满，烦躁易怒，口干口苦，纳食减少，舌红苔黄，脉弦数	疏肝理气，解郁泄热	丹栀逍遥散
痰湿郁热证	低热，午后热甚，心内烦热，胸闷脘痞，不思饮食，渴不欲饮，呕恶，大便稀薄或黏滞不爽，舌苔白腻或黄腻，脉濡数	燥湿化痰，清热和中	黄连温胆汤合中和汤
血瘀发热证	午后或夜晚发热，或自觉身体某些部位发热，口燥咽干，但不多饮，肢体或躯干有固定痛处或肿块，面色萎黄或晦暗，舌质青紫或有瘀点、瘀斑，脉弦或涩	活血化瘀	血府逐瘀汤

细目六　虚劳（助理不考）

1. 概述　虚劳又称虚损，是以脏腑亏虚、气血阴阳虚衰、久虚不复成劳为主要病机，以五脏虚证为主要临床表现的多种慢性虚弱证候的总称。

2. 病因病机　本病病理性质主要为气、血、阴、阳的亏虚，病损主要在五脏，尤以脾肾两脏更为重要。

3. 病证鉴别

虚劳与肺痨：肺痨系正气不足而被痨虫侵袭所致，其主要病位在肺，具有传染性，以阴虚火旺为病理特点，以咳嗽、咳痰、咯血、潮热、盗汗、消瘦为主要临床症状。虚劳则由多种原因所导致，久虚不复，病程较长，无传染性，以脏腑气、血、阴、阳亏虚为基本病机，可分别出现五脏气、血、阴、阳亏虚的多种症状。

4. 辨证论治

证型		辨证要点	治法	方药
气虚	肺气虚证	咳嗽无力，痰液清稀，短气自汗，声音低怯，时寒时热，平素易于感冒，面白，舌质淡，脉弱	补益肺气	补肺汤
	心气虚证	心悸，气短，劳则尤甚，神疲体倦，自汗，舌质淡，脉弱	益气养心	七福饮
	脾气虚证	饮食减少，食后胃脘不舒，倦怠乏力，大便溏薄，面色萎黄，舌淡苔薄，脉弱	健脾益气	加味四君子汤
	肾气虚证	神疲乏力，腰膝酸软，小便频数而清，白带清稀，舌质淡，脉弱	益气补肾	大补元煎

续表

证型		辨证要点	治法	方药
血虚	心血虚证	心悸怔忡，健忘，失眠，多梦，面色不华，舌质淡，脉细或结代	养血宁心	养心汤
	肝血虚证	头晕，目眩，胁痛，肢体麻木，筋脉拘急，或筋惕肉瞤，妇女月经不调，甚则闭经，面色不华，舌质淡，脉弦细或细涩	补血养肝	四物汤
阴虚	肺阴虚证	干咳，咽燥，甚或失音，咯血，潮热，盗汗，面色潮红，舌红少津，脉细数	养阴润肺	沙参麦冬汤
	心阴虚证	心悸，失眠，烦躁，潮热，盗汗，或口舌生疮，面色潮红，舌红少津，脉细数	滋阴养心	天王补心丹
	胃阴虚证	口干唇燥，不思饮食，大便燥结，甚则干呕，呃逆，面色潮红，舌干，苔少或无苔，脉细数	养阴和胃	益胃汤
	肝阴虚证	头痛，眩晕，耳鸣，目干畏光，视物不明，急躁易怒，或肢体麻木，筋惕肉瞤，面潮红，舌干红，脉弦细数	滋养肝阴	补肝汤
	肾阴虚证	腰酸，遗精，两足痿弱，眩晕，耳鸣，甚则耳聋，口干，咽痛，颧红，舌红少津，脉沉细	滋补肾阴	左归丸
阳虚	心阳虚证	心悸，自汗，神倦嗜卧，心胸憋闷疼痛，形寒肢冷，面色苍白，舌质淡或紫暗，脉细弱或沉迟	益气温阳	保元汤
	脾阳虚证	面色萎黄，食少，形寒，神倦乏力，少气懒言，大便溏薄，肠鸣腹痛，每因受寒或饮食不慎而加剧，舌质淡，苔白，脉弱	温中健脾	附子理中汤
	肾阳虚证	腰背酸痛，遗精，阳痿，多尿或不禁，面色苍白，畏寒肢冷，下利清谷或五更泄泻，舌质淡胖，有齿痕，苔白，脉沉迟	温补肾阳	右归丸

细目七　厥证（助理不考）

1.概述　厥证是指由于气机逆乱，气血运行失常所引起的以突然昏倒，不省人事，或伴有四肢厥冷为主要特征的内科急症。发作时多无抽搐表现，醒后无肢体不遂、语言謇涩的症状。

2.病因病机　厥证的病因虽多，主要是气机突然逆乱，阴阳失调，气血运行失常所致，虽涉及五脏六腑，但与肝关系密切。病性不外虚、实两端，实为气机郁闭，虚为气血暴脱。

3.病证鉴别

（1）厥证与眩晕：眩晕有头晕目眩，视物旋转不定，甚则不能站立，耳鸣，无神志异常的表现。与厥证突然昏倒、不省人事，迥然有别。

（2）厥证与中风：中风以中老年人为多见，常有素体肝阳亢盛。其中脏腑者，突然昏仆，并伴有口眼歪斜、偏瘫等症，神昏时间较长，苏醒后有偏瘫、口眼歪斜及失语等后遗症。厥证可发生于任何年龄，昏倒时间较短，醒后无后遗症。但血厥之实证重者可发展为中风。

（3）厥证与痫病：痫病常有先天因素，以青少年为多见。病情重者，虽亦为突然昏仆，不省人事，但发作时间短暂，且发作时常伴有号叫、抽搐、口吐涎沫、两目上视、小便失禁等。常反复发作，每次症状均类似，苏醒缓解后可如常人。厥证之昏倒，仅表现为四肢厥冷，无吼叫、吐沫、抽搐等症。可作脑电图检查，以资鉴别。

（4）厥证与昏迷：昏迷为多种疾病发展到一定阶段所出现的危重证候。一般来说发生较为缓慢，有一个昏迷前的临床过程，先轻后重，由烦躁、嗜睡、谵语渐次发展，一旦昏迷后，持续时间一般较长，恢复较难，苏醒后原发病仍然存在。厥证常为突然发生，昏倒时间较短，常因情志刺激、饮食不节、劳倦过度、亡血失津等导致发病。

4. 辨证论治

证型		辨证要点	治法	方药
气厥	实证	常因情志异常、精神刺激而发作，突然昏倒，不省人事，或四肢厥冷，呼吸气粗，口噤拳握，舌苔薄白，脉伏或沉弦	顺气解郁，开窍醒神	先用通关散吹鼻醒神，继用五磨饮子
	虚证	平素身体虚弱，发作前有明显的情绪紧张、恐惧、疼痛或站立过久等诱发因素，发作时眩晕昏仆、面色苍白、呼吸微弱、汗出肢冷，舌淡，脉沉细微	补气回阳醒神	独参汤或四味回阳饮
血厥	实证	多因急躁恼怒而发，突然昏倒，不省人事，牙关紧闭，面赤唇紫，舌暗红，脉弦有力	开窍活血，顺气降逆	羚角钩藤汤或通瘀煎
	虚证	因失血过多而发，突然昏厥，面色苍白，口唇无华，四肢震颤，自汗肢冷，目陷口张，呼吸微弱，舌质淡，脉芤或细数无力	补益气血	急用独参汤灌服，继服人参养荣汤或当归补血汤
痰厥		素有咳喘宿痰，多湿多痰，恼怒或剧烈咳嗽后突然昏厥，喉有痰声，或呕吐涎沫，呼吸气粗，舌苔白腻，脉沉滑	行气豁痰	导痰汤
暑厥		多发于暑热夏季或高温环境，突然昏倒，甚则谵妄，面红身热，头晕头痛，汗出，舌红干，脉洪数	清暑益气，开窍醒神	先用紫雪丹醒神开窍，继用白虎加人参汤

第十七单元　肢体经络病证

细目一　痿证

1. 概述　痿证是指肢体筋脉弛缓、软弱无力，日久不能随意运动而致肌肉萎缩的一种病证。

2. 病因病机　本病的病机为热毒炽盛、肺热津伤、湿热浸淫、脾胃虚弱、肝肾髓枯等五种，亦有夹痰、夹瘀、夹积等。病位在筋脉肌肉，与肝、肾、肺、胃关系最为密切，病久可涉及五脏。

3. 病证鉴别

（1）痿证与偏枯：偏枯亦称半身不遂，是中风症状，病见一侧上下肢偏废不用，常伴有语言謇涩、口眼歪斜，久则患肢肌肉枯瘦。其瘫痪是由于中风而致，二者临床不难鉴别。

（2）痿证与痹证：痹证后期，由于肢体关节疼痛，不能运动，肢体长期废用，亦有类似痿证之瘦削枯萎者。但痿证肢体关节一般不痛，痹证则均有疼痛。二者病因病机、治法也不相同，应予鉴别。

4. 辨证论治

证型	辨证要点	治法	方药
热毒炽盛，气血两燔证	四肢痿软无力，伴颜面红斑赤肿，或者皮肤瘙痒，伴壮热、烦躁不宁、口渴，四肢痿软无力，咽痛，饮食呛咳，尿黄或赤、大便干，舌质红绛，苔黄燥，脉洪数	清热解毒，凉血活血	清瘟败毒饮
肺热津伤，筋失濡润证	病起发热，或热后突然出现肢体软弱无力，可较快发生肌肉瘦削，皮肤干燥，心烦口渴，咳呛少痰，咽干不利，小便黄赤或热痛，大便干燥，舌质红，苔黄，脉细数	清热润燥，养阴生津	清燥救肺汤
湿热浸淫，气血不运证	四肢痿软，身体困重，或麻木、微肿，尤以下肢多见，或足胫热气上腾，或有发热，胸痞脘闷，小便短赤涩痛，苔黄腻，脉濡数	清热利湿，通利筋脉	加味二妙散
脾胃亏虚，精微不运证	肢体痿软无力，逐渐加重，食少、便溏、腹胀、面浮不华、气短、神疲乏力，苔薄白，脉细	补脾益气，健运升清	参苓白术散合补中益气汤

续表

证型	辨证要点	治法	方药
肝肾亏损，髓枯筋痿证	起病缓慢，下肢痿软无力，腰脊酸软，不能久立，或伴目眩发落，咽干耳鸣，遗精或遗尿，或妇女月经不调，甚至步履全废，腿胫大肉消脱，舌红少苔，脉细数	补益肝肾，滋阴清热	大补阴煎

细目二　腰痛

1.概述　腰痛是因感受外邪，或跌仆闪挫，或肾虚引起的腰部气血运行不畅，或失于濡养，以腰部一侧或两侧疼痛为主要症状的一类病证。

2.病因病机　病因主要为感受寒湿、感受湿热、气滞血瘀、肾亏体虚。病机包括不通则痛和不荣则通。

3.病证鉴别

腰痛与腰软、肾痹：腰软是指腰部软弱无力，一般无腰部酸痛的感觉，多见于青少年，兼见发育迟缓，表现为头项软弱、手足瘫痪，甚则鸡胸龟背等。肾痹是指腰背强直弯曲，不能屈伸，行动困难而言，多由骨痹日久发展而成。腰痛则以腰部疼痛为主。

4.辨证论治

证型		辨证要点	治法	方药
寒湿腰痛		腰部冷痛重着，转侧不利，逐渐加重，静卧病痛不减，寒冷和阴雨天则加重，舌质淡，苔白腻，脉沉而迟缓	散寒行湿，温经通络	甘姜苓术汤
湿热腰痛		腰部疼痛，重着而热，暑湿阴雨天症状加重，活动后或可减轻，身体困重，小便短赤，苔黄腻，脉濡数或弦数	清热利湿，舒筋止痛	四妙丸
瘀血腰痛		腰痛如刺，痛有定处，痛处拒按，日轻夜重，轻者俯仰不便，重者不能转侧，舌质暗紫或有瘀斑，脉涩	活血化瘀，通络止痛	身痛逐瘀汤
肾虚腰痛	肾阴虚证	腰部隐隐作痛，酸软无力，缠绵不愈，心烦少寐，口燥咽干，面色潮红，手足心热，舌红少苔，脉弦细数	滋补肾阴	左归丸
	肾阳虚证	腰部冷痛，缠绵不愈，局部发凉，喜温喜按，遇劳更甚，卧则减轻，常反复发作，少腹拘急，面色㿠白，肢冷畏寒，舌质淡，脉沉细无力	温补肾阳	右归丸

第七章 中西医结合外科学

第一单元 中医外科证治概要

细目一 中医外科疾病命名与专业术语

1. 疾病的命名原则（助理不考） 中医外科学多是以疾病的某一特征对外科疾病加以命名。一般是依据其发病部位、穴位、脏腑、病因、形态、颜色、特征、范围、病程、传染性等来进行。

2. 专业术语

（1）疡：又名外疡，是一切外科疾病的总称。疡科即外科。

（2）疮疡：有广义和狭义之分。广义者是指一切体表外科疾患；狭义者是指发于体表的化脓性疾病。

（3）肿疡：指体表外科疾病尚未溃破的肿块。

（4）溃疡：指一切外科疾病已溃破的疮面。

（5）胬肉：指疮疡溃破后过度生长，高突于疮面或暴翻于疮口之外的肉芽组织。

（6）痈：指气血被邪毒壅聚而发生的化脓性疾病。一般分为外痈和内痈两大类。外痈是指生于体表皮肉之间的化脓性疾患；内痈是指生于脏腑的化脓性疾患。

（7）疽：指气血被毒邪阻滞而发于皮肉筋骨的疾病。常见的有有头疽和无头疽两类。有头疽是发生在肌肤间的急性化脓性疾病；无头疽是指多发于骨骼或关节间等深部组织的化脓性疾病。

（8）根盘：指肿疡基底部周围之坚硬区，边缘清楚。

（9）根脚：指肿疡之基底根部。

（10）应指：患处已化脓，或有其他液体，用手按压时有波动感。

（11）护场：指在疮疡的正邪交争过程中，正气能够约束邪气，使之不至于深陷或扩散所形成的局部肿胀范围。有护场提示正气充足，疾病易愈；无护场提示正气不足，预后较差。

（12）袋脓：溃疡疮口缩小或切口不当，致空腔较大如袋，脓液不易排出而蓄积于内，即为袋脓。

（13）痔：痔有峙突之意，古代将生于肛门、耳道、鼻孔等人之九窍中的突起小肉称为痔，如鼻痔（鼻息肉）、耳痔（耳道息肉）等。由于痔的发病以肛门部最多见，故归属于肛门疾病类。

（14）漏：指溃疡疮口处脓水淋漓不止，久不收口，犹如滴漏，包括瘘管和窦道两种不同性质的病理改变。瘘管是指体表与脏腑之间有内、外口的病理性管道，或指溃口与溃口相通的病理性管道；窦道是指深部组织通向体表的病理性盲管，一般只有外口而无内口。

（15）痰：指发于皮里膜外、筋肉骨节之间的或软或硬、按之有囊性感的包块，属有形之征，多为阴证。

（16）结核：即结聚成核之意，既是症状，又是病名。泛指一切皮里膜外浅表部位的病理性肿块。

（17）岩：指病变部肿块坚硬如石，高低不平，固定不移，形似岩石，破溃后疮面中间凹陷较深，状如岩穴。

（18）瘤：凡瘀血、痰滞、浊气停留于人体组织之中，聚而成形所结成的块状物，称为瘤。

（19）五善："善"是好的征象。在病程中出现善的症状表示预后较好。"五善"包括心善、肝善、脾善、肺善、肾善。

（20）七恶："恶"是坏的征象。在病程中出现恶的症状表示预后较差。"七恶"包括心恶、肝恶、脾恶、肺恶、肾恶、脏腑败坏、气血衰竭（脱证）。

（21）顺证：外科疾病在其发展过程中，按顺序出现应有的症状者，称为"顺证"。

（22）逆证：外科疾病在其发展过程中，不以顺序而出现不良的症状者，称为"逆证"。

细目二　病因病机

1. 致病因素

（1）外感六淫

六淫	致病特点
风	其肿宣浮，患部皮色或红或不变，痛无定处，走注甚速，伴恶风、头痛等全身症状
寒	患部多为色紫青暗，不红不热，肿势散漫，痛有定处，得暖则减，化脓迟缓，常伴恶寒、四肢不温、小便清长等全身症状
暑	多为阳证。患部焮红、肿胀、灼热，糜烂流脓或伴滋水，或痒或痛，其痛遇冷则减，常伴口渴胸闷、神疲乏力等全身症状
湿	外科疾病发于身体下部者多与湿邪有关。如湿热流注于下肢，可发臁疮、脱疽等病。湿热下注于膀胱，则见尿频、尿血等症，如血淋、石淋等。湿侵肌肤，可发生湿疮、水疱等损害
燥	在外科的发病过程中，以温燥者居多。燥邪易致皮肤干燥皲裂，而引发生痛或引起手足部疔疮等病；燥邪易伤人体阴液，致患部干燥、枯槁、皲裂、脱屑等，常伴口干唇燥、咽喉干燥或疼痛等全身症状
火	患部多为发病迅速，来势急猛，焮红灼热，肿势皮薄光亮，疼痛剧烈，容易化脓腐烂，或有皮下瘀斑，常伴口渴喜饮、小便短赤、大便干结等全身症状

在发病过程中，由于风、寒、暑、燥诸邪毒均能化热生火，所以外科疾病的发生尤以"热毒""火毒"最为常见。

（2）其他致病因素

病因	致病特点
情志内伤	常有肝胆经循行部位夹郁夹痰的表现
饮食不节	恣食膏粱厚味、醇酒炙煿或辛辣刺激之品，可使脾胃功能失调，湿热火毒内生，同时感受外邪则易发生痛、有头疽、疔疮等疾病
外来伤害	凡跌仆损伤、沸水、火焰、寒冻及金刃竹木创伤等一切物理和化学因素都可直接伤害人体，引起局部气血凝滞，郁久化热，热胜肉腐等
劳伤虚损	主要是指过度劳力、劳神、房事过度等因素，导致脏腑气血受损，阴阳失和，使正气亏损而发生疾病
感受特殊之毒	特殊之毒包括虫毒、蛇毒、疯犬毒、漆毒、药毒、食物毒和疫毒。由毒而致病的特点，一般发病迅速，有的可具有传染性，常伴有疼痛、瘙痒、麻木、发热、口渴、便秘等全身症状

续表

病因	致病特点
痰饮、瘀血	外科之痰，主要指凝聚于肌肉、经络、骨节之间，有征可凭的有形之痰。其致病具有起病缓慢，病程较长，早期症状多不明显等特点
	瘀血致病范围广泛，病种多，症状复杂，多有疼痛、癥块、出血紫暗等特点

2. 发病机理　局部的气血凝滞，营气不从，经络阻塞，以致脏腑功能失和等，是外科疾病总的发病机理。

细目三　诊法与辨证

1. 诊法　外科疾病的诊法应当辨病与辨证相结合，整体与局部相结合。

2. 辨证

（1）阴阳辨证

辨证要点	阳证	阴证
发病缓急	急性发作	慢性发作
皮肤颜色	红赤	苍白或紫暗或皮色不变
皮肤温度	焮热	凉或不热
肿胀形势	高肿突起	平塌下陷
肿胀范围	根盘收束	根盘散漫
肿块硬度	软硬适度	坚硬如石或柔软如棉
疼痛感觉	疼痛剧烈、拒按	疼痛和缓、隐痛或不痛或酸麻
病位深浅	皮肤、肌肉	血脉、筋骨
脓液稀稠	脓质稠厚	脓质稀薄
溃疡形色	肉芽红活润泽	肉芽苍白或紫暗
病程长短	病程较短	病程较长
全身症状	初期常伴形寒发热、口渴纳呆、大便秘结、小便赤涩，溃后渐消	初期无明显症状，或伴虚寒症状，酿脓时，有虚热症状，溃后虚象更甚
舌苔脉象	舌红苔黄，脉有余	舌淡苔少，脉不足
预后顺逆	易消、易溃、易敛，多顺	难消、难溃、难敛，多逆

（2）辨肿：肿是由各种致病因素导致经络阻塞、气血凝滞而形成的体表症状。肿势的缓急、集散程度常为判断病情虚实、轻重的依据。

1）热肿：肿而色红，皮薄光泽，焮热疼痛，肿势急剧。常见于阳证疮疡，如疖疔初期、丹毒等。

2）寒肿：肿而不硬，皮色不泽，苍白或紫暗，皮肤清冷，常伴有酸痛，得暖则舒。常见于冻疮、脱疽等。

3）风肿：发病急骤，漫肿宣浮，或游走不定，不红微热，或轻微疼痛。常见于痄腮、大头瘟等。

4）湿肿：皮肉重垂胀急，深按凹陷，如烂棉不起，浅则光亮如水疱，破流黄水，浸淫皮肤。常见于股肿、湿疮。

5）痰肿：肿势软如棉，或硬如馒，大小不一，形态各异，无处不生，不红不热，皮色不变。常见于瘰疬、脂瘤等。

6）气肿：皮紧内软，按之凹陷，放手复原，不红不热，或随喜怒消长。常见于气瘿、乳癖等。

7）瘀血肿：肿而胀急，病程较快，色初暗褐，后转青紫，逐渐变黄至消退，也有血肿染毒、化脓而肿。常见于皮下血肿等。

8）郁结肿：肿势坚硬如石，表面不平，状如岩突，推之不动，界限不清，不红不热。常见于乳岩、失荣、肾岩等。

9）实肿：肿势高突，根盘收束。常见于正盛邪实之疮疡。

10）虚肿：肿势平坦，根盘散漫。常见于正虚不能托毒之疮疡。

（3）辨肿块、结节

1）肿块：是指体内比较大的或体表显而易见的肿物。辨肿块包括辨大小、形态、质地、活动度、位置、界限、疼痛、内容物等方面。

2）结节：是相对于肿块而言，较小者为结节，主要见于皮肤或皮下组织。

（4）辨痛：痛是气血凝滞、阻塞不通的反应。通则不痛，不通则痛。

1）疼痛原因

①热痛：皮色焮红，灼热疼痛，遇冷则痛减。见于阳证疮疡。

②寒痛：皮色不红、不热，酸痛，得温则痛缓。见于脱疽、寒痹等。

③风痛：痛无定处，忽彼忽此，走注甚速，遇风则剧。见于行痹等。

④气痛：攻痛无常，时感抽掣，喜缓怒甚。见于乳癖等。

⑤湿痛：痛而酸胀，肢体沉重，按之出现可凹性水肿或见糜烂流滋。见于臁疮、股肿等。

⑥痰痛：疼痛轻微，或隐隐作痛，皮色不变，压之酸痛。见于脂瘤、肉瘤。

⑦化脓痛：痛势急胀，痛无止时，如同鸡啄，按之中软应指。多见于疮疡成脓期。

⑧瘀血痛：初起隐痛、胀痛，皮色不变或皮色暗褐，或见皮色青紫瘀斑。见于创伤或创伤性皮下出血。

2）疼痛类别

①卒痛：突然发作，病势急剧。多见于急性疾患。

②阵发痛：时重时轻，发作无常，忽痛忽止。多见于胃肠道寄生虫病、石淋等疾患。

③持续痛：痛无休止，持续不减，连续不断。常见于疮疡初起与成脓时或脱疽等。

3）疼痛性质

①刺痛：痛如针刺，病变多在皮肤，如蛇串疮。

②灼痛：痛如烧灼，病变多在肌肤，如疖、颜面疔、烧伤等。

③裂痛：痛如撕裂，病变多在皮肉，如肛裂、手足皲裂较深者。

④钝痛：疼痛滞缓，病变多在骨与关节间，如流痰等。

⑤酸痛：痛而酸楚，病变多在关节间，如鹤膝痰等。

⑥胀痛：痛而紧张，胀满不适，如血肿、癃闭等。

⑦绞痛：痛如刀割，发病急骤，病变多在脏腑，如胆石症、石淋等。

⑧啄痛：痛如鸡啄，并伴有节律性痛，病变多在肌肉，常见于阳证疮疡化脓阶段。

⑨抽掣痛：痛时扩散，除抽掣外，并伴有放射痛，如乳岩、石瘿之晚期。

（5）辨痛与肿关系：先肿而后痛者，其病浅在肌肤，如颈痈；先痛而后肿者，其病深在筋骨，如附骨疽；痛发数处，同时肿胀并起，或先后相继者，如流注；肿势蔓延而痛在一处者，是毒已渐聚；肿势散漫而无处不痛者，是毒邪四散，其势鸱张。

（6）辨痒的原因

1）风胜：走窜无定，遍体作痒，抓破血溢，随破随收，不致化腐，多为干性，如牛皮癣、白疕、瘾疹等。

2）湿胜：浸淫四窜，黄水淋漓，最易沿表皮蚀烂，越腐越痒，多为湿性，如急性湿疮；或有传染性，如脓疱疮。

3）热胜：皮肤瘾疹，焮红灼热作痒，或只发于裸露部位，或遍布全身，甚则糜烂滋水淋漓，结痂成片，常不传染，如接触性皮炎。

4）虫淫：浸淫蔓延，黄水频流，状如虫行皮中，其痒尤甚，最易传染，如手足癣、疥疮等。

5）血虚：皮肤变厚、干燥、脱屑，很少糜烂流滋水，如牛皮癣、慢性湿疮。

（7）辨脓：脓是因皮肉之间热胜肉腐蒸酿而成。若疮疡早期不能消散，中期则会化腐成脓。

1）成脓的特点

①疼痛：阳证脓疡因正邪交争剧烈，脓液积聚，脓腔张力不断增高，压迫周围组织而疼痛剧烈。局部按之灼热痛甚，拒按明显；老年、体弱者反应迟钝，痛势缓和。阴证脓疡则痛热不甚，而酸胀明显。

②肿胀：皮肤肿胀，皮薄光亮为有脓。深部脓肿皮肤变化不明显，但胀感较甚。

③温度：若为阳证脓疡，则局部温度增高。

④硬度：肿块已软，为脓已成。

2）确认成脓的方法：①按触法：若应指明显者为有脓。②透光法：适用于指、趾部皮下及甲下的辨脓。③点压法：适用于病灶处脓液很少。④穿刺法：适用于脓液不多且位于组织深部。⑤B超检查。

3）辨脓的部位深浅：①浅部脓疡：如阳证脓疡，肿块高突坚硬，中有软陷，皮薄焮红灼热，轻按即痛且应指。②深部脓疡：肿块散漫坚硬，按之隐隐软陷，皮厚不热或微热，不红或微红，重按方痛。

4）辨脓的形质、色泽和气味：①脓的形质：如脓稠厚者为元气充盛；淡薄者为元气较弱。②脓的色泽：如黄白质稠，色泽鲜明，为气血充足，最是佳象；如黄浊质稠，色泽不净，为气火有余，尚属顺证；如黄白质稀，色泽洁净，气血虽虚，未为败象；如脓色绿黑稀薄，为蓄毒日久，有损筋伤骨之可能；如脓中夹有瘀血块者，为血络损伤。③脓的气味：一般略带腥味，其质必稠，大多是顺证；脓液腥秽恶臭者，其质必薄，大多是逆证。

细目四　治法

1. 内治法

（1）消法：是运用不同的治疗方法和方药，使初起的肿疡邪毒不致结聚成脓而得到消散的治法，是一切肿疡初起的治法总则。此法适用于尚未成脓的初期肿疡和非化脓性肿块性疾病，以及各种皮肤疾病。

（2）托法：是用补益气血和透脓的药物，扶助正气，托毒外出，以免毒邪扩散和内陷的治疗法则。托法适用于外疡中期，即成脓期，分为补托和透托两种方法。补托法用于正虚毒盛，正气不能托毒外达，疮形平塌、根脚散漫不收、难溃难腐的虚证；透托法用于毒气虽盛而正气未衰者。

（3）补法：是用补养的药物恢复其正气，助养其新生，使疮口早日愈合的治疗法则。此法适用于溃疡后期，此时毒势已去，精神衰疲，血气虚弱，脓水清稀，肉芽灰白不实，疮口难敛。

2. 外治法

（1）药物疗法

1）膏药：适用于一切外科疾病初起、成脓、溃后各个阶段。太乙膏、千捶膏可用于红肿热痛明显之阳证疮疡，为肿疡、溃疡的通用方。

2）油膏：适用于肿疡、溃疡、皮肤病糜烂结痂渗液不多者，以及肛门病等。肿疡期用金黄膏、玉露膏清热解毒、消肿止痛、散瘀化痰，适用于疮疡阳证。冲和膏有活血止痛、疏风祛寒、消肿软坚的作用，适用于半阴半阳证；回阳玉龙膏有温经散寒、活血化瘀的作用，适用于阴证。溃疡期可选用生肌玉红膏、红油膏、生肌白玉膏。

3）箍围药：适用于凡外疡不论初起、成脓或溃后，肿势散漫不聚而无集中之硬块者。金黄散、玉露散可用于红肿热痛明显的阳证疮疡；疮形肿而不高，痛而不甚，微红微热，属半阴半阳证者，可用冲和散；疮形不红不热、漫肿无头，属阴证者，可用回阳玉龙散。

4）草药：适用于一切外科疾病之阳证，具有红肿热痛者；创伤浅表出血；皮肤病的止痒；毒蛇咬伤等。

5）掺药

①消散药：适用于肿疡初起而肿势局限尚未成脓者。阳证用阳毒内消散、红灵丹；阴证用阴毒内消散、桂麝散。

②提脓祛腐药：适用于溃疡初期，脓栓未溶，腐肉未脱，或脓水不净，新肉未生的阶段。提脓祛腐的主药是升丹，因药性太猛，须加赋形药使用，常用的有九一丹、八二丹、七三丹、五五丹、九黄丹等。

③腐蚀药与平胬药：适用于肿疡脓未溃时、痔疮、瘰疬、赘疣、息肉等病。常用药物如白降丹，适用于溃疡疮口太小、脓腐难去者。枯痔散一般用于痔疮。腐蚀药一般含有汞、砒成分，腐蚀力较大，在应用时必须谨慎。

④祛腐生肌药：适用于溃疡日久，腐肉难脱，新肉不生；或腐肉已脱，新肉不长，久不收口者。回阳玉龙散用于溃疡属阴证；月白珍珠散、拔毒生肌散用于溃疡阳证；黄芪六一散、回阳生肌散用于溃疡虚证。

⑤生肌收口药：用于疮疡溃后，脓水将尽，或腐肉已脱、新肉不生，收口较慢时。常用的生肌收口药有生肌散、八宝丹等。

⑥止血药：适用于溃疡或创伤小而出血者。溃疡出血用桃花散，创伤性出血用如圣金刀散。云南白药既可用于溃疡出血，也可用于创伤性出血。

⑦清热收涩药：适用于一切皮肤病急性或亚急性皮炎而渗液不多者。常用的有青黛散、三石散等。

6）酊剂：适用于疮疡未溃及皮肤病等。红灵酒有活血、消肿、止痛之功，用于冻疮、脱疽未溃之时；10% 土槿皮酊、复方土槿皮酊有杀虫、止痒之功，适用于鹅掌风、灰指甲、脚湿气等；白屑风酊有祛风、杀虫、止痒之功，适用于面游风。

7）洗剂：适用于急性、过敏性皮肤病，如酒齄鼻和粉刺等。三黄洗剂有清热止痒之功，用于一切急性皮肤病，如湿疮、接触性皮炎等；颠倒散洗剂有清热散瘀之功，用于酒齄鼻、粉刺。

（2）手术疗法

1）切开法：适用于一切外疡，不论阴证、阳证，确已成脓者。

2）火针烙法：适用于甲下瘀血、四肢深部脓疡、疔、痈、赘疣、息肉及创伤出血等。

3）砭镰法：适用于急性阳证疮疡，如下肢丹毒、红丝疔、疖疮痈肿初起、外伤瘀血肿痛、痔疮肿痛等。

4）挑治疗法：适用于内痔出血、肛裂、脱肛、肛门瘙痒、颈部多发性疖肿等。

5）挂线法：适用于疮疡溃后脓水不净，经内服、外敷等治疗无效而形成瘘管或窦道者；或疮口过深或生于血络丛处而不宜采用切开手术者。

6）结扎法：适用于瘤、赘疣、痔、脱疽等病，以及脉络断裂引起的出血之症。

（3）其他疗法：包括引流法、垫棉法、药筒拔法、针灸法、熏法、熨法、热烘疗法、溻渍法、冷冻疗法、激光疗法等。

第二单元　无菌术

细目一　概述

1. 无菌术、灭菌、消毒定义

（1）无菌术：是为了预防伤口的感染，针对感染来源所采取的一系列预防措施，由灭菌法、抗菌法和一定的操作规则及管理制度所组成。

（2）灭菌：是指杀灭一切活的微生物。

（3）消毒：是指杀灭病原微生物和其他有害微生物，并不要求清除或杀灭所有微生物（如芽孢等）。

2. 灭菌与消毒的方法　包括机械方法、物理方法、化学方法。

细目二　手术器械、物品、敷料的消毒与灭菌

1. 化学消毒法

（1）药物浸泡消毒法：包括 2% 中性戊二醛水溶液、70% ～ 75% 酒精、10% 甲醛溶液、0.1% 苯扎溴

铵（新洁尔灭）溶液、0.1% 氯己定（洗必泰）溶液等。浸泡时间均为 30 分钟。

（2）甲醛气体熏蒸法：适用于不宜浸泡且不耐高温的器械和物品的消毒。熏蒸 1 小时以上才可达到消毒目的。灭菌时间为 6 ～ 12 小时。

（3）环氧乙烷（过氧乙酸）熏蒸法：适用于各种导管、仪器及器械的消毒。维持 6 小时即可达灭菌效果。

2. 物理灭菌法

（1）高压蒸汽灭菌法：是目前应用最普遍且效果可靠的灭菌方法。高压时蒸汽温度能提高到 121 ～ 126℃，持续 30 分钟，可杀死包括细菌芽孢在内的一切细菌，达到灭菌目的。

（2）煮沸灭菌法：在水中煮沸至 100℃，持续 15 ～ 20 分钟能杀灭一般细菌，持续煮沸 1 ～ 2 小时以上，可杀灭带芽孢的细菌。

（3）干热灭菌法：可用于金属器械的灭菌，但有损于器械的质量，易使锐利器械变钝，不宜常用。

细目三　手术人员和病人手术区域的准备

1. 手术人员的准备

（1）一般准备：进手术室前，在更衣室更换手术室准备的清洁鞋、衣、裤。戴好口罩、帽子，剪短指甲。脱去袜子，穿无袖内衣。

（2）手臂消毒法：肥皂刷手法是经典的手臂消毒方法，消毒范围为手指尖至肘上 10cm。

2. 病人手术区域的准备（助理不考） 包括手术前皮肤准备、手术区皮肤消毒、手术区铺无菌巾。手术区皮肤消毒应注意是用消毒液由手术区中心部向周围涂擦进行皮肤消毒 2 遍。消毒范围应包括手术切口周围 15cm 的区域。消毒步骤应该自上而下，自切口中心向外周，涂擦时应稍用力，方向应一致，不可遗漏空白或自外周返回中心部位。对感染伤口或肛门等处手术，则应自手术区外周逐渐涂向感染伤口或会阴肛门处。

第三单元　麻　醉

细目一　概述

1. 麻醉方法的分类

（1）全身麻醉：分为吸入麻醉、非吸入麻醉。

（2）局部麻醉：可分为表面麻醉、局部浸润麻醉、区域阻滞麻醉、神经阻滞麻醉。

（3）椎管内麻醉：据注射间隙不同分为蛛网膜下腔阻滞麻醉和硬脊膜外腔阻滞麻醉。

（4）针刺镇痛与辅助麻醉。

（5）复合麻醉。

2. 麻醉方法的选择（助理不考） 原则有四点：①评估病人的病情和一般情况。②根据手术需要。③按麻醉药和麻醉方法本身的特点进行选择。④麻醉者的技术和经验。

细目二　麻醉前准备与用药

1. 麻醉前准备

（1）麻醉前 1 ～ 2 天应访视病人，目的在于获得有关病史、体检和精神状态的资料；让病人了解有关的麻醉问题，解除病人的焦虑心理。

（2）对病人耐受麻醉手术的程度作出客观判断，并运用国际通用 ASA 分级，确定麻醉前的病情分级。

ASA 病情分级标准

分级	分级标准
Ⅰ	体格健康，发育营养良好，各器官功能正常
Ⅱ	除外科疾病外，有轻度并存疾病，功能代偿健全
Ⅲ	并存疾病较严重，体力活动受限，但尚能应付日常活动
Ⅳ	并存疾病严重，丧失日常活动能力，经常面临生命威胁
Ⅴ	无论手术与否，生命难以维持 24 小时的濒死病人
Ⅵ	确诊为脑死亡，其器官拟用于器官移植手术供体

注：急症手术病例，在相应的级数后加注"急"或"E"字样

2. 麻醉前用药

（1）催眠药：主要抑制大脑皮层，起镇静催眠、对抗局麻药毒性反应和降低局麻药过量惊厥发生率等作用。常用的药物为巴比妥类药。

（2）麻醉性镇痛药：具有提高痛阈，增强麻醉镇痛效果，缓解术前各种疼痛，以及稳定情绪，减轻恐惧和镇静入睡等功效。常用药有吗啡、哌替啶、芬太尼和镇痛新等。

（3）镇静安定药：具有抗焦虑和控制情绪紧张等功效，可增强催眠药、麻醉药和镇痛药的作用，降低基础代谢，预防术中恶心、呕吐及中枢性肌肉松弛等作用。常用的药物有苯二氮䓬类，如地西泮、咪达唑仑等；丁酰胺苯类，如氟哌利多、氟哌啶醇等；吩噻嗪类，如氯丙嗪、异丙嗪等。

（4）抗胆碱类药：具有抑制呼吸道腺体分泌，保持呼吸道通畅，削弱迷走神经不良反应和维持呼吸、循环正常功能等功效。此外还有对抗吗啡类药抑制呼吸和恶心、呕吐副反应的作用。常用药有阿托品和东莨菪碱等。

（5）特殊药物：根据术前不同的病情需要使用相应的药物。如合并支气管哮喘，或有过敏史者，可加用抗组胺药；合并糖尿病者，应用胰岛素；高热者，加用解热药等。

细目三　局部麻醉

1. 常用局麻药　常用酯类局麻药有普鲁卡因、丁卡因等，酰胺类局麻药有利多卡因、布比卡因、罗哌卡因等。短效者有普鲁卡因等，中效者有利多卡因等，长效者有丁卡因、罗哌卡因和布比卡因等。

2. 局部麻醉方法和临床应用

（1）黏膜表面麻醉：用渗透性强的局麻药与黏膜接触，产生黏膜痛觉消失的方法称为黏膜表面麻醉，亦称为黏膜麻醉。常用于眼、鼻腔、咽喉、气管及尿道等部位的表浅手术或内镜检查术。常用的表面麻醉药有 0.5%～2% 丁卡因、2%～4% 利多卡因。

（2）局部浸润麻醉：沿手术切口线分层注射局麻药，以阻滞组织中的神经末梢，称局部浸润麻醉。局部浸润麻醉适用于各类中小型手术，亦适用于各种封闭治疗和特殊穿刺的局部止痛。常用于浸润麻醉的局麻药为普鲁卡因、利多卡因，一般用 0.5%～2% 的溶液。

（3）区域阻滞麻醉：在手术部位的周围和基底部浸润局麻药，以阻滞进入手术区域的神经支和神经末梢，称区域阻滞麻醉。本法最适用于皮下小囊肿摘除，浅表小肿块活检，舌、阴茎或带蒂肿块等手术和乳腺手术。常用局麻药与浸润麻醉相同。

（4）神经阻滞麻醉：将局麻药注射于神经干的周围，使该神经干所支配的区域产生麻醉，称神经阻滞麻醉。颈丛神经阻滞适合于颈部甲状腺次全切除术、甲状腺腺瘤摘除和气管、喉等手术。臂丛神经阻滞的方法包括肌间沟径路穿刺法、锁骨上径路穿刺法、腋窝径路穿刺法。

3. 局麻药的不良反应与防治

（1）中毒反应

【临床表现】局麻药抑制中枢神经系统和心血管系统。

【预防】①麻醉前给巴比妥类药，有减少局麻药中毒的功效。②严格控制局麻药剂量，不得超过一次使用最大量。③使用最低有效浓度的局麻药。④局麻药中加用 1：20 万的肾上腺素。⑤采取边注射边回抽的用药方法，严防注入血管。⑥全身情况不良或在血运丰富区注药，应酌情减量。

【治疗】①出现中枢兴奋或惊厥时，用苯巴比妥钠 0.1g 肌内注射，或安定 10mg 静注，或用 2.5% 硫喷妥钠 3 ～ 5mL 缓慢注射，可重复注射直到惊厥解除。必要时考虑用肌松剂以控制惊厥，同时施行气管内插管。②呼吸抑制者，用面罩吸高浓度氧或气管内插管行人工呼吸供氧。③心血管功能抑制者，应用血管活性药和静脉补液维持有效循环，一旦呼吸心跳骤停，需及时抢救。

（2）过敏反应

【临床表现】皮肤黏膜出现皮疹或荨麻疹，并有结合膜充血和面部浮肿等；血管神经性水肿，表现在喉头、支气管的黏膜水肿和痉挛，可出现支气管哮喘和呼吸困难；严重时可出现过敏性休克。

【预防】①术前明确病人有无局麻药应用史和过敏史。②采用酯类局麻药时，术前应常规做普鲁卡因试验。

【治疗】①病情急剧者，先用肾上腺素 0.5 ～ 1mg 皮下或肌内注射。②应用肾上腺皮质激素，以改善血管通透性。③支气管哮喘发作时，应用氨茶碱 250 ～ 300mg 静脉缓注。④喉头水肿时应及时吸氧；呼吸困难时应及时行气管切开。⑤过敏性休克时，应紧急综合治疗。

（3）特异质反应：亦称高敏反应。一旦发生，应按中毒反应处理。

细目四　椎管内麻醉

1. 蛛网膜下腔麻醉

【适应证】①腹部及盆腔手术。②下肢手术。③肛门及会阴部手术。

【并发症】①术后头痛。②腰背痛。③尿潴留。④下肢瘫痪。

2. 硬膜外麻醉

【适应证】适用于胸壁、上肢、下肢、腹部和肛门会阴区的手术，亦适用于颈椎病、腰背痛及腿痛等急、慢性疼痛的治疗。

【并发症】①术中并发症：全脊髓麻醉、局麻药的毒性反应，血压下降，呼吸抑制，恶心呕吐等。②术后并发症：神经损伤、硬膜外血肿、硬膜外脓肿、脊髓前动脉综合征等。

细目五　全身麻醉

1. 分类　全麻可分为吸入麻醉和非吸入麻醉两大类。非吸入麻醉包括静脉麻醉、肌内注射麻醉和直肠灌注麻醉等，临床上主要施用静脉麻醉。

2. 并发症及处理

（1）喉痉挛：用面罩加压吸氧，必要时行环甲膜穿刺吸氧，严重时可静注琥珀酰胆碱 50 ～ 100mg 后施行气管内插管。

（2）呼吸停止：用麻醉机面罩给氧人工呼吸，若呼吸仍不恢复，应施行紧急气管内插管。一旦继发心跳停止，立即心肺复苏。

（3）血压下降：吸氧，保持呼吸通畅，在此基础上用麻黄素 15 ～ 30mg 静注或肌注升压，或 50% 葡萄糖 80 ～ 100mL 静注，并适当加快输液。

细目六　气管内插管与拔管术

1. 气管内插管适应证

（1）颌面、颈部、五官等需全麻大手术。

（2）开胸手术，需要肌肉松弛而使用肌肉松弛剂的上腹部或其他部位手术。

（3）急性消化道梗阻或急症饱食病人的手术。

（4）颅脑外科全麻手术。

（5）异常体位的全麻手术。

（6）颈部巨大包块，纵隔肿瘤或极度肥胖病人的手术。

（7）手术区位于或接近上呼吸道的全麻手术。

（8）低温或控制性低血压手术。

（9）急救与复苏。

2. 拔管术指征

（1）病人完全清醒，呼之有明确反应。

（2）呼吸道通气量正常，肌张力完全恢复。

（3）吞咽反射、咳嗽反射恢复。

（4）循环功能良好，血氧饱和度正常。

第四单元　体液与营养代谢

细目一　体液代谢的失调

1. 水和钠的代谢紊乱　正常人的血清钠浓度为 136 ～ 145mmol/L。细胞外液中钠是最主要的电解质，其平衡规律是"多进多排，少进少排，不进不排"。

（1）等渗性缺水：等渗性缺水又称急性缺水或混合性缺水。其特点是水和钠按其在血液中的正常比例一同丢失，无钠盐浓度及渗透压的明显改变，以细胞外液（包括循环血量）迅速减少为突出表现。

1）病因：①消化液的急性丢失，如大量呕吐、腹泻、肠瘘等。②体液在所谓"第三间隙"中积聚。③大面积烧伤早期大量渗液。

2）临床表现：根据缺水缺钠程度，将等渗性缺水分为三度。

①轻度：缺水症状为口渴、少尿；缺钠症状有厌食、恶心、肢体软弱无力。体液丧失占体重的2% ～ 4%。

②中度：当体液大量迅速丧失达体重的 4% ～ 6%（相当于细胞外液的25%）时，可呈现血容量不足征象，表现为脉搏细快，肢端湿冷，"三陷一低"即眼窝下陷、浅表静脉瘪陷、皮肤干陷（弹性差），血压降低或不稳。

③重度：当体液继续丢失达体重的 6% ～ 7%（相当于细胞外液的30% ～ 35%）时，即可出现休克，常伴有代谢性酸中毒。

3）治疗：①积极治疗原发病。②补液补钠。按红细胞比容计算：补等渗盐水量（mL）＝红细胞比容上升值 / 红细胞比容正常值 × 体重（kg）×0.25（细胞外液占体重的20%）。补液补钠方法：一般临床上先补给计算量的 1/2 ～ 2/3，再加上每日 NaCl 需要量 4.5g 及水 2000mL。

（2）高渗性缺水：高渗性缺水又称原发性缺水，是指细胞外液减少并呈现高钠血症的一种缺水。其特点是水、钠同时损失，但失水多于失钠；细胞外液减少但渗透压升高，细胞内液缺水程度超过细胞外液缺水。临床以口渴为特征性表现。

1）病因：①水摄入不足。②水分丢失过多。③输入过多高渗溶液。

2）临床表现：根据失水程度，临床上将高渗性缺水分为三度。

①轻度：缺水失水量占体重的 2% ～ 4%。除口渴外，无其他症状。

②中度：缺水失水量占体重的 4% ～ 6%。极度口渴，乏力，眼窝明显凹陷，唇舌干燥，皮肤弹性差，心率加速，尿少，尿比重增高。

③重度：缺水失水量占体重的 6% 以上。除有上述症状外，可出现烦躁、谵妄、昏迷等脑功能障碍症状，血压下降乃至休克，少尿乃至无尿及氮质血症等。

3）治疗：①积极治疗原发病，尽早解除缺水或失液的原因。②补液量根据失水程度，依靠血钠浓度计算：补液量（mL）=［血钠测定值（mmol/L）−142］× 体重（kg）×4（女性为 3，儿童为 5）。

（3）低渗性缺水：低渗性缺水又称慢性缺水或继发性缺水。其特点是水、钠同时丧失，但失钠多于失水。主要是细胞外液的减少。

1）病因：①胃肠道消化液长时间持续丧失。②大创面慢性渗液。③大量应用排钠性利尿剂。④急性肾功能衰竭多尿期、失盐性肾炎等肾脏病排钠增多。

2）临床表现：根据缺钠程度，临床上可把低渗性缺水分为三度。

①轻度缺钠：每千克体重缺钠相当于氯化钠 0.5g，血清钠＜135mmol/L。病人感觉乏力、头昏、手足麻木，但无口渴感，尿量正常或稍多，尿钠、氯减少，尿比重低。

②中度缺钠：每千克体重缺钠相当于氯化钠 0.5～0.75g，血钠＜130mmol/L。病人除上述症状外，尚有厌食、恶心、呕吐，脉搏细速，血压不稳定或下降，脉压变小，浅静脉萎陷，视力模糊，站立性晕倒。尿少，尿中几乎不含钠和氯。

③重度缺钠：每千克体重缺钠相当于氯化钠 0.75～1.25g，血钠＜120mmol/L。除有上述中度缺钠症状外，还有肌痉挛性抽痛、腱反射减弱或消失，病人神志不清、木僵乃至昏迷。常伴有严重休克、少尿或无尿。尿素氮升高。

3）治疗：①积极处理致病原因。②补液量估算方法：根据血钠浓度计算：补钠（NaCl）量（g）=［142−血钠测定值（mmol/L）］÷17× 体重（kg）×0.6（女性为 0.5）。一般临床上先补给计算量的一半，再加上每日氯化钠需要量 4.5g，其余一半的钠在次日补给。

易混考点解析

脱水性质的比较

	等渗性缺水	低渗性缺水	高渗性缺水
别称	急性缺水、混合性缺水	慢性缺水、继发性缺水	原发性缺水
特点	水、钠按比例丢失	失钠多于失水	失水多于失钠
血 Na$^+$	136～150mmol/L	＜135mmol/L	＞150mmol/L
渗透压	正常	降低	升高

2. 钾的异常 血清钾正常值为 3.5～5.5mmol/L。钾是细胞内液中的主要阳离子，体内总钾量的 98%存在于细胞内。钾的平衡规律是"多进多排，少进少排，不进也排"。

（1）低钾血症：血清钾＜3.5mmol/L。

1）病因：①钾摄入不足。②从消化道、肾脏丢失过多。③血清钾向细胞内转移。

2）临床表现：轻度低钾可无明显症状；当血清钾＜3mmol/L 时，即可出现症状。

①神经肌肉症状：表情淡漠、倦怠嗜睡或烦躁不安；肌肉软弱无力，腱反射迟钝或消失，眼睑下垂，后延及躯干四肢；当血清钾＜2.5mmol/L 时，可出现软瘫、呼吸无力、吞咽困难。

②消化系统症状：食欲不振、纳差、口苦、恶心、呕吐、腹胀等，重者可出现肠麻痹。

③循环系统症状：心悸、心动过速，心律失常、传导阻滞，严重时出现室颤、心跳停止于收缩状态。

④泌尿系统症状：多饮、多尿、夜尿增多，严重时出现蛋白尿和颗粒管型。可因膀胱收缩无力而出现排尿困难。

⑤对酸碱平衡的影响：低钾时，细胞内 K$^+$移至细胞外，细胞外 H$^+$移入细胞内，细胞内液 H$^+$浓度增加，而细胞外 H$^+$浓度降低，出现细胞内酸中毒和细胞外碱中毒并存。此外，因肾小管上皮细胞内缺钾，故排 K$^+$减少而排 H$^+$增多，出现代谢性碱中毒，同时排出反常性酸性尿。

⑥心电图：早期 T 波低平、双相倒置，继之 ST 段下降、QT 间期延长和 U 波出现，或 T、U 波融合。

3）治疗：①尿多补钾：尿量＜40mL/h，或 24 小时尿量少于 500mL，暂不补钾。尽量口服。②低浓度、慢速度。③分阶段补给。

（2）高钾血症：血清钾＞5.5mmol/L。

1）病因：①钾摄入过多。②肾脏排钾减少。③细胞内钾释出或外移。

2）临床表现

①神经肌肉传导障碍：血钾轻度增高时仅有四肢乏力、手足感觉异常（麻木）、肌肉酸痛。当血清钾＞7.0mmol/L 时，可出现软瘫，先累及躯干，后波及四肢，最后累及呼吸肌，出现呼吸困难。

②心血管症状：有心肌应激性降低的表现，如血压波动（早期增高、后期下降），心率缓慢，心音遥远而弱，重者心跳骤停于舒张期。

③心电图检查：早期改变为 T 波高尖，基底变窄；当血清钾＞8.0mmol/L 时，P 波消失，QRS 波增宽，QT 间期延长。严重时出现房室传导阻滞、心室颤动。

3）治疗：高钾血症是临床上的危急情况，应进行紧急处理。

①停止摄入钾：立即停止钾（包括药物和食物）摄入，积极治疗原发病，切断钾的来源。

②对抗心律失常：立即静脉推注葡萄糖酸钙 1～2g，半小时后重复一次，后以 10% 葡萄糖溶液 500mL 加葡萄糖酸钙 2～4g 静滴维持。

③降低血钾浓度：可静脉注射 5% 碳酸氢钠溶液 60～100mL，再继续静脉滴注 100～200mL，以提高血钠浓度并扩容，促进 Na^+–K^+ 交换，使 K^+ 转入细胞内，使血清 K^+ 浓度得以稀释或从尿中排出；使用高渗糖溶液加胰岛素静脉滴注，当葡萄糖转化为糖原时将 K^+ 带入细胞内，暂时降低血 K^+ 浓度，用 25%～50% 葡萄糖溶液 100～200mL 或 10% 葡萄糖溶液 500mL，按每 4～5g 葡萄糖加 1 U 胰岛素比例静脉滴注，3～4 小时后可重复用药。

④促进排钾：阳离子交换树脂 15～20g，饭前口服，每日 3～4 次；或加入温水或 25% 山梨醇溶液 100mL 中，保留灌肠 0.5～1 小时，每日 3～6 次；给予高钠饮食及排钾利尿剂；病情严重且血钾进行性增高，尤其肾功能不全者，予腹膜透析或血液透析。

细目二　酸碱平衡失调

1.代谢性酸中毒（代酸）

（1）症状：呼吸深而快（Kussmaul 呼吸）。呼出气带有酮味。

（2）治疗：去除病因，纠正缺水，恢复肾、肺功能，重度患者立即输入碱性药。碳酸氢钠效果迅速、直接、确切，临床上最为常用。

2.代谢性碱中毒（代碱）

（1）症状：呼吸浅慢，口周、手足麻木，面部及四肢肌肉小抽动，出现嗜睡、烦躁、精神错乱和谵妄等精神症状。

（2）治疗：积极治疗原发病。代谢性碱中毒几乎都有低钾血症，需同时补充氯化钾。重症（PH＞7.65）患者可以补充酸溶液。

3.呼吸性酸中毒（呼酸）

（1）症状：有呼吸困难、躁动不安、发绀等临床表现。

（2）治疗：急性呼吸性酸中毒尽快去除病因，保持呼吸道通畅。慢性呼吸性酸中毒积极治疗原发病。

4.呼吸性碱中毒（呼碱）

（1）症状：呼吸加快和换气过度，严重者往往伴有呼吸困难、眩晕、视力模糊和意识改变。

（2）治疗：严重者处理原发病因，可用纸袋罩住口鼻或吸含 5% CO_2 的氧气。有手足抽搐者可注射钙剂。

5.复合的酸碱失衡（助理不考）

（1）分类：①相加性酸碱平衡紊乱，包括混合型酸中毒和混合型碱中毒。②相消性酸碱平衡紊乱，包括代谢性酸中毒合并呼吸性酸中毒、代谢性酸中毒合并呼吸性碱中毒。③三重性混合型酸碱平衡紊乱，包括呼吸性酸中毒合并代谢性碱中毒及代谢性酸中毒等。

（2）治疗原则：混合型酸碱平衡失调治疗的关键是治疗原发病，其次是正确处理原发性酸碱平衡失调，并注意防止因治疗措施失当造成医源性混合型酸碱平衡失调。

易混考点解析

代酸和代碱的比较

	代谢性酸中毒	代谢性碱中毒
pH	↓	↑
HCO_3^-	减少	增多
BE	负值增大	正值增大
呼吸	深而快	浅而慢

细目三　肠外营养和肠内营养（助理不考）

1. 肠外营养　通过静脉途径提供热量（碳水化合物）、必需和非必需氨基酸（蛋白质）、脂肪、电解质、维生素和微量元素。

并发症：①感染性并发症：是最严重的并发症之一。②与代谢有关的并发症：糖代谢紊乱、氨基酸性并发症。

2. 肠内营养　当肠功能存在（完好或有部分功能）且能安全使用时，就应尽量选用经胃肠营养支持。小肠广泛切除后宜采用肠外营养4～6周，以后才能采取逐步增量的肠内营养。处于严重应激状态，如麻痹性肠梗阻、上消化道出血、顽固性呕吐、腹膜炎或腹泻的急性期，均不宜选用肠内营养。

第五单元　输　血

细目一　输血的适应证

1. 急性出血　失血量达总血容量的10%～20%（500～1000mL）时。

2. 贫血或低蛋白血症　慢性失血、红细胞破坏增加或蛋白合成不足。

3. 凝血异常。

4. 重症感染。

细目二　输血不良反应及并发症

1. 发热反应　最常见。反应持续30分钟至2小时后逐渐缓解。

2. 过敏反应　多发生于输血数分钟后。轻症者可用抗组胺药或糖皮质激素。重者立即停止输血，立即皮下或肌注1∶1000肾上腺素0.5～1mL和（或）氢化可的松100mg加入500mL葡萄糖盐水中静脉滴注，酌情使用镇静剂及升压药等。如喉头水肿严重，应行气管插管或气管切开，以防窒息。

3. 溶血反应　最严重的并发症。病人突然感到头痛、腰背痛、心前区紧迫感、呼吸急促、小便呈酱油样（血红蛋白尿）。处理：①抗休克。②保护肾功能。③若DIC明显，则使用肝素。④必要时行血浆交换治疗。⑤若血压低，则使用多巴胺、间羟胺升压。

4. 循环超负荷　输血速度过快或输血量过多，充血性心力衰竭和急性肺水肿（咳吐血性泡沫痰）。处理：立即停止输液、输血，取半卧位，吸氧，使用速效洋地黄制剂及利尿剂，四肢轮流上止血带，减少回心血量。

5. 细菌污染反应　以革兰染色阴性杆菌为常见。轻者可仅有发热，重者可出现败血症和中毒性休克。处理：积极有效抗休克、抗感染治疗。

细目三　自体输血

1. 优点　无须血型鉴定和交叉配血试验，避免输血反应和传染性疾病发生，节省血源。

2. 适应证　①有大出血的手术和创伤。②估计出血量在 1000mL 以上的择期手术。③血型特殊者。④体外循环或低温下的心内直视手术。

细目四　成分输血

优点　①提高疗效。②减少反应。③使用合理。④经济。

第六单元　休　克（助理不考）

细目一　休克的治疗

1. 西医治疗　①一般紧急治疗：采取头和躯干抬高 20°～30°、下肢抬高 15°～20° 体位，以增加回心血量。②补充血容量。③积极处理原发病。④纠正酸碱平衡失调。⑤血管活性药物的应用。⑥治疗 DIC，改善微循环。⑦皮质类固醇和其他药物的应用。

2. 中医辨证治疗

证型	辨证要点	治法	方药
热伤气阴证	神志淡漠，反应迟钝，身热汗出，口干喜饮，四肢逆冷，小便短赤，大便秘结；舌质红，苔黄少津，脉细数	益气固脱，清热解毒养阴	生脉饮加清热解毒养阴之品
热伤营血证	精神恍惚，语声低微，唇甲发绀，四肢厥冷，发斑出血；舌质暗紫有瘀点，脉数	气血两清，益气补阴	清营汤
阴厥证	烦躁不安，汗出，唇舌干燥，口渴欲饮，唇甲灰白或紫暗，皮肤干皱，软弱无力，尿少或无尿；舌红少津，脉细无力	益气固脱，养血育阴	人参养荣汤
寒厥证	精神萎靡，反应迟钝，大汗淋漓，身冷畏寒，口淡不渴，心悸胸闷，四肢厥冷，尿少或无尿；舌淡苔白，脉微欲绝	回阳救逆	四味回阳饮
厥逆证	面色灰白，精神恍惚或神昏，汗出身冷，口燥咽干，肌肤干皱，四肢厥冷，尿少或无尿；舌淡光滑无苔，脉微欲绝	益气固脱，阴阳双补	保元汤合固阳汤
阴脱证	大汗淋漓，烦躁不安，口燥咽干，皮干，静脉萎陷，尿少或无尿；舌质红而干，脉微细数	益气固脱，养血育阴	独参汤合四逆汤
阳脱证	神志模糊，语声低微，冷汗大出，身凉畏冷，四肢不温，尿少或无尿；舌质淡白或淡暗，脉微欲绝	益气固脱	独参汤合四逆汤频服

细目二　外科常见休克

1. 低血容量性休克　多见于大血管破裂，腹部损伤引起的肝、脾破裂，胃、十二指肠出血，门静脉高压症所致食管、胃底静脉曲张破裂出血等。迅速失血超过全身总血量的 20% 时，即出现休克。

（1）西医治疗：①补充血容量。②止血。

（2）中医辨证治疗：分为阴厥、寒厥、厥逆三证，治疗见上表。

2. 感染性休克　多见于腹腔内感染、烧伤脓毒血症、泌尿系统感染等并发的毒血症或败血症；有时由污染手术、导管置入或输液等引起。病原菌 2/3 为革兰阴性菌，1/3 为革兰阳性菌。

（1）西医治疗

1）控制感染：①处理原发病灶。②应用抗生素。③加强支持、营养治疗。

2）抗休克：①补充血容量。②纠正酸中毒。③应用血管活性药物。④维护心功能。⑤应用皮质激素。

（2）中医辨证治疗：分为热伤气阴、热伤营血两证，治疗见上表。

第七单元　围术期处理

细目一　术前准备

1. 一般准备

（1）心理准备。

（2）生理准备：①适应性训练。②输血补液。③预防感染。④肠道准备。⑤皮肤准备。一般手术术前12 小时禁食，4 小时禁水；胃肠道手术前 3 天开始肠道准备，术前清洁灌肠。

2. 特殊准备

（1）高血压病人血压应维持在 160/100mmHg 以下。

（2）急性心肌炎、急性心肌梗死、心力衰竭者，除非急症抢救，均应推迟手术。

（3）糖尿病施行大手术者，血糖稳定在正常或轻度升高水平（5.6 ～ 11.2mmol/L ）。

（4）肺功能不全同时并发感染者，必须控制感染，改善肺功能。

（5）重度肝损害者，不宜行任何手术。急性肝炎病人，除抢救手术外，不宜施行手术。

（6）肾脏疾病重度肾损害者，经过有效的透析疗法能比较安全地耐受手术。

（7）肾上腺皮质功能不全者可从术前 2 天开始给予适量激素，以提高手术的耐受力。

细目二　术后处理

1. 术后监护与处理

（1）病情监护。

（2）常规处理：烟卷引流多在术后 3 日内拔除。乳胶片引流一般术后 1 ～ 2 日拔除。胃肠减压管一般待肠道功能恢复、肛门排气后，即可拔除。

2. 术后不适的处理

（1）恶心呕吐：予以持续胃肠减压，并可辅以止吐药。

（2）腹胀：持续胃肠减压，放置肛管，高渗液低压灌肠等；有时尚需手术。

（3）呃逆：术后早期发生呃逆，可采用压迫眶上缘，针刺内关、足三里、天突、鸠尾等穴位。对顽固性呃逆可采用颈部膈神经封闭。

细目三　术后并发症的防治与切口处理

1. 术后常见并发症的防治

（1）术后出血

【诊断】①引流出的血液每小时超过 100mL，持续数小时。②出现不明原因的急性贫血。③术后早期出现失血性休克的临床表现。

【治疗原则】以预防为主。一旦确诊，应积极治疗，必要时可再次手术止血。

（2）肺不张和肺部感染

【诊断】术后早期发热、呼吸急促、心率加快、频繁咳嗽、痰液不易咳出。

【治疗原则】鼓励并协助患者咳嗽排痰，同时使用足量、有效的抗生素。严重痰液阻塞时，可采用支气管镜吸痰，必要时考虑行气管切开术。

（3）应激性溃疡

【诊断】本病最突出的症状是无痛性上消化道出血，表现为呕血和黑便。胃镜检查不但可明确诊断，而且可查明出血的部位和范围。

【治疗原则】大部分病人适合非手术治疗。①输血补液，控制感染。②冰盐水加去甲肾上腺素液灌注，或局部灌注止血药。③全身或局部应用抗酸剂、质子泵抑制剂、H⁺抑制剂。④胃镜检查或经胃镜治疗。

（4）切口并发症

1）切口裂开

【诊断】多发生在术后5～7日。往往在突然用力时，感觉切口疼痛和骤然松开，随即有淡红色液体自切口溢出或（和）脏器脱出。

【治疗原则】①部分裂开者可以采用敷料及绷带包扎、胶布固定。②全层裂开者要立即用无菌敷料包括无菌容器覆盖伤口，并即刻送手术室，在无菌条件下全层间断缝合。

2）切口感染

【诊断】手术后3～4日，切口疼痛加重，或减轻后又再度加重，伴有发热、脉速、体温或（和）白细胞计数升高。切口周围红、肿、热、压痛。

【治疗原则】切口感染早期，可使用抗生素和局部理疗。对于切口深部的感染，适时扩大切口，清除坏死组织及异物，敞开引流。

2. 切口处理

（1）切口的分类：①清洁切口（Ⅰ类切口）。②可能污染切口（Ⅱ类切口）。③污染切口（Ⅲ类切口）。

（2）切口愈合分级：①甲级：愈合优良。②乙级：切口愈合处有炎症反应，但未化脓。③丙级：切口化脓。

（3）缝线拆除时间：一般头、面、颈部切口术后4～5日拆线；下腹、会阴部手术6～7日拆线；胸部、上腹、背、臀部切口术后7～9日拆线；四肢术后10～12日拆线；减张缝线术后14日拆线。

（4）切口愈合记录：如单纯性疝修补术、甲状腺次全切除术、乳腺包块切除术等切口愈合良好，记录为Ⅰ/甲。胃次全切除切口发生积液，记录为Ⅱ/乙（积液）。甲状腺腺瘤切除术切口化脓记录为Ⅰ/丙（化脓）。胃穿孔修补术后愈合良好，记录为Ⅲ/甲。

第八单元　重症救治（助理不考）

细目一　心肺脑复苏

1. 概述　心跳骤停（也称心脏停搏）是指心脏的有效收缩和排血功能突然衰竭，全身血液循环停止，血液供应中断，并伴有呼吸停顿，从而导致组织缺血、缺氧和代谢障碍，表现为临床死亡状态。心肺脑复苏成功的关键是时间，在心脏停搏后4分钟内开始初期复苏、8分钟内开始后期复苏者，恢复出院率最高。

（1）心跳骤停的诊断：①意识突然消失，呼之不应。②大动脉搏动消失，颈动脉或股动脉搏动摸不到，血压测不到，心音听不到。③自主呼吸在挣扎一两次后停止。④瞳孔散大，对光反射消失。⑤突然出现皮肤、黏膜苍白，手术视野血色变暗发紫。

（2）心肺脑复苏的基本过程：概括分为3个阶段共9个步骤。

1）基础生命支持阶段：A（airway）保持呼吸道通畅；B（breathing）进行有效的人工呼吸；C（circulation）建立有效的人工循环。

2）进一步生命支持：D（drugs）药物治疗；E（ECG）心电监测及其他监测；F（fibrillation）处理心室颤动。

3）延续生命支持：G（gauge）病情判断；H（human mentation）神志恢复；I（intensive care）重症监护治疗。

2. 心肺复苏　简称CAB，即胸外按压（C）、开放气道（B）、人工呼吸（A）。

3. 脑复苏　①低温-脱水疗法。②高压氧治疗。③巴比妥类药物治疗。④钙离子拮抗药治疗。⑤其他药物治疗。

细目二　多器官功能障碍综合征（MODS）

多器官功能障碍综合征（MODS）是指急性疾病过程中2个或2个以上的重要器官或系统的急性功能障碍综合征。

1. MODS 时各器官病理生理特点

（1）肺：是在 MODS 进展中最容易受到损害的器官。

（2）肾：是在 MODS 进展过程中最早受到影响的重要器官。

（3）肝：是在 MODS 中容易忽略的器官，也是易受到损害的器官。

（4）胃肠道：既是 MODS 的原发部位，也是主要的靶器官之一。

（5）心：心脏功能障碍多发生于 MODS 的终末阶段，实际上早期即已出现损伤。

2. 治疗措施　①控制感染。②维持氧的供需平衡（使用血管活性药物、降低心脏后负荷、充分供氧）。③保护肝肾功能。④免疫学治疗。⑤营养。⑥其他（中和氧自由基药物、抗溶蛋白酶的药物、抑制炎症反应的药物）。

第九单元　疼痛与治疗

细目一　概述

1. 疼痛的分类

（1）按疼痛的程度分类：①轻度。②中度。③剧烈。

（2）按疼痛的病程长短分类：①急性疼痛。②慢性疼痛。

（3）按疼痛的深浅部位分类：①浅表痛。②深部痛。

（4）按疼痛在躯体的解剖部位分类。

2. 疼痛的测定与评估

（1）视觉模拟评分法：目前临床最常用的疼痛定量方法，也是比较敏感和可靠的方法。

（2）主诉分级法。

（3）数字分级法：是将疼痛程度用 0 到 10 表示。0 度：无痛。Ⅰ度（轻度）：间歇痛，可不用药。Ⅱ度（中度）：持续痛，影响休息。Ⅲ度（重度）：持续剧痛，必须用药才能缓解。Ⅳ度（严重疼痛）：持续剧痛并伴有出汗、心率加快等自主神经症状。

（4）程度积分法。

细目二　慢性疼痛的治疗

1. 药物治疗

（1）麻醉性镇痛药：常用的有吗啡、哌替啶、芬太尼、二氢埃托啡、可待因等。

（2）解热镇痛抗炎药：常用药有阿司匹林、吲哚美辛、布洛芬、芬必得、双氯芬酸钠、保泰松等。

（3）催眠镇静药：以苯二氮䓬类最常用，如地西泮、硝基安定和艾司唑仑等。巴比妥类药物多用苯巴比妥、异戊巴比妥、戊巴比妥等。

（4）抗癫痫药：苯妥英钠和卡马西平治疗三叉神经痛有效。

（5）抗抑郁药：常用的有丙米嗪、阿米替林、多塞平（多虑平）等。

2. 神经阻滞　常用的交感神经阻滞法有星状神经节阻滞和腰神经节阻滞。

3. 椎管内注药　①蛛网膜下腔注药。②硬脊膜外腔注药。

4. 痛点注射　在明显压痛点注射 1% 利多卡因或 0.25% 布比卡因 1～4mL，加泼尼松龙 0.5mL（12.5μg），每周 1～2 次，3～5 次为一疗程，可取得良好效果。

细目三 手术后的镇痛

1.镇痛药物 术后镇痛最常用的药物是阿片类药如吗啡、哌替啶和芬太尼等。局麻药常选用布比卡因。

2.镇痛方法 ①口服给药。②椎管内镇痛。③胃肠外给药。④病人自控镇痛（PCA）。

细目四 癌症疼痛与治疗

1.按阶梯口服用药

（1）第一阶梯用药：为解热镇痛药，如阿司匹林。替代药物有消炎痛、扑热息痛、布洛芬、双氯芬酸、萘普生等。适用于轻度疼痛。

（2）第二阶梯用药：为弱阿片类镇痛药，如可待因。替代药物有强痛定、羟考酮、曲马多、右丙氧芬等。适用于中度疼痛。

（3）第三阶梯用药：为强阿片类镇痛药，如吗啡。替代药物有氢吗啡酮、羟吗啡酮、左马喃、美沙酮、芬太尼贴剂和丁丙诺啡等。适用于重度疼痛。

2.其他用药方法 ①椎管内注药。②放疗、化疗和激素疗法。③神经外科手术镇痛。

第十单元 内镜与腔镜技术（助理不考）

细目一 内镜外科技术

1.基本操作技术 ①注射术。②钳夹术。③切除术。④导线置入和扩张术。⑤支架置放术。⑥氩气刀凝切术。⑦超声内镜穿刺术。

2.内镜在临床上的应用

（1）纤维胃镜并发症：穿孔、出血、心肺意外、药物反应和感染。

（2）纤维胆道镜并发症：出血、胰腺炎、胆管炎、感染等。

细目二 腔镜外科技术

1.基本操作技术 ①建立气腹，闭合法、开放法。②腹腔镜下止血。③腔镜下组织分离与切开。④腔镜下缝合。⑤标本取出。

2.手术并发症 ① CO_2 气腹相关的并发症与不良反应。②血管损伤。③内脏损伤。④腹壁并发症。

第十一单元 外科感染

细目一 浅部组织的化脓性感染

1.疖和疖病

（1）临床表现：初起毛囊处有红、肿、热、痛的小结节，逐渐肿大并隆起，数天后中央部组织坏死，出现脓栓，红、肿、热、痛随之加重，中心部位变软，随后脓栓脱落，脓液排出，炎症随之消退而愈。

（2）西医治疗：以局部治疗为主。成脓后可切开引流。面部"危险三角区"的疖应避免切开、挤压。面部疖和有全身症状的疖和疖病应给予抗生素治疗，并增加营养。

（3）中医辨证治疗

证型	辨证要点	治法	方药
暑疖	初起局部皮肤潮红，次日发生肿痛，根脚很浅，范围局限，直径多在 3cm 左右；舌苔黄，脉数	清热利湿解毒	清暑汤
蝼蛄疖	疮形肿势虽小，但根脚坚硬，未破如蟮拱头	补益气血，托毒生肌	托里消毒散
疖病	好发于项后、背部、臀部等处，疖数个到数十个，反复发作，缠绵经年不愈。阴虚者兼有口渴唇燥，舌红，苔薄，脉细数；脾虚者兼有面色萎黄，纳少便溏，舌淡或有齿痕，苔薄，脉濡	祛风清热利湿	防风通圣散

2. 痈

（1）临床表现：早期在局部呈片状稍隆起的紫红色浸润区，质地坚韧，界限不清。随后中央形成多个脓栓，破溃后呈蜂窝眼状。常有局部淋巴结肿大、疼痛。

（2）西医治疗：初起可用热敷、理疗、药物外敷。成脓后切开引流。切开时行"+"字或"++"字切口才能使引流通畅彻底。

（3）中医辨证治疗

证型	辨证要点	治法	方药
热毒蕴结证	初起局部起一肿块，上有粟粒状脓头，肿块渐向周围扩大，脓头增多，色红灼热疼痛；舌红，苔黄，脉滑数	和营托毒，清热利湿	仙方活命饮
阴虚火盛证	局部疮形平塌、根盘散漫，疮色紫滞，不易化脓腐脱，溃出脓水稀少或带血水，疼痛剧烈；伴有高热，唇燥咽干，纳呆，大便秘结，小便短赤；舌红，苔黄，脉细数	滋阴生津，清热托毒	竹叶黄芪汤
气血两虚证	局部疮形平塌散漫，疮色晦暗，化脓迟缓，腐肉难脱，脓水清稀，闷肿胀痛，疮口易成空壳；兼有发热，精神不振，面色苍白；舌淡，苔白腻，脉数无力	调补气血	十全大补汤

3. 急性蜂窝织炎

（1）临床表现：由溶血性链球菌感染引起的病变扩展迅速，不易局限，有时引起脓毒血症；由金黄色葡萄球菌感染引起的易局限形成脓肿；由厌氧菌感染引起的可出现捻发音。发生部位浅者红、肿、热、痛等局部症状明显，范围扩大迅速，进而中心坏死、化脓，出现波动感。部位深者局部红肿不明显，但局部水肿、压痛明显，并伴有全身症状。

（2）西医治疗：初起应休息，局部理疗，药物外敷。一旦脓肿形成，应及时切开引流。位于口底、颌下的急性蜂窝织炎，为避免喉头水肿应早期切开减压引流。

（3）中医辨证治疗

证型	辨证要点	治法	方药
锁喉痈	小儿多见，感染起源于口腔或面部。初起喉结处红肿绕喉，根脚散漫，坚硬灼热疼痛；经 2～3 天后，肿势可延及腮颊，下至前胸；伴有壮热口渴，头痛项强，大便燥结，小便短赤；舌红绛，苔黄腻，脉弦滑数或洪数	散风清热，化痰解毒	普济消毒饮
臀痈	臀部肌内注射染毒或患疮疖挤压等引起。臀部一侧初起疼痛，肿胀掀红，皮肤红肿以中心最为明显而四周较淡，边缘不清，红肿逐渐扩大而有硬结；伴恶寒发热，头痛骨楚，食欲不振；舌质红，苔黄或黄腻，脉滑数	清热解毒，和营利湿	黄连解毒汤合仙方活命饮

证型	辨证要点	治法	方药
足发背	多因足癣感染引起。初起足背红肿灼热疼痛，肿势弥漫，边界不清，影响活动；舌红，苔黄腻，脉弦数	清热解毒，和营利湿	五神汤

4. 丹毒

（1）临床表现：好发部位为下肢和头面部。起病急，病人常有头痛、畏寒、发热等全身症状。局部表现呈片状红疹，颜色鲜红，中间较淡、边缘清楚，略为隆起。手指轻压可使红色消退，松压后很快又恢复鲜红色。常伴有附近淋巴结肿大、疼痛。

（2）西医治疗：注意休息，抬高患肢，局部湿热敷。全身应用青霉素或磺胺药。应积极治疗足癣，减少丹毒复发。

（3）中医辨证治疗

证型	辨证要点	治法	方药
风热毒蕴证	发于头面部，皮肤焮红灼热，肿胀疼痛，甚则发生水疱，眼胞肿胀难睁；伴恶寒、发热，头痛；舌质红，苔薄黄，脉浮数	疏风清热解毒	普济消毒饮
肝脾湿火证	发于腰胯胁下，大片鲜红，红肿蔓延，摸之灼手，肿胀触痛；舌红，苔黄腻，脉弦滑数	清肝泄热利湿	龙胆泻肝汤或柴胡清肝汤
湿热毒蕴证	下肢小腿处红热肿胀，痛如火燎，表面光亮；舌红，苔黄腻，脉滑数。反复发作可形成大脚风	利湿清热解毒	五神汤合草薢渗湿汤
胎火蕴毒证	多发生于初生儿。脐腹部开始皮肤鲜红，压之减退，放手又显，表面紧张光亮，摸之灼手，肿胀触痛，向外游走遍体；兼有发热；舌红，苔黄，脉数	凉血清热解毒	犀角地黄汤

5. 浅部急性淋巴管炎与淋巴结炎

（1）临床表现

1）急性淋巴管炎：分为网状淋巴管炎（丹毒）和管状淋巴管炎。管状淋巴管炎常见于四肢，尤以下肢多见，常合并有手足癣，分为深、浅两种。浅部淋巴管受累时，常在伤口或感染灶肢体近侧出现一条或数条"红线"，硬且明显压痛。深部淋巴管炎看不到红线，但肢体明显肿胀和压痛，特别是淋巴管走行部位压痛更明显。

2）急性淋巴结炎：早期有局部淋巴结肿大、疼痛和压痛，病情发展则有局部红肿热痛加剧。炎症继续向淋巴结周围蔓延，可扩展成肿块，出现发热、头痛、乏力等全身症状，也可发展形成脓肿，呈外痈表现。

（2）西医治疗：及时处理原发病灶，如损伤、手足癣、感染灶等。抬高患肢，局部休息。形成脓肿应切开引流。早期应全身使用抗生素。

（3）中医辨证治疗

证型	辨证要点	治法	方药
红丝疔	多发于下肢小腿部，先有足部疔或足癣感染，上延红丝，常伴有发热、头痛，行动不便，局部肿胀、压痛；重者畏寒，纳呆；舌红，苔黄腻，脉数	清热解毒	五味消毒饮
颈痈	多发于项部两侧的颔下。初起结块形如鸡卵，皮色不变，肿胀、灼热、疼痛，逐渐漫肿坚实；伴有寒热、头痛、项强；舌红，苔黄腻，脉滑数	散风清热，化痰消肿	牛蒡解肌汤

续表

证型	辨证要点	治法	方药
腋痈	初起腋下可触及肿块，皮色不变，灼热疼痛，同时上肢活动不利；伴有恶寒发热，纳呆；舌红，苔薄白，脉滑数	清肝解郁，消肿化毒	柴胡清肝汤
胯腹痈	初起腹股沟部结块，形如鸡卵，肿胀发热，皮色不变，疼痛明显；伴有畏寒发热；舌红，苔黄腻，脉滑数	清热利湿解毒	五神汤合萆薢渗湿汤
委中毒	初起委中穴处木硬疼痛，皮色如常或微红，形成肿块则患肢小腿屈伸困难，行动不便；伴有寒热，纳呆；舌红，苔黄腻，脉滑数	和营祛瘀，清热利湿	活血散瘀汤

6. 脓肿

（1）临床表现：浅表脓肿可见局部隆起，红肿热痛明显，压之剧痛，有波动感。深部脓肿则红肿和波动感不明显，但局部疼痛、水肿、有压痛，患处可发生功能障碍。在压痛或水肿最明显处用粗针穿刺，抽得脓液即可确诊。大的或深部脓肿常有明显的全身症状。

（2）西医治疗：有全身症状者，应用敏感抗生素治疗并对症处理。脓肿已经形成，一经诊断，即应切开引流。

（3）中医辨证治疗

证型	辨证要点	治法	方药
余毒流注证	发病前有疖、疔、痈等病史；局部漫肿疼痛；伴壮热、口渴，甚则神昏谵语；舌红，苔黄腻，脉洪数	清热解毒，凉血通络	黄连解毒汤合犀角地黄汤
火毒结聚证	多见于体表感染，患部肿势高突、红热灼痛、有波动感；舌红，苔黄，脉数	清火解毒透脓	五味消毒饮合透脓散
瘀血流注证	劳伤筋脉诱发者，多发于四肢内侧；跌打损伤诱发者，多发于伤处；患部肿痛，皮色微红或呈青紫，溃后脓液中夹有瘀血块；舌红或边有瘀点，苔薄黄或黄腻，脉数或涩	和营祛瘀，清热化湿	活血散瘀汤
暑湿流注证	夏秋季节多见，局部漫肿疼痛。初起恶寒发热，头胀，胸闷呕恶；舌红，苔白腻，脉滑数	清热解毒化湿	清暑汤

细目二 手部急性化脓性感染

1. 脓性指头炎

（1）临床表现：初起时指端有针刺样疼痛，随组织肿胀，压力增高，产生剧痛。当指动脉被压时，转为搏动性疼痛。

（2）西医治疗：出现跳痛，指头张力增高即应切开减压、引流。在患指末节侧面作纵切口，不可超过指关节。如脓腔较大，亦可作对口引流。

（3）中医辨证治疗

证型	辨证要点	治法	方药
火毒结聚证	指端隐痛，继而刺痛，灼热肿胀，发红不明显，指末节呈蛇头状；舌红，苔黄，脉数	清热解毒	五味消毒饮
热胜肉腐证	指端剧烈跳痛，触之痛甚；兼有畏寒、发热、头痛，全身不适，纳呆，失眠；舌红，苔黄，脉数	清热解毒，透脓止痛	黄连解毒汤合五味消毒饮

2. 急性化脓性腱鞘炎和化脓性滑囊炎

（1）临床表现：病情进展迅速，24小时左右即可出现剧烈疼痛和明显炎症。

1）急性化脓性腱鞘炎：除手指末节外，患指呈明显均匀肿胀，皮肤高度紧张。轻度屈曲使腱鞘处于松弛位，以减轻疼痛。

2）化脓性滑囊炎：小指腱鞘炎可蔓延到尺侧滑液囊，拇指腱鞘炎可蔓延到桡侧滑液囊而引起滑囊炎。同时还有小鱼际或大鱼际处的剧烈肿胀、疼痛和压痛。

（2）西医治疗：早期治疗无好转，应及早切开减压引流，以防止肌腱受压坏死。腱鞘炎切口应选在手指侧面，切口不能超过指关节，不能损伤指神经、血管。滑液囊感染切口分别选择在小鱼际和大鱼际处。

（3）中医辨证治疗：参照"脓性指头炎"。

3. 掌深部间隙感染

（1）临床表现：手掌深部间隙感染时，掌心凹陷消失，隆起。手背肿胀严重。鱼际间隙感染时，大鱼际处和拇指指蹼肿胀，压痛显著。

（2）西医治疗：早期治疗短期内无好转时，应及早切开引流。掌中间隙感染切口在掌横纹中 1/3 处，行横形切口，或在中指、无名指指蹼间行纵切口，长 1 ～ 1.5cm；鱼际间隙感染时，在大鱼际偏尺侧波动感最明显处，或在拇指、食指指蹼虎口处行切口。

（3）中医辨证治疗：参照"脓性指头炎"。

细目三　全身性感染

1. 临床表现

（1）脓毒症的主要表现：骤起寒战，继以高热，可达 40 ～ 41℃；或低温，起病急，病情重，发展迅速；头晕恶心、脉搏细速、低血压、神志改变等。

（2）感染致病菌的临床特点

1）革兰染色阳性细菌脓毒症：可有或无寒战，发热呈稽留热或弛张热。发生休克的时间较晚，血压下降也较缓慢。

2）革兰染色阴性杆菌脓毒症：以突然寒战开始，发热可呈间歇热。休克发生早，持续时间长。

3）真菌性脓毒症：酷似革兰染色阴性杆菌脓毒症。病人突然发生寒战、高热（39.5 ～ 40℃），一般情况迅速恶化，出现神志淡漠、嗜睡、血压下降和休克，少数病人尚有消化道出血。周围血象常可呈白血病样反应，出现晚幼粒细胞和中幼粒细胞，白细胞计数可达 25×10^9/L。

2. 西医治疗　①原发感染灶的处理。②抗菌药物的应用（对真菌性脓毒症应尽量停用广谱抗生素，改用对原来感染有效的窄谱抗生素，并全身应用抗真菌药物）。③支持疗法。④对症治疗。⑤减轻中毒症状和防治休克。

3. 中医辨证治疗

证型	辨证要点	治法	方药
疔疮走黄证	在原发病灶的基础上突然疮顶陷黑无脓，肿势软漫，迅速向周围扩散，皮色暗红；并伴有寒战高热，头痛，烦躁不安，舌质红绛，苔黄燥，脉洪数	凉血清热解毒	五味消毒饮合黄连解毒汤
火陷证	多见于有头疽 1 ～ 2 周的毒盛期。局部疮顶不高，根盘散漫，疮色紫滞，疮口干枯无脓，灼热疼痛；伴有壮热口渴、便秘溲赤，烦躁不安，甚者神昏谵语、发痉，舌质红绛，苔黄燥或黄腻，脉洪数或滑数	凉血解毒，泄热养阴，清心开窍	清营汤
干陷证	多见于有头疽 2 ～ 3 周的溃脓期。局部脓腐不透，疮口中央糜烂，脓少而薄，疮色灰暗，肿势平塌，散漫不聚，胀闷或微痛不甚；全身发热或恶寒，神疲纳少，自汗，胁痛，神昏谵语，气息短促，舌质淡红，脉虚数；或体温反而不高，肢冷，大便溏薄，小便频数，舌质淡，苔灰腻，脉沉细	补养气血，托毒透邪，佐以清心安神	托里消毒散

续表

证型	辨证要点	治法	方药
虚陷证	多见于有头疽第4周的收口期。局部肿势已退，疮口腐肉已尽，而脓水稀薄色灰，或偶带绿色，新肉不生，状如镜面，光白板亮，不知疼痛；全身热不退，形神委顿，纳食日减，或有腹痛腹泻，自汗肢冷，气息短促；舌淡，苔薄白或无苔，脉沉细或虚大无力	温补脾肾	附子理中汤

细目四　特异性感染

1. 破伤风

（1）临床表现：肌肉持续性收缩。全身肌肉呈持续性强烈收缩，先是咀嚼肌，以后依次为面肌、颈肌、背腹肌，最后是膈肌和肋间肌。呼吸困难、窒息是破伤风病人死亡的主要原因。

（2）西医治疗：使用破伤风抗毒素。

（3）中医辨证治疗

证型	辨证要点	治法	方药
风毒在表证	轻度张口及吞咽困难，全身肌肉痉挛，或只限于破伤部位局部肌肉痉挛，抽搐较轻、痉挛期短，间歇期长；舌苔白腻，脉弦数	驱风镇痉	玉真散合五虎追风散
风毒入里证	发作频繁，间歇期短，全身肌肉痉挛，发热汗多，牙关紧闭，角弓反张，抽搐频作，呼吸急促，痰涎壅盛，大便秘结，小便短赤；舌质红，苔黄糙，脉弦数	祛风镇痉，清热解毒	木萸散
阴虚邪留证	疾病后期，抽搐停止，倦怠乏力，头晕、心悸，口渴，面色无华，牙关不适，偶有痉挛或屈伸不利；舌淡红，苔少，脉细数无力	益胃养阴，疏风通络	沙参麦冬汤

2. 气性坏疽

（1）临床表现

1）全身表现：通常在伤后1～4日，病情突然恶化，烦躁不安，有恐惧或欣快感。

2）局部表现：伤肢沉重或疼痛，持续加重，犹如胀裂，止痛剂不能奏效。伤口中有大量浆液性或浆液血性渗出物，可浸湿厚层敷料，可见气泡从伤口中冒出。可触及捻发音。伤口可有恶臭。

（2）西医治疗：①急症清创。②应用抗生素，首选青霉素。③高压氧治疗。④全身支持疗法。

（3）中医辨证治疗

证型	辨证要点	治法	方药
湿热火盛，燔灼营血证	起病急骤，患肢沉重、灼热、肿胀、剧痛，皮色暗红，按之凹陷，良久不起；皮肤可见水疱，中央皮肉腐烂，四周紫黑色，迅速腐烂，疮形略带凹陷，溃后流出脓液稀薄如水、恶臭，并混以气泡，轻压周围组织有捻发音；全身伴有高热、烦渴、纳差、呕恶、神昏、溲赤；舌红绛，苔黄燥，脉洪数	清火利湿，凉血解毒	黄连解毒汤、犀角地黄汤合三妙丸
气血不足，心脾两虚证	腐肉大片脱落，疮口日见扩大，疮面色淡，收口缓慢；伴神疲乏力，纳差；舌淡，脉细	益气补血，养心健脾	八珍汤合归脾汤

第十二单元 损 伤

细目一 颅脑损伤

1. 脑震荡

（1）临床表现：①一过性昏迷（短暂）。②逆行性遗忘（又称"近事遗忘症"）。③神经系统检查无阳性体征。

（2）西医治疗：对症治疗，输液、吸氧，适量给予镇静止痛剂和调节血管药物。

（3）中医辨证治疗

证型	辨证要点	治法	方药
昏迷期	脑部受外力震击后昏迷不醒，持续时间一般不超过 30 分钟；或心神恍惚，无抽筋；舌质淡红，苔薄，脉弦滑	开窍通闭	苏合香丸或至宝丹急灌服
苏醒期	清醒后见头痛、头晕、恶心、时有呕吐、夜寐不宁等症状；舌暗，苔白腻，脉弦滑	祛瘀止痛，和胃止呕	柴胡细辛汤
恢复期	7～10 天以后仍感头微晕，肢倦乏力，精神不振；舌质淡，苔薄白，脉细弱	益气补肾，养血健脑	可保立苏汤

2. 脑挫裂伤

（1）临床表现：严重脑组织、神经和血管的器质性损伤。表现为：①昏迷。②局灶症状和体征。③颅内压增高与脑疝。

（2）西医治疗：①脱水疗法（防治脑水肿、降低颅内压的有效措施）。②肾上腺皮质激素的运用。③神经营养剂和促醒药物。④高压氧疗法。⑤低温疗法。⑥防治并发症（消化道出血、肺炎、癫痫等）。

（3）中医辨证治疗

证型	辨证要点	治法	方药
昏愦期	昏愦深着，两手握固，牙关紧闭；脉沉迟	辛香开窍，通闭醒神	苏合香丸或黎洞丸；安宫牛黄丸（热闭神昏）；至宝丹（痰热蒙窍）
苏醒期	神志恍惚不清，头痛头晕，呕吐恶心，夜寐不宁，或醒后不省人事，昏沉嗜卧；脉细无力	镇心安神，升清降浊	琥珀安神汤；若眩晕不止，或夜寐烦躁不宁甚者，用天麻钩藤饮；若痰气上逆，神志迷蒙，不能自主者，改用癫狂梦醒汤
恢复期	神情痴呆，或失语，或语言謇涩，或错语健忘，或半身不遂，四肢麻木；舌干红无苔，脉弦细数	益气养阴，祛瘀开窍	补阳还五汤合救呆至神汤

3. 颅内血肿（助理不考）

（1）临床表现

1）意识障碍的变化：意识障碍有嗜睡、朦胧、浅昏迷、深昏迷几个级别。

①昏迷-清醒-再昏迷：常是颅内血肿，尤其是硬脑膜外血肿的典型症状。

②持续昏迷并呈进行性加重：伤情严重，颅内压增高较快，易发生脑疝。

③清醒-昏迷：伤后无原发性昏迷若干时间后，出现昏迷并进行性加重，多见于小儿颅内血肿。

2）瞳孔改变：瞳孔改变多发生在患侧，可先缩小，对光反射迟钝，继之瞳孔进行性扩大，对光反射消失，提示已发生小脑幕切迹疝。

3）锥体束征：一侧肢体肌力减退进行性加重，为血肿引起脑疝或血肿压迫运动区；去大脑强直为脑疝晚期表现。

4）生命体征：常为进行性的血压升高、心率减慢和呼吸深慢（"两慢一高"）。

（2）西医治疗：颅内血肿诊断一经确立，即应争分夺秒立即进行手术抢救，力求在脑疝形成前施行急诊手术。

细目二　胸部损伤

1. 肋骨骨折

（1）临床表现

1）局部疼痛：尤其在深呼吸、咳嗽或转动体位时加剧。

2）体格检查：受伤的局部胸壁有时肿胀，按之有压痛、骨摩擦感；反常呼吸运动；浮（动）胸壁（连枷胸）。

（2）西医治疗

1）闭合性单处肋骨骨折：治疗的重点是止痛、固定胸廓和防治并发症。

2）闭合性多根多处肋骨骨折：若胸壁软化范围较小，除止痛外尚需局部压迫包扎。大块胸壁软化或两侧胸壁有多根多处肋骨骨折时，病情危笃，需采取紧急措施。

3）胸壁反常呼吸运动的局部处理：包扎固定法、牵引固定法、内固定法。

4）开放性肋骨骨折：需彻底清创；如胸膜已穿破，尚需行胸膜腔引流术。

（3）中医辨证治疗

证型	辨证要点	治法	方药
气滞血瘀证	伤后胁肋刺痛，痛处固定，局部可见瘀斑、瘀点，呼吸及咳嗽时疼痛加重；舌质紫暗，脉象沉涩	活血化瘀，理气止痛	复元活血汤
肺络损伤证	伤后胁肋刺痛，痛处固定，伴见咳嗽、咯血或痰中带血，甚则呼吸短促，胸部胀闷；舌质紫，脉沉涩	宁络止血，止咳平喘	十灰散合止嗽散
筋骨不续证	伤处肿痛减轻，骨折处尚未愈合；舌质暗红，脉弦	续筋接骨，理气活血	接骨紫金丹
肝肾不足证	损伤后期，症见胁肋隐痛，悠悠不休，口干咽燥，心中烦热，头晕目眩，腰膝酸软，遗精；舌红少苔，脉弦细	调补肝肾，强筋壮骨	六味地黄丸
气血亏虚证	伤后症见少气乏力，失眠多梦，心悸怔忡，纳食减少；舌质淡，苔薄白，脉沉细	益气养血	八珍汤

2. 气胸与血胸

（1）临床表现

1）闭合性气胸：气胸发生后不再继续漏气。气管向健侧移位，伤侧胸部叩诊呈鼓音，听诊呼吸音减弱或消失。

2）开放性气胸：气胸发生后空气可从伤口随呼吸而自由出入胸膜腔内。胸壁伤口开放者，呼吸时能听到空气出入胸膜腔的吸吮样声音。

3）张力性气胸：气胸后裂口形成活瓣，气体只进不出，使胸膜腔内压力不断升高，最严重。伤侧胸部饱满，肋间隙增宽，呼吸幅度减低，颈部、胸部可见皮下气肿。

4）血胸：胸部损伤后引起胸膜腔积血者，称为损伤性血胸。①胸内积血少于 500mL 者，可无明显症状。胸部 X 线检查可见肋膈角消失。②中等量以上出血的血胸，短期内胸腔内积血达 1000mL 以上时，多可出现面色苍白、脉搏细速、呼吸急促、血压下降等休克征象和胸腔积液的体征。胸部 X 线检查可见伤侧胸膜腔内有大片积液阴影，纵隔向健侧移位。胸腔穿刺抽出血液即可确诊。

（2）西医治疗

1）闭合性气胸：大量气胸行胸膜腔穿刺，抽尽积气，或行胸膜腔引流术，应用抗生素。

2）开放性气胸：封盖伤口使开放性转变为闭合性，然后穿刺胸膜腔，抽气减压。

3）张力性气胸：立即排气，降低胸腔内压力。

4）血胸：进行性血胸应注意输血以防止休克。

5）闭式胸膜腔引流术

①适应证：气胸、血胸或脓胸需要持续排气、排血或排脓者；切开胸膜腔者。

②穿刺部位：液体一般选在腋中线和腋后线之间的第6～8肋间插管引流。气体常选锁骨中线第2肋间。

（3）中医辨证治疗

证型	辨证要点	治法	方药
气滞证	呼吸急促，甚则不能平卧，胸部胀闷；舌质淡红，脉弦	开胸顺气	理气止痛汤
气脱证	呼吸困难，呼吸音低微，发绀，大汗淋漓，四肢厥冷；舌淡苔白，脉微弱	益气固脱	参附汤
血瘀气滞证	呼吸气短，胸胁胀痛或刺痛，固定不移，面青；舌紫暗，脉沉涩	理气活血，逐瘀通络	复元活血汤
血虚气脱证	呼吸表浅，面色苍白，甚则大汗淋漓，四肢厥冷；脉微欲绝	益气养血固脱	四君子汤合生脉散

细目三　腹部损伤

1. 脾破裂

（1）临床表现：真性脾破裂表现为急性失血性休克和血性腹膜炎的症状。中央型和包膜下脾破裂由于受包膜的限制，出血局限，所以临床表现不明显，早期诊断不易。如果血肿继续增大，可发生"延迟性脾破裂"。

（2）西医治疗：需积极手术治疗。对于5岁以下儿童不宜行全脾切除术，应保留副脾或脾组织自体移植。

（3）中医辨证治疗

证型	辨证要点	治法	方药
气滞血瘀证	跌打损伤，血积胁下，右胁肋部肿痛剧烈，压痛明显；脉弦	疏肝理气，活血逐瘀	复元活血汤
气随血脱证	伤后出血过多，突然出现面色爪甲苍白，大汗淋漓，四肢厥冷，口渴，气急烦躁，或倦卧气微，二便失禁；舌淡，唇干或青紫，脉芤或细数	益气生血，回阳固脱	当归补血汤合参附汤
气血两虚证	损伤后期，面色㿠白，头晕目眩，视物不清，短气无力，纳少；舌淡，脉细无力	补气养血	八珍汤
肝郁气滞证	损伤后期，胁肋隐痛不适，咳吐、大便等屏气时疼痛加剧；胸闷，喜太息，情志抑郁易怒，纳少；舌苔薄白，脉弦	疏肝解郁，理气止痛	柴胡疏肝散

2. 肝破裂

（1）临床表现：腹腔内出血和腹膜刺激征，常引起出血性休克，右肩部放射性疼痛。

（2）西医治疗：迅速建立2条以上静脉输液通道，快速静脉输注平衡液，积极配血，尽快输入全血，以纠正休克。肝破裂原则上均应手术治疗。

（3）中医辨证治疗：参见"脾破裂"内容。

3. 胰腺损伤

（1）临床表现：较重的胰腺损伤表现为上腹部剧烈疼痛及弥漫性腹膜炎体征；刺激膈肌而出现肩背部

疼痛，伴恶心、呕吐、腹胀；可因疼痛与大量体液丢失而出现休克。脐周皮肤可呈青紫色。

（2）西医治疗：减少一切可能的胰腺刺激，抑制胰酶分泌，防治胰酶对机体的损伤，抗感染，防治多器官功能不全综合征。

（3）中医辨证治疗

证型	辨证要点	治法	方药
气郁血瘀证	上腹部疼痛，向腰背部放射，腹胀、恶心呕吐，上腹部压痛较剧；舌质红，苔黄，脉弦紧	行气止痛，活血祛瘀	越鞠丸合复元活血汤
热毒内蕴证	持续性腹部剧痛，腹胀拒按，局部或全腹压痛、反跳痛，腹肌紧张，肠鸣音减弱或消失；伴发热，恶心呕吐，大便秘结，小便短赤；舌质红，苔黄腻或黄糙，脉洪数	清热解毒，顺气通腑	黄连解毒汤合大承气汤
气血瘀结证	伤后数周或数年上腹部出现包块，隐痛不适，或出现肩背部放射痛，俯仰转侧则疼痛加重；纳呆便秘，低热；舌偏红，苔黄干，脉细数或弦涩	行气活血，化瘀散结	膈下逐瘀汤
热厥证	腹部膨胀，全腹压痛、反跳痛，腹肌紧张明显；精神萎靡或烦躁不安，神昏谵语，口干唇燥，手足不温，甚则四肢厥冷，呼吸浅促，或斑疹衄血，呕血便血，少尿或无尿；舌质红绛，苔黄干而厚，脉沉细而数或微细欲绝	清营泄热，解毒养阴	清营汤

4. 十二指肠及小肠损伤（助理不考）

（1）临床表现：主要表现为腹痛、腹胀、恶心呕吐、腹部压痛及反跳痛、腹肌紧张、肠鸣音减弱或消失、移动性浊音、肝浊音界缩小或消失等腹膜刺激症状与体征。如损害严重或出血过多，患者可出现休克。

（2）西医治疗：①术前注射破伤风抗毒素。②输血补液，纠正水、电解质及酸碱平衡紊乱。③禁食，持续胃肠减压。④使用广谱抗生素防治腹腔内感染。⑤手术治疗。

5. 结肠与直肠损伤（助理不考）

（1）临床表现：主要表现为细菌性腹膜炎。开放性损伤引起的结肠损伤一般在探查时可以确诊。

（2）西医治疗：一经确诊，均应立即手术治疗。

细目四　泌尿系损伤

1. 肾损伤

（1）临床表现：①休克。②血尿。③疼痛。④发热。主要体征为腰腹部肿块和触痛。

（2）西医治疗：①急救治疗。②非手术治疗（绝对卧床休息2～4周）。③手术治疗。

（3）中医辨证治疗

证型	辨证要点	治法	方药
肾络损伤证	多属肾挫伤和肾挫裂伤的初期。外伤后腰痛，活动时加重，肾区叩痛，镜下血尿或肉眼血尿，面色苍白；舌质淡紫或有瘀斑，苔薄白，脉弦细数	止血益肾，通络止痛	小蓟饮子
瘀血内阻证	多属肾挫伤或肾挫裂伤的中期。腰痛，活动不利，或可触到腰部或腹部肿块，血尿或夹有血块，小便涩痛不爽，面色不华；舌紫或有瘀斑，脉弦涩	活血祛瘀止痛	桃红四物汤
气阴两虚证	多属肾挫伤或肾挫裂伤后期或严重肾损伤术后。肿痛减轻，仍有尿血，神疲乏力，腰酸软，食少纳呆，或自汗、盗汗；舌淡苔薄，脉细弱	益气养阴	补中益气汤合知柏地黄丸；如为严重肾损伤术后，可合八珍汤

2. 膀胱损伤

（1）临床表现：轻微的膀胱挫伤，仅有下腹部的疼痛和少量终末血尿或镜下血尿。膀胱破裂可因损伤的程度不同而产生休克、腹痛、排尿困难和血尿等。主要体征为耻骨上区压痛，直肠指诊触到直肠前壁有饱满感。

（2）西医治疗：膀胱挫伤一般不需要特殊的处理；膀胱破裂出现休克时应行抗休克治疗，尽早使用广谱抗生素，同时手术探查膀胱，直视下止血。

（3）中医辨证治疗

证型	辨证要点	治法	方药
络伤血瘀证	下腹部疼痛，或剧痛难忍，或放射至会阴及下肢，膀胱区压痛明显，小便窘迫，或有血尿；舌淡或紫，苔厚白，脉弦细	活血祛瘀	小蓟饮子
气阴两虚证	损伤后期腹痛明显减轻，但神疲乏力，少气懒言，或潮热盗汗，面赤咽干，心烦少寐，小便无力，或尿频，面色无华；舌淡苔薄或少苔，脉细数无力	补气养阴	补中益气汤合知柏地黄汤

3. 尿道损伤

（1）临床表现：严重损伤时常合并大出血，引起损伤失血性休克；可见肉眼血尿，后尿道损伤可出现下腹部疼痛，尿道完全断裂时可出现尿潴留。主要体征为尿道骑跨伤常发生会阴部、阴囊处淤斑、肿胀。

（2）西医治疗：①防治休克和感染。②恢复尿道连续性。③引流膀胱尿液（暂时尿流改道）。④彻底引流尿外渗。⑤防治并发症，如尿道狭窄、尿瘘。⑥注意合并伤的处理。尿道球海绵体严重出血或骨盆骨折可致休克，应尽早采取抗休克措施。尿潴留未能立即手术者，可进行耻骨上膀胱穿刺造瘘引流尿液。

（3）中医辨证治疗

证型	辨证要点	治法	方药
络伤溢血证	尿道疼痛，尿道滴血，颜色鲜红，为损伤早期表现，或小便困难，排出不畅；舌淡苔白，脉弦	止血镇痛	活血止痛散
瘀血阻窍证	尿道疼痛，尿道出血，带有血块，损伤部位皮肤青紫、肿胀，排尿不畅；舌淡紫或有瘀斑，脉弦涩	活血化瘀	活血散瘀汤

细目五　烧伤

1. 临床表现

（1）全身表现：①生命体征变化。②发热。③其他（口渴、尿少、纳差、便秘等）。

（2）局部表现：疼痛、红斑、水疱、渗出、焦痂。

（3）并发症：①休克。②全身性感染。③应激性溃疡。④肝功能衰竭。⑤心力衰竭。⑥急性肾功能不全。⑦成人呼吸窘迫综合征。⑧多系统器官功能障碍综合征。

2. 诊断

（1）烧伤面积的估计

1）中国新九分法：即头、面、颈部为9%，双上肢为2×9%＝18%，躯干前后包括外阴为3×9%＝27%，双下肢包括臀部为（5×9%）+1%＝46%。

2）手掌法：病人并指的掌面约占体表面积的1%。

（2）烧伤深度的鉴别：三度四分法。一般认为Ⅰ°、浅Ⅱ°烧伤属于浅度烧伤；深Ⅱ°和Ⅲ°烧伤属于深度烧伤。

1）Ⅰ°烧伤：仅伤及表皮浅层，生发层健在，再生能力强。表面呈红斑状，干燥无渗出，有烧灼感，3～7天痊愈，短期内可有色素沉着，又称红斑性烧伤。

2）浅Ⅱ°烧伤：伤及表皮的生发层、真皮乳头层。局部红肿明显，有薄壁大水疱形成，内含淡黄色澄清液体，水疱皮如被剥脱，创面红润、潮湿、疼痛明显。上皮再生靠残存的表皮生发层和皮肤附件（汗腺、毛囊）的上皮增生，如不发生感染，1～2周内愈合，一般不留瘢痕，多数有色素沉着，又称水疱性烧伤。

3）深Ⅱ°烧伤：伤及皮肤的真皮层，介于浅Ⅱ°和Ⅲ°之间，深浅不尽一致，也可有水疱，但去疱皮后创面微湿，红白相间，痛觉较迟钝。

4）Ⅲ°烧伤：为全层皮肤烧伤，甚至达到皮下、肌肉或骨骼。创面无水疱，呈蜡白或焦黄色，甚至炭化，痛觉消失，局部温度低，皮层凝固性坏死后形成焦痂，触之如皮革，痂下可见树枝状栓塞的血管，又称焦痂性烧伤。

（3）烧伤严重程度的判断

1）轻度烧伤：Ⅱ°烧伤面积在9%以下。

2）中度烧伤：Ⅱ°烧伤面积在10%～29%，或Ⅲ°烧伤面积不足10%。

3）重度烧伤：Ⅱ°以上烧伤总面积在30%～49%；或Ⅲ°烧伤面积10%～19%；或虽总面积、Ⅲ°烧伤面积达不到上述标准，但有呼吸道烧伤、化学烧伤、已有休克等并发症或合并有其他严重创伤者。

4）特重度烧伤：烧伤总面积达50%以上，或Ⅲ°烧伤超过20%。

3. 西医治疗

（1）治疗原则：①保护烧伤创面，防止和清除外源性污染。②早期及时补液，保持呼吸道通畅，强心、护肾、纠正低血容量性休克。③预防局部和全身性感染。④非手术和手术方法，尽量减少瘢痕增生所造成的功能障碍和畸形。

（2）休克的防治：严重烧伤多在烧伤后6～12小时发生休克，特重度烧伤在伤后2小时即可发生。因烧伤早期发生的休克基本上是低血容量性休克，故处理原则是尽快恢复血容量。

4. 中医辨证治疗

证型	辨证要点	治法	方药
火毒伤津证	壮热烦躁，口干喜饮，便秘尿赤；舌红绛而干，苔黄或黄糙，或舌光无苔，脉洪数或弦细数	清热解毒，益气养阴	白虎加人参汤
火毒内陷证	壮热不退，口干唇燥，躁动不安，大便秘结，小便短赤，舌红绛而干，苔黄或黄糙或焦干起刺，脉弦数等；若火毒传心，可见烦躁不安，神昏谵语；火毒传肺，可见呼吸气粗、鼻翼扇动、咳嗽痰鸣，痰中带血；火毒传肝，可见黄疸，双目上视，痉挛抽搐；火毒传脾，可见腹胀便结，便溏黏臭，恶心呕吐，不思饮食，或有呕血、便血；火毒传肾，可见浮肿，尿血或尿闭	清营凉血解毒	清营汤或犀角地黄汤
阴伤阳脱证	神疲倦卧，面色苍白，呼吸气微，表情淡漠，嗜睡，自汗肢冷，体温不升反低，尿少；全身或局部水肿，创面大量液体渗出；舌淡暗苔灰黑，或舌淡嫩无苔，脉微欲绝或虚大无力	回阳救逆，益气护阴	四逆汤、参附汤合生脉散
脾虚阴伤证	疾病后期，火毒已退，脾胃虚弱，阴津耗损，面色萎黄、纳呆食少，腹胀便溏，口干少津，或口舌生糜；舌暗红而干，苔花剥或光滑无苔，脉细数	补气健脾，益胃养阴	益胃汤合参苓白术散
气血两虚证	疾病后期，火毒渐退，低热或不发热，精神疲倦，气短懒言，形体消瘦，面色无华，食欲不振，自汗，盗汗；创面肉芽色淡，愈合迟缓；舌淡，苔薄白或薄黄，脉细弱	补气养血，兼清余毒	托里消毒散

细目六 冷伤

1. 临床表现

（1）非冻结性冷伤：受冻局部出现红斑、水肿、硬结，温暖后灼痒、胀痛或感觉异常。

（2）冻结性冷伤

1）局部冻结性冷伤：按其损伤程度可分为四度。

Ⅰ°冻伤：伤及表皮层。局部红肿，有发热、痒、刺痛的感觉，数日后表皮干脱而愈，不留瘢痕。

Ⅱ°冻伤：损伤达真皮层。局部红肿较明显且有水疱形成，疱内为血清状液或稍带血栓，自觉疼痛，知觉迟钝。如无感染，很少有瘢痕。

Ⅲ°冻伤：损伤皮肤全层或深至皮下组织。创面由白色变为黑褐色，试验知觉消失，其周围红肿疼痛，可出现血疱。愈合甚慢而留有瘢痕。

Ⅳ°冻伤：损伤深达肌肉、骨骼等组织。局部表现类似Ⅲ°冻伤，常需在处理中确定其深度。容易并发感染而成湿性坏疽。

2）全身冻结性冷伤：开始时有寒战、苍白、发绀、疲乏无力等表现，随后出现肢体僵硬、幻觉、意识模糊甚至昏迷，心律失常，呼吸抑制，终至心跳、呼吸骤停。

2. 西医治疗

（1）急救和复温。

（2）局部冻结伤的治疗：Ⅲ°、Ⅳ°冻伤采用暴露疗法，保持创面清洁干燥，待坏死组织边缘或分界线清楚、周围炎症减轻或消散、感染控制后将坏死组织切除（包括坏死的指、趾）。

（3）一般的全身治疗：Ⅲ°以上局部冻伤，常需全身治疗：①注射破伤风抗毒素。②选用改善血液循环的药物，常用的有小分子右旋糖酐、托拉苏林、罂粟碱等。③使用抗生素。④Ⅲ°、Ⅳ°冻伤病人需要高价营养，包括高热量、高蛋白和多种维生素等。

（4）全身性冻伤的治疗：复温后，首先要防治休克和维护呼吸功能。全身性冻伤常合并局部冻伤，故不可忽视创面处理。

3. 中医辨证治疗

证型	辨证要点	治法	方药
寒盛阳衰证	四肢厥逆、恶寒蜷卧、极度疲乏、昏昏欲睡，呼吸微弱；苔白，脉沉微细	回阳救逆，温通血脉	四逆加人参汤
寒凝血虚证	形寒肢冷，局部疼痛喜暖；舌淡而暗，苔白，脉沉细	补养气血，温经通脉	当归四逆汤或桂枝加当归汤
气血两虚证	头晕目眩，少气懒言，四肢倦怠，面色苍白或萎黄，疮口不收；舌淡，苔白，脉沉细弱或虚大无力	益气养血，祛瘀通脉	人参养荣汤
瘀滞化热证	发热口干，患处暗红微肿，局部疼痛喜冷；或患处红肿灼热，溃烂腐臭，脓水淋漓，筋骨暴露；舌暗红，苔黄，脉数	清热解毒，活血止痛	四妙勇安汤

细目七 咬螫伤

1. 毒蛇咬伤

（1）病因病理

1）神经毒：引起弛缓型麻痹，产生肌肉运动障碍，终致周围性呼吸衰竭。

2）血液毒：具有强烈的溶组织、溶血和抗凝作用。

（2）临床表现

1）神经毒：毒蛇咬伤后局部症状不显著，疼痛较轻或没有疼痛，仅感局部麻木或蚁行感，伤口出血很少或不出血，周围不红肿。

2）血液毒：毒蛇咬伤后局部疼痛剧烈，肿胀明显，且迅速向肢体近心端发展，伤口有血性液体渗出，或出血不止。

3）混合毒：毒蛇咬伤后伤口疼痛逐渐加重，并有麻木感，伤口周围皮肤迅速红肿，并有水疱、血疱；重者伤口坏死溃烂，区域淋巴结肿大压痛。

（3）西医治疗

1）一般治疗（毒蛇咬伤后常规进行破伤风抗毒素的治疗）。

2）抗蛇毒血清的应用，一般多用蝮蛇抗毒血清。

3）危重病症的抢救。

（4）中医辨证治疗

证型	辨证要点	治法	方药
风毒（神经毒）证	局部伤口无红肿，疼痛轻微，感觉麻木；全身症状有头昏、眼花、嗜睡、气急；严重者呼吸困难，四肢麻痹，张口困难，口角流涎，双目直视，眼睑下垂，复视，表情肌麻痹，神志模糊甚至昏迷；舌质红，苔薄白，脉弦数或迟弱	活血通络，驱风解毒	活血驱风解毒汤（经验方）
火毒（血液毒）证	局部肿痛严重，常有水疱、血疱或瘀斑，严重者出现局部组织坏死；全身症状可见恶寒发热，烦躁，咽干口渴，胸闷心悸，肋胀胁痛，大便干结，小便赤或尿血；或五官、内脏出血，斑疹隐隐；舌质红，苔黄，脉滑数或结代	泻火解毒，凉血活血	龙胆泻肝汤合五味消毒饮
风火毒证	局部红肿较重，一般多有创口剧痛，或有水疱、血疱、瘀斑或伤处溃烂；全身症状有头晕头痛，眼花，寒战发热，胸闷心悸，大便秘结，小便短赤；严重者烦躁抽搐，甚至神志昏愦；舌质红，苔白黄相兼，脉弦数	清热解毒，凉血息风	黄连解毒汤合五虎追风散
蛇毒内陷证	毒蛇咬伤后失治、误治，出现高热、躁狂不安、痉厥抽搐或神昏谵语；局部伤口由红肿突然变为紫暗或紫黑，肿势反而消减；舌质红绛，脉细数	清营凉血解毒	清营汤

2.兽咬伤

（1）临床表现：有伤口感染后相应的局部或全身症状，或狂犬病毒引起的恐水症等症状。

（2）西医治疗

1）立即处理伤口。较深的伤口，需用3%过氧化氢冲洗，不予缝合，以利引流。

2）免疫治疗。注射抗狂犬病免疫血清。

3）应用破伤风抗毒素、镇静剂、抗生素。

4）患者应予隔离。

5）全身支持疗法，包括呼吸支持、心脑功能维护、营养支持等。

（3）中医辨证治疗

1）前驱期：治宜祛风解毒，方用人参败毒散。

2）毒发期：治宜解毒开窍，方用玉真散。

3）麻痹期：治宜益气回阳、解毒固脱，方用生脉饮合人参四逆汤。

第十三单元　常见体表肿物

细目一　脂肪瘤

1.临床表现　单发或多发。好发于肩、背、臀部。呈圆形、扁圆形或分叶状，边界清楚，与周围组织无粘连。极少恶变。

2.西医治疗　一般无需处理，较大者可手术切除。

细目二　纤维瘤

1.临床表现　纤维瘤可分为软、硬两种。软者又称皮赘，通常有蒂，多见于面、颈及胸背部。硬者具有包膜，切除后不易复发，不发生转移。

2.西医治疗　宜早期切除。腹壁硬性纤维瘤有浸润性且易恶性变，应早期进行广泛切除。

细目三　神经纤维瘤

1.临床表现　肿瘤沿神经干走向生长，多呈念珠状，或呈蚯蚓结节状。皮肤出现咖啡斑是诊断本病的重要依据。

2.西医治疗　可行手术切除。

细目四　皮脂腺囊肿

1.临床表现　肿物中央皮肤表面可见一小孔，有时可见有一黑色粉样小栓，其内容物为灰白色、豆腐渣样物质，有臭味。合并感染时，局部可出现红肿、疼痛、触痛、化脓甚至破溃。

2.西医治疗　可手术摘除；并发感染时应先控制感染。

细目五　血管瘤

1.临床表现

（1）毛细血管瘤：好发于婴幼儿头、面、颈部或成人的胸腹部，色鲜红或暗红，呈边缘不规则、不高出皮肤的斑片状，或高出皮肤，分叶，似草莓样。

（2）海绵状血管瘤：常见于头部、颈部，也可发生于其他部位及内脏。瘤体呈紫红或暗红色，柔软如海绵，大小不等，边界清楚。

（3）蔓状血管瘤：多发于头皮，瘤体外观常见蚯蚓状蜿蜒迂曲的血管，有压缩性和膨胀性，紫红色，有搏动、震颤及血管杂音，局部温度稍高。

2.西医治疗

（1）手术治疗：适用于各种类型的血管瘤。

（2）放射疗法：婴儿和儿童的毛细血管瘤对放射线很敏感。

（3）硬化剂注射：适用于中小型海绵状血管瘤。

（4）冷冻、激光、电烙等：可用于表浅的面积小的血管瘤。

第十四单元　甲状腺疾病

细目一　单纯性甲状腺肿

1.临床表现　①甲状腺肿大。②压迫症状（单纯性甲状腺肿体积较大时可压迫气管、食管和喉返神经）。

2.西医治疗

（1）药物治疗：常用制剂有干甲状腺制剂、左旋甲状腺素。

（2）手术治疗：①巨大甲状腺肿影响生活和工作者。②甲状腺肿大引起压迫症状者。③胸骨后甲状腺肿。④结节性甲状腺肿继发功能亢进者。⑤结节性甲状腺肿疑有恶变者。

3.中医辨证治疗

证型	辨证要点	治法	方药
肝郁脾虚证	颈部弥漫性肿大，伴四肢困乏，气短，纳呆体瘦；苔薄，脉弱无力	疏肝解郁，健脾益气	四海舒郁丸
肝郁肾虚证	颈部肿块皮宽质软，伴有神情呆滞，倦怠畏寒，行动迟缓，肢冷，性欲下降；舌淡，脉沉细	疏肝补肾，调摄冲任	四海舒郁丸合右归丸

细目二　慢性淋巴细胞性甲状腺炎（桥本病）

1. 临床表现　本病起病缓慢，呈无痛性弥漫性甲状腺肿，多伴甲状腺功能减退，早期可有甲亢表现。

2. 西医治疗　①甲状腺激素替代疗法。②免疫抑制治疗。③手术治疗：甲状腺肿大有明显压迫症状者及合并恶性病变者应手术治疗。

3. 中医辨证治疗

证型	辨证要点	治法	方药
气滞痰凝证	肿块坚实，轻度作胀，重按才感疼痛，其痛牵引耳后枕部，或有喉间梗塞感，痰多，一般无全身症状；苔黄腻，脉弦滑	疏肝理气，化痰散结	海藻玉壶汤
肝郁胃热证	颈前肿痛，胸闷不适，口苦咽干，急躁易怒，心悸多汗；苔薄黄，脉弦数	清肝泄胃，解毒消肿	普济消毒饮合丹栀逍遥散
脾肾阳虚证	颈下瘿肿，面色苍白，形寒肢冷，腰膝酸软，头目晕眩，或面浮肢肿；舌质淡，苔白滑或腻，脉沉细	温补脾肾，化痰散结	阳和汤

细目三　甲状腺功能亢进症的外科治疗

1. 手术适应证

（1）中度以上的原发性甲亢。

（2）继发性甲亢，或高功能甲状腺腺瘤。

（3）胸骨后甲状腺肿并发甲亢，腺体较大伴有压迫症状的甲亢。

（4）抗甲状腺药物或 ^{131}I 治疗后复发，或不适宜药物及 ^{131}I 治疗的甲亢。

（5）妊娠早、中期的甲亢患者又符合上述适应证者。

2. 手术禁忌证　①青少年患者。②症状较轻者。③老年病人或有严重器质性疾病不能耐受手术者。

3. 手术并发症

（1）术后呼吸困难和窒息，是术后最危急的并发症。

（2）喉返神经损伤，出现嘶哑。

（3）喉上神经损伤，损伤外支会引起声带松弛，音调降低，说话费力；损伤内支则进食特别是饮水时容易误咽发生呛咳。

（4）手足抽搐。

（5）甲状腺危象，是甲亢的严重合并症，治疗包括：①肾上腺素能阻滞剂。②碘剂。③氢化可的松。④镇静剂。⑤降温。⑥静脉输注大量葡萄糖溶液补充能量。⑦有心力衰竭者加用洋地黄制剂。⑧吸氧。

（6）甲状腺功能减退。

4. 中医辨证治疗

证型	辨证要点	治法	方药
肝郁痰结证	颈部瘿肿，质软不硬，喉感堵塞，胸闷不舒，性急易怒，忧郁怔忡，心悸失眠，眼突舌颤，倦怠乏力，大便溏薄，月经不调；舌红，苔薄腻，脉弦滑等	疏肝理气，软坚散结	柴胡疏肝散合海藻玉壶汤
肝火旺盛证	颈部肿大，眼突肢颤，心烦心悸，急躁易怒，面红目赤，口干口苦，坐卧不宁，怕热多汗，消谷善饥，形渐消瘦；舌红苔黄，脉弦数有力	清肝泻火，解郁散结	龙胆泻肝汤合藻药散
胃火炽盛证	多食善饥，形体消瘦，口干而渴，喜喝冷饮，好动怕热，汗出心悸，急躁易怒，眼突颈粗，小便黄赤，大便干燥；舌暗红，苔薄黄或黄燥，脉数	清胃泻火，生津止渴	白虎加人参汤合养血泻火汤

续表

证型	辨证要点	治法	方药
阴虚火旺证	头晕眼花，目赤干涩，羞明刺痛，心悸烦躁，少寐失眠，咽干口燥，眼突肢颤，手足心热，食多消瘦，月经不调，颈大有结；舌红少苔或苔剥，脉细而数	滋阴清热，化痰软坚	知柏地黄汤合当归六黄汤
气阴两虚证	神疲乏力，气促汗多，口咽干燥，五心烦热，面白唇淡，眼突手颤，颈肿胸闷，抑郁善忧，夜寐不安，心悸喜忘，食多便溏，腹胀泄泻，形体消瘦；舌红少苔，脉细数无力	益气养阴，泻火化痰	生脉散合补中益气汤

细目四　甲状腺肿瘤

1. 甲状腺腺瘤

（1）临床表现：多以颈前无痛性肿块为首发症状，常偶然发现。颈部出现圆形或椭圆形结节，质韧有弹性，表面光滑，边界清楚，无压痛，多为单发，随吞咽上下移动。有时可压迫气管移位，很少造成呼吸困难，罕见喉返神经受压表现。可引起甲亢及发生恶性变。

（2）西医治疗：原则上应早期切除。

（3）中医辨证治疗

证型	辨证要点	治法	方药
肝郁气滞证	颈部肿块不红、不热、不痛；伴烦躁易怒，胸胁胀满；舌苔白脉弦	疏肝解郁，软坚化痰	逍遥散合海藻玉壶汤
痰凝血瘀证	颈部肿物疼痛，坚硬，气急气短，吞咽不利；舌质暗红有瘀斑，脉细涩	活血化瘀，软坚化痰	海藻玉壶汤合神效瓜蒌散
肝肾亏虚证	颈部肿块柔韧，常伴性情急躁，易怒，口苦，心悸，失眠，多梦，手颤，月经不调；舌红，苔薄，脉弦	养阴清火，软坚散结	知柏地黄丸

2. 甲状腺癌

（1）西医病理：甲状腺癌的病理类型可分为髓样癌、滤泡状腺癌、未分化癌、乳头状癌。

（2）临床表现与检查

1）临床表现：①甲状腺肿块。②压迫症状。③转移及扩散。④髓样癌常有家族史，癌肿可产生5-羟色胺和降钙素，临床上可出现腹泻、心悸、颜面潮红和血钙降低等症状。

2）检查：①放射免疫测定血浆降钙素，对髓样癌有诊断价值。②放射性同位素检查，多为凉结节（或冷结节）。③影像学检查。④穿刺细胞学检查与病理切片。

（3）西医治疗：①手术治疗。②内分泌治疗。③外放射治疗（主要用于未分化型甲状腺癌）。④放射性核素治疗。⑤化学治疗（临床主要应用于失去手术机会或有转移的未分化腺癌）。

（4）中医辨证治疗

证型	辨证要点	治法	方药
气郁痰凝证	颈前肿块无痛，坚硬如石，生长较快，表面高低不平，肤色不变；伴性情急躁或郁闷不舒，胸胁胀满，口苦咽干，纳呆食少；舌质淡暗，苔白或腻，脉弦滑	理气开郁，化痰消坚	海藻玉壶汤合逍遥散
气血瘀滞证	肿块增长快，坚硬如石，表面不光滑，活动度差或消失，疼痛，或有皮肤青筋暴露；伴形体渐瘦，神疲乏力，或有音哑；舌质红，有瘀斑，苔黄，脉弦数	理气化痰，活血散结	桃红四物汤合海藻玉壶汤
瘀热伤阴证	肿块坚硬如石，推之不移，局部僵硬，形体消瘦，皮肤枯槁，声音嘶哑，腰酸无力；舌质红，少苔，脉细沉数	养阴和营，化痰散结	通窍活血汤合养阴清肺汤

第十五单元　胸部疾病

细目一　原发性支气管肺癌

1. 临床表现与检查

（1）临床表现

1）主要症状：①咳嗽（为肺癌最常见的症状，早期多为刺激性干咳）。②血痰。③胸痛。④发热。⑤气短及胸闷。

2）主要体征：①肿瘤引起的肺部体征——钝痛。②纵隔受累的体征：患侧声带麻痹、同侧横膈麻痹和上升、上腔静脉综合征、心率加快、心包填塞、Horner 综合征。③肿瘤转移引起的体征——锁骨上淋巴结肿大。

（2）检查

1）影像学诊断：胸部 X 线摄片检查、CT、MRI。

2）组织细胞学诊断：①痰细胞学检查（普查和诊断的简便有效方法）。②支气管镜检查（诊断肺癌的一个重要手段）。③纵隔镜检查。④经胸壁肺穿刺活检。⑤转移病灶活组织检查。

2. 外科治疗　外科手术治疗是将带肿瘤的病肺连同肺门淋巴结彻底切除，达到根治的目的。中央型肺癌常须施行全肺切除，有些中央型肺癌也可施行袖式肺叶切除术，以保证健康的肺组织和肺功能。对周围型肺癌，肺叶切除已被公认为合理的手术。

3. 中医辨证治疗

证型	辨证要点	治法	方药
气滞血瘀证	咳嗽，血痰，气促，胸胁胀痛或刺痛，大便干结；舌质紫暗或有瘀斑，苔薄黄，脉弦或涩	行气化瘀，软坚散结	血府逐瘀汤
脾虚痰湿证	咳嗽痰多，胸闷纳呆，神疲乏力，面色苍白，大便溏薄；舌质淡胖，苔白腻，脉濡缓或濡滑	健脾除湿，化痰散结	六君子汤合海藻玉壶汤
阴虚内热证	咳嗽，无痰或少痰或有泡沫痰，或痰黄难咳，痰中带血，胸痛气短，心烦失眠，口干便秘，发热；舌质红，苔花剥或光剥无苔，脉细数	养阴清热，软坚散结	百合固金汤
热毒炽盛证	高热，气促，咳嗽，痰黄稠或有血痰，胸痛口苦，口渴欲饮，便秘，尿短赤；舌质红，苔黄而干，脉大而数	清热泻火，解毒散肿	白虎承气汤
气阴两虚证	胸背部隐隐作痛，咳声低弱，神疲乏力，五心烦热，自汗盗汗；舌质红，苔少，脉沉细数	益气养阴，清肺解毒	沙参麦冬汤

细目二　食管癌

1. 临床表现与检查

（1）临床表现：①吞咽困难（食管癌的典型症状）。②梗阻症状。③胸骨后或背部肩胛区持续性绞痛。④出血。⑤声音嘶哑。⑥体重减轻和厌食。

（2）检查：①食管拉网细胞学检查（是诊断早期食管癌比较有效的方法）。②食管镜检查。③X 线钡餐检查。④CT 检查。

2. 外科治疗　手术是治疗食管癌的首选方法。

3. 中医辨证治疗

证型	辨证要点	治法	方药
痰气交阻证	有轻微的食管不适，或吞咽时稍有梗阻感，胸膈满闷，两胁胀痛，嗳气，口干；舌质偏红，苔薄腻，脉弦滑	开郁，化痰，润燥	启膈散合逍遥散
痰湿内蕴证	吞咽困难，或食入即吐，呕吐痰涎，或如豆汁，胸脘痞闷，大便溏薄，小便不利，头身困重；舌苔白腻或灰腻，脉象弦细而滑	除湿化痰，降逆止呕	二陈汤合旋覆代赭汤
瘀毒内结证	吞咽困难，疼痛难忍，食饮难下，呕吐赤汁，食管中疼痛，痛及颈背；烦躁不安，面色晦暗，口渴咽干，大便干结，小便赤；舌质紫黑有瘀点，苔黄或粗糙无光泽，脉涩	活血化瘀，解毒祛邪	桃仁四物汤合犀角地黄汤
津亏热结证	吞咽梗涩而痛，饮食入而食难下；形体逐渐消瘦，五心烦热，口干咽燥，大便干结；舌质红干或有裂纹，脉弦细	清热养阴	五汁安中饮加味
阴枯阳衰证	长期饮食困难，近于梗阻；呕恶气逆，形体枯羸，目不识人，气短乏力，语声低微，面色晦暗或苍白，大便难下；舌质暗绛，舌体瘦小，少苔乏津或无苔，脉细数或沉细无力	滋阴壮阳，益气养血	大补元煎

第十六单元　乳房疾病

细目一　急性乳腺炎

1. 西医病因病理　病因有乳汁淤积和细菌入侵两个方面。致病菌以金黄色葡萄球菌为主。大多数发生在产后哺乳期的最初 3～4 周内。

2. 临床表现与检查

（1）临床表现：乳房肿胀疼痛、发热等。初起时患部压痛，结块或有或无，皮色微红或不红。化脓时触痛显著、拒按。脓已成时肿块变软，按之有波动感。

（2）检查：①血常规检查（白细胞及中性粒细胞升高）。②患部穿刺抽脓。③B 超检查。

3. 西医治疗　足量广谱抗菌药物。脓成宜及时切开排脓。以乳头为中心循乳管方向行放射状切口，至乳晕处为止。深部或乳房后脓肿可沿乳房下缘行弧形切口。乳晕下脓肿应沿乳晕边缘行弧形切口。

4. 中医辨证治疗

证型	辨证要点	治法	方药
肝胃郁热证	乳房肿胀疼痛，皮肤微红或不红，结块或有或无，乳汁排泄不畅，患部微热触痛；可伴有畏寒发热，头痛，胸闷不舒，骨节酸痛，口渴等；舌质淡红或红，苔薄黄，脉弦或浮数	疏肝清胃，通乳散结	瓜蒌牛蒡汤
热毒炽盛证	肿块逐渐增大，皮肤焮红灼热，疼痛剧烈，呈持续性搏动性疼痛，壮热不退，口渴喜饮，患部拒按，若肿块中央变软，按之应指，为脓已成；或见局部漫肿热甚，发热，穿刺抽得脓液；或溃后脓出不畅，红肿疼痛不消，发热不退，有袋脓现象或传囊之变，同侧腋窝淋巴结肿痛；舌质红，苔黄腻，脉弦数或滑数	清热解毒，托里透脓	五味消毒饮合透脓散
正虚毒恋证	溃后乳房肿痛逐渐减轻，但疮口脓水不断，收口迟缓，或乳汁从疮口流出，形成乳漏；伴有面色少华、易疲劳、饮食欠佳、低热不退等；舌质淡，苔薄，脉细	益气和营，托毒生肌	托里消毒散

续表

证型	辨证要点	治法	方药
气血凝滞证	大量使用抗生素或过用寒凉中药后，乳房结块，质硬不消，微痛不热，皮色不变或暗红，日久不消，无明显全身症状；舌质瘀紫，苔薄白，脉弦涩	疏肝活血，温阳散结	四逆散加味

细目二　乳腺增生病

1.临床表现与检查

（1）临床表现：①乳房内肿块：多呈片块状、条索状或颗粒状结节，也可各种形态混合存在。肿块边界都不甚清楚，与皮肤及深部组织无粘连，推之活动，有压痛。在外上象限。②乳房胀痛：常发生或加重于月经前期。③乳头溢液：多呈黄绿色、棕色或血性。

（2）检查：①X线钼靶摄片为边缘模糊不清的阴影或有条索状组织穿越其间。②B超。③切除（或切取）活检是最确切的诊断。

2.西医治疗　维生素类药物、激素类药物。对可疑病人应及时进行活体组织切片检查，如发现有癌变，应及时行乳癌根治手术。

3.中医辨证治疗

证型	辨证要点	治法	方药
肝郁气滞证	乳房胀痛或有肿块，一般月经来潮前乳痛加重和肿块稍肿大，行经后好转；常伴有情绪抑郁，心烦易怒，失眠多梦，胸胁胀满等；舌质淡红，苔薄白，脉细涩	疏肝理气，散结止痛	逍遥散
痰瘀凝结证	乳中结块，多为片块状，边界不清，质地较韧，乳房刺痛或胀痛；舌边有瘀斑，苔薄白或薄而微黄，脉弦或细涩	活血化瘀，软坚祛痰	失笑散合开郁散
气滞血瘀证	乳房疼痛及肿块没有随月经周期变化的规律性，乳房疼痛以刺痛为主，痛处固定，肿块坚韧；伴有经行不畅，经血量少，色暗红，夹有血块，少腹疼痛；舌质淡红，边有瘀点或瘀斑，脉涩	行气活血，散瘀止痛	桃红四物汤合失笑散
冲任失调证	乳房肿块表现突出，结节感明显，经期前稍有增大变硬，经后可稍有缩小变软，乳房胀痛较轻微，或有乳头溢液；常伴有月经紊乱，量少色淡，腰酸乏力等症；舌质淡红，苔薄白，脉弦细或沉细	调理冲任，温阳化痰，活血散结	二仙汤

细目三　乳房纤维腺瘤

1.临床表现与检查

（1）临床表现：①乳房肿块：多发生于乳房外上象限，圆形，光滑。②乳房轻微疼痛。

（2）检查：①X线钼靶乳房摄片。②B超。③活体组织病理切片检查（明确诊断）。

2.西医治疗　根治本病的方法是手术切除。

3.中医辨证治疗

证型	辨证要点	治法	方药
肝气郁结证	肿块较小，发展缓慢，不红不热，不觉疼痛，推之可移，伴胸闷叹息；舌质正常，苔薄白，脉弦	疏肝解郁，化痰散结	逍遥散
血瘀痰凝证	肿块较大，坚硬木实，重坠不适，伴胸闷牵痛，烦闷急躁，或月经不调、痛经等；舌质暗红，苔薄腻，脉弦滑或弦细	疏肝活血，化痰散结	逍遥散合桃红四物汤

细目四　乳腺癌

1.西医病因病理　本病好发于40～60岁女性。病理的分期根据世界卫生组织 FOOTE-STEW ART 分类法，分为浸润型和非浸润型（原发癌）。

2.临床表现与检查

（1）临床表现：①乳房内包块：以无疼痛、单发包块，质地硬，表面不光滑，与周围组织粘连，界限不清，不易推动，无自觉症状为特点。②局部皮肤改变：凹陷性酒窝征是乳腺癌早期的常见局部体征。晚期皮肤呈橘皮样改变。③乳头部的变化：乳头及整个乳房明显抬高或可使乳头内陷。

（2）检查：X线检查、B超检查、针刺活检、细胞学检查。

3.西医治疗　乳癌根治术是治疗Ⅰ、Ⅱ期乳癌的常规手段。根据雌激素受体的检查结果，选择内分泌治疗方案。ER、PR 阳性，应选用内分泌疗法。

4.中医辨证治疗

证型	辨证要点	治法	方药
肝郁气滞证	两胁胀痛，易怒易躁，乳房结块如石；舌苔薄黄或薄白，舌红有瘀点，脉弦有力	疏肝解郁，理气化痰	逍遥散
冲任失调证	乳中结块，皮核相连，坚硬如石，推之不移；伴有腰膝酸软，女子月经不调，男子遗精阳痿，五心烦热；舌淡无苔，脉沉无力	调摄冲任，理气散结	二仙汤合开郁散
毒热蕴结证	身微热，乳房结块增大快，已破溃，状如山岩，形似莲蓬，乳头内陷；舌红绛，苔中剥，脉濡数	清热解毒，活血化瘀	清瘟败毒饮合桃红四物汤
气血两虚证	乳房结块溃烂，色紫暗，时流污水，臭气难闻；头晕耳鸣，肢体消瘦，五心烦热，面色苍白，夜寐不安；舌绛无苔，或苔黄白，脉滑数	调理肝脾，益气养血	人参养荣汤

第十七单元　胃与十二指肠疾病

细目一　胃及十二指肠溃疡急性穿孔

1.临床表现与检查

（1）临床表现：剧烈腹痛（刀割样），休克症状，恶心呕吐，6～12小时后体温开始明显上升；腹部压痛及腹肌强直，腹腔内积气积液。

（2）检查：①实验室检查白细胞计数及中性粒细胞比例增高。②X线检查在立位腹部透视或摄片时可见半月形的膈下游离气体影，对诊断有重要意义。③超声波检查可帮助判断腹腔渗液量多少。④腹腔穿刺。

2.诊断与鉴别诊断

（1）诊断：①多数病人有溃疡病史，且近期有溃疡病活动症状。②突然发生的持续性上腹部剧烈疼痛，迅速发展到全腹，并常伴有轻度休克症状。③检查时有明显的腹膜刺激征，并多有肝浊音界缩小或消失。如X线检查发现膈下有游离气体，应能确诊。必要时可行腹腔穿刺检查。

（2）鉴别诊断

1）急性胰腺炎：无气腹征，血、尿淀粉酶升高，腹腔穿刺液可为血性。

2）急性阑尾炎穿孔：急性阑尾炎腹痛是逐渐加重的，疼痛程度也不如溃疡病穿孔剧烈，体征以右下腹为甚，无气腹征。

3）急性胆囊炎：急性胆囊炎一般炎症反应较重，体征主要集中在右上腹，有时可触及肿大的胆囊，墨菲征阳性。

3. 非手术疗法适应证

（1）穿孔小或空腹穿孔，就诊比较早，腹腔积液少，无腹胀，一般情况好，感染中毒症状不明显，不伴有休克及重要脏器严重病变者。

（2）单纯性溃疡穿孔，无合并出血、梗阻、癌变或再穿孔等溃疡病的严重并发症。

（3）年龄较轻，溃疡病史不长，非顽固性溃疡。

（4）就诊时腹腔炎症已有局限趋势者。

4. 手术疗法适应证　①不适合非手术治疗的患者。②经过非手术治疗 6～12 小时，症状体征不见缓解者。

细目二　胃及十二指肠溃疡大出血

1. 临床表现与检查

（1）临床表现：最常见的表现是呕血和黑便。体检仅有上腹部压痛，部分病人有胃脘部胀满感。肠鸣音活跃，通常并不亢进，约半数病人体温轻度增高。

（2）检查：上消化道出血时可行急诊胃镜检查。

2. 诊断与鉴别诊断

（1）诊断：有典型溃疡病发作史或过去检查曾证明有溃疡病的患者，胃肠道出血最大的可能为溃疡出血，结合纤维胃镜检查及实验室检查，可以明确诊断。

（2）鉴别诊断

1）胃癌出血：胃癌伴出血者纤维胃镜检查可见典型的恶性溃疡表现，活检可明确诊断。癌肿标志物检查明显升高提示癌肿存在。

2）食管与胃底静脉破裂出血：有慢性肝炎、肝硬化病史的患者，突然发生出血且伴有腹痛，提示出血来势凶猛，常以呕血为主，并很快出现失血性休克。

3）干呕或呕吐后突然发生出血：须警惕食管贲门黏膜撕裂综合征，食管裂孔疝亦可引起大出血。

4）急性胃黏膜出血：出血前有烧伤、损伤或严重感染等病史，或者长期服用激素者，应高度怀疑急性胃黏膜出血。

5）胆道出血：有胆道疾病史者可出现周期性反复出血，呕血、便血均可发生，但以便血为主，大多发生在胆绞痛缓解后，间歇期约为 1 周。

3. 西医治疗　内科紧急处理配合外科治疗。根治性手术为胃大部切除术。

细目三　胃及十二指肠溃疡瘢痕性幽门梗阻

1. 临床表现与检查

（1）临床表现：有长期溃疡病反复发作史，近来有发作征象。梗阻早期食欲减退、恶心、上腹部饱胀及沉重感。当出现完全性梗阻时，呕吐频繁，呕吐量大且多含积存的宿食，有酸臭味，呕吐物中不含胆汁，且全身情况逐渐恶化，消瘦及脱水明显。

（2）检查：X 线钡餐检查、纤维胃镜检查。

2. 诊断与鉴别诊断

（1）诊断：长时期溃疡病史及典型的胃潴留症状，配合实验室检查和 X 线钡餐检查等。

（2）鉴别诊断

1）痉挛性和水肿性幽门梗阻：这种梗阻常为间歇性，有溃疡病的疼痛发作，虽有呕吐但不剧烈，亦无胃扩张，呕吐物常为当日所摄食物。

2）胃癌所致幽门梗阻：胃幽门部肿瘤可以引起幽门梗阻；若为癌肿晚期所引起的幽门梗阻，可有恶性肿瘤的全身症状及癌胚抗原等标志物的异常。通过钡餐和胃镜检查、活组织检查等，能获得确诊。

3）十二指肠球部以下梗阻性病变：如胰头壶腹部肿瘤压迫十二指肠所致梗阻，往往有阻塞性黄疸出现；十二指肠肿瘤所致梗阻常有血便表现；肠系膜上动脉压迫综合征者可有呕吐，但一般无宿食，呕吐物中有胆汁。这类病人在餐后俯卧 15 ～ 30 分钟可使食物通过而使症状缓解。

3. 西医治疗　手术治疗，以胃大部切除术为主。

4. 中医辨证治疗

证型	辨证要点	治法	方药
脾胃虚寒证	上腹饱胀，食后较甚，朝食暮吐，暮食朝吐，吐出物为宿食残渣及清稀黏液，吐后则舒服，畏寒喜热、神疲乏力、大便溏少；舌质淡红，苔白或白滑，脉沉弱	温中健脾，和胃降逆	丁香透膈散
痰湿阻胃证	脘腹胀满，进食后加重，胸膈痞闷，呕吐频繁，吐出物为食物残渣及痰涎白沫；伴有眩晕、心悸；舌质淡红，苔白厚腻或白滑，脉弦滑	涤痰化浊，和胃降逆	导痰汤
胃中积热证	脘腹胀满，餐后加重，朝食暮吐，暮食朝吐，吐出物为食物残渣及秽浊酸臭之黏液，心烦口渴，欲进冷饮，小便黄少，大便干结；舌质红少津，苔黄燥或黄腻，脉滑数	清泄胃热，和中降逆	大黄黄连泻心汤
气阴两虚证	病程日久，反复呕吐，形体消瘦，神疲乏力，唇干口燥，小便短少，大便干结；舌红少津，脉细数	益气生津，降逆止呕	麦门冬汤

细目四　胃癌

1. 临床表现与检查

（1）临床表现：胃痛（是胃癌最常见的症状）、食欲减退、消瘦、乏力、恶心、呕吐、出血和黑便。晚期胃癌可出现上腹部肿块、直肠前触及肿物、脐部肿块、锁骨上淋巴结肿大等体征。

（2）检查：X 线钡餐检查龛影不规则、内窥镜检查、B 超检查。胃液及大便隐血试验可以为发现胃癌提供线索。

2. 西医治疗　手术治疗是治疗胃癌的主要手段。胃癌根治术应遵循以下三点要求：①充分切除原发癌灶。②彻底廓清胃周围淋巴结。③完全消灭腹腔游离癌细胞和微小转移灶。

3. 中医辨证治疗

证型	辨证要点	治法	方药
肝胃不和证	多见于早、中期胃癌及胃癌术后患者。胃脘胀满疼痛，痛引两胁，情志不舒、善怒、喜太息；嗳腐吞酸，呃逆呕吐，吞咽不畅；脉弦	疏肝和胃，降逆止痛	逍遥散合旋覆代赭汤
脾胃虚寒证	见于中、晚期胃癌。胃脘隐痛，喜温喜按，大便溏薄，呕吐清稀；神疲乏力，食少腹胀，朝食暮吐；舌淡胖边有齿痕，脉沉缓无力	温中散寒，健脾和胃	附子理中汤
胃热伤阴证	多见于早、中期胃癌及放疗的患者。胃脘灼热、疼痛、食后痛剧，尿黄便秘，饥不欲食，胃中嘈杂，心烦口渴；舌干红绛，少苔或无苔，脉细数	养阴清热，和胃止痛	竹叶石膏汤合玉女煎
气血双亏证	晚期胃癌多见。心悸头晕，形瘦无华，疲乏气短；自汗盗汗，纳呆食少，虚烦不眠，胃脘隐痛；舌淡有齿痕或有瘀斑，脉虚细无力	补气养血，健脾补肾	十全大补汤
脾虚痰湿证	多见于中、晚期胃癌合并贲门或幽门梗阻者。头晕身重，呕吐痰涎，胃脘痞满疼痛，口淡少食，腹胀便溏，痰核累累；舌淡胖苔浊，脉濡滑	健脾化湿，软坚散结	参苓白术散合二陈汤
瘀毒内阻证	多见于进展期胃癌。胃脘刺痛拒按，呕血腥秽，或心下痞块坚硬，呕吐食少，大便黑干；舌紫或有瘀斑，苔浊腻，脉沉涩	活血祛瘀，解毒养阴	失笑散合膈下逐瘀汤

第十八单元　原发性肝癌

1. 临床表现与检查

（1）临床表现：①常见症状为肝区疼痛、腹胀、消瘦乏力、纳差、上腹肿块。体征为肝肿大、黄疸、腹水。②临床分型：单纯型、硬化型、炎症型（病情发展快，伴有持续性高热或谷丙转氨酶持续增高在1倍以上者）。③并发症：上消化道出血、肝昏迷、肝癌结节破裂。

（2）检查：甲胎蛋白（AFP）检测对原发性肝癌的诊断价值很大，特异性较高。超声检查是肝癌诊断中最常用而有效的方法。肝穿刺活组织检查。

2. 西医治疗　手术治疗包括肝区段切除术，左、右半肝切除术，肝中叶切除术，左、右肝三叶切除术等。

3. 中医辨证治疗

证型	辨证要点	治法	方药
气滞血瘀证	相当于单纯型Ⅱ期。症见两胁胀痛，腹部结块，推之不移，胸闷腹胀、纳呆乏力；舌淡红，苔薄白或薄黄，脉弦	疏肝理气，活血化瘀	小柴胡汤合大黄䗪虫丸
脾虚湿困证	相当于单纯型Ⅱ期或硬化型Ⅱ期伴有腹水。症见脘腹胀满，胁痛肢楚、神疲乏力，纳呆便溏，四肢肿胀；舌淡胖，苔白或腻，脉弦而滑	益气健脾，化湿祛痰	四君子汤合逍遥散
肝胆湿热证	相当于炎症型Ⅲ期。症见胁下积块，腹大如鼓，黄疸日深，纳呆乏力，小便短赤，腹水肢肿；舌红或绛，苔黄或糙，脉弦滑数	清利湿热，活血化瘀	茵陈蒿汤合鳖甲煎丸
肝肾阴虚证	相当于硬化型Ⅲ期。症见口干，低热盗汗，形体消瘦，腰痛酸软，小便短赤；舌红少苔，脉细数	养阴散结，凉血解毒	青蒿鳖甲汤合一贯煎

第十九单元　门静脉高压症

1. 解剖概要　门静脉与腔静脉系统之间存在多处交通支，主要有：①胃底－食管下段交通支。②直肠下端肛管交通支。③前腹壁交通支。④腹膜后交通支。

2. 临床表现与检查

（1）临床表现：脾肿大、脾功能亢进、呕血或柏油样黑便、腹水及非特异性全身症状（如乏力、嗜睡、厌食、腹胀等）。

（2）检查：脾功能亢进时，白细胞计数减少至 $3×10^9/L$ 以下；血小板计数减少至（$70～80$）$×10^9/L$ 以下。上消化道造影显示食管及胃底静脉曲张，表现为食管、胃底黏膜紊乱，呈蚯蚓状或蚕食样。B超检查及多普勒超声是目前最方便的测定方法。术前及术中测定门静脉压力对诊断、选择手术方法及其预后判断均有帮助。

3. 诊断与鉴别诊断

（1）出血的鉴别

1）溃疡病大出血：有典型的溃疡病史，胃溃疡以呕血为主，最终会出现柏油样便。而十二指肠溃疡以柏油样便为主，往往有大量呕血，呕吐的血多为咖啡色，出血量大时便血呈紫红色，出血后上腹部的疼痛可以缓解或减轻。病人的肝功能应为正常，很少有腹水。钡餐造影和胃镜检查可以明确诊断。

2）胃癌出血：一般病史较长，有类似溃疡病史。大便隐血试验持续阳性，侵犯大血管时可发生呕血、便血及休克。胃镜下可见典型的恶性溃疡和肿瘤表现，活检可以明确诊断。

3）胆道出血：有肝胆疾病或外伤病史，可有黄疸，但一般很少有肝硬化。胆道造影可以明确病变的部位及出血的原因。

4）急性胃黏膜病变：一般有重症感染、损伤、烧伤等病史。可有呕血或血便，但以呕血为主，反复出现，间歇期可达数日。

5）Mallory–Weiss 综合征：临床表现为酗酒呕吐后随之而来的呕血，多为食管内压力急剧上升，食管与胃连接部的黏膜撕裂所致。

（2）腹水的鉴别

1）心源性腹水：若详细询问病史，细致地进行心脏听诊，再结合心电图及 X 线检查，一般进行鉴别并不太困难。

2）肾源性腹水：慢性肾炎合并有全身浮肿、血尿、高血压、尿中有大量蛋白及管型，结合病史，诊断并不困难。

3）腹腔内肿瘤：腹腔内肿瘤可以压迫门静脉或癌栓在门静脉内形成栓塞而使血液回流受阻，致使门静脉出现高压及腹水。此时大部分已属肿瘤晚期，可有血液及淋巴远处转移，也可有腹腔内大量种植。要详细询问病史及查体；钡餐造影、B 超、CT 检查有鉴别价值；同时进行腹水内查找癌细胞更有助于诊断。

4. 西医治疗

（1）非手术治疗：食管 – 胃底曲张静脉破裂出血，尤其是肝功能储备 Child C 级病人，尽可能采用非手术治疗。

（2）手术疗法：①分流术。②断流术。③转流术。

5. 中医辨证治疗

证型	辨证要点	治法	方药
瘀血内结证	腹部积块明显，硬痛不移，面暗消瘦，纳减乏力，时有寒热，女子或见月事不下；舌边暗紫或见瘀点，苔薄，脉弦涩	祛瘀软坚，兼调脾胃	膈下逐瘀汤
寒湿困脾证	腹大胀满，按之如囊裹水，甚则颜面浮肿，脘腹痞满，得热稍舒，精神困倦，怯寒懒动，小便少，大便溏，或身目发黄，面色晦暗；舌苔白腻，脉缓	温中健脾，行气利水	实脾饮加茵陈
气随血脱证	患者突然大量吐血及便血后出现面色苍白，四肢厥冷，汗出；舌淡，苔白，脉微	益气固脱	独参汤

第二十单元　急腹症

细目一　急性阑尾炎

1. 临床表现与检查

（1）主要症状：①转移性右下腹疼痛。②胃肠道症状。③全身症状：可有头晕、头痛、乏力、汗出、口干、尿黄、脉数等症状。

（2）主要体征：①压痛：右下腹局限性显著压痛是阑尾炎最重要的特征。②反跳痛。③腹肌紧张。④右下腹包块。

（3）检查：①结肠充气试验（Rovsing 征）：如出现右下腹疼痛为阳性，可提示阑尾炎的存在。②腰大肌试验（Psoas 征）：阳性提示炎性阑尾贴近腰大肌，多见于盲肠后位阑尾炎。③闭孔内肌试验（Obturator 征）：阳性提示炎性阑尾位置较低，贴近闭孔内肌，为盆腔位阑尾炎。

2. 诊断与鉴别诊断

（1）诊断：根据转移性右下腹疼痛的病史和右下腹局限性压痛的典型阑尾炎特点，一般即可作出诊断。

（2）鉴别诊断

1）急性胃肠炎：多有饮食不洁史，肠鸣音亢进，一般无腹膜刺激征，大便检查可有脓细胞及未消化食物。

2）急性肠系膜淋巴结炎：腹痛常与上呼吸道感染并发，早期即可有高热、白细胞计数增高，但腹痛、压痛相对较轻且较广泛，在肠系膜区域内有时可触及肿大淋巴结。

3）右肺下叶大叶性肺炎或右侧胸膜炎：常有右侧胸痛及呼吸道症状，腹部无固定性显著压痛点。胸部X线检查有鉴别意义。

4）急性胆囊炎、胆石症：右上腹持续性疼痛，阵发性加剧，可伴有右肩部放射痛，腹膜刺激征以右上腹为甚，墨菲（Murphy）征阳性。

5）右侧输尿管结石：常突然出现剧烈绞痛，但腹部体征不明显，有肾区叩击痛，可伴有尿频、尿急、尿痛或肉眼血尿等症状，一般无发热。X线摄片常可发现阳性结石。

6）异位妊娠破裂：常有急性失血症状和下腹疼痛症状，有停经史。妇科检查阴道内有血液，阴道后穹隆穿刺有血等。

4. 西医治疗 尽早采用阑尾切除术。

5. 中医辨证治疗

证型	辨证要点	治法	方药
瘀滞证	转移性右下腹痛，呈持续性、进行性加剧，右下腹局限性压痛或拒按；伴恶心纳差，可有轻度发热；苔白腻，脉弦滑或弦紧	行气活血，通腑泄热	大黄牡丹汤合红藤煎剂
湿热证	腹痛加剧，右下腹或全腹压痛、反跳痛，腹皮挛急，右下腹可触及包块；壮热、恶心纳差、便秘或腹泻；舌红苔黄腻，脉弦数或滑数	通腑泄热，利湿解毒	复方大柴胡汤
热毒证	腹痛剧烈，全腹压痛、反跳痛，腹皮挛急；高热不退或恶寒发热、恶心纳差、便秘或腹泻；舌红绛，苔黄厚，脉洪数或细数	通腑排毒，养阴清热	大黄牡丹汤合透脓散

细目二　肠梗阻

1. 分类

（1）按发病的基本原因分类：①机械性肠梗阻（最常见）。②动力性肠梗阻。③血运性肠梗阻。

（2）按肠壁有无血运障碍分类：①单纯性肠梗阻：只有肠内容物通过受阻而无肠管血运障碍者。②绞窄性肠梗阻（最危险）：肠梗阻的同时伴有肠壁血运障碍者。

2. 西医病因病理 ①肠蠕动变化。②肠腔膨胀、积气积液。③肠壁充血水肿、通透性增加。④肠壁坏死穿孔。

3. 临床表现与检查

（1）临床表现：腹痛（单纯性阵发性剧烈腹痛；绞窄性剧烈的持续性腹痛伴有阵发性加重；麻痹性持续性胀痛）、呕吐、腹胀、停止排气排便。腹部膨胀。机械性肠梗阻多可见肠型及肠蠕动波，肠鸣音亢进，呈高调金属音或气过水声；麻痹性肠梗阻时，则肠鸣音减弱或消失。

（2）检查：肠管的气液平面是肠梗阻特有的X线表现。

4. 诊断与鉴别诊断

（1）诊断：典型的肠梗阻具有痛、呕、胀、闭四大症状，腹部可见肠型及肠蠕动波，肠鸣音亢进，可出现全身脱水等体征。结合腹部X线检查，明确诊断并不困难。

（2）鉴别诊断

各型肠梗阻的鉴别

类型	特点
机械性肠梗阻	阵发性腹部绞痛
麻痹性肠梗阻	腹胀显著，肠鸣音减弱或消失
绞窄性肠梗阻	①腹痛，呈持续性并有阵发性加重。②呕吐物或肛门排出物或腹穿抽出血性液体。③脉率加快，体温升高，白细胞计数增高，甚至出现休克。④腹膜刺激征，肠鸣音由亢进变为减弱，甚至消失
高位肠梗阻	呕吐发生早而频繁，腹胀不明显
低位肠梗阻	腹胀明显，呕吐出现晚而次数少，可吐出粪样物
完全性肠梗阻	呕吐频繁
不完全性肠梗阻	呕吐与腹胀都较轻或无呕吐，尚有少量排气排便

5. 西医治疗　手术治疗适应证：①绞窄性肠梗阻。②有腹膜刺激征或弥漫性腹膜炎征象的各型肠梗阻。③应用非手术疗法后，经 6～8 小时观察，病情不见好转。④肿瘤及先天性肠道畸形等不可逆转的器质性病变引起的肠梗阻。

6. 中医辨证治疗

证型	辨证要点	治法	方药
气滞血瘀证	腹痛阵作，胀满拒按，恶心呕吐，无排气排便；舌质淡红，苔薄白，脉弦或涩	行气活血，通腑攻下	桃核承气汤
肠腑热结证	腹痛腹胀，痞满拒按，恶心呕吐，无排气排便，发热，口渴，小便黄赤，甚者神昏谵语；舌质红，苔黄燥，脉洪数	活血清热，通里攻下	复方大承气汤
肠腑寒凝证	起病急骤，腹痛剧烈，遇冷加重，得热稍减，腹部胀满，恶心呕吐，无排气排便；脘腹怕冷，四肢畏寒；舌质淡红，苔薄白，脉弦紧	温中散寒，通里攻下	温脾汤
水结湿阻证	腹痛阵阵加剧，肠鸣辘辘有声，腹胀拒按，恶心呕吐，口渴不欲饮，无排气排便，尿少；舌质淡红，苔白腻，脉弦缓	理气通下，攻逐水饮	甘遂通结汤
虫积阻滞证	腹痛绕脐阵作，腹胀不甚，腹部有条索状团块，恶心呕吐，呕吐蛔虫，或有便秘；舌质淡红，苔薄白，脉弦	消导积滞，驱蛔杀虫	驱蛔承气汤

细目三　胆道感染与胆石症

1. 急性胆道感染

（1）病因：①梗阻因素（胆石症和胆管狭窄）。②感染因素。③局部供血障碍。④其他（胆道畸形、胆道创伤和胆道运动功能障碍）。

（2）临床表现与检查

1）临床表现

①急性胆囊炎：突发右上腹阵发性绞痛，常在饱餐、进油腻食物后或在夜间发作。疼痛常放射至右肩部、肩胛部和背部。伴恶心呕吐、厌食等。右上腹可有不同程度、不同范围的压痛、反跳痛及肌紧张，Murphy 征阳性。

②急性梗阻性化脓性胆管炎：本病发病急骤，病情进展快，除具有一般胆道感染的 Charcot 三联征（腹痛、寒战高热、黄疸）外，还可出现休克、中枢神经系统受抑制的表现，即 Reynolds 五联征。

2）检查

①急性胆囊炎：有轻度白细胞计数升高；血清转氨酶轻度升高，AKP 升高。影像学检查：B 超检查可显示胆囊增大、囊壁增厚甚至有"双边"征，以及胆囊内结石光团。

②急性梗阻性化脓性胆管炎：白细胞计数升高，中性粒细胞升高，血小板降低，凝血酶原时间延长，肝功能有不同程度的受损。影像学检查以 B 超最为实用。

（3）西医治疗：急诊手术适用于：①发病在 48～72 小时以内者。②经非手术治疗无效且病情恶化者。③怀疑有胆囊穿孔、弥漫性腹膜炎、急性化脓性胆管炎、急性坏死性胰腺炎等并发症者。手术方法包括胆囊造口术、胆囊切除术、胆总管探查、T 型管引流术。

（4）中医辨证治疗

证型	辨证要点	治法	方药
蕴热证（肝胆蕴热）	胁腹隐痛，胸闷不适，肩背窜痛，口苦咽干，腹胀纳呆，大便干结，有时低热；舌红苔腻，脉平或弦	疏肝清热，通下利胆	金铃子散合大柴胡汤
湿热证（肝胆湿热）	发热恶寒，口苦咽干，胁腹疼痛难忍，皮肤黄染，不思饮食，便秘尿赤；舌红苔黄，脉弦数滑	清胆利湿，通气通腑	茵陈蒿汤合大柴胡汤
热毒证（肝胆脓毒）	胁腹剧痛，痛引肩背，腹拘强直，压痛拒按，高热寒战，上腹饱满，口干舌燥，不能进食，大便干燥，小便黄赤，甚则谵语、肤黄有瘀斑、四肢厥冷、鼻衄齿衄；舌绛有瘀斑，苔黄开裂，脉微欲绝	泻火解毒，通腑救逆	黄连解毒汤合茵陈蒿汤

2. 胆石症

（1）临床表现与检查

1）临床表现：①胆囊结石：阵发性绞痛，可向右肩胛部放射，称为胆绞痛。②肝外胆管结石：发作期间可表现为 Charcot 三联征，即腹痛、寒战高热和黄疸。③肝内胆管结石：急性发作时肝区疼痛，寒战发热，为弛张热，可有轻度黄疸，肝脏可有不对称增大，肝区有叩击痛。

2）检查：影像学检查首选 B 超。

（2）西医治疗：①排石疗法。②电钉排石。③溶石疗法。④碎石疗法。⑤取石疗法。⑥外科手术。

（3）中医辨证治疗

证型	辨证要点	治法	方药
肝郁气滞证	右上腹间歇性绞痛或闷痛，有时可向右肩背部放射，右上腹有局限性压痛；伴低热，口苦，食欲减退；舌质淡红，苔薄白或薄黄，脉弦紧	疏肝利胆，理气开郁	金铃子散合大柴胡汤
肝胆湿热证	右上腹持续性胀痛，多向右肩背部放射，右上腹肌紧张，有压痛，有时可摸到肿大的胆囊；伴高热、恶寒，口苦咽干、恶心呕吐、不思饮食，部分病人出现身目发黄；舌质红，苔黄腻，脉弦滑或弦数	疏肝利胆，清热利湿	茵陈蒿汤合大柴胡汤
肝胆脓毒证	右上腹硬满灼痛，痛而拒按，或可触及肿大的胆囊，黄疸日深，壮热不止；舌质红绛，苔黄燥，脉弦数。严重者，四肢厥冷，脉细数	泻火解毒，养阴利胆	茵陈蒿汤合黄连解毒汤
肝阴不足证	胁肋隐痛，绵绵不已，可向右肩背部放射，遇劳加重，口干咽燥，心中烦热，两目干涩，头晕目眩；舌红少苔，脉弦细	滋阴柔肝，养血通络	一贯煎

细目四　急性胰腺炎

1. 西医病因病理　最常见的梗阻原因是胆结石。水肿、出血和坏死是急性胰腺炎的基本病理改变。

（1）急性水肿性胰腺炎：病变多局限于胰体尾部。病变的胰腺肿大变硬，被膜紧张。

（2）急性出血坏死性胰腺炎：病变以广泛的胰腺坏死、出血为特征，伴轻微炎症反应。

2. 临床表现与检查

（1）临床表现

1）症状：①腹痛：是主要临床症状，可放射至背部。②恶心、呕吐。③腹胀。

2）体征：①发热。②黄疸。③腹膜炎体征。④休克。⑤皮肤瘀斑：脐周、腰部可出现青紫色的不规则斑块。⑥手足搐搦。⑦呼吸窘迫综合征和多器官功能衰竭。

（2）检查：血清淀粉酶测定。

3. 诊断与鉴别诊断

（1）诊断

1）轻型急性胰腺炎：临床上表现为急性、持续性腹痛（偶无腹痛），血清淀粉酶活性增高≥正常值上限3倍，影像学提示胰腺有或无形态改变，排除其他疾病者。

2）重症急性胰腺炎：急性胰腺炎伴有脏器功能障碍，或出现坏死、脓肿或假性囊肿等局部并发症者，或两者兼有。具备下列4项中2项者即可诊断为重症急性胰腺炎：①血、尿淀粉酶增高，或突然下降到正常，但病情恶化。②血性腹水，其淀粉酶增高。③难治性休克。④B超或CT检查示胰腺肿大，质不均，胰外有浸润。

（2）鉴别诊断

1）急性胆囊炎：疼痛多在右上腹，呈绞痛样发作，向右肩背部放射，呕吐后腹痛稍有减轻，伴寒战发热，右上腹压痛、肌紧张。

2）急性肠梗阻：多有手术或腹膜炎病史，腹痛为痉挛性，时缓时急，逐渐加重，多位于脐周，伴有呕吐、不排便、不排气。肠鸣音亢进，可闻及气过水声或金属音，腹部可见到肠型及蠕动波，腹部透视有肠内气液平面、闭袢影像等。

3）急性肾绞痛：阵发性绞痛，腰部重于腹部，并放射至腹股沟部与阴囊。如有血尿、尿频或尿急，更有助于鉴别。

4. 西医治疗

（1）非手术治疗：①禁食。②胃肠减压。③补充血容量。④抑制胰腺分泌和抑制胰酶活性。⑤支持治疗。⑥防治感染。⑦腹腔灌洗。⑧脏器支持治疗。

（2）手术治疗：引流术、坏死组织清除术和规则性胰腺切除术。

5. 中医辨证治疗

证型	辨证要点	治法	方药
肝郁气滞证	腹中阵痛或窜痛，恶心呕吐，无腹胀，上腹仅有压痛，无明显腹肌紧张；舌质淡红，苔薄白或黄白，脉细或紧	疏肝利胆，行气止痛	柴胡疏肝散合清胰汤
肝胆湿热证	上腹疼痛，绞痛、窜痛或牵引肩背，脘腹胀满拒按，常有口苦口干，恶心呕吐，不欲进食，身目发黄，尿色黄，大便秘结或不畅；舌质红润或红暗，苔黄腻，脉弦滑或弦数	清热化湿，疏肝利胆	清胰汤合龙胆泻肝汤
热毒内结证	高热不退，神志昏迷，或谵妄狂躁，腹痛拒按，持续不解，腹肌强直，口干唇燥，面目红赤，或全身深黄，皮肤瘀斑、齿龈出血，大便秘结，小便黄赤；舌红，苔燥黄或灰黑，脉细数	清热泻火解毒	黄连解毒汤

第二十一单元　腹外疝

细目一　概述

1. 西医病因病理　腹壁强度降低、腹内压力增高两大因素。

2. 临床类型　腹外疝有易复性、难复性、嵌顿性、绞窄性等类型。

细目二　腹股沟斜疝

1. 腹股沟管解剖　为腹前外侧壁三层扁肌和腱之间的一条裂隙，位于腹前外侧壁下部、腹股沟韧带内侧半上方，由外上斜向内下，长约4.5cm。腹股沟管位于腹股沟内环与外环之间。

2. 临床表现

（1）易复性斜疝：手轻按疝囊，嘱患者咳嗽，可扪及膨胀性冲击感。病人平卧或用手法将包块向腹环处推挤，包块可回纳消失。

（2）难复性斜疝：包块不能完全回纳。

（3）嵌顿性和绞窄性斜疝：包块突然增大，伴有明显疼痛；包块变硬无弹性，触痛明显，不能回纳。

3. 西医治疗

（1）非手术疗法：1岁以内婴儿暂不手术，可用棉线束带或绷带压住腹股沟管内环。老年体弱或因故不适宜手术者，可用疝带治疗。

（2）手术疗法：①疝高位结扎。②疝修补术。③疝成形术。

细目三　腹股沟直疝

1. 局部解剖　腹股沟三角内无腹肌覆盖，腹横筋膜又比其他部位薄弱，易发生疝，故又称直疝三角。

2. 临床表现　多见于老年男性体弱者。其基本表现与斜疝相似，但其包块位于腹股沟内侧和耻骨结节的外上方，多呈半球状，从不进入阴囊，不伴有疼痛及其他症状。

3. 西医治疗　早期可试用疝带治疗，但手术加强腹股沟三角仍是最有效的治疗手段。

易混考点解析

腹股沟斜疝和直疝的比较

	腹股沟斜疝	腹股沟直疝
发病年龄	多见儿童及青壮年	多见于老年体弱者
突出路径	经腹股沟突出由外上向右下前斜行进入阴囊	腹股沟三角直接由后向前突出，不进入阴囊
疝块外形	椭圆形、梨形，上部呈蒂柄状	半球状，基底部宽
疝块回纳后压住内环	疝块不再突出	疝块仍突出
精索与疝囊关系	精索在疝囊后方	精索在疝囊前方
疝囊颈与腹壁下动脉关系	疝囊颈在其外侧	疝囊颈在其内侧
嵌顿机会	较高	较低

细目四　股疝

1. 股管解剖　股管是腹股沟韧带下内侧一个漏斗形的间隙，长1～1.5cm，直径1.5cm，有上、下两口。上口为股环，有股环隔膜覆盖；下口为卵圆窝，是股部阔筋膜上的一个薄弱部分。

　　2. 临床表现　常在腹股沟韧带下方卵圆窝处出现一半球形肿块。极容易发生嵌顿和绞窄，可出现剧烈疼痛和急性肠梗阻症状。由于局部表现不明显，易被误诊为腹内原因所致的急腹症。

　　3. 西医治疗　股疝不能自愈，容易嵌顿，一旦嵌顿可迅速发展为绞窄性，因此股疝确诊后应及时给予手术治疗。

　　（1）腹股沟上修补法：基本手术是 Mcvay 修补法，适用于较大股疝或嵌顿性股疝。

　　（2）腹股沟下修补法：适用于较小股疝或老年体弱者。

第二十二单元　肛肠疾病

细目一　概述

　　齿线及周围组织　齿线，又名齿状线，由直肠柱与肛瓣的游离缘联合而成，是皮肤与黏膜的交界处，是内外胚层的移行区。

齿线上、下的解剖差异

部位	齿线以上	齿线以下
组织结构	黏膜	皮肤
动脉供应	直肠上、下动脉	肛管动脉
静脉回流	直肠上静脉丛回流入门静脉	直肠下静脉丛回流入下腔静脉
淋巴回流	腹主动脉旁淋巴结	腹股沟淋巴结
神经支配	自主神经系统，无痛觉	躯体神经支配，痛感敏锐

细目二　痔

　　1. 痔的分类与病理

　　（1）分类

　　1）内痔：内痔是发生于齿线上，由直肠上静脉丛淤血、扩张、屈曲所形成的柔软静脉团。内痔是肛门直肠疾病中最常见的一种疾病，以便血、坠胀、肿块脱出为主要临床表现。常见并发症有下血、嵌顿、贫血。好发于膀胱截石位 3、7、11 点处。

　　Ⅰ期内痔：无明显自觉症状，痔核小，便时粪便带血，或滴血，量少，无痔核脱出，镜检痔核小，质软，色红。

　　Ⅱ期内痔：周期性、无痛性便血，呈滴血或射血状，量较多，痔核较大，便时痔核能脱出肛外，便后能自行还纳。

　　Ⅲ期内痔：便血少或无便血，痔核大，呈灰白色，痔核经常脱出肛外，不能自行还纳，须用手托、平卧休息或热敷后方能复位。

　　Ⅳ期内痔（嵌顿性内痔）：平时或腹压稍大时痔核即脱出肛外，手托亦常不能复位，痔核经常位于肛外，易感染，形成水肿、糜烂和坏死，疼痛剧烈。长期便血者可引起贫血。

　　2）外痔：外痔是发生于齿线下，由痔外静脉丛扩大、曲张，或痔外静脉丛破裂，或反复发炎纤维增生所形成的疾病。以自觉坠胀、疼痛和有异物感为主要临床表现。外痔表面为肛管皮肤所覆盖，不能送入肛门，不易出血。

　　①结缔组织性外痔（皮痔）：因肛门裂伤、内痔反复脱出，或产育、便秘、溲难努责，致使肛门周围结缔组织增生所形成的赘皮。

　　②静脉曲张性外痔（血痔）：下蹲排便时，腹内压增高，致使齿线下肛门缘周围皮下静脉曲张而形成的静脉团淤血。多呈圆形或不规则突起，恢复正常体位后又可消失。

③血栓性外痔（葡萄痔）：因便秘或排便时用力努挣，致使肛门静脉丛破裂，血液漏出血管外所形成的静脉血栓。

3）混合痔：是直肠上、下静脉丛淤血、扩张、屈曲、相互沟通吻合而形成的静脉团。

（2）病理：痔是肥大、移位的肛垫。肛垫内正常纤维弹力结构的破坏，伴有肛垫内静脉的曲张和慢性炎症纤维化，肛垫出现病理性肥大且向远侧移位后而形成痔。

2. 临床表现与检查

（1）临床表现：无痛性间歇性便血是内痔最常见的早期症状。肿胀多见于炎性外痔和血栓性外痔。肛门异物感多见于结缔组织性外痔。

（2）检查

1）指诊：内痔可触及颗粒状、柔软肿块。血栓性外痔触之质硬，剧痛，不能活动。

2）肛门镜检查：无痔核脱出者，可用肛门镜检查。内痔可见直肠下端齿线上黏膜呈大小不等的圆形或椭圆形肿块，质软，色红；或黏膜变厚，肿块表面糜烂、渗出或粗糙，呈紫红色或暗红色，并有少量分泌物；有时肿块表面可见活动性出血点。

3. 西医治疗　以非手术治疗为主，症状严重、反复发作者手术治疗。

（1）痔切除术：适用于结缔组织性外痔和静脉曲张性外痔。

（2）血栓性外痔剥离术：适用于血栓性外痔，痔核较大，血栓不易吸收，炎症局限者。

（3）外痔剥离内痔结扎术：适用于混合痔。

（4）外切内注结扎术：适用于混合痔。

（5）吻合器痔上黏膜环切术：适用于Ⅱ～Ⅲ期内痔、环状痔和部分Ⅳ期内痔。

4. 中医辨证治疗

证型	辨证要点	治法	方药
风伤肠络证	大便带血，滴血或呈喷射状出血，血色鲜红，或有肛门瘙痒；舌红，苔薄白或薄黄，脉浮数	清热，凉血，祛风	凉血地黄汤
湿热下注证	便血鲜红，量多，肛内肿物脱出，可自行还纳，肛门灼热；舌红，苔薄黄腻，脉弦数	清热，渗湿，止血	脏连丸
气滞血瘀证	肛内肿物脱出，甚或嵌顿，肛门紧缩，坠胀疼痛，甚则肛门缘有血栓，形成水肿，触之疼痛明显；舌暗红，苔白或黄，脉弦或涩	清热利湿，祛风活血	止痛如神汤
脾虚气陷证	肛门坠胀，痔核脱出，需用手托方能复位，便血鲜红或淡红，面色无华，神疲乏力，少气懒言，纳呆便溏；舌淡胖，边有齿痕，苔薄白，脉弱	补气升提	补中益气汤

细目三　肛周脓肿

1. 西医病因　常见致病菌有大肠杆菌、金黄色葡萄球菌、链球菌和绿脓杆菌，偶有厌氧菌和结核杆菌，常见混合感染。直肠肛管周围脓肿的成因主要与肛窦感染有关。

2. 临床表现与检查

（1）症状：主要表现为肛门周围突发肿块，继则剧烈疼痛，局部红肿灼热，坠胀不适，溃后易形成肛瘘。

1）肛门周围皮下脓肿：肛门周围皮下脓肿是最常见的一种脓肿，初起时局部发硬，继之红肿灼热或有压痛，或呈持续性跳痛，排便、受压及咳嗽时加重，行动不便，坐卧不安，全身感染症状不明显。

2）坐骨直肠窝脓肿（坐骨直肠间隙脓肿）：初起即有发热、乏力、食欲不振、寒战、恶心等全身感染症状，随后局部症状加重，肛门灼热、红肿疼痛，疼痛呈持续性胀痛或跳痛，有明显深压痛，可有排尿困难，里急后重，便时疼痛加重。

3）骨盆直肠间窝脓肿（骨盆直肠间隙脓肿）：发病缓慢，有持续性高热、头痛、恶心等全身症状。初起仅感会阴、直肠坠胀，便时尤为不适，便意不尽，时有排尿困难，常无定位症状，肛周无异常表现。

4）直肠后间隙脓肿：肛门外观正常，但直肠内有明显的坠胀感，骶尾部可产生钝痛，向臀部及下肢放射，在尾骨与肛门之间有明显的深部压痛，并可出现发热、周身不适等全身中毒症状。

5）直肠黏膜下脓肿：①直肠骨盆部直肠黏膜下脓肿：局部肿痛等症状不明显，全身发热等症状显著。②直肠肛管部肛管黏膜下脓肿：局部疼痛、肿胀、压痛等症状显著，全身症状不明显。

（2）体征：浅部脓肿肛门周围可见肿块，局部皮肤发红，有压痛，脓成后可触及波动感；深部脓肿则局部无明显体征，红肿不明显，有压痛，不易触及波动感，穿刺可抽出脓液。

（3）检查：直肠镜检查、B超、CT检查。

3. 西医治疗

（1）非手术治疗：①抗感染。②温水坐浴或局部理疗。③口服泻剂或石蜡油。

（2）手术治疗：①切开引流术：适用于肛门周围皮下脓肿、肛管后脓肿和直肠黏膜下脓肿。②切开挂线疗法：适用于坐骨直肠窝脓肿、肌间脓肿、骨盆直肠间隙脓肿和脓腔通过肛管直肠环者。③分次手术：适用于体弱者之深部脓肿或脓肿无切开挂线条件者。

4. 中医辨证治疗

证型	辨证要点	治法	方药
热毒蕴结证	肛门周围突然肿痛，持续加剧；伴有恶寒发热，大便秘结，小便短赤等；局部红、肿、热、痛明显，皮肤焮热；舌红，苔薄黄，脉数	清热解毒，消肿止痛	仙方活命饮或黄连解毒汤
火毒炽盛证	肛周疼痛剧烈，持续数日，痛如鸡啄，眠寐不能；伴恶寒发热，口干便秘，溲赤而难；肛周红肿，按之有波动感或穿刺有脓，或脓出黄稠而带粪臭味；舌红，苔黄，脉弦滑数	清热解毒透脓	透脓散
阴虚毒恋证	肛周肿痛，皮肤暗红，成脓时间长，溃后脓出色白稀薄，疮口难敛；伴有全身倦怠无力，心烦，潮热，盗汗；舌红，苔少，脉细数	养阴清热，祛湿解毒	青蒿鳖甲汤合三妙丸

细目四　大肠癌

1. 结肠癌

（1）临床表现与检查

1）临床表现：早期无特异性表现。中期以后的主要症状有排便习惯或粪便形状改变，腹痛，腹部肿块，肠梗阻及全身慢性中毒症状。①右半结肠癌：主要表现为贫血，腹部肿块，腹痛。②左半结肠癌：主要表现为便血，黏液便，肠梗阻。

2）检查：①X线气钡双重对比造影。②纤维结肠镜或电子肠镜。③血清癌胚抗原（CEA）检查，对判定术后预后和复发有重要价值。

（2）西医治疗：①结肠癌根治术。②化学治疗：手术后辅助治疗。

（3）中医辨证治疗

证型	辨证要点	治法	方药
气滞血瘀证	触及腹部肿块、结节；腹痛，腹胀，嗳气，恶心，呕吐，便血；舌紫暗或有瘀斑，脉弦涩或弦滑	祛瘀散结，理气降逆	桃红四物汤
湿热下注证	便下脓血，里急后重，腹部灼痛，大便黏滞恶臭；舌质红，苔黄腻、津少，脉洪大或滑数。	清热，解毒，利湿	槐角地榆汤加味
正虚邪实证	腹部胀满，大便秘结不畅，时流臭水；消瘦，乏力，自汗，脓血便，扪及腹部肿块；舌质淡，苔黄燥，脉细	补益气血，理气通腑	八珍汤合麻仁滋脾丸

续表

证型	辨证要点	治法	方药
脾肾两虚证	腹胀，腹泻，腰膝酸软、不思饮食、四肢无力，失眠倦怠，尿少；舌淡，脉细无力	健脾益肾，扶正固本	益气固本解毒汤

2. 直肠癌

（1）临床表现与检查

1）临床表现：①排便习惯改变是常见早期症状。②出血。③脓血便。④大便变细或变形。

2）转移征象：当肿瘤侵犯膀胱、前列腺时，可有尿频、尿痛、血尿等表现。骶前神经受侵犯，可出现骶尾部持续性剧烈疼痛。直肠癌晚期或有肝转移时可出现肝大、黄疸、腹水、贫血、消瘦、浮肿及恶病质等。

3）检查：①大便隐血检查。②内镜检查。③直肠指诊是诊断直肠癌的最重要方法。④影像学检查。⑤肿瘤标志物。

（2）西医治疗：①手术治疗：尽可能早期实施根治术。②放射治疗：可在术前施行，作为提高疗效的辅助疗法。③化疗：是手术后辅助治疗。

（3）中医辨证治疗

证型	辨证要点	治法	方药
脾虚湿热证	腹胀，气短，乏力、食欲不振，腹痛拒按，面黄，大便稀溏、或便下脓血、里急后重；舌胖嫩，苔黄腻，脉细数或滑数	清热利湿，理气健脾	四妙散合白头翁汤
湿热瘀毒证	腹胀，腹痛或窜痛、拒按，矢气胀减，腹内包块，便下黏液脓血或里急后重、排便困难；舌质红有瘀斑，苔黄，脉弦数	清热解毒，通腑化瘀，攻积祛湿	木香分气丸
脾肾寒湿证	黏液血便，形体消瘦、面色㿠白、肠鸣腹泻、泻后痛减、腹痛喜热、形寒肢冷；舌淡苔白，脉细	祛寒胜湿，健脾温肾	参苓白术散合吴茱萸汤
肾阳不固，痰湿凝聚证	腹痛，腹胀，腹部包块，纳呆，气短乏力、痰多、形体消瘦、腰膝酸软，四肢沉重，脓血黏液便，甚至脱肛；舌淡胖，苔白滑腻，脉细濡	益肺补肾，祛湿化痰	导痰汤

第二十三单元　泌尿与男性生殖系统疾病

细目一　泌尿系结石

1. 西医病因病理

（1）病因：尿中晶体过多（超饱和状态、草酸盐、尿酸盐、磷酸盐等）或晶体聚合抑制物质（焦磷酸盐、黏多糖、多肽、尿素等）减少，以及成核基质的存在是形成结石的三个主要因素。

（2）分类：①肾结石：原发，位于肾盏或肾盂，单个或多个，可呈鹿角状（铸状）。②输尿管结石：多来源于肾脏，可滞留于输尿管任何段，以三个生理狭窄部为多见。③膀胱结石：小儿及老人多为原发，其余多来自上尿路，逐渐增大，可形成尿路中最大的结石。④尿道结石：多来源于膀胱。

（3）结石引起的损害：①直接损害。②梗阻。③感染。

2. 临床表现与检查

（1）临床表现

1）上尿路结石：包括肾脏结石和输尿管结石。①疼痛：肾绞痛，腰腹部钝痛、放射痛。②血尿。③梗阻。

2）下尿路结石：包括膀胱结石和尿道结石。①膀胱结石：典型症状为排尿突然中断，并感疼痛，可放射至阴茎头部和远端尿道，改变体位后可缓解。②尿道结石：表现为突发性尿线变细、排尿费力、呈点滴状、尿流中断，甚至出现排尿障碍而发生急性尿潴留。

（2）检查：腹部平片（KUB）：显示结石大小、个数、外形及透光程度，必要时可摄侧位片或断层片，以助确诊。B 型超声波检查（BUS）：有助于阴性结石的诊断。

3. 西医治疗

（1）一般治疗：①大量饮水，保持每天尿量在 2000mL 以上，是预防结石形成和增大的最有效方法。②调节饮食与尿 pH 值。③控制感染。

（2）体外冲击波碎石（ESWL）：适用于直径 ≤ 2.5cm 的上尿路结石。

（3）手术治疗：①腔镜手术。②开放手术。

4. 中医辨证治疗

证型	辨证要点	治法	方药
湿热蕴结证	腰痛，少腹急满，小便频数短赤，溺时涩痛难忍，淋沥不爽，口干欲饮；舌红，苔黄腻，脉弦细	清热利湿，通淋排石	八正散
气滞血瘀证	腰腹酸胀或隐痛，时而绞痛，局部有压痛或叩击痛；舌暗或有瘀斑，苔青白或微黄，脉弦紧	行气活血，通淋排石	金铃子散合石韦散
肾气不足证	腰酸坠胀，疲乏无力，病程日久，时作时止，尿频或小便不利，夜尿多，面色无华或面部轻度浮肿；舌淡，苔薄白，脉细无力	补肾益气，通淋排石	济生肾气丸

细目二　睾丸炎与附睾炎

1. 临床表现

（1）急性非特异性睾丸炎：多发于单侧。睾丸肿痛，程度由轻微不适到剧烈疼痛不等，向腹股沟放射，阴囊皮肤发红、肿胀。

（2）腮腺炎性睾丸炎：临床表现与非特异性睾丸炎类似，症状较轻。常在腮腺炎后 4～7 天发病，可由单侧累及双侧。

（3）急性附睾炎：突发性阴囊疼痛，坠胀不适，患侧阴囊肿胀，阴囊皮肤发红、发热、疼痛，沿精索放射至腹股沟，甚至放射至腰部，疼痛剧烈。附睾肿大发硬，触痛明显，附睾、睾丸界限不清，形成脓肿时可有波动感，脓溃则有瘘管。

（4）慢性附睾炎：阴囊轻度坠胀不适或疼痛，可放射至下腹部及同侧大腿内侧，休息后好转。患侧附睾局限性增厚、肿大，精索及输精管增粗，与睾丸界限清楚。

2. 西医治疗　①一般治疗。②药物治疗：常用抗生素有青霉素、氨苄青霉素等。③外治法：早期可用冰袋敷于阴囊，以防止肿胀；后期用热敷，可加速炎症消退。

3. 中医辨证治疗

证型	辨证要点	治法	方药
湿热下注证	一侧或双侧睾丸、附睾肿胀疼痛，阴囊皮肤红肿疼痛，痛引小腹，伴恶寒发热，头痛，口渴；舌红苔黄腻，脉滑数	清热利湿，解毒消肿	龙胆泻肝汤
火毒炽盛证	睾丸肿痛剧烈，阴囊红肿灼热，若脓成则按之应指；高热，口渴，小便黄赤短少；舌红苔黄腻，脉洪数	清火解毒，活血透脓	仙方活命饮
脓出毒泄证	脓液溃出，色黄质稠，睾丸肿痛减轻，热退或仍微发热；或脓液清稀，创口不收，身困乏力；舌红苔白，脉细或细数	益气养阴，清热除湿	滋阴除湿汤

证型	辨证要点	治法	方药
寒湿凝滞证	睾丸坠胀隐痛，遇寒加重，自觉阴部发凉；可伴腰酸、遗精；舌淡苔白润，脉弦紧或沉弦	温经散寒止痛	暖肝煎

细目三　前列腺炎

1. 临床表现与检查

（1）临床表现

1）急性细菌性前列腺炎：全身炎性症状、尿路症状（尿频、尿急、尿痛、尿滴沥、排尿不净及尿道脓性分泌物）。

2）慢性前列腺炎：疼痛（射精后疼痛和不适是突出特征）、尿路症状、尿道口滴白、性功能障碍。

（2）检查

1）尿三杯试验：将一次排出的尿液分成 3 份，最初 10 ～ 15mL 尿为第一杯，中间为第二杯，最后 10mL 为第三杯。离心，取各自沉淀做显微镜检查。前列腺炎患者第一杯尿有碎屑和脓尿；第二杯较清晰；第三杯浑浊，其中细菌和白细胞增多。

2）前列腺液检查：每高倍视野白细胞 10 个以上或少于 10 个，伴有成堆脓球，卵磷脂小体减少。

2. 西医治疗　①急性细菌性前列腺炎，首选复方新诺明（TMP-SMZ）。该药能在前列腺液中保持较高浓度，抗菌效果显著。②慢性前列腺炎使用喹诺酮类抗生素治疗效果较好。此类药物抗菌谱广，前列腺内浓度比血清高。

3. 中医辨证治疗

证型	辨证要点	治法	方药
湿热下注证	尿频、尿急、尿痛，尿道灼热感，排尿不利，尿末或大便时滴白，会阴、少腹、睾丸、腰骶坠胀疼痛；伴发热、恶寒、头身痛楚等；舌红，苔黄腻，脉弦滑或数	清热利湿	八正散或龙胆泻肝汤
气滞血瘀证	病程长，少腹、会阴、睾丸坠胀疼痛，感觉排尿不净；指诊前列腺压痛明显，质地不均匀，可触及结节；舌质暗或有瘀斑，苔薄白，脉弦滑	活血化瘀，行气止痛	前列腺汤
阴虚火旺证	腰膝酸软，头晕目眩，失眠多梦，五心烦热，遗精或血精，排尿或大便时有白浊，尿道不适；舌红少苔，脉细数	滋阴降火	知柏地黄汤
肾阳虚衰证	腰膝酸软，手足不温，小便频数，淋沥不尽，阳痿早泄；舌淡胖，苔白，脉沉细	温补肾阳	济生肾气丸

细目四　前列腺增生症

1. 临床表现与检查

（1）临床表现：尿频、进行性排尿困难（是前列腺增生最重要的症状）、血尿、尿潴留。

（2）检查：Ⅰ度：前列腺大小为正常的 1.5 ～ 2 倍，约鸡蛋大，质地中等，中央沟变浅，重量为 20 ～ 25g。Ⅱ度：前列腺大小为正常的 2 ～ 3 倍，约鸭蛋大，质地中等，中央沟极浅，重量为 25 ～ 50g。Ⅲ度：前列腺大小为正常的 3 ～ 4 倍，约鹅蛋大，质地硬韧，中央沟消失，重量为 50 ～ 70g。

2. 西医治疗　药物包括激素类药物、α 受体阻断剂及植物药等。前列腺增生患者出现严重梗阻时应考虑手术治疗。

3. 中医辨证治疗

证型	辨证要点	治法	方药
湿热下注证	小便频数，排尿不畅，甚或点滴而下，尿黄而热，尿道灼热或涩痛；小腹拘急胀痛，口苦而黏，或渴不欲饮；舌红，苔黄腻，脉弦数或滑数	清热利湿，通闭利尿	八正散
气滞血瘀证	小便不畅，尿线变细或尿液点滴而下，或尿道闭塞不通，小腹拘急胀痛；舌质紫暗或有瘀斑，脉弦或涩	行气活血，通窍利尿	沉香散
脾肾气虚证	尿频不爽，排尿无力，尿线变细，滴沥不畅，甚者夜间遗尿，倦怠乏力，气短懒言，食欲不振，面色无华，或气坠脱肛；舌淡，苔白，脉细弱无力	健脾温肾，益气利尿	补中益气汤
肾阳衰微证	小便频数，夜间尤甚，排尿无力，滴沥不爽或闭塞不通，神疲倦怠，畏寒肢冷、面色㿠白；舌淡，苔薄白，脉沉细	温补肾阳，行气化水	济生肾气丸
肾阴亏虚证	小便频数不爽，淋沥不尽，尿少热赤；神疲乏力，头晕耳鸣，五心烦热、腰膝酸软，咽干口燥；舌红，苔少或薄黄，脉细数	滋补肾阴，清利小便	知柏地黄丸

第二十四单元　周围血管疾病

细目一　血栓闭塞性脉管炎

1. 西医病因病理　可分为急性期和慢性期。在急性期为急性动、静脉炎及其周围炎，并可波及伴随神经。慢性期管腔内血栓机化。如果代偿不足，或侧支血管痉挛，即可引起肢体循环障碍而出现发凉、麻木、疼痛、溃疡和坏疽。

2. 临床表现

（1）症状：①疼痛：疼痛是最突出的症状。早期患肢伴随发凉、麻木和足底弓疼痛，间歇性跛行。如病情继续加重，出现静息痛，其疼痛常会因为情绪刺激及局部受冷而加重。②患肢发凉。③感觉异常。

（2）体征：①皮肤颜色改变：初病皮肤苍白，进一步可呈紫绀色，坏疽时呈暗紫色。②游走性血栓性浅静脉炎。③营养障碍。④动脉搏动减弱或消失。⑤雷诺现象。⑥坏疽和溃疡：Ⅰ级——坏疽、溃疡只限于趾部。Ⅱ级——坏疽、溃疡延及跖趾（掌指）关节或跖（掌）部。Ⅲ级——坏疽、溃疡延及全足背（掌背）或侵及跟踝（腕）关节或腿部。

3. 西医治疗

（1）药物治疗：①扩血管药物。②抗血小板聚集药。③改善微循环药物。④止痛剂。⑤抗生素。

（2）手术治疗：①腰交感神经节切除术。②血管重建术。③大网膜移植术。④截肢（趾、指）术。⑤神经压榨术。

（3）高压氧疗法。

4. 中医辨证治疗

证型	辨证要点	治法	方药
寒湿证	面色暗淡无华，喜暖怕冷，患肢沉重、酸痛、麻木感，小腿抽痛感；常伴有间歇性跛行，趺阳脉搏动减弱或消失，局部皮色苍白，触之冰凉、干燥；舌淡，苔白腻，脉沉细而迟。其他症状并不显著，或伴有迁移性静脉炎	温阳通脉，祛寒化湿	阳和汤

续表

证型	辨证要点	治法	方药
血瘀证	患肢暗红、紫红或青紫，下垂时更甚，抬高则见苍白，足趾毳毛脱落，皮肤、肌肉萎缩，趾甲变厚，并可有粟粒样黄褐色瘀点反复出现，趺阳脉搏动消失，患肢持久性静息痛，尤以夜间痛甚，患者往往抱膝而坐，或患肢悬垂在床边，不能入睡；舌质红或紫暗，苔薄白，脉沉细而涩	活血化瘀，通络止痛	桃红四物汤
热毒证	患肢皮肤暗红而肿，趺阳脉搏动消失，患肢如煮熟之红枣，皮肤上起黄疱，渐变为紫黑色，呈浸润性蔓延，甚则五趾相传，波及足背，肉枯筋萎，色黑而干枯、溃破腐烂，疮面肉色不鲜，疼痛异常，如汤泼火烧样，彻夜不得安眠，常须弯膝抱足按摩而坐；并伴有发热、口干、食欲减退、便秘、尿黄赤，舌质红，苔黄腻，脉洪数或细数	清热解毒，化瘀止痛	四妙勇安汤
气血两虚证	面容憔悴，萎黄消瘦，神情倦怠，心悸气短，畏寒自汗，患肢肌肉萎缩、皮肤干燥脱屑，趾甲干燥肥厚；坏死组织脱落后疮面生长缓慢，经久不愈，肉芽暗红或淡而不鲜；舌质淡，脉沉细而弱	补气养血，益气通络	十全大补丸
肾虚证	大多见于寒湿证、血瘀证和热毒证之久病后，兼见精神萎靡不振，面色晦暗无华，上半身热而下半身寒，口淡不渴，头晕腰痛，筋骨痿软，大便不爽；脉沉细无力	温补肾阳（肾阳虚）滋补肾阴（肾阴虚）	附桂八味丸（肾阳虚）/六味地黄丸（肾阴虚）

细目二　动脉硬化性闭塞症

1. 西医病因　高血压、高脂血症、吸烟、糖尿病、肥胖等是其高危因素。

2. 临床表现与检查

（1）临床表现

1）症状：早期的症状主要为肢体发凉、间歇性跛行，可有肢体麻木、沉重无力、酸痛、刺痛及烧灼感，继而出现静息痛。

2）体征：①皮温下降。②皮肤颜色变化。③肢体失养。④动脉搏动减弱或消失。

（2）检查：①一般检查：通过一般检查判定患者的动脉硬化和高脂血症的情况及是否患有糖尿病等。②无创伤性血管检查。③血液流变学检查。

3. 西医治疗

（1）非手术治疗：①降血脂。②扩血管。③抗凝祛聚。④去纤溶栓。⑤其他，如应用抗生素、补充体液等。

（2）手术疗法：①经皮腔内血管成形术。②动脉旁路转流术。③动脉内膜剥脱术。④截肢术。

4. 中医辨证治疗

证型	辨证要点	治法	方药
寒凝血脉证	肢端发凉、冰冷、肤色苍白、肢体疼痛；舌质淡苔白，脉沉迟或弦细	温经散寒，活血化瘀	阳和汤
血瘀脉络证	肢体发凉麻木、刺痛，夜间静息疼痛，病位有瘀点或瘀斑，皮色潮红或紫红色；舌有瘀点、瘀斑，或舌质红绛、紫暗，脉弦涩或沉细	活血化瘀，通络止痛	桃红四物汤
热毒蕴结证	肢体坏疽或呈干性或伴脓出，局部红肿疼痛，或伴瘀点、瘀斑，可有发热，恶寒，严重者神志失常；舌质红绛，舌苔初白腻、黄腻，久之黄燥或黑苔，脉滑数、弦数或洪数	清热解毒，利湿通络	四妙勇安汤

续表

证型	辨证要点	治法	方药
脾肾阳虚证	年老体弱，全身怕冷，肢体发凉，肌肉枯萎，神疲乏力，足跟及腰疼痛，阳痿，性欲减退，食少纳呆，膀胱胀满；舌质淡，苔白，脉沉细	补肾健脾，益气活血	八珍汤合右归丸

易混考点解析

血栓闭塞性脉管炎和动脉硬化性闭塞症的证治比较

血栓闭塞性脉管炎		动脉硬化性闭塞症	
证型	方药	证型	方药
寒湿证	阳和汤	寒凝血脉证	阳和汤
血瘀证	桃红四物汤	血瘀脉络证	桃红四物汤
热毒证	四妙勇安汤	热毒蕴结证	四妙勇安汤
气血两虚证	十全大补丸	—	—
肾虚证	附桂八味丸 / 六味地黄丸	脾肾阳虚证	八珍汤合右归丸

细目三　下肢深静脉血栓形成

1. 临床表现

（1）中央型：发生于髂–股静脉部位的血栓形成。患肢沉重、胀痛或酸痛，可有股三角区疼痛。起病急，全下肢肿胀明显，患侧浅静脉怒张，可伴发热，肢体皮温升高。左侧多于右侧。

（2）周围型：股–腘静脉及小腿端深静脉处血栓形成。大腿或小腿肿痛、沉重、酸胀，发生在小腿深静脉者疼痛明显，不能踏平行走。皮温一般升高不明显。

（3）混合型：全下肢深静脉血栓形成。全下肢沉重、酸胀、疼痛，股三角及腘窝和小腿肌肉疼痛，下肢肿胀。如果体温升高和心率加速不明显、皮肤颜色变化不显著者，称股白肿。如果病情严重，影响了动脉供血，肢体皮肤青紫，皮温升高，称股青肿。后者可发生肢体坏疽。

（4）并发症及后遗症

1）并发症：血栓脱落，随血流回流至肺动脉处，可引发肺栓塞。肺栓塞可致死。

2）后遗症：下肢静脉血栓形成后，可破坏静脉瓣膜，遗留深静脉瓣膜功能不全综合征。

2. 西医治疗

（1）非手术疗法：抗凝、祛聚、溶栓是治疗三大原则。

（2）手术疗法：主要采取 Fogarty 导管取栓术。髂–股静脉血栓形成，病程不超过48小时者，或出现股青肿时，应选择手术疗法。

3. 中医辨证治疗

证型	辨证要点	治法	方药
湿热蕴阻，气滞血瘀证	患肢肿胀，皮色苍白或发绀，扪之灼热，腿胯部或小腿部疼痛，固定不移，发热；舌质紫暗或略红，舌有瘀斑，苔腻，脉数	理气活血，清热利湿	桃红四物汤合萆薢渗湿汤
气虚血瘀，寒湿凝滞证	患肢肿胀久不消退，沉重麻木，皮色发紫，或皮色苍白，青筋露出，按之不硬，无明显凹陷；舌淡有齿痕，苔薄白，脉沉涩	益气活血，通阳利水	补阳还五汤合阳和汤

细目四　单纯性下肢静脉曲张

1. 临床表现

（1）症状：患肢浅静脉隆起、扩张、迂曲，状如蚯蚓，甚者呈大团块，严重者可于静脉迂曲处触及"静脉结石"。患肢沉重感、酸胀感、时有疼痛。

（2）体征：皮肤变薄、色素沉着（多在足靴区），湿疹样皮炎和溃疡形成。

2. 诊断　①有家族史或长期站立、寒冷刺激等病史。②肢体有曲张的或呈团块样的静脉。③足靴区可出现营养不良情况，如色素沉着、溃疡等。④大隐静脉或小隐静脉瓣膜功能不全，并可有交通支瓣膜功能不全。

3. 西医治疗

（1）一般措施：防止腹内压增加，加穿弹力袜外部加压。

（2）手术治疗：选择大隐静脉高位结扎加剥脱术。

（3）硬化剂注射和压迫疗法。

（4）并发症处理：①血栓性浅静脉炎。②溃疡形成。③曲张静脉破裂出血：抬高患肢和加压包扎后即可止血。

4. 中医辨证治疗

证型	辨证要点	治法	方药
气血瘀滞证	患肢小腿沉重，遇寒湿加重，酸痛或胀痛，久立久坐后加重；患肢显露见脉道迂曲或扭曲成团，或局部硬结；小腿下部皮肤颜色紫褐灰暗；可伴烦躁易怒或神情抑郁，叹息脘闷；舌质淡紫或有瘀斑瘀点，苔白，脉弦细或沉涩	行气活血，祛瘀除滞	柴胡疏肝散
湿热瘀阻证	患肢瘀肿，色灰紫暗，漫及小腿全部，青筋隐现，有紫红色索条或肿硬区；小腿溢出污液或附有糜苔，小腿前或侧方瘀肿溃烂，疮口色暗，肉腐失新；伴烦躁不安，发热口渴，尿赤，便干；舌质暗红或紫，伴瘀斑瘀点，苔黄或白，脉滑数或弦数	清热利湿，活血祛瘀	萆薢渗湿汤合大黄䗪虫丸

第二十五单元　皮肤及性传播疾病

细目一　带状疱疹

1. 临床表现　成簇水疱呈带状分布，痛如火燎，又名缠腰火丹。其特点是皮肤上出现红斑、水疱或丘疱疹；累累如串珠，排列成带状，沿一侧周围神经分布区出现；局部刺痛，或伴臖核肿大；好发于春秋季节；好发于成人，老年人病情尤重；好发于胸胁部。

2. 诊断　春秋季节常见，以皮疹为簇集性、呈带状排列、单侧分布及神经痛为特点。病程2～3周，愈后极少复发。

3. 西医治疗　①抗病毒药物。②止痛药物。③维生素。④免疫调节剂。⑤皮质类固醇激素。

4. 中医辨证治疗

证型	辨证要点	治法	方药
肝经郁热证	皮疹潮红，疱壁紧张，灼热刺痛，伴口苦咽干，心烦易怒，大便干，小便黄；舌质红，苔黄腻，脉滑数	清泻肝火，解毒止痛	龙胆泻肝汤
脾虚湿蕴证	皮损色淡，疱壁松弛，破后糜烂、渗出，疼痛轻；口不渴，食少腹胀，大便时溏；舌质淡，苔白或白腻，脉沉缓或滑	健脾利湿，清热解毒	除湿胃苓汤

证型	辨证要点	治法	方药
气滞血瘀证	皮疹大部分消退，但疼痛不止或隐痛绵绵；坐卧不安，夜寐不宁；舌质紫暗，苔白，脉弦细或涩	理气活血，通络止痛	柴胡疏肝散合桃红四物汤

细目二　癣

1. 临床表现

（1）头癣

1）黄癣：初起毛发根部红色丘疹或脓疱，干后形成黄痂，边缘翘起，中心微凹，上有毛发贯穿。有特殊的鼠尿臭味，可形成萎缩性瘢痕，遗留永久性脱发。滤过紫外线检查显示暗绿色荧光，培养为许兰毛癣菌。

2）白癣：好发于头顶中间，为大小不一的灰白色鳞屑性斑片，圆形或椭圆形，时有瘙痒，其上头发失去光泽。患部发根有一白色菌鞘围绕，大多自愈，新发再生，不留瘢痕。滤过紫外线检查显示亮绿色荧光，培养为大小孢子菌或铁锈色小孢子菌或羊毛状小孢子菌。

3）黑点癣：发病初起为散在性、局限性点状红斑，以后发展为灰白色鳞屑斑，边缘清楚。病发长出头皮后即折断，远望形如黑点，自觉瘙痒。久病因毛囊被破坏而形成瘢痕。镜检可见发内呈链状排列稍大的小孢子，培养为堇色毛菌和断发毛癣菌。

（2）手足癣

1）足癣：水疱型多发生在趾间、足跖及其侧缘。浸渍糜烂型发生于趾缝间，尤以4、5趾间多见。鳞屑角化型以足跟、足跖及其侧缘多见。

2）手癣：皮损初起为掌心或指缝水疱，或掌部皮肤角化脱屑、水疱。损害若侵及指甲，可使甲板增厚或萎缩翘起，色灰白而成甲癣（灰指甲）。

（3）体癣：皮疹好发于颜面及颈部，为圆形或钱币形红斑，数目不定，病灶中央常自愈，周边稍隆起，呈活动性，有炎性丘疹、小疱、痂皮、鳞屑等。

（4）股癣：多发生在男性成年人，主要发生在腹股沟内侧与阴囊相接触的大腿根部及臀部。患处由于搔抓或摩擦，潮湿糜烂，呈湿疹样改变，慢性阶段皮损可以出现苔藓化。

2. 西医治疗

（1）头癣：①抗菌疗法：以灰黄霉素为首选。②局部治疗。

（2）手足癣：需坚持连续治疗1～2个月；如伴发感染，可外用抗炎药物。

（3）体癣：全身泛发性可选用伊曲康唑、特比萘芬、酮康唑、氟康唑等抗真菌药内服。

3. 中医辨证治疗

证型		辨证要点	治法	方药
头癣	虫毒湿聚证	皮损泛发，蔓延浸淫，或大部分头皮毛发受累，患处皮肤红肿、痂厚；舌质红，苔黄腻，脉滑数	祛风除湿，杀虫止痒	苦参汤
手足癣	湿热蕴结证	皮疹以水疱、丘疱疹、糜烂为主，局部红赤肿痛；舌质红，苔黄腻，脉滑数	清热利湿，解毒消肿	萆薢化毒汤合五神汤
	血虚风燥证	皮疹以角质层肥厚、干燥、脱屑、皲裂为主，自觉疼痛；舌质淡红，苔薄白，脉细	养血祛风	当归饮子
体癣		皮疹泛发，瘙痒剧烈，股癣潮湿糜烂，呈湿疹样改变；舌质红，苔黄腻，脉滑数	清热利湿，祛风止痒	龙胆泻肝汤

细目三　湿疹

1. 临床表现　皮损对称分布，多形性损害，剧烈瘙痒，有渗出倾向，反复发作易成慢性。①急性湿疹：以丘疱疹为主，炎症明显，易渗出。②亚急性湿疹：皮损以丘疹、结痂、鳞屑为主。③慢性湿疹：皮肤肥厚粗糙、浸润、色暗红或紫褐色，有不同程度的苔藓样变。发展过程大致为急性湿疹→亚急性湿疹→慢性湿疹。

2. 西医治疗　急性湿疹大量渗液应湿敷，无糜烂渗液创面用干燥疗法。

3. 中医辨证治疗

证型	辨证要点	治法	方药
湿热浸淫证	发病急，皮损潮红灼热，瘙痒无休，抓破渗液流脂水；伴身热，心烦，口渴，大便干，尿短赤；舌质红，苔黄或黄腻，脉滑或数	清热利湿	萆薢渗湿汤合三妙丸
脾虚湿蕴证	发病缓慢，皮损潮红，瘙痒，抓后糜烂渗出，可见鳞屑；伴有纳少，腹胀便溏；舌淡胖，苔白或腻，脉弦缓	健脾利湿	除湿胃苓汤
血虚风燥证	病程久，皮损色暗或色素沉着，剧痒，或皮损粗糙肥厚；伴口干不欲饮，纳差，腹胀；舌质淡，苔白，脉弦细	养血润肤，祛风止痒	当归饮子

细目四　荨麻疹

1. 临床表现　发病突然，在皮肤上出现大小形态不一的鲜红或白色风团，少数患者也可仅有水肿性红斑。消退迅速，不留痕迹。

2. 西医治疗　急性荨麻疹可用 1～2 种抗组胺药，严重者可短期内应用激素。

3. 中医辨证治疗

证型	辨证要点	治法	方药
风寒束表证	皮疹色白，遇风寒加重，得暖则减；恶寒怕冷，口不渴；舌质淡红，苔薄白，脉浮紧	疏风散寒，调和营卫	麻黄桂枝各半汤
风热犯表证	风团鲜红，灼热剧痒，遇热加重，得冷则减；伴发热，恶寒，肿痛；舌质红，苔薄白或薄黄，脉浮数	疏风清热，解表止痒	消风散
胃肠湿热证	皮疹色红片大，瘙痒剧烈；伴腹痛，恶心呕吐，神疲纳呆，大便秘结或泄泻；舌质红，苔黄腻，脉弦滑数	疏风解表，通腑泄热	防风通圣散
血虚风燥证	反复发作，迁延日久，午后或夜间加重；心烦易怒，口干，手足心热；舌质淡红少津，苔薄白，脉沉细	养血祛风，润燥止痒	当归饮子

细目五　皮肤瘙痒症（助理不考）

1. 临床表现

（1）全身性瘙痒症：最初瘙痒仅局限于一处，进而逐渐扩展至身体大部或全身。瘙痒常为阵发性，以夜间为重。

（2）局限性瘙痒症：好发于肛门、阴囊、女阴和小腿等部位。

2. 诊断　全身性或局限性皮肤瘙痒，仅有继发改变而无原发性皮肤损害。

3. 西医治疗　外用药可选用炉甘石洗剂、达克罗宁洗剂或乳剂、薄荷脑软膏、苯佐卡因软膏、糠馏油、黑豆馏油软膏、皮质类固醇激素软膏或霜剂等进行治疗。

4. 中医辨证治疗

证型	辨证要点	治法	方药
风热血热证	皮肤瘙痒剧烈，遇热更甚，皮肤抓破后有血痂；伴心烦，口渴，尿黄，便秘；舌质红，苔薄黄，脉浮数	疏风清热，凉血止痒	消风散合四物汤
湿热蕴结证	瘙痒不止，抓破后脂水淋漓；伴口干口苦，胸胁闷胀，小便黄赤，大便秘结；舌红，苔黄腻，脉滑数	清热利湿止痒	龙胆泻肝汤
血虚肝旺证	老年人为多见，病程较长，皮肤干燥，抓破后血痕累累；伴头晕眼花，失眠多梦；舌红苔薄，脉细数或弦数	养血润燥，祛风止痒	当归饮子

细目六　银屑病（助理不考）

1. 临床表现

（1）寻常型银屑病：临床最多见，红斑上白色鳞屑、发亮薄膜和点状出血是本病的临床特征。

（2）脓疱型银屑病：①泛发性脓疱型银屑病：急性发病，全身症状重，并在银屑病的基本损害上出现密集无菌性小脓疱。脓疱和红斑常融合成大片疱壁灰白色、周围潮红的脓湖，迅速扩大。②跖脓疱型银屑病：多发生于掌跖，常对称发生。皮损为成批出现许多淡黄色针头至粟粒大小的脓疱，基底潮红，疱壁不易破裂，经1～2周后即可自行干涸结痂，形成脱屑。

（3）关节病型银屑病：又名银屑病性关节炎。其关节症状往往与皮肤症状同时加重或减轻。

（4）红皮病型银屑病：又名银屑病性剥脱性皮炎。临床表现为剥脱性皮炎。

2. 西医治疗　①维生素。②抗肿瘤药。③免疫疗法。④皮质激素。⑤封闭疗法。⑥抗生素。

3. 中医辨证治疗

证型	辨证要点	治法	方药
风热血燥证	皮损鲜红，皮疹不断出现，红斑增多，刮去鳞屑可见发亮薄膜、点状出血，有同形反应；伴瘙痒，心烦，口渴，大便干，尿黄；舌红，苔黄或腻，脉弦滑或数	清热凉血，祛风润燥	凉血地黄汤
血虚风燥证	皮损色淡，部分消退，鳞屑较多，皮肤干燥；伴头晕眼花，面色白，口干，便干；舌淡红，苔薄白，脉细缓	养血和血，祛风润燥	当归饮子
瘀滞肌肤证	一般病程较长，反复发作，多年不愈，皮损肥厚浸润，颜色暗红，鳞屑较厚，有的呈蛎壳状，或伴关节活动不利；舌紫暗或有瘀斑、瘀点，脉涩或细缓	活血化瘀，祛风润燥	桃红四物汤
湿热蕴阻证	多发生于腋窝、腹股沟等屈侧部位，红斑糜烂，瘙痒，或掌跖部有脓疱，或阴雨季节加重；伴有胸闷纳呆，神疲乏力；苔薄黄腻，脉濡滑	清热利湿，和营通络	萆薢渗湿汤
火毒炽盛证	多属红皮病型或脓疱病型。全身皮肤发红，或呈暗红色，甚则稍有肿胀，鳞屑不多，皮肤灼热，或弥布散在小脓疱；常伴壮热口渴，便干溲赤；舌质红绛，苔薄，脉弦滑数	凉血清热解毒	清营汤

细目七　白癜风（助理不考）

1. 临床表现　皮损为局部色素脱失斑，呈乳白色斑点或斑片，境界清楚，边缘褐色，皮损区内毛发可变白，但无皮肤萎缩、硬化及脱屑等变化，无自觉症状。

2. 西医治疗　①补骨脂素及其衍生物。②皮质类固醇激素。③自体表皮移植。

3. 中医辨证治疗

证型	辨证要点	治法	方药
气血不和证	发病时期长短不一，多在半年至3年左右，皮损白斑光亮，好发于头面、颈及四肢或泛发全身，起病快，发展亦快，常扩散为一片，皮损无自觉症状或微痒；舌质淡红，苔薄白，脉细滑	调和气血，消风通络	柴胡疏肝散
肝肾不足证	发病时间长，或有家族史，皮损呈乳白色，局限或泛发；舌质淡或有齿痕，苔白，脉细无力	滋补肝肾，养血祛风	六味地黄汤

细目八　淋病

1. 临床表现　有不洁性交或间接接触传染史。潜伏期一般为2～10天，平均3～5天。

（1）男性淋病：症状较重，尿道口红肿、发痒及轻度刺痛，流稀薄黏液。

（2）女性淋病：主要有淋菌性宫颈炎、淋菌性尿道炎、淋菌性前庭大腺炎。

2. 诊断　主要表现为尿道炎、阴道炎等。出现急、慢性尿道炎症及局部红、肿、热、痛，有分泌物或呈脓性。部分病例可无临床症状。淋球菌呈阳性。

3. 西医治疗　①青霉素类。②壮观霉素。③喹诺酮类。

4. 中医辨证治疗

证型	辨证要点	治法	方药
湿热毒蕴证（急性淋病）	尿道口红肿，尿液浑浊如脂，尿道口溢脓，尿急，尿频，尿痛，淋沥不止，严重者尿道黏膜水肿，附近淋巴结肿痛，女性宫颈充血、触痛，并有脓性分泌物，可有前庭大腺红肿热痛等，可伴有发热等全身症状；舌红，苔黄腻，脉滑数	清热利湿，解毒化浊	龙胆泻肝汤酌加土茯苓、红藤、萆薢；热毒入络者合清营汤加减
阴虚毒恋证（慢性淋病）	小便不畅、短涩，淋沥不尽，女性带下多，或尿道口见少许黏液，酒后或疲劳易复发；腰酸腿软，五心烦热，食少纳差；舌红，苔少，脉细数	滋阴降火，利湿祛浊	知柏地黄丸酌加土茯苓、萆薢

细目九　梅毒

1. 临床表现

（1）一期梅毒：主要表现为疳疮（硬下疳）。

（2）二期梅毒：主要表现为杨梅疮。早期症状有流感样综合征。

（3）三期梅毒：亦称晚期梅毒。此期特点为病程长，易复发，常侵犯多个脏器。

（4）潜伏梅毒（隐性梅毒）：梅毒未经治疗或用药剂量不足，无症状，血清反应阳性。

（5）胎传梅毒（先天梅毒）：是母体由血液通过胎盘传到胎儿，致胎儿感染的梅毒。

2. 诊断　梅毒螺旋体检查和梅毒血清试验阳性。

3. 西医治疗　抗生素治疗，首选青霉素类药物。

4. 中医辨证治疗

证型	辨证要点	治法	方药
肝经湿热证	多见于一期梅毒。外生殖器疳疮质硬而润，或伴有横痃，杨梅疮多在下肢、腹部、阴部；兼见口苦口干，小便黄赤，大便秘结；舌质红，苔黄腻，脉弦滑	清热利湿，解毒驱梅	龙胆泻肝汤
血热蕴毒证	多见于二期梅毒。周身起杨梅疮，色如玫瑰，不痛不痒，或见丘疹、脓疱、鳞屑；兼见口干咽燥，口舌生疮，大便秘结；舌质红绛，苔薄黄或少苔，脉细滑或细数	凉血解毒，泄热散瘀	清营汤合桃红四物汤

续表

证型	辨证要点	治法	方药
毒结筋骨证	见于杨梅结毒。患病日久，在四肢、头面、鼻咽部出现树胶肿，伴关节、骨骼作痛，行走不便，肌肉消瘦，疼痛夜甚；舌质暗，苔薄白或灰或黄，脉沉细涩	活血解毒，通络止痛	五虎汤
肝肾亏损证	见于三期梅毒脊髓痨者。患病可达数十年之久，逐渐两足瘫痪或痿弱不行，肌肤麻木或虫行作痒，筋骨窜痛，腰膝酸软，小便困难；舌质淡，苔薄白，脉沉细弱	滋补肝肾，填髓息风	地黄饮子
心肾亏虚证	见于心血管梅毒患者。症见心慌气短，神疲乏力，下肢浮肿，唇甲青紫，腰膝酸软，动则气喘；舌质淡有齿痕，苔薄白而润，脉沉弱或结代	养心补肾，祛瘀通阳	苓桂术甘汤

细目十　尖锐湿疣

1.临床表现　基本损害为淡红色或暗红褐色柔软的表皮赘生物。赘生物大小不一，单个或群集分布，表面分叶或呈棘刺状，湿润，基底较窄或有蒂。男性好发于阴茎龟头、冠状沟、系带；同性恋发生于肛门、直肠；女性好发于外阴、阴蒂、宫颈、阴道和肛门。

2.西医治疗　使用激光、冷冻、电灼疗法时注意不要过度治疗，避免损害正常皮肤黏膜或形成瘢痕，预防感染。疣体较大者可手术切除。

3.中医辨证治疗

证型	辨证要点	治法	方药
湿毒下注证	外生殖器或肛门等处出现疣状赘生物，色灰或褐或淡红，质软，表面秽浊潮湿，触之易出血，恶臭，伴小便黄或不畅；苔黄腻，脉滑或弦数	利湿化浊，清热解毒	萆薢化毒汤加黄柏、土茯苓、大青叶
湿热毒蕴证	外生殖器或肛门等处出现疣状赘生物，色淡红，易出血，表面有大量秽浊分泌物，色淡黄，恶臭，瘙痒，疼痛；伴小便色黄量少，口渴欲饮，大便干燥；舌红，苔黄腻，脉滑数	清热解毒，化浊利湿	黄连解毒汤加苦参、萆薢、土茯苓、大青叶、马齿苋等

第八章　中西医结合妇产科学

第一单元　女性生殖系统解剖

细目一　骨盆

1. 骨盆的组成

（1）骨盆的骨骼：包括骶骨、尾骨及左右两块髋骨。

（2）骨盆的关节：包括耻骨联合、骶髂关节和骶尾关节。

（3）骨盆的韧带：包括骶结节韧带、骶棘韧带。骶棘韧带宽度即坐骨切迹宽度，是判断中骨盆是否狭窄的重要标志。

2. 骨盆的分界　以耻骨联合上缘、髂耻缘和骶岬上缘的连线为界，将骨盆分为假骨盆和真骨盆。

3. 骨盆的类型

（1）女型：骨盆入口呈横椭圆形，最多见。

（2）男型：亦称为漏斗型骨盆。最少见。

（3）类人猿型：骨盆前部较窄而后部较宽。

（4）扁平型：骨盆浅。

细目二　内、外生殖器

1. 外阴的范围和组成

（1）阴阜：为耻骨联合前面隆起的脂肪垫。青春期该部皮肤开始生长阴毛，分布呈倒三角形。

（2）大阴唇：为两股内侧隆起的一对皮肤皱襞，前接阴阜，后连会阴。外伤后易形成血肿。

（3）小阴唇：位于大阴唇内侧的一对薄皮肤皱襞，表面湿润，色褐，无毛，富含神经末梢。

（4）阴蒂：位于两侧小阴唇顶端下方，可勃起。阴蒂头，富含神经末梢，是性反应器官。

（5）阴道前庭：①前庭球。②前庭大腺：又称巴氏腺，若腺管口闭塞，易形成脓肿或囊肿。③尿道外口。④阴道口和处女膜。

2. 内生殖器及其功能

（1）阴道：①为性交器官，也是经血排出及胎儿娩出的通道。环绕宫颈周围的部分称阴道穹隆，其中后穹隆最深，与盆腔最低部分的直肠子宫陷凹紧密相邻，可经此穿刺或引流。②阴道壁由黏膜、肌层和纤维组织膜构成。阴道壁有很多横纹皱襞及弹力纤维，有较大的伸展性；又富有静脉丛，局部受伤易出血或形成血肿。阴道黏膜由复层鳞状上皮覆盖，无腺体，受性激素的影响有周期性变化。

（2）子宫：①位置形态：子宫位于骨盆腔中央，前方为膀胱，后方为直肠，呈倒置的梨形，为空腔器官，约重 50g，长 7～8cm，宽 4～5cm，厚 2～3cm，容量约有 5mL。子宫上部较宽，称宫体，其顶部称宫底，宫底两侧为宫角，与输卵管相通。子宫下部较窄，呈圆柱状，称宫颈。宫体与宫颈的比例，儿童期为 1:2，成人期为 2:1，老年期为 1:1。宫腔为上宽下窄的三角形。未产妇的宫颈外口呈圆形；已产妇因分娩影响形成横裂而分为上下两唇。②组织结构：a.宫体：有内膜层、肌层、浆膜层构成。b.宫颈：宫颈管黏膜内有腺体分泌碱性黏液，形成黏液栓，其成分及性状受性激素的影响有周期性变化。宫颈外口柱状上皮与鳞状上皮交界处是宫颈癌的好发部位。③子宫韧带：有圆韧带、阔韧带、主韧带和宫骶韧带 4 对韧带。

（3）输卵管：①输卵管可分为间质部、峡部、壶腹部、伞部 4 部分。为卵子与精子相遇的场所，受精卵由输卵管向宫腔运行。输卵管伞部有"拾卵"作用。②输卵管壁由浆膜层、平滑肌层和黏膜层组成。

（4）卵巢：①位置和形态：卵巢为一对性腺，呈扁椭圆形，成年妇女卵巢大小约为 4cm×3cm×1cm，重 5～6g，呈灰白色，绝经后萎缩变硬。②组织结构：卵巢表面无腹膜，卵巢实质可分为皮质和髓质两部分。外层为皮质，是卵巢的主体，由各级发育卵泡、黄体和它们退化形成的残余结构及间质组织组成。

3. 中医对女性生殖器的认识

（1）中医古籍中将外阴称为阴户，又名四边、产户；将阴毛称为毛际；将阴道口和处女膜称为玉门（未嫁）、龙门（未产）、胞门（已产）。中医认为，阴户、玉门是生育胎儿，排出月经、带下、恶露的关口，也是合阴阳的出入口。

（2）阴道又称子肠、产道，宫颈外口又称为子门、子户。中医认为，阴道是娩出胎儿，排出月经、带下、恶露的通道，是合阴阳禁闭子精、防御外邪的处所。子门是排出月经和娩出胎儿的关口。

（3）子宫又称为女子胞、胞宫、胞脏、子脏、子处、血室。中医认为，子宫具有主行月经、孕育胎儿的功能。子宫亦藏亦泻，藏泻有时，行经、蓄经、育胎、分娩，藏泻分明，又无表里相配，故称为"奇恒之府"。

细目三　邻近器官

女性生殖器的邻近器官　主要有尿道、膀胱、输尿管、直肠、阑尾。

细目四　骨盆底（助理不考）

1.骨盆底的解剖结构　骨盆底由多层肌肉和筋膜组成，封闭骨盆出口，盆腔脏器赖以承载并保持其正常位置，分为外、中、内三层。

2.会阴　广义的会阴是指封闭骨盆出口的所有软组织。狭义的会阴是指阴道口与肛门之间的软组织，厚 3～4cm，又称会阴体。会阴的伸展性大，妊娠后组织变松软，有利于分娩。但亦可对胎先露形成阻碍，故在分娩时应注意保护会阴并视情况适时切开。

细目五　血管、淋巴及神经（助理不考）

1.血管

（1）动脉：内、外生殖器官血供主要来自卵巢动脉、子宫动脉、阴道动脉和阴部内动脉。

（2）静脉：盆腔静脉在相应器官及其周围形成静脉丛，互相吻合，故盆腔静脉感染易于蔓延。卵巢静脉与同名动脉伴行，右侧汇入下腔静脉，左侧汇入左肾静脉，故左侧盆腔静脉曲张较多见。

2.淋巴

（1）盆腔淋巴：①髂淋巴组。②腰淋巴组。③骶前淋巴组。

（2）外生殖器淋巴：①腹股沟浅淋巴结。②腹股沟深淋巴结。

3. 神经 女性内、外生殖器官由躯体神经和自主神经共同支配。子宫平滑肌有自律活动，完全切断其神经仍能有节律地收缩，还能完成分娩活动。临床上可见低位截瘫的产妇仍能自然分娩。

第二单元　女性生殖系统生理

细目一　妇女一生各生理阶段分期（助理不考）

女性生理阶段 ①胎儿期。②新生儿期（出生后4周内）。③儿童期（出生4周到12岁左右）。④青春期（自乳房发育等第二性征出现至生殖器官发育成熟，获得性生殖能力）。⑤性成熟期（一般自18岁左右开始，历时30年左右）。⑥绝经过渡期（指从开始出现绝经趋势直至最后一次月经的时期）。⑦绝经后期（指绝经后的生命时期）。

细目二　月经及月经期的临床表现

1. 月经的概念 月经是伴随卵巢周期性变化而出现的子宫内膜周期性脱落及出血。规律月经的出现是生殖功能成熟的标志之一。月经第一次来潮称月经初潮。初潮年龄多在13～14岁。

2. 正常月经的临床表现

（1）月经周期：出血的第1日为月经周期的开始，两次月经第1日的间隔时间为一个月经周期，一般是21～35日，平均28日。

（2）经期：每次月经持续天数称经期，一般为2～8日，多为4～6日。

（3）经量：是指一次月经的总失血量，正常为20～60mL，若超过80mL为月经过多。

（4）经色经质：经血一般呈暗红色，不凝，出血量多时可有血凝块。

（5）全身表现：一般月经期无特殊症状。

细目三　卵巢功能及其周期性变化

1. 卵巢的功能 卵巢具有产生卵子并排卵的生殖功能和产生女性激素的内分泌功能。

2. 卵巢的周期性变化 ①卵泡的发育及成熟。②排卵：排卵多发生在下次月经来潮前14日左右。③黄体形成及退化。

3. 卵巢激素及其生理作用

（1）卵巢激素：主要有雌激素、孕激素和少量雄激素，均为甾体激素。①雌激素：卵泡开始发育时，雌激素分泌量很少，月经第7日卵泡分泌雌激素量迅速增加，排卵前达高峰。排卵后1～2日，黄体开始分泌雌激素使循环中的雌激素又逐渐上升，在排卵后7～8日黄体成熟时循环中雌激素形成第二个高峰，峰值低于排卵前高峰。其后黄体萎缩，雌激素水平急剧下降，月经期达最低水平。②孕激素：排卵前成熟卵泡的颗粒细胞在黄体生成素（LH）排卵峰的作用下黄素化，开始分泌少量孕酮。排卵后黄体分泌孕酮逐渐增加，至排卵后7～8日黄体成熟时分泌量达最高峰，以后逐渐下降，到月经来潮时降到卵泡期水平。③雄激素：主要来自肾上腺，卵巢也能分泌部分雄激素，可促进非优势卵泡闭锁并提高性欲。

（2）卵巢性激素的生理作用

1）雌激素：①促进子宫肌细胞增生和肥大；增进血运，促进和维持子宫发育；增加子宫平滑肌对缩宫素的敏感性。②使子宫内膜腺体及间质增生、修复。③使宫颈口松弛、扩张，宫颈黏液分泌增加，性状变稀薄，富有弹性，易拉成丝状。④促进输卵管肌层发育及上皮分泌活动，并可加强输卵管平滑肌节律性收缩振幅。⑤使阴道上皮细胞增生和角化，黏膜变厚，增加细胞内糖原含量，使阴道维持酸性环境。⑥使阴唇发育丰满，色素加深。⑦促使乳腺管增生，乳头、乳晕着色，促进其他第二性征的发育。⑧协同FSH促进卵泡发育。⑨通过对下丘脑和垂体的正负反馈调节，控制促性腺激素（Gn）的分泌。⑩促进水钠潴留；促进肝脏高密度脂蛋白合成，抑制低密度脂蛋白合成，降低循环中胆固醇水平；维持和促进骨基质代谢。

2）孕激素：孕激素通常在雌激素作用的基础上发挥效应。

①降低子宫平滑肌兴奋性及其对缩宫素的敏感性，抑制子宫收缩，有利于胚胎及胎儿宫内生长发育。②使增生期子宫内膜转化为分泌期内膜，为受精卵着床做准备。③使宫颈口闭合，黏液分泌减少，性状变黏稠。④抑制输卵管平滑肌节律性收缩的振幅。⑤加快阴道上皮细胞脱落。⑥促进乳腺腺泡发育。⑦孕激素在月经中期具有增强雌激素对垂体 LH 排卵峰释放的正反馈作用；在黄体期对下丘脑、垂体有负反馈作用，抑制促性腺激素分泌。⑧兴奋下丘脑体温调节中枢，使基础体温在排卵后升高 0.3～0.5℃。临床上据此作为判定排卵日期的标志之一。⑨促进水钠排泄。

3）孕激素与雌激素的协同和拮抗作用：①协同作用：促使女性生殖器和乳房的发育。②拮抗作用：雌激素促进子宫内膜增生及修复；孕激素则限制子宫内膜增生，并使增生期内膜转化为分泌期。拮抗作用还表现在子宫收缩、输卵管蠕动、宫颈黏液变化、阴道上皮细胞角化和脱落及水钠代谢等方面。

4）雄激素：①对女性生殖系统的影响：促使阴蒂、阴唇和阴阜发育，促进阴毛、腋毛生长，还与性欲有关。②对机体代谢功能的影响：雄激素能促进蛋白合成，促进肌肉生长，刺激骨髓中红细胞的增生。

细目四 子宫内膜及其他生殖器的周期性变化

1. 子宫内膜周期性变化 子宫内膜分为基底层和功能层。功能层是胚胎植入的部位，由基底层再生而来，受卵巢性激素的影响呈现周期性变化，若未受孕功能层则坏死脱落形成月经。正常一个月经周期以 28 日为例，其组织形态的周期性变化分为增生期、分泌期和月经期 3 期。

2. 其他生殖器的周期性变化（助理不考）

（1）宫颈黏液：在卵巢性激素影响下，宫颈黏液有明显的周期性改变。卵泡期随着雌激素水平不断提高，宫颈黏液分泌量不断增加，至排卵期黏液变稀薄、透明，拉丝度可达 10cm 以上。黏液涂片检查，可见羊齿植物叶状结晶，一般月经周期第 6～7 日开始出现，到排卵期最典型。排卵后受孕激素影响，黏液分泌量逐渐减少，质地变黏稠而浑浊，拉丝度差，易断裂。涂片检查时结晶逐渐模糊，至月经周期第 22 日左右完全消失，出现排列成行的椭圆体。临床上可检查宫颈黏液，以了解卵巢功能。

（2）阴道黏膜：结合雌激素、孕激素功能了解周期性变化。临床上常借助阴道上 1/3 段脱落细胞的变化，了解体内雌激素水平和有无排卵。

（3）输卵管：结合雌激素、孕激素功能了解周期性变化。二者协同，保证受精卵在输卵管内正常运行。

（4）乳房：雌激素促进乳腺管的增生；孕激素促进乳腺小叶及腺泡生长。

细目五 月经周期的调节

1. 下丘脑促性腺激素释放激素

（1）下丘脑弓状核神经细胞分泌的促性腺激素释放激素（GnRH），直接通过垂体门脉系统输送到腺垂体，调节垂体促性腺激素（Gn）的合成和分泌。GnRH 分泌呈脉冲式，脉冲间隔为 60～120 分钟。

（2）下丘脑是 HPOA 的启动中心。GnRH 的分泌受垂体 Gn 和卵巢性激素的反馈调节，包括起促进作用的正反馈调节和起抑制作用的负反馈调节。

2. 腺垂体对卵巢功能的调节

（1）直接促进窦前卵泡及窦状卵泡的生长发育。

（2）激活颗粒细胞芳香化酶，促进雌二醇的合成与分泌。

（3）在前一周期的黄体晚期及卵泡早期，促使卵巢内窦卵泡群的募集。

（4）调节优势卵泡的选择和非优势卵泡的闭锁。

（5）在卵泡期晚期与雌激素协同，诱导颗粒细胞生成 LH 受体，为排卵及黄素化做准备。LH 的主要生理作用是在卵泡期刺激卵泡膜细胞合成雄激素，为雌二醇的合成提供底物；排卵前促使卵母细胞进一步成熟及排卵；在黄体期维持黄体功能，促进孕激素、E_2 和抑制素 A 的合成与分泌。

3. 卵巢性激素的反馈作用

（1）雌激素：卵泡早期，低雌激素负反馈作用于下丘脑，抑制 GnRH 释放，降低垂体对 GnRH 的反应性，抑制垂体 Gn 分泌。卵泡晚期，雌激素达到阈值并 ≥ 48 小时，刺激 LH 分泌高峰。黄体期协同孕激素对下丘脑有负反馈作用。

（2）孕激素：排卵前，低水平孕激素可增强雌激素对促性腺激素的正反馈作用；在黄体期，高水平的孕激素对促性腺激素的脉冲分泌产生负反馈抑制作用。

细目六　中医对月经、带下及其产生机理的认识

1. 中医有关月经的概念和认识　月经是指女性在一定年龄阶段内有规律、周期性的子宫出血，又称为"月事""月信""月汛""月水""经水"。

（1）月经的生理现象：健康女子一般到 14 岁左右月经第一次来潮，称为初潮。妇女一般到 49 岁左右绝经。在绝经前后的一段时间称为"经断前后"或"绝经前后"。生育年龄的妇女妊娠期间月经停闭，多数哺乳期妇女亦无月经来潮，属生理性停经。

（2）特殊的月经现象：①个别妇女身体无特殊不适而定期两个月来潮一次者，称为"并月"。②三个月一潮者称为"居经"，亦名"季经"。③一年一行者称为"避年"。④终生不潮而能受孕者称为"暗经"。⑤妊娠早期仍按月有少量阴道流血，但无损于胎儿者，称为"激经"，亦称"盛胎"或"垢胎"。临床应以生育能力是否正常判断其属生理或病理。

2. 月经产生的机理　月经是肾气、天癸、冲任、气血协调作用于胞宫，并在其他脏腑、经络的协同作用下，使胞宫定期藏泻而产生的生理现象，是女性生殖功能正常的反映。

3. 中医对月经周期调节的认识　在月经周期中，肾阴阳消长、气血盈亏具有周期性的消长变化，形成胞宫定期藏泻的节律。月经周期划分为月经期、经后期、经间期和经前期。

4. 带下的生理现象及其产生机理

（1）带下的生理现象：生理性带下是润泽阴户和阴道的无色透明、黏而不稠、无特殊气味的液体，也称白带。月经前、经间期和妊娠期其量稍有增加，绝经后明显减少。生理性带下对阴道和阴户起濡润和充养的作用，并能抵御病邪的入侵。

（2）带下产生及调节的机理：肾气旺盛，并化生天癸，在天癸的作用下，任脉广聚脏腑所化水谷之精津，使任脉所司的阴精、津液旺盛充沛，下注于胞中，流于阴股，生成生理性带下。此过程又得到督脉的温化和带脉的约束。

第三单元　妊娠生理

细目一　妊娠

妊娠的概念　妊娠是胚胎和胎儿在母体内发育成长的过程。成熟卵子受精是妊娠的开始；胎儿及其附属物自母体排出是妊娠的终止。

细目二　受精与受精卵发育、输送及着床

1. 受精卵发育、输送及着床的相关概念

（1）精子和次级卵母细胞结合形成受精卵的过程称为受精。受精后的卵子称受精卵或孕卵。

（2）精液进入阴道后，精子离开精液，经宫颈管进入宫腔及输卵管腔，精子表面的糖蛋白被生殖道分泌物中的 α 与 β 淀粉酶降解，同时顶体膜结构中胆固醇与磷脂比率和膜电位发生变化，降低顶体膜稳定性。此过程称为精子获能。

（3）当精子与卵子相遇，精子头部顶体外膜与精细胞膜顶端破裂，形成小孔释放出顶体酶，可溶解卵子外围的放射冠和透明带。这一过程称为顶体反应。

（4）受精后 72 小时受精卵分裂成由 16 个细胞组成的实心细胞团，称为桑椹胚。

（5）受精后第 6～7 日，晚期胚泡透明带消失，逐渐侵入子宫内膜，称为受精卵着床，也称受精卵

植入。

2. 受精与受精卵发育、输送及着床的机理　卵子→输卵管壶腹部与峡部＋获能的精子→受精卵→卵裂→桑椹胚→定位、黏附和穿透→受精卵着床。

细目三　胎儿附属物的形成及其功能

1. 胎儿附属物的形成　①胎盘。②胎膜。③脐带。④羊水。

2. 胎儿附属物的功能

（1）胎盘的功能：气体交换、营养物质供应、排除胎儿代谢产物、防御和合成功能。

（2）胎膜的功能：维持羊膜腔的完整性，并保护胎儿。胎膜在分娩发动上有一定作用。

（3）脐带的功能：是胎儿和母体之间进行物质交换的重要通道。

（4）羊水的功能：保护胎儿、保护母体。

细目四　妊娠期母体的变化（助理不考）

1. 生殖系统的变化

（1）子宫：①宫体：孕12周后增大子宫渐匀称并超出盆腔。妊娠晚期子宫右旋，子宫增大主要是肌细胞肥大。②子宫峡部：临产后伸展至7～10cm，成为软产道的一部分。③宫颈：妊娠早期宫颈肥大、变软，呈紫蓝色。

（2）卵巢：妊娠期略增大，排卵和新卵泡发育均停止。一般于一侧卵巢中可见妊娠黄体。

（3）输卵管：妊娠期输卵管伸长，黏膜呈蜕膜样改变。

（4）阴道：妊娠期黏膜变软并呈紫蓝色，皱襞增多，伸展性增加。阴道 pH 值降低。

（5）外阴：妊娠期充血，皮肤增厚，大小阴唇色素沉着。

2. 乳房的变化　①孕早期开始增大，孕妇常感乳房发胀、触痛或刺痛。乳头增大变黑，更易勃起。出现蒙氏结节。②大量激素参与乳腺发育，可有少许淡黄色稀薄液体流出，称为初乳。

3. 血液循环系统的变化　①血容量32～34周达高峰，增加40%～45%。血浆约增加1000mL，红细胞约增加450mL，故血液呈稀释状态。②血液成分两高两低：白细胞凝血因子升高，红细胞、血浆蛋白降低。③心脏：妊娠后期心脏向左、上、前移位，心率每分钟增加10～15次。心排出量妊娠32～34周达高峰。④血压：妊娠早、中期血压偏低，晚期轻度升高。⑤静脉压：下肢静脉压于孕晚期升高，孕妇易发生下肢、外阴静脉曲张和痔。

4. 泌尿系统的变化　孕早期肾小球滤过率（GFR）及肾血浆流量（RPF）开始增加，可出现生理性糖尿。孕妇做肾功能试验时应注明左侧卧位。孕中期易患急性肾盂肾炎，以右侧多见。

5. 消化系统的变化　妊娠期间牙龈充血、水肿，牙龈易出血。受孕激素影响，孕妇易出现"胃灼热感"、上腹部饱胀、便秘，常引起痔疮或使原有痔疮加重。妊娠期易诱发胆囊炎及胆石症。

6. 呼吸系统的变化　妊娠晚期以胸式呼吸为主，通气量、潮气量均增加，上呼吸道（鼻、咽、气管）黏膜增厚，轻度充血、水肿，易发生上呼吸道感染。

7. 内分泌系统的变化　促性腺激素（Gn）分泌减少，催乳激素（PRL）妊娠7周开始增多，分娩前达峰值。妊娠期间皮质醇增加3倍，醛固酮增加4倍，睾酮略有增加，孕妇阴毛及腋毛增多、增粗，甲状腺呈中度增大。早期孕妇血清中甲状旁腺素水平降低，中晚期逐渐升高。

8. 新陈代谢的变化　妊娠早期稍下降，妊娠中晚期逐渐增高，至妊娠晚期可增高15%～20%。

9. 皮肤及其他　孕妇皮肤色素沉着，面颊可见黄褐斑，分娩后可渐减退。腹部皮肤可出现不规则平行裂纹，呈淡红色或紫褐色，称为妊娠纹，见于初产妇。

细目五　中医对妊娠生理的认识

1. 妊娠机制　肾气充盛，天癸成熟，冲任二脉及胞宫功能正常，男女两精相合，即可构成胎孕。

2. 妊娠生理现象

（1）生理特点：血感不足，气易偏盛。

（2）临床表现：妊娠初期，由于血聚于下，冲脉气盛，易夹胃气及肝气上逆，出现饮食偏嗜、恶心作呕、晨起头晕等现象。孕妇可自觉乳房胀大，乳头、乳晕颜色加深。妊娠中期白带稍增多。4～5个月后，孕妇可自觉胎动，小腹逐渐膨隆。妊娠6个月后，胎儿增大，易阻滞气机，水道不利，出现轻度肿胀。妊娠末期，由于胎儿先露部压迫膀胱与直肠，可见小便频数、大便秘结等现象。

（3）脉象：妊娠2～3个月后，六脉平和滑利，按之不绝，尺脉尤甚。

细目六　妊娠诊断

1. 早期妊娠的诊断

（1）临床表现：①停经。②早孕反应。③尿频。

（2）检查与体征：乳房增大胀痛、乳头刺痛，可见深褐色蒙氏结节。阴道黏膜及子宫颈充血，呈紫蓝色。子宫增大变软，子宫峡部极软，子宫体与子宫颈似不相连，称黑加征。至妊娠8周宫体约为非妊娠子宫的2倍；妊娠12周时子宫约为非妊娠子宫的3倍。

（3）辅助检查：妊娠试验阳性；超声检查可见妊娠囊，或胚芽及原始心管搏动，或胎儿。

2. 中、晚期妊娠的诊断

（1）临床表现：①子宫增大。②胎动：妊娠20周开始出现。③胎心音：呈双音，如钟表的"滴答"声，110～160次/分。④妊娠20周以后经腹壁可触及胎体。

（2）辅助检查：超声检查、彩超。

3. 胎产式、胎先露、胎方位

（1）胎产式：胎体纵轴与母体纵轴的关系称胎产式。两纵轴平行者称纵产式，两纵轴垂直者称横产式。

（2）胎先露：最先进入骨盆入口的胎儿部分称为胎先露。纵产式有头先露、臀先露，横产式有肩先露。偶见头先露或臀先露与胎手或胎足同时入盆，称之为复合先露。

（3）胎方位：胎儿先露部的指示点与母体骨盆的关系称胎方位，简称胎位。

第四单元　产前保健

细目一　围生医学（助理不考）

1. 围生医学的概念　围生医学又称围产医学，是研究在围生期内加强对围生儿及孕产妇的卫生保健的一门科学。

2. 围生期的概念　围生期是指产前、产时和产后的一段时期。围生期Ⅰ：从妊娠满28周至产后1周。我国采用围生期Ⅰ计算围生期相关的统计指标。

细目二　孕妇监护

1. 产前检查时间　首检为确诊早孕开始，其后依次为：妊娠6～13⁺⁶周，14～19⁺⁶周，20～24周，25～28周，29～32周，33～36周，37～41周（每周1次）。有高危因素者，可酌情增加次数。

2. 预产期推算　从末次月经第一日算起，月份减3或加9，日数加7（农历日数加14）。

3. 产前检查的步骤及方法

（1）腹部检查

1）望诊：注意腹形及大小，有无妊娠纹、手术瘢痕及水肿等。

2）触诊：四步触诊法检查子宫大小、胎产式、胎先露、胎方位及先露部是否衔接。

3）听诊：听胎心音。

（2）产道检查

1）骨产道检查：包括骨盆外测量及内测量。首次产检应做骨盆外测量包括：①髂棘间径。②髂嵴间径。③骶耻外径。④坐骨结节间径（或称出口横径）。⑤出口后矢状径。⑥耻骨弓角度。骨盆内测量包括：对角径、坐骨棘间径、坐骨切迹宽度。

2）软产道检查（即阴道检查）：了解软产道有无阴道隔膜、囊肿、赘生物等异常。

（3）肛门指诊检查：可了解胎先露部、骶骨前面弯曲度、坐骨棘间径、坐骨切迹宽度及骶尾关节活动度，并测量出口后矢状径。

细目三 评估胎儿健康的技术（助理不考）

1.胎儿宫内情况监护

（1）确定是否为高危儿

高危儿包括：①孕龄＜37周或≥42周。②出生体重＜2500g。③小于孕龄儿或大于孕龄儿。④生后1分钟内Apgar评分0～3分。⑤产时感染。⑥高危妊娠产妇的新生儿。⑦手术产儿。⑧新生儿的兄姐有严重的新生儿病史或新生儿期死亡等。

（2）胎儿宫内状况的监测

1）妊娠早期：妇检确定子宫大小及是否与妊娠周数相符。超声妊娠第6周见妊娠囊和原始心管搏动。妊娠11～13^{+6}周超声测量胎儿颈项透明层厚度和胎儿发育情况。

2）妊娠中期：产检测量宫底高度和听胎心率。超声检查胎儿生长状况并筛查胎儿结构。

3）妊娠晚期：①产检超声检查同上，且能判定胎位、胎盘位置、羊水量和胎盘成熟度。②胎动监测：胎动计数＜10次/12小时或减少50%者提示有胎儿缺氧可能。③电子胎心监护：基线变异是最重要的评价指标。④预测胎儿宫内储备能力：无应激试验、缩宫素激惹试验（OCT）。⑤胎儿生物物理相评分。

2.胎肺成熟度的监测 ①妊娠满34周胎儿肺发育基本成熟。②卵磷脂/鞘磷脂比值。若羊水L/S≥2，提示胎儿肺成熟。可用羊水振荡试验（泡沫试验）间接估计L/S值。③磷脂酰甘油（PG）阳性，提示胎肺成熟。

细目四 孕期用药

1.西医孕期用药原则 ①有明确指征。②对胎儿相对安全。③单一用药。④结论肯定。⑤严格掌握剂量和用药持续时间。⑥尽量中晚期再用药。

2.中医孕期用药原则 妊娠期间，凡峻下、滑利、祛瘀、破血、耗气、散气及一切有毒药品，都应慎用或禁用。

第五单元 正常分娩

细目一 决定分娩的四因素

1.产力 产力是指将胎儿及其附属物从子宫内逼出的力量，包括子宫收缩力（简称宫缩）、腹肌和膈肌收缩力（统称腹压），以及肛提肌收缩力。子宫收缩力是临产后的主要产力，贯穿于分娩全过程，有节律性、对称性和极性及缩复作用。

2.产道

（1）骨产道：指真骨盆。①骨盆平面：包括骨盆入口平面、中骨盆平面（最狭窄）、骨盆出口平面。②骨盆轴：上段向下向后，中段向下，下段向下向前。③骨盆倾斜度为60°。

（2）软产道：是由子宫下段、子宫颈、阴道及骨盆底软组织构成的弯曲通道。

3.胎儿 胎儿大小、胎位、胎儿畸形。

4. 精神心理因素　情绪紧张焦虑、不安和恐惧可影响产程进展。

细目二　枕先露的分娩机制

分娩机制是指胎儿先露部随骨盆各平面的不同形态，被动进行一系列适应性转动，以其最小径线通过产道的全过程。以枕左前位为例说明。

胎儿娩出的机制是衔接→下降→俯屈→内旋转→仰伸→复位和外旋转→胎肩及胎儿娩出。

细目三　先兆临产及临产的诊断

1. 先兆临产　①假临产。②胎儿下降感。③见红。

2. 临产的诊断　临产开始的主要标志是有规律而逐渐增强的子宫收缩，持续 30 秒及以上，间歇 5～6 分钟，并伴有进行性宫颈管消失、宫口扩张和胎先露部下降。

细目四　分娩的临床经过及处理

1. 总产程及产程分期

产程	起止	时限	处理
第一产程	规律宫缩～宫口开全（10cm）	初产妇不超过 20 小时 经产妇不超过 14 小时	胎膜破裂，立即听胎心
第二产程	宫口开全～胎儿娩出	初产妇不超过 3 小时 经产妇不超过 2 小时	每次宫缩过后或每 5 分钟监测一次指导屏气，运用腹压
第三产程	胎儿娩出后～胎盘、胎膜娩出	5～15 分钟，不超过 30 分钟	产房观察 2 小时

2. 各产程的临床经过及处理

（1）第一产程：①规律宫缩。②宫口扩张。③胎先露下降程度。④胎膜破裂。

（2）第二产程：宫口开全或近开全后，胎膜多会自然破裂，胎头拨露使会阴后联合紧张时开始保护会阴。

（3）第三产程：子宫继续收缩，剥离面继续增加，胎盘剥离，清理新生儿呼吸道。

3. 中医关于分娩的认识

（1）预产期的计算方法：《妇婴新说》指出："应以二百八十日为准。"

（2）分娩先兆：胎位下移，小腹坠胀，有便意，见红等。《医宗金鉴·妇科心法要诀》说："妊娠八九个月时，或腹中痛，痛定仍然如常者，此名试胎……若月数已足，腹痛或作或止，腰不痛者，此名弄胎。"

（3）正产现象：腹部阵阵作痛，小腹重坠，逐渐加重至产门开全，阴户窘迫，胎儿、胞衣依次娩出，分娩结束。

（4）临产调护：《达生编》提出了"睡、忍痛、慢临盆"的临产调护六字要诀。

第六单元　正常产褥

细目一　产褥期

产褥期的概念　产妇全身器官除乳腺外，从胎盘娩出至恢复或接近正常未孕状态所需的一段时期，称为产褥期，一般为 6 周。

细目二　产褥期母体的变化

1. 生殖系统

（1）子宫复旧：子宫复旧不是肌细胞数目的减少，而是肌细胞的缩小。产后 6 周恢复到孕前大小。

（2）子宫颈：初产妇的子宫颈外口由产前的圆形（未产型）变为产后的"一"字形横裂（已产型）。

（3）阴道与外阴：阴道于产褥期结束时尚不能完全恢复至未孕时的紧张度。外阴水肿 2 ～ 3 日自行消退，轻度撕裂或会阴伤口在 3 ～ 4 日内愈合。处女膜在分娩时撕裂形成处女膜痕。

（4）盆底组织：盆底肌及其筋膜在分娩时过度扩张致弹性减弱，且常伴有肌纤维部分断裂而致盆底松弛。

2. 乳房　产褥期乳房的变化主要是泌乳。

3. 循环系统与血液系统

（1）心血管系统：产后 72 小时内，体循环血容量增加 15% ～ 25%，应注意预防心衰的发生。

（2）血液系统：产褥早期，血液仍处于高凝状态。产后红细胞计数和血红蛋白值增高。白细胞计数于产褥早期仍较高，可达（15 ～ 30）×10⁹/L，其中中性粒细胞增多。血小板数也增多。血沉于产后 3 ～ 4 周降至正常。

细目三　产褥期临床表现

1. 生命体征　产后体温多在正常范围，可在产后 24 小时内略升高，一般不超过 38℃。产后 3 ～ 4 天可有泌乳热，持续 4 ～ 16 小时下降。产后脉搏略缓慢，每分钟 60 ～ 70 次，产后 1 周恢复正常。产后由胸式呼吸变为深慢的胸腹式呼吸，每分钟 14 ～ 16 次。血压于产褥期平稳，妊娠期高血压产妇的血压于产后明显降低。

2. 子宫复旧　胎盘娩出后，子宫底在脐下一指。产后第 1 日宫底稍上升至脐平，以后每日下降 1 ～ 2cm，在产后 10 日子宫下降入骨盆腔内。

3. 产后宫缩痛　产褥期由于子宫阵发性收缩引起下腹部剧烈痛称产后宫缩痛。产后 1 ～ 2 日出现，持续 2 ～ 3 日疼痛自然消失。

4. 恶露　产后随子宫蜕膜的脱落，含有血液、坏死蜕膜等组织经阴道排出，称恶露。分类：①血性恶露：持续 3 ～ 4 日。②浆液恶露：持续 10 日左右。③白色恶露：持续 3 周干净。正常恶露有血腥味，但无臭味，持续 4 ～ 6 周，总量 250 ～ 500mL。

5. 褥汗　产后 1 周内皮肤排泄功能旺盛，排出大量汗液，以夜间睡眠和初醒时更明显，不属病态。

细目四　产褥期处理及保健（助理不考）

1. 产褥期处理

（1）产后 2 小时的处理：产后 2 小时内极易发生产后出血、子痫、产后心力衰竭等严重并发症，故应严密观察产妇血压、脉搏、子宫收缩情况、阴道流血量及膀胱充盈等。

（2）饮食：产后 1 小时可让产妇进流食或清淡半流食。

（3）排尿与排便：产后 4 小时应计产妇排尿；多吃蔬菜及早日下床活动，以防止便秘。

（3）乳房护理：产后半小时内开始哺乳，提倡按需哺乳。哺乳期以 10 个月至 1 年为宜。需退奶者，可用炒麦芽 60g，煎汤频服。

（4）会阴处理：每日用 0.05% 聚维酮碘液擦洗会阴 2 ～ 3 次。保持会阴清洁和干燥。

2. 产褥期保健

（1）产后活动：尽早适当活动及做产后康复运动。运动量应循序渐进。

（2）避孕：产褥期原则上应禁止性生活。产后 42 日起应采取避孕措施，首选工具避孕。

3. 母乳喂养　母乳喂养对母婴健康均有益。

第七单元　　妇产科疾病的病因与发病机制

细目一　病因

1. 西医病因　①生物因素。②精神因素。③营养因素。④理化因素。⑤免疫因素。⑥先天及遗传因素。

2. 中医常见病因

（1）淫邪致病：寒邪、热邪、湿邪。

（2）情志因素。

（3）生活失调。

（4）体质因素。

细目二　发病机制

1. 妇产科疾病的病理生理特点　①自稳调节功能紊乱。②损伤与抗损伤反应。③疾病过程中的因果转化。④疾病过程中局部与全身的关系。

2. 中医对妇产科疾病发病机理的认识

（1）脏腑功能失常：①肾的功能失常：肾气虚、肾阴虚、肾阳虚、肾阴阳俱虚。②肝的功能失常：肝气郁结、肝郁化火、肝血不足、肝阳上亢、肝经湿热。③脾的功能失常：脾气虚弱、脾虚血少、脾阳虚损。

（2）气血失调：①气分病机：气虚、气陷、气滞、气逆。②血分病机：血虚、血瘀、血热、血寒。

（3）冲、任、督、带损伤：冲任损伤、督脉虚损、带脉失约。

（4）胞宫、胞脉、胞络受损。

第八单元　　妇产科疾病的中医诊断与辨证要点

1. 月经病的诊断与辨证要点　主要是以月经周期、经期和经量的情况，以及伴随行经或绝经前后出现的症状为依据。

2. 带下病的诊断与辨证要点　主要以带下的量、色、质、气味异常，或伴全身或局部症状为依据。

3. 妊娠病的诊断与辨证要点　注意分清是母病动胎还是胎元本身有缺陷。

4. 产后病的诊断与辨证要点　产后病的诊断主要依据近期有分娩史，全面了解患者产前有无妊娠合并症及其治疗效果，产时有无异常，是否顺产、滞产、手法或器械助产、剖宫产，出血多少，有无创伤等，并把握好时限，以及与分娩和产褥有关的要点。

5. 杂病的诊断与辨证要点　主要依据各具体疾病特有的临床表现，结合辅助检查进行。

第九单元　　治法概要

细目一　内治法

1. 内分泌治疗　包括：促性腺激素释放激素类药物、促性腺激素类药物、性激素类药物（雌激素类药物、孕激素类药物、雄激素类药物）、抗催乳素类药物、抗雌激素类药物、抗孕激素类药物、抗雄激素类药物、前列腺素。

2. 中医内治法

（1）滋肾补肾：补益肾气、滋肾益阴（滋肾填精）、温肾助阳、阴阳双补。

（2）疏肝养肝：疏肝解郁、疏肝清热、养血柔肝。

（3）健脾和胃：健脾益气、健脾和胃。

（4）调理气血：理气、调血。

（5）清热解毒。

（6）利湿除痰。

（7）调理奇经。

（8）调节肾－天癸－冲任－胞宫生殖轴：中药人工周期疗法、针刺调治促进排卵。

细目二　外治法

1. 药物治疗　①熏洗、坐浴法。②冲洗法：适用于阴道炎、宫颈炎和阴式手术前的准备。③纳药法：常用于各种阴道炎、子宫颈炎等。④敷贴法：常用于外阴肿痛、盆腔炎性疾病及回乳等。⑤保留灌肠：常用于盆腔炎性疾病、盆腔淤血综合征、陈旧性宫外孕等。⑥宫腔注药法：适用于子宫内膜炎、输卵管炎、输卵管阻塞等。

2. 物理疗法　常用的物理疗法有电疗法、光线疗法、热疗法、冷冻疗法、激光疗法。

第十单元　妊娠病

细目一　中医对妊娠病的认识

1. 妊娠病的概念　妊娠期间，发生与妊娠有关的疾病，称妊娠病，亦称胎前病。

2. 妊娠病的发病机理　①阴血亏虚。②气机阻滞。③脾肾虚损。④冲气上逆。

3. 妊娠病的治疗原则　①胎元正常者，治病与安胎并举。②胎元不正，胎堕难留，或胎死不下，或孕妇有病不宜继续妊娠者，宜从速下胎以益母。

细目二　妊娠剧吐

1. 概念　妊娠早期，少数孕妇早孕反应严重，恶心呕吐频繁，不能进食，以致出现体液失衡及新陈代谢障碍，甚至危及生命者，称妊娠剧吐。本病属中医学"妊娠恶阻"范畴，亦称"恶阻""阻病""子病""病儿"等。

2. 中医发病机理　本病主要的发病机理是冲气上逆，胃失和降。

3. 临床表现

（1）症状：多见于初孕妇，于停经6周出现恶心呕吐频繁，食入即吐，呕吐物中可有胆汁或咖啡渣样物，晨起较重，或伴头晕、倦怠乏力等症状。严重时可出现嗜睡、意识模糊、谵妄，甚至昏迷、死亡，或因维生素 B_1 缺乏引发 Wernicke 脑病。

（2）体征：体温轻度升高，重者见黄疸、昏迷。妇检妊娠子宫大小与停经月份相符。

4. 诊断　根据停经6周左右出现频繁呕吐不能进食的临床表现，结合以下实验室检查明确诊断：①妊娠试验阳性。②尿液检查：测定尿量、尿比重、尿酮体、尿蛋白及管型。尿酮体是诊断妊娠剧吐引起代谢性酸中毒的重要指标。③血液检查。④必要时进行心电图检查、眼底检查及神经系统检查。

5. 西医治疗

（1）止呕：口服维生素 B_6 或维生素 B_6－多西拉敏复合制剂、甲氧氯普胺等。

（2）纠正脱水、电解质紊乱及酸碱失衡。

（3）终止妊娠：体温持续高于38℃，心率每分钟超过120次，出现持续黄疸或持续蛋白尿，或伴发 Wernicke 脑病。

6. 中医辨证论治

证型	辨证要点	治法	方药
脾胃虚弱证	妊娠早期，恶心呕吐，甚则食入即吐，口淡，吐出物为清水或食物，头晕，神疲倦怠，嗜睡；舌淡，苔白，脉缓滑无力	健脾化痰，降逆止呕	香砂六君子汤
肝胃不和证	妊娠早期，恶心呕吐，甚则食入即吐，呕吐酸水或苦水，口苦咽干，头晕而胀，胸胁胀痛；舌质红，苔薄黄或黄，脉弦滑数	清肝和胃，降逆止呕	橘皮竹茹汤加黄连，或黄连温胆汤合左金丸
痰滞证	妊娠早期，呕吐痰涎，胸膈满闷，不思饮食，口中淡腻，头晕目眩，心悸气短；舌淡胖，苔白腻，脉滑	化痰除湿，降逆止呕	青竹茹汤
气阴两亏证	精神萎靡，形体消瘦，眼球凹陷，双目无神，四肢无力，呕吐带血样物，发热口渴，尿少便秘，唇舌干燥；舌红少津，苔薄黄或光剥，脉细滑数无力	益气养阴，和胃止呕	生脉散合益胃汤

细目三　流产

1. 概念　妊娠不足 28 周，胎儿体重少于 1000g 而终止者称流产。其中发生在妊娠 12 周前者称早期流产；发生于妊娠 12 ~ 28 周者称晚期流产。流产分为自然流产和人工流产。

2. 中医有关流产的概念（胎漏、胎动不安、堕胎、小产、滑胎）

（1）妊娠期阴道少量流血，时下时止，或淋沥不断，而无腰酸腹痛者，称为"胎漏"，或"胞漏""漏胎"等。

（2）妊娠期出现腰酸腹痛，小腹下坠，或阴道少量流血者，称为"胎动不安"，或"胎气不安"。

（3）若腹痛加剧，阴道流血增多或有流液，腰酸下坠，势有难留者，称"胎动欲堕"。妊娠 12 周内胚胎自然殒堕者，称"堕胎"。

（4）妊娠 12 ~ 28 周内胎儿已成形而自然殒堕者，称为"小产"，或"半产"。

（5）凡堕胎或小产连续发生 3 次或 3 次以上者，称为"滑胎"，亦称"屡孕屡堕"或"数堕胎"。

3. 西医病因　①胚胎因素。②母体因素。③父亲因素。④环境因素。

4. 临床类型与临床表现

（1）先兆流产：指妊娠 28 周前出现少量阴道流血，下腹痛或腰背痛。妇科检查：子宫颈口未开，胎膜未破，子宫大小与停经周数相符。经治疗及休息后症状消失，可继续妊娠。中医称"胎漏""胎动不安"。

（2）难免流产：一般由先兆流产发展而来，阴道流血增多，阵发性腹痛加重，或胎膜破裂出现阴道流水。妇科检查：子宫颈口已扩张，有时宫颈口可见胚胎组织或羊膜囊堵塞，子宫与妊娠周数相符或略小。中医称"胎动欲堕"。

（3）不全流产：由难免流产发展而来，部分妊娠物已排出体外，尚有部分残留在宫腔内或嵌顿于宫颈口处，影响子宫收缩，出血量多，甚至发生失血性休克。妇科检查：宫颈口已扩张，子宫颈口可见妊娠组织堵塞及持续性血液流出，一般子宫小于停经周数。中医称"堕胎""小产"。

（4）完全流产：妊娠物已全部排出宫腔，阴道流血逐渐停止，腹痛逐渐消失。妇科检查：子宫颈口关闭，子宫接近正常大小。中医称"堕胎""小产"或"暗产"。

（5）稽留流产：指胚胎或胎儿已死亡，滞留在宫腔内未及时自然排出，又称过期流产。胚胎或胎儿死亡后子宫不再增大反而缩小，早孕反应消失，如至妊娠中期，孕妇腹部不见增大，胎动消失。妇科检查：子宫颈口闭，子宫明显小于停经周数，质地不软，未闻及胎心音。中医称"胎死不下"。

（6）复发性流产：与同一性伴侣连续发生 3 次或 3 次以上自然流产者称为复发性流产。每次流产往往发生于同一妊娠月份，其流产过程与一般流产相同。中医称"滑胎"。

（7）流产合并感染：宫腔感染，并发盆腔炎、腹膜炎、败血症及感染性休克等。

5. 诊断　病史＋体格检查＋辅助检查（B 超、妊娠试验、激素测定）。

6. 西医治疗

（1）先兆流产：卧床休息，禁性生活。黄体功能不足者可给予黄体酮和维生素 E。甲状腺功能减退者给予甲状腺素片。

（2）难免流产：早期流产行刮宫术，妊娠物送病理。晚期流产用缩宫素促使胎儿和胎盘组织排出，检查是否完全，必要时清宫。

（3）不全流产：及时行刮宫术或钳刮术，必要时补液、输血，给予抗生素预防感染。

（4）完全流产：B 超查宫腔内无残留物，如无感染征象不需处理。

（5）稽留流产：确诊后应尽早清宫。术前应检查血常规、凝血功能，并做好输血准备。①若凝血功能正常，则先给3～5天雌激素。若子宫小于12孕周，应采用刮宫术，术前备血，术时注射缩宫素。如子宫大于12孕周者，可静滴缩宫素或使用米非司酮加米索前列醇，促使胎儿、胎盘自然排出。②若凝血功能异常，尽早使用肝素、纤维蛋白原，输新鲜血或新鲜冰冻血浆，待凝血功能改善后再行引产或刮宫。

（6）复发性流产：①查出原因。②宫颈功能不全应在孕12～14周行宫颈环扎术。③子宫畸形应在孕前行矫治术。④黄体功能不全者，应给予黄体酮制剂，用药到孕12周时即可停药。⑤甲状腺功能低下者应在孕前及整个孕期补充甲状腺素。⑥抗磷脂抗体阳性患者可在确定妊娠以后使用小剂量阿司匹林和（或）低分子肝素。补充维生素 E 及给予心理治疗。⑦怀疑同种免疫性流产者，可行淋巴细胞主动免疫治疗或静脉免疫球蛋白治疗。

（7）流产合并感染：控制感染，尽快清除宫内残留物。

7. 胎漏、胎动不安、滑胎的中医病因病机与辨证论治

（1）中医病因病机：主要发病机制是冲任损伤，胎元不固。胎漏、胎动不安的常见病因病机有肾虚、气血虚弱、血热和血瘀。滑胎的病因病机主要有肾虚和气血虚弱。

（2）辨证论治

1）胎漏、胎动不安

证型	辨证要点	治法	方药
肾虚证	妊娠期阴道少量流血，色淡暗，腰酸、腹坠痛、头晕耳鸣、两膝酸软，小便频数，夜尿多，或曾屡次堕胎；舌淡，苔白，脉沉细滑尺弱	补肾益气，固冲安胎	寿胎丸加党参、白术
气血虚弱证	妊娠期阴道少量流血，色淡红，质稀薄，或腰腹胀痛，小腹下坠，神疲肢倦，面色㿠白，头晕眼花，心悸气短；舌质淡，苔薄白，脉细滑	补气养血，固肾安胎	胎元饮
血热证	妊娠期阴道下血，色深红或鲜红，质稠，或腰腹坠胀作痛，心烦少寐，口干口渴，溲赤便结；舌质红，苔黄，脉滑数	清热凉血，固冲安胎	保阴煎或当归散
血瘀证	宿有癥疾，或孕后阴道下血，色暗红或红，甚则腰酸腹痛下坠；舌暗或边有瘀点，脉弦滑或沉弦	活血消癥，补肾安胎	桂枝茯苓丸合寿胎丸

2）滑胎

证型	辨证要点	治法	方药
肾气亏损证	屡孕屡堕，甚或如期而堕，月经初潮迟，月经周期推后或时前时后，经量较少，色淡暗，头晕耳鸣，腰膝酸软，夜尿频多，眼眶暗黑，或面有暗斑；舌质淡或淡暗，脉沉弱	补肾益气，调固冲任	补肾固冲丸
气血虚弱证	屡孕屡堕，月经量少，或月经周期延后，或闭经，面色白或萎黄，头晕心悸，神疲乏力；舌质淡，苔薄，脉细弱	益气养血，调固冲任	泰山磐石散

易混考点解析

胎漏、胎动不安与滑胎的证治比较

胎漏、胎动不安		滑胎	
证型	方药	证型	方药
肾虚证	寿胎丸加党参、白术	肾气亏损证	补肾固冲丸
气血虚弱证	胎元饮	气血虚弱证	泰山磐石散

细目四　异位妊娠

1. 概念　凡受精卵在子宫体腔以外着床发育称为异位妊娠，习称宫外孕。

2. 西医病因病理

（1）病因：主要有输卵管炎症、输卵管手术史、输卵管发育不良或功能异常、辅助生殖技术、宫内节育器及盆腔内肿瘤压迫、子宫内膜异位症形成的粘连、受精卵游走等。其中输卵管炎症是输卵管妊娠最主要的病因。

（2）病理：①输卵管妊娠流产：多见于输卵管壶腹部妊娠，一般发生在 8～12 周。②输卵管妊娠破裂：多见于峡部妊娠，一般发生在 6～8 周。③继发腹腔妊娠：当输卵管妊娠流产或破裂后，胚胎排入腹腔。④陈旧性宫外孕。⑤子宫的变化：子宫增大变软，但小于停经月份。子宫内膜呈蜕膜变化，但无绒毛。

3. 中医病因病机　本病的基本病机是少腹血瘀实证。常见病因病机有胎阻胞络、气虚血瘀、气滞血瘀、气陷血脱、瘀结成癥。

4. 临床表现

（1）症状：停经、腹痛、阴道流血、晕厥与休克。

（2）体征：贫血貌，休克表现，下腹部明显压痛和反跳痛。

（3）妇检：阴道内可见来自宫腔的少量血液，后穹隆常饱满，有触痛。宫颈举痛或摇摆痛。子宫稍大变软，但小于停经月份。内出血多时，子宫可有漂浮感。一侧可触及肿块，有触痛。

5. 诊断

（1）病史：包括停经史及盆腔炎性疾病史、长期痛经史、盆腔或宫腔手术和人工流产史等。

（2）临床表现：下腹一侧疼痛、阴道不规则流血、晕厥和休克。患侧下腹压痛及反跳痛，叩诊有移动性浊音。后穹隆饱满，宫颈举痛或摇摆痛，子宫有漂浮感等。

（3）实验室及其他检查：①血 β–HCG 测定：是早期诊断异位妊娠的重要方法。②B 超。③阴道后穹隆穿刺：抽出暗红色不凝血，说明有血腹症存在，可协助诊断异位妊娠。④诊断性刮宫。⑤腹腔镜检查。

6. 西医治疗

（1）药物治疗：主要适用于早期输卵管妊娠、要求保留生育能力的年轻患者，可采用化疗、中医药治疗。必须符合下列条件：①输卵管妊娠未发生破裂或流产。②输卵管妊娠包块直径＜4cm。③血 β–hCG＜2000U/L。④无明显内出血。⑤肝肾功能及血常规检查正常。

（2）手术治疗：适用于：①生命体征不稳定或有腹腔内出血征象者。②病情有进展者（如血 β–hCG＞3000U/L 或持续升高，有胎心搏动，附件区大包块等）。③随诊不可靠者。④有药物治疗禁忌证或无效者。⑤持续性异位妊娠者。

7. 中医辨证论治

	证型	辨证要点	治法	方药
未破损期	胎阻胞络证	短暂停经后下腹一侧隐痛，或伴呕恶，妊娠试验阳性或弱阳性，血 β –hCG 升高；B 超证实输卵管妊娠但未破损；舌暗红或正常，苔薄白，脉弦滑	活血化瘀，消癥杀胚	宫外孕Ⅱ号方加紫草、蜈蚣、水蛭、天花粉
已破损期	不稳定型——胎元阻络，气虚血瘀证（多见于输卵管妊娠流产）	停经后下腹一侧腹痛拒按，阴道不规则少量流血，头晕神疲；血 β –hCG 动态监测呈升高趋势；舌淡暗，苔薄白，脉细滑	益气化瘀，消癥杀胚	宫外孕Ⅰ号方加党参、黄芪、紫草、蜈蚣、天花粉
	休克型——气陷血脱证（多见于输卵管妊娠破裂）	停经后突发下腹一侧撕裂样剧痛，阴道不规则少量流血，面色苍白，四肢厥冷，冷汗淋漓，烦躁不安，甚或昏厥；妊娠试验阳性或弱阳性，B 超或后穹隆穿刺提示腹腔内出血；舌淡，苔薄白，脉细数无力或芤	回阳救逆，益气固脱	参附汤合生脉散加黄芪、柴胡、炒白术
	包块型——瘀结成癥证（指陈旧性宫外孕）	输卵管妊娠破损日久，腹痛减轻或消失，盆腔有局限性包块；血 β –hCG 持续下降或阴性；舌质暗，苔薄白，脉弦细或涩	活血化瘀，消癥散结	理冲丸加土鳖虫、水蛭、炙鳖甲

细目五　妊娠期高血压疾病

1. 病理生理变化　全身小血管痉挛、内皮损伤及局部缺血是妊娠期高血压疾病的基本病理生理变化。

2. 中医病因病机　常见病因病机有脾肾两虚、气滞湿阻、阴虚肝旺、脾虚肝旺、肝风内动和痰火上扰。

3. 分类与临床表现

（1）妊娠期高血压：妊娠 20 周后出现 BP ≥ 140/90mmHg，于产后 12 周内恢复正常；尿蛋白（－），少数患者可伴有上腹部不适或血小板减少，产后方可确诊。

（2）子痫前期：①轻度：妊娠 20 周后出现 BP ≥ 140/90mmHg；尿蛋白 ≥ 0.3g/24h 或随机尿蛋白（＋）；可伴上腹不适、头痛等症状。②重度：BP ≥ 160/110mmHg；尿蛋白 ≥ 5.0g/24h 或随机尿蛋白（＋＋＋）；血肌酐＞106μmol/L，血小板＜100×10⁹/L，微血管病性溶血（血 LDH 升高）；血清 ALT 或 AST 升高；持续性头痛或其他脑神经症状或视觉障碍；持续性上腹部疼痛。

（3）子痫：子痫前期孕妇抽搐而不能用其他原因解释。

（4）慢性高血压并发子痫前期：高血压孕妇妊娠前无尿蛋白，妊娠 20 周后出现尿蛋白 ≥ 0.3g/24h；或孕后突然尿蛋白增加，或血压进一步升高或血小板＜100×10⁹/L，或出现其他肝功能损害、肺水肿、神经系统异常或视觉障碍等表现。

（5）妊娠合并慢性高血压：孕 20 周前收缩压 ≥ 140mmHg 和（或）舒张压 ≥ 90mmHg，但妊娠期无明显加重；或孕 20 周后首次诊断高血压并持续到产后 12 周后。

4. 诊断

（1）病史：高危因素、临床表现，特别应注意有无头痛、视力改变、上腹不适等。

（2）高血压：收缩压 ≥ 140mmHg 或舒张压 ≥ 90mmHg，间隔 ≥ 4 小时血压升高至少出现两次以上。

（3）尿蛋白：应取中段尿进行检查，每 24 小时内尿液中的蛋白含量 ≥ 0.3g 或在至少相隔 6 小时的两次随机尿液检查中尿蛋白浓度为 30mg/L（定性＋）。

（4）水肿：孕妇出现水肿的特点是自踝部逐渐向上延伸的凹陷性水肿，休息后不缓解。

（5）辅助检查：①尿液检查。②血液检查。③肝肾功能检查。④眼底检查等。

5. 子痫前期及子痫的西医治疗原则

（1）子痫前期的西医治疗原则：休息、镇静、解痉、降压、合理扩容、必要时利尿、密切监测母胎状态、适时终止妊娠。

（2）子痫的西医治疗原则：一旦发生子痫，立即左侧卧位以减少误吸，开放呼吸道，建立静脉通道，留置尿管监测尿量，密切观察生命体征，避免声、光等刺激。预防坠地外伤、唇舌咬伤。

治疗原则：控制抽搐，纠正缺氧和酸中毒，降低颅压，控制血压，抽搐控制后终止妊娠。

6. 子肿、子晕、子痫的概念及辨证论治

（1）概念：

1）子肿：妊娠中晚期，孕妇出现肢体面目肿胀者称"子肿"，亦称"妊娠肿胀"。

2）子晕：妊娠期出现以头晕目眩，状若眩冒为主症，甚或眩晕欲厥，称"子晕"，亦称"妊娠眩晕"。

3）子痫：妊娠晚期或临产前及新产后，突然发生眩晕倒仆，昏不知人，两目上视，牙关紧闭，四肢抽搐，全身强直，须臾醒，醒复发，甚至昏迷不醒者，称为"子痫"，又称"子冒""妊娠痫证"。

（2）辨证论治

病名	证型	辨证要点	治法	方药
子肿	脾肾两虚证	妊娠中晚期，面目及下肢浮肿，甚或遍及全身，肤色淡黄或白，皮薄而光亮，按之凹陷，即时难起，倦怠无力，气短懒言，食欲不振，下肢逆冷，腰酸膝软，小便短少，或大便溏薄；舌淡胖边有齿痕，苔白滑或薄腻，脉沉滑无力	健脾温肾，行水消肿	白术散合五苓散
	气滞湿阻证	妊娠中晚期，先由脚肿，渐及于腿，皮色不变，随按随起，头晕胀痛，胸闷胁胀，或脘胀，纳少；苔薄腻，脉弦滑	理气行滞，除湿消肿	天仙藤散
子晕	阴虚肝旺证	妊娠中晚期，头晕目眩，头痛耳鸣，视物模糊，颜面潮红，心烦失眠，口干咽燥；舌红或绛，少苔，脉弦细滑数	滋阴养血，平肝潜阳	杞菊地黄丸加天麻、钩藤、石决明
	脾虚肝旺证	妊娠中晚期，面浮肢肿逐渐加重，头昏头重如眩冒状，胸闷心烦，呕逆泛恶，神疲肢软，纳少嗜卧；舌淡胖有齿痕，苔腻，脉弦滑而缓	健脾利湿，平肝潜阳	半夏白术天麻汤
子痫	肝风内动证	妊娠晚期、产时或新产后，头痛眩晕，视物不清，突发四肢抽搐，两目直视，牙关紧闭，角弓反张，甚至昏不知人，颜面潮红，心悸烦躁；舌红苔薄黄，脉细弦滑或弦滑数	滋阴清热，平肝息风	羚角钩藤汤
	痰火上扰证	妊娠晚期，或正值分娩时或新产后，头晕头重，胸闷烦躁泛恶，面浮肢肿，猝然昏不知人，面部口角及四肢抽搐，气粗痰鸣；舌红，苔黄腻，脉弦滑数	清热豁痰，息风开窍	牛黄清心丸

细目六 胎儿生长受限（助理不考）

1. 概念 胎儿生长受限（FGR）是由于病理原因造成胎儿的生长未能达到其潜在应有的生长速率，出生体重低于同孕龄同性别胎儿平均体重的两个标准差或第 10 百分位数，或足月胎儿出生体重小于 2500g。中医称为"胎萎不长"，亦称"妊娠胎萎燥""胎弱症"或"妊娠胎不长"。

2. 西医病因 ①母体因素。②胎儿因素。③胎盘脐带因素。

3. 中医病因病机 主要发病机制是父母禀赋虚弱，生殖之精不健；或孕后调养失宜，脏虚胞损，气血不足，胎失所养而生长受限。常见病因有肾气亏虚、气血虚弱、阴虚血热和胞宫虚寒。

4. 诊断

（1）病史：必须准确确定胎龄。有引起 FGR 的高危因素，有过出生缺陷儿、FGR、死胎的不良分娩史，有吸烟、吸毒与酗酒等不良嗜好。

（2）临床指标：测量子宫长度、腹围，推测胎儿大小，可用于低危人群的筛查。①子宫长度、腹围值连续 3 周测量均在第 10 百分位数以下者，为筛选 FGR 指标。②胎儿发育指数在 –3 和 +3 之间为正常，小于 –3 提示可能为 FGR。③妊娠晚期孕妇每周增加体重 0.5kg。若体重增长停滞或增长缓慢时，可能为 FGR。

（3）辅助检查：①B超：是判断FGR的关键步骤。胎头双顶径测量（BPD）：妊娠晚期双顶径增长值每周增加＜1.7mm。头围、腹围的比值（HC/AC）：＜正常同孕周平均值的第10百分位数。②多普勒超声：测定子宫动脉、脐动脉及胎儿大脑中动脉S/D比值和阻力指数（RI），若妊娠晚期脐动脉S/D比值升高提示FGR。③抗心磷脂抗体测定：ACA与部分FGR的发生有关。

5. 西医治疗

（1）一般治疗：均衡膳食，吸氧，卧床休息。左侧卧位可改善胎盘血液循环，促进胎儿发育。

（2）母体静脉营养。

（3）药物治疗：β肾上腺素激动剂能改善子宫胎盘血流，促进胎儿生长发育。硫酸镁能恢复胎盘正常的血液灌注。丹参能促进细胞代谢、改善微循环、降低毛细血管通透性，有利于维持胎盘功能。低分子肝素、阿司匹林用于抗磷脂综合征的治疗。

（4）胎儿健康状况监测：无应激试验（NST）、胎儿生物物理评分（BPP）、胎儿血流监测等。

（5）产科处理

1）继续妊娠指征：胎儿状况良好，胎盘功能正常，妊娠未足月、孕妇无合并症及并发症者，可在密切监护下妊娠至38～39周，但不应超过预产期。

2）终止妊娠指征：①若出现脐动脉舒张末期血流消失，可期待至≥34周终止妊娠；出现脐动脉舒张末期血流倒置，则考虑期待至≥32周终止妊娠。②若32周前出现脐动脉舒张末期血流缺失或倒置，合并静脉导管血流异常，综合考虑孕周、新生儿重症监护水平，完成促胎肺成熟后，可考虑终止妊娠。孕周未达32周者，应使用硫酸镁保护胎儿神经系统。③若孕周未达35周者，应促胎肺成熟后再终止妊娠。如果新生儿重症监护技术水平不足，应鼓励宫内转运。

3）分娩方式选择：适当放宽剖宫产指征。①阴道分娩：自然临产后，应尽快入院，加强胎心监护。排除阴道分娩禁忌证，根据胎儿情况、宫颈成熟度及羊水量，决定是否引产及引产方式。②剖宫产：单纯的FGR并非剖宫产指征。胎儿病情危重，产道条件欠佳，或有其他剖宫产指征，应行剖宫产结束分娩。

6. 中医辨证论治

证型	辨证要点	治法	方药
肾气亏虚证	妊娠中晚期腹形小于妊娠月份，胎儿存活，头晕耳鸣，腰膝酸软，或形寒肢冷，倦怠无力；舌淡，苔白，脉沉细	补肾益气，填精养胎	寿胎丸
气血虚弱证	妊娠中晚期腹形明显小于妊娠月份，胎儿存活，面色㿠白或萎黄，神疲懒言，气短乏力，头晕心悸；舌淡，苔少，脉细弱	益气养血，滋养胎元	胎元饮
阴虚内热证	妊娠中晚期腹形小于妊娠月份，胎儿存活，颧赤唇红，手足心热，烦躁不安，口干喜饮；舌质红，少苔，脉细数	滋阴清热，养血育胎	保阴煎
胞宫虚寒证	妊娠腹形明显小于妊娠月份，胎儿存活，形寒怕冷，腰腹冷痛，四肢不温；舌淡苔白，脉沉迟	温肾扶阳，养血育胎	长胎白术散

易混考点解析

胎漏、胎动不安与胎萎不长的证治比较

胎漏、胎动不安		胎萎不长	
证型	方药	证型	方药
肾虚证	寿胎丸	肾气亏虚证	寿胎丸
气血虚弱证	胎元饮	气血虚弱证	胎元饮
血热证	保阴煎	阴虚内热证	保阴煎
血瘀证	桂枝茯苓丸	胞宫虚寒证	长胎白术散

细目七　前置胎盘

1. 概念　前置胎盘是指妊娠 28 周后，胎盘附着于子宫下段，甚至胎盘下缘达到或覆盖宫颈内口，其位置低于胎先露部。是妊娠期严重的并发症，是妊娠晚期阴道流血的主要原因。

2. 西医病因　与子宫内膜病变及损伤、胎盘异常、受精卵滋养层发育迟缓及辅助生殖技术相关。

3. 分类　根据胎盘下缘与宫颈内口的关系，前置胎盘分为 4 类：①完全性前置胎盘。②部分性前置胎盘。③边缘性前置胎盘。④低置胎盘。

4. 临床表现

（1）症状：妊娠晚期或临产时，发生无诱因、无痛性反复阴道流血。

（2）体征：大量出血时面色苍白、脉搏增快微弱、血压下降甚至休克。腹部检查：子宫软，无压痛，子宫大小与停经月份相符；胎先露高浮。

5. 诊断

（1）病史：以往有多次刮宫、产褥感染、剖宫产等病史；或高龄产妇或双胎妊娠史；孕妇不良生活习惯。

（2）临床表现：有上述临床症状和体征，可对前置胎盘的类型作出初步判断。

（3）辅助检查：①血常规。②B 超：可确定前置胎盘类型。③MRI。

6. 对母儿的影响　①产时、产后出血。②植入性胎盘。③产褥感染。④围生儿预后不良。

7. 西医治疗原则

（1）原则：在保证孕妇安全的前提下达到或更接近足月妊娠。

（2）措施：卧床休息、抑制宫缩、止血、间断吸氧、纠正贫血和预防感染，适时终止妊娠。

（3）终止妊娠指征：①反复大量流血甚至休克者，无论胎儿成熟与否，应及时终止妊娠。②胎龄达 36 周以上，胎儿肺成熟。③胎龄未达 36 周，出现胎儿窘迫，或胎儿电子监护发现胎心异常者。④出血量多，危及胎儿。⑤胎儿已死亡或出现难以存活的畸形。

细目八　胎盘早剥

1. 概念　胎盘早剥是指妊娠 20 周后正常位置的胎盘在胎儿娩出前部分或全部从子宫壁剥离。本病是妊娠晚期严重的并发症，具有起病急、发病快的特点，如处理不及时可危及母儿生命。

2. 西医病因病理

（1）病因：尚不清楚，与孕妇血管病变、机械因素、宫腔压力骤减及其他高危因素（如高龄产妇、吸烟、滥用可卡因、代谢异常、有血栓形成倾向、子宫肌瘤等）有关。

（2）病理：底蜕膜出血形成胎盘后血肿，使胎盘自附着处剥离。按照病理类型胎盘早剥分为显性剥离、隐性剥离及混合性剥离 3 种。

3. 临床表现与分类

（1）临床表现：阴道流血、腹痛，伴有子宫张力增高和子宫压痛，尤以胎盘剥离处最明显。

（2）胎盘早剥的 Page 分级标准：0 级：分娩后回顾性产后诊断；Ⅰ级：外出血，子宫软，无胎儿窘迫；Ⅱ级：胎儿宫内窘迫或胎死宫内；Ⅲ级：产妇出现休克症状，伴或不伴弥散性血管内凝血。

4. 诊断

（1）病史：有慢性高血压病、妊娠期高血压疾病，或腹部直接撞击史，或有羊水过多骤然流出等病史。

（2）临床表现：妊娠 20 周后或者分娩期胎儿娩出前阴道流血，腹痛、贫血，或伴休克表现。腹部检查：子宫体压痛明显，硬如板状，或宫底高，胎位不清，胎心不规律或消失。

（3）辅助检查：①全血细胞计数及凝血功能检查。②B 超检查。

5. 并发症　主要有胎儿宫内死亡、弥散性血管内凝血（DIC）、产后出血、急性肾衰竭、羊水栓塞。

6. 西医治疗原则　治疗原则为早期识别、积极处理休克、及时终止妊娠、控制 DIC、减少并发症。一旦确诊Ⅱ、Ⅲ级胎盘早剥应及时终止妊娠。根据孕妇病情轻重、胎儿宫内状况、产程进展、胎产式等，决定终止妊娠的方式。

阴道分娩适用于 0～Ⅰ级患者，一般情况良好，病情较轻，以外出血为主，宫口已扩张，估计短时间内可结束分娩。

对 20～34^{+6} 周合并Ⅰ级胎盘早剥的产妇，尽可能保守治疗延长孕周，孕 35 周前应用糖皮质激素促进胎肺成熟，一旦出现明显阴道流血、子宫张力高、凝血功能障碍及胎儿窘迫时应立即终止妊娠。

剖宫产术适用于：①Ⅰ级胎盘早剥，出现胎儿窘迫征象者。②Ⅱ级胎盘早剥，不能在短时间内结束分娩者。③Ⅲ级胎盘早剥，产妇病情恶化，胎儿已死，不能立即分娩者。④破膜后产程无进展者。⑤产妇病情急剧加重危及生命时，不论胎儿是否存活，均应立即行剖宫产。

细目九　羊水过多（助理不考）

1. 概念　妊娠期间羊水量超过 2000mL 为羊水过多，可分为慢性羊水过多和急性羊水过多。

2. 西医病因与对母儿的影响

（1）西医病因：与胎儿畸形、多胎妊娠及巨大儿、胎盘及脐带病变、胎儿水肿、妊娠期合并症、特发性羊水过多等有关。

（2）对母儿的影响：①孕妇易并发妊娠期高血压疾病、胎膜早破、早产、胎盘早剥，亦可造成宫缩乏力、产程延长及产后大出血等。②胎儿易发生胎位异常、脐带脱垂、胎儿窘迫，常合并胎儿畸形，早产增多，同时围生儿死亡率明显升高。

3. 中医病因病机　多由水气、水湿浸渍胞胎所致。常见的病因病机有脾气虚弱、气滞湿郁、肾阳亏虚。

4. 诊断

（1）临床表现：妊娠 20～32 周腹部胀大迅速，子宫明显大于妊娠月份，并伴有压迫症状和胎位不清、胎心音遥远等体征。

（2）实验室及其他检查

1）B 超检查：羊水指数 ≥ 25cm 或羊水池最大深度（AFV）≥ 8cm 可诊断为羊水过多。

2）实验室检查：①羊水检查：羊水甲胎蛋白（AFP）较同期正常妊娠平均值高出 3 个标准差以上。②血糖检查：尤其慢性羊水过多者，应排除糖尿病。③血型检查：胎儿水肿者应排除母胎血型不合。④胎儿染色体检查：了解染色体数目及结构有无异常。

5. 西医治疗　症状轻、胎儿无畸形、孕期不足 37 周、胎肺不成熟者应尽可能延长孕周，予以保守治疗。若胎儿畸形，则及时终止妊娠。

（1）胎儿正常：①一般治疗：低盐饮食、少饮水。左侧卧位，每周复查羊水指数及胎儿生长情况。②羊膜穿刺：对压迫症状严重、孕周小、胎肺不成熟者，可在 B 超监测下行经腹羊膜穿刺放出适量羊水，缓解症状。③前列腺素合成酶抑制剂：吲哚美辛可抑制胎儿排尿、减少羊水量，但可致动脉导管狭窄，故不宜长期使用。④病因治疗：积极治疗妊娠期糖尿病或糖尿病合并妊娠；母胎血型不合而 B 超检查提示胎儿水肿。⑤分娩期处理：应警惕脐带脱垂和胎盘早剥的发生。若破膜后宫缩乏力，可静脉滴注缩宫素增强宫缩，密切观察产程进展。胎儿娩出后及时应用宫缩剂，预防产后出血。

（2）胎儿异常：一旦确诊胎儿畸形、染色体异常，应及时终止妊娠。终止妊娠的方法根据具体情况选择人工破膜引产或依沙吖啶引产。

6. 中医辨证论治

证型	辨证要点	治法	方药
脾气虚弱证	妊娠五六月，腹大异常，腹皮绷急光亮，胸膈满闷，阴部水肿，严重时全身浮肿，神疲肢软；舌淡胖，脉沉滑无力	健脾渗湿，养血安胎	鲤鱼汤加陈皮、大腹皮、桑寄生、续断
气滞湿郁证	孕期胎水过多，腹大异常，胸膈胀满，甚则喘不得卧，肢体肿胀，皮色不变，按之压痕不显；舌淡苔薄腻，脉弦滑	理气行滞，利水除湿	茯苓导水汤去槟榔，加防己

证型	辨证要点	治法	方药
肾阳亏虚证	妊娠中后期，腹部增大异常，胸闷气短，甚则不能平卧，伴腰酸、下肢水肿、逆冷、小便不利；舌淡，苔白润，脉沉迟	补肾温阳，化气行水安胎	真武汤

易混考点解析

子肿与羊水过多的证治比较

子肿（妊高征）		羊水过多	
证型	方药	证型	方药
脾肾两虚证	白术散合五苓散	脾气虚弱证	鲤鱼汤
		肾阳亏虚证	真武汤
气滞湿阻证	天仙藤散	气滞湿郁证	茯苓导水汤

细目十　母胎血型不合（助理不考）

1. 概念　母胎血型不合系孕妇与胎儿之间因血型不合而发生的同族血型免疫疾病，可使胎儿红细胞凝集破坏，引起胎儿或新生儿溶血症，亦可导致流产、胎死腹中。根据其疾病特征和临床表现多属"胎黄""胎疸""滑胎""死胎"等病证范围。

2. 西医病因

（1）ABO 血型不合：此病多发生于孕妇血型为 O 型而胎儿血型为 A 型或 B 型。

（2）Rh 血型不合：发生于孕妇为 Rh 阴性，胎儿为 Rh 阳性者。

3. 危害　母胎血型不合可出现胎儿或新生儿溶血，造成流产、死胎、胎儿水肿、新生儿黄疸，存活者也可能留下后遗症而智力低下、痴呆或运动障碍，甚至死亡。

4. 中医病因病机　常见病因病机有湿热内蕴、热毒内结、瘀热互结、阴虚血热。

5. 诊断

（1）病史：曾有分娩过黄疸或水肿新生儿史；母亲有流产、早产、胎死宫内史；母亲曾接受过输血。

（2）实验室及其他检查：①血型检查：孕妇血型为 O 型或 Rh 阴性。②血型抗体的测定。③B 超检查。④羊水检查。⑤电子胎心监护。⑥脐带血管穿刺。

6. 中医辨证论治

证型	辨证要点	治法	方药
湿热内蕴证	有流产、死胎或新生儿溶血病史，化验提示 ABO 血型不合；孕后腹胀纳差，皮肤瘙痒，带下量多，色黄质稠，小便黄，大便不爽；舌质红，苔黄腻，脉弦滑	清热利湿，固冲安胎	茵陈二黄汤
热毒内结证	有流产、死胎或新生儿溶血病史，化验提示 ABO 血型不合；孕后面红口干，渴喜冷饮，心烦易怒，腰酸腹痛，四肢肿胀不适，小便黄，大便秘结；舌红，苔黄燥，脉弦滑数	清热解毒，利湿安胎	黄连解毒汤加茵陈、苎麻根、甘草
瘀热互结证	有流产、死胎或新生儿溶血病史，化验提示 ABO 血型不合；孕后腹部刺痛，或胀痛不适，口干喜饮，溲赤便结；舌暗红，苔黄，脉弦涩	清热凉血，化瘀安胎	二丹茜草汤
阴虚血热证	有流产、死胎或新生儿溶血病史，化验提示 ABO 血型不合，伴有口燥咽干，面赤心烦，手足心热，腰酸腿软；舌红少苔，脉细滑数	滋阴清热，养血安胎	知柏地黄汤加茵陈、桑寄生、菟丝子

第十一单元　妊娠合并疾病（助理不考）

细目一　心脏病

1. 妊娠与心脏病的相互影响

（1）妊娠对心脏病的影响：妊娠期、分娩期、产褥期由于血容量的增加，心脏病者容易发生心衰。

（2）妊娠合并心脏病对胎儿的影响：此类患者流产、早产、死胎、胎儿生长受限、胎儿窘迫、新生儿窒息的发生率均明显增高。围生儿死亡率是正常妊娠的 2～3 倍。

2. 诊断

（1）病史：妊娠前有心悸、气急或心力衰竭史，或体检曾被诊断有器质性心脏病，或曾有风湿热病史。

（2）临床表现：①症状：有劳力性呼吸困难、经常性夜间端坐呼吸、咯血、经常性胸闷、胸痛等心功能异常的症状。②体征：发绀、杵状指、持续性颈静脉怒张。心脏听诊有 2/6 级以上舒张期杂音或粗糙的 3/6 级以上全收缩期杂音。③辅助检查：心电图提示严重心律失常或心肌损害。X 线或超声心动检查提示心界显著扩大、心脏结构异常。

（3）常见并发症：心力衰竭、感染性心内膜炎、缺氧和发绀、静脉栓塞及肺栓塞、恶性心律失常。

4. 西医治疗原则

（1）防治心力衰竭。

（2）妊娠期处理：①终止妊娠：凡不宜妊娠者，应于孕 12 周前行人工流产术，妊娠 12 周以上者在严密监护下行钳刮术或中期引产术。孕 28 周以上者，不宜施行引产术；顽固性心衰，严格监护下行剖宫产术。②预防心衰：定期检查，孕 20 周前每 2 周检查 1 次，孕 20 后每周检查 1 次。

（3）分娩期处理：①分娩方式的选择：应提前决定分娩方式。妊娠合并心脏病应适当放宽剖宫产指征。②产程处理：严密观察第一产程，尽可能缩短第二产程，正确处理第三产程。产后出血过多时，及时输血、输液，注意输液速度不可过快。禁用麦角新碱，以防静脉压增高。

（4）产褥期处理：产后 3 日内，尤其产后 24 小时内，密切监测生命体征，充分休息，广谱抗生素预防感染。心功能Ⅲ级以上者，不宜哺乳。不宜再妊娠者，于产后 1 周行绝育术。

（5）心脏手术的指征：一般不主张在妊娠期手术，尽可能在幼年、孕前、分娩后行心脏手术。妊娠期必须手术且手术操作不复杂者，宜在孕 12 周前进行。

5. 中医辨证论治

证型	辨证要点	治法	方药
心气虚证	妊娠期间，心悸怔忡，面色㿠白或青白，气短喘促自汗，动则加剧，肢倦乏力；舌质淡，苔薄白，脉沉弱或结代	益气养血，宁心安胎	养心汤去肉桂、半夏，加麦冬
心血虚证	妊娠期间，心悸怔忡，面色少华，唇甲色淡，头晕目眩，眠差多梦；舌质淡，脉细弱	养血益气，宁心安胎	归脾汤
阳虚水泛证	妊娠后心悸气短，喘不得卧，咳白色泡沫痰，畏寒肢冷，倦怠懒言，腰痛肢肿，尿少便溏；舌质淡，苔白润，脉沉滑弱或结代	温阳化气，行水安胎	真武汤合五苓散去猪苓，加桑寄生、菟丝子
气虚血瘀证	妊娠期间，心悸怔忡，气短胸闷，胸胁作痛，咳嗽气喘，口唇发绀；舌质紫暗，脉弦涩或结代	益气化瘀，通阳安胎	补阳还五汤合瓜蒌薤白半夏汤去红花、桃仁、半夏、地龙，加桑寄生、杜仲

细目二　病毒性肝炎

1. 妊娠与病毒性肝炎的相互影响

（1）妊娠对病毒性肝炎的影响：妊娠后加重肝脏负担，原有肝炎患者病情加重，重症肝炎及肝性脑病发生率较非孕期高 37 ～ 65 倍。

（2）病毒性肝炎对妊娠的影响：①对母体的影响：妊娠早期，使早孕反应加重。妊娠晚期、妊娠期高血压疾病发生率增加，分娩时易发生产后出血，重症肝炎常并发 DIC。②对胎儿的影响：流产、早产、死胎、胎儿畸形、唐氏综合征发生率高。

2. 诊断

（1）病史：与肝炎患者有密切接触史，半年内有输血、注射血液制品史。

（2）临床表现：不能用早孕反应或其他原因解释的消化道症状，如食欲不振、恶心、呕吐、腹胀、肝区疼痛、乏力、畏寒、发热，部分患者皮肤巩膜黄染、尿黄。腹部检查肝区叩击痛、肝肿大。

（3）实验室检查：血清 ALT 增高、持续时间长。黄疸型肝炎血清总胆红素升高，尿胆红素阳性。病原学检查可见相应肝炎病毒血清抗原、抗体阳性。

（4）妊娠合并急性重症肝炎的诊断：发病急骤，病情发展迅速，需考虑急性重症肝炎：①消化道症状严重，无食欲，频繁呕吐，极度乏力，出现腹水、腹胀。②黄疸进行性加重，血清总胆红素 > 171μmol/L。③迅速出现烦躁不安、嗜睡、昏迷等肝性脑病症状。④有肝臭气，肝进行性缩小，肝功明显异常，酶胆分离，白 / 球蛋白倒置。⑤凝血功能障碍，全身出血倾向。⑥肝肾综合征引起急性肾衰竭。

3. 西医治疗原则　保护肝脏，预防治疗肝性脑病，预防治疗 DIC，治疗肾衰竭。

4. 中医辨证论治

证型	辨证要点	治法	方药
湿热蕴结证	妊娠期间身目俱黄，色鲜明如橘子色，右胁胀痛，恶心厌食，口苦咽干，胸胁痞满，倦怠乏力，尿黄便坚；舌质红，苔黄腻，脉弦滑或濡数	清热利湿，佐以安胎	茵陈蒿汤
湿邪困脾证	妊娠期面目周身发黄，其色晦暗，呕恶纳少，脘腹胀满，体倦便溏；舌质淡，苔白腻，脉濡	健脾化湿，养血安胎	胃苓汤
肝郁脾虚证	孕妇两胁胀痛，胸闷腹胀，食欲不振，情绪抑郁，时时叹息，乏力便溏；舌淡红，苔薄白，脉弦滑	疏肝理气，健脾安胎	逍遥散
热毒内陷证	妊娠期间突然出现身目发黄，极度乏力，口有肝臭味，或伴高热，神昏谵语，衄血，心烦口渴，脘腹胀满，溲赤便结；舌质红绛，苔黄干燥，脉弦数或弦大	清热解毒，凉血救阴	犀角地黄汤合黄连解毒汤

细目三　糖尿病

1. 妊娠与糖尿病的相互影响

（1）妊娠对糖尿病的影响：妊娠可使隐性糖尿病显性化，导致糖尿病病情加重；使既往无糖尿病的孕妇发生妊娠期糖尿病（GDM）。

（2）糖尿病对妊娠的影响

1）对孕妇的影响：流产、妊娠期高血压、感染、羊水过多、巨大儿、糖尿病酮症酸中毒发生率增加。

2）对胎儿的影响：巨大儿增多，胎儿畸形率增高，胎儿生长受限、流产和早产发生率增高，妊娠中晚期的糖尿病酮症酸中毒可引起胎儿窘迫和胎死宫内。

3）对新生儿的影响：使新生儿呼吸窘迫综合征发生率增高，并易发生低血糖。

2. 诊断

（1）病史：可有糖尿病家族史，既往有 PCOS、GDM 病史，年龄 > 30 岁，肥胖，原因不明的流产、早产、死胎、死产、巨大儿、羊水过多、畸形儿、新生儿死亡等不良孕产史。

（2）临床表现：孕期出现多饮、多食、多尿或外阴阴道假丝酵母菌病反复发作。孕妇体重过高，或伴有羊水过多、巨大儿。

（3）实验室检查：①空腹血浆葡萄糖（FPG）测定：妊娠期首次检查 FPG ≥ 5.1mmol/L 者，可直接诊断为 GDM。②葡萄糖耐量试验（OGTT）：在妊娠 24 ～ 28 周及 28 周后才来产检者，行 OGTT。空腹血糖及服糖后 1 小时、2 小时的血糖值分别为 5.1mmol/L、10.0mmol/L、8.5mmol/L。任何一点血糖值达到或超过上述标准，即诊断为 GDM。

3. 西医治疗原则

（1）一般治疗：注意合理饮食控制和适当运动治疗。

（2）药物治疗：①胰岛素：妊娠不同时期机体对胰岛素需求不同，应加强监护。②妊娠期糖尿病酮症酸中毒的治疗：在严密观察血气、血糖、电解质的同时予小剂量常规胰岛素 0.1U/（kg·h）静滴。每 1 ～ 2 小时监测血糖一次。血糖 > 13.9mmol/L 时，将胰岛素加入 0.9% 氯化钠注射液静滴；血糖 ≤ 13.9mmol/L 时，可将胰岛素加入 5% 葡萄糖氯化钠注射液中静滴，酮体转阴后可改为皮下注射。

（3）产科处理

1）分娩期处理

分娩时机：原则上应尽量推迟终止妊娠的时间。血糖控制良好，孕晚期无合并症，胎儿宫内状况良好，应等待至妊娠 39 周终止妊娠。终止妊娠前予地塞米松促进胎肺成熟。血糖控制不满意，有下列情况者立即终止妊娠：①血管病变。②合并重度子痫前期。③胎儿生长受限。④严重感染。⑤胎儿窘迫。

分娩方式：有下列情况者，应选择剖宫产或放宽剖宫产指征：①胎盘功能不良。②巨大儿、胎位异常、胎儿窘迫等。③糖尿病病程 > 10 年，伴有视网膜病变及肾功能损害，重度子痫前期。④有死胎、死产史的孕妇。

2）新生儿处理：按高危新生儿处理，注意保温、吸氧，加强血糖、胰岛素、胆红素、血红蛋白、钙、磷等的监测，预防低血糖、低血钙、高胆红素血症的发生。

4. 中医辨证论治

证型	辨证要点	治法	方药
肺热津伤证	妊娠期间，烦渴多饮，口干舌燥，尿频量多；舌边尖红，苔薄黄或少苔，脉滑数	清热润肺，生津止渴	消渴方
胃热炽盛证	妊娠期间，多食易饥，形体消瘦，口干多饮，大便秘结，小便频数；苔黄燥，脉滑实有力	清胃泻火，养阴生津	玉女煎
肾阴亏虚证	妊娠期间，尿频量多，尿浊如膏脂，或尿甜，口干舌燥，头晕耳鸣，皮肤干燥，腰膝酸软；舌红，少苔，脉细数	滋补肝肾，养阴清热	六味地黄丸合地黄饮子
阴阳两虚证	妊娠期间口渴思饮，小便频多，浑浊如膏，甚则饮一溲二，面色黧黑，腰膝酸软，形寒肢冷；舌淡，苔少，脉沉细无力	滋阴助阳	金匮肾气丸

细目四　尿路感染

1. 概念　尿路感染又称泌尿系感染，是妊娠常见的合并症，可造成早产、败血症，甚至诱发急性肾功能衰竭，其中以急性肾盂肾炎最常见。本病属中医学"子淋"范畴。

2. 中医病因病机　常见病因病机为阴虚火旺，心火偏亢，湿热下注膀胱，致膀胱气化失司，水道不利，而出现小便异常改变。

3. 诊断

（1）病史：孕前或有尿频、尿急、尿痛病史。

（2）临床表现

1）症状：无症状菌尿症仅出现菌尿。急性膀胱炎表现为膀胱刺激征（尿频、尿急、尿痛），下腹部不适，偶有血尿。急性肾盂肾炎起病急骤，常突然出现寒战、发热（39～40℃）、头痛、周身酸痛、恶心、呕吐及腰痛和膀胱刺激征，排尿时伴有下腹疼痛。慢性肾盂肾炎表现为反复发作的泌尿道刺激症状或仅有菌尿症，可有慢性肾功能不全的表现。

2）体征：急性肾盂肾炎肋腰点有压痛，右肾区或双肾区叩击痛。

（3）实验室检查：主要进行中段清洁尿常规、中段尿细菌培养及 12 小时尿沉渣计数检查。急性肾盂肾炎外周血白细胞计数增高。

4. 中医辨证论治

证型	辨证要点	治法	方药
阴虚火旺证	妊娠期间，小便频数，淋沥涩痛，量少深黄，腰膝酸软，五心烦热，午后潮热，心烦不寐，大便干结；舌红，苔少或薄黄，脉细滑数	养阴泻火通淋	知柏地黄丸
心火偏亢证	妊娠期间，小便频数，尿道口灼热疼痛，尿短赤，小腹拘急，发热面赤，心烦易怒，口干苦或口舌生疮；舌尖红，苔黄而干，脉细滑数	清心泻火通淋	导赤散
湿热下注证	妊娠期间，小便频而急，尿短黄赤，面色垢黄，腰痛，口苦咽干，渴不欲饮或喜热饮，胸闷食少；舌红，苔黄腻，脉滑数	清热利湿通淋	五淋散

第十二单元　异常分娩（助理不考）

细目一　产力异常

1. 概念与分类　产力是分娩的动力，包括子宫收缩力、腹肌与膈肌收缩力及肛提肌收缩力。产力以子宫收缩力为主，贯穿于分娩全过程。通常将子宫收缩节律性、对称性及极性不正常，或强度、频率的改变称子宫收缩力异常，简称产力异常。

分类：①子宫收缩乏力：协调性、不协调性。②子宫收缩过强：协调性、不协调性。

2. 西医病因　①头盆不称。②胎位异常。③子宫因素。④精神因素。⑤内分泌失调。⑥药物影响。

3. 临床表现与诊断

（1）子宫收缩乏力

1）症状和体征：①协调性宫缩乏力：子宫收缩节律性、对称性、极性正常，但收缩功能低下，收缩强度弱，宫腔内压力低（＜15mmHg），宫缩持续时间短、间歇时间长且无规律（＜2 次/10 分钟）。②不协调性宫缩乏力：子宫收缩极性倒置，子宫收缩波由下向上扩散，失去正常对称性、节律性和极性，呈无效宫缩。

2）产程异常：①潜伏期延长：从临产规律宫缩开始至活跃期起点（4～6cm）称为潜伏期。初产妇＞20 小时、经产妇＞14 小时称潜伏期延长。②活跃期延长：从活跃期起点至宫颈口开全称为活跃期。活跃期宫颈口扩张速度＜0.5cm/h 称为活跃期延长。③活跃期停滞：当破膜且宫颈口扩张≥6cm 后，若宫缩正常，宫颈口停止扩张≥4 小时，或宫缩欠佳，宫颈口停止扩张≥6 小时称为活跃期停滞。④第二产程延长：初产妇＞3 小时，经产妇＞2 小时（硬膜外麻醉镇痛分娩时，初产妇＞4 小时，经产妇＞3 小时），产程无进展（胎头下降和旋转），称为第二产程延长。⑤滞产：总产程超过 24 小时为滞产。

（2）子宫收缩过强

1）协调性子宫收缩过强：产道无阻力时，宫口开全迅速，短时间分娩结束。若总产程＜3 小时即结束分娩，称急产。若伴头盆不称、胎位异常，可见病理性缩复环，或发生子宫破裂。

2）不协调性子宫收缩过强：①强直性子宫收缩：主要指外界因素等致子宫颈内口以上子宫肌层强烈的痉挛性收缩，宫缩间歇期短或无间歇。产妇持续性腹痛，烦躁不安，拒按，胎位、胎心不清，有时有肉眼血尿、病理缩复环等先兆子宫破裂征象。②子宫痉挛性狭窄环：多在子宫上下段交界处，也可在胎体某一狭窄部，以胎颈、胎腰处常见。产妇持续性腹痛，烦躁不安，宫颈扩张缓慢，胎先露下降停滞，胎心时快时慢。

4. 对母儿的影响

（1）子宫收缩乏力

1）对产妇影响：①水、电解质紊乱，酸中毒。②泌尿生殖道瘘。③产后出血。④产褥感染。

2）对胎儿影响：胎儿宫内缺氧，易发生胎儿宫内窘迫。

（2）子宫收缩过强

1）对产妇影响：急产可致软产道撕裂伤甚至子宫破裂，因接产时来不及消毒可致产褥感染。胎儿娩出后子宫肌纤维缩复不良导致胎盘滞留或产后出血。

2）对胎儿及新生儿影响：宫缩过强、过频，易发生胎儿窘迫、新生儿窒息甚至死亡。胎儿娩出过快，可致新生儿颅内出血。急产易致新生儿感染及坠地骨折等。

5. 西医处理原则

分类		临床表现	西医处理
子宫收缩乏力	协调性	子宫收缩节律性、对称性及极性正常，收缩功能低	可用缩宫素加强宫缩
	不协调性	子宫收缩极性倒置，失去正常对称性、节律性和极性，收缩功能低	可用哌替啶、吗啡、地西泮，若无进展行剖宫产
子宫收缩过强	协调性	病理性缩复环，或发生子宫破裂	可用哌替啶、硫酸沙丁胺醇、硫酸镁，不缓解行剖宫产
	不协调性	强烈痉挛性收缩，宫缩间歇期短或无间歇	

细目二 产道异常

1. 分类 ①骨产道异常。②软产道（子宫下段、宫颈、阴道、外阴）异常。

2. 诊断

（1）骨产道异常

1）临床表现：①骨盆入口平面狭窄：胎头衔接受阻，胎头仍迟迟不入盆，腹部检查胎头跨耻征阳性。②中骨盆及出口平面狭窄：胎头衔接正常，胎头受阻于中骨盆。③单纯骨盆出口平面狭窄：第一产程进展顺利，胎头到达盆底受阻，不能通过出口横径，出现第二产程停滞，继发性宫缩乏力。

2）体格检查：①一般检查：注意观察孕妇身高、体型、步态。身高＜145cm应注意均小骨盆。注意脊柱有无畸形、侧弯，米氏菱形窝是否对称等。②腹部检查：观察是否有尖腹、悬垂腹等，估计头盆关系及跨耻征。

3）骨盆测量

①骨盆外测量：a.骨盆外测量各径线均较正常值小2cm或更多者，提示均小骨盆。b.骶耻外径＜18cm，常为扁平骨盆。c.坐骨结节间径＜8cm，耻骨弓角度＜90°，为漏斗骨盆。d.米氏菱形窝不对称，各边不等长者，可能为偏斜骨盆。

②骨盆内测量：a.对角径＜11.5cm，属扁平骨盆。b.坐骨棘明显突出，棘间径估计＜10cm，坐骨切迹底部＜2横指，考虑为中骨盆平面狭窄。c.坐骨结节间径加后矢状径＜15cm，提示骨盆出口平面狭窄。

（2）软产道异常

1）外阴异常：①会阴坚韧。②外阴水肿。③外阴瘢痕。

2）阴道异常：①阴道横隔。②阴道纵隔。③阴道囊肿或肿瘤。

3）宫颈异常：①宫颈瘢痕。②宫颈水肿。③宫颈坚韧。④宫颈肿瘤。

4）子宫异常：①子宫畸形。②瘢痕子宫。

3. 对母儿的影响

（1）对产妇影响：①骨盆入口平面狭窄：胎先露不能衔接于骨盆入口平面，引起继发性宫缩乏力，产程延长，甚至停滞。②中骨盆、出口平面狭窄：胎先露内旋转受阻，形成持续性枕横位或枕后位。长时间压迫局部软组织，引起组织缺血、缺氧、坏死，导致生殖道瘘；产程延长易致宫内感染。

（2）对胎儿、新生儿影响：易发生脐带脱垂、胎儿宫内窘迫、胎膜早破、胎儿宫内感染；胎头受压致胎儿颅内出血；因难产增加手术助产，易发生新生儿产伤及感染。

4. 西医处理原则

（1）一般处理：分娩过程中，安慰产妇，使其精神舒畅，并保证充足的休息及丰富的营养。同时监测宫缩、胎心、胎先露部下降及宫口扩张情况。

（2）骨盆入口平面狭窄处理：①绝对性骨盆狭窄，足月活胎不能入盆，临产后剖宫产结束分娩。②相对性骨盆狭窄，足月活胎体重＜3000g，胎心率及产力正常，应在严密监护下试产。试产过程中宫缩乏力，静脉滴注缩宫素加强宫缩，试产4～6小时，胎头仍不入盆，宫口扩张缓慢，或伴见胎儿窘迫，应及时行剖宫产术。

（3）中骨盆及骨盆出口平面狭窄处理：如宫口开全胎头双顶径达坐骨棘水平或以下，可经阴道徒手旋转胎头为枕前位，待其自然分娩，或行产钳或胎头吸引术助产。胎头双顶径未达坐骨棘水平，出现胎儿宫内窘迫，需行剖宫产。骨盆出口狭窄，不能试产。出口横径加后矢状径＜15cm，足月胎儿不能经阴道分娩，需行剖宫产。

（4）骨盆三个平面狭窄处理：主要指均小骨盆。如胎儿较小，宫缩好，胎位正常，可以试产。如胎儿较大，头盆不称，应尽早行剖宫产术。

（5）畸形骨盆：根据情况具体分析。若畸形严重，及时行剖宫产术。

细目三　胎位异常

1. 分类　胎位异常包括：①胎头位置异常。②臀先露。③肩先露。④复合先露。

2. 诊断

（1）持续性枕后位、枕横位

1）临床表现：胎头枕骨持续位于骨盆后方，直接压迫直肠，在宫口未开全时过早出现排便感及肛门坠胀，产妇不自主向下屏气，过早使用腹压，常致继发性宫缩乏力及宫颈水肿。导致第二产程延长、宫颈扩张延缓或停滞。

2）腹部检查：宫底部触及胎儿臀部，胎背偏向母体侧方或后方，对侧可触及胎儿肢体，胎心音在脐下一侧偏外方听诊最响亮。

3）肛门检查或阴道检查：在宫口开全或近开全时肛查感到直肠后部较空虚，则为枕后位。矢状缝在骨盆横径上形成枕左横位或枕右横位。囟门触不清时，做阴道检查，通过触摸耳郭位置及方向确定胎方位。

4）B超检查：根据胎头面部眼眶、口、鼻、枕部等的位置，确定胎方位。

（2）胎头高直位

1）临床表现：临产后胎头入盆困难，下降缓慢或停滞，宫口扩张缓慢甚至停滞，并感到耻骨联合部位疼痛。处理不及时易发生滞产、先兆子宫破裂或子宫破裂。

2）腹部检查：高直前位时胎背占据产妇腹前壁，触不到胎儿肢体，胎心在腹中线稍高处听诊最清楚。高直后位产妇腹部被胎儿肢体占据，下腹部左右两侧均可听到胎心音，有时在耻骨上方触及胎儿下颏。

3）阴道检查：胎头矢状缝与骨盆入口前后径相一致，前囟在骶岬前，后囟在耻骨联合后，为胎头高直前位，反之为胎头高直后位。

（3）面先露

1）临床表现：潜伏期延长，可合并活跃期延长，胎头迟迟不易入盆。

2）腹部检查：颏前位时，在腹前壁下可触及胎儿肢体，胎心在胎儿肢体侧的下腹部听得清楚。颏后位时胎儿枕部与胎背接触，于耻骨联合上方可触及枕骨隆突与胎背之间有明显的凹沟，胎心较遥远且弱。

3）肛门检查及阴道检查：肛查可触及高低不平、软硬不均的面部。宫口开大 3cm 以上阴道内诊可扪及胎儿口、鼻、眼等。

4）B 超检查：可以确诊面先露并能确定胎方位。

（4）臀先露

1）临床表现：孕妇常感肋下有圆而硬的胎头，先露胎臀不能紧贴子宫下段，常致宫缩乏力，宫口扩张延缓，产程延长。

2）腹部检查：子宫轮廓呈纵椭圆形，子宫底部可触及圆而硬的胎头，按时有浮球感，耻骨联合上可触及宽而软、形状不规则的胎臀，胎心听诊在脐上最清楚。

3）肛门检查及阴道检查：肛查可触到软而不规则的胎臀或胎足；肛查先露位置较高。

4）B 超检查：能确诊臀位的类型。

（5）肩先露

1）临床表现：肩先露不能紧贴子宫颈，缺乏直接刺激，易发生宫缩乏力。胎肩对宫颈压力不均，易致胎膜早破。破膜后胎儿上肢、脐带顺着羊水一起脱出，导致胎儿窘迫，甚至胎死宫内。

2）腹部检查：子宫呈横椭圆形，腹部一侧触及胎头，另一侧触及胎臀，宫底低于相应孕周，耻骨联合上方空虚，胎心在脐周听诊最清楚。

3）阴道检查：若宫口扩张，胎膜已破可触及胎儿肩胛骨、肩峰、腋窝及肋骨。

4）B 超检查：能准确探清肩先露并能确定胎方位。

（6）复合先露：阴道检查触及胎先露旁有小肢体可确诊。

3. 西医处理原则

（1）持续性枕横位、枕后位：骨盆正常，胎儿不大，具有有效宫缩时，可试产经阴道分娩。

（2）胎头高直前位：骨盆正常，胎儿不大，产力正常，可试从阴道分娩。若经阴道分娩难度大，需剖宫产分娩。

（3）面先露：如无头盆不称，宫缩好，胎儿不大，可经阴道自然娩出。有头盆不称或胎儿窘迫，应行剖宫产分娩。

（4）臀先露

1）妊娠期：妊娠 30 周前，臀先露多可自然回转成头位。妊娠 30 周后仍为臀位，用膝胸卧位或艾灸、激光照射至阴穴纠正胎位。

2）分娩期：若骨盆正常，胎儿不大，产力正常，可从阴道分娩。但臀先露应适当放宽剖宫产手术指征。

（5）肩先露

1）妊娠期：妊娠后期发现肩先露，可采用膝胸卧位，或艾灸、激光照射至阴穴及时纠正。

2）分娩期：宫口开大 5cm 以上，破膜不久，在乙醚深麻下行内转胎位术，转成臀先露。出现先兆子宫破裂或已有子宫破裂征象，无论胎儿是否存活，均应立即行剖宫产术。胎儿死亡，宫口已开全，无先兆子宫破裂，应全麻下行断头术或碎胎术。

（6）复合先露：无头盆不称，胎头与脱出肢体已入盆，在宫口开全后上推肢体，压胎头下降，产钳助产。若头盆不称，应行剖宫产。

第十三单元　胎儿窘迫与胎膜早破

细目一　胎儿窘迫（助理不考）

1. 西医病因

胎儿窘迫指胎儿在子宫内因急性或慢性缺氧危及其健康和生命的综合症状。

（1）胎儿急性缺氧：因母胎间血氧运输及交换障碍或脐带血循环障碍所致。常见因素有：①前置胎盘、胎盘早剥。②脐带异常，如脐带绕颈、脐带扭转、脐带真结、脐带脱垂、脐带过长或过短等。③各种原因导致的休克。④缩宫素使用不当，造成过强及不协调宫缩。⑤孕妇应用麻醉药及镇静剂过量，呼吸抑制。

（2）胎儿慢性缺氧：①母体血液氧含量不足。②子宫胎盘血管硬化、狭窄、梗死，使绒毛间隙血液灌注不足。③胎儿自身因素，如胎儿严重心血管疾病、胎儿畸形、颅内出血及颅脑损伤等。

2. 临床表现

（1）急性胎儿窘迫：①产时胎心率异常：产时胎心率变化是急性胎儿窘迫的重要征象。②羊水胎粪污染。③胎动异常。④酸中毒：血气分析，血 pH < 7.20，PaO_2 < 10mmHg，$PaCO_2$ > 60mmHg 可诊断为胎儿酸中毒。

（2）慢性胎儿窘迫

1）胎动减少或消失：胎动< 10 次 /12 小时为胎动减少，是胎儿缺氧的重要表现。

2）胎儿电子监护：缺氧时胎心率可出现以下异常：① NST 无反应型。②在无胎动与宫缩时，胎心率> 180bmp 或< 110bmp 持续 10 分钟以上。③基线变异频率< 5bmp。④ OCT 可见频繁重度变异减速或晚期减速。

3）胎盘功能低下：尿雌三醇（E_3）< 10mg/24h，或连续测定下降> 30%、尿中雌激素 / 肌酐比值< 10、血清胎盘生乳素< 4mg/L、妊娠特异性 $β_1$ 糖蛋白< 100mg/L。

4）B 超监测：综合评分≤ 4 分，提示胎儿窘迫；5 ～ 6 分，胎儿可疑缺氧。

3. 诊断　根据病史、临床表现、辅助检查做出诊断。

4. 西医处理

（1）急性胎儿窘迫：左侧卧位，吸氧，纠正脱水、酸中毒及电解质紊乱。宫口开全或近开全，尽快经阴道助产分娩。宫口未开全，短时间不能经阴道分娩者，剖宫产分娩。

（2）慢性胎儿窘迫：卧床休息，左侧卧位，间断吸氧，积极治疗妊娠合并症及并发症。孕周小，应尽量延长孕周，同时促胎肺成熟。妊娠近足月，行剖宫产术终止妊娠。

细目二　胎膜早破

1. 概念　胎膜早破是指在临产前胎膜破裂。胎膜早破易导致早产、脐带脱垂及母儿感染等。中医称为"胎衣先破"。

2. 西医病因　①生殖道感染。②羊膜腔压力增高。③胎膜受力不均。④创伤。⑤营养因素。

3. 诊断

（1）临床表现：孕妇主诉阴道流液或外阴湿润等。

（2）阴道酸碱度检查：pH ≥ 6.5，提示胎膜早破。

（3）阴道液涂片检查：见到羊齿植物叶状结晶。

（4）超声检查：羊水量减少可协助诊断。

（5）羊膜腔感染检测：羊水细菌培养可协助诊断。

（6）胰岛素样生长因子结合蛋白 -1、可溶性细胞间黏附分子 -1、胎盘 α 微球蛋白 -1 检测：特异性强，不受血液、精液、尿液和宫颈黏液等影响。

（7）羊膜镜检查：看不到前羊膜囊，可直视胎儿先露部。

4. 对母儿的影响

（1）对母体影响：宫内感染机会增加；羊膜腔感染易发生产后出血；若突然破膜，有时可引起胎盘早剥。

（2）对胎儿影响：常诱发早产、脐带脱垂、胎儿窘迫及新生儿感染性疾病。

5. 西医处理

（1）期待疗法：适用于妊娠 28 ～ 35 周、胎膜早破不伴感染，羊水平段≥ 3cm 者。①一般处理：绝对卧床，保持外阴部清洁，避免不必要的肛诊及阴道检查，密切观察产妇体温、心率、宫缩、阴道流液性状及血白细胞计数。②预防感染。③抑制子宫收缩：有宫缩者，静脉滴注硫酸镁等。④促胎肺成熟：妊娠35周前给予地塞米松。

（2）终止妊娠：①经阴道分娩：妊娠35周后，胎肺成熟，宫颈成熟，无禁忌证可引产。②剖宫产：胎头高浮，胎位异常，宫颈不成熟，胎肺成熟，明显羊膜腔感染，伴有胎儿窘迫，抗感染同时行剖宫产术终止妊娠，做好新生儿复苏准备。

第十四单元　分娩期并发症

细目一　产后出血

1. 概念　产后出血是指胎儿娩出后24小时内失血量≥500mL，剖宫产时≥1000mL。居我国孕产妇死亡原因的首位。属于中医学"产后血崩""产后血晕""胞衣不下"范畴。

2. 西医病因　①子宫收缩乏力（最常见）。②胎盘因素。③软产道裂伤和凝血功能障碍。

3. 中医病因病机　主要发病机理是气虚失摄，冲任不固；或瘀阻冲任，血不循经而妄行。

4. 诊断

（1）病史：可有多胎妊娠、巨大胎儿、羊水过多、产程延长、急产、前置胎盘、胎盘早剥、妊娠期高血压疾病、宫腔感染史等。

（2）临床表现：主要为胎儿娩出后阴道大量出血，24小时出血量≥500mL，继发休克。检查可见宫底升高、轮廓不清，胎盘、胎膜缺损，阴道、会阴、宫颈裂伤等。

（3）实验室检查：血常规及血小板计数、纤维蛋白原、凝血酶原时间等可协助诊断。

5. 西医治疗

（1）子宫收缩乏力：①按摩子宫。②应用宫缩剂：可采用缩宫素、麦角新碱、米索前列醇等。③可采用宫腔纱条填塞法压迫止血、结扎盆腔血管或行髂内动脉或子宫动脉栓塞，必要时行子宫次全切除术或子宫全切除术。

（2）胎盘因素：胎盘滞留应立即取出或徒手剥离胎盘。胎盘和胎膜残留行钳刮术或刮宫术。

（3）软产道损伤：宫颈裂伤>1cm且有活动性出血应缝合。若裂伤累及子宫下段可经腹行裂伤修补术。

（4）凝血功能障碍：输新鲜全血，补血小板、纤维蛋白原或凝血酶原复合物、凝血因子等。

6. 中医辨证论治

证型	辨证要点	治法	方药
气虚证	新产后，突然阴道大量出血，血色鲜红，头晕眼花，心悸怔忡，气短懒言，肢冷汗出，面色苍白；舌淡，脉虚数	补气固冲，摄血止崩	升举大补汤
血瘀证	新产后，突然阴道大量下血，色暗红，夹有血块，小腹疼痛拒按，血块下后腹痛减轻；舌紫暗，或有瘀点瘀斑，脉沉涩	活血化瘀，理血归经	化瘀止崩汤

细目二　子宫破裂

1. 西医病因　①梗阻性难产。②瘢痕子宫。③宫缩剂使用不当。④产科手术损伤。

2. 分类

（1）按发生原因分类：①自然破裂。②损伤性破裂。

（2）按破裂程度分类：①完全性破裂。②不完全性破裂。

（3）按发生部位分类：①子宫体部破裂。②子宫下段破裂。

3. 诊断

（1）先兆子宫破裂：①病史：阻塞性难产，如骨盆狭窄、胎位不正、胎儿过大等，临产后常有产程停滞或延长，或不适当使用宫缩剂。②临床表现：病理缩复环、下腹部压痛、胎心率的变化及血尿，伴有水、电解质紊乱。

（2）子宫破裂：①病史：可有瘢痕子宫等。②临床表现：先兆子宫破裂＋突然发生剧烈腹痛，有休克及明显的腹部体征。③B超：能确定破口部位及胎儿与子宫的关系。

4. 西医治疗

（1）先兆子宫破裂：抑制子宫收缩，肌注哌替啶100mg，或静脉全身麻醉，行剖宫产术。

（2）子宫破裂：输液、输血、吸氧、抗休克，无论胎儿是否存活，均应迅速手术。

细目三　羊水栓塞（助理不考）

1. 概念　羊水栓塞是指在分娩过程中羊水突然进入母体血液循环引起急性肺栓塞、过敏性休克、弥散性血管内凝血（DIC）、肾衰竭或猝死的严重分娩并发症。本病属中医学"产后血晕"范畴。

2. 西医病因

（1）病因：由污染羊水中的有形物质进入母体血液循环引起。羊膜腔内压力增高、胎膜破裂和宫颈或宫体损伤处有开放的静脉或血窦是导致羊水栓塞发生的基本条件。

（2）诱因：高龄初产妇和多产妇、自发或人为的过强宫缩、急产、胎膜早破、前置胎盘、胎盘早剥、子宫不完全破裂、剖宫产术、羊膜腔穿刺、大月份钳刮术等。

3. 诊断

（1）病史：分娩过程中宫缩过强、胎膜早破、宫颈裂伤、急产等，或存在某些病理性妊娠因素如胎盘早剥、前置胎盘等。

（2）临床表现：胎膜破裂后、胎儿娩出后或手术中产妇突然出现寒战、呛咳、气急、烦躁不安、尖叫、发绀、呼吸困难、抽搐、出血、不明原因休克等。

（3）实验室检查及其他检查：①实验室检查：血涂片查找羊水有形物质。血小板计数、纤维蛋白原定量、凝血酶原时间测定等可协助诊断DIC。②辅助检查：胸部X线摄片见双肺弥漫性点片状浸润阴影，沿肺门周围分布，伴有心扩大。心电图或心脏彩超检查可见右心房、右心室扩大，ST段下降。

4. 西医治疗原则　一旦发生羊水栓塞，应立即抢救。早期阶段以抗过敏，纠正呼吸循环功能衰竭和改善低氧血症、抗休克为主；DIC阶段早期抗凝治疗，晚期抗纤溶治疗；少尿无尿阶段，应及时使用利尿剂，预防肾衰竭发生。

细目四　脐带异常（助理不考）

1. 类型　①脐带先露。②脐带脱垂。③脐带缠绕。④脐带长度异常。⑤脐带打结。⑥脐带扭转。⑦脐带附着异常。

2. 西医处理

（1）脐带先露：经产妇、胎膜未破、宫缩良好者，取头低臀高位，密切观察胎心率，等待胎头衔接，宫口渐扩张，胎心持续良好者，可经阴道分娩。初产妇、足先露或肩先露者，应行剖宫产术。

（2）脐带脱垂：胎心尚好，胎儿存活者，应争取尽快娩出胎儿。

3. 预防　加强妊娠晚期及临产后监护，尽早发现脐带先露。对临产后胎先露部未入盆者，尽量不做或少做肛查或阴道检查。行人工破膜应采取高位破膜，使羊水缓慢流出，以免脐带脱出。

第十五单元　产后病

细目一　中医对产后病的认识

1. 概念　产妇在产褥期内发生与分娩或产褥有关的疾病，称为"产后病"。

2. 产后"三冲""三病""三急"　产后三冲是指产后败血上冲，冲心、冲胃、冲肺。产后三急是指产后呕吐、盗汗、泄泻，三者并见必危。产后三病是指产后病痉、病郁冒、大便难。

3. 病因病机　①亡血伤津。②元气受损。③瘀血内阻。④外感六淫。⑤饮食房劳。

4. 产后"三审"　产后病尤其要注意"三审"：①先审小腹痛与不痛，以辨有无恶露停滞。②次审大便通与不通，以验津液之盛衰。③再审乳汁的行与不行及饮食多少，以察胃气之强弱。

5. 治疗原则　本着"勿拘于产后，亦勿忘于产后"的原则，结合病情进行辨证论治。

6. 用药"三禁"　①禁大汗，以防亡阳。②禁峻下，以防亡阴。③禁通利小便，以防亡津液。

细目二　晚期产后出血

1. 概念　晚期产后出血是指分娩 24 小时后，在产褥期内发生的子宫大量出血。以产后 1～2 周发病最常见，亦有产后 2 月余发病者。本病属中医学"产后恶露不绝""产后血崩"范畴。

2. 西医病因　①胎盘胎膜残留。②蜕膜残留。③子宫胎盘附着面感染或复旧不全。④剖宫产术后子宫伤口裂开。⑤产后子宫滋养细胞肿瘤。⑥子宫黏膜下肌瘤。

3. 中医病因病机　本病的主要发病机制为冲任不固，气血运行失常。常见病因病机有气虚、血热和血瘀。

4. 临床表现

（1）症状：①阴道流血。②腹痛和发热。③全身症状：出血多时有头晕、心悸，甚至休克。

（2）体征：

1）体格检查：贫血貌，心率加快，血压降低，脉压缩小，呼吸增快。

2）妇科检查：子宫复旧不佳，可扪及子宫增大、变软，宫口松弛，有时可触及残留组织和血块；伴有感染者，子宫有压痛；剖宫产切口裂开，宫颈内有血块，宫颈外口松，有时可触及子宫下段明显变软，切口部位有凹陷或突起；滋养细胞肿瘤患者，产道内可见转移结节。

5. 西医治疗

（1）一般治疗：如有休克立即纠正休克，并给予支持疗法。

（2）止血、抗感染：应给予广谱抗生素、子宫收缩剂。

（3）清除宫内残留物：在输液、备血及准备开腹手术的条件下刮宫，刮出物送病理检查。

（4）剖宫产术后出血：绝对卧床，大量广谱抗生素和缩宫素静滴。若反复多量阴道流血，可行剖腹探查，行清创缝合及髂内动脉、子宫动脉结扎止血或行髂内动脉栓塞术；必要时采用低位子宫次全切除术或子宫全切除术。

6. 中医辨证论治

证型	辨证要点	治法	方药
气虚证	产后恶露量多，或血性恶露持续 10 日不止，色淡红，质稀，无臭气，面色㿠白，神疲懒言，四肢无力，小腹空坠；舌淡，苔薄白，脉细弱	补脾益气，固冲摄血	补中益气汤
血热证	产后恶露过期不止，量较多，色鲜红或紫红，质黏稠，有臭气，面色潮红，口燥咽干；舌红，苔少，脉细数	养阴清热，安冲止血	保阴煎
血瘀证	产后血性恶露持续 10 日不止，量时多时少，色紫暗，有血块，小腹疼痛拒按，块下痛减；舌紫暗或边尖有瘀斑、瘀点，脉沉涩	活血化瘀，调冲止血	生化汤合失笑散

细目三　产褥感染

1. 概念　产褥感染是指分娩及产褥期生殖道受病原体侵袭而引起局部或全身的感染，是导致孕产妇死亡的四大原因（产褥感染、产科出血、妊娠合并心脏病、子痫）之一。本病属中医学"产后发热"范畴。

2. 西医病因病理

（1）病因

1）诱因：①产妇体质虚弱。②孕期贫血。③营养不良。④妊娠晚期性交。⑤慢性疾病。⑥胎膜早破。⑦羊膜腔感染。⑧产科手术操作。⑨产程延长。⑩产前产后出血过多。

2）病原体种类：①外源性如衣原体、支原体及淋病奈瑟菌等。②内源性为需氧菌、厌氧菌、假丝酵母菌及支原体等，以厌氧菌为主。

3）感染途径：①外源性感染。②内源性感染。

（2）病理：①急性外阴、阴道、宫颈炎。②急性子宫内膜炎、子宫肌炎。③急性盆腔结缔组织炎、急性输卵管炎。④急性盆腔腹膜炎及弥漫性腹膜炎。⑤血栓性静脉炎。⑥脓毒血症及败血症。

3. 中医病因病机　产后体虚，感染邪毒，正邪交争所致。常见病因病机有感染邪毒、热入营血、热陷心包。

4. 临床表现

（1）症状：①发热。②腹痛。③恶露异常。④下肢血栓性静脉炎。

（2）体征

1）体格检查：体温升高，脉搏增快，下腹部可有压痛，腹肌紧张及反跳痛。下肢血栓性静脉炎患者局部静脉压痛，或触及硬索状，下肢水肿，皮肤发白，习称"股白肿"。

2）妇科检查：外阴感染时，会阴切口或裂伤处可见红肿、触痛，或切口化脓、裂开。阴道与宫颈感染时黏膜充血、溃疡，脓性分泌物增多。如为宫体或盆腔感染，双合诊检查子宫有明显触痛，大而软，宫旁组织明显触痛、增厚或触及包块；有脓肿形成时，有波动感。

5. 诊断

（1）病史：多有难产、产程过长、手术产、急产、不洁分娩、胎膜早破、产后出血或产褥期性交等病史。

（2）临床表现：发热、下腹疼痛、恶露异常。体温升高，脉搏增快，下腹有压痛，或有反跳痛、肌紧张。妇科检查子宫大而软，有压痛，双侧附件区压痛或触及包块。

（3）辅助检查：白细胞计数明显升高，中性粒细胞增高。B超了解子宫大小、有无残留物及复旧情况。

6. 西医治疗

（1）一般治疗：适当物理降温，取半卧位；纠正水及电解质紊乱；病情严重者可少量输血。

（2）抗生素：首选青霉素类和头孢菌素类药物，同时加用甲硝唑。青霉素过敏者可选用林可霉素或红霉素。

（3）引流通畅：会阴伤口、腹部伤口感染或盆腔脓肿者，应行切开引流。

（4）血栓性静脉炎的治疗：应用抗生素，同时加服中药，或加用肝素。

（5）手术治疗：抗感染并清除宫腔残留物；若出现脓毒血症时，及时行子宫切除术。

7. 中医辨证论治

证型	辨证要点	治法	方药
感染邪毒证	产后高热寒战，小腹疼痛拒按，恶露量多或少，色紫暗如败酱，气臭秽，烦躁、口渴引饮，尿少色黄，大便燥结；舌红，苔黄而干，脉数有力	清热解毒，凉血化瘀	五味消毒饮合失笑散
热入营血证	产后高热汗出，烦躁不安，皮肤斑疹隐隐；舌红绛，苔黄燥，脉弦细而数	清营解毒，散瘀泄热	清营汤
热陷心包证	产后高热不退，神昏谵语，甚至昏迷，面色苍白，四肢厥冷；舌红绛，脉微而数	清心开窍	清营汤送服安宫牛黄丸或紫雪丹

细目四　产褥中暑（助理不考）

1.西医治疗原则　立即改变高温和不通风环境，采取中西医方法，迅速降温，纠正水、电解质紊乱及酸中毒。迅速降低体温是抢救成功的关键。

2.中医辨证论治

证型	辨证要点	治法	方药
暑入阳明证	产后壮热，面赤气粗，烦渴引饮，头晕，头痛；舌质红，脉洪大或滑数	清暑泄热，透邪外达	白虎汤
暑伤气津证	产后身热多汗，口渴心烦，体倦少气，小便短赤；舌红，少津，脉虚数	清热解暑，益气生津	清暑益气汤
暑入心营证	产后神昏谵语，灼热烦躁，甚或猝然晕倒，不省人事，身热肢厥，牙关紧闭；舌绛，脉洪大或滑数	清营泄热，清心开窍	清营汤送服安宫牛黄丸或紫雪丹或至宝丹

细目五　产褥期抑郁症（助理不考）

1.概念　产妇在产褥期间出现抑郁症状，称为产褥期抑郁症。多在产后2周内发病，4～6周症状明显。

2.中医病因病机　常见病因病机有心脾两虚、瘀阻气逆、肝郁气滞。

3.中医辨证论治

证型	辨证要点	治法	方药
心脾两虚证	产后精神不振，心神不宁，悲伤欲哭，失眠多梦，健忘，伴神疲乏力，面色萎黄；舌淡，苔薄白，脉细弱	补益心脾，养血安神	甘麦大枣汤合归脾汤
瘀阻气逆证	产后抑郁寡欢，或神志错乱如见鬼状，喜怒无常，少寐多梦，恶露不下或不畅，色紫暗有块，小腹硬痛拒按；舌暗有瘀斑，脉弦或涩	活血化瘀，镇逆安神	癫狂梦醒汤
肝郁气结证	产后精神郁闷，心烦易怒，失眠多梦，伴善太息，胸胁乳房胀痛；舌淡，苔薄白，脉弦细	疏肝解郁，镇静安神	逍遥散

细目六　产后缺乳

1.概念　哺乳期产妇无乳汁分泌，或泌乳量少，不能满足喂养婴儿者，称产后缺乳。中医称之为"产后缺乳"或"产后乳汁不足""产后乳汁不行"等。

2.中医病因病机　主要发病机制为气血化源不足，或乳汁运行受阻。常见病因有气血虚弱、肝郁气滞、痰浊阻滞。

3.中医辨证论治

证型	辨证要点	治法	方药
气血虚弱证	产后乳少或全无，乳汁清稀，乳房柔软，无胀感，面色少华，神疲乏力，食欲不振，或心悸头晕；舌淡白，脉虚细	补气养血，佐以通乳	通乳丹
肝郁气滞证	产后乳汁甚少或全无，乳汁浓稠，乳房胀硬或疼痛，情志抑郁，或有微热，食欲不振；舌质正常或暗红，苔微黄，脉弦或弦数	疏肝解郁，通络下乳	下乳涌泉散
痰浊阻滞证	乳汁甚少或无乳可下，乳房硕大或下垂不胀，乳汁不稠，形体肥胖，胸闷痰多，纳少便溏，或食多乳少；舌淡胖，苔腻，脉沉细	健脾化痰通乳	苍附导痰丸合漏芦散

细目七　产后关节痛

1. 概念　产褥期内，出现关节或肢体酸楚、疼痛、麻木、重着者，称产后关节痛。中医称本病为"产后身痛""产后痹证""产后遍身痛"。

2. 中医病因病机　本病多因产后气血虚弱，风、寒、湿等邪乘虚而入，使气血凝滞，"不通则痛"；或经脉失养，"不荣则痛"，导致肢体关节疼痛。常见病因有血虚、血瘀、风寒、肾虚。

3. 中医辨证论治

证型	辨证要点	治法	方药
血虚证	产后遍身酸痛、肢体麻木、关节酸楚、面色萎黄、头晕心悸；舌淡，苔少，脉细弱	养血益气，温经通络	黄芪桂枝五物汤
血瘀证	产后遍身疼痛，或关节刺痛，按之痛甚，恶露量少色暗，小腹疼痛拒按；舌紫暗，脉涩	养血活络，行瘀止痛	生化汤加桂枝、牛膝或身痛逐瘀汤
风寒证	产后肢体、关节疼痛，屈伸不利，或痛处游走不定，或冷痛剧烈，畏寒恶风，或关节肿胀、麻木重着，恶寒，发热，头痛；舌淡，苔薄白，脉浮紧	养血祛风，散寒除湿	独活寄生汤
肾虚证	产后腰膝、足跟痛，艰于俯仰，头晕耳鸣，夜尿多；舌淡暗，脉沉细弦	补肾养血，强腰壮骨	养荣壮肾汤

细目八　产后排尿异常

1. 概念　产后排尿异常包括产后尿潴留及小便频数与失禁。产后膀胱充盈而不能自行排尿或排尿困难者称为产后尿潴留；产后排尿失去控制，不能自主排出者称为尿失禁。中医称本病分别为"产后小便不通""产后小便频数与失禁"。

2. 中医病因病机

（1）产后尿潴留的主要病机：膀胱气化不利。常见病因病机有肺脾气虚、肾阳亏虚、血瘀、气滞。

（2）产后小便频数与失禁的主要病因病机：肺脾气虚、肾气亏虚。

3. 中医辨证论治

（1）产后尿潴留

证型	辨证要点	治法	方药
肺脾气虚证	产后小便不通，小腹胀急疼痛或坠胀，倦怠乏力，气短懒言，面色㿠白；舌淡，苔薄白，脉缓弱	益气生津，宣肺利水	补气通脬饮
肾阳亏虚证	产后小便不通，小腹胀急疼痛，腰膝酸软，面色晦暗；舌淡，脉沉细迟弱	补肾温阳，化气利水	济生肾气丸
血瘀证	产后小便不通，小腹胀满刺痛，乍寒乍热；舌紫暗，苔薄白，脉沉涩	养血活血，祛瘀利尿	加味四物汤
气滞证	产后小便不通，小腹胀满或痛，情志抑郁，胸胁胀痛，烦闷不安；舌淡红，脉弦	理气行滞，行水利尿	木通散

（2）产后小便频数与失禁

证型	辨证要点	治法	方药
肺脾气虚证	产后小便频数或失禁，气短懒言，倦怠乏力，小腹下坠，面色不华；舌淡，苔薄白，脉缓弱	益气固摄	黄芪当归散
肾气亏虚证	产后小便频数或失禁，夜尿频多，头晕耳鸣，腰膝酸软，面色晦暗；舌淡，苔白滑，脉沉细无力，两尺尤弱	温阳化气，补肾固脬	肾气丸

第十六单元　外阴色素减退性疾病

细目一　外阴慢性单纯性苔藓

1. 中医病因病机　①肝郁气滞。②湿热下注。

2. 临床表现

（1）症状：外阴瘙痒剧烈，甚则坐卧不安，影响睡眠，或伴灼热疼痛。

（2）体征：早期皮肤暗红或粉红，角化过度则呈白色。病损范围主要累及大阴唇、阴唇间沟、阴蒂包皮、阴唇后联合等处，常呈对称性。局部皮肤增厚似皮革或苔藓样变。

3. 中医辨证论治

证型	辨证要点	治法	方药
肝郁气滞证	外阴瘙痒、干燥、灼热疼痛，局部皮肤粗糙、增厚或皲裂、脱屑、溃疡，或色素减退，情志抑郁，经前乳房胀痛，胸闷嗳气，两胁胀痛；舌质暗，苔薄，脉细弦	疏肝解郁，养血通络	黑逍遥散
湿热下注证	外阴奇痒，灼热疼痛，带下量多，色黄气秽，局部皮肤黏膜粗糙肥厚或破损溃疡，渗流黄水，胸闷烦躁，口苦口干，溲赤便秘；舌红，苔黄腻，脉弦数	清热利湿，通络止痒	龙胆泻肝汤

细目二　外阴硬化性苔藓

1. 中医病因病机　①肝肾阴虚。②血虚化燥。③脾肾阳虚。

2. 临床表现

（1）症状：外阴瘙痒，或无不适，晚期出现性交困难。

（2）体征：大小阴唇、阴蒂包皮、阴唇后联合及肛周皮肤色素减退呈粉红或白色，萎缩变薄，干燥皲裂。晚期皮肤菲薄，阴道口挛缩狭窄，甚至仅容指尖。

3. 中医辨证论治

证型	辨证要点	治法	方药
肝肾阴虚证	外阴干燥瘙痒，夜间尤甚，局部皮肤萎缩，色素减退或消失，变白或粉红，干燥薄脆，阴道口缩小，伴头晕目眩，双目干涩，腰膝酸楚；舌红，苔少，脉细或细数	补益肝肾，养荣润燥	归肾丸合二至丸
血虚化燥证	外阴干燥瘙痒，变薄、变白、脱屑、皲裂，阴唇、阴蒂萎缩或粘连，头晕眼花，心悸怔忡，气短乏力，面色萎黄；舌淡，苔薄，脉细	益气养血，润燥止痒	人参养荣汤
脾肾阳虚证	外阴瘙痒，局部皮肤黏膜薄脆，变白，弹性减弱，腰背酸楚，小便频数，四肢欠温，形寒畏冷，面浮肢肿，纳差便溏，性欲淡漠；舌淡胖，苔薄白或薄润，脉沉细无力	温肾健脾，养血润燥	右归丸

第十七单元　女性生殖系统炎症

细目一　外阴炎

1. 中医病因病机　①湿热下注。②湿毒浸渍。③肝肾阴虚。

2. 临床表现

（1）症状：外阴瘙痒，或灼热，或痒痛，排尿时疼痛加剧；或阴部干涩，灼热瘙痒。

（2）体征：外阴皮肤黏膜红肿、溃疡、糜烂、脓水淋沥。

3. 中医辨证论治

证型	辨证要点	治法	方药
湿热下注证	外阴肿痛，灼热或瘙痒，充血或有糜烂、溃疡，带下增多，色黄质稠，气味秽臭，伴烦躁易怒，口干口苦；舌苔黄腻，脉弦数	清热利湿，杀虫止痒	龙胆泻肝汤
湿毒浸渍证	外阴灼痛，肿胀，充血，溃疡，渗流脓水，带下增多，色黄秽臭，尿黄便秘；舌红，苔黄糙，脉滑数	清热解毒，除湿止痒	五味消毒饮
肝肾阴虚证	阴部干涩，瘙痒，五心烦热，头晕目眩，烘热汗出，腰酸耳鸣；舌红少苔，脉细数	滋肾降火，调补肝肾	知柏地黄汤

4. 阴痒的中医外治法

（1）塌痒汤：水煎熏洗，适用于湿虫滋生证。

（2）蛇床子散：水煎，趁热先熏后坐浴。

（3）苦参汤：水煎熏洗。

（4）珍珠散：研细末外用。

细目二　前庭大腺炎症（助理不考）

1. 西医病因病理　病原体多为葡萄球菌、大肠埃希菌、链球菌及肠球菌等，淋病奈瑟菌及沙眼衣原体亦为常见病原体。急性炎症发作时，腺管黏膜发生充血肿胀，并分泌大量脓性液体，可形成前庭大腺脓肿和前庭大腺囊肿。

2. 中医病因病机　①热毒蕴结。②寒凝痰瘀。

3. 临床表现

（1）急性炎症

1）症状：局部肿胀、疼痛、灼热感，常伴恶寒、发热等全身症状。

2）体征：局部皮肤红肿、发热、压痛；若形成脓肿时，则疼痛加剧，行走困难，继续增大则脓肿溃破，有脓液流出。破孔小、引流不畅者，炎症可反复急性发作。检查见大阴唇下1/3处有肿块，触痛明显，脓肿形成时有压痛及波动感。常伴腹股沟淋巴结肿大。

（2）慢性炎症

1）症状：前庭大腺囊肿肿块大小不一。囊肿大，可有外阴坠胀或性交不适感。

2）体征：检查见囊肿大小不等，多呈椭圆形。如继发感染，则呈急性炎症表现。

4. 西医治疗

（1）急性期：卧床休息，保持外阴部清洁。细菌培养，确定病原体。针对病原体选择合适的抗生素。脓肿形成者需行切开引流并行造口术。

（2）慢性期：囊肿者可定期观察，对较大或反复急性发作的囊肿应行囊肿造口术。

5. 中医辨证论治

证型	辨证要点	治法	方药
热毒蕴结证	外阴一侧红肿疼痛，灼热结块，拒按，或破溃溢脓，带下量多，色黄臭秽，甚或恶寒发热，口渴咽干，心烦易怒，溲赤便结；舌红，苔黄腻，脉弦滑数	清热解毒，消肿散结	仙方活命饮
寒凝痰瘀证	外阴一侧结块肿胀，隐痛缠绵，皮色不变，经久不消；舌质胖，苔薄，脉细缓	温经散寒，涤痰化瘀	阳和汤

细目三　阴道炎症

1. 病因

（1）滴虫阴道炎：病原体为阴道毛滴虫。有直接传播、间接传播、医源性传播。

（2）外阴阴道假丝酵母菌病：假丝酵母菌为致病菌。感染途径为内源性传染、性交、衣物传染。

（3）细菌性阴道病：多为加德纳菌、厌氧菌及人型支原体感染，与频繁性交或阴道灌洗有关。

（4）萎缩性阴道炎：卵巢功能减退，阴道上皮糖原减少，抵抗力下降，致病菌过度繁殖。

2. 中医病因病机　①肝经湿热。②滋生湿虫。

3. 临床表现

（1）滴虫阴道炎

1）症状：白带多，呈灰黄色稀薄泡沫状。阴道口及外阴瘙痒，或有灼热、疼痛、性交痛等。

2）体征：阴道黏膜点状充血，后穹隆有多量灰黄色稀薄脓性分泌物，多呈泡沫状。

（2）外阴阴道假丝酵母菌病

1）症状：白带增多，呈白色凝乳状或豆渣样。外阴及阴道奇痒、灼痛、性交痛。

2）体征：阴道黏膜附有白色膜状物，擦去后见黏膜充血红肿。

（3）细菌性阴道病

1）症状：分泌物增多，灰白色稀薄状，有鱼腥臭味，性交后加重，可伴有轻度外阴瘙痒或烧灼感。坠胀，有灼痛感、瘙痒。尿痛及性交痛。

2）体征：可见阴道黏膜无红肿、充血等炎症反应，分泌物易从阴道壁拭去。

（4）萎缩性阴道炎

1）症状：阴道分泌物增多，多呈水状。外阴瘙痒，灼热，干涩感。

2）体征：外阴、阴道潮红、充血、萎缩，呈老年性改变，黏膜皱襞消失，上皮平滑、菲薄。

4. 诊断

（1）滴虫阴道炎：①病史：不洁性交史或滴虫污染源接触史。②症状特点：白带多，呈灰黄色稀薄泡沫状。③实验室检查及其他检查：阴道分泌物中找到滴虫即可确诊。

（2）外阴阴道假丝酵母菌病：①病史：长期服用避孕药物及抗生素、妊娠期妇女、有糖尿病史及不洁性接触史等。②症状特点：白带多，呈凝乳状或豆渣样。③实验室检查及其他检查：阴道分泌物镜检找到芽孢或假菌丝即可诊断。

（3）细菌性阴道病：①灰白色、均质、稀薄、腥臭味白带。②阴道 pH > 4.5（pH 多为 5.0～5.5）。③胺臭味试验阳性。④分泌物加生理盐水见到线索细胞。上述 4 项中 3 项阳性即可诊断。

（4）萎缩性阴道炎：①病史：自然绝经、人工绝经的妇女，或有其他原因引起的雌激素水平不足。②症状特点：阴道分泌物增多及外阴瘙痒、灼热感。③实验室检查及其他检查：阴道分泌物 pH 值增高，血雌激素水平明显低下。

5. 西医治疗

（1）滴虫阴道炎：①全身用药：口服甲硝唑。②局部治疗：1% 乳酸或 0.5% 醋酸液冲洗阴道；甲硝唑栓每晚塞入阴道，10 日为一疗程。

（2）外阴阴道假丝酵母菌病：①一般治疗：2%～3% 苏打液冲洗外阴及阴道或坐浴。②局部用药：制霉菌素、酮康唑、克霉唑、咪康唑栓等局部外用。③全身用药：口服伊曲康唑、氟康唑。

（3）细菌性阴道病：①全身用药：口服甲硝唑，7 日为一疗程，连续应用 3 个疗程。②局部用药：甲硝唑栓或 2% 克林霉素软膏。

（4）萎缩性阴道炎：①阴道冲洗：1% 乳酸或 0.5% 醋酸液冲洗阴道。②局部用药：己烯雌酚片或甲硝唑栓放入阴道。③全身用药：口服己烯雌酚或尼尔雌醇。

6. 中医辨证论治

证型	辨证要点	治法	方药
肝经湿热证	带下多，色白或黄，呈泡沫状或黄绿如脓，甚或杂有赤带，有臭味，外阴瘙痒，头晕目胀，心烦口苦，胸胁、少腹胀痛，尿黄便结；舌质红，苔黄，脉弦涩	清热利湿，杀虫止痒	龙胆泻肝汤
湿虫滋生证	阴部瘙痒，如虫行状，甚则奇痒难忍，灼热疼痛，带下量多，色黄呈泡沫状，或色白如豆渣状，臭秽，心烦少寐，胸闷呃逆，口苦咽干，小便黄赤；舌红，苔黄腻，脉滑数	清热利湿，解毒杀虫	萆薢渗湿汤

细目四　子宫颈炎症

1. 西医病因　①病原体感染：淋病奈瑟菌、沙眼衣原体、生殖支原体、葡萄球菌、链球菌、大肠埃希菌、厌氧菌等。②机械性刺激或损伤并发感染。

2. 临床表现

（1）症状：①急性子宫颈炎多无症状或阴道分泌物增多呈黏液脓性，伴有外阴瘙痒及灼热感。②慢性子宫颈炎表现为阴道分泌物增多，呈乳白色黏液状，或呈淡黄色脓性，或有血性白带或性交后出血，伴腰腹坠痛。

（2）体征：宫颈充血、水肿、黏膜外翻，黏液脓性分泌物从宫颈管流出。慢性子宫颈炎可见黄色分泌物覆盖子宫颈口或从子宫颈口流出，或子宫颈充血、水肿、脓性分泌物增多，亦可见子宫颈息肉或肥大。

3. 诊断

（1）病史：常有分娩、流产、手术感染史，或有不洁性生活、宫颈损伤或病原体感染等病史。

（2）临床表现：阴道分泌物增多，呈黏液脓性或乳白色黏液状，甚至有血性白带或性交后出血，或伴有外阴瘙痒或腰酸，下腹坠痛。

（3）妇科检查：可见宫颈充血、水肿、黏膜外翻，有脓性白带从宫颈口流出、量多；宫颈有不同程度的糜烂、肥大、息肉、裂伤或宫颈腺囊肿。

（4）辅助检查：①实验室检查：阴道分泌物检查白细胞增多，宫颈刮片或做TCT宫颈细胞学检查。②辅助检查：B超、彩超、阴道镜检查或活检。

4. 西医治疗

（1）急性子宫颈炎：针对病原体选用抗生素。淋病奈瑟菌性宫颈炎常用药物如头孢曲松钠、头孢克肟或氨基糖苷类。治疗沙眼衣原体的药物主要有四环素类（如多西环素）、红霉素类（如阿奇霉素）、喹诺酮类（如氧氟沙星）。

（2）慢性子宫颈管黏膜炎：根据宫颈管分泌物培养及药敏试验结果选用相应抗感染药物。

（3）子宫颈息肉：行息肉摘除术，将切除组织送病理。

（4）子宫颈肥大：一般无须治疗。

5. 中医辨证论治

证型	辨证要点	治法	方药
热毒蕴结证	带下量多，色黄或黄绿如脓，质稠，或夹血色，或浑浊如米汁，臭秽，小腹胀痛，腰骶酸楚，小便黄赤，或有阴部灼痛、瘙痒；舌红，苔黄，脉滑数	清热解毒，燥湿止带	止带方合五味消毒饮
湿热下注证	带下量多，色黄或黄白相兼，质稠有臭味，少腹胀痛，胸胁胀痛，心烦易怒，口干口苦但不欲饮；舌红，苔黄腻，脉滑数	疏肝清热，利湿止带	龙胆泻肝汤
脾虚湿盛证	带下量多，色白或淡黄，质稀或如涕如唾，无臭味，面色萎黄，精神倦怠，小腹坠胀，纳差便溏；舌淡胖有齿痕，苔薄白或腻，脉缓弱	健脾益气，升阳除湿	完带汤

续表

证型	辨证要点	治法	方药
肾阳虚损证	带下量多，色白质稀，清冷如水，淋漓不止，面色晦暗，腰脊酸楚，形寒肢冷，大便稀薄或五更泄泻，尿频清长，或夜尿增多；舌质淡，苔薄白或润，脉沉迟	温肾助阳，涩精止带	内补丸

细目五　盆腔炎性疾病

1. 西医病因病理

（1）病因：①产后体虚。②宫腔操作引起感染并扩散。③经期及产褥期卫生不良。④下生殖道感染。⑤邻近器官炎症直接蔓延。⑥盆腔炎性疾病再次感染。⑦盆腔炎性疾病后遗症。

（2）病理：①急性子宫内膜炎及子宫肌炎。②急性输卵管炎、输卵管积脓、输卵管卵巢脓肿。③急性盆腔结缔组织炎及盆腔腹膜炎。④败血症、脓毒败血症，甚至导致感染性休克而死亡。⑤可引起肝周围炎、肝包膜水肿。⑥盆腔炎性疾病后遗症。

2. 中医病因病机　盆腔炎性疾病常见病因病机为热毒炽盛、湿热瘀结。盆腔炎性疾病后遗症常见病因病机为湿热瘀结、气滞血瘀、寒湿凝滞、气虚血瘀。

3. 临床表现

（1）症状：下腹疼痛伴发热，甚至高热、寒战，阴道分泌物增多，呈脓性，秽臭。

（2）体征：急性病容，体温升高，心率增快，下腹部有肌紧张、压痛及反跳痛，肠鸣音减弱或消失。

（3）妇科检查：阴道充血，有大量脓性分泌物，穹隆明显触痛。宫颈充血、水肿，举痛明显，宫体稍大，较软，压痛，活动受限。输卵管压痛明显，有时可扪及包块。

4. 诊断与鉴别诊断

（1）诊断

1）盆腔炎性疾病：①病史：有妇产科手术史、盆腔炎病史；或经期产后不注意卫生、房事不洁等。②临床表现：高热，下腹痛，阴道分泌物增多，下腹部肌紧张、压痛、反跳痛。③实验室及其他检查：白细胞升高，红细胞沉降率升高，血C反应蛋白升高。阴道分泌物见大量白细胞，后穹隆穿刺可吸出脓液。分泌物、穿刺液、血培养可检出病原体。B超提示盆腔内有炎性渗出液或肿块。

2）盆腔炎性疾病后遗症：①病史：既往有分娩、流产、经期及宫腔内手术期间盆腔急性感染病史或急性阑尾炎等病史。②临床表现：下腹部疼痛，痛连腰骶；可伴有低热起伏，易疲劳，劳则复发，带下增多，月经不调，甚至不孕。③妇科检查：子宫触压痛，活动受限，宫体一侧或两侧附件增厚、压痛，甚至触及炎性肿块。盆腔B超、子宫输卵管造影及腹腔镜检有助于诊断。

（2）鉴别诊断

1）子宫内膜异位症：以进行性加重的痛经为特征，病程长，平时不痛，或仅有轻微疼痛不适，经期则腹痛难忍，并呈进行性加重。腹腔镜检、B超及抗子宫内膜抗体有助于确诊。

2）卵巢囊肿：输卵管积水，或输卵管卵巢囊肿者，需与卵巢囊肿鉴别。前者有盆腔炎病史，肿块成腊肠型，囊壁较薄，周围有粘连，活动受限。卵巢囊肿多为圆形或椭圆形，周围无粘连，活动自如，常无明显自觉不适，偶于妇科体检中发现。B超可资鉴别。

5. 西医治疗

（1）抗生素治疗：根据药敏试验选用抗生素。多采用广谱抗生素及联合用药。常用药有青霉素类、头孢菌素类、氨基糖苷类、大环内酯类、四环素类、喹诺酮类、硝咪唑类、克林霉素及林可霉素等。

（2）手术治疗：如经药物治疗无效、输卵管积脓或输卵管卵巢脓肿持续存在或脓肿破裂时，可考虑手术治疗。根据情况选择经腹手术或腹腔镜手术。

6. 中医辨证论治

（1）盆腔炎性疾病

证型	辨证要点	治法	方药
热毒炽盛证	高热恶寒，甚或寒战，头痛，下腹疼痛拒按，口干口苦，精神不振，恶心纳少，大便秘结，小便黄赤，带下量多，色黄如脓，秽臭；舌质红，苔黄糙或黄腻，脉洪数或滑数	清热解毒，凉血化瘀	五味消毒饮合大黄牡丹汤
湿热瘀结证	下腹部疼痛拒按或胀满，热势起伏，寒热往来，带下量多、色黄、质稠、味臭秽，或经量增多、淋漓不止，大便溏或燥结，小便短赤；舌红有瘀点，苔黄厚，脉滑数	清热利湿，化瘀止痛	仙方活命饮

（2）盆腔炎性疾病后遗症

证型	辨证要点	治法	方药
湿热瘀结证	少腹部隐痛，或疼痛拒按，痛连腰骶，低热起伏，经行或劳累时加重，带下量多，色黄，质黏稠；胸闷纳呆，口干不欲饮，大便溏或秘结，小便黄赤；舌体胖大，色红，苔黄腻，脉弦数或滑数	清热利湿，化瘀止痛	银甲丸或当归芍药散
气滞血瘀证	少腹部胀痛或刺痛，经行腰腹疼痛加重，经血量多有块，瘀块排出则痛减，带下量多，婚久不孕；经行情志抑郁，乳房胀痛体紫暗；舌有瘀斑、瘀点，苔薄，脉弦涩	活血化瘀，理气止痛	膈下逐瘀汤
寒湿凝滞证	小腹冷痛，或坠胀疼痛，经行腹痛加重，喜热恶寒，得热痛缓，经行错后，经血量少，色暗，带下淋沥，神疲乏力，腰骶冷痛，小便频数，婚久不孕；舌暗红，苔白腻，脉沉迟	祛寒除湿，活血化瘀	少腹逐瘀汤
气虚血瘀证	下腹部疼痛结块，缠绵日久，痛连腰骶，经行加重，经血量多有块，带下量多，精神不振，疲乏无力，食少纳呆；舌体暗红，有瘀点瘀斑，苔白，脉弦涩无力	益气健脾，化瘀散结	理冲汤

第十八单元 月经病

细目一 中医对月经病的认识

1. 月经病的概念 月经病是以月经的周期、经期、经量等发生异常，或伴随月经周期或围绕经断前后出现明显症状为特征的疾病。

2. 月经病的病因病机

（1）病因：①外感邪气。②内伤七情。③房劳多产。④饮食不节。⑤体质因素。

（2）病机：脏腑功能失常、气血失调，导致冲任二脉损伤。

3. 月经病的治疗原则

（1）治疗原则：重在治本调经。

（2）治本大法：补肾、健脾、疏肝、调理气血等，以补肾健脾为要。

4. 治疗中应注意的问题 ①辨经病、他病。②辨标本缓急。③辨月经周期：经期血室正开，慎大寒大热；经前血海充盈，宜疏导而毋滥补；经后血海空虚，宜调补而勿强攻。

细目二 排卵障碍性异常子宫出血

1. 中医对排卵障碍性异常子宫出血的认识

（1）异常子宫出血（AUB）：是指与正常月经的周期频率、规律性、经期长度、经期出血量中的任何一项不符，源自子宫腔的异常出血。排卵障碍性异常子宫出血（AUB-O）属于 AUB 9 个类型疾病之一，是由于下丘脑－垂体－卵巢轴功能异常引起的异常子宫出血，包括稀发排卵、无排卵及黄体功能不足，以及中医学的"崩漏"及"月经不调"。

（2）崩漏：系指妇女在非行经期间阴道大量流血或持续淋沥不断，前者称"崩中"或"经崩"，后者称"漏下"或"经漏"。

（3）月经不调：是指月经的周期、经期和经量发生异常的一组月经病的总称，包括月经先期、月经后期、月经先后无定期、月经过多、月经过少、经期延长，以及经间期出血等。

1）月经先期是指月经周期提前1～2周；月经后期是指月经周期延后7天以上，甚至3～5个月一行。月经先期、后期均须连续出现2个月经周期以上。

2）月经先后无定期是指月经周期时或提前时或延后7天以上，连续3个月经周期以上。

3）月经过多是指每次行经血量较平常明显增多者；月经过少是指每次行经血量较平时明显减少，或行经时间缩短至1～2天，经量亦少者。

4）经期延长是指行经持续时间超过7天以上，甚至淋沥2周方净者。

5）经间期出血是指月经周期基本正常，在两次月经之间，即氤氲之时发生的周期性阴道少量流血者。

2. 西医病因病理

（1）病因：各种因素如精神紧张、情绪变化、营养不良、饮食不节、过度运动、代谢紊乱、环境及气候骤变、酗酒及应用某些药物等，引起下丘脑－垂体－卵巢轴的功能调节异常导致异常子宫出血。

（2）子宫内膜病理改变

1）无排卵性异常子宫出血：①子宫内膜增生。②增殖期子宫内膜。③萎缩型子宫内膜。

2）排卵性异常子宫出血：①排卵性月经过多：子宫内膜于经前呈分泌反应，少数有高度分泌反应。②黄体功能不足：分泌期内膜腺体分泌不良，内膜活检显示分泌反应落后2日。③子宫内膜不规则脱落：黄体发育良好但萎缩过程延长。月经期第5～6天，仍能见呈分泌反应的子宫内膜，常表现为混合型子宫内膜。④排卵期出血：子宫内膜呈早期分泌反应，部分可能有晚期增生期变化。

3. 中医病因病机

（1）病机：冲任损伤，不能制约经血，胞宫蓄溢失常——月经先期、经期延长、月经过多、崩漏等；冲任血海不盈或冲任被阻——月经后期、量少；若阴阳转化失调，损及冲任胞络——经间期出血。

（2）病因：肾虚、脾虚、血虚、血热、血寒、血瘀、痰湿和湿热等。

4. 临床类型及表现

（1）无排卵性异常子宫出血：常表现为月经周期紊乱，经期长短不一，经量时多时少，甚至大量出血。可继发贫血，伴有乏力、头晕等症状，甚至出现失血性休克。查体有贫血貌。

（2）排卵性异常子宫出血：①黄体功能不足：黄体期缩短，常伴不孕或孕早期流产。②子宫内膜不规则脱落：月经周期正常，但经期延长，可长达9～10日，或伴经量增多。③排卵性月经过多：月经量多，周期正常。④排卵期出血：月经中期或在基础体温开始上升时出现少量阴道流血。⑤稀发排卵：表现为月经后期、量少。查体有程度不等的贫血貌。

5. 诊断　根据病史、临床表现和以下实验室检查及其他检查以明确诊断。常用的检查手段包括：①诊断性刮宫。②B超。③宫腔镜检查。④基础体温测定：单相型提示无排卵；黄体功能不足时呈双相型，高温相9～11天；子宫内膜不规则脱落呈双相型，但下降缓慢。⑤激素测定。⑥血常规及凝血功能测定。

6. 西医治疗原则

（1）无排卵性异常子宫出血，青春期及生育期以止血，调整周期，促排卵为主；绝经过渡期以止血，调整周期，减少经量，防止子宫内膜病变为原则。

（2）排卵性异常子宫出血主要是促进黄体功能恢复。

（3）对已婚育龄期或绝经过渡期患者，应常规诊断性刮宫，行内膜病理检查。

（4）药物治疗是异常子宫出血的一线治疗。常采用性激素止血和调整月经周期。出血期辅用止血药物。

（5）稀发排卵者参照"闭经"治疗。

7. 中医治疗原则

（1）崩漏的治疗，应根据病情的缓急轻重、出血的久暂，采用"急则治其标，缓则治其本"的原则，灵活运用"塞流""澄源""复旧"三法。

（2）月经不调的治疗，重在调经治本，恢复月经的周期、经期和经量。

8. 中医辨证论治

（1）无排卵性异常子宫出血（崩漏）

证型	辨证要点	治法	方药
肾阳虚证	经来无期，出血量多，或淋沥不尽，色淡质清，腰痛如折，畏寒肢冷，面色晦暗或有暗斑，小便清长；舌淡暗，苔白润，脉沉迟无力	温肾固冲，止血调经	右归丸
肾阴虚证	经乱无期，出血量少或多，淋沥不净，色鲜红，质稠，头晕耳鸣，腰膝酸软，手足心热；舌质红，苔少，脉细数	滋肾益阴，固冲止血	左归丸去牛膝合二至丸
脾虚证	经血非时暴下不止，或淋沥不断，色淡质稀，神倦懒言，面色㿠白，不思饮食，或面浮肢肿；舌淡胖，边有齿痕，苔薄白，脉缓无力	补气摄血，固冲调经	固本止崩汤或固冲汤
虚热证	经乱无期，量少淋沥不净或量多势急，血色鲜红而质稠，口干咽燥，心烦潮热，大便干结；舌红，少苔，脉细数	滋阴清热，止血调经	保阴煎合生脉散
实热证	经血非时暴下不止，或淋沥日久不断，色深红，质稠，口渴烦热，溲黄便结；舌红，苔黄，脉滑数	清热凉血，止血调经	清热固经汤
血瘀证	经乱无期，量时多时少，时出时止，或淋沥不断，或经闭数月又忽然暴下，继而淋沥，色紫暗有块，小腹疼痛拒按，块下痛减；舌紫暗或有瘀斑，苔薄白，脉涩	活血化瘀，止血调经	逐瘀止血汤

（2）排卵性异常子宫出血（月经不调）

1）排卵性月经过多（月经过多）

证型	辨证要点	治法	方药
气虚证	经行量多，色淡红，质稀，肢倦神疲，气短懒舌，面色㿠白，小腹空坠；舌淡，苔薄，脉缓弱	补气升提，固冲止血	举元煎或安冲汤
血热证	经行量多，色深红或鲜红，质黏稠，口渴心烦，溲黄便结；舌红，苔黄，脉滑数	清热凉血，固冲止血	保阴煎
血瘀证	经行量多，色紫暗，质稠，有血块，经行腹痛，块下痛减，或平时小腹胀痛；舌紫暗或有瘀点，脉涩有力	活血化瘀，固冲止血	桃红四物汤

2）黄体功能不足（月经先期）

证型	辨证要点	治法	方药
脾气虚证	月经提前，或兼量多，色淡质稀，神疲肢倦，面色萎黄，气短懒言，小腹空坠，食少纳差；舌淡，脉缓弱	健脾益气，固冲调经	补中益气汤
肾气虚证	月经周期提前，量少，色淡暗，质清薄，腰膝酸软，头晕耳鸣，夜尿频多；舌淡暗，苔薄白，脉沉细	补肾益气，固冲调经	固阴煎
阳盛血热证	月经提前，量多，经色深红或紫红，质稠，面红颧赤，心烦口渴，溲黄便结；舌红苔黄，脉滑数	清热降火，凉血调经	清经散
肝郁血热证	月经提前，量多或少，色深红或紫红，质稠有块，经行不畅，乳房或少腹胀痛，胸胁胀满，口苦咽干；舌红，苔薄黄，脉弦数	疏肝解郁，清热调经	丹栀逍遥散
阴虚血热证	月经先期，量少，色鲜红，手足心热，咽干口燥，潮热盗汗，心烦失眠；舌红，少苔，脉细数	养阴清热，固冲调经	两地汤

3）子宫内膜不规则脱落（经期延长）

证型	辨证要点	治法	方药
气虚证	行经时间延长，量多，色淡质稀，神倦嗜卧，气短懒言，肢软无力，小腹空坠，面色㿠白；舌质淡，苔薄白，脉缓弱	补气摄血，固冲调经	举元煎
虚热证	行经时间延长，量少，色鲜红，质稍稠，口燥咽干，手足心热，两颧潮红，大便燥结；舌红，少苔，脉细数	养阴清热，凉血调经	两地汤合二至丸
湿热蕴结证	行经时间延长，量少，色深红，混杂黏液，质稠，平时带下量多、色黄臭秽，腰腹胀痛，小便短赤，大便黏滞；舌红，苔黄腻，脉滑数	清热利湿，止血调经	固经丸
血瘀证	行经时间延长，经量时多时少，经行不畅，色暗有块，小腹疼痛拒按，面色晦暗或有暗斑；舌质紫暗，或有瘀斑，脉弦涩	活血化瘀，固冲调经	桃红四物汤合失笑散

4）排卵期出血（经间期出血）

证型	辨证要点	治法	方药
肾阴虚证	经间期少量出血，色鲜红，质稠，腰膝酸软，头晕耳鸣，手足心热；舌红，少苔，脉细数	滋肾养阴，固冲止血	加减一阴煎
湿热证	经间期少量阴道流血，色深红，质稠，平时带下量多、色黄，或赤白带下，质黏腻，或有臭气，小腹时痛，小便短赤；舌红，苔黄腻，脉滑数	清热除湿，凉血止血	清肝止淋汤
脾气虚证	经间期少量出血，色淡，质稀，神疲肢倦，气短懒言，食少腹胀；舌淡，苔薄，脉缓弱	健脾益气，固冲摄血	归脾汤
血瘀证	经间期少量出血，血色紫暗，有块，小腹疼痛拒按；舌紫暗或有瘀点，脉涩有力	活血化瘀，理血归经	逐瘀止血汤

5）稀发排卵：参照"闭经"治疗。

易混考点解析

导致子宫异常出血的病因病机无外乎热、虚、瘀三个方面，下面从热、虚、瘀三个方面总结各种疾病的使用方剂。

（1）血热证

病名	实热证	方药	虚热证	方药
崩漏	实热证	清热固经汤	虚热证	保阴煎合生脉散
月经过多	血热证	保阴煎	—	—
月经先期	阳盛血热证	清经散	阴虚血热证	两地汤
	肝郁血热证	丹栀逍遥散	—	—
经期延长	湿热蕴结证	固经丸	虚热证	两地汤合二至丸
经间期出血	湿热证	清肝止淋汤	—	—

（2）血虚证

病名	证型	方药	证型	方药
崩漏	脾虚证	固本止崩汤或固冲汤	肾阳虚证	右归丸
			肾阴虚证	左归丸合二至丸
月经过多	气虚证	举元煎或安冲汤	—	—

续表

病名	证型	方药	证型	方药
月经先期	脾气虚弱证	补中益气汤	肾气不固证	固阴煎
经期延长	气虚证	举元煎	—	—
经间期出血	脾气虚证	归脾汤	肾阴虚证	加减一阴煎

（3）血瘀证

病名	证型	方药
崩漏	血瘀证	逐瘀止血汤
月经过多	血瘀证	桃红四物汤
经期延长	血瘀证	桃红四物汤合失笑散
经间期出血	血瘀证	逐瘀止血汤

细目三　闭经

1. 概念　原发性闭经是指年龄超过 14 岁，第二性征未发育者；或年龄超多 16 岁，第二性征已发育，月经还未来潮。

继发性闭经是指正常月经建立后月经停止 6 个月，或按自身原有月经周期计算停止 3 个周期以上者。青春期前、妊娠期、哺乳期及绝经后的月经不来潮属生理现象。

2. 病因及分类

（1）原发性闭经：多为遗传原因或先天发育缺陷引起，较少见。

（2）继发性闭经：①下丘脑性闭经：最常见，以功能性原因为主，可因精神应激、体重下降和神经性厌食、运动性闭经、药物性闭经、颅咽管瘤等导致。属低促性腺素性闭经，治疗及时尚可逆。②垂体性闭经：可因垂体梗死、垂体肿瘤、空蝶鞍综合征而导致。③卵巢性闭经：可因卵巢早衰、卵巢功能性肿瘤、多囊卵巢综合征导致。卵巢分泌性激素低下，致子宫内膜不发生周期性变化而引起，属高促性腺素性闭经。④子宫性闭经：可因子宫内膜损伤、子宫切除后或子宫腔内放疗后引起。⑤其他：其他内分泌功能异常如肾上腺、甲状腺、胰腺等功能紊乱也可引起闭经。

3. 中医病因病机　闭经的病因病机有虚实两端。虚者多因精亏血少，冲任不充，血海空虚，胞宫无血可下所致；实者多因邪气阻隔，冲任阻滞，脉道不通，经血不得下行所致。主要包括肾气亏损、肝肾阴虚、气血虚弱、阴虚血燥、气滞血瘀、痰湿阻滞、寒凝血瘀。

4. 诊断　病史＋临床表现＋体格检查＋妇科检查＋辅助检查。

（1）功能试验：①孕激素试验。②雌孕激素序贯试验。③垂体兴奋试验。

（2）激素测定：①血甾体激素测定，包括雌二醇、孕酮及睾酮测定。②催乳素及垂体促性腺激素测定。③胰岛素、雄激素测定，糖耐量，胰岛素释放试验等。

（3）影像学检查：①盆腔超声检查。②子宫输卵管造影。③ CT 或 MRI。④宫腔镜检查。⑤腹腔镜检查。

（4）染色体检查：对诊断原发性闭经的病因及指导临床处理有重要意义。

（5）其他：如靶器官反应检查，包括基础体温测定、子宫内膜取样等。

5. 西医治疗

（1）全身治疗：治疗全身性疾病，合理饮食，保持标准体重，消除精神紧张和焦虑。

（2）性激素治疗

1）性激素补充治疗：①雌激素补充治疗：戊酸雌二醇，或结合雌激素，或微粒化 17- 雌二醇。适用于无子宫者。②雌孕激素人工周期疗法：适用于有子宫者。③孕激素疗法：适用于体内有一定内源性雌激素水平的闭经。

2）诱发排卵：适用于有生育要求的患者。①氯米芬：用于有一定内源性雌激素水平的无排卵者。②促性腺激素：适用于低促性腺激素闭经及氯米芬促排卵失败者。常用 HMG 或 FSH 和 HCG 联合用药促排卵法。③促性腺激素释放激素（GnRH）：适用于下丘脑性闭经，用脉冲皮下注射或静脉给药。

3）溴隐亭：适用于单纯高 PRL 血症者。

4）其他激素治疗：①肾上腺皮质激素：适用于先天性肾上腺皮质增生引起的闭经，常用泼尼松或地塞米松。②甲状腺素：如甲状腺片，适用于甲状腺功能减退所致的闭经。

（3）辅助生殖技术。

（4）手术治疗：对于生殖器畸形、Asherman 综合征及卵巢肿瘤等一经确诊可手术治疗。

6. 中医辨证论治

证型	辨证要点	治法	方药
肾气亏损证	年逾 16 岁尚未行经，或初潮较迟，时有月经停闭，或月经周期建立后，出现周期延后渐至停闭；伴发育欠佳，腰腿酸软，头晕耳鸣，倦怠乏力，夜尿频多，面色晦暗，眼眶暗黑；舌质淡暗，苔薄白，脉沉弱	补肾益气，养血调经	加减苁蓉菟丝子丸
肝肾阴虚证	年满 16 周岁尚未行经，或初潮较晚，月经量少，周期延后，渐致经闭不行，头晕耳鸣，腰腿酸软，两目干涩，或夜尿频多，阴部干涩，带下量少；舌质淡，苔少，脉沉细弱	滋补肝肾，养血调经	育阴汤
气血虚弱证	月经周期延后，量少，色淡，质稀，渐致闭经，神疲肢倦，头晕眼花，心悸气短，面色萎黄，唇色淡红；苔少或薄白，脉沉缓或细弱	益气健脾，养血调经	人参养荣汤
阴虚血燥证	月经由后期、量少渐至闭经，两颧潮红，五心烦热，盗汗，甚或骨蒸劳热，或干咳、咳血，口干咽燥；舌红，苔少，脉细数	养阴清热，养血调经	加减一阴煎
痰湿阻滞证	月经周期延后、量少、色淡、质黏稠，渐至停闭，形体肥胖，胸闷呕恶，倦怠嗜睡，面浮肢肿，带下量多，色白质稠；舌苔白腻，脉沉缓或滑	燥湿化痰，活血通经	丹溪治湿痰方或苍附导痰丸合佛手散
气滞血瘀证	月经停闭，胸胁、乳房胀痛，少腹胀痛拒按，精神抑郁，烦躁易怒，嗳气叹息；舌紫暗，或有瘀点，脉沉弦或沉涩	行气活血，祛瘀通经	血府逐瘀汤
寒凝血瘀证	月经停闭，小腹冷痛拒按，得热痛减，形寒肢冷，面色青白；舌紫暗，苔白，脉沉紧	温经散寒，活血通经	温经汤

细目四　痛经

1. 概念　痛经为最常见的妇科症状之一，是指行经前后或月经期出现下腹部疼痛、坠胀，伴有腰酸或其他不适。症状严重者影响生活和工作。痛经分为原发性和继发性两类。

2. 中医病因病机　冲任气血运行不畅，胞宫经血运行受阻，以致"不通则痛"；或冲任胞宫失于濡养，"不荣则痛"。

3. 中医辨证论治

证型	辨证要点	治法	方药
气滞血瘀证	经前或经期小腹胀痛，拒按，经血量少，经行不畅，色紫暗有块，块下痛减，经前胸胁乳房胀满或胀痛；舌紫暗或边有瘀点，脉弦或弦滑	理气活血，逐瘀止痛	膈下逐瘀汤
寒湿血瘀证	经前或经期小腹冷痛，拒按，得热痛减，经量少，色暗有块，畏寒肢冷，恶心呕吐；舌暗，苔白腻，脉沉紧	温经散寒，化瘀止痛	少腹逐瘀汤

续表

证型	辨证要点	治法	方药
湿热瘀阻证	经前或经期小腹疼痛或胀痛，灼热感，或痛连腰骶，或平时小腹疼痛，经前加剧；经血量多或经期延长，色暗红，质稠或夹较多黏液，带下量多，色黄质黏有臭味，或低热起伏，小便黄赤；舌红，苔黄腻，脉滑数	清热除湿，化瘀止痛	清热调血汤
气血虚弱证	经期或经后小腹隐痛，喜揉喜按，月经量少，色淡，质稀，神疲乏力，面色无华；舌淡，苔薄，脉细弱	补气养血，调经止痛	黄芪建中汤
肝肾亏损证	经期或经后小腹绵绵作痛，经色淡，量少，腰膝酸软，头晕耳鸣；舌质淡，脉沉细弱	滋肾养肝，调经止痛	调肝汤
阳虚内寒证	经期或经后小腹冷痛，喜按，得热则舒，经量少，经色暗淡，腰腿酸软，小便清长；舌淡胖，苔白润，脉沉	温经扶阳，暖宫止痛	温经汤（《金匮要略》）

细目五　多囊卵巢综合征

1. 内分泌特征与病理生理

（1）内分泌特征：以雄激素过多、雌酮过多、黄体生成素/卵泡刺激素（LH/FSH）比值增大、胰岛素抵抗为主要特征。

（2）病理：①卵巢变化：双侧卵巢较正常增大 2 ～ 5 倍，呈灰白色，包膜增厚、坚韧。②子宫内膜变化：呈现不同程度增生性改变，如单纯型增生、复杂型增生、不典型增生，甚至有可能导致子宫内膜癌。

2. 中医病因病机　①肾虚。②痰湿阻滞。③肝经湿热。④气滞血瘀。

3. 临床表现

（1）症状：①月经不调：多为月经稀发、经量过少、闭经，或异常子宫出血等。②不孕。③肥胖：约占 50%，多为中心型肥胖。

（2）体征：①体格检查：多毛、痤疮；黑棘皮症；男性化体征，如秃发等。②妇科检查：阴毛粗浓黑呈男性分布，阴蒂肥大，可扪及增大的卵巢。

4. 诊断

（1）临床表现：月经失调，闭经，不孕，多毛，痤疮，黑棘皮症，腹部肥胖。

（2）实验室检查及其他检查：①激素测定：血清 FSH 正常或偏低，LH 升高，LH/FSH ≥ 2 ～ 3；血清睾酮、雄烯二酮水平升高。②基础体温测定：多呈现单相型。③诊断性刮宫：子宫内膜呈增生改变，无分泌期变化。④超声检查：卵巢体积增大，每侧卵巢内每个切面可见 ≥ 12 个直径为 2 ～ 9mm 小卵泡，呈车轮状排列。⑤腹腔镜检查：包膜增厚，包膜下显露多个卵泡，无排卵征象；活检病理可确诊。

（3）诊断标准：①稀发排卵或无排卵。②雄激素水平升高的临床表现和（或）高雄激素血症。③卵巢多囊改变。上述 3 条中符合 2 条，并排除其他致雄激素水平升高的病因。

5. 西医治疗

（1）药物治疗

1）调整月经周期：①短效避孕药：首选有抗雄激素作用的避孕药，即复方醋酸环丙孕酮（达英 –35），或妈富隆。②孕激素：在月经周期后半期口服醋酸甲羟孕酮或肌注黄体酮。

2）高雄激素血症的治疗：除上述短效避孕药及孕激素外，还可口服螺内酯。

3）胰岛素抵抗的治疗：二甲双胍适用于治疗肥胖或胰岛素抵抗者。

4）促排卵治疗：一线药是氯米芬，二线是 HMG/FSH，卵泡发育成熟时应用 HCG。

（2）手术治疗：①腹腔镜下卵巢打孔术：适用于 LH 和游离睾酮升高、对促排卵药物治疗无效者。②卵巢楔形切除术：将双侧卵巢楔形切除 1/3，以降低雄激素水平，提高妊娠率。

6. 中医辨证论治

证型	辨证要点	治法	方药
肾阴虚证	月经初潮迟至，后期，量少，渐至停闭，或月经周期紊乱，经血淋沥不净，婚后日久不孕，形体瘦小，头晕耳鸣，腰膝酸软，手足心热，便秘溲黄；舌红，少苔或无苔，脉细数	滋阴补肾，调补冲任	左归丸
肾阳虚证	月经后期，量少，色淡，质稀，渐至经闭，或月经周期紊乱，经量多或淋沥不净，婚久不孕，头晕耳鸣，腰膝酸软，形寒肢冷，小便清长，大便不实，性欲淡漠，形体肥胖，多毛；舌淡，苔白，脉沉无力	温肾助阳，调补冲任	右归丸
痰湿阻滞证	月经量少，经行延后，甚至停闭，婚久不孕，带下量多，头晕头重，胸闷泛恶，四肢倦怠，形体肥胖，多毛；舌体胖大，色淡，苔白腻，脉滑	燥湿除痰，活血调经	苍附导痰丸合佛手散
肝经湿热证	月经紊乱，量多或淋沥不断，或月经延后，量少，婚久不孕，带下量多色黄，毛发浓密，面部痤疮，经前胸胁乳房胀痛，或有溢乳，大便秘结；苔黄腻，脉弦数	清肝解郁，除湿调经	龙胆泻肝汤
气滞血瘀证	月经延后，量少不畅，经行腹痛拒按，甚或经闭，婚后不孕，精神抑郁，胸胁胀满，面额痤疮，性毛较浓，或颈项、腋下、腹股沟等处色素沉着；舌紫暗，或边尖有瘀点，脉沉弦或沉涩	行气活血，祛瘀通经	膈下逐瘀汤

易混考点解析

闭经与多囊卵巢综合征的证治比较

闭经		多囊卵巢综合征	
证型	方药	证型	方药
肾气亏损证	加减苁蓉菟丝子丸	肾阴虚证	左归丸
肝肾阴虚证	育阴汤	肾阳虚证	右归丸
阴虚血燥证	加减一阴煎	—	—
气血虚弱证	人参养荣汤	—	—
寒凝血瘀证	温经汤	肝经湿热证	龙胆泻肝汤
痰湿阻滞证	丹溪治湿痰方或苍附导痰丸合佛手散	痰湿阻滞证	苍附导痰丸合佛手散
气滞血瘀证	血府逐瘀汤	气滞血瘀证	膈下逐瘀汤

细目六 经前期综合征

1. 中医对经前期综合征的认识

（1）中医学无此病名，散在记载于"经行头痛""经行乳房胀痛""经行发热""经行身痛""经行泄泻""经行浮肿"等范畴，称为"月经前后诸证"。

（2）病因病机：行经之前，阴血下注冲任，血海充盈，冲气旺盛而全身阴血相对不足，脏腑功能失调，气血失和。常见的病因病机有肝郁气滞、肝肾阴虚、脾肾阳虚、心肝火旺、气滞血瘀、痰火上扰等。

2. 临床表现

（1）病史：该病常因家庭不和，或工作紧张而诱发，与精神心理因素密切相关。

（2）症状：①躯体症状：头痛、乳房胀痛、腹部胀满、肢体浮肿、体重增加、运动协调功能减退。②精神症状：易怒、焦虑、抑郁、情绪不稳定、疲乏，以及饮食、睡眠、性欲改变。③行为改变：思想不集中、工作效率低、意外事故倾向、易有犯罪行为或自杀意图。

（3）体征：每随月经周期见颜面及下肢凹陷性水肿，体重增加，或乳房胀痛，且有触痛性结节，或口腔黏膜溃疡，或见荨麻疹、痤疮。

3. 中医辨证论治

证型	辨证要点	治法	方药
肝郁气滞证	经前乳房、乳头胀痛，胸闷胁胀，精神抑郁，头晕目眩，烦躁易怒，或少腹胀痛；舌质红或紫暗，脉弦	疏肝解郁，养血调经	柴胡疏肝散
肝肾阴虚证	经前、经期头晕头痛，烦躁失眠，口干不欲饮，烘热汗出，腰酸腿软，肢体麻木，口舌糜烂；舌红少苔，脉细数	滋肾养肝，育阴调经	一贯煎
脾肾阳虚证	经前、经期面目、四肢浮肿，经行泄泻，腰腿酸软，身倦无力，形寒肢冷；舌淡，苔白滑，脉沉缓	温肾健脾，化湿调经	右归丸合苓桂术甘汤
心肝火旺证	经前或经期狂躁易怒，头痛头晕，口苦咽干，面红目赤，口舌生疮，溲黄便干，经行吐衄；舌质红，苔薄黄，脉弦滑数	疏肝解郁，清热调经	丹栀逍遥散
气滞血瘀证	经前或经期头痛剧烈，或经行发热，腹痛拒按，肢体肿胀不适；月经量少，或经行不畅，经色紫暗有块；舌紫暗或尖边有瘀点，脉弦涩	理气活血，化瘀调经	血府逐瘀汤
痰火上扰证	经行烦躁不安，情绪不宁，甚或狂躁不安，胸闷泛恶，痰多不寐，面红目赤，大便干结；月经量多，色深红，质黏稠，平时带下量多，色黄质稠；舌红，苔黄厚或腻，脉弦滑而数	清热化痰，宁心安神	生铁落饮

细目七　绝经综合征

1. 概念　绝经综合征是指妇女绝经前后出现性激素波动或减少所致的一系列躯体及精神心理症状。临床以月经改变、血管舒缩症状、精神神经症状、泌尿生殖道症状、心血管病变、骨质疏松为特征。本病属于中医"绝经前后诸证""经断前后诸证"范畴。

2. 内分泌变化

（1）雌激素：绝经过渡期雌激素不呈逐渐下降趋势，而是在卵泡发育停止时，雌激素水平才下降。

（2）孕激素：绝经过渡期孕酮量减少。绝经后无孕酮分泌。

（3）雄激素：绝经后总体雄激素水平下降。

（4）促性腺激素：绝经后FSH、LH明显升高，FSH升高更为显著，FSH/LH > 1。

（5）促性腺激素释放激素：围绝经期GnRH分泌增加，并与LH相平衡。

（6）抑制素：绝经后妇女血抑制素浓度下降，较雌二醇下降早且明显。

（7）抗缪勒管激素：其水平下降，能较早反映卵巢功能衰退。

3. 中医病因病机　①肝肾阴虚。②脾肾阳虚。③肾虚肝郁。④心肾不交。⑤肾阴阳两虚。

4. 临床表现

（1）近期症状：①月经紊乱。②血管舒缩症状：潮热、汗出。③自主神经失调症状：心悸、眩晕、头痛、失眠、耳鸣。④精神神经症状：激动易怒、焦虑不安或情绪低落、抑郁、不能自我控制。

（2）远期症状：①泌尿生殖道症状：出现阴道干燥、性交困难及反复阴道感染。②骨质疏松。③阿尔茨海默病。④心血管病变。

（3）体征：妇检可见内外生殖器官不同程度萎缩，宫颈及阴道分泌物减少。

5. 西医治疗

（1）激素补充疗法（HRT）

【适应证】①有血管舒缩功能不稳定及泌尿生殖道萎缩症状。②低骨量及绝经后骨质疏松症。③有精神神经症状者。

【禁忌证】①原因不明的阴道流血或子宫内膜增生。②已知或怀疑妊娠、乳腺癌及与性激素相关的恶性肿瘤。③6个月内有活动性血栓病。④严重肝肾功能障碍、卟啉病、耳硬化症、系统性红斑狼疮。⑤与孕激素相关的脑膜瘤。

【方法】常用雌激素有戊酸雌二醇、结合雌激素、尼尔雌醇。①连续序贯法：适用于绝经 3～5 年内的妇女。②周期序贯法：适用于围绝经期及卵巢早衰的妇女。③连续联合治疗：适用于绝经多年的妇女。④单一雌激素治疗：适用于子宫切除术后或先天性无子宫的卵巢功能低下者。⑤单一孕激素治疗：适用于绝经过渡期或绝经后症状严重且有雌激素禁忌证者。

（2）非激素类药物：对有血管舒缩症状及精神神经症状者，可口服盐酸帕罗西汀；防治骨质疏松可选用钙剂和维生素 D、双磷酸盐类等制剂。

6. 中医辨证论治

证型	辨证要点	治法	方药
肝肾阴虚证	经断前后，阵发性烘热汗出，头晕目眩，腰膝酸软，口燥咽干，月经紊乱，月经先期，月经量时多时少，色鲜红，质稠，失眠多梦，健忘，阴部干涩，或皮肤干燥、瘙痒感觉异常，溲黄便秘；舌红，少苔，脉细数	滋养肝肾，育阴潜阳	杞菊地黄丸
脾肾阳虚证	经断前后，经行量多，经色淡暗，或崩中漏下，精神萎靡，面色晦暗，腰背冷痛，小便清长，夜尿频数，或面浮肢肿；舌淡或胖嫩，边有齿印，苔薄白，脉沉细弱	温肾扶阳	右归丸
肾虚肝郁证	经断前后，阵发性烘热汗出，腰膝酸软，烦躁易怒，情绪异常，头晕耳鸣，乳房胀痛，月经紊乱，或胸闷善叹息；舌淡红或偏暗，苔薄白，脉弦细	滋肾养阴，疏肝解郁	一贯煎
心肾不交证	经断前后，心悸怔忡，心烦不宁，腰膝酸软，多梦易惊，烘热汗出，眩晕耳鸣，失眠健忘，月经紊乱，量少，色鲜红；舌质偏红，少苔，脉细数	滋阴降火，交通心肾	天王补心丹
肾阴阳两虚证	经断前后，时而烘热汗出，时而畏寒肢冷，腰酸乏力，头晕耳鸣，浮肿便溏，月经紊乱，月经过多或过少，淋漓不断，或突然暴下如注，色淡或暗，舌淡，苔薄，脉沉弱	滋阴补肾，调补冲任	二仙汤合二至丸

第十九单元　女性生殖器官肿瘤

细目一　宫颈癌

1. 病因、组织发生和病理

（1）病因：①病毒感染：高危型 HPV（16、18 型）感染。②性行为活跃及分娩次数多。③吸烟。

（2）病理：①浸润性鳞状细胞癌。②腺癌。③其他：腺鳞癌、腺样基底细胞癌等。

2. 转移途径、临床分期及临床表现

（1）转移途径：直接蔓延最常见，可有淋巴转移，血行转移极少见。

（2）临床分期：采用国际妇产科联盟（FIGO）临床分期标准（2009 年）。Ⅰ期肿瘤严格局限于宫颈（扩展至宫体可以被忽略）；Ⅱ期肿瘤已超出宫颈，但未达盆壁，或未达阴道下 1/3；Ⅲ期肿瘤侵及盆壁和（或）侵及阴道下 1/3 和（或）引起肾积水或无功能肾；Ⅳ期肿瘤超出真骨盆或（活检证实）侵犯膀胱和（或）直肠黏膜。

（3）临床表现

1）症状：①阴道流血。②阴道排液。③晚期症状：如尿频、尿急、便秘、下肢水肿等。

2）体征：①外生型宫颈癌可见息肉状、菜花状赘生物，质脆易出血。②内生型宫颈肥大、质硬、宫颈管膨大。③溃疡或空洞伴恶臭。④赘生物生长或阴道壁变硬。⑤形成冰冻盆腔。

3. 诊断　根据病史、症状和妇科检查及宫颈活组织检查可以确诊。

（1）病史：早婚、早产、多产、性生活紊乱等。

（2）症状：阴道流血、排液及邻近器官的压迫症状。

（3）辅助检查：子宫颈细胞学检查和（或）HPV 检测、阴道镜检查、子宫颈活组织检查的"三阶梯"程序。确诊依据为组织学诊断。

4. 西医治疗（助理不考）

（1）手术治疗：主要用于早期宫颈癌（ⅠA～ⅡA）。

（2）放射治疗：包括腔内照射及体外照射。适应证：①部分ⅠB$_2$期和ⅡA$_2$期及ⅡB～ⅣA期患者。②全身状况不适合手术的早期患者。③宫颈大块病灶的术前放疗。④手术治疗后病理检查发现有高危因素的辅助治疗。

（3）化疗：适用于较晚期局部大病灶及复发患者的手术前和放疗前增敏治疗。

细目二　子宫肌瘤

1. 分类

（1）按肌瘤生长部位：①宫体肌瘤（90%）。②宫颈肌瘤（10%）。

（2）按肌瘤与子宫肌壁的关系：①肌壁间肌瘤。②浆膜下肌瘤。③黏膜下肌瘤。

2. 病理、变性

（1）病理：①巨检：实质性球形包块，表面光滑，质地较子宫肌硬，压迫周围肌壁纤维形成假包膜；切面呈灰白色，可见漩涡状或编织状结构。②镜检：主要由梭形平滑肌细胞和不等量纤维结缔组织构成。

（2）变性：玻璃样变（最常见）、囊性变、红色样变（多见于妊娠期或产褥期）、肉瘤样变、钙化。

3. 中医病因病机　①气滞血瘀。②寒湿凝滞。③痰湿瘀阻。④肾虚血瘀。⑤气虚血瘀。⑥湿热瘀阻。

4. 临床表现

（1）症状：①月经异常：经量增多、经期延长。②下腹包块。③压迫症状：尿频、尿急、排尿困难，或便秘等。④白带增多。⑤其他：可伴不孕、继发性贫血等。

（2）体征：较大肌瘤可在下腹部扪及实质性肿块。妇科检查扪及子宫增大，表面不规则，单个或多个结节状突起。黏膜下肌瘤位于宫腔内者子宫均匀增大。

5. 诊断　根据病史、体征和超声检查，诊断多无困难。若有需要，还可选择宫腔镜等协助诊断。

6. 西医治疗原则

（1）随访观察：如肌瘤无症状尤其是近绝经期患者，可3～6个月复查一次。

（2）药物治疗：适用于症状轻、近绝经年龄及全身情况不宜手术者。可以选择促性腺激素释放激素类似物、米非司酮等。

（3）手术治疗：手术指征：①月经过量致继发贫血，药物治疗无效。②有蒂肌瘤扭转引起的急性腹痛。③子宫肌瘤体积大或引起膀胱、直肠等压迫症状。④能确定不孕或反复流产的唯一病因是肌瘤。⑤疑有肉瘤变。

（4）介入治疗：适用于症状性子宫肌瘤不需保留生育功能，希望避免手术或手术风险大者。

（5）妊娠合并子宫肌瘤：无症状者，不需处理。若肌瘤阻碍胎儿下降应行剖宫产术。

7. 中医辨证论治

证型	辨证要点	治法	方药
气滞血瘀证	小腹包块坚硬，胀痛拒按，月经量多，经行不畅，色紫暗有块，经前乳房胀痛，胸胁胀闷，小腹胀痛或有刺痛；舌边有瘀点或瘀斑，苔薄白，脉弦涩	行气活血，化瘀消癥	膈下逐瘀汤
痰湿瘀阻证	小腹有包块、胀满，月经后期，量少不畅，或量多有块，经质稠黏，带下量多、色白、质黏稠，脘痞多痰，形体肥胖，嗜睡肢倦；舌淡胖紫，苔白腻，脉沉滑	化痰除湿，活血消癥	苍附导痰丸合桂枝茯苓丸

续表

证型	辨证要点	治法	方药
肾虚血瘀证	小腹有包块，月经量多或少，色紫暗，有血块，腰酸膝软，头晕耳鸣，夜尿频多；舌淡暗，舌边有瘀点或瘀斑，脉沉涩	补肾活血，消癥散结	金匮肾气丸合桂枝茯苓丸
气虚血瘀证	小腹包块，小腹空坠，月经量多，经期延长，色淡有块，神疲乏力，气短懒言，纳少便溏，面色无华；舌淡暗，边尖有瘀点或瘀斑，脉细涩	益气养血，消癥散结	理冲汤
湿热瘀阻证	小腹包块，疼痛拒按，经行量多，经期延长，色红有块，质黏稠，带下量多，色黄秽臭，腰骶酸痛，溲黄便结；舌暗红，边有瘀点瘀斑，苔黄腻，脉滑数	清热利湿，活血消癥	大黄牡丹汤

细目三　卵巢肿瘤（助理不考）

1. 卵巢肿瘤组织学分类

（1）上皮性肿瘤（最常见）：可分为浆液性、黏液性、子宫内膜样、透明细胞、移行细胞和浆黏液性肿瘤5类，各类肿瘤又有良性、交界性和癌。

（2）生殖细胞肿瘤：可分为畸胎瘤、无性细胞瘤、卵黄囊瘤、胚胎性癌、非妊娠性绒癌、混合型生殖细胞肿瘤等。

（3）性索－间质肿瘤：可分为纯型间质肿瘤、纯型性索肿瘤和混合型性索－间质肿瘤。

（4）转移性肿瘤。

2. 卵巢恶性肿瘤的转移途径及临床分期

（1）转移途径：以直接蔓延和腹腔种植为主，其次为淋巴转移，血行转移较少见。

（2）临床分期：采用国际妇产科联盟（FIGO）制定的手术和病理分期标准：Ⅰ期肿瘤局限于卵巢；Ⅱ期肿瘤累及一侧或双侧卵巢，伴盆腔内扩散（骨盆入口平面以下）；Ⅲ期一侧或双侧卵巢肿瘤，并有镜检证实的盆腔外腹膜转移或证实有腹膜后淋巴结转移；Ⅳ期超出腹腔外的远处转移。

3. 临床表现

（1）卵巢良性肿瘤：早期肿瘤较小，多无症状。肿瘤增大时，可出现腹胀等不适感。妇科检查可触及子宫一侧或双侧球形肿块，多为囊性，表面光滑，活动，与子宫无粘连。

（2）卵巢恶性肿瘤：早期常无症状。晚期主要症状为腹胀、下腹肿块或腹水等。若肿瘤浸润转移，晚期出现消瘦、贫血等恶病质征象。三合诊检查，在阴道后穹隆触及质硬的结节，肿块多为双侧，实性或囊实性，表面凹凸不平，固定不动，常伴有腹水。有时在腹股沟区、腋下、锁骨上触及肿大的淋巴结。

4. 诊断及良性卵巢肿瘤与恶性卵巢肿瘤的鉴别诊断

（1）诊断：结合病史和体征，辅以必要的辅助检查确定。①影像学检查：超声、磁共振、CT、PET。②肿瘤标志物：血清CA125、血清AFP、血清HCG、性激素和血清HE4。③腹腔镜检查。④细胞学检查。⑤病理组织学检查。

（2）卵巢良性肿瘤与恶性肿瘤的鉴别诊断

鉴别要点	卵巢良性肿瘤	卵巢恶性肿瘤
病史	病程长，逐渐增大	病程短，迅速增大
体征	单侧多，活动，囊性，表面光滑，通常无腹水	双侧多，固定，实性或囊实性，表面不平结节状，常伴腹水，多为血性，可查到癌细胞
一般情况	良好	逐渐出现恶病质
B超	为液性暗区，可有间隔光带，边界清晰	液性暗区内有杂乱光团、光点，肿块边界不清

5. 并发症 主要有蒂扭转（约 10%）、破裂（约 3%）、感染（较少见）和恶变。

6. 西医治疗原则 若卵巢肿块直径＜5cm，疑为卵巢瘤样病变，可作短期观察或用中药治疗。确诊为良性肿瘤或直径 5cm 以上者，首选手术治疗。恶性肿瘤以根治性手术为主，辅以化疗、放疗等综合治疗。

细目四 子宫内膜癌

1. 西医病因病理（助理不考）

（1）病因：Ⅰ型即雌激素相关型，占多数，预后好。Ⅱ型为非雌激素相关型，预后不良。

（2）病理：巨检分为弥散型和局灶型。①转移途径：主要转移途径为直接蔓延、淋巴转移，晚期可血行转移。②临床分期：采用国际妇产科联盟（FIGO）制定的子宫内膜癌分期标准：Ⅰ期肿瘤局限于子宫体；Ⅱ期肿瘤侵犯宫颈间质，但无宫体外蔓延；Ⅲ期肿瘤局部和（或）区域扩散；Ⅳ期肿瘤侵及膀胱和（或）直肠黏膜，和（或）远处转移。

3. 诊断

（1）病史及临床表现：对于绝经后阴道流血、绝经过渡期月经紊乱，均应排除子宫内膜癌。

（2）影像学检查：彩色多普勒显像可显示丰富血流信号。MRI 和 CT 可协助判断。

（3）诊断性刮宫：是子宫内膜癌的确诊依据。

（4）宫腔镜检查：可直接观察宫腔及宫颈管内有无癌灶，直视下活检有利于发现较小的和早期病变。

（5）其他：如子宫内膜微量组织学或细胞学检查、血清 CA125 测定。

4. 西医治疗原则

（1）手术治疗：为首选治疗方法。

（2）放疗：治疗子宫内膜癌有效方法之一。

（3）化疗：为晚期或复发子宫内膜癌综合治疗措施之一，也可用于术后有复发高危因素者。

（4）孕激素治疗：主要用于保留生育功能的早期子宫内膜癌患者，也可作为晚期或复发子宫内膜癌患者的综合治疗方法之一。

5. 中医辨证论治（助理不考）

证型	辨证要点	治法	方药
痰湿结聚证	阴道流血，淋沥不尽，质黏腻，带下量多，或黄白相间，质黏，形体肥胖，嗜睡乏力，纳呆便溏；舌淡，苔白腻，脉濡滑	化湿涤痰，软坚散结	苍附导痰丸
湿热瘀毒证	阴道流血，色紫暗质稠，带下量多，色黄如脓，或赤白相混，恶臭，胸闷腹痛，腰酸疼痛，口干咽苦，便秘或溏泄，小便赤或涩痛不利；舌质红，苔黄腻，脉滑数或弦数	清热解毒，活血化瘀	黄连解毒汤
肝肾阴虚证	阴道流血，淋沥不尽，色红或暗，赤白带下伴臭味，眩晕耳鸣，颧红咽干，五心烦热，腰酸腿痛；舌质红，少苔，脉细数或弦细	滋阴降火，清热解毒	知柏地黄丸
脾肾阳虚证	阴道流血，淋沥不尽，色淡质稀，带下量多，质稀秽臭不甚，腰膝酸软，头晕目眩，倦怠乏力，形寒畏冷，小便清长，纳呆便溏；舌淡胖，边有齿痕，苔薄，脉沉细无力	温肾健脾，益气化瘀	固冲汤合肾气丸

第二十单元 妊娠滋养细胞疾病

细目一 葡萄胎

1. 西医病因病理

（1）病因：其发生与地域差异、营养状况、社会因素和年龄因素有关。

（2）病理

1）大体观察：①完全性葡萄胎：子宫膨大，宫腔内被大小不等之水泡所充满，绒毛干梗将无数水泡相连成串，水泡间空隙充满血液及凝血块。②部分性葡萄胎：除不等量的水泡外，可见正常的绒毛，常并见发育不良的胚胎或胎儿组织。

2）组织学特点：滋养细胞呈不同程度增生，是葡萄胎最重要的组织学特征。

3）卵巢黄素化囊肿：发生率为 30% ～ 50%，常为双侧，大小不等。

2. 临床表现

（1）症状：①停经后阴道流血。②子宫异常增大变软。③妊娠呕吐及子痫前期征象。④甲状腺功能亢进现象。⑤下腹痛。⑥贫血与感染。

（2）体征：子宫大小与停经月份不相符，多数大于停经月份、质软。

3. 诊断

（1）病史：有停经史，停经时间多为 2 ～ 4 个月，平均为 12 周。

（2）临床表现：停经后有不规则阴道流血，较严重的妊娠呕吐，子宫异常增大变软。子宫在 5 个月妊娠大小时触不到胎体，听不到胎心，无胎动，应疑诊为葡萄胎。

（3）实验室检查及其他检查：① β –hCG 浓度明显高于正常妊娠月份相应值。②超声检查：为最常用而又比较准确的诊断方法。B 超检查示子宫腔内呈 "落雪状" 或 "蜂窝状" 影像；超声多普勒只能探测到子宫血流杂音而探测不到胎心。

4. 西医治疗与随访

（1）西医治疗：①清宫：一般选用吸刮术。②卵巢黄素化囊肿的处理。③预防性化疗：仅适用于有高危因素和随访困难的完全性葡萄胎患者。④子宫切除术。

（2）随访：定期随访可早期发现滋养细胞肿瘤并及时处理。随访包括：① hCG 定量测定。②注意月经是否规则，有无阴道异常流血、咳嗽、咯血及其他转移灶症状，并行妇科检查，定期或必要时行盆腔 B 超、X 线胸片或 CT 检查。

细目二　妊娠滋养细胞肿瘤（助理不考）

1. 病理

（1）侵蚀性葡萄胎：大体检查见子宫肌壁内有大小不等、深浅不一的水泡状组织，宫腔内可以没有原发病灶。镜下可见绒毛结构及滋养细胞增生和异型性。少数绒毛结构退化，仅见绒毛阴影。

（2）绒癌：绝大多数原发于子宫。肿瘤常位于子宫肌层内，也可突向宫腔或穿破浆膜，单个或多个，大小不等，无固定形态，与周围组织分界清，质软而脆，海绵样，暗红色，伴出血坏死。镜下特点为不形成绒毛或水泡状结构，成片高度增生，广泛侵入子宫肌层并破坏血管，造成出血坏死。

2. 临床表现　侵蚀性葡萄胎多数发生在葡萄胎排空后 6 个月内。而绒癌发病距前次妊娠时间长短不一，继发于葡萄胎的绒癌绝大多数在一年以上发病，而继发于流产和足月产的绒癌约 50% 在一年内发病。①阴道流血。②子宫增大。③卵巢黄素化囊肿。④腹痛。⑤假孕症状。⑥转移症状：至肺、阴道、肝及脑出现的相应症状。

3. 诊断

（1）病史：有葡萄胎、流产、足月产或异位妊娠病史。

（2）临床表现：同前述。

（3）实验室检查及其他检查

1）血 β –hCG 连续测定：是主要诊断依据。葡萄胎后妊娠滋养细胞肿瘤，符合下列任何一项且排除妊娠物残留或再次妊娠，即可诊断：① hCG 测定 4 次高水平呈平台状态（±10%），并持续 3 周或以上，即 1、7、14、21 日。② hCG 测定 3 次上升（＞10%），并至少持续 2 周或以上，即 1、7、14 日。③ hCG 水平持续异常达 6 个月或更长。非葡萄胎后妊娠滋养细胞肿瘤的诊断标准：流产、足月产、异位妊娠后 4 周以上，hCG 仍持续高水平，或曾经下降后又上升，已排除妊娠物残留或再次妊娠，可诊断。

2）超声检查：是诊断子宫原发病灶最常用的方法。

3）病理检查：在子宫肌层内或子宫外转移灶组织中若见到绒毛或退化的绒毛阴影，则诊断为侵蚀性葡萄胎；若仅见成片滋养细胞浸润及坏死出血，未见绒毛结构者，则诊断为绒癌。

4）X线胸片、CT、MRI检查：肺转移发生机会最多，X线胸片或CT检查或可见转移病灶。MRI主要用于脑、肝和盆腔病灶的诊断。

4. 西医治疗与随访 以化疗为主，手术和放疗为辅。

（1）化疗

1）常用药物：甲氨蝶呤（MTX）、放线菌素D（Act-D）、5-氟尿嘧啶（5-FU）等。

2）停药指征：化疗需坚持到症状及体征消失，hCG每周测定1次，连续3次正常，再巩固1～3个疗程方可停药。随访5年无复发者称为治愈。

（2）手术：主要用于化疗的辅助治疗。常用的有子宫切除、肺叶切除术等。

（3）放疗：应用较少，主要用于肝、脑转移和肺部耐药病灶的治疗。

第二十一单元　子宫内膜异位症及子宫腺肌病

细目一　子宫内膜异位症

1. 概念 具有活性的子宫内膜组织（腺体和间质）出现在子宫体以外部位时称为子宫内膜异位症。本病属于中医学"痛经""癥瘕""月经不调""不孕症"等范畴。

2. 西医病因病理

（1）病因：种植学说、体腔上皮化生学说、诱导学说等。

（2）病理：异位内膜随卵巢激素的变化而发生周期性出血，使周围纤维组织增生和粘连，出现紫褐色斑点或小泡，最后发展为大小不等的紫蓝色结节或包块。

3. 中医病因病机 本病以瘀血阻滞冲任胞宫为基本病机。常见病因病机：①气滞血瘀。②寒凝血瘀。③瘀热互结。④痰瘀互结。⑤气虚血瘀。⑥肾虚血瘀。

4. 临床表现

（1）症状：①痛经和下腹痛。②月经失调。③不孕。④性交痛。⑤其他：异位部位相应症状。

（2）体征：较大的卵巢异位囊肿可在腹部或妇检时扪及囊性包块。病变累及直肠阴道隔时可在阴道后穹隆部扪及或看到隆起的紫蓝色斑点、小结节或包块。

5. 诊断

（1）病史：重点询问月经、妊娠、流产、分娩、家族及手术等病史。

（2）临床表现：育龄妇女有继发性、进行性加剧的痛经和不孕、性交痛或慢性盆腔痛病史，盆腔检查扪及与子宫相连的囊性包块或盆腔内有触痛性结节，即可初步诊断。

（3）实验室检查及其他检查：①影像学检查。②CA125升高。③腹腔镜检查：是目前诊断子宫内膜异位症的最佳方法。

6. 西医治疗

（1）药物治疗：①非甾体抗炎药：吲哚美辛、萘普生、布洛芬等。②避孕药：常用低剂量高效孕激素和炔雌醇复合制剂。③孕激素：甲羟孕酮或炔诺酮。④孕激素受体拮抗剂：米非司酮。⑤孕三烯酮。⑥促性腺激素释放激素激动剂：亮丙瑞林、戈舍瑞林、曲普瑞林。

（2）手术治疗：①保留生育功能手术：适用于年轻、有生育要求的患者。②保留卵巢功能手术：又称半根治手术，适用于Ⅲ、Ⅳ期，症状明显且无生育要求的45岁以下患者。③根治性手术：适用于45岁以上的重症患者。④手术与药物联合治疗。

7. 中医辨证论治

证型	辨证要点	治法	方药
气滞血瘀证	经前、经行小腹胀痛、拒按，甚或前后阴坠胀欲便；经血紫暗有块，块下痛减，经量或多或少，腹中积块，固定不移，胸闷乳胀，或不孕；舌紫暗或有瘀点、瘀斑，脉弦或涩	理气活血，化瘀止痛	膈下逐瘀汤
寒凝血瘀证	经前或经行小腹冷痛、绞痛，拒按，得热痛减，经行量少，色紫暗，或经血淋沥不净，或月经延期，不孕，下腹结块，固定不移，形寒肢冷、面色青白；舌紫暗，苔薄白，脉沉弦或紧	温经散寒，活血化瘀	少腹逐瘀汤
瘀热互结证	经前或经期小腹疼痛，有灼热感，拒按，遇热痛增，月经先期、量多、经色深红、质黏稠夹血块，心烦口渴，溲黄便结，或不孕，性交疼痛，盆腔结节包块触痛明显；舌红有瘀点或舌暗红，苔黄，脉弦数	清热凉血，活血祛瘀	清热调血汤
痰瘀互结证	下腹结块，经前、经期小腹掣痛，拒按，婚久不孕，平时形体肥胖，头晕沉重，胸闷纳呆，呕恶痰多，带下量多，色白质黏，无味；舌淡胖而紫暗，或舌边尖有瘀斑、瘀点，苔白滑或白腻，脉细	化痰散结，活血逐瘀	苍附导痰汤合桃红四物汤
气虚血瘀证	经行腹痛，喜按喜温，经量或多或少，色淡质稀，婚久不孕，面色少华，神疲乏力，纳差便溏，盆腔结节包块；舌淡暗，边有齿痕，苔薄白或白腻，脉细无力或细涩	益气活血，化瘀散结	理冲汤
肾虚血瘀证	经行腹痛，痛引腰骶，月经先后无定期，经量或多或少，色淡暗质稀，或有血块，不孕或易流产，头晕耳鸣，腰膝酸软，性欲减退，盆腔可扪及结节或包块；舌淡暗或有瘀点，苔薄白，脉沉细而涩	补肾益气，活血化瘀	归肾丸合桃红四物汤

易混考点解析

痛经与子宫内膜异位症/子宫腺肌病的证治比较

痛经		子宫内膜异位症/子宫腺肌病	
证型	方药	证型	方药
气滞血瘀证	膈下逐瘀汤	气滞血瘀证	膈下逐瘀汤
寒湿凝滞证	少腹逐瘀汤	寒凝血瘀证	少腹逐瘀汤
湿热瘀阻证	清热调血汤	瘀热互结证	清热调血汤
气血虚弱证	黄芪建中汤	痰瘀互结证	苍附导痰汤合桃红四物汤
肝肾亏损证	调肝汤	气虚血瘀证	理冲汤
—		肾虚血瘀证	归肾丸合桃红四物汤

细目二 子宫腺肌病

1. 概念 当子宫内膜腺体及间质侵入子宫肌层时，称为子宫腺肌病。本病属中医学"痛经""癥瘕""月经不调"等范畴。

2. 西医病因病理

（1）病因：遗传因素及多次妊娠和分娩时子宫壁的创伤、慢性子宫内膜炎或高水平雌孕激素使基底层子宫内膜侵入肌层为患。

（2）病理：①巨检：病灶有弥漫型及局限型两种。②镜检：特征为肌层内有呈岛状分布的异位内膜腺体与间质。

3. 中医病因病机 参见"子宫内膜异位症"。

4. 临床表现 主要表现为经量增多、经期延长及进行性加剧的痛经。妇检见子宫呈均匀性增大或有局限性结节隆起，质硬有压痛，经期压痛尤著。

5. 诊断 根据临床症状与体征可作出初步诊断，B 超和 MRI、血清 CA125 检查有一定帮助，确诊需行组织病理学检查。

6. 西医治疗

（1）药物治疗：对于症状较轻、有生育要求及近绝经期患者可试用孕三烯酮、GnRH-α 或左炔诺孕酮宫内缓释系统（LNG-IUS）治疗。

（2）手术治疗：年轻或希望生育者，试行病灶切除术；对症状严重、无生育要求或药物治疗无效者，应行全子宫切除术。是否保留卵巢，取决于卵巢有无病变和患者年龄。

7. 中医辨证论治 参见"子宫内膜异位症"。

易混考点解析

中西医结合妇产科学常见病气滞血瘀证的用方比较

疾病	气滞血瘀证用方
子宫内膜异位症 / 子宫腺肌病	膈下逐瘀汤
子宫肌瘤	膈下逐瘀汤
经前期综合征	血府逐瘀汤
多囊卵巢综合征	膈下逐瘀汤
痛经	膈下逐瘀汤
闭经	血府逐瘀汤

第二十二单元 子宫脱垂

1. 概念 子宫脱垂是指子宫从正常位置沿阴道下降，宫颈外口达坐骨棘水平以下，甚至子宫全部脱出于阴道口外。本病相当于中医学的"阴挺""阴菌"等。

2. 西医病因 ①妊娠、分娩：为主要病因。②衰老。③长期腹压增加。④医源性原因。

3. 中医病因病机 病机为冲任不固，带脉失约，提摄无力。常见病因病机有中气下陷、肾气亏虚和湿热下注。

4. 临床表现及分度

（1）临床表现

1）症状：Ⅰ度患者一般无不适。Ⅱ度以上患者常有不同程度的腰骶部疼痛或下坠感；站立过久、劳累后或腹压增加时子宫脱垂症状明显。Ⅲ度常伴有排尿排便异常。脱出在外的子宫及阴道黏膜长期与衣裤摩擦导致宫颈、阴道壁溃疡，甚至出血；继发感染时有脓血分泌物渗出。

2）体征：嘱患者向下屏气，增加腹压时子宫颈外口达坐骨棘水平以下或露于阴道口。子宫脱垂常伴有直肠、膀胱脱垂，阴道黏膜多增厚，宫颈肥大并延长。

（2）分度：检查时嘱患者平卧并用力向下屏气。见下表。

Ⅰ度	轻型：子宫颈外口距处女膜缘＜4cm，但未达处女膜缘
	重型：宫颈外口已达处女膜缘，在阴道口可见到宫颈
Ⅱ度	轻型：子宫颈已脱出阴道口，但宫体仍在阴道内
	重型：宫颈及部分宫体已脱出于阴道口
Ⅲ度	子宫颈及宫体全部脱出至阴道口外

5. 诊断

（1）病史：多有滞产、第二产程延长、难产、助产术等病史，以及长期腹压增加、体弱、营养不良、产后过早从事体力劳动等。

（2）临床表现：子宫脱垂，常伴有不同程度的腰骶部疼痛或下坠感。重度子宫脱垂者，常伴有排尿排便异常。

6. 西医治疗

	方法	适应证
保守治疗	子宫托	子宫脱垂和阴道前后壁脱垂。但重度子宫脱垂伴盆底肌明显萎缩、宫颈或阴道壁有炎症或溃疡者均不宜使用，经期和妊娠期停用
手术疗法	曼式手术	较年轻、宫颈较长，希望保留生育功能的Ⅱ、Ⅲ度子宫脱垂伴阴道前后壁脱垂患者
	阴式子宫全切除及阴道前后壁修补术	适用于Ⅱ、Ⅲ度子宫脱垂伴阴道前后壁脱垂，年龄较大，无生育要求且无手术禁忌证者
	阴道封闭术	适用于年老体弱不能耐受较大手术、不需保留性交功能者
	盆底重建手术	可经阴道、经腹腔镜或经腹完成

7. 中医辨证论治

证型	辨证要点	治法	方药
中气下陷证	阴中有物突出，劳则加剧，小腹下坠，神倦乏力，少气懒言，或面色无华；舌淡，苔薄，脉缓弱	补益中气，升阳举陷	补中益气汤加枳壳
肾气亏虚证	阴中有物脱出，久脱不复，腰酸腿软，头晕耳鸣，小便频数或不利，小腹下坠；舌质淡，苔薄，脉沉弱	补肾固脱，益气升提	大补元煎加黄芪、升麻、枳壳
湿热下注证	阴中有物脱出，表面红肿疼痛，甚或溃烂流液，色黄气秽；舌质红，苔黄腻，脉弦数	清热利湿	龙胆泻肝汤合五味消毒饮

第二十三单元　不孕症

1. 概念、分类　不孕症是指女性无避孕性生活至少 12 个月而未孕。分为原发性和继发性两类，其中既往从未有过妊娠史，无避孕且从未妊娠者称为原发性不孕；后者指既往有过妊娠史，而后无避孕连续 12 个月未妊娠者。原发性不孕相当于中医学"全不产""绝产""绝嗣""绝子"等，继发性不孕为"断续"。

2. 西医病因　不孕症病因有女方因素、男方因素或不明原因等。

3. 中医病因病机　①肾虚（肾气虚、肾阳虚、肾阴虚）。②肝气郁结。③痰湿壅阻。④瘀滞胞宫。⑤湿热内蕴。

4. 检查与诊断

（1）特殊检查：①卵巢功能检查：包括超声检查、基础激素水平测定、基础体温（BBT）测定。②输卵管通畅检查。③宫腔镜检查。④腹腔镜检查。⑤其他：染色体检查、免疫试验、CT 或 MRI 检查。

（2）诊断

1）病史：注意结婚年龄，健康状况，性生活情况，月经史、分娩史及流产史等。注意有无生殖器感染，是否采取避孕措施，有无结核史、内分泌病变史及腹部手术史。

2）临床表现：育龄妇女，夫妇同居 1 年，配偶生殖功能正常，未采取避孕措施而未曾妊娠。

5. 西医治疗

（1）纠正盆腔器质性病变

1）输卵管性不孕的治疗：对输卵管阻塞或粘连，可行腹腔镜下输卵管造口术、整形术、吻合术等。治疗失败可接受辅助生殖技术助孕。

2）卵巢肿瘤：性质不明的卵巢肿瘤应尽量于不孕症治疗前确诊，必要时手术探查。

3）子宫病变：子宫内膜息肉、宫腔粘连等如果影响宫腔环境，可行宫腔镜手术。

4）子宫内膜异位症：应进行腹腔镜的诊断和治疗，对于复发性内异症、卵巢功能明显减退的患者慎重手术。

5）生殖系统畸形及结核：对因治疗。

6）免疫性不孕：避免抗原刺激，应用免疫抑制剂。

（2）诱导排卵

1）氯米芬：首选促排卵药，适用于体内有一定雌激素水平者和下丘脑－垂体轴反馈机制健全者。

2）来曲唑：可抑制雄激素向雌激素的转化，减低雌激素水平。

3）尿促性素：用于氯米芬抵抗和无效患者。

4）卵泡刺激素：用于 HMG 治疗失败者。

5）促性腺激素释放激素：应用 GnRH-α 200 ～ 500μg，皮下注射 2 ～ 4 周，可以降低 PCOS 患者的 LH 和雄激素水平，再用 HMG、FSH 或 GnRH 脉冲治疗，可提高排卵率和妊娠率，降低 OHSS 和流产率。

6）溴隐亭：适用于无排卵伴有高催乳素血症者。

（3）不明原因不孕的治疗：对卵巢功能减退和年龄＞30 岁的夫妇，慎重选择期待，可行宫腔内丈夫精液人工授精治疗。

（4）辅助生殖技术：包括人工授精、体外受精－胚胎移植及其衍生技术等。

6. 中医辨证论治

证型	辨证要点	治法	方药
肾气虚证	婚久不孕，月经不调或停闭，经量或多或少，色暗，头晕耳鸣，腰膝酸软，精神疲倦，小便清长；舌淡，苔薄，脉沉细尺弱	补肾益气，温养冲任	毓麟珠
肾阴虚证	婚久不孕，月经先期量少或量多，色红无块，形体消瘦，腰酸，头目眩晕，耳鸣，五心烦热；舌红苔少，脉细数	滋阴养血，调冲益精	养精种玉汤合清骨滋肾汤
肾阳虚证	婚久不孕，月经后期量少，色淡或见月经稀发甚则闭经，面色晦暗，腰酸腿软，性欲淡漠，大便不实，小便清长；舌淡，苔白，脉沉细	温肾益气，调补冲任	温肾丸
肝气郁结证	婚久不孕，经前乳房、小腹胀痛，月经周期先后不定，经血夹块，情志抑郁或急躁易怒，胸胁胀满；舌质暗红，脉弦	疏肝解郁，养血理脾	开郁种玉汤
痰湿壅阻证	婚久不孕，经行后期，量少或闭经，带下量多质稠，形体肥胖，头晕，心悸，胸闷呕恶；苔白腻，脉滑	燥湿化痰，调理冲任	启宫丸
瘀滞胞宫证	婚久不孕，月经后期，经量多少不一，色紫夹块，经行不畅，小腹疼痛拒按，或腰骶疼痛；舌暗或紫，脉涩	活血化瘀，调理冲任	少腹逐瘀汤
湿热内蕴证	继发不孕，月经先期，经期延长，淋沥不断，赤白带下，腰骶酸痛，少腹坠痛，或低热起伏；舌红，苔黄腻，脉弦数	清热除湿，活血调经	仙方活命饮

易混考点解析

闭经与多囊卵巢综合征、不孕症的证治比较

闭经		多囊卵巢综合征		不孕症	
证型	方药	证型	方药	证型	方药
肾气亏损证	加减苁蓉菟丝子丸	—	—	肾气虚证	毓麟珠
肝肾阴虚证	育阴汤	肾阳虚证	右归丸	肾阳虚证	温肾丸
阴虚血燥证	加减一阴煎	肾阴虚证	左归丸	肾阴虚证	养精种玉汤合清骨滋肾汤
气血虚弱证	人参养荣汤	肝经湿热证	龙胆泻肝汤	湿热内蕴证	仙方活命饮
痰湿阻滞证	丹溪治湿痰方或苍附导痰丸合佛手散	痰湿阻滞证	苍附导痰丸合佛手散	痰湿壅阻证	启宫丸
气滞血瘀证	血府逐瘀汤	气滞血瘀证	膈下逐瘀汤	肝气郁结证	开郁种玉汤
寒凝血瘀证	温经汤	—	—	瘀滞胞宫证	少腹逐瘀汤

第二十四单元　计划生育

细目一　避孕

1. 概念　避孕是指采用科学方法使妇女暂时不受孕。

2. 临床常用避孕方法　有宫内节育器、激素避孕及其他避孕方法。

3. 放置宫内节育器的适应证、禁忌证及并发症

【适应证】已婚育龄妇女自愿要求以 IUD 避孕而无禁忌证者。

【禁忌证】①妊娠或妊娠可疑。②生殖道急性炎症。③人工流产出血多，怀疑有妊娠组织物残留或感染可能；中期妊娠引产、分娩或剖宫产胎盘娩出后，子宫收缩不良有出血或潜在感染可能。④生殖器肿瘤。⑤生殖器畸形如纵隔子宫、双子宫等。⑥宫颈内口过松、重度陈旧性宫颈裂伤或子宫脱垂。⑦严重的全身性疾病。⑧宫腔 < 5.5cm 或 > 9.0cm（除外足月分娩后、大月份引产后或放置含铜无支架宫内节育器）。⑨近 3 个月内有月经失调、阴道不规则流血。⑩有铜过敏史。

【并发症】①子宫穿孔、节育器异位。②节育器嵌顿或断裂。③节育器下移或脱落。④带器妊娠。

细目二　人工流产

1. 概念　人工流产指采用药物或手术方法终止妊娠。

2. 药物流产　药物流产是应用药物终止早期妊娠的方法，目前临床常用米非司酮配伍米索前列醇。

【适应证】①正常宫内妊娠，孕龄 7 周以内，自愿要求药物终止妊娠，年龄 < 40 岁的健康育龄妇女。②高危手术流产对象，如瘢痕子宫、多次人工流产及严重骨盆畸形等。③对手术流产有恐惧或顾虑心理者。

【禁忌证】①有使用米非司酮的禁忌证：肾上腺疾患、糖尿病及其他内分泌疾病、肝肾功能异常、妊娠期皮肤瘙痒史、血液病和血栓性疾患、与甾体激素有关的肿瘤。②有使用米索前列醇的禁忌证：心血管系统疾病、青光眼、胃肠功能紊乱、高血压、哮喘、癫痫、贫血。③其他：过敏体质、带器妊娠、宫外孕或可疑宫外孕、妊娠剧吐，长期服用抗结核、抗癫痫、抗抑郁、抗前列腺素药物等。

3. 手术流产　手术流产指采用手术方法终止妊娠，包括负压吸引术与钳刮术。

（1）负压吸引术

【适应证】①妊娠 10 周内要求终止妊娠而无禁忌证者。②妊娠 10 周内因某种疾病而不宜继续妊娠者。

【禁忌证】①生殖器官炎症。②各种疾病的急性期或严重的全身性疾病不能耐受手术者。③术前两次体温高于 37.5℃者。

（2）钳刮术

【适应证】妊娠 10～14 周内要求终止妊娠而无禁忌证者，或因某种疾病而不宜继续妊娠或其他流产方法失败者。

【禁忌证】同负压吸引术。

细目三　节育措施常见不良反应的中医药治疗

1. 月经异常

证型	辨证要点	治法	方药
肝郁血瘀证	宫内置环后出现经量多于既往月经量或行经时间延长，经色暗红，有血块或经行不畅，胸胁、乳房胀痛，嗳气口苦；舌暗红，苔薄，脉弦涩	理气化瘀止血	四草止血方
阴虚血瘀证	宫内置环后出现经量多于既往月经量或行经时间延长，经色暗红，有血块或经行不畅，潮热颧红，咽干口燥，手足心热；舌红，苔少，脉细数	养阴清热，化瘀止血	二至丸
气虚血瘀证	宫内置环后出现经量多于既往月经量或行经时间延长，经色暗红，有血块或经行不畅，神疲体倦，面色㿠白，手足心热；舌红，苔少，脉细数	益气化瘀止血	举元煎合失笑散
瘀热互结证	宫内置环后出现经量多于既往月经量或行经时间延长，经色暗红，有血块或经行不畅，心烦口渴，或伴发热，溲赤便结；舌红，苔薄，脉弦数	清热凉血，化瘀止血	清经散

2. 流产术后出血

证型	辨证要点	治法	方药
瘀阻胞宫证	出血量时多时少，或淋沥不净，色紫暗，有血块，小腹阵发性疼痛，腰骶酸胀；舌紫暗，脉细涩	活血化瘀，固冲止血	生化汤
气血两虚证	出血量多，或淋沥不净，色淡红或稍暗，小腹坠胀，或伴腰痛，腰酸下坠，神疲乏力，纳食欠佳，夜寐欠佳；舌淡红，脉细无	益气养血，固冲止血	八珍汤
湿热壅滞证	出血量时多时少，色紫暗如败酱，质黏腻，有臭气，小腹作痛，腰酸下坠，纳呆口腻，小便黄；舌红或有紫点，苔黄腻，脉细数	清利湿热，化瘀止血	固经丸

细目四　输卵管绝育术（助理不考）

1. 适应证与禁忌证

（1）开腹输卵管结扎术

【适应证】①已婚妇女，夫妇双方自愿绝育者。②由于疾病因素，不宜生育者。

【禁忌证】① 24 小时内体温 2 次 ≥ 37.5℃。②全身情况不佳不能耐受手术者。③严重的神经官能症。④各种疾病急性期、盆腔炎性疾病、腹壁皮肤感染等。

（2）经腹腔镜输卵管绝育术

【适应证】同上。

【禁忌证】主要为腹腔粘连、心肺功能不全、膈疝等，余同"开腹输卵管结扎术"。

2. 并发症　①出血或血肿。②感染。③脏器损伤。④输卵管再通。

细目五　计划生育措施的选择

1. 新婚期　多采用口服短效避孕药、避孕套或女性外用避孕药。一般不选用宫内节育器。

2. 哺乳期　多采取避孕套、IUD，不宜选用药物避孕。

3. 生育后期　各种避孕方法均适用，无生育要求者最好行绝育术。

4. 绝经过渡期　可选用避孕套，亦可选用 IUD。

第九章　中西医结合儿科学

【本章通关解析】

　　本门课程是中西医结合专业的临床课程之一，在历年的中西医结合执业（助理）医师资格考试中占据非常重要的地位。在实践技能考试中可能会考一道病案分析题，占20分（实践技能总分100分）；在医学综合考试中，执业医师平均每年出题约占50分（医学综合总分600分），执业助理医师平均每年出题约占25分（医学综合总分300分）。

　　本科目重点考查儿科临床常见病和多发病，如新生儿病理性黄疸、急性上呼吸道感染、肺炎、支气管哮喘、病毒性心肌炎、鹅口疮、胃炎、小儿腹泻病、急性肾小球肾炎、肾病综合征、病毒性脑炎、注意力缺陷多动障碍、免疫性血小板减少症、儿童期糖尿病、风湿热、过敏性紫癜、蛋白质能量营养不良、维生素D缺乏性佝偻病及儿科传染病。

　　学习本科目，考生要重点掌握各种常见病和多发病的诊断、西医治疗原则和使用药物、中医辨证论治。考生可采用比较的方法、纵横联系的方法，对相关知识进行总结归纳。

第一单元　儿科学基础

细目一　小儿年龄分期与生长发育

1. 年龄分期标准

（1）胎儿期：从受精卵形成到小儿出生统称为胎儿期。

（2）新生儿期：自出生后脐带结扎开始至生后满28天称为新生儿期。围生期又称围产期，是指胎龄满28周至生后7足天。

（3）婴儿期：从出生到满1周岁为婴儿期。

（4）幼儿期：1～3周岁称为幼儿期。

（5）学龄前期：3周岁后至入小学前（6～7岁）为学龄前期，也称幼童期。

（6）学龄期：从6～7周岁入小学至青春期之前（女12岁，男13岁）。

（7）青春期：从第二性征出现到生殖功能基本发育成熟、身高基本停止增长的时期，女孩自11～12岁到17～18岁，男孩自13～14岁开始到18～20岁。

2. 各年龄期特点及预防保健

（1）胎儿期：孕期保健必须从妊娠早期开始。

（2）新生儿期：发病率高，常有产伤、感染、窒息、出血、溶血及先天畸形等疾病发生。新生儿期保健重点强调合理喂养、保暖及预防感染等。

（3）婴儿期：容易发生消化功能紊乱和营养不良；易患感染性疾病，做好计划免疫。

（4）幼儿期：对危险事物的识别能力差，应注意防止意外创伤和中毒。

（5）学龄前期：易患肾炎、风湿热等疾病。

（6）学龄期：预防近视和龋齿，端正坐、立、行的姿势。

（7）青春期：患病多与内分泌及自主神经系统的功能紊乱有关。

3. 小儿体格生长指标

（1）体重：出生体重为 3kg，生后第一年是第一个生长高峰。为便于临床应用，可按公式粗略估计体重。

$$≤ 6 月龄婴儿体重：出生时体重（kg）+ 月龄 ×0.7（kg）$$
$$7 ～ 12 月龄婴儿体重：6（kg）+ 月龄 ×0.25（kg）$$
$$1 岁至青春前期体重：年龄 ×2（kg）+8（kg）$$

（2）身高（长）：出生身长平均约 50cm；第 1 年内增长最快，约 25cm；第 2 年增长稍慢，约 10cm。进入青春早期时出现第二次增长高峰。2 ～ 12 岁身高（长）的估算公式为：身高（cm）=7× 年龄 +75。

（3）头围：新生儿头围平均 34cm，1 岁头围为 46cm，2 岁头围为 48cm，5 岁为 50cm，15 岁时接近成人为 54 ～ 58cm。

（4）胸围：出生时胸围平均为 32cm。1 周岁头、胸围相等，以后胸围逐渐大于头围。1 岁至青春前期胸围超过头围的厘米数约等于小儿岁数减 1。

4. 各年龄段呼吸、脉搏、血压常数及计算方法

（1）呼吸、脉搏：年龄越小，呼吸、脉搏越快。

（2）血压：儿童时期正常血压可用公式推算。

$$收缩压（mmHg）=2× 年龄（岁）+80$$
$$舒张压（mmHg）= 收缩压 ×2/3$$

5. 骨骼和牙齿发育指标

（1）颅骨发育：根据头围大小，骨缝和前、后囟闭合迟早来衡量颅骨的发育。前囟 1 ～ 1.5 岁时闭合。后囟在出生时即已很小或已闭合，最迟于生后 2 ～ 4 个月闭合。

（2）脊柱发育：3 个月出现颈椎前凸；6 个月出现向后凸的胸曲；1 岁出现腰椎前凸，至 6 ～ 7 岁时这 3 个脊柱自然弯曲才被韧带固定。

（3）长骨发育：婴儿早期应摄膝部 X 线片，年长儿摄左手腕骨的正位片，了解骨的发育，判断骨龄。1 ～ 9 岁腕部骨化中心的数目约为其岁数加 1。

（4）牙齿的发育：牙齿可分为乳牙和恒牙两种，乳牙 20 个，恒牙 32 个。4 ～ 10 个月乳牙开始萌出，12 个月尚未出牙者可视为异常，乳牙最晚 2 岁半出齐。2 岁以内乳牙的数目约为月龄减 4（或 6）。6 ～ 7 岁乳牙开始脱落换恒牙。

6. 感觉、运动和语言发育

（1）感觉发育：①视觉：6 岁视深度已充分发育，视力达 1.0。②听觉：1 岁时听懂自己名字；2 岁后能区别不同声音；4 岁听觉发育完善。

（2）运动发育：规律是自上而下、由近到远、由不协调到协调、先正向动作后反向动作。

1）平衡与大运动：二抬四撑六会坐，七滚八爬周会走，2 岁跳，3 岁跑。

2）细动作：12 ～ 15 个月时能用匙取食、乱涂画，2 ～ 3 岁会用筷子，4 岁能自己穿衣、绘画及书写。

（3）语言发育：经过发音、理解和表达三个阶段。

细目二　小儿生理特点、病理特点

1. 生理特点

（1）脏腑娇嫩、形气未充：即小儿时期机体各系统和器官的形态发育及生理功能都处在不断成熟和不断完善的过程中，其中尤以肺、脾、肾三脏更为突出，故曰小儿"肺常不足""脾常不足""肾常虚"。

（2）生机蓬勃，发育迅速：是指小儿在生长发育过程中，无论在机体的形态结构方面，还是各种生理功能方面，都在迅速不断地向着成熟完善的方面发展。古代医家将此概括为"纯阳之体"或"体禀纯阳"。

2. 病理特点

（1）发病容易，传变迅速：小儿易发疾病，突出表现在肺、脾、肾系疾病和传染病等方面，这与其"三不足"的生理特点密切相关。小儿疾病发生之后，传变迅速的病理特点，主要表现为易虚易实、易寒易热。

（2）**脏气清灵，易趋康复**：小儿活力充沛，对药物的反应敏捷；病因单纯，忧思较少，精神乐观。只要诊断正确、辨证准确、治疗及时、处理得当、用药适宜，疾病就容易很快康复。

细目三 小儿喂养与保健

1. 母乳喂养的优点和方法 生后 6 个月之内以母乳为主要食品者，称为母乳喂养。

（1）优点：母乳是婴儿最适宜的天然营养品。①母乳营养丰富，蛋白质、脂肪、糖的比例为 1∶3∶6。②母乳易于消化、吸收和利用。③含有丰富的抗体和免疫活性物质，有抗感染和抗过敏的作用。④母乳温度适宜、经济、卫生。⑤母乳喂养能增进母子感情。⑥产后哺乳可刺激子宫收缩，促其早日恢复。

（2）方法：新生儿出生半小时内就可开奶，每次哺乳不宜超过 20 分钟。12 个月左右为最合适的断母乳时间，最迟不超过 2 岁。若正值夏季炎热或小儿患病之时，应适当推迟断母乳。

3. 人工喂养的基本知识 选用牛、羊乳等，或其他代乳品喂养婴儿，称为人工喂养。牛乳配制包括稀释、加糖和消毒三个步骤。生后不满 2 周采用 2∶1 奶（即 2 份牛奶加 1 份水）；以后逐渐过渡到 3∶1 或 4∶1 奶；满月后即可进行全奶喂养。加糖量为每 100mL 加 5～8g；婴儿每日约需加糖牛奶 110mL/kg，需水每日 150mL/kg（包含牛乳量）。

4. 辅助食品的添加原则 ①从少到多。②由稀到稠。③由细到粗。④由一种到多种。

5. 计划免疫 应注意按期完成各种预防接种，建立预防接种档案。1 岁内婴儿需完成卡介苗、脊髓灰质炎三型混合疫苗、百日咳、白喉、破伤风类毒素混合制剂、麻疹减毒疫苗及乙型肝炎病毒疫苗等预防接种。

细目四 小儿诊法概要

1. 望诊的主要内容及临床意义

（1）整体望诊：①头方发少、囟门迟闭，可见佝偻病。②头大颈缩、前囟宽大、头缝裂开、眼珠下垂者，见于解颅。③皮肤干燥、缺少弹性，伴眼眶凹陷者，为脱水征象。④喜伏卧者，多为内伤乳食。⑤喜蜷卧者，多为内寒或腹痛。⑥翻滚不安，呼叫哭吵，双手捧腹，多为腹痛。⑦端坐喘促，痰鸣哮吼，多为哮喘。⑧气促鼻扇，胸肋凹陷，常为肺炎喘嗽。

（2）局部望诊：①口腔、舌部黏膜破溃糜烂，满口白屑，状如雪花，为脾经郁热，多见于鹅口疮。②两颊黏膜有针尖大小的白色小点，周围红晕，为麻疹黏膜斑。③咽部有灰白色假膜，轻拭不去，重擦出血，白膜复生，常为白喉。④若以耳垂为中心的弥漫肿胀疼痛，则为流行性腮腺炎。⑤肛门瘙痒，入夜尤甚，多为蛲虫病。⑥便后直肠脱出，多属中气亏虚，见于脱肛。⑦乳幼儿大便呈果酱色，伴阵发哭吵，常为肠套叠。⑧大便呈灰白色者，可见于胆道闭锁。

2. 指纹诊查的方法及临床意义

（1）诊查方法：观察指纹是儿科的特殊诊法，适用于 3 岁以下小儿。正常小儿的指纹隐约可见，色泽淡紫，纹形伸直，不超过风关。

（2）临床意义：浮沉分表里，红紫辨寒热，淡滞定虚实，三关测轻重。

3. 闻诊的主要内容及临床意义 ①婴幼儿大便呈果酱色，伴阵发性哭闹，常为肠套叠。②大便色泽灰白不黄，多系胆道阻滞。③尿色深黄为湿热内蕴。④尿色黄褐如浓茶，多为湿热黄疸。⑤尿色红如洗肉水或镜检红细胞增多者为尿血。

4. 问诊的主要内容及临床意义

（1）问个人史：出生史、喂养史和生长发育史。

（2）问预防接种史：了解实行计划免疫及免疫反应等情况。

5. 基本脉象 3 岁以下小儿以察指纹诊法代替切脉。3 岁以上小儿用"一指定三关"的方法诊脉，也称作"寸口一指脉"，小儿脉象有浮、沉、迟、数、有力、无力六种。浮沉分表里，迟数辨寒热，有力、无力定虚实。

6. 按诊 ①皮肤干燥失去弹性，为吐泻阴液耗脱之证。②肌肤肿胀，按之随手而起，属阳水水肿。

③肌肤肿胀，按之凹陷难起，属阴水水肿。④囟门隆凸，按之紧张，为囟填，多为风火痰热上攻，肝火上亢，热盛生风。⑤囟门凹陷，为囟陷，多为阴津大伤。⑥颅骨按之不坚而有弹性感，多为维生素 D 缺乏性佝偻病。⑦胸廓高耸如鸡之胸，后凸如龟之背是为骨疳；肋骨串珠亦为虚羸之证。按察腹部。⑧右上腹胁肋下触及痞块，或按之疼痛，为肝大；左上腹胁肋下触及有痞块，为脾大，俱多为气滞血瘀之征。⑨脐周按之痛，可触及团块，推之可散者，多为虫证。⑩右下腹按之疼痛，兼发热，右下肢拘急者，多属肠痈。

细目五　儿科辨证的意义

儿科常采用的辨证方法　八纲辨证、脏腑辨证、三焦辨证和卫气营血辨证。

细目六　儿科治疗概要

1. 治疗原则　①中西医有机结合，取长补短。②治疗要及时，方药要精简。③注意调理和顾护脾胃。④注重整体治疗，合理调护。

2. 药物剂量计算常用方法　小儿用药剂量计算方法有多种，如按体重、体表面积、年龄或按成人剂量折算。

（1）按体表面积计算：< 30kg 小儿体表面积（m²）=0.035× 体重（kg）+0.1；> 30kg 小儿体表面积（m²）=0.02×（体重 kg−30）+1.05。小儿剂量 = 剂量 /（m²）× 小儿体表面积（m²）。

（2）小儿中药用量：新生儿用成人量的 1/6，乳婴儿为成人量的 1/3，幼儿为成人量的 1/2，学龄儿童为成人量的 2/3 或成人量。

3. 常用内治法则　疏风解表法、止咳平喘法、清热解毒法、消食导滞法、镇惊开窍法、凉血止血法、利水消肿法、益气健脾法、培元补肾法、回阳救逆法、活血化瘀法。

4. 常用外治法和适应证

（1）推拿疗法：主要用于治疗小儿泄泻、腹痛、厌食、斜颈等病证。

（2）捏脊疗法：常用治疳证、婴儿泄泻及脾胃虚弱的患儿。

（3）针灸与打刺疗法：①针灸疗法：小儿针刺循经取穴基本与成人相同，采用浅刺、速刺、不留针的针法；灸法常适用于慢性虚弱性疾病及以风、寒、湿邪为患的病证。②打刺疗法：也称皮肤针刺法（梅花针、七星针），用于治疗脑瘫后遗症。③刺四缝疗法：常用于治疗疳证、厌食。

（4）拔罐疗法：常用于治疗肺炎喘嗽、哮喘、腹痛、遗尿等病证。

细目七　小儿体液平衡的特点和液体疗法

1. 脱水程度的判断

	轻度脱水	中度脱水	重度脱水
失水量（mL/kg）	< 5%（30 ~ 50）	5% ~ 10%（50 ~ 100）	> 10%（100 ~ 120）
精神状态	正常或稍差	萎靡或烦躁不安	极度萎靡，表情淡漠，昏睡甚至昏迷
皮肤情况	稍干燥，弹性尚可	干燥，弹力差	灰白或有花纹，干燥，失去弹性
眼窝、前囟	轻度凹陷，哭时有泪	明显凹陷，哭时泪少	深度凹陷，闭目露睛，哭时无泪
口唇黏膜	略干燥	干燥	极干燥
四肢	温	稍凉	厥冷
尿量	稍减少	明显减少	极少或无尿
脉搏	正常	增快	细而快
血压	正常	稍降或正常	下降

2. 代谢性酸中毒的主要临床表现　表现为呼吸深而有力，唇呈樱桃红色，精神萎靡，嗜睡，恶心，频繁呕吐，心率增快，烦躁不安，甚则出现昏睡、昏迷、惊厥等。

3. 液体疗法（助理不考）

（1）液体疗法：是纠正失水、酸中毒、电解质紊乱，恢复和维持血容量、体液平衡的重要措施。

（2）液量计算：主要包括累积损失、继续损失和生理需要三个部分。

1）补充累积损失量

①定输液总量（定量）：轻度脱水 30～50mL/kg；中度脱水 50～100mL/kg；重度脱水 100～120mL/kg。计算总量先给 2/3，学龄前期及学龄期小儿体液组成已接近成人，补液量应酌减 1/4～1/3。

②定输液种类（定性）：输液种类根据脱水性质决定。原则先盐后糖，即先补充电解质后补充糖液。通常对低渗脱水应补给 2/3 张含钠液；等渗脱水补给 1/2 张含钠液；高渗脱水补给 1/3～1/5 张含钠液。若临床上判断脱水性质有困难时，可先按等渗脱水补充。

③定输液速度（定速）：补液速度取决于脱水程度，原则上先快后慢。如重度脱水，尤其对于有明显血容量和组织灌注不足的患儿，应首先快速应用 2∶1 含钠液，按 20mL/kg（总量不超过 300mL）于 30 分钟至 1 小时内静脉输入，以迅速改善循环血量和肾功能；其余累积损失量于 8～12 小时内输完。高渗性脱水患儿的输注速度宜稍慢。

2）补充继续损失量：一般每日 10～40mL/kg，予以 1/3～1/2 张含钠液。

3）补充生理需要量：尽量口服补充，对不能口服或口服量不足者可静脉滴注 1/4～1/5 张含钠液，同时给予生理需要量的钾。

第二单元　新生儿疾病

细目一　新生儿黄疸

1. 西医病因与发病机制

（1）感染性：①新生儿肝炎。②新生儿败血症。

（2）非感染性：①新生儿溶血病：以 ABO 血型不合最常见。②胆管阻塞。③母乳性黄疸。④其他：遗传疾病、药物因素。

2. 中医病因病机　发病与先天禀赋及后天感受湿邪或湿热毒邪密切相关。病机为湿邪或湿热之邪阻滞脾胃，肝失疏泄，胆汁外溢，而发为胎黄。病位主要在脾、胃、肝、胆。

3. 生理性黄疸与病理性黄疸的鉴别

鉴别要点	生理性黄疸	病理性黄疸
出现时间	出生后 2～3 天出现	生后 24 小时内即出现
达峰时间	4～6 天达高峰	持续加深，或消退后复现
消退时间	10～14 天消退，早产儿持续时间较长	3 周后仍不消退
血清总胆红素	足月儿＜221μmol/L（12.9mg/dL） 早产儿＜256.5μmol/L（15mg/dL）	足月儿＞221μmol/L（12.9mg/dL） 早产儿＞256.5μmol/L（15mg/dL）
全身表现	轻微食欲不振	症状明显

4. 西医治疗原则及主要治疗方法

（1）治疗原则：病因治疗，降低血中非结合胆红素，防止胆红素脑病发生。

（2）西医治疗（助理不考）

1）病因治疗：①新生儿肝炎：以保肝治疗为主，供给充分的热量及维生素。禁用对肝脏有毒的药物。②先天性胆道闭锁：手术治疗。③新生儿败血症：联合应用抗生素，要早用药、足疗程。④其他：防止低血糖、低体温，纠正缺氧、贫血、水肿和心力衰竭等。

2）对症治疗

①光照疗法：简称光疗，是降低血清非结合胆红素简单而有效的方法。波长 425～475nm 的蓝光和波长 510～530nm 的绿光效果较好。光照疗法的指征：a. 血清总胆红素水平，足月儿＞205μmol/L（12mg/dL）；低出生体重儿（LBW）＞170μmol/L（10mg/dL）；极低出生体重儿（VLBW）＞102μmol/L（7mg/dL）；超低出生体重儿（ELBW）＞85μmol/L（5mg/dL）。b. 产前已诊断为新生儿溶血病者，出现黄疸即血清胆红素＞85μmol/L（5mg/dL）。

②药物治疗：a. 供给白蛋白。b. 纠正代谢性酸中毒。c. 肝酶诱导剂：苯巴比妥。

③换血疗法。

5. 中医辨证论治

证型	辨证要点	治法	方药
湿热熏蒸证（阳黄）	目黄、身黄，其黄鲜明，哭闹不安，呕吐腹胀，乳食不思，尿黄便结，或伴有发热，舌质红，苔黄腻，指纹紫滞	清热利湿退黄	茵陈蒿汤
寒湿阻滞证（阴黄）	目黄、身黄，其色晦暗，黄疸持续不退，精神差，吮乳少，易呕吐，小便黄，四肢欠温，腹胀便溏，或大便灰白，舌质淡，苔白腻，指纹色淡	温中化湿退黄	茵陈理中汤
气滞血瘀证	面目皮肤发黄，颜色晦滞，日益加重，腹部胀满，右胁下痞块，神疲纳呆，小便短黄，大便不调或灰白，舌紫暗有瘀斑瘀点，苔黄或白，指纹紫滞	化瘀消积退黄	血府逐瘀汤

细目二　新生儿寒冷损伤综合征（助理不考）

1. 西医发病机制　①寒冷和保温不当：早产儿多发。②某些疾病。③多器官损害。

2. 中医病因病机及诊断要点

（1）中医病因病机：内因多为先天禀赋不足，元阳不振；外因多为护理不当，感受寒冷，或患其他疾病所致。其病机主要为阳气虚衰，寒凝血涩。

（2）诊断要点

1）病史：时处寒冷季节，环境温度过低或有保暖不当史；严重感染史；早产儿或足月小样儿；窒息、产伤等所致的摄入不足或能量供给低下。

2）临床表现：早期哺乳差，哭声低，反应低下，病情加重后体温＜35℃，严重者＜30℃，腋温、肛温差由正值变为负值。感染或夏季发病者不出现低体温。硬肿为对称性，依次为双下肢、臀、面颊、双上肢、背、腹、胸部等，严重时肢体僵硬，不能活动，多脏器功能损害。

3）实验室检查：血白细胞计数升高或减少，中性粒细胞增高，血小板减少。血气分析可有血 pH 降低、PaO_2 降低、$PaCO_2$ 增高。心电图可表现为 Q-T 延长、低电压、T 波低平或 ST 段下移。有 DIC 表现者，血 DIC 指标阳性。

3. 西医治疗原则

（1）治疗原则：及时复温，提供热量和液体，去除病因，早期纠正脏器功能紊乱。

（2）西医治疗：①复温，见下表。②供给热量和液体。③纠正器官功能紊乱。④控制感染。

肛温	肛温＞30℃	肛温＜30℃或＞30℃
棕色脂肪产热情况	好	差
暖箱温度	适中温度（34℃）	比肛温高 1～2℃，提高 0.5～1℃/h（不超过 34℃）
复温所需时间（小时）	6～12	12～24

4. 中医外治疗法　①中药热敷。②中药药浴。③艾条温灸。

第三单元　呼吸系统疾病

细目一　急性上呼吸道感染

1. 主要病原体及临床表现

（1）主要病原体：以病毒为主，肺炎支原体也可。细菌感染多为继发。

（2）临床表现：轻症病例仅有鼻部症状；重症病例可引起很多并发症，如中耳炎、风湿热、心包炎、骨髓炎等疾病。

2. 中医病因病机及治疗原则　病因以感受风邪为主，病机关键为肺卫失宣。病变部位主要在肺，亦常累及肝、脾等脏。以疏风解表为基本原则。

3. 小儿上感的特殊类型　①疱疹性咽峡炎：由柯萨奇A组病毒所致。好发于夏秋季。多为急性发热，体温大多在39℃以上，流涎、咽痛等。体检时可见咽部红肿，咽腭弓、悬雍垂、软腭等处可见2～4mm大小的疱疹，周围红晕，疱疹破溃后形成小溃疡。病程约1周。②咽-结合膜热：由腺病毒3、7型所致。好发于春夏季。多呈高热，咽痛，眼部刺痛。体检时可见咽部充血，一侧或两侧滤泡性眼结膜炎，颈部、耳后淋巴结肿大。病程1～2周。

4. 中医辨证论治

（1）主证

证型	辨证要点	治法	方药
风寒感冒	发热，恶寒，无汗，头痛，鼻流清涕，喷嚏，咳嗽，咽部不红肿，舌淡红，苔薄白，脉浮紧或指纹浮红	辛温解表	荆防败毒散
风热感冒	发热重，恶风，有汗或少汗，头痛，鼻塞，鼻流浊涕，喷嚏，咳嗽，痰稠色白或黄，咽红肿痛，口干渴，舌质红，苔薄黄，脉浮数或指纹浮紫	辛凉解表	银翘散
暑邪感冒	发热，无汗或汗出热不解，头晕、头痛，鼻塞，身重困倦，胸闷，泛恶，口渴心烦，食欲不振，或有呕吐、泄泻，小便短黄，舌质红，苔黄腻，脉数或指纹紫滞	清暑解表	新加香薷饮
时邪感冒	起病急骤，全身症状重，高热，恶寒，无汗或汗出热不解，头痛，心烦，目赤咽红，肌肉酸痛，腹痛，或有恶心、呕吐，舌质红，舌苔黄，脉数	清热解毒	银翘散合普济消毒饮

（2）兼证

证型	辨证要点	治法	方药
夹痰	感冒兼见咳嗽较剧，痰多，喉间痰鸣	辛温解表，宣肺化痰；辛凉解表，清肺化痰	三拗汤、二陈汤（风寒夹痰）；桑菊饮（风热夹痰）
夹滞	感冒兼见脘腹胀满，不思饮食，呕吐酸腐，口气秽浊，大便酸臭，或腹痛泄泻，或大便秘结，小便短黄，舌苔厚腻，脉滑	解表兼以消食导滞	保和丸
夹惊	感冒兼见惊惕哭闹，睡卧不宁，甚至骤然抽风神昏，舌质红，脉浮弦	解表兼以清热镇惊	镇惊丸，另服小儿回春丹或小儿金丹片

细目二　肺炎

1. 常见病原体　发达国家中小儿肺炎病原以病毒为主，发展中国家则以细菌为主。其中肺炎链球菌、金黄色葡萄球菌、流感嗜血杆菌是重症肺炎的主要病因。儿童肺炎支原体感染、婴儿衣原体感染有增多的趋势。

2. 中医病因病机　本病外因责之于感受风邪，或由其他疾病传变而来；内因责之于小儿形气未充，肺脏娇嫩，卫外不固。其病机关键为肺气闭郁。

3. 临床分类方法

（1）病理分类：小叶性肺炎（支气管肺炎）、大叶性肺炎、间质性肺炎、毛细支气管炎等。其中以支气管肺炎最为多见。

（2）病因分类：①感染性肺炎：细菌性肺炎、病毒性肺炎、支原体肺炎、衣原体肺炎、真菌性肺炎、原虫性肺炎。②非感染性肺炎：吸入性肺炎、坠积性肺炎、嗜酸细胞性肺炎等。

（3）病程分类：病程＜1个月者，称为急性肺炎；1～3个月称为迁延性肺炎；＞3个月者称为慢性肺炎。

（4）病情分类：①轻症：呼吸系统症状为主，无全身中毒症状。②重症：除呼吸系统受累外，其他系统亦受累，且全身中毒症状明显。

4. 各型肺炎的临床特点

（1）支气管肺炎：起病急，有上感表现。以发热、咳嗽、气促为主要症状。严重者表现为鼻翼扇动、点头呼吸、三凹征等。肺部体征可闻及固定的中、细湿啰音；若病灶融合，出现肺实变体征，则表现为语颤增强、叩诊浊音、听诊呼吸音减弱或管状呼吸音。

（2）腺病毒肺炎（助理不考）：多见于6个月～2岁的婴幼儿。发热、咳嗽、呼吸困难为主要症状。重症可见鼻翼扇动、三凹征、喘憋及口唇甲床青紫。肺部体征出现较晚，初期听诊仅有呼吸音粗糙或干啰音，发热4～5日后方可闻及湿啰音。

（3）合胞病毒肺炎（助理不考）：多见于2岁以内，尤以2～6个月婴儿多见。发热、咳嗽、喘憋为主要症状。中、重症病儿有喘憋，呼吸困难，出现呼吸增快、三凹征、鼻翼扇动及口唇发绀。听诊可闻及喘鸣音、肺底部可闻及细湿啰音。

（4）支原体肺炎：多见于年长儿。发热、咳嗽、咳痰为主要症状。刺激性剧烈咳嗽为突出表现，有时阵咳酷似百日咳样咳嗽，咳痰黏稠，甚至带有血丝。年长儿大多缺乏显著的肺部体征。

5. 肺炎心衰的诊断标准及主要治疗方法

（1）诊断标准：①心率突然加快，婴儿超过180次/分；幼儿超过160次/分。②呼吸突然加快，超过60次/分。③突然发生极度烦躁不安，明显发绀，皮肤苍白发灰，指（趾）甲微血管再充盈时间延长。④心音低钝，有奔马律，颈静脉怒张。⑤肝脏迅速增大。⑥颜面、眼睑或下肢水肿，尿少或无尿。具有前5项者即可诊断为心力衰竭。

（2）主要治疗方法：镇静，给氧，增强心肌收缩力，减慢心率，增加心搏出量，减轻心脏负荷。

6. 抗生素药物选择原则　①根据病原菌选择敏感药物。②早期治疗。③选用渗入下呼吸道浓度高的药物。④足量、足疗程。⑤重症宜联合用药，经静脉给药。

7. 中医辨证论治

	证型	辨证要点	治法	方药
常证	风寒闭肺证	恶寒发热，无汗，呛咳不爽，呼吸气急，痰白而稀，口不渴，咽不红，舌质不红，舌苔薄白或白腻，脉浮紧，指纹浮红	辛温宣肺，化痰止咳	华盖散
	风热闭肺证	初起证候稍轻，发热恶风，咳嗽气急，痰多，痰稠黏或黄，口渴咽红，舌红，苔薄白或黄，脉浮数。重症则见高热烦躁，咳嗽微喘，气急鼻扇，喉中痰鸣，面色红赤，便干尿黄，舌红苔黄，脉滑数，指纹紫滞	辛凉宣肺，化痰止咳	银翘散合麻杏石甘汤
	痰热闭肺证	发热烦躁，咳嗽喘促，呼吸困难，气急鼻扇，喉间痰鸣，口唇发绀，面赤口渴，胸闷胀满，泛吐痰涎，舌质红，舌苔黄腻，脉象弦滑	清热涤痰，开肺定喘	五虎汤合葶苈大枣泻肺汤

续表

证型		辨证要点	治法	方药
常证	毒热闭肺证	高热持续，咳嗽剧烈，气急鼻扇，甚至喘憋，涕泪俱无，鼻孔干燥如烟煤，面赤唇红，烦躁口渴，溲赤便秘，舌红而干，舌苔黄腻，脉滑数	清热解毒，泻肺开闭	黄连解毒汤合麻杏石甘汤
	阴虚肺热证	病程较长，低热盗汗，干咳无痰，面色潮红，舌红少津，舌苔花剥、苔少或无苔，脉细数	养阴清肺，润肺止咳	沙参麦冬汤
	肺脾气虚证	低热起伏不定，面白少华，动则汗出，咳嗽无力，纳差便溏，神疲乏力，舌质偏淡，舌苔薄白，脉细无力	补肺健脾，益气化痰	人参五味子汤
变证	心阳虚衰证	骤然面色苍白，口唇发绀，呼吸困难或呼吸浅促，额汗不温，四肢厥冷，虚烦不安或神萎淡漠，右胁下出现痞块并渐增大，舌质略紫，苔薄白，脉细弱而数，指纹青紫，可达命关	温补心阳，救逆固脱	参附龙牡救逆汤
	邪陷厥阴证	壮热烦躁，神昏谵语，四肢抽搐，口噤项强，双目上视，舌质红绛，指纹青紫，可达命关，或透关射甲	平肝息风，清心开窍	羚角钩藤汤合牛黄清心丸

细目三　支气管哮喘

1. 西医发病机制　气道慢性（变应性）炎症是哮喘的基本病变，由此引起的气流受限，气道高反应性是哮喘的基本特征。参与这些基本病损的形成过程有免疫因素、神经精神因素。

2. 中医病因病机　肺、脾、肾三脏不足是哮喘形成的主要内因。外因是感触外邪（接触异物、异味及嗜食咸酸等）。其病机为外因诱发，触动伏痰，痰阻气道所致。

3. 诊断与鉴别诊断

（1）诊断要点

1）反复发作的喘息、气促、胸闷或咳嗽，多与接触变应原、冷空气、物理或化学性刺激、病毒性上下呼吸道感染、运动等有关。

2）发作时双肺可闻及散在或弥漫性以呼气相为主的哮鸣音，呼气相延长。

3）支气管舒张剂有显著疗效。

4）除外其他疾病引起的喘息、气促、胸闷或咳嗽。

5）对于症状不典型的患儿，同时在肺部闻及哮鸣音者，可酌情采用支气管舒张试验协助诊断，若阳性可诊断为哮喘。

（2）鉴别诊断：哮喘需与肺炎喘嗽相鉴别。哮喘以咳嗽、哮鸣、气喘、呼气延长为主症，大都不发热，常反复发作，多有过敏史，两肺听诊以哮鸣音为主；肺炎喘嗽以发热、咳嗽、痰壅、气喘为主症，多数发热，两肺听诊以湿啰音为主。

4. 咳嗽变异性哮喘的诊断依据及治疗（助理不考）

（1）诊断依据

1）持续咳嗽 > 1 个月，常在夜间和/或清晨发作，运动、遇冷空气或嗅到特殊气味后加重，痰少，临床上无感染征象，或经较长时间抗生素治疗无效。

2）支气管舒张剂诊断性治疗可使咳嗽发作缓解（基本诊断条件）。

3）有个人或家族过敏史、家族哮喘史，过敏原检测阳性可作辅助诊断。

4）排除其他原因引起的慢性咳嗽。

（2）治疗：较长期地应用控制药物吸入激素或 β_2 受体激动剂，或长期口服白三烯受体拮抗剂能取得较好疗效，并可配合中医辨证治疗。

5. 西医治疗原则　采用长期、持续、规范和个体化的治疗原则。

6. 中医辨证论治

证型		辨证要点	治法	方药
发作期	寒性哮喘	咳嗽气促，喉间哮鸣，咳痰清稀色白，呈黏沫状，形寒无汗、鼻流清涕，面色晦滞带青，四肢不温，口不渴，或渴喜热饮，舌淡红，舌苔薄白或白腻，脉象浮滑，指纹红	温肺散寒，化痰定喘	小青龙汤合三子养亲汤
	热性哮喘	咳喘哮鸣，声高息涌，痰稠色黄，发热面红，胸闷膈满，渴喜冷饮，小便黄赤、大便干燥或秘结，舌红，舌苔黄腻，脉象滑数，指纹紫	清热化痰，止咳定喘	麻杏石甘汤或定喘汤
	虚实夹杂证	病程长，喘促迁延不愈，动则喘甚、面白少华，形寒肢冷，尿频或小便清长，伴见咳嗽痰多，喉间痰鸣，舌淡，苔白或腻，脉细弱	降气化痰，补肾纳气	射干麻黄汤合都气丸
缓解期	肺气虚弱证	面白，气短懒言，咳嗽无力，语声低微，倦怠乏力，容易出汗、反复感冒，舌质淡，苔薄，脉细无力	补肺固表	玉屏风散
	脾气虚弱证	面色虚浮少华，食少脘痞、大便不实，倦怠乏力，痰多而咳，舌淡，苔白，脉缓无力	健脾化痰	六君子汤
	肾虚不纳证	面白少华，形寒怯冷，四肢不温，腰膝酸软，动则心悸气促，遗尿或夜间尿多、小便澄清，舌淡，苔薄白，或舌红，苔花剥，脉沉细无力	补肾固本	金匮肾气丸

7. 急性发作期西医治疗

（1）吸氧：用面罩或双导管吸氧。氧气浓度以 40% 为宜，每分钟 4～5L。

（2）β_2 受体激动剂：首选吸入治疗。

（3）静脉用药：全身应用糖皮质激素作为儿童危重哮喘治疗的一线药物，应尽早使用。静脉滴注氨茶碱可作为治疗儿童危重哮喘的一种选择。

（4）辅助机械通气治疗：对未做气管插管者，慎用镇静剂。

细目四　反复呼吸道感染

1. 诊断标准

反复呼吸道感染的诊断标准

年龄	上呼吸道感染次数 / 年	下呼吸道感染次数 / 年
0～2岁	7	3
3～5岁	6	2
6～12岁	5	2

注：①上呼吸道感染第 2 次距第 1 次至少要间隔 7 天以上。②若上呼吸道感染次数不足，可加上、下呼吸道感染次数；不足者需观察 1 年。

2. 中医病因病机　小儿反复呼吸道感染多因正气不足，卫外不固，造成屡感外邪，邪毒久恋，稍愈又作，往复不已之势，导致小儿反复呼吸道感染。

3. 中医辨证论治

证型	辨证要点	治法	方药
营卫失和，邪毒留恋	反复感冒，恶寒怕热，不耐寒凉，平时汗多，肌肉松弛；或伴有低热，咽红不退，扁桃体肿大；或肺炎喘嗽后久不康复；舌淡红，苔薄白，或花剥，脉浮数无力，指纹紫滞	扶正固表，调和营卫	黄芪桂枝五物汤

续表

证型	辨证要点	治法	方药
肺脾两虚，气血不足	屡受外邪，咳喘迁延不已，或愈后又作，面黄少华，厌食，或恣食肥甘生冷，肌肉松弛，或大便溏薄，咳嗽多汗，唇口色淡，舌质淡红，脉数无力，指纹淡	健脾益气，补肺固表	玉屏风散加味
肾虚骨弱，精血失充	反复感冒，甚则咳喘，面白无华，肌肉松弛，动则自汗，寐则盗汗，睡不安宁，五心烦热，立、行、齿、发、语迟，或鸡胸龟背，舌苔薄白，脉数无力	补肾壮骨，填阴温阳	补肾地黄丸加味

第四单元　循环系统疾病

细目　病毒性心肌炎

1. 西医发病机制　发病机理尚不完全清楚。病毒→损害心肌细胞→心肌细胞变性、坏死和溶解。

2. 中医病因病机　小儿素体正气亏虚是发病之内因；温热邪毒侵袭是发病之外因。病变部位主要在心，常涉及肺、脾、肾。

3. 临床诊断依据

（1）心功能不全、心源性休克或心脑综合征。

（2）心脏扩大（X线、超声心动图检查具有表现之一）。

（3）心电图改变：以 R 波为主的 2 个或 2 个以上的主要导联（Ⅰ、Ⅱ、aVF、V_5）的 ST–T 改变持续 4 天以上伴动态变化，窦房传导阻滞、房室传导阻滞、完全性右或左束支传导阻滞，成联律、多形、多源、成对或并行性早搏，非房室结及房室折返引起的异位性心动过速，低电压（新生儿除外）及异常 Q 波。

（4）CK–MB 升高或心肌肌钙蛋白（cTnI 或 cTnT）阳性。

4. 常用的西药治疗方法（助理不考）

（1）休息：急性期需卧床休息，以减轻心脏负荷。

（2）营养心肌药物：辅酶 Q_{10}、1，6– 二磷酸果糖、维生素 C。

（3）肾上腺皮质激素：用于心源性休克、致死性心律紊乱（三度房室传导阻滞、室性心动过速）等严重病例的抢救。

（4）控制心力衰竭：常用药物有地高辛、西地兰等。

5. 中医辨证论治

证型	辨证要点	治法	方药
风热犯心证	发热，低热绵延，或不发热，鼻塞流涕，咽红肿痛，咳嗽有痰，肌痛肢楚，头晕乏力，心悸气短，胸闷胸痛，舌质红，舌苔薄，脉数或结代	清热解毒，宁心复脉	银翘散
湿热侵心证	寒热起伏，全身肌肉酸痛，恶心呕吐，腹痛泄泻，心悸胸闷，肢体乏力，舌质红，苔黄腻，脉濡数或结代	清热化湿，宁心复脉	葛根黄芩黄连汤
气阴亏虚证	心悸不宁，活动后尤甚，少气懒言，神疲倦怠，头晕目眩，烦热口渴，夜寐不安，舌光红少苔，脉细数或促或结代	益气养阴，宁心复脉	炙甘草汤合生脉散
心阳虚弱证	心悸怔忡，神疲乏力，畏寒肢冷，面色苍白，头晕多汗，甚则肢体浮肿，呼吸急促，舌质淡胖或淡紫，脉缓无力或结代	温振心阳，宁心复脉	桂枝甘草龙骨牡蛎汤
痰瘀阻络证	心悸不宁，胸闷憋气，心前区痛如针刺，脘闷呕恶，面色晦暗，唇甲青紫，舌体胖，舌质紫暗，或舌边尖见有瘀点，舌苔腻，脉滑或结代	豁痰化瘀，活血通络	瓜蒌薤白半夏汤合失笑散

第五单元　消化系统疾病

细目一　鹅口疮

1. 病原菌及临床特征

（1）病原菌：本病为白色念珠菌感染所致，多见于营养不良、慢性腹泻、长期使用广谱抗生素或激素的患儿。

（2）临床特征：口腔黏膜上出现白色或灰白色乳凝块样白膜。

2. 中医病因病机　由胎热内蕴、口腔不洁、感受秽毒之邪所致。其主要病变在心、脾、肾。

3. 中医辨证论治

证型	辨证要点	治法	方药
心脾积热证	口腔满布白屑，周围红较甚、面赤，唇红，或伴发热、烦躁、多啼，口干或渴，大便干结，小便黄赤，舌红，苔薄白，脉滑或指纹青紫	清心泻脾	清热泻脾散
虚火上浮证	口腔内白屑散在，周围红晕不著，形体瘦弱，颧红，手足心热，口干不渴，舌红，苔少，脉细或指纹紫	滋阴降火	知柏地黄丸

细目二　疱疹性口炎

1. 中医病因病机　本病多由风热乘脾，心脾积热，或虚火上炎所致。

2. 中医辨证论治

证型	辨证要点	治法	方药
风热乘脾证	以口颊、上颚、齿龈、口角溃烂为主，甚则满口糜烂，周围黏膜色红、疼痛明显，拒食，烦躁不安，口臭，涎多，或伴发热，小便短赤，大便秘结，舌红，苔薄黄，脉数	疏风清热，泻火解毒	银翘散
心火上炎证	舌尖、舌边溃烂，色赤疼痛，烦躁多啼，口干欲饮，小便短黄，舌尖红，苔薄黄，脉数	清心泻火，凉血解毒	泻心导赤汤
虚火上炎证	口腔溃疡较少，呈灰白色，周围色不红或微红，口臭不甚，反复发作或迁延不愈，神疲颧红，口干不渴，舌红，苔少或花剥，脉细数	滋阴降火，引火归原	六味地黄丸加肉桂

细目三　胃炎

1. 西医诊断要点及鉴别诊断

（1）诊断要点：急性胃炎诊断主要依靠病史、体检、临床表现及内镜检查。慢性胃炎诊断及分类主要根据胃镜下表现和病理组织学检查。

（2）鉴别诊断

1）消化性溃疡：儿童症状和体征不典型。新生儿和婴儿多见继发性溃疡，发病急，首发症状为消化道出血和穿孔，原发性以胃溃疡多见；幼儿期胃和十二指肠溃疡发病率相等，常见进食后呕吐，间歇发作脐周及上腹部疼痛；学龄前及学龄期以原发性十二指肠溃疡多见，表现为反复发作性脐周及上腹部胀痛、烧灼感，也有仅表现为贫血、粪便隐血试验阳性者。纤维胃镜检查是当前诊断溃疡病准确率最高的办法。

2）急性胰腺炎：主要临床表现为上腹疼痛、恶心、呕吐，血清及尿淀粉酶常增高。儿童重症急性胰腺炎腹痛剧烈，早期就可出现全身中毒症状，可有明显的腹膜炎、血性腹水。

3）肠蛔虫症：常有不固定腹痛、偏食、异食癖、恶心、呕吐等消化功能紊乱症状，有时出现全身过敏症状。往往有吐、排虫史，粪便查出虫卵，驱虫治疗有效等可协助诊断。

4）肠痉挛：婴儿多见，可出现反复发作的阵发性腹痛，腹部无异常体征，排气、排便后可缓解。

2. 中医辨证论治（助理不考）

证型	辨证要点	治法	方药
乳食积滞证	胃脘胀满，疼痛拒按，嗳腐吞酸，甚则呕吐，呕吐物多为酸臭乳块或不消化食物，舌质红，苔厚腻，脉滑	消食消乳，和胃止痛	伤食用保和丸；伤乳用消乳丸
寒邪犯胃证	胃脘冷痛，遇寒痛甚，喜温喜按，纳少便溏，口淡流涎，舌质淡，苔白，脉沉紧	温散寒邪，和胃止痛	香苏散合良附丸
湿热中阻证	胃脘灼痛拒按，胸腹痞满，口黏纳呆，甚者呕吐，吐物酸臭，头身重着，口干尿赤，舌质红，苔黄腻，脉滑数	清热化湿，理气止痛	黄连温胆汤
肝气犯胃证	胃脘胀痛连胁，胸闷嗳气，甚者呕吐酸苦，大便不畅，得嗳气、矢气则舒，遇烦恼郁怒则痛作或痛甚，苔薄白，脉弦	疏肝理气，和胃止痛	柴胡疏肝散
脾胃虚寒证	胃脘隐隐作痛，绵绵不断，喜暖喜按，得食则减，时吐清水，面色无华，神疲乏力，手足欠温，大便溏薄，甚则便血，舌质淡，苔白，脉细弱或沉缓	温中健脾，益气和胃	黄芪建中汤
胃阴不足证	胃脘隐隐灼痛，似饥而不欲食，口燥咽干，五心烦热，消瘦乏力，口渴思饮，大便干结，舌红少津，脉细数	养阴益胃，和中止痛	益胃汤

细目四　小儿腹泻病

1. 中医病因病机　病因以感受外邪、伤于饮食、脾胃虚弱为多见。其主要病变在脾胃。若脾胃受病，则饮食入胃之后，水谷不化，精微不布，清浊不分，合污而下，致成泄泻。

2. 临床表现

（1）胃肠道症状：大便次数增多，大便每日数次至数十次。

（2）重型腹泻：胃肠道症状＋脱水、代谢性酸中毒、电解质紊乱（低钾血症、低钙和低镁血症）和全身中毒症状。

3. 诊断与鉴别诊断

（1）诊断：根据发病季节、病史（包括喂养史和流行病学资料）、临床表现和大便性状易于做出临床诊断。

（2）鉴别诊断

1）大便无或偶见少量白细胞者应与下列疾病鉴别。

①生理性腹泻：多见于6个月以内婴儿，外观虚胖，常有湿疹，生后不久即出现腹泻，除大便次数增多外，无其他症状，食欲好，不影响生长发育。

②乳糖酶缺乏、葡萄糖－半乳糖吸收不良、失氯性腹泻、原发性胆酸吸收不良、过敏性腹泻等，可根据各病特点进行鉴别。

2）大便有较多白细胞者需与下列疾病鉴别。

①细菌性痢疾：常有流行病学接触史，便次多，量少，脓血便伴里急后重，大便镜检有脓细胞、红细胞和吞噬细胞，大便细菌培养有痢疾杆菌生长可确诊。

②坏死性肠炎：中毒症状较严重，腹痛，腹胀，频繁呕吐，高热，大便糊状呈暗红色，渐出现典型的赤豆汤样血便，常伴休克；腹部X线摄片呈小肠局限性充气扩张，肠间隙增宽，肠壁积气等。

4. 常见类型肠炎的临床特点

（1）轮状病毒肠炎：呈散发或者小流行，经粪－口传播，也可通过气溶胶形式经呼吸道感染致病。潜伏期1～3天，多发生于6～24个月的婴幼儿。起病急，常伴发热等上感症状，无明显感染中毒症状。病初1～2天常发生呕吐，随后出现腹泻。大便呈黄色水样或蛋花汤样。本病为自限性疾病，自然病程

3～8天。

（2）诺如病毒肠炎：暴发高峰多见于寒冷季节。为集体机构急性暴发性胃肠炎的首要病原。感染后潜伏期多为12～36小时，急性起病。首发症状多为阵发性腹痛、恶心、呕吐和腹泻，全身症状有畏寒、发热、头痛、乏力、肌痛等。吐泻频繁者可发生脱水等症。本病为自限性疾病，症状持续12～72小时。

（3）产毒性细菌引起的肠炎：多发生在夏季。潜伏期1～2天，起病较急。轻症仅大便次数增多，性状轻微改变。重症腹泻频繁，量多，镜检无白细胞。伴呕吐、脱水、电解质及酸碱平衡紊乱。本病为自限性疾病，自然病程3～7天。

（4）侵袭性细菌引起的肠炎：多见于夏季。潜伏期长短不等。根据病原菌侵袭肠段部位不同，临床特点各异。表现为急性起病，高热，腹泻频繁，大便黏液状，带脓血，有腥臭味。常伴恶心、呕吐、腹痛和里急后重。大便镜检有大量白细胞和数量不等的红细胞。粪便培养可找到相应的致病菌。

（5）抗生素相关性腹泻

1）金黄色葡萄球菌肠炎：多继发于大量使用抗生素后，表现为发热、呕吐、腹泻、不同程度的中毒症状、脱水、电解质紊乱，甚至发生休克。典型大便为暗绿色，量多带黏液，少数为血便。大便镜检有大量脓细胞和成簇的革兰阳性球菌。

2）假膜性小肠结肠炎：由难辨梭状芽孢杆菌引起。几乎各种抗生素均能引起（除万古霉素和胃肠道外用的氨基糖苷类抗生素），可在用药1周或迟至停药后4～6周发病。表现为腹泻，轻症大便每日数次，停用抗生素后很快痊愈。重症腹泻频繁，黄绿色水样便，可有假膜排出。可引起血便，出现脱水、电解质紊乱和酸中毒。大便厌氧菌培养、组织培养法检测细胞毒素可协助诊断。

3）真菌性肠炎：多为白色念珠菌所致。2岁以下婴儿多见。常并发于其他感染，或肠道菌群失调时。病程迁延，常伴鹅口疮。大便次数增多，黄色稀便，泡沫较多，有时可见豆腐渣样细块（菌落）。大便镜检有真菌孢子和菌丝。

5. 西医治疗原则

（1）饮食疗法。

（2）液体疗法。

（3）药物治疗：①控制感染：根据大便培养和药敏试验结果。黏液、脓血便患者多为侵袭性细菌感染，针对病原选用第三代头孢菌素类、氨基糖苷类抗生素。②微生态疗法：常用的有双歧杆菌、嗜乳酸杆菌、粪链球杆菌、需氧芽孢杆菌等菌制剂。如肠道菌群严重紊乱，应选用两种以上的菌制剂进行治疗。③肠黏膜保护剂：如蒙脱石粉。

（4）迁延性和慢性腹泻病的治疗：主要是积极寻找病程迁延的原因，针对病因治疗；同时做好液体疗法、营养治疗和药物疗法。①液体疗法。②营养治疗。③药物疗法：依据药物敏感试验结果选用抗生素。注意补充微量元素与维生素，同时给予微生态疗法和肠黏膜保护剂。

6. 重度脱水伴有休克的补液方法（助理不考） 应首选快速应用2:1含钠液，按20mL/kg（总量不超过300mL）于30分钟至1小时内静脉输入，其余累计损失量于8～12小时内输完。

7. 中医辨证论治

证型		辨证要点	治法	方药
常证	湿热泻	大便水样，或如蛋花汤样，泻下急迫，量多次频，气味秽臭，或见少许黏液，腹痛时作，食欲不振，或伴呕恶，神疲乏力，或发热烦躁，口渴，小便短黄，舌质红，苔黄腻，脉滑数，指纹紫	清肠解热，化湿止泻	葛根黄芩黄连汤
	风寒泻	大便清稀，夹有泡沫，臭气不甚，肠鸣腹痛，或伴恶寒发热，鼻流清涕，咳嗽，舌质淡，苔薄白，脉浮紧，指纹淡红	疏风散寒，化湿和中	藿香正气散

续表

证型		辨证要点	治法	方药
常证	伤食泻	大便稀溏，夹有乳凝块或食物残渣，气味酸臭，如败卵，脘腹胀满，便前腹痛，泻后痛减，腹痛拒按，嗳气酸馊，或有呕吐，不思乳食，夜卧不安，舌苔厚腻，或微黄，脉滑实，指纹滞	运脾和胃，消食化滞	保和丸
	脾虚泻	大便稀溏，色淡不臭，多于食后作泻，时轻时重，面色萎黄，形体消瘦，神疲倦怠，舌淡苔白，脉缓弱，指纹淡	健脾益气，助运止泻	参苓白术散
	脾肾阳虚泻	久泻不止，大便清稀，澄澈清冷，完谷不化，或见脱肛，形寒肢冷，面色㿠白，精神萎靡，睡时露睛，舌淡苔白，脉细弱，指纹色淡	温补脾肾，固涩止泻	附子理中汤合四神丸
变证	气阴两伤证	泻下过度，质稀如水，精神萎软或心烦不安，目眶及囟门凹陷，皮肤干燥或枯瘪，啼哭无泪，口渴引饮，小便短少，甚至无尿，唇红而干，舌红少津，苔少或无苔，脉细数	益气养阴	人参乌梅汤
	阴竭阳脱证	泻下不止，次频量多，精神萎靡，表情淡漠，面色青灰或苍白，哭声微弱，啼哭无泪，尿少或无，四肢厥冷，舌淡无津，脉沉细欲绝	回阳固脱	生脉散合参附龙牡救逆汤

第六单元　泌尿系统疾病

细目一　急性肾小球肾炎

1. 西医发病机制　最常见的是 A 组乙型溶血性链球菌。细菌感染多数通过抗原－抗体免疫反应引起肾小球毛细血管炎症病变；而病毒和其他病原体则直接侵袭肾组织而致肾炎。病理表现是弥漫性、渗出性和增生性肾小球炎症。

2. 中医病因病机　感受风寒，或风热客于肺卫，阻于肌表，导致肺气失宣，肃降无权，水液不能下达，以致风遏水阻，风水相搏，流溢肌肤而发为水肿。疮毒疖肿侵袭皮肤，邪毒湿热郁遏肌表，内犯肺脾，致使肺失通调，脾失健运，水无所主，流溢肌肤，发为水肿。还可出现一系列危重变证，如邪陷心肝、水凌心肺、水毒内闭。

3. 临床表现

（1）前驱感染：发病前 1～3 周有上呼吸道或皮肤等前驱感染。

（2）典型表现：起病时可有低热、疲倦乏力、食欲不振等，肾炎症状主要表现为水肿、血尿和高血压。

（3）严重表现：①严重的循环充血。②高血压脑病。③急性肾功能衰竭。

（4）非典型表现：①无症状性急性肾炎。②肾外症状性急性肾炎。③有肾病综合征表现的急性肾炎。

4. 诊断与鉴别诊断

（1）诊断要点：根据急性起病，1～3 周前有链球菌感染史（上呼吸道或皮肤感染），典型表现为浮肿，高血压和血尿，不同程度蛋白尿，急性期血清 ASO 滴度升高，总补体及 C_3 暂时性下降，可临床诊断为急性肾炎。

（2）鉴别诊断

1）急性肾盂肾炎：在小儿也可表现有血尿，但多伴有发热、尿路刺激症状，尿检以白细胞为主，尿细菌培养阳性可以区别。

2）慢性肾炎急性发作：常在呼吸道感染后 2～4 天出现急性发作，既往有肾炎的病史，可有贫血、低蛋白血症、高脂血症，血清补体浓度多正常，或偶有持续性降低，尿量不定而比重偏低。

3）急进性肾炎：起病与急性肾小球肾炎相同，常在3个月内病情持续进展恶化，血尿、高血压、急性肾功能衰竭伴少尿或无尿持续不缓解，病死率高。

4）病毒性肾炎：其特点为病毒感染的极期突然发生肉眼血尿，1～2天内肉眼血尿消失，镜下血尿持续较长，高血压、浮肿及全身症状较轻。

5. 西医治疗原则

（1）防治感染：有链球菌感染灶者应用青霉素10～14天。

（2）利尿：口服氢氯噻嗪；明显循环充血患者可用呋塞米。

（3）降压：可用利血平，亦可选用钙通道阻滞剂，如硝苯地平（心痛定），血管紧张素转换酶抑制剂（卡托普利）作用也快。

6. 严重病例的西医处理原则（助理不考）

（1）严重循环充血：严格卧床休息，限制水、钠摄入量，使用强利尿剂（如呋塞米或利尿酸静脉注射）。必要时加用酚妥拉明或硝普钠，经上述治疗仍未能控制者可行腹膜透析、血液滤过或血液透析。

（2）高血压脑病：选用降压效力强而迅速的药物。首选硝普钠。对持续抽搐者可应用地西泮，并采用速效有力的利尿剂和脱水剂。

（3）急性肾功能不全：保持水、电解质及酸碱平衡，严格控制24小时入液量，供给足够热量，防止并发症，促进肾功能的恢复。

7. 中医辨证论治

证型			辨证要点	治法	方药
急性期	常证	风水相搏证	水肿自眼睑开始迅速波及全身，以头面部肿势为著，皮色光亮，按之凹陷随手而起，尿少色赤，微恶风寒或伴发热，咽红咽痛，骨节酸痛，鼻塞咳嗽，舌质淡，苔薄白或薄黄，脉浮	疏风宣肺，利水消肿	麻黄连翘赤小豆汤合五苓散
		湿热内侵证	浮肿或轻或重，小便黄赤而少，甚者尿血，烦热口渴，头身困重，常有近期疮毒史，舌质红，苔黄腻，脉滑数	清热利湿，凉血止血	五味消毒饮合小蓟饮子
	变证	邪陷心肝证	肢体、面部浮肿，头痛眩晕，烦躁不安，视物模糊，口苦，恶心呕吐，甚至抽搐、昏迷，尿短赤，舌质红，苔黄糙，脉弦数	平肝泻火，清心利水	龙胆泻肝汤合羚角钩藤汤
		水凌心肺证	全身明显浮肿，频咳气急，胸闷心悸，不能平卧，烦躁不宁，面色苍白，甚则唇指青紫，舌质暗红，舌苔白腻，脉沉细无力	泻肺逐水，温阳扶正	己椒苈黄丸合参附汤
		水毒内闭证	全身浮肿，尿少或尿闭，色如浓茶，头晕头痛，恶心呕吐，嗜睡，甚则昏迷，舌质淡胖，苔垢腻，脉象滑数或沉细数	辛开苦降，解毒利尿	温胆汤合附子泻心汤
恢复期		阴虚邪恋证	乏力头晕，手足心热，腰酸盗汗，或有反复咽红，舌红苔少，脉细数	滋阴补肾，兼清余热	知柏地黄丸合二至丸
		气虚邪恋证	身倦乏力，面色萎黄，纳少便溏，自汗出，易于感冒，舌淡红，苔白，脉缓弱	健脾益气，兼化湿浊	参苓白术散

细目二　肾病综合征

1. 主要临床特点和分型

（1）特点：具有以下四大特点：大量蛋白尿、低蛋白血症、高胆固醇血症（高脂血症）和不同程度的水肿。

（2）分型（助理不考）：按病因可分为原发性、继发性和先天性三种类型。

2. 诊断与鉴别诊断

（1）诊断要点：大量蛋白尿（尿蛋白 +++ ～ ++++，1 周内 3 次测定 24 小时尿蛋白定量 ≥ 50mg/kg）；低蛋白血症（血浆白蛋白低于 30g/L）；高脂血症（血浆胆固醇高于 5.7mmol/L）；不同程度的水肿。以上四项中以大量蛋白尿和低蛋白血症为必要条件。

（2）鉴别诊断

1）单纯性肾病：符合上述标准，诊断为单纯性肾病。

2）肾炎性肾病：在符合单纯性肾病基础上凡具有以下四项之一或多项者：①2 周内分别 3 次以上离心尿检查红细胞 ≥ 10/HP，并证实为肾小球源性血尿者。②反复或持续高血压（学龄儿童 ≥ 130/90mmHg，学龄前儿童 ≥ 120/80mmHg）并除外使用糖皮质激素等原因所致。③肾功能不全，并排除由于血容量不足等所致者。④持续低补体血症。

3. 常见并发症（助理不考）

（1）感染：常见的有呼吸道感染、肠道感染、皮肤感染、尿路感染等。

（2）电解质紊乱和低血容量：常见的为低钾、低钠、低钙血症。严重的血容量不足时可出现低血容量性休克。

（3）血栓形成：肾病综合征易呈高凝状态而致各种动、静脉血栓形成，以肾静脉血栓最为多见。

（4）肾小管功能障碍：由于大量蛋白尿的重吸收，可导致肾小管（主要是近曲小管）功能损害，出现肾性糖尿或氨基酸尿，严重者呈 Fanconi 综合征。

（5）急性肾衰竭：5% 微小病变型肾病可并发急性肾衰竭。

（6）肾上腺危象：临床表现为剧烈呕吐、腹痛、血压降低、脉搏增快、呼吸困难，甚至休克、死亡。

（7）生长迟缓：频繁复发和长期大剂量肾上腺皮质激素治疗的患儿，常出现维生素 D 及钙代谢紊乱，可见生长障碍和青春期开始时间延迟。

4. 肾上腺皮质激素治疗方案（助理不考） 肾上腺皮质激素治疗目前为肾病综合征治疗首选药。①初治病例：诊断确定后应尽早选用泼尼松治疗，多采用中、长程疗法。②复发和糖皮质激素依赖性肾病：调整糖皮质激素剂量和疗程，原则上再次恢复到初始疗效剂量或上一个疗效剂量。

5. 中医辨证论治

（1）本证

证型	辨证要点	治法	方药
肺脾气虚证	全身浮肿，面目为著，尿量减少，面白身重，气短乏力，纳呆便溏，自汗出，易感冒，或有上气喘息，咳嗽，舌淡胖，脉虚弱	益气健脾，宣肺利水	防己黄芪汤合五苓散
脾肾阳虚证	全身明显浮肿，按之深陷难起，腰腹下肢尤甚，面白无华，畏寒肢冷，神疲蜷卧，小便短少不利，可伴有胸水、腹水，纳少便溏，恶心呕吐，舌质淡胖或有齿痕，苔白滑，脉沉细无力	温肾健脾，化气行水	偏肾阳虚，真武汤合黄芪桂枝五物汤；偏脾阳虚，实脾饮
肝肾阴虚证	浮肿或重或轻，头痛头晕，心烦躁扰，口干咽燥，手足心热或有面色潮红，目睛干涩或视物不清，痤疮，失眠多汗，舌红苔少，脉弦细数	滋阴补肾，平肝潜阳	知柏地黄丸
气阴两虚证	面色无华，神疲乏力，汗出，易感冒或有浮肿，头晕耳鸣，口干咽燥或长期咽痛，咽部暗红，手足心热，舌质稍红，舌苔少，脉细弱	益气养阴，化湿清热	六味地黄丸加黄芪

（2）标证

证型	辨证要点	治法	方药
外感风邪证	发热，恶风，无汗或有汗，头身疼痛，流涕，咳嗽，或喘咳气急，或咽痛乳蛾肿痛，舌苔薄，脉浮	辛温宣肺祛风（风寒）或辛凉宣肺祛风（风热）	麻黄汤（风寒）或银翘散（风热）

续表

证型	辨证要点	治法	方药
水湿证	全身浮肿，肿甚者皮肤光亮，可伴见腹胀水臌，水聚肠间，辘辘有声，或见胸闷气短，心下痞满，甚有喘咳，小便短少，脉沉	从主证治法；补气健脾，逐水消肿（水臌、悬饮）	防己黄芪汤合己椒苈黄丸
湿热证	皮肤脓疱疮、疖肿、疮疡、丹毒等，或口黏口苦、口干不欲饮、脘闷纳差等；或小便频数不爽、量少、有灼热或刺痛感、色黄赤浑浊、小腹坠胀不适；或有腰痛、恶寒发热、口苦便秘，舌质红，苔黄腻，脉滑数	清热解毒燥湿（上焦）；清热解毒，化浊利湿（中焦）；清热利湿（下焦）	五味消毒饮（上焦），甘露消毒丹（中焦），八正散（下焦）
血瘀证	面色紫暗或晦暗，眼睑下青暗，皮肤不泽或肌肤甲错，有紫纹或血缕，常伴有腰痛或胁下癥瘕积聚，唇舌紫暗，舌有瘀点或瘀斑，苔少，脉弦涩	活血化瘀	桃红四物汤
湿浊证	纳呆，恶心呕吐，身重困倦或精神萎靡，水肿加重，舌苔厚腻，血尿素氮、肌酐增高	利湿降浊	温胆汤

第七单元 神经系统疾病

细目一 癫痫

1. 中医病因病机（助理不考） 主要有先天因素、顽痰内伏、暴受惊恐、惊风频发、颅脑外伤等。病位在心、肝、脾、肾。痰、瘀为其主要病理因素。临床发作多因风痰上涌，阻塞心窍，内乱神明，外闭经络所致。

2. 临床表现 癫痫是一种反复发作性的疾患，发作形式多种多样，临床出现意识、运动、感觉、精神或自主神经功能障碍。主要表现为一过性的意识丧失或意识改变，肢体肌肉强直或阵挛性抽搐，还可出现行为、情感、知觉等方面的异常。临床根据其脑电图变化及发作时症状表现常分为局灶性发作、全面性发作两大发作类型。

3. 诊断要点与鉴别诊断

（1）诊断要点：详细病史、体格检查、脑电图检查、神经影像学检查和相关实验室检查等。

（2）鉴别诊断

1）晕厥：晕厥是各种原因引起的一过性脑供血不足导致突然发生的意识丧失状态，常见于较大儿童。久站时易发作。发作时先有出汗、面色苍白、视物模糊，继之意识障碍、全身肌张力丧失，严重者可见惊厥发作。一般无二便失禁，无发作后有嗜睡及神经系统体征，脑电图正常。

2）屏气发作：又称为呼吸暂停症。多于 6～18 个月起病，5 岁前多停止发作。发作多有诱因，如恐惧、生气等。临床分为青紫型和苍白型。发作时先大哭，随之呼吸暂停，口唇青紫，重者意识丧失、躯体强直或抽动，或皮肤苍白，失张力，心率减慢，持续 1～3 分钟缓解。本病有明显诱因，脑电图正常。

4. 中医辨证论治（助理不考）

证型	辨证要点	治法	方药
惊痫	起病前常有惊吓史，发作时惊叫，吐舌，急啼，神志恍惚，面色时红时白，惊惕不安，如人将捕之状，四肢抽搐，夜卧不宁，舌淡红苔白，脉弦滑，乍大乍小，指纹色青	镇惊安神	镇惊丸
风痫	发作时突然仆倒，神志丧失，颈项及全身强直，继而抽搐，两目窜视，牙关紧闭，口吐白沫，口唇及面部色青，舌苔白，脉弦	息风定痫	定痫丸

续表

证型	辨证要点	治法	方药
痰痫	发作时痰涎壅盛，喉间痰鸣，神志恍惚，状如痴呆，或为失神，瞪目直视，或仆倒于地，手足抽搐不甚明显，肢体麻木、疼痛，骤发骤止，舌苔白腻，脉弦滑	涤痰开窍	涤痰汤
瘀血痫	常有产伤或颅脑外伤史，发作时头晕眩仆，神识不清，四肢抽搐，抽搐部位较为固定，头痛，消瘦，大便干硬如羊屎，舌红少苔或见瘀点，脉涩，指纹沉滞	活血化瘀，通窍息风	通窍活血汤
脾虚痰盛	癫痫发作频繁或反复发作，神疲乏力、面色无华，时作眩晕，食欲欠佳，大便稀薄，舌质淡，苔薄腻，脉濡缓	健脾化痰	六君子汤加味
脾肾两虚	发病年久，屡发不止，瘛疭颤动，时有眩晕，智力迟钝，腰膝酸软，神疲乏力，少气懒言，四肢不温，睡眠不宁，大便稀溏，舌淡红，苔白，脉沉细无力	补益脾肾	河车八味丸

5. 癫痫持续状态的定义及治疗（助理不考）

（1）定义：癫痫持续状态是指癫痫发作持续 30 分钟以上；或反复发作达 30 分钟以上，其间意识不能恢复者。

（2）治疗

1）原则：①尽快控制发作。②保持呼吸道通畅。③保护脑和其他重要脏器功能，防治并发症。④积极寻找病因疗。⑤发作停止以后给予抗癫痫药物治疗，防止再发作。

2）快速控制惊厥：首选安定类药物，如地西泮、劳拉西泮或氯硝西泮。

3）维持生命功能，防治并发症：保持呼吸通畅，吸氧，积极防治高热、脑水肿、酸中毒、电解质紊乱、呼吸及循环衰竭等。

细目二　病毒性脑炎

1. 西医发病机制

（1）感染途径：主要途径有皮肤、结膜、呼吸道、肠道和泌尿生殖系统。

（2）发病机理：①病毒对神经组织直接侵袭。②机体对病毒抗原的免疫反应。

2. 中医病因病机　本病为感受温热邪毒（疫毒）所致。温热邪毒侵袭人体，往往起病急骤，变化迅速，总不离热、痰、风的相互转化。"热盛生风，风盛生痰，痰盛生惊"，热为生风生痰的始动因素。病变脏腑在心、肝、脑窍。

3. 临床表现

（1）前驱症状：发热，头痛，上感症状，精神萎靡，恶心呕吐，腹痛，肌痛。

（2）神经系统症状体征：①发热。②颅内压增高。③不同程度的意识障碍。④反复惊厥发作。⑤病理征和脑膜刺激征阳性。

4. 诊断与鉴别诊断

（1）诊断要点：流行病史、临床表现、脑脊液改变和病原学鉴定。

（2）鉴别诊断

1）颅内其他病原感染：主要根据脑脊液外观、常规、生化和病原学检查，与化脓性、结核性、隐球性脑膜炎进行鉴别。

2）Reye 综合征：具有发热、昏迷、惊厥等急性脑病表现，脑脊液无明显异常，与病毒性脑炎容易混淆。但前者有肝功能异常、部分患者血糖下降等特点。

5. 西医治疗措施

（1）对症处理：①注意营养供给，维持水和电解质平衡。②控制高热，可给予物理降温及化学药物降温。③颅内压明显增高用 20% 甘露醇，必要时再联合应用速尿、白蛋白、激素等。④控制惊厥，可适当给予止惊剂如安定、苯巴比妥等。

（2）病因治疗：①单纯疱疹病毒：可给予阿昔洛韦。②其他病毒感染：可酌情选用干扰素、更昔洛韦、病毒唑、免疫球蛋白、中药等。

（3）肾上腺皮质激素的应用：对重症、急性期的病例，应考虑用肾上腺皮质激素制剂如地塞米松。

6. 中医辨证论治

证型	辨证要点	治法	方药
痰热壅盛证	高热不退，头痛剧烈，恶心呕吐，神识不清，或谵语妄动，喉中痰鸣，唇干渴饮，颈项强直，烦躁不安，四肢抽搐，舌质红绛，舌苔黄腻，脉数或滑数	泻火涤痰	清瘟败毒饮
痰蒙清窍证	起病稍缓，表情淡漠，目光呆滞，喃喃自语，神识模糊，或见痴呆，语言不利，或见失语，口角流涎，喉间痰鸣，纳差乏力，舌质胖嫩，舌苔白，脉弦滑	涤痰开窍	涤痰汤
痰瘀阻络证	神识不明，肢体不用，僵硬强直，或震颤抖动，肌肉萎软，或见面瘫、斜视，舌紫暗或有瘀点，舌苔薄白，脉弦滑	涤痰通络，活血化瘀	指迷茯苓丸合桃红四物汤

第八单元　小儿常见心理障碍

细目一　注意力缺陷多动障碍

1. 中医病因病机　病因主要为先天禀赋不足，后天饮食失调，产伤外伤，病后及情志失调，生长发育影响等。发病机制为阴阳平衡失调，即阳动有余，阴静不足。病位常涉及心、肝、脾、肾四脏，阴虚为本，阳亢、痰浊、瘀血为标，属本虚标实之证。

2. 临床表现　①活动过多。②注意力不集中。③情绪不稳、冲动任性。④学习困难。⑤其他：可出现某些行为问题、认知功能障碍或合并抽动症等。

3. 鉴别诊断

抽动障碍：常表现为多组肌群抽动，如频繁眨眼、甩头及耸肩等运动性抽动和发声性抽动，属神经精神障碍性疾病。但有部分抽动障碍患儿可同时伴有注意力缺陷多动障碍。

4. 中医辨证论治

证型	辨证要点	治法	方药
肝肾阴虚证	多动难静，急躁易怒，冲动任性，神思涣散，动作笨拙，注意力不集中，五心烦热，睡眠不宁，或学习成绩低下，记忆力欠佳，或有遗尿，腰酸乏力，舌红，苔薄，脉弦细	滋养肝肾，平肝潜阳	杞菊地黄丸
心脾两虚证	神思涣散，注意力不集中，多动不安，头晕健忘，思维缓慢，做事有头无尾，神疲肢倦，少寐多言，食少便溏，面色萎黄，舌淡，苔白，脉弱无力	健脾养心，益气安神	归脾汤合甘麦大枣汤
痰火内扰证	多动多语，烦躁不宁，冲动任性，难以制约，兴趣多变，注意力不集中，胸闷烦热，懊恼不眠，口苦食少，溲赤便结，舌红，苔黄腻，脉滑数	清热化痰，宁心安神	黄连温胆汤

细目二　抽动障碍（助理不考）

1. 中医病因病机　本病由先天禀赋不足、饮食所伤、感受外邪、情志失调及劳倦过度等所致。基本病理改变为肝风、痰火胶结成疾。病位在肝，常涉及心、脾、肾三脏。

2. 临床表现 ①多发性抽动。②发声抽动。③秽语症。④其他：出现共鸣，模仿他人的语言、习惯等。

3. 诊断与鉴别诊断

（1）诊断要点：诊断标准根据 DSM–Ⅳ诊断标准：①具有多种运动抽动和一种或多种发声抽动，但不一定同时存在。所指的抽动为突然、快速、反复性、非节律性、刻板的动作或发声。②一天内发作多次抽动（通常是一阵阵发作），病情持续或间歇发作超过一年，其无抽动间歇期连续不超过 3 个月。③上述症状引起明显的不安，显著地影响社交、就业和其他重要领域的活动。④发病于 18 岁以前。⑤上述症状不是直接由某些药物（如兴奋剂）或内科疾病（如亨廷顿舞蹈病或病毒感染后脑炎）引起。

（2）鉴别诊断

1）风湿性舞蹈病：6 岁以后多见，女孩居多，表现为四肢较大幅度的无目的而不规则的舞蹈样动作，常伴有肌力及肌张力减低，并可见其他风湿热症状。

2）习惯性抽搐：4 ~ 6 岁多见。往往只有一组肌肉抽搐，如眨眼、皱眉、龇牙或咳嗽声。发病前常有某些诱因，一般病情轻，预后好，但与抽动障碍并无严格的界限，有些患儿可发展为抽动障碍。

4. 西医药物治疗 ①氟哌啶醇：该药为多巴胺受体强有力的阻滞剂。②泰必利：神经精神安定药，阻断中脑边缘系统多巴胺能受体，抗抽动作用较氟哌啶醇为弱。

5. 中医辨证论治

证型	辨证要点	治法	方药
外风引动证	喉中异声或秽语，挤眉眨眼，每于感冒后症状加重，常伴鼻塞流涕、咽红咽痛，或有发热，舌淡红，苔薄白，脉浮数	疏风解表，息风止动	银翘散
肝亢风动证	面红目赤，烦躁易怒，挤眉眨眼，噘嘴喊叫，摇头耸肩，发作频繁，抽动有力，大便秘结，小便赤涩，舌红，苔黄，脉弦数	平肝潜阳，息风止动	天麻钩藤饮
痰火扰神证	头面、躯干、四肢肌肉抽动，频繁有力，喉中痰鸣，怪声不断，甚或骂人，烦躁口渴，睡眠不安，舌质红，苔黄腻，脉滑数	清热化痰，息风止动	黄连温胆汤
脾虚肝旺证	面色萎黄，精神疲惫，胸闷不适，食欲不振，睡卧露睛，喉中作声，肌肉抽动，时作时止，时轻时重，舌质淡，苔白或腻，脉沉弦无力	扶土抑木，调和肝脾	缓肝理脾汤
阴虚风动证	形体消瘦，两颧潮红，五心烦热，性情急躁，睡眠不安，口出秽语，挤眉眨眼，耸肩摇头，肢体震颤，大便干结，舌质红绛，舌苔光剥，脉细数无力	滋水涵木，柔肝息风	大定风珠

第九单元　造血系统疾病

细目一　营养性缺铁性贫血

1. 中医病因病机　主要为先天禀赋不足，脾肾素虚，喂养不当，偏食少食或未按时添加辅食，大病、久病，诸虫损伤等原因。病机是脾胃运化功能失常，精微无从运化，气血津液不能化生，即可导致气血虚弱而形成贫血。

2. 临床表现及实验室检查

（1）临床表现：①皮肤黏膜逐渐苍白或苍黄，口唇和甲床颜色浅淡，易疲乏，不爱活动，食欲减退，年长儿可自诉头晕、眼前发黑、耳鸣等症状。②食欲减退，少数有异食癖，或有呕吐、腹泻。③烦躁不安或精神萎靡不振，注意力不集中、记忆力减退，严重者智力低于同龄儿。④明显贫血，心率增快，心脏扩大。⑤肝、脾和淋巴结轻度肿大。⑥易发生感染。

（2）实验室检查：①血象：外周血象示小细胞低色素性贫血；网织红细胞数正常或轻度减少。②骨髓象：有核红细胞增生活跃，粒红比例正常或红系增多，红系以中幼红细胞增多明显，各期红细胞胞体均小、胞浆少、染色偏蓝，胞浆成熟程度落后于胞核。粒细胞及巨核细胞系一般正常。

（3）有关铁代谢检查：①血清铁蛋白（SF）：在缺铁早期即可表现为降低。当 SF < 12μg/L 时，提示缺铁。②红细胞游离原卟啉（FEP）增高，当 FEP > 0.9μmol/L（500μg/dL）时，提示细胞内缺铁。③血清铁（SI）、总铁结合力（TIBC）和转铁蛋白饱和度（TS）：反映血浆中铁含量，通常在缺铁后期（表现为明显的小细胞低色素性贫血）才出现异常。SI 减低，< 9 ～ 10.7μmol/L（50 ～ 60μg/dL）有意义；TIBC 增加，> 62.7μmol/L（350μg/dL）有意义；TS 明显下降，< 15% 有诊断意义。④骨髓可染铁：骨髓涂片观察红细胞内的铁粒细胞数，如 < 15%，提示储存铁减少。

3. 诊断与鉴别诊断

（1）诊断要点：①有明确的缺铁病史。②临床表现：发病缓慢，皮肤黏膜逐渐苍白或苍黄，以口唇、口腔黏膜及甲床最为明显，神疲乏力，食欲减退，或异食癖。年长儿有头晕耳鸣、眼花等症状。部分患儿可有肝脾肿大。③实验室及特殊检查：贫血为小细胞低色素性，平均血红蛋白浓度（MCHC）< 0.31，红细胞平均体积（MCV）< 80fL，平均血红蛋白（MCH）< 26pg。3 个月 ～ 6 岁血红蛋白 < 110g/L，6 岁以上血红蛋白 < 120g/L。血清铁、总铁结合力、转铁蛋白饱和度、红细胞原卟啉、血清铁蛋白等异常。

（2）鉴别诊断

营养性巨幼红细胞性贫血：是由于缺乏维生素 B_{12} 或（和）叶酸所引起的一种大细胞性贫血。多见于单纯羊乳或母乳喂养，未及时添加辅食的婴幼儿。临床除贫血表现外，可出现烦躁不安，表情呆滞，嗜睡，反应迟钝，智力动作发育落后，甚则出现肢体头身震颤、肌无力等神经系统表现。末梢血中红细胞体积变大，MCV > 94fL，MCH > 32pg，红细胞的减少比血红蛋白的减少更为明显，网织红细胞、白细胞、血小板计数常减少。骨髓象增生明显活跃，以红细胞系统增生为主，各期幼红细胞均出现巨幼变。

4. 西医治疗原则及补铁方法

（1）西医治疗原则：去除病因和补充铁剂。

（2）补铁方法：①口服铁剂：2.5% 硫酸亚铁合剂、富马酸亚铁和葡萄糖酸亚铁等。最好于两餐之间服药，同服维生素 C 能促进铁的吸收。禁牛奶、茶、咖啡及抗酸药。②注射铁剂：适用于口服不耐受或胃肠道疾病影响铁的吸收者。血红蛋白达正常水平后应继续服用铁剂 6 ～ 8 周停药。

5. 中医辨证论治

证型	辨证要点	治法	方药
脾胃虚弱证	面色萎黄无华，唇淡不泽，指甲苍白，长期食欲不振，神疲乏力，形体消瘦，大便不调，舌淡苔白，脉软无力，指纹淡红	健运脾胃，益气养血	六君子汤
心脾两虚证	面色萎黄或苍白，唇甲淡白，发黄枯燥，容易脱落，心悸气短，头晕目眩，夜寐欠安，语声低弱，精神萎靡，注意力不集中，记忆力下降，食欲不振，舌淡红，苔薄白，脉细弱，指纹淡红	补脾养心，益气生血	归脾汤
肝肾阴虚证	头晕目涩，面色苍白，肌肤不泽，毛发枯黄，爪甲易脆，四肢震颤抽动，两颧潮红，潮热盗汗，腰膝酸软，发育迟缓，舌红，苔少或光剥，脉弦数或细数	滋养肝肾，益精生血	左归丸
脾肾阳虚证	面白虚浮，唇舌爪甲苍白，精神萎靡不振，发育迟缓，囟门迟闭，方颅，鸡胸，毛发稀疏，畏寒肢冷，纳谷不馨，或有大便溏泄，舌淡胖嫩，苔白，脉沉细无力，指纹淡	温补脾肾，益精养血	右归丸

细目二　免疫性血小板减少症

1. 西医发病机制　急性免疫性血小板减少症（急性 ITP）大多与前驱病毒感染有关。病毒感染后机体产生的抗病毒抗体可与血小板膜抗原发生交叉反应而使血小板膜损伤而被单核 - 巨噬细胞系统破坏，使血小板寿命缩短导致血小板减少。慢性 ITP 是一种自身免疫性疾病。

2. 中医病因病机　素体正气亏虚是内因，外感风热时邪及其他异气是外因。本病多为本虚标实之证，病位主要在心、肝、脾、肾四脏。其主要病机在于热、虚、瘀。

3. 临床表现

（1）急性型：多见于 1～6 岁小儿，男女发病数无差异。病前 1～3 周或同时有急性病毒感染史。起病急骤，出血症状较重，以自发性皮肤和/或黏膜出血为突出表现，瘀点、瘀斑呈针尖至米粒大，遍布全身，以四肢多见。常见鼻衄、牙龈出血、呕血、便血少见，偶见肉眼血尿。青春期女孩可有月经过多。重者可有面色苍白、贫血和循环衰竭，偶见失血性休克。少数有结膜下和视网膜出血。颅内出血者约占 1%。淋巴结不肿大。肝脾偶见轻度肿大。于 1～6 个月内自然痊愈。

（2）慢性型：病程超过 6 个月者为慢性型，多见于学龄前及学龄期儿童，起病缓，症状轻，出血部位限于皮肤、黏膜，少有内脏出血，脾脏可轻度肿大。病情时轻时重，或发作与缓解交替。发病数年后可自然缓解。

4. 诊断与鉴别诊断

（1）诊断要点：本病根据病史、临床表现和实验室检查，即可做出诊断。临床以出血为主要症状，血小板计数 < $100×10^9$/L，急性型大多 < $20×10^9$/L。骨髓巨核细胞计数增多或正常，胞体大小不一，以小型为多，幼稚型和/或成熟未释放型巨核细胞比例增加。血清中检出抗血小板抗体。需排除其他引起血小板减少的疾病。

（2）鉴别诊断

1）过敏性紫癜：紫癜多见于下肢、臀部皮肤，为出血性斑丘疹，呈对称分布，伸侧面多于屈侧面，血小板不减少，常伴荨麻疹及不同程度的关节痛和腹痛。

2）再生障碍性贫血：以贫血为主要表现，除出血及血小板减少外，呈全血细胞减低现象，红细胞、白细胞计数及中性粒细胞减少，网织红细胞不高。骨髓系统生血功能减低，三系造血细胞均减少，巨核细胞减少或极难查见。

5. 中医辨证论治

证型	辨证要点	治法	方药
血热伤络证	起病急骤，皮肤出现瘀斑瘀点、色红鲜明，常密集成片，伴有齿衄鼻衄，偶有尿血，面红目赤、心烦口渴，便秘尿少，舌红，苔黄，脉数	清热解毒，凉血止血	犀角地黄汤
气不摄血证	皮肤、黏膜瘀斑瘀点反复发作，色青紫而暗淡，伴鼻衄齿衄，神疲乏力，面色萎黄或苍白无华，食欲不振，大便溏泄，头晕心悸，舌淡红，苔薄，脉细弱	益气健脾，摄血养血	归脾汤
阴虚火旺证	皮肤黏膜散在瘀点瘀斑，下肢尤甚，时发时止，颜色鲜红，伴齿衄、鼻衄或尿血，低热盗汗，手足心热，心烦颧红，口干咽燥，舌红少苔，脉细数	滋阴清热，凉血宁络	大补阴丸合茜根散
气滞血瘀证	病程缠绵，出血反复不止，皮肤紫癜色暗，面色晦暗，舌暗红或紫或边有紫斑，苔薄白，脉细涩	活血化瘀，理气止血	桃仁汤

第十单元　内分泌疾病

细目一　儿童期糖尿病（助理不考）

1. 诊断与鉴别诊断

（1）诊断标准：①空腹血糖 ≥ 7.0mmol/L。②随机血糖 ≥ 11.1mmol/L。③糖耐量试验中 120 分钟血糖 ≥ 11.1mmol/L。凡符合上述任何一条即可诊断。

（2）鉴别诊断

1）肾性糖尿病：无糖尿病症状，多在体检筛查尿常规时发现，血糖及胰岛素分泌正常。

2）非糖尿病性葡萄糖尿症：如 Fanconi 综合征、肾小管酸中毒、胱氨酸尿症或重金属中毒等患儿都可发生糖尿，主要依靠空腹血糖测定，必要时可进行糖耐量试验。

3）假性高血糖：短期大量食入或输入葡萄糖液或应激状态时，可有尿糖和 / 或血糖一过性增高。

4）还原糖尿症：尿液中果糖和戊糖等其他还原糖均可使斑氏试液呈色，用葡萄糖氧化酶法检测尿液可以鉴别。

2. 中医辨证论治

证型	辨证要点	治法	方药
肺热津伤证	口渴多饮，随饮随渴，舌燥咽干，尿频量多，舌尖红，苔薄黄少津，脉洪数或细数	清热润肺，生津止渴	玉女煎
胃燥津伤证	多食善饥，口渴多饮，形体消瘦，大便燥结，小便频数，舌红，苔黄，脉数	清胃泄热，养阴保津	白虎加人参汤合增液汤
肾阴亏损证	尿频量多，口干舌燥，或渴而多饮，五心烦热，头昏乏力，腰膝酸软，形体消瘦，舌红，脉细数	滋阴补肾，生津清热	六味地黄丸
阴阳两虚证	小便频数，浑浊如脂膏，甚则饮一溲一，腰膝酸软，头晕耳鸣，咽干唇燥，面容憔悴，耳轮干枯，四肢欠温，大便溏薄，舌淡，苔白而干，脉沉细无力	育阴温阳，阴阳双补	金匮肾气丸

细目二　性早熟

性早熟是指女孩 8 岁以前、男孩 9 岁以前，出现青春期特征即第二性征的一种内分泌疾病。

1. 病因与发病机制

（1）病因

1）真性性早熟（中枢性）：①特发性性早熟。②继发性性早熟。③其他：原发性甲状腺功能减退症。

2）假性性早熟（外周性）：①性腺肿瘤。②肾上腺疾病。③外源性：含雌激素的药物、食物等。④多发性骨纤维发育不良伴性早熟。

（2）发病机理：①真性性早熟表现为下丘脑 – 垂体 – 性腺轴（HPGA 轴）提前发动、功能亢进，可导致生殖能力提前出现。②假性性早熟是由于内源性（非中枢性）或外源性激素的刺激作用，导致第二性征提前出现。

2. 临床表现

（1）中枢性性早熟：与正常青春发育程序相似，女孩可表现为乳房、大小阴唇及阴毛的发育，男孩可表现为睾丸、阴茎增大，并出现阴毛、痤疮、变声等。由于过早发育引起患儿近期蹿长，骨骼生长加速，骨龄提前，骨骺可提前融合，故可造成终生身高落后。

（2）外周性性早熟：有第二性征出现，但非青春期发动，无性腺增大，与 HPGA 轴的活动无关，而与内源性或者外源性性激素水平升高有关。

3. 诊断与鉴别诊断　诊断真性性早熟和假性性早熟可以通过 GnRH 兴奋试验鉴别。该试验亦称黄体生成素释放激素（LHRH）兴奋试验。真性性早熟者静脉注射 LHRH 后 15 ～ 30 分钟，FSH 及 LH 水平成倍增高。假性性早熟不增高。

4. 西医治疗原则（助理不考）

（1）特发性真性性早熟重症或后期，单纯采用西医治疗。

（2）部分性真性性早熟、外源性激素引起的假性性早熟，以及特发性真性性早熟早期或轻症可以采用中医辨证治疗为主。

5. 中医辨证论治

证型	辨证要点	治法	方药
阴虚火旺证	女孩乳房发育或伴其他性征及内外生殖器发育，甚者月经提前来潮；男孩睾丸容积增大（≥4mL），或伴喉结突出，变声，或有遗精。或伴有潮热、盗汗、五心烦热、便秘，舌红或舌尖红，少苔，脉细数	滋补肾阴，清泻相火	知柏地黄丸
肝经郁热证	女孩乳核增大，触之疼痛，阴道分泌物增多；男孩阴茎勃起，变声。伴胸闷不舒、心烦易怒、痤疮、便秘，舌红，苔黄或黄腻，脉弦数或弦细数	疏肝解郁，清利湿热	丹栀逍遥散

第十一单元　免疫系统疾病

细目一　风湿热（助理不考）

1. 病因及发病机制

（1）西医病因及发病机制：风湿热与 A 组 β 型溶血性链球菌感染有关，病理分变性渗出期、增生期和硬化期。

（2）中医病因病机：内因主要为体质虚弱；外因则责之于风、寒、湿、热。小儿稚阴稚阳，卫外不固，腠理稀疏，外感风寒湿热之邪，不易及时驱散，邪从热化，留滞经络，痹阻气血，使肌肉、关节疼痛而成痹证。

2. 临床表现　发病前 1～3 周可有咽炎、扁桃体炎、感冒等短期发热或猩红热病史。①心脏炎：心肌炎、心内膜炎（二尖瓣最常受累，主动脉瓣次之）、心包炎。②关节炎。③舞蹈症。④皮下小节和环形红斑。发热和关节炎是最常见的主诉。

3. 诊断与鉴别诊断

（1）诊断：Jones 诊断标准：在确定链球菌感染证据的前提下，有两项主要表现或一项主要表现，加两项次要表现，提示风湿热高度可能。见下表。

主要表现	次要表现	链球菌感染证据
心脏炎	发热	咽拭培养阳性
多关节炎	关节痛	快速链球菌抗原试验阳性
舞蹈症	风湿热既往史	ASO 升高
皮下结节	血沉增快、CRP 阳性	近期猩红热病史
环形红斑	PR 间期延长	—

（2）鉴别诊断

1）幼年类风湿关节炎：多见于 3 岁以下小儿，侵犯小关节较多，很少呈游走性，反复发作后遗留关节畸形。病程长者 X 线骨关节摄片可见关节面破坏，关节间隙变窄和邻近骨骼骨质疏松。

2）结核性风湿病：为结核菌感染引起的变态反应性关节炎，结核菌素试验强阳性，有原发综合征和支气管淋巴结核等病灶，可伴疱疹性角膜结膜炎。

3）感染性心内膜炎：先天性心脏病或风湿性心脏病合并感染性心内膜炎时易与风湿性心脏病伴风湿活动相混淆，长期发热、贫血、脾大、皮肤瘀斑或其他栓塞症状有助于诊断，血培养阳性，超声心动图可看到心瓣膜或心内膜有赘生物。

4. 治疗原则

（1）急性期：应卧床休息，无心脏炎者卧床 2 周；心脏炎无心脏扩大者卧床 4 周；心脏炎伴有心脏扩大者卧床6周；心脏炎伴心力衰竭者应卧床8周。

（2）控制链球菌感染：大剂量青霉素静脉滴注，持续2～3周。

（3）抗风湿治疗：心脏炎宜早用糖皮质激素；关节炎使用水杨酸制剂。

（4）对症治疗：充血性心力衰竭者可加用地高辛，小剂量维持治疗。限制液体入量。舞蹈症可用巴比妥类或氯丙嗪等。关节肿痛者应限制活动。

5.中医辨证论治

证型	辨证要点	治法	方药
湿热阻络证	发热恶风，汗出不解，口渴欲饮，关节肿痛，局部灼热，或呈游走性，可有鼻衄，皮肤红斑，小便黄赤，大便秘结，舌质红，苔黄厚腻，脉滑数	清热利湿，祛风通络	宣痹汤
寒湿阻络证	关节酸痛，局部不红，遇寒加剧，得温痛减，或有低热，气短乏力，心悸怔忡，舌质淡，苔白腻，脉濡缓	散寒除湿，养血祛风	蠲痹汤合独活寄生汤
风湿淫心证	发热不退，头重身困，心悸气短，疲乏无力，关节肿痛，纳呆泛恶，舌质淡，苔腻，脉濡滑	祛风除湿，通络宁心	大秦艽汤
心脾阳虚证	心悸怔忡，动则气短，难以平卧，面色无华，浮肿尿少，手足不温，舌质淡胖，苔薄白，脉结代	温阳利水	真武汤合金匮肾气丸
气虚血瘀证	病程日久，神疲乏力，心悸气短，动则尤甚，面晦颧红，唇甲发绀，形体瘦弱，舌质紫暗，苔薄，脉细弱或结代	养血活血，益气通脉	补阳还五汤

细目二 过敏性紫癜

1.西医病因与发病机制 尚未明确的感染原或过敏原，作用于具有遗传背景的个体，引起机体异常免疫应答，激发B细胞克隆增殖，导致IgA介导的系统性免疫性血管炎。

2.中医病因病机 本病的发生与外感风热湿热、饮食失节、瘀血阻络等因素有关。其病机主要为血热和血瘀。

3.临床表现 本病起病前1～3周常有上呼吸道感染史。临床表现：①皮肤紫癜：多见于四肢及臀部。典型皮疹初为小型荨麻疹或紫红色斑丘疹，高出皮肤，压之不退色，呈对称性分布。②消化道症状：以脐周或下腹部绞痛伴呕吐为主。③关节症状：出现多发性大关节肿痛，以膝、踝受累多见。④肾脏症状：血尿和蛋白尿。⑤偶可发生颅内出血、惊厥、昏迷、失语等。

4.诊断与鉴别诊断

（1）诊断要点：主要依靠典型的皮肤紫癜，或同时伴腹痛、便血、关节肿痛、肾损害等表现来进行诊断。

（2）鉴别诊断

1）细菌感染：如脑膜炎双球菌菌血症、败血症及亚急性细菌性心内膜炎均可出现紫癜样皮疹，皮疹为瘀血斑点，不伴有血管神经性水肿，其中心部位可有坏死。这类疾病起病急骤，全身中毒症状重，血培养阳性。

2）急腹症：在皮疹出现前发生腹痛等症状应与急腹症鉴别。儿童期出现急性腹痛者，要考虑过敏性紫癜的可能。此时应仔细寻找典型皮肤紫癜，注意关节、腹部、肾脏的综合表现。

5.中医辨证论治

证型	辨证要点	治法	方药
风热伤络证	紫癜见于下半身，以下肢和臀部为多，呈对称性，颜色鲜红，呈丘疹或红斑，大小形态不一，可融合成片，或有痒感，伴发热，微恶风寒，咳嗽，咽红，或见关节痛，腹痛，便血，尿血，舌质红，苔薄黄，脉浮数	祛风清热，凉血安络	银翘散

续表

证型	辨证要点	治法	方药
血热妄行证	起病急骤，壮热面赤、咽干、心烦，渴喜冷饮，皮肤瘀斑瘀点密集或成片，伴鼻衄、齿衄，大便干燥，小便黄赤，舌质红绛，苔黄燥，脉弦数	清热解毒，凉血止血	犀角地黄汤
湿热痹阻证	皮肤紫癜多见于关节周围，尤以膝踝关节为主，关节肿胀灼痛，影响肢体活动，偶见腹痛、尿血，舌质红，苔黄腻，脉滑数或弦数	清热利湿，通络止痛	四妙散
胃肠积热证	瘀斑遍布，下肢多见，腹痛阵作，口臭纳呆，腹胀便秘，或伴齿龈出血，便血，舌红苔黄，脉滑数	泻火解毒，清胃化斑	葛根黄芩黄连汤合小承气汤
阴虚火旺证	起病缓慢，时发时隐，或紫癜已退，仍有腰背酸软，五心烦热，潮热盗汗，头晕耳鸣，尿血，便血，舌质红，少苔，脉细数	滋阴降火，凉血止血	知柏地黄丸
气虚血瘀证	病情反复发作，斑疹紫暗，腹痛绵绵，神疲倦怠，面色萎黄，纳少，舌淡，边尖有瘀点瘀斑，苔薄白，脉细弱	补中益气，化瘀止血	补中益气汤

易混考点解析

免疫原性血小板减少症和过敏性紫癜的证治比较

免疫原性血小板减少症		过敏性紫癜	
证型	方药	证型	方药
—	—	风热伤络证	银翘散
血热伤络证	犀角地黄汤	血热妄行证	犀角地黄汤
气不摄血证	归脾汤	湿热痹阻证	四妙散
—	—	胃肠积热证	葛根黄芩黄连汤合小承气汤
阴虚火旺证	大补阴丸合茜根散	阴虚火旺证	知柏地黄丸
气滞血瘀证	桃仁汤	气虚血瘀证	补中益气汤

细目三　皮肤黏膜淋巴结综合征

1. 中医病因病机（助理不考）　本病主要是外感温热毒邪，犯于肺卫，蕴于肌腠，侵犯营血所致。

2. 临床表现及实验室检查

（1）临床表现

1）主要表现：①发热。②球结膜充血。③唇及口腔表现：唇红干燥、杨梅舌。④手足症状：手足呈硬性水肿，继之手掌、足底弥漫性红斑，伴疼痛和僵直，大片状脱皮，重者指、趾甲也脱落。⑤多形性皮疹。⑥颈淋巴结肿大。

2）心脏表现：常于发病1～6周出现，可出现心肌炎、心包炎、心内膜炎和心律失常，严重者可出现充血性心力衰竭、心源性休克等。

3）其他：伴随症状偶见腹痛、腹泻及关节肿痛，少数患儿可出现肝肿大、黄疸，部分病儿可出现脓尿或尿道炎，偶有无菌性脑膜炎和间质性肺炎。

（2）实验室检查：①血常规：白细胞计数及中性粒细胞百分比增高，轻度贫血，血小板增多。②血沉明显增快。③C反应蛋白增高。④血清蛋白电泳：显示球蛋白升高，以 α_2 球蛋白显著。⑤心电图：ST段、T波异常及心律紊乱等。⑥超声心动图可发现心血管病变，如心包积液、左心室扩大、二尖瓣关闭不全及冠脉扩张等。

3. 诊断与鉴别诊断

（1）诊断要点：诊断标准应在下述六条主要临床症状中包括发热在内的5条即可确诊。

1）不明原因的发热，持续5天或更久（必备条件）。

2）双侧球结膜弥漫性充血。

3）口腔及咽部黏膜弥漫性充血，唇发红及干裂，并呈杨梅舌。

4）发病初期手足硬肿和掌跖发红；恢复期指、趾端出现膜状脱皮或肛周脱屑。

5）躯干部多形充血性红斑。

6）颈淋巴结非化脓性肿大。

（2）鉴别诊断

1）猩红热：发热、咽痛为初期症状；病后1～2天出现皮疹，为粟粒状弥漫性均匀皮疹，疹间皮肤潮红；指、趾肿胀不明显；有口周苍白圈、帕氏线、杨梅舌等特殊体征；抗链球菌溶血素"O"明显增高；青霉素治疗有效。

2）传染性单核细胞增多症：无球结膜充血及口腔黏膜改变，四肢末端无硬肿及脱皮。外周血白细胞分类以单核淋巴细胞为主，占70%～90%，异型淋巴细胞达10%。

3）幼年类风湿关节炎：发热时间较长，无手指、足趾末端红肿，无掌跖潮红、球结膜充血、口唇潮红、口咽黏膜充血及杨梅舌，无冠脉损害等症状。可出现关节疼痛，类风湿因子可为阳性。

4. 西医治疗方法（助理不考）

（1）阿司匹林：为本病首选药，服用剂量为每日50～100mg/kg，分3～4次服，热退后2～3日逐步减量，每日5～15mg/kg，再用6～8周。有冠状动脉病变者可根据血小板数调整剂量，疗程至冠状动脉病变恢复正常。

（2）丙种球蛋白（IVIG）：宜于发病早期（10日以内）大剂量应用（2g/kg），于8～12小时左右静脉缓慢输入，可迅速退热，预防冠状动脉病变发生。应同时加口服阿司匹林，剂量和疗程同上。

（3）肾上腺皮质激素：在其他药物治疗无效时可使用，但不宜单独使用，可与阿司匹林和潘生丁合并应用。泼尼松剂量为每日2mg/kg，用药2～4周。

（4）潘生丁（双嘧达莫）：适用于血小板显著增多或有冠状动脉病变、血栓形成者，加用潘生丁，每日2mg/kg，可能有促进恢复作用。

5. 中医辨证论治（助理不考）

证型	辨证要点	治法	方药
卫气同病证	病起急骤，持续发热，不恶寒或微恶风，口渴喜饮，无汗，微咳，目赤头痛，口咽潮红，手掌足底潮红、面部、躯干部初现皮疹，颈部臖核肿大，胃纳减退，或有吐泻，舌边尖红，苔薄白或薄黄，脉浮数	清热解毒，辛凉透表	银翘散合白虎汤
气营两燔证	壮热不已，汗出不畅，渴欲冷饮，目赤唇红，斑疹鲜红，偶有瘙痒，单侧或双侧颈部臖核肿大，坚硬触痛，表面不红，不化脓，手足呈坚实性肿胀，掌跖及指趾端潮红，杨梅舌，指纹紫或脉细数	清热解毒，凉营化瘀	清营汤
气阴两伤证	身热已退（或有低热留恋），疲乏少力，自汗盗汗，手足硬肿及红斑消退，指趾末端出现膜样脱皮，口渴喜饮，舌红少津，苔少，指纹紫，脉细数。有的患儿可见心悸、脉结代等	益气养阴，清解余邪	沙参麦冬汤或竹叶石膏汤

第十二单元　营养性疾病

细目一　小儿肥胖症（助理不考）

1. 中医病因病机　本病的病因为饮食失调和脾肾两虚。基本病机是脾胃运化失常，痰湿、脂膏内停。痰湿、脂膏为其主要病理产物。病位主要在脾、胃，涉及肝、肺、肾，属本虚标实之证。

2.诊断

（1）身高标准体重法：体重大于参照人群（同性别、同身高人群）体重的 20% 便可诊断为肥胖。体重超过按照身高计算的标准体重的 20% ~ 29% 为轻度肥胖，超过 30% ~ 49% 为中度肥胖，超过 50% 以上的为重度肥胖。应注意除外继发性肥胖。

（2）体质指数法（BMI）：是体重和身高平方的比值（kg/cm²）。BMI 值在 P85 ~ P95 为超重，超过 P95 为肥胖。

3.中医辨证论治

证型	辨证要点	治法	方药
脾虚痰阻证	肢体虚胖、困重，疲乏无力，少气懒言，纳差，腹满，小便少，舌质淡红，苔白腻，脉沉缓	运脾除湿	胃苓汤
胃热湿阻证	肥胖臃肿，消谷善饥，肢体困倦，头胀眩晕，懒言少动，或口渴喜饮，或大便秘结，舌苔黄腻，脉滑数	清胃泄热，兼以化湿	泻黄散
脾肾两虚证	肥胖虚浮，疲乏无力，腰膝酸软，甚者畏寒肢冷，懒言少动，舌质淡红，苔白，脉沉缓无力	补益脾肾，温阳化湿	苓桂术甘汤合真武汤

细目二　蛋白质－能量营养不良

1.发病机制　由于蛋白质和能量长期摄入不足，导致处于生长发育期的小儿新陈代谢失调、各系统组织器官功能低下、免疫功能抑制而发生一系列病理生理改变。

2.临床表现

（1）消瘦型营养不良：多见于 1 岁以内的婴儿。其最早出现的症状是体重不增，继则体重下降，皮下脂肪和肌肉逐渐减少或消失，久之可引起身长不增，智力发育落后。

（2）水肿型营养不良：又称恶性营养不良病，常同时伴有能量摄入不足。多见于单纯碳水化合物喂养的 1 ~ 3 岁幼儿，外表似"泥膏样"。水肿通常出现较早，因此体重下降并不明显。

（3）消瘦－水肿型营养不良：临床表现介于上述两者之间。

3.中医辨证论治

证型		辨证要点	治法	方药
本证	疳气	形体略见消瘦，面色少华，毛发稀疏，食欲不振，精神欠佳，性急易怒，大便干稀不调，舌质略淡，苔薄微腻，脉细	和脾健运	资生健脾丸
	疳积	形体明显消瘦，肚腹胀大，甚则青筋暴露，面色萎黄，毛发稀疏结穗，食欲减退，精神烦躁，夜卧不宁，或伴有动作异常，揉鼻挖眉，吮齿磨牙，或善食易饥，大便下虫，或嗜食异物，舌质偏淡，苔腻，脉沉细而滑	消积理脾	肥儿丸
	干疳	形体极度消瘦，皮肤干瘪起皱，大肉已脱，呈老人貌，毛发干枯，面色无华，精神萎靡，啼哭无泪，杳不思食，或见肢体浮肿，或见皮肤瘀点、瘀斑等，舌质淡嫩，苔少，脉细弱无力	补益气血	八珍汤
兼证	眼疳	兼见两目干涩，畏光羞明，眼角赤烂，甚则黑睛浑浊，白睛生翳，或夜间视物不明等	养血柔肝，滋阴明目	石斛夜光丸
	口疳	兼见口舌生疮，甚者糜烂，秽臭难闻，面红唇赤，五心烦热，夜卧不宁，小便短赤，舌质红，苔薄黄，脉细数	清心泻火，滋阴生津	泻心导赤散
	疳肿胀	兼见足踝浮肿，甚则四肢、全身浮肿，面色无华，神疲乏力，四肢欠温，小便短少，舌质淡嫩，苔白，脉沉缓无力	健脾温阳，利水消肿	防己黄芪汤合五苓散

细目三　维生素 D 缺乏性佝偻病

1. 西医发病机制　维生素 D 缺乏→肠道吸收钙、磷减少→血钙水平降低→甲状旁腺功能代偿性亢进→PTH 分泌增加→动员骨释放出钙、磷→血清钙浓度正常，血磷降低→骨骼系列变化。

2. 中医病因病机　本病发病与先天禀赋不足和后天调护失宜有关。本病病机是脾肾两虚。病位主要在脾、肾，常累及心、肝、肺。

3. 临床表现　本病发病年龄常在 3 个月～2 岁婴幼儿。临床表现主要为生长最快部位的骨骼改变、肌肉松弛和神经兴奋性改变。

（1）初期：多见于 6 个月以内，尤其 3 个月以内的小婴儿。主要表现为神经兴奋性增高，如激惹、烦躁、睡眠不安、易惊、夜啼、多汗等症，并可致枕部脱发而见枕秃。血生化改变轻微，血清 25-（OH）D_3 下降，血钙正常或略下降，血磷降低，钙磷乘积小于 30，碱性磷酸酶正常或稍高，骨骼 X 线摄片可无异常，或见临时钙化带稍模糊。

（2）激期：主要表现为骨骺变化和运动功能发育迟缓。

1）骨骼改变：①头部：可见颅骨软化、方颅、前囟门较大且闭合延迟、乳牙萌出迟。②胸部：可见肋骨串珠、肋膈沟、鸡胸或漏斗胸。③四肢：可见"手镯""脚镯"、下肢弯曲、膝内翻（"O"型）或膝外翻（"X"型），长骨可发生青枝骨折。④脊柱：可有脊柱后凸或侧弯畸形，严重者可伴有骨盆畸形。

2）肌肉改变：由于低血磷所致肌肉中糖代谢障碍，引起全身肌肉松弛、乏力，肌张力降低，坐、立、行等运动功能发育落后，腹肌张力低下，腹部膨隆如蛙腹。

3）其他改变：重症患儿神经系统发育落后，表情淡漠，语言发育落后，条件反射形成迟缓；免疫力低下，易合并感染及贫血。

此期血生化及骨骼 X 线片明显改变。血清 25-（OH）D_3 更加下降，血钙正常或下降，血磷下降，碱性磷酸酶明显升高，X 线显示骨骺端钙化带消失，呈杯口状、毛刷状改变，骨骺软骨带增宽。

（3）恢复期：患儿经足量维生素 D 治疗后，临床症状和体征逐渐减轻、消失，血生化逐渐恢复正常，骨骼 X 线片出现不规则钙化线。

（4）后遗症期：临床症状消失，血生化和 X 线摄片正常。少数重症佝偻病可残留不同程度的骨骼畸形，多见于 2 岁以上儿童。

4. 诊断与鉴别诊断

（1）诊断要点：①多见于婴幼儿，好发于冬春季节。②本病分期：初期、激期、恢复期、后遗症期。③理化检查：血钙、磷，血清碱性磷酸酶，腕部 X 线摄片。

（2）鉴别诊断

1）先天性甲状腺功能低下：又称呆小病、克汀病。生后 2～3 个月开始出现甲状腺功能不全表现，并随月龄增大症状日趋明显，如生长发育迟缓、体格明显短小、出牙迟、前囟大而闭合晚、腹胀等，与佝偻病相似，但患儿智能低下，有特殊面容，皮肤粗糙干燥，血清 TSH、T_4 测定可资鉴别。

2）软骨营养不良：本病患儿头大、前额突出、长骨骺端膨出、胸部串珠、腹大等与佝偻病相似，但四肢及手指短粗，五指齐平，腰椎前突，臀部后突。骨骼 X 线可见特征性改变，如长骨粗短弯曲，干骺端变宽，呈喇叭口状，但轮廓光整，部分骨骺可埋入扩大的干骺端中。

3）与其他病因所致的佝偻病鉴别

①家族性低磷血症：为 X 连锁遗传病，少数为常染色体隐性遗传，也有散发病例。佝偻病症状多发生在 1 岁以后，2～3 岁后仍有活动性佝偻病表现。血钙多正常，血磷明显降低，尿磷增加，对常规治疗剂量维生素 D 无效，需同时口服磷。

②远端肾小管酸中毒：患儿骨骼畸形明显，身材矮小，代谢性酸中毒，多尿，碱性尿（尿 pH ＞ 6），血钙、磷、钾均低，血氯高，且伴有低钾症状。

③维生素 D 依赖性佝偻病：临床上表现为重症佝偻病，血清钙、磷显著降低，碱性磷酸酶明显升高，并继发甲状旁腺功能亢进。Ⅰ型患儿可有高氨基酸尿症；Ⅱ型患儿的一个重要特征为脱发。

④肾性佝偻病：先天或后天原因所致的慢性肾功能障碍均会导致血钙低、血磷高等钙磷代谢紊乱；甲状旁腺功能继发性亢进使骨质普遍脱钙，骨骼呈佝偻病改变。体征多于幼儿后期逐渐明显，形成侏儒状态。

5. 维生素 D 制剂的用药方法

（1）口服法：初期（轻度），维生素 D 每日 1000 ～ 2000U；激期（中、重度），每日 3000 ～ 6000U。

（2）突击疗法：对各种原因不能坚持每日服药，或重症佝偻病可一次肌内注射维生素 D_3 20 万～ 30 万 U，2 ～ 3 个月后改为口服预防量。

6. 中医辨证论治

证型	辨证要点	治法	方药
肺脾气虚证	多出现在初期，可见多汗，乏力，烦躁，睡眠不安，夜惊，发稀枕秃，囟门迟闭，或形体虚胖，肌肉松软，纳呆，大便不实，或反复感冒，舌质淡红，苔薄白，指纹偏淡	健脾益肺，调和营卫	四君子汤合黄芪桂枝五物汤
脾虚肝旺证	出现在激期，常见烦躁，夜啼不宁，惊惕不安，甚者抽搐；多汗，毛发稀疏，乏力，纳呆食少，囟门迟闭，出牙延迟，坐立行走无力，舌质淡，苔薄，指纹淡紫	健脾助运，平肝息风	益脾镇惊散
肾虚骨弱证	激期和后遗症期常见，有明显的骨骼改变，常见头颅方大畸形，肋骨串珠，手镯、足镯，甚至鸡胸、龟背、"O"形或"X"形腿，脊柱畸形等，并伴有面白虚烦，多汗，四肢乏力，舌淡苔少，指纹色淡	健脾补肾，填精补髓	补肾地黄丸

细目四　维生素 D 缺乏性手足搐搦症（助理不考）

1. 西医发病机制　本病的病因与维生素 D 缺乏性佝偻病相同，而血清钙离子降低则为其直接原因。当血清总钙量降至 1.75 ～ 1.88mmol/L（7 ～ 7.5mg/dL），或钙离子降至 1.0mmol/L（4mg/dL）以下时，即可出现抽搐症状。

2. 临床表现　①惊厥。②手足抽搐。③喉痉挛。④其他症状：出汗、睡眠不安、易惊哭等神经兴奋症状。此外，在患儿不发作时可通过刺激神经肌肉引出以下体征：①佛斯特征（Chvostek 征）。②腓反射。③陶瑟征（Trousseau 征）。

3. 鉴别诊断

（1）低血糖症：常发生于清晨空腹时，有进食不足或腹泻病史，一般口服或静脉注射葡萄糖液后抽搐立即停止。血糖常 < 2.2mmol/L。

（2）低镁血症：多见于新生儿，或 3 个月以下牛乳喂养的小婴儿，常同时合并低钙血症，可出现烦躁、惊跳、阵发性屏气，甚至惊厥。血清镁常 < 0.58mmol/L（1.4mg/dL）。

（3）原发性甲状旁腺功能减退症：表现为间歇性惊厥或手足搐搦，间隔几天或数周发作 1 次。血磷升高 > 3.2mmol/L（10mg/dL），血钙降至 1.75mmol/L（7mg/dL）以下，碱性磷酸酶正常或稍低；颅骨 X 线可见基底节钙化灶。

（4）婴儿痉挛症：多于 1 岁以内起病，呈突然发作，头、躯干及上肢均屈曲，手握拳，下肢弯曲至腹部，伴点头状抽搐，意识障碍，发作数秒至数十秒后自停。智力多受影响，脑电图有高幅异常节律。

4. 西医治疗原则

（1）止惊：可用 10% 的水合氯醛保留灌肠，或地西泮肌内或静脉注射。

（2）吸氧：可加压给氧。

（3）通畅气道：喉痉挛者须立即将舌头拉出口外，必要时行气管插管。

（4）钙剂治疗：10% 的葡萄糖酸钙缓慢静脉注射，缓解后口服钙剂，轻症手足搐搦患儿可用 10% 氯化钙加入糖水服用。

（5）维生素 D 治疗：同前。

第十三单元　感染性疾病

细目一　麻疹

1. 流行病学特点　麻疹是小儿时期常见的一种急性呼吸道传染病，临床以发热、流涕、流泪、咳嗽、口腔麻疹黏膜斑（Koplik's spots）及全身斑丘疹为特征。本病一年四季均可发病，以冬春季为多见，传染性较强，多见于6个月以上5岁以下小儿，传播方式主要为空气飞沫传染。

2. 中医病因病机　麻疹的发病原因是感受麻毒时邪。主要病变是肺、脾两脏。

3. 临床表现

（1）潜伏期：6～18天。潜伏期末可有精神不振、烦躁不安，或体温轻度升高症状。

（2）前驱期：也称发疹前期，一般为3～4天。主要症状为发热、咳嗽、流涕、眼结膜充血、畏光、流泪，同时可见全身不适、食欲减退、恶心、呕吐、腹泻等。发热后2～3天，出现麻疹黏膜斑，是早期诊断麻疹的重要依据。

（3）出疹期：发热3～4天开始出疹，发热、呼吸道症状达高峰。皮疹先见于耳后、发际、渐次延及头面、颈部，自上而下至胸、腹、背四肢，最后在手心、足心及鼻准部见疹点，初起为玫瑰红色斑丘疹，压之退色，大小不等，稀疏分明，继而疹色加深，呈暗红色（热甚疹出）。

（4）恢复期：出疹3～4天后，皮疹按序依次消退，体温开始下降，全身情况好转。皮疹消退后皮肤可见糠麸样脱屑和浅褐色色素沉着，7～10天痊愈。

4. 并发症　①喉炎。②肺炎。③心肌炎。④脑炎。

5. 中医辨证论治

	证型	辨证要点	治法	方药
顺证	邪犯肺卫证（初热期）	发热咳嗽，流涕、喷嚏，双目红赤，泪水汪汪，畏光羞明，体倦食少，小便短黄，或大便稀溏，发热2～3天在口腔颊部近臼齿处出现麻疹黏膜斑，是麻疹早期诊断的依据，舌苔薄白或微黄，脉浮数	辛凉透表，清宣肺卫	宣毒发表汤
	邪入肺胃证（见形期）	发热持续，起伏如潮，每潮一次，疹随外出（热甚疹出），依序而现，疹点细小，由疏转密，稍觉凸起，触之碍手，疹色先红后暗红，伴烦渴嗜睡，目赤眵多，咳嗽加剧，舌红苔黄，脉洪数	清热解毒，佐以透发	清解透表汤
	阴津耗伤证（收没期）	疹点出齐后，发热渐退，咳嗽渐减，胃纳增加，精神好转，疹点依次渐回，皮肤呈糠麸状脱屑，留有色素沉着，舌红少津，苔薄，脉细数	养阴生津，清解余邪	沙参麦冬汤
逆证	邪毒闭肺证	高热不退，疹点不多，或疹点早回，或疹点密集，疹色紫暗，咳嗽气促，鼻翼扇动，唇周发绀，喉间痰鸣，烦躁不宁，舌红，苔黄，脉数	宣肺开闭，清热解毒	麻杏石甘汤
	麻毒攻喉证	身热不退，咽喉肿痛，声音嘶哑、咳声重浊，状如犬吠，喉间痰鸣，甚则吸气困难，胸高胁陷，面唇发绀，舌质红，苔黄腻，脉滑数	清热解毒，利咽消肿	清咽下痰汤
	邪陷心肝证	疹点密集成片，色泽紫暗，高热不退，烦躁谵妄，甚则神昏、抽搐，舌红绛，苔黄糙，脉数	平肝息风，清心开窍	羚角钩藤汤

细目二　风疹

1. 中医病因病机　风疹是感受风疹时邪，邪毒与气血相搏，外泄肌肤所致。其主要病变在肺卫。

2. 临床表现及诊断

（1）临床表现

1）后天性风疹：①潜伏期：14～21天。②前驱期：多数为1～2天，有低热或中度发热，轻咳、咽痛、流涕，或轻度呕吐、腹泻等。耳后、枕后及颈部淋巴结肿大，有轻度压痛。③出疹期：发热1～2天后出疹，皮疹多为散在淡红色斑丘疹，也可呈大片皮肤发红或针尖状猩红热样皮疹。先见于面部，一天内波及全身，1～2天后，发热渐退，皮疹逐渐隐没。皮疹消退后，可有皮肤脱屑，但无色素沉着。

2）先天性风疹综合征：宫内感染，生后可发生：①一过性新生儿期表现，如肝脾肿大、紫癜、血小板减少、淋巴结肿大、脑膜脑炎等。②永久性器官畸形和组织损伤，如生长发育迟缓、动脉导管未闭、肺动脉瓣狭窄、白内障、小眼睛、视网膜病、耳聋等。③慢性或自身免疫引起的晚发疾病，如糖尿病、慢性进行性全脑炎、甲状腺炎、间质性肺炎等，可在生后2个月至20年内发生。

（2）诊断要点

1）诊断：根据流行病学史，全身症状轻，出疹迅速，消退亦快，临床以耳后、枕后和颈部淋巴结肿大，有触痛为特点。结合病毒分离或血清学检测可确诊。

2）先天性风疹综合征的诊断标准：①典型先天性缺陷，如白内障、青光眼、心脏病、听力丧失、色素性视网膜炎等。②实验室分离到病毒或检出风疹IgM抗体或血凝抑制抗体滴度持续增高等。

3. 中医辨证论治

证型	辨证要点	治法	方药
邪郁肺卫证	发热恶风，喷嚏流涕，轻微咳嗽，胃纳欠佳，精神倦怠，疹色淡红，稀疏细小，分布均匀，微有痒感，耳后、枕后及颈部淋巴结肿大，舌尖红，苔薄黄，脉浮数	疏风清热，解表透疹	银翘散
邪入气营证	壮热口渴，烦躁不宁，疹色鲜红或紫暗，疹点较密，小便短赤，大便秘结，舌质红，苔黄糙，脉洪数	清热解毒，凉血透疹	透疹凉解汤

4. 孕妇预防风疹的重要性 孕妇在妊娠3个月内应避免与风疹病人接触，若有接触史者可于接触5天内注射丙种球蛋白。对已确诊为风疹的早期孕妇，应考虑终止妊娠。

细目三 幼儿急疹

1. 中医病因病机 外因为感受幼儿急疹时邪；内因责之于正气不足。病变在肺、脾两脏。

2. 临床表现 发热持续3～5天，体温多达39℃或更高，但全身症状较轻；高热3～4天后骤然热退，热退后出疹（热退疹出），皮疹为红色斑丘疹，迅速遍布躯干及面部；2～3天皮疹消失，无色素沉着及脱屑。

3. 诊断 ①多发生于2岁以下的婴幼儿，尤多见于6个月～1岁婴儿。②起病急骤，常突然高热，持续3～4天后热退，但全身症状轻微。③热退出现玫瑰红色皮疹。④皮疹以躯干、腰部、臀部为主，面部及肘、膝关节较少。皮疹出现1～2天后即消退，疹退后无脱屑及色素沉着斑。⑤枕部、颈部及耳后淋巴结轻度肿大。⑥血常规检查，白细胞计数偏低，分类以淋巴细胞为主。

4. 中医辨证论治

证型	辨证要点	治法	方药
邪郁肺卫证	突然高热，纳差，尿黄，或见呕吐，腹痛，泄泻，咽红目赤，但精神如常，舌红，苔薄黄，指纹浮紫	辛凉解表，清宣肺卫	银翘散
邪蕴肌腠证	热退身凉，周身出现红色丘疹，针尖大小，从颈部延及全身，压之退色，一二日即消退，不留瘢痕，舌红苔薄黄，指纹紫滞	疏风透疹，清热解毒	化斑解毒汤

细目四　猩红热

1. 病因　病原菌是 A 组乙型溶血性链球菌。

2. 中医病因病机　感受痧毒疫疠之邪，从口鼻而入，蕴于肺胃二经，郁而化热、化火。火热之毒发散，犯卫、入营、伤阴，从而形成邪侵肺卫，毒在气营，疹后伤阴。

3. 临床表现

（1）普通型

1）前驱期：起病急骤，发热，头痛，咽痛，全身不适，体温一般在 38～39℃，重者可高达 40℃。咽及扁桃体显著充血，扁桃体上出现点状或片状白色脓性分泌物，软腭处有细小红疹或出血点，"白草莓舌"。

2）出疹期：皮疹于发热第 2 天迅速出现，最初见于腋下、颈部与腹股沟，于一日内迅速蔓延至全身。在全身皮肤弥漫性充血潮红基础上出现均匀、密集、针尖大小的猩红色小丘疹，呈鸡皮样，触之似粗砂纸样。体征：口周苍白圈、"帕氏线"、红草莓舌和颈前淋巴结肿大压痛。

3）恢复期：皮疹按出疹顺序消退，体温正常，情况好转。先从脸部糠屑样脱皮，渐及躯干，最后四肢可见大片状脱皮，脱皮后无色素沉着。

（2）轻型：全部病程中缺乏特征性症状，继发肾炎的可能性较大。

4. 诊断与鉴别诊断

（1）诊断要点

1）有与猩红热病人接触史。潜伏期 2～3 天，短者 1 天，长者 5～6 天。

2）上述典型临床表现。

3）实验室检查：血常规检查白细胞计数及中性粒细胞增高；CRP 升高；细菌培养可分离出 A 族乙型溶血性链球菌。

（2）鉴别诊断

麻疹、幼儿急疹、风疹、猩红热的鉴别诊断

病名	麻疹	幼儿急疹	风疹	猩红热
潜伏期	6～21 天	7～17 天	5～25 天	1～7 天
初期症状	发热，咳嗽，流涕，泪水汪汪	突然高热，一般情况好	发热，咳嗽，流涕，枕部淋巴结肿大	发热，咽喉红肿化脓疼痛
出疹与发热的关系	发热 3～4 天出疹，出疹时发热更高	发热 3～4 天出疹，热退疹出	发热 1/2～1 天出疹	发热数小时～1 天出疹，出疹时热高
特殊体征	麻疹黏膜斑	无	无	环口苍白圈，草莓舌，贫血性皮肤划痕，帕氏线
皮疹特点	玫瑰色斑丘疹自耳后发际→额面、颈部→躯干→四肢，3 天左右出齐。疹退后遗留棕色色素斑、糠麸样脱屑	玫瑰色斑疹或斑丘玫瑰色斑疹或斑丘疹，较麻疹细小，发疹无一定顺序，疹出后 1～2 天消退。疹退后无色素沉着，无脱屑	玫瑰色细小斑丘疹自头面→躯干→四肢，24 小时布满全身。疹退后无色素沉着，无脱屑	细小红色丘疹，皮肤猩红，自颈、腋下、腹股沟处开始，2～3 天遍布全身。疹退后无色素沉着，有大片脱皮
血常规	白细胞计数下降，淋巴细胞升高	白细胞计数下降，淋巴细胞升高	白细胞计数下降，淋巴细胞升高	白细胞计数升高，中性粒细胞升高

5. 并发症　急性肾小球肾炎、风湿性心脏病、风湿性关节炎。

6. 西医治疗　青霉素是治疗猩红热的首选药物。对青霉素过敏者可用红霉素等药物。

7. 中医辨证论治

证型	辨证要点	治法	方药
邪侵肺卫证	发热骤起，头痛，恶寒，灼热无汗，或伴呕吐，咽部红肿疼痛，上腭有粟粒样红疹，皮肤潮红，丹疹隐隐，舌红，苔薄白或薄黄，脉浮数有力	辛凉宣透，清热利咽	解肌透痧汤
毒在气营证	壮热不解，面赤，口渴，咽喉肿痛，伴糜烂白腐，皮疹密布，色红如丹，甚则色紫如斑。疹由颈、胸开始，继则弥漫全身，压之退色，见疹后的 1～2 天舌红起刺，苔黄燥；3～4 天后舌光红起刺，苔剥脱，状如草莓，脉数有力	清气凉营，泻火解毒	凉营清气汤
疹后伤阴证	丹痧布齐后 1～2 天，身热渐退，咽部糜烂疼痛减轻，见低热，唇口干燥，或伴有干咳，食欲不振，舌红少津，苔剥脱，脉细数	养阴生津，清热润喉	沙参麦冬汤加味

细目五　水痘

1. 中医病因病机　水痘是因感受水痘时邪，经口鼻侵入人体，蕴郁于肺脾而发病。

2. 临床表现

（1）典型水痘：①潜伏期 12～21 天。②前驱期可无症状或仅有轻微症状，持续 1～2 天。③出疹期皮疹特点：皮疹呈向心性分布，同一时期常可见斑、丘、疱疹和结痂同时存在，即四代同堂，分批出现。

（2）重症水痘：高热及全身中毒症状重，皮疹呈离心分布，多而密集，易融合成大疱型或呈出血性，继发感染者呈坏疽型。

3. 鉴别诊断

（1）脓疱疮：好发于炎热夏季，多见于头面部及肢体暴露部位，病初为疱疹，很快成为脓疱，疱液浑浊。疱液可培养出细菌。

（2）丘疹样荨麻疹：好发于婴儿，多有过敏史，无发热、咳嗽等上呼吸道感染征象，多见于四肢，呈风团样丘疹，长大后其顶部略似疱疹，较硬，不易破损，数日后渐干或轻度结痂，瘙痒重，易反复出现。

4. 中医辨证论治

证型	辨证要点	治法	方药
邪郁肺卫证	发热轻微，或无热，鼻塞流涕，喷嚏，咳嗽，起病后 1～2 天出疹，疹色红润，疱浆清亮，根盘红晕，皮疹瘙痒，分布稀疏，多见于躯干、颜面及头皮，舌质淡，苔薄白，脉浮数	疏风清热，解毒利湿	银翘散
毒炽气营证	壮热烦躁，口渴引饮，面赤唇红，口舌生疮，痘疹密布，疹色紫暗，疱浆浑浊，甚至出现出血性皮疹，大便干结，小便黄赤，舌质红绛，舌苔黄糙而干，脉洪数	清气凉营，化湿解毒	清胃解毒汤

细目六　手足口病

1. 病因与发病机制　手足口病是由感受手足口病时邪（柯萨奇病毒 A 型）引起的发疹性传染病，临床以手足肌肤、口咽部发生疱疹为特征。少数患儿可出现中枢神经系统、呼吸系统损害，个别重症患儿病情进展快，易发生死亡。

2. 中医病因病机　感受手足口病时邪。其病变部位在肺脾二经。

3. 临床表现

（1）病前 1～2 周有手足口病接触史。

（2）潜伏期 2～7 天，多数患儿突然起病，病前 1～2 天或病时出现发热，可伴头痛、咳嗽、流涕、口痛、纳差、恶心、呕吐、泄泻等症状。

（3）主要表现为口腔及手足部发生疱疹。口腔疱疹多发生在硬腭、颊部、齿龈、唇内及舌部，破溃后形成小的溃疡，疼痛较剧。年幼儿常表现为烦躁、哭闹、流涎、拒食等。1～2天后可见皮肤斑丘疹，呈离心性分布，以手足部多见，并很快变为疱疹，疱疹一般7～10天消退，疹退后无瘢痕及色素沉着。

（4）血白细胞计数正常，淋巴细胞和单核细胞比值相对增高。

4. 诊断与鉴别诊断

（1）诊断要点

1）病前1～2周有与手足口病患者接触史。

2）起病较急，常见手掌、足跖、口腔、臀部疱疹及发热等症，可无发热。

3）重者高热不退、头痛烦躁、嗜睡易惊、肢体抖动，甚至喘憋发绀、昏迷抽搐、汗出肢冷、脉微欲绝。

4）病原学检查：取咽分泌物、疱疹液及粪便，进行肠道病毒（CoxA16、EV71等）特异性核酸检测阳性，或分离出相关肠道病毒。

5）血清学检查：急性期与恢复期血清 CoxA16、EV71 等肠道病毒中和抗体有4倍以上的升高。

（2）鉴别诊断

水痘与手足口病：水痘由感受水痘病毒所致。疱疹较手足口病稍大，呈向心性分布，躯干、头面多，四肢少，疱壁薄，易破溃结痂，疱疹多呈椭圆形，其长轴与躯体的纵轴垂直，且在同一时期、同一皮损区斑丘疹、疱疹、结痂并见。

5. 中医辨证论治

证型	辨证要点	治法	方药
邪犯肺脾证	发热轻微，或无发热，或流涕咳嗽、纳差恶心、呕吐泄泻，1～2天后或同时出现口腔内疱疹，破溃后形成小的溃疡，疼痛流涎，不欲进食。随病情进展，手掌、足跖部出现米粒至豌豆大斑丘疹，并迅速转为疱疹，分布稀疏，疹色红润，根盘红晕不著，疱液清亮，舌质红，苔薄黄腻，脉浮数	宣肺解表，清热化湿	甘露消毒丹
湿热蒸盛证	身热持续，烦躁口渴，小便黄赤，大便秘结，手、足、口部及四肢、臀部疱疹，痛痒剧烈，甚或拒食，疱疹色泽紫暗，分布稠密，或成簇出现，根盘红晕显著，疱液浑浊，舌质红绛，苔黄厚腻或黄燥，脉滑数	清热凉营，解毒祛湿	清瘟败毒饮

细目七　流行性腮腺炎

1. 中医病因病机　流行性腮腺炎为感受风温时邪，从口鼻而入，侵犯足少阳胆经，邪毒壅阻于足少阳经脉，与气血相搏，凝结于耳下腮部所致。

2. 临床表现　潜伏期为2～3周。部分病例有发热、头痛、乏力、食欲不振等前驱症状。腮腺肿大通常先于一侧，2～4天又累及对侧。双侧腮腺肿大者约占75%。腮腺肿胀是以耳垂为中心，向前、后、下发展，边缘不清，触之有弹性感及触痛，表面皮肤不红，张口、咀嚼困难。腮肿3～5天达高峰，1周左右逐渐消退。腮腺管口可有红肿。

3. 主要并发症　①脑膜脑炎。②睾丸炎或卵巢炎。③胰腺炎。④其他并发症：如心肌炎、乳腺炎、甲状腺炎、听力丧失、视神经乳头炎。

4. 中医辨证论治

	证型	辨证要点	治法	方药
常证	邪犯少阳证	轻微发热，一侧或双侧耳下腮部或颌下漫肿疼痛，边缘不清，触之痛甚，咀嚼不便，或有咽红，舌质红，舌苔薄白或薄黄，脉浮数	疏风清热，散结消肿	柴胡葛根汤
	热毒蕴结证	高热不退，多见两侧腮部肿胀疼痛，坚硬拒按，张口、咀嚼困难，口渴引饮，烦躁不安，或伴头痛，咽红肿痛，食欲不振，呕吐，便秘溲赤，舌质红，舌苔黄，脉滑数	清热解毒，软坚散结	普济消毒饮

续表

	证型	辨证要点	治法	方药
变证	邪陷心肝证	在腮部尚未肿大或腮肿后5～7天，壮热不退，头痛项强，嗜睡，严重者昏迷、惊厥、抽搐，舌质绛，舌苔黄，脉数	清热解毒，息风开窍	清瘟败毒饮
	毒窜睾腹证	腮部肿胀渐消，男性多有一侧或两侧睾丸肿胀疼痛，女性多有一侧或两侧少腹疼痛，伴有发热、呕吐，舌质红，舌苔黄，脉数	清肝泻火，活血止痛	龙胆泻肝汤

细目八　中毒型细菌性痢疾

1.中医病因病机　由染有疫毒的不洁之物，从口入腹，蕴伏肠胃所致。本病的病变主要在肠腑，为邪毒滞于肠腑，凝滞津液、蒸腐气血所致。

2.临床表现及辅助检查

（1）临床表现：潜伏期较短，起病急骤，全身中毒症状重，高热可＞40℃，未腹泻前即出现严重的感染中毒表现，少数患儿体温不升高，反复惊厥，迅速发生呼吸衰竭、休克或昏迷；也有在发热、脓血便2～3天后开始发展为中毒型。临床上按其主要表现分为四型：①休克型（皮肤内脏微循环障碍型）：以周围循环衰竭为主要表现。②脑型（脑循环障碍型）：以神志改变、反复惊厥为主要表现。③肺型（肺微循环障碍）：又称呼吸窘迫综合征，以肺微循环障碍为主。④混合型：以上三型症状先后出现或同时存在。

（2）辅助检查

1）大便常规：脓血黏液便，镜检有成堆脓细胞、红细胞和吞噬细胞。

2）大便培养：可分离出痢疾杆菌。

3）外周血象：白细胞计数多增高至（10～20）×10^9/L以上，以中性粒细胞为主，并可见核左移。

4）免疫学检测。

5）特异性核酸检测。

3.诊断与鉴别诊断

（1）诊断要点：3～5岁的健康儿童，夏秋季节突然高热，伴反复惊厥、脑病和休克表现者，均应考虑本病。可用肛拭子或灌肠取便，若镜检发现大量脓细胞或红细胞可确定诊断。

（2）鉴别诊断

1）高热惊厥：多见于6个月～3岁小儿，可发生在任何季节，常在上呼吸道感染体温突然升高时出现惊厥，抽搐时间短，多不反复发作，止惊后神志恢复快，一般情况良好，无其他感染中毒症状，便常规正常。

2）流行性乙型脑炎：本病有严格的季节性（7～9月份发生），其高热、惊厥、意识障碍与中毒型细菌性痢疾相似，但脑膜刺激征明显阳性，如颈强直、克氏征阳性、布氏征阳性，脑脊液多有改变，大便常规检查正常。

3）急性坏死性肠炎：发病于任何年龄，多见于4～14岁儿童，其起病急、腹痛、腹泻和感染性休克与中毒型细菌性痢疾相似，但大便多呈血水样，有特殊腐败腥臭味。很少有黏液脓性便，镜检以红细胞为主。一般不出现惊厥和昏迷表现。

4.西医治疗原则及治疗措施

（1）降温止惊：①降温：选用物理、药物降温或亚冬眠疗法。②止惊：静注地西泮，或10%水合氯醛保留灌肠。

（2）防治脑水肿和呼吸衰竭：①脱水：首选20%甘露醇或与利尿剂交替使用。②改善呼吸：保持呼吸道通畅，吸氧；呼衰时，用呼吸兴奋剂或机械通气。

（3）防治循环衰竭：①扩容，纠酸，维持水与电解质平衡。②改善微循环，常用药物有东莨菪碱、酚妥拉明、多巴胺和阿拉明等血管活性药物。

（4）抗炎：如肾上腺皮质激素，应早期、大剂量、短程应用。

（5）抗生素：应用广谱抗菌药物，如头孢噻肟钠或头孢曲松钠（头孢三嗪）等；或根据大便培养结果选用敏感抗生素。

5. 中医辨证论治

证型	辨证要点	治法	方药
毒邪内闭证	突然高热，烦躁萎靡，或恶心呕吐，反复惊厥，神志昏迷或见呼吸困难，节律不整，可有下痢脓血，或虽未见下痢脓血，但用棉签在肛门内检到黏液粪便，舌质红，苔黄厚或灰糙，脉数	清肠解毒，泄热开窍	黄连解毒汤
内闭外脱证	突然面色苍白或青灰，四肢厥冷，汗出不温，皮肤花纹，口唇发绀，呼吸浅促，节律不匀，神志不清，脉细数无力或脉微欲绝	回阳救逆，益气固脱	参附龙牡救逆汤

细目九　传染性单核细胞增多症（助理不考）

1. 中医病因病机　感受温热时邪，由口鼻而入，侵于肺卫，结于咽喉，并内传脏腑，瘀滞经络，伤及营血，发生本病。热、毒是主要病因；痰、瘀是主要病理产物。

2. 临床表现　发病或急或缓，有不适、头痛、恶心、疲乏、腹痛等前驱症状，继之出现典型症状：①发热：体温常在 38～39℃，重者可达40℃以上。②淋巴结肿大：两侧颈部淋巴结肿大为主。③咽峡炎：咽痛是主要症状之一。④肝脾肿大。⑤皮疹。

3. 鉴别诊断

（1）巨细胞病毒感染、弓形虫病：其症状酷似传染性单核细胞增多症，应予以鉴别。血清嗜异性凝集试验阴性，特异性抗体及病毒分离可资鉴别。

（2）细菌性咽峡炎、扁桃体炎：其血象中中性粒细胞增多，咽拭子细菌培养可得阳性结果，且青霉素治疗有效。

4. 中医辨证论治

证型	辨证要点	治法	方药
邪郁肺卫证	发热，微恶风寒，微有汗，咳嗽鼻塞，流涕，头身痛，咽红疼痛，舌边或舌尖稍红，苔薄黄或薄白而干，脉浮数	疏风清热，清肺利咽	银翘散
热毒炽盛证	壮热烦渴，咽喉红肿疼痛，乳蛾肿大，甚则溃烂，口疮口臭，面红唇赤，皮疹显露，颈、腋、腹股沟处浅表淋巴结肿大，胁下痞块，便秘尿赤，舌质红，苔黄腻，脉洪数	清热泻火，解毒利咽	普济消毒饮
热瘀肝胆证	发热，皮肤发黄，小便短黄，肝脾肿大明显，胸胁胀痛，恶心呕吐，食欲不振，大便或溏或干结，舌红，苔黄腻，脉弦数	清热解毒，利湿化瘀	茵陈蒿汤
正虚邪恋证	病程日久，发热渐退，或低热不退，精神软弱，疲乏气弱，口干唇红，大便或干或稀，小便短黄，咽部稍红，淋巴结、肝脾肿大逐渐缩小，舌红绛或淡红，苔少或剥苔，脉细弱	益气养阴，兼清余热，佐以通络化痰	气虚为主，宜竹叶石膏汤；阴虚为主，宜青蒿鳖甲汤

易混考点解析

各种传染病的证治比较

疾病	初期（方剂）	中期（方剂）	后期（方剂）
麻疹	邪犯肺卫证（宣毒发表汤）	邪入肺胃证（清解透表汤）	阴津耗伤证（沙参麦冬汤）
风疹	邪郁肺卫证（银翘散）	邪入气营证（透疹凉解汤）	—
幼儿急疹	邪郁肺卫证（银翘散）	邪蕴肌腠证（化斑解毒汤）	—

续表

疾病	初期（方剂）	中期（方剂）	后期（方剂）
猩红热	邪侵肺卫证（解肌透痧汤）	毒在气营证（凉营清气汤）	疹后阴伤证（沙参麦冬汤）
水痘	邪郁肺卫证（银翘散）	毒炽气营证（清胃解毒汤）	—
手足口病	邪犯肺脾证（甘露消毒丹）	湿热蒸盛证（清瘟败毒饮）	—
痄腮	温毒在表证（柴胡葛根汤）	热毒蕴结证（普济消毒饮）	—
毒痢	毒邪内闭证（黄连解毒汤）	内闭外脱证（参附龙牡救逆汤）	
传单	邪郁肺卫证（银翘散）	热毒炽盛证（普济消毒饮） 热瘀肝胆证（茵陈蒿汤）	正虚邪恋（气虚：竹叶石膏汤；阴虚：青蒿鳖甲汤）

第十四单元　寄生虫病

细目一　蛔虫病

1. 感染途径　蛔虫病患者是本病的主要传染源。经口吞入感染性蛔虫卵是主要传播途径。

2. 临床表现

（1）幼虫移行引起的症状：蛔虫卵可移行至肺、脑、肝、脾、肾、甲状腺和眼，引起相应的临床表现。

（2）成虫引起的症状：腹痛，位于脐周，不剧烈，喜按揉；烦躁易惊或磨牙。

（3）并发症：如胆道蛔虫症、蛔虫性肠梗阻、肠穿孔及腹膜炎。

3. 中医辨证论治

证型	辨证要点	治法	方药
蛔虫证	脐周腹痛，时作时止，饮食不振，日见消瘦，大便不调，面色萎黄，或吐蛔虫，或大便下虫。睡眠不安，寐中磨牙，甚则爱挖鼻孔，咬衣角，嗜food泥土等；面部淡色白斑，巩膜蓝色斑点，或下唇颗粒样大小白点。粪便镜检有蛔虫卵	驱蛔杀虫，调理脾胃	使君子散
蛔厥证	具有蛔虫证的一般症状。突然右上腹阵发性绞痛，弯腰曲背，辗转不安，恶心、呕吐，肢冷汗出，常吐出蛔虫。重者腹痛持续，时轻时剧，畏寒发热，甚则出现黄疸，舌苔黄腻，脉弦数或滑数	安蛔定痛，继以驱虫	乌梅丸

细目二　蛲虫病

1. 感染途径　蛲虫患者是唯一的传染源。主要经口食入被虫卵污染的食物及手指而感染。

2. 临床表现　约有 1/3 感染者可无症状，部分蛲虫感染可引起局部和全身症状。当雌虫爬到肛门周围排卵时可引起肛周和会阴皮肤强烈瘙痒，夜间为甚，伴睡眠不安。

3. 治疗

（1）治疗原则：杀虫止痒。

（2）常用药物：①恩波吡维铵：是治疗蛲虫的首选药物。②噻嘧啶：为广谱高效驱虫药。③甲苯达唑：治疗蛲虫病的主要药物之一，疗效佳，副作用少。

（3）局部外用药：用温水洗净肛门。再涂以 2% 氧化氨基汞软膏或 10% 氧化锌软膏；或用双羟萘酸噻嘧啶栓剂；或用蛲虫软膏，每晚涂肛周及肛门。

第十五单元　小儿危重症的处理

细目一　心搏呼吸骤停与心肺复苏术

1. 心搏呼吸骤停的病因

（1）呼吸骤停的病因：新生儿窒息、婴儿猝死综合征、喉炎、喉痉挛、喉梗阻、气管异物、胃食管反流、中毒或药物过敏、呼吸衰竭、呼吸窘迫综合征、代谢性疾病等。迅速进展的肺部疾病如严重哮喘、重症肺炎、呼吸窘迫综合征，神经系统疾病急剧恶化。

（2）心搏骤停的病因：心肌病、心肌炎、先天性心脏病、循环系统状态不稳定，如失血性休克、心力衰竭、严重低血压、严重心律失常，以及各种意外损伤等。

（3）临床难以预料的易触发心搏呼吸骤停的高危因素：大量持续静脉滴注、不适当胸部物理治疗（拍背、吸痰等）、气道吸引、气管插管、呼吸机的撤离等。

2. 心搏呼吸骤停临床表现及诊断　①突然昏迷。②大动脉搏动消失。③心音消失或心跳过缓。④瞳孔扩大。⑤呼吸停止或严重呼吸困难。⑥心电图表现：心搏徐缓、室性心动过速、心室纤颤、心室停搏。⑦眼底变化：眼底血管血流缓慢或停滞，血细胞聚集呈点彩样改变。提示脑血流已中断，脑细胞即将死亡。前两项即可诊断心搏呼吸骤停。

3. 心肺复苏术的基本生命支持

（1）胸部按压（C）：双手掌根部重叠压住患儿胸骨中下 1/3 处，按压频率至少为 100 次 / 分，按压幅度至少为胸廓前后径的 1/3，婴儿约为 4cm，儿童约为 5cm。心脏按压频率与人工通气频率之比为 30∶2（单人施救）、15∶2（两位医护人员施救）。

（2）通畅气道（A）：首先清理呼吸道，并使头部后仰，使气道平直。

（3）建立呼吸（B）：①口对口人工呼吸：吹气与排出时间为 1∶2，吹气频率要求儿童为 18～20 次 / 分，婴儿为 30～40 次 / 分。②简易复苏器人工呼吸。③气管插管人工呼吸。

（4）药物治疗（D）：①肾上腺素：为首选药物，适用于各种原因所致的心搏呼吸骤停。②碳酸氢钠：pH < 7.20，严重肺动脉高压、高血钾、肾上腺素给药后效果不佳时可考虑使用。③阿托品：运用于心脏复跳后心动过缓。④葡萄糖：低血糖时应立即给葡萄糖。⑤钙剂：仅在疑有低钙血症时才给。⑥利多卡因：存在室颤时用。

新生儿复苏：新生儿心脏骤停基本都是窒息性骤停，所以保留 A–B–C 复苏程序（按压与通气比率为 3∶1），但心脏病因导致的骤停除外。

细目二　脓毒性休克（助理不考）

1. 西医发病机制　①微循环障碍。②免疫炎性介质的作用。③神经 – 内分泌和其他体液因子作用。

2. 临床表现及诊断

（1）休克早期（代偿期）：以脏器低灌注为主要表现。神志清楚，烦躁不安或萎靡不振，面色苍白，肢端发凉，呼吸加快，心率增快，血压正常或稍低，脉压变小，实验室检查可出现高乳酸血症和低氧血症。

（2）休克中期（失代偿期）：表现为低血压和酸中毒。意识模糊，嗜睡，面色青灰，四肢厥冷，肛指温差 > 6℃，唇绀，毛细血管再充盈时间 > 3 秒。血压下降，呼吸表浅且快，心率快，心音低钝，尿少甚则无尿。可出现各脏器功能不全。

（3）休克晚期（不可逆期）：表现为血压明显下降，心音极度低钝，常合并多脏器功能衰竭，常规抗休克治疗难以纠正。

3. 治疗原则　积极控制感染和抗休克。配合中医治以回阳救逆，益气固脱。

4. 中医辨证论治

证型	辨证要点	治法	方药
热毒内闭证	高热，烦躁，或精神萎靡，甚则神志昏迷、强直抽搐，喉中痰鸣，胸腹灼热，面色苍白，手足厥冷，口渴喜饮，小便短赤，大便秘结，舌红，苔黄燥，脉细数	清热解毒，通腑开窍	清瘟败毒饮合小承气汤，配用安宫牛黄丸、紫雪、至宝丹
气阴亏竭证	神志不清，面色苍白，呼吸促而弱，皮肤干燥，尿少口干，四肢厥冷，唇舌干绛，苔少而干，脉细数无力	益气养阴，救逆固脱	生脉散
阴竭阳脱证	神志不清，面色青灰，皮肤紫花或大片瘀斑，皮肤湿冷，四肢冰凉过肘膝，汗出如油，呼吸不整，体温不升，唇紫发青，苔白滑，脉微欲绝，或指纹淡隐	益气回阳，救逆固脱	参附汤或参附龙牡救逆汤

第十六单元　中医相关病证

细目一　慢性咳嗽

1. 辨病思路　主要是辨风、痰、虚证。风有外风与内风之分，痰有痰湿与痰热之别，虚有肺气虚、肺阴虚、脾气虚之异。

2. 中医辨证论治

证型	辨证要点	治法	方药
风伏肺络证	久咳，早晚咳嗽为主，遇冷空气或活动后加重，干咳为主，痰少，鼻塞，流涕，喷嚏，清嗓，舌质淡红，苔薄白，脉浮数。过敏体质，多有过敏性疾病家族史	疏风通窍，宣肺止咳	三拗汤合苍耳子散
痰湿蕴肺证	久咳，痰多色白，喉间痰鸣，胸闷纳呆，口不渴，神疲肢倦，大便溏薄，舌质淡，苔白腻，脉滑或指纹紫滞	燥湿化痰，肃肺止咳	二陈汤合三子养亲汤
痰热郁肺证	久咳痰多，痰稠色黄难咳，大便干结，舌质红，苔黄腻，脉滑数或指纹紫滞	清肺化痰，肃肺止咳	清气化痰汤
肝火犯肺证	咳嗽日久不愈，晨起及夜间明显，咽痒阵咳，情志变化时咳甚，胸胁胀痛，烦躁易怒，舌红，苔少，脉弦细	清肝泻肺，化痰止咳	黛蛤散合泻白散
肺脾气虚证	咳嗽日久，咳声无力，痰白清稀，面白神疲，气短懒言，自汗恶风，反复感冒，纳少便溏，舌质淡，苔白，脉沉细	健脾补肺，培土生金	异功散合玉屏风散
阴虚肺燥证	咳嗽日久，无痰或痰少而黏，口渴咽干，手足心热，舌质红，苔薄白，脉细数	养阴清热，润肺止咳	沙参麦冬汤

细目二　腹痛

1. 中医病因病机　感受寒邪、乳食积滞、脾胃虚寒、情志刺激、外伤，皆可使气滞于脾胃肠腑，经脉失调，凝滞不通则腹痛。

2. 中医辨证论治

证型	辨证要点	治法	方药
腹部中寒证	腹部疼痛，阵阵发作，得温则舒，遇寒痛甚，肠鸣辘辘，面色苍白；痛甚者额冷汗出，唇色紫暗，肢冷，或兼吐泻，小便清长，舌淡红，苔白滑，脉沉弦紧，或指纹红	温中散寒，理气止痛	养脏散

续表

证型	辨证要点	治法	方药
乳食积滞证	脘腹胀满，疼痛拒按，不思乳食，嗳腐吞酸，或时有呕吐，吐物酸馊，或腹痛欲泻，泻后痛减，矢气频作，粪便臭秽，夜卧不安，时时啼哭，舌淡红，苔厚腻，脉象沉滑，或指纹紫滞	消食导滞，行气止痛	香砂平胃散
胃肠结热证	腹部胀满，疼痛拒按，大便秘结，烦躁不安，烦热口渴，手足心热，唇舌鲜红，舌苔黄燥，脉滑数或沉实，或指纹紫滞	通腑泄热，行气止痛	大承气汤
脾胃虚寒证	腹痛绵绵，时作时止，痛处喜温喜按，面白少华，精神倦怠，手足不温，乳食减少，或食后腹胀，大便稀溏，唇舌淡白，脉沉缓，或指纹淡红	温中理脾，缓急止痛	小建中汤合理中丸
气滞血瘀证	腹痛经久不愈，痛有定处，痛如锥刺，或腹部癥块拒按，肚腹硬胀，青筋显露，舌紫暗或有瘀点，脉涩，或指纹紫滞	活血化瘀，行气止痛	少腹逐瘀汤

细目三　厌食

1. 中医病因病机　本病多由喂养不当、他病伤脾、先天不足、情志失调引起，其病变脏腑主要在脾胃。若脾胃失健，纳化不和，则造成厌食。

2. 中医辨证论治

证型	辨证要点	治法	方药
脾失健运证	食欲不振，厌恶进食，食而乏味，或伴胸脘痞闷，嗳气泛恶，大便不调，偶尔多食后则脘腹饱胀，形体尚可，精神正常，舌淡红，苔薄白或薄腻，脉尚有力	调和脾胃，运脾开胃	不换金正气散
脾胃气虚证	不思进食，食而不化，大便偏稀夹不消化食物，面色少华，形体偏瘦，肢倦乏力，舌质淡，苔薄白，脉缓无力	健脾益气，佐以助运	异功散
脾胃阴虚证	不思进食，食少饮多，皮肤失润，大便偏干，小便短黄，甚或烦躁少寐，手足心热，舌红少津，苔少或花剥，脉细数	滋脾养胃，佐以助运	养胃增液汤

细目四　积滞

1. 中医病因病机　积滞是因乳食不节，伤及脾胃，致脾胃运化功能失调；或脾胃虚弱，腐熟运化不及，乳食停滞不化。其病位在脾胃。基本病理机制为乳食停聚中焦，积而不化，气滞不行。

2. 辨病思路　积滞应与厌食鉴别。厌食表现为长期食欲不振，厌恶进食，一般无脘腹胀满、大便酸臭等症。积滞是以不思乳食，食而不化，脘腹胀满，嗳气酸腐，大便溏薄或秘结酸臭为特征。

3. 中医辨证论治

证型	辨证要点	治法	方药
乳食内积证	不思乳食，嗳腐酸馊或呕吐食物、乳片，脘腹胀满，疼痛拒按，大便酸臭，或便秘，夜眠不安，苔厚腻，脉象弦滑，或指纹紫滞	消乳化食，和中导滞	乳积者，选消乳丸；食积者，选保和丸
脾虚夹积证	面色萎黄，形体消瘦，神疲肢倦，不思乳食，食则饱胀，腹满喜按，大便稀溏酸腥，夹有乳片或不消化食物残渣，舌质淡，苔白腻，脉细滑，或指纹淡滞	健脾助运，消食化滞	健脾丸

细目五 便秘

1. 中医病因病机 小儿便秘的常见病因有饮食因素、情志因素、燥热内结、气血亏虚等。其主要病位在大肠，病机关键是大肠传导失常。

2. 中医辨证论治

证型	辨证要点	治法	方药
乳食积滞证	大便干结，排便困难，脘腹胀满，不思乳食，或恶心呕吐，手足心热，心烦，睡眠不安，小便短黄，舌红苔黄厚，脉沉有力，指纹紫滞	消积导滞，清热和中	枳实导滞丸
燥热内结证	大便干硬，排出困难，甚至秘结不通，面红身热，口干口臭，或口舌生疮，腹胀腹痛，小便短赤，舌质红，苔黄燥，脉滑数，指纹紫滞	清热导滞，润肠通便	麻子仁丸
气机郁滞证	大便闭涩，嗳气频作，肠鸣矢气，胸胁痞闷，腹中胀痛，舌质红，苔薄白，脉弦，指纹滞	疏肝理气，导滞通便	六磨汤
气血亏虚证	粪质干结，或并不干硬，虽有便意，但努挣乏力，难于排出，汗出气短，便后疲乏，神倦懒言，面白无华，唇甲色淡，头晕心悸，健忘，多梦，舌淡，苔白，脉弱，指纹淡	补气养血，润肠通便	黄芪汤合润肠丸

细目六 尿血

1. 中医病因病机 小儿尿血病因主要有感受外邪、饮食所伤、禀赋不足、脏腑虚损。病位在肾与膀胱。病机关键为热伤血络，或气不摄血，导致血溢脉外，随尿排出。

2. 中医辨证论治

证型	辨证要点	治法	方药
风热伤络证	起病较急，尿色鲜红，恶风，常有皮肤紫癜，颜色鲜明，偶有腹痛，关节痛，舌红，苔薄黄，脉浮数	疏风散邪，清热凉血	连翘败毒散
下焦湿热证	起病急骤，尿色鲜红，或伴发热，口渴喜饮，遍身酸痛，少腹胀痛，舌质红，苔黄腻，脉滑数，指纹紫滞	清热利湿，凉血止血	小蓟饮子
脾不摄血证	久病尿血，面色萎黄，食少，体倦乏力，气短声低，或兼齿衄、肌衄，舌淡，脉细弱	补中健脾，益气摄血	归脾汤
脾肾两虚证	尿血淡红，小便频数，纳食减少，精神疲惫，面色苍黄，气短声低，头晕耳鸣，腰膝酸软，形寒肢冷，便溏或见浮肿，或伴齿衄、肌衄，舌质淡，苔白，脉沉弱	健脾固肾	济生肾气丸
阴虚火旺证	尿血反复，迁延日久，口干咽红，手足心热，或有低热、颧红、盗汗，形体消瘦，口干多饮，舌红，苔少或光剥苔，脉细数	滋阴清热，凉血止血	知柏地黄丸

细目七 急惊风

1. 中医病因病机 急惊风的产生主要是由于小儿感受时邪，化热化火，内陷心包，引动肝风；或暴受惊恐，则神明受扰而神志不宁，惊惕不安，甚则神昏抽搐，致惊风发作。其病变部位，主要在心、肝二经，疾病性质以实为主。

2. 诊断与鉴别诊断

（1）诊断要点

1）本病以 3 岁以下小儿多见，5 岁以上逐渐减少。

2）有明显的原发疾病，常见感冒、肺炎喘嗽、风温、春温、暑温、疫毒痢等。

3）以发热、四肢抽搐、颈项强直、角弓反张、神志昏迷为主要临床表现。

4）通过血常规、血培养、脑脊液、脑 CT 或 MRI、大便常规、大便培养等检查，可协助诊断原发疾病。

（2）鉴别诊断：高热惊厥多见于 6 个月至 3 岁的患儿，先有发热，随着体温的骤然升高出现短暂的全身性惊厥发作，伴有意识丧失。惊厥持续时间短暂，一般一次发热中惊厥只发作一次。神经系统检查和脑电图均正常。

3. 四证八候

（1）四证：痰、热、惊、风。

（2）八候：搐、搦、颤、掣、反、引、窜、视。

4. 中医辨证论治

证型		辨证要点	治法	方药
感受风邪		发热，头痛，咳嗽，咽红，鼻塞流涕，烦躁不安，突然痉厥昏迷，热退后抽痉自止，舌红，苔薄黄，脉浮数	疏风清热，息风定惊	银翘散
温热疫毒	邪陷心肝证	在原发温热疾病基础上，出现高热不退，头痛项强，恶心呕吐，突然肢体抽搐，神志昏迷，面色发青，甚则肢冷脉伏，烦躁口渴，舌红，苔黄腻，脉数	平肝息风，清心开窍	羚角钩藤汤合紫雪
	气营两燔证	病来急骤，高热，狂躁不安，剧烈头痛，神昏谵妄，抽痉，颈项强直，口渴，舌质深红或红绛，苔黄燥，脉数	清气凉营，息风开窍	清瘟败毒饮
湿热疫毒		持续高热，神志昏迷，谵妄烦躁，反复抽搐，腹痛拒按，呕吐，大便黏腻或夹脓血，舌红，苔黄腻，脉滑数	清热化湿，解毒息风	黄连解毒汤
暴受惊恐		暴受惊恐后突然抽搐，惊惕不安，惊叫急啼，甚则神志不清，四肢厥冷，大便色青，苔薄白，脉乱不齐	镇惊安神，平肝息风	琥珀抱龙丸

5. 西医急救处理

（1）一般处理：①体位。切勿强力牵拉。将患儿平放于床，头侧位，并用纱布包裹压舌板，置于上、下牙齿之间，以防咬伤舌体。②保持呼吸道通畅、吸氧。③密切观察患儿生命体征。

（2）抗惊厥药物的应用：①地西泮：首选药。②苯巴比妥。③苯妥英钠。

（3）病因治疗：①控制高热：物理降温。②降低颅压：静脉注射 20% 甘露醇、地塞米松和呋塞米，进行脱水治疗。

细目八　遗尿

1. 中医病因病机　遗尿主要是膀胱不能约束所致。造成膀胱失约的原因主要有：①下元虚寒。②肺脾气虚。③心肾失交。④肝经湿热。

2. 中医辨证论治

证型	辨证要点	治法	方药
下元虚寒证	睡中遗尿，醒后方觉，每晚 1 次以上，小便清长，面白虚浮，腰膝酸软，形寒肢冷，智力可较同龄儿稍差，舌淡，苔白，脉沉迟无力	温补肾阳，固涩止遗	菟丝子散
肺脾气虚证	睡中遗尿，尿频量多，面色无华，神疲乏力，少气懒言，食欲不振，大便溏薄，自汗出，易感冒，舌淡，苔薄白，脉缓弱	补肺健脾，固涩止遗	补中益气汤合缩泉丸
心肾失交证	梦中尿出，寐不安宁，易哭易惊，白天多动少静，记忆力差，或五心烦热，形体较瘦，舌红少苔，脉沉细而数	清心滋肾，安神固脬	交泰丸合导赤散

续表

证型	辨证要点	治法	方药
肝经湿热证	睡中遗尿，小便黄而少，性情急躁，夜梦纷纭，或夜间龄齿，手足心热，面赤唇红，口渴多饮，甚或目睛红赤，舌红苔黄腻，脉滑数	清热利湿，缓急止遗	龙胆泻肝汤

细目九　汗证

1. 中医病因病机　①肺卫不固。②营卫失调。③气阴亏虚。④湿热迫蒸。

2. 诊断与鉴别诊断

（1）小儿在安静状态及正常环境中，全身或局部出汗过多，甚则大汗淋漓。

（2）寐则汗出，醒时汗止者，称为盗汗；不分寤寐而汗出过多者，称为自汗。

（3）排除因环境、活动等客观因素及风湿热、结核病等疾病引起的出汗。

3. 中医辨证论治

证型	辨证要点	治法	方药
肺卫不固证	以自汗为主，或伴盗汗，以头颈、胸背部汗出明显，动则尤甚，神疲乏力，面色少华，平时易患感冒，舌质淡，苔薄白，脉细弱	益气固表	玉屏风散合牡蛎散
营卫失调证	以自汗为主，或伴盗汗，汗出遍身而抚之不温，畏寒恶风，不发热，或伴有低热，精神疲倦，胃纳不振，舌质淡红，苔薄白，脉缓	调和营卫	黄芪桂枝五物汤
气阴亏虚证	以盗汗为主，也常伴自汗，形体消瘦，汗出较多，神萎不振，心烦少寐，寐后汗多，或伴低热、口干、手足心灼热，哭声无力，口唇淡红，舌质淡，苔少或见剥苔，脉细弱或细数	益气养阴	生脉散
湿热迫蒸证	汗出过多，以额、心胸为甚，动则益甚，汗出肤热，汗渍色黄，口臭，口渴不欲饮，大便或秘或泻，臭秽，小便色黄，舌质红，苔黄腻，脉滑数	清热泻脾	泻黄散

第十章　针灸学

　　针灸学是中医专业的一门重要临床课程，在历年中医执业助理医师资格考试中占据非常重要的地位。其中实践技能考试第二站技能操作中涉及腧穴的主治、定位或针刺、灸法、拔罐、推拿等技术操作，常见病的针灸取穴（包括主穴和配穴），以及针灸异常情况的处理等答辩，共占20分（实践技能总分100分）。综合笔试考试中，平均每年出题30分（医学综合总分300分）。

　　本科目共涉及32个单元41种疾病。考查的重点主要是十四经穴的定位、主治，特定穴，以及常见疾病的针灸取穴，包括主穴及配穴。其中常见疾病的针灸取穴占据大部分分值。

　　复习针灸学课程，要在牢固掌握中医基础理论和中医临床课程的基础上，并具备中医辨病辨证能力的前提下，再进一步深入学习，重点是各科常见病的针灸治疗取穴。

第一单元　腧穴的分类

腧穴总体上可归纳为十四经穴、奇穴、阿是穴三类。

1. 十四经穴　具有固定的名称和位置，归属于十二经脉和任、督脉的腧穴，简称"经穴"。具有主治本经病证的共同作用。

2. 奇穴　具有一定的名称，又有明确的位置，但尚未归入或不便归入十四经系统的腧穴，又称"经外奇穴"。主治范围比较单纯，多数对某些病证有特殊疗效。

3. 阿是穴　既无固定名称，也无固定位置，而是以压痛点或其他反应点作为针灸施术部位的一类腧穴，又称"不定穴""天应穴""压痛点"等。

第二单元　腧穴的主治特点和规律

细目一　主治特点

1. 近治作用　"腧穴所在，主治所在"。
2. 远治作用　"经脉所过，主治所及"。
3. 特殊作用　具有双向的良性调整作用和相对的特异性治疗作用。

细目二　主治规律（助理不考）

1. 分经主治规律

手三阴经腧穴分经主治规律

经名	本经主治	二经相同主治	三经相同主治
手太阴经	肺、喉病		胸部病
手厥阴经	心、胃病	神志病	
手少阴经	心病		

手三阳经腧穴分经主治规律

经名	本经主治	二经相同主治	三经相同主治
手阳明经	前头、鼻、口、齿病		咽喉病、热病
手少阳经	侧头、胁肋病	目病、耳病	
手太阳经	后头、肩胛病、神志病		

足三阳经腧穴分经主治规律

经名	本经主治	二经相同主治	三经相同主治
足阳明经	前头、口齿、咽喉病、胃肠病		神志病、热病
足少阳经	侧头、耳病、胁肋病、胆病	眼病	
足太阳经	后头、项、背腰病（背俞并治脏腑病）、肛肠病		

足三阴经腧穴分经主治规律

经名	本经主治	二经相同主治	三经相同主治
足太阴经	脾胃病		腹部病、妇科病
足厥阴经	肝病	前阴病	
足少阴经	肾病、肺病、咽喉病		

任督二脉腧穴分经主治规律

经名	本经主治	二经相同主治
任脉	中风脱证、虚寒、下焦病	神志病、脏腑病、妇科病
督脉	中风、昏迷、热病、头面部病	

2. 分部主治规律

头面颈项部经穴主治规律

分部	主治
前头、侧头区	眼、鼻病，前头及侧头部病
后头区	神志、头部病
项区	神志、咽喉、眼、头项病
眼区	眼病
鼻区	鼻病
颈区	舌、咽喉、气管、颈部病

胸腹背腰部经穴主治规律

前	后	主治
胸膺部	上背部	肺、心（上焦）病
胁腹部	下背部	肝、胆、脾、胃（中焦）病
少腹部	腰尻部	前后阴、肾、肠、膀胱（下焦）病

第三单元　特定穴

1. 特定穴的分类及概念　特定穴是指十四经中具有特殊治疗作用，并有特定称号的腧穴。根据其不同的分布特点、含义和治疗作用，将特定穴分为五输穴、原穴、络穴、郄穴、下合穴、背俞穴、募穴、八会穴、八脉交会穴和交会穴 10 类。

2. 特定穴的内容及临床应用

（1）原穴、络穴（助理不考）：十二经脉在腕、踝关节附近各有一个腧穴，是脏腑原气经过和留止的部位，称为原穴，又名"十二原"。络穴是指络脉从本经别出的部位。"络"，是联络的意思。

1）分布特点及组成：阴经五脏之原穴，与五输穴中的输穴为同一穴，"阴经之输并于原"，"以输为原"。阴经的输穴与原穴为同一穴，阳经则除输穴外，还有专门的一个原穴。

【简便记忆歌诀】

十二原穴歌

肺渊包陵心神门，大肠合谷焦阳池，小肠之原腕骨穴，
足之三阴三原太，胃原冲阳胆丘墟，膀胱之原京骨取。

十五络穴歌

人身络穴一十五，我今逐一从头数，手太阴络为列缺，
手少阴络即通里，手厥阴络为内关，手太阳络支正是，
手阳明络偏历当，手少阳络外关位，足太阳络号飞扬，
足阳明络丰隆记，足少阳络为光明，足太阴络公孙寄，
足少阴络名大钟，足厥阴络蠡沟配，阳督之络号长强，
阴任之络号尾翳，脾之大络为大包，十五络脉君须记。

2）临床应用：十二络脉具有加强表里两经联系的作用，络穴能沟通表里二经，故有"一络通二经"之说。"原络配穴法"或"主客原络配穴法"，是表里经配穴法的典型用法。如肺经先病，先取其原穴太渊，大肠后病，再取该经络穴偏历。反之，大肠先病，先取其原穴合谷，肺经后病，后取该经络穴列缺。

（2）背俞穴、募穴：背俞穴是脏腑之气输注于背腰部的腧穴。募穴是脏腑之气结聚于胸腹部的腧穴。

1）分布特点和组成

【简便记忆歌诀】

十二募穴歌

天枢大肠肺中府，关元小肠巨阙心，中极膀胱京门肾，期门日月肝胆寻，
脾募章门胃中脘，气化三焦石门针，心包募穴何处取？胸前膻中觅浅深。

十二背俞穴歌

肺三厥四心五找，肝九胆十脾十一，十二胃俞焦腰一，腰二肾俞大肠四，骶一骶二小膀胱。

2）临床应用：①主要用于治疗相关脏腑的病变；②用于治疗与对应脏腑经络相联属的组织器官疾患；③临床上腑病多选其募穴治疗，脏病多选其背俞穴治疗；④俞募配穴法；⑤用于疾病的诊断。

（3）八脉交会穴：与奇经八脉相通的十二经脉在四肢部的八个腧穴，原称"交经八穴""流注八穴"和"八脉八穴"。

1）分布特点和组成：均分布于肘膝以下，包括公孙、内关、后溪、申脉、足临泣、外关、列缺、照海。

【简便记忆歌诀】

八脉交会穴歌

公孙冲脉胃心胸，内关阴维下总同，临泣胆经连带脉，阳维目锐外关逢，
后溪督脉内眦颈，申脉阳跷络亦通，列缺任脉行肺系，阴跷照海膈喉咙。

2）临床应用：①可以单独应用，治疗各自相通的奇经病证；②治疗两脉相合部位的疾病。

（4）八会穴（助理不考）：脏、腑、气、血、筋、脉、骨、髓等精气所会聚的腧穴。"会"，是聚会的意思。

1）分布特点和组成：脏、腑、气、血、骨之会穴位于躯干部，筋、脉、髓之会穴位于四肢部。

【简便记忆歌诀】

八会穴歌

脏会章门，腑会中脘，气会膻中，血会膈俞，筋会阳陵，脉会太渊，骨会大杼，髓会绝骨。

2）临床应用：对于各自所会的脏、腑、气、血、筋、脉、骨、髓相关的病证有特殊的治疗作用。

第四单元　腧穴的定位方法

1. 常用骨度折量寸定位法

【简便记忆歌诀】

头部分寸有何难，发发12印发3，印大18大发3，头维之间横9寸，乳突耳后9寸连。
胸腹胁部看周全，先说8寸两乳间，天突胸剑歧为9，5寸脐至耻上缘，腋顶章门取12，
8寸胸剑歧脐间。背腰唯后正中线，肩胛内缘只横3，另有8寸是哪里？后正中线肩峰缘。
肘腕横纹有12，肘横9寸腋后前。下肢（腘）横纹先看，相约16外踝尖，臀沟14转19，
胫髁踝尖只13。

2. 体表解剖标志定位法

（1）固定标志：借助人体各部的骨节、肌肉所形成的突起和凹陷，五官轮廓，发际，指（趾）甲，乳头，脐窝等在自然姿势下可见的标志。

（2）活动标志：借助人体各部的关节、肌肉、肌腱、皮肤随着活动而出现的空隙、凹陷、皱纹、尖端等在活动姿势下才会出现的标志。

3. 手指同身寸定位法（患者本人手指为尺寸折量标准）

（1）中指同身寸：是以患者中指中节桡侧两端纹头间的距离作为1寸。

（2）拇指同身寸：是以患者拇指指间关节的宽度作为1寸。

（3）横指同身寸：食指、中指、无名指及小指四指相并，以中指中节横纹为标准，其四指的宽度作为3寸。

第五单元　手太阴肺经、腧穴

1. 经脉循行

体表循行：腋下→上肢内侧前缘→寸口→鱼际→大指端（少商）。

体内联系：中焦 – 络大肠 – 胃口 – 属肺 – 肺系（气管咽喉）。

连接下经：食指桡侧端（商阳）– 大肠经。

2. 主治概要　①胸、肺、咽喉部等肺脏相关病证；②经脉循行部位的其他病证。

3. 常用腧穴的定位、主治要点和操作　手太阴肺经左右各11个穴位，起于中府，止于少商。

（1）尺泽▲　合穴

【定位】在肘区，肘横纹上，肱二头肌腱桡侧缘凹陷中。

【主治】①咳嗽、气喘、咽喉肿痛、咯血等肺系病证；②肘臂挛痛；③小儿惊风、急性腹痛、吐泻等急症。

【操作】直刺0.8～1.2寸，或点刺出血。

（2）列缺▲　络穴；八脉交会穴，通任脉

【定位】在前臂，腕掌侧远端横纹上 1.5 寸，拇短伸肌腱与拇长展肌腱之间，拇长展肌腱沟的凹陷中。简便取穴法：两手虎口自然平直交叉，一手食指按在另一手桡骨茎突上，指尖下凹陷中是穴。

【主治】①咳嗽、气喘、咽喉肿痛等肺系病证；②外感头痛、项强、齿痛、口歪等头面五官疾患；③手腕痛。

【操作】向肘部斜刺 0.5 ～ 0.8 寸。

（3）太渊　输穴；原穴；八会穴之脉会

【定位】在腕前区，桡骨茎突与手舟骨之间，拇长展肌腱尺侧凹陷中。

【主治】①咳嗽、气喘、咳血、喉痹等肺系病证；②无脉症；③胸痛，缺盆中痛，腕臂痛。

【操作】避开桡动脉，直刺 0.3 ～ 0.5 寸。

（4）鱼际▲　荥穴

【定位】在手外侧，第 1 掌骨桡侧中点赤白肉际处。

【主治】①咳嗽、气喘、咳血、失音、喉痹、咽干等肺系病证；②外感发热，掌中热；③小儿疳积。

【操作】直刺 0.5 ～ 0.8 寸。

（5）少商▲　井穴

【定位】在手指，拇指末节桡侧，指甲根角侧上方 0.1 寸。

【主治】①咳嗽、气喘、咽喉肿痛、鼻衄等肺系实热病证；②中暑，发热；③昏迷，癫狂；④指肿、麻木。

【操作】浅刺 0.1 寸，或点刺出血。

注：标注▲的腧穴是实践技能考试中规定腧穴，要求掌握定位、主治及操作。下同。

第六单元　手阳明大肠经、腧穴

1. 经脉循行

体表循行：食指→合谷→上肢外侧前缘→肩前→颈→下齿→鼻旁。

体内联系：络肺 – 属大肠。

连接下经：鼻旁 – 足阳明胃经。

2. 主治概要　①头面五官病证；②肠腑病证；③皮肤病证；④神志病证；⑤热病；⑥经脉循行部位的其他病证。

3. 常用腧穴的定位、主治要点和操作　手阳明大肠经，左右各 20 个穴位，起于商阳，止于迎香。

（1）商阳▲　井穴

【定位】在手指，食指末节桡侧，指甲根角侧上方 0.1 寸。

【主治】①热病，昏迷；②耳聋、青盲、咽喉肿痛、颐颔肿、齿痛等五官病证；③手指麻木。

【操作】浅刺 0.1 寸，或点刺出血。

（2）合谷▲　原穴

【定位】在手背，第 2 掌骨桡侧的中点处。

【主治】①头痛、齿痛、目赤肿痛、咽喉肿痛、牙关紧闭、口歪、鼻衄、耳聋、疟腮等头面五官病证；②发热恶寒等外感病；③热病；④无汗或多汗；⑤经闭、滞产、月经不调、痛经、胎衣不下、恶露不止、乳少等妇科病证；⑥上肢疼痛、不遂；⑦皮肤瘙痒、荨麻疹等皮肤科病证；⑧小儿惊风，痉证；⑨腹痛、痢疾、便秘等肠腑病证；⑩牙拔出术、甲状腺手术等面口五官及颈部手术针麻常用穴。

【操作】直刺 0.5 ～ 1 寸。孕妇不宜针灸。

（3）手三里▲（助理不考）

【定位】在前臂，肘横纹下 2 寸，阳溪与曲池连线上。

【主治】①手臂麻痛、肘挛不伸、上肢不遂等上肢病证；②腹胀、泄泻等肠腑病证；③齿痛颊肿。

【操作】直刺 0.8～1.2 寸。

（4）曲池▲　合穴

【定位】在肘区，尺泽与肱骨外上髁连线的中点处。

【主治】①目赤肿痛、齿痛、咽喉肿痛等五官热性病证；②热病；③手臂肿痛、上肢不遂等上肢病证；④风疹、瘾疹、湿疹、丹毒、瘰疬等皮肤科病证；⑤腹痛、吐泻、痢疾等肠腑病证；⑥头痛，眩晕；⑦癫狂等神志病。

【操作】直刺 1.0～1.5 寸。

（5）肩髃▲　手阳明经与阳跷脉的交会穴。

【定位】在三角肌区，肩峰外侧缘前端与肱骨大结节两骨间凹陷中。

【主治】①肩痛不举，上肢不遂；②瘰疬；③瘾疹。

【操作】直刺或向下斜刺 0.8～1.5 寸。

（6）迎香▲

【定位】在面部，鼻翼外缘中点旁，鼻唇沟中。

【主治】①鼻塞、鼻衄、鼻渊等鼻病；②口歪、面痒、面肿等口面部病证；③胆道蛔虫病。

【操作】略向内上方斜刺或平刺 0.3～0.5 寸。

第七单元　足阳明胃经、腧穴

1. 经脉循行

体表循行：鼻旁→目下→面周→缺盆→胸腹二侧线→下肢外侧前→大次中趾。

体内联系：属胃－络脾－腹里－气冲。

连接下经：足太阴脾经。

2. 主治概要　①脾胃肠病证；②头面五官病证；③神志病证；④热病；⑤经脉循行部位的其他病证。

3. 常用腧穴的定位、主治要点和操作　足阳明胃经，左右各 45 个穴位，起于承泣，止于厉兑。

（1）地仓▲　手、足阳明经与任脉的交会穴

【定位】在面部，口角旁开 0.4 寸（指寸）。

【主治】口歪、眼睑𬌗动、流涎、齿痛、颊肿等头面五官病证。

【操作】斜刺或平刺 0.3～0.8 寸，可向颊车穴透刺。

（2）颊车

【定位】在面部，下颌角前上方一横指（中指）。

【主治】口歪、口噤、齿痛、面痛等面口病证。

【操作】直刺 0.3～0.5 寸，或向颊车穴透刺 1.5～2 寸。

（3）下关▲

【定位】在面部，颧弓下缘中央与下颌切迹之间凹陷中。

【主治】①牙关不利、面痛、齿痛、口歪等面口病证；②耳鸣、耳聋、聤耳等耳部病证。

【操作】直刺 0.5～1 寸。

（4）天枢▲　大肠募穴

【定位】在腹部，横平脐中，前正中线旁开 2 寸。

【主治】①绕脐腹痛、腹胀、便秘、泄泻、痢疾等脾胃肠病证；②癥瘕、月经不调、痛经等妇科病证。

【操作】直刺 1～1.5 寸。

（5）归来　络穴

【定位】在下腹部，脐中下 4 寸，前正中线旁开 2 寸。

【主治】①小腹胀痛，疝气；②月经不调、经闭、痛经、带下、阴挺等妇科病证。

【操作】直刺 1～1.5 寸。

（6）足三里▲　合穴；胃下合穴

【定位】在小腿外侧，犊鼻下 3 寸，犊鼻与解溪连线上。

【主治】①胃痛、呕吐、腹胀、泄泻、痢疾、便秘、肠痈等脾胃肠病证；②膝痛、下肢痿痹、中风瘫痪等下肢病证；③癫狂、不寐等神志病证；④气喘，痰多；⑤乳痈；⑥虚劳诸证，为强壮保健要穴。

【操作】直刺 1 ～ 2 寸。

（7）上巨虚▲　大肠下合穴

【定位】在小腿外侧，犊鼻下 6 寸，犊鼻与解溪连线上。

【主治】①肠鸣、腹中切痛、泄泻、便秘、肠痈等肠腑病证；②下肢痿痹、中风瘫痪等下肢病证。

【操作】直刺 1 ～ 2 寸。

（8）条口▲

【定位】在小腿外侧，犊鼻下 8 寸，犊鼻与解溪连线上。

【主治】①下肢痿痹、跗肿、转筋等下肢病证；②肩臂痛；③脘腹疼痛。

【操作】直刺 1 ～ 1.5 寸。

（9）下巨虚　小肠下合穴

【定位】在小腿外侧，犊鼻下 9 寸，犊鼻与解溪连线上。

【主治】①泄泻、痢疾、小腹痛等肠腑病证；②下肢痿痹；③乳痈。

【操作】直刺 1 ～ 1.5 寸。

（10）丰隆▲　络穴

【定位】在小腿外侧，外踝尖上 8 寸，胫骨前肌的外缘。

【主治】①头痛、眩晕等头部病证；②癫狂；③咳嗽、哮喘、痰多等肺系病证；④下肢痿痹。

【操作】直刺 1 ～ 1.5 寸。

（11）内庭　荥穴

【定位】在足背，第 2、3 趾间，趾蹼缘后方赤白肉际处。

【主治】①胃痛、吐酸、泄泻、痢疾、便秘等胃肠病证；②足背肿痛；③齿痛、咽喉肿痛、鼻衄等五官病证；④热病。

【操作】直刺或斜刺 0.5 ～ 0.8 寸，可灸。

第八单元　足太阴脾经、腧穴

1. 经脉循行

体表循行：大趾→下肢内侧前（内踝上八寸以下肝前脾中）→胸腹第三侧线。

体内联系：属脾络胃 – 上膈，夹咽 – 注心中。

连接下经：心中 – 心经。

2. 主治概要　①脾胃病；②妇科病；③前阴病；④经脉循行部位的其他病证。

3. 常用腧穴的定位、主治要点和操作　足太阴脾经，左右各 21 个穴位，起于隐白，止于大包。

（1）隐白　井穴

【定位】在足趾，大趾末节内侧，趾甲根角侧后方 0.1 寸（指寸）。

【主治】①月经过多、崩漏等妇科病证；②鼻衄、便血、尿血等出血证；③腹满、呕吐、泄泻等脾胃病证；④癫狂、多梦等神志病证；⑤惊风。

【操作】浅刺 0.1 寸。

（2）公孙▲　络穴；八脉交会穴，通冲脉

【定位】在跖区，第 1 跖骨底的前下缘赤白肉际处。

【主治】①胃痛、呕吐、肠鸣腹胀、腹痛、痢疾等脾胃病证；②心烦不寐、狂证等神志病证；③逆气里急，气上冲心（奔豚气）等冲脉病证。

【操作】直刺 0.6 ～ 1.2 寸。

（3）三阴交▲　足三阴经的交会穴

【定位】在小腿内侧，内踝尖上 3 寸，胫骨内侧缘后际。

【主治】①肠鸣腹胀、泄泻、便秘等脾胃肠病证；②月经不调、经闭、痛经、带下、阴挺、不孕、滞产等妇产科病证；③心悸、不寐、癫狂等心神病证；④小便不利、遗尿、遗精、阳痿等生殖、泌尿系统病证；⑤下肢痿痹；⑥湿疹、荨麻疹等皮肤病证；⑦阴虚诸证。

【操作】直刺 1 ～ 1.5 寸。孕妇禁针。

（4）阴陵泉▲　合穴

【定位】在小腿内侧，胫骨内侧髁下缘与胫骨内侧缘之间的凹陷中。

【主治】①腹痛、泄泻、水肿、黄疸等脾湿证；②小便不利、遗尿、癃闭等泌尿系统病证；③遗精、阴茎痛等男科病证；④带下、妇人阴痛等妇科病证；⑤膝痛、下肢痿痹。

【操作】直刺 1 ～ 2 寸。

（5）血海▲

【定位】在股前区，髌底内侧端上 2 寸，股内侧肌隆起处。简便取穴法：患者屈膝，医者以左手掌心按于患者右膝髌骨上缘（或者右手掌心按于患者左膝髌骨上缘），第 2 ～ 5 指向上伸直，拇指约成 45° 斜置，拇指尖下是穴。

【主治】①月经不调、痛经、经闭、崩漏等妇科病证；②湿疹、瘾疹、丹毒、皮肤瘙痒等外科病证；③膝股内侧痛。

【操作】直刺 1 ～ 1.5 寸。

第九单元　手少阴心经、腧穴

1. 经脉循行
体表循行：腋下→上肢内侧后缘→寸口→手小指。
体内联系：起心中 – 属心系 – 络小肠 – 夹咽 – 系目系 – 上肺。
连接下经：小指末端 – 手太阳小肠经。

2. 主治概要　①心系病证；②神志病证；③经脉循行部位的其他病证。

3. 常用腧穴的定位、主治要点和操作　手少阴心经，左右各 9 个穴位，起于极泉，止于少冲。

（1）少海　合穴（助理不考）

【定位】在肘前区，横平肘横纹，肱骨内上髁前缘。

【主治】①心痛、癔症、癫狂、痫证等心疾、神志病证；②肘臂挛痛、麻木，手颤；③腋胁痛，头项痛；④瘰疬。

【操作】直刺 0.5 ～ 1 寸。

（2）通里▲　络穴

【定位】在前臂前区，腕掌侧远端横纹上 1 寸，尺侧腕屈肌腱的桡侧缘。

【主治】①心悸、怔忡等心疾；②暴喑、舌强不语等舌窍病证；③肘臂挛痛、麻木、手颤等上肢病证。

【操作】直刺 0.5 ～ 1 寸。

（3）阴郄　郄穴（助理不考）

【定位】在前臂前区，腕掌侧远端横纹上 0.5 寸，尺侧腕屈肌腱的桡侧缘。

【主治】①心痛、心悸、惊恐等心疾；②吐血、衄血等血证；③骨蒸盗汗。

【操作】直刺 0.3 ～ 0.5 寸。

（4）神门▲　输穴；原穴

【定位】在腕前区，腕掌侧远端横纹尺侧端，尺侧腕屈肌腱的桡侧缘。

【主治】①心痛、心烦、惊悸、怔忡等心疾；②不寐、健忘、痴呆、癫狂痫等神志病证；③胸胁痛。

【操作】直刺 0.3～0.5 寸。

（5）少冲　井穴

【定位】在手指，小指末节桡侧，指甲根角侧上方 0.1 寸（指寸）。

【主治】①心悸、心痛等心疾；②癫狂、昏迷等神志病证；③目赤；④热病；⑤胸胁痛。

【操作】浅刺 0.1 寸，或点刺出血。

第十单元　手太阳小肠经、腧穴

1. 经脉循行

体表循行：小指外侧→上肢外侧后缘→肩关节→肩甲→肩上→颈→面颊→目外眦→耳前→入耳中。

体内联系：络心 – 循咽 – 抵胃 – 属小肠。

连接下经：从面颊 – 抵鼻 – 目内眦 – 足太阳膀胱经。

2. 主治概要　①头面五官病证；②热病；③神志病；④经脉循行部位的其他病证。

3. 常用腧穴的定位、主治要点和操作　手太阳小肠经，左右各 11 穴位，起于中府，止于少商。

（1）少泽　井穴

【定位】在手指，小指末节尺侧，指甲根角侧上方 0.1 寸（指寸）。

【主治】①肩臂后侧痛、小指麻木疼痛等上肢病证；②乳痈、乳少、产后缺乳等乳房病证；③昏迷、癫狂等神志病证；④头痛、咽喉肿痛、目翳、胬肉攀睛、耳聋、耳鸣等头面五官病证。

【操作】斜刺 0.1 寸或点刺出血。孕妇慎用。

（2）后溪▲　输穴；八脉交会穴，通督脉

【定位】在手内侧，第 5 掌指关节尺侧近端赤白肉际凹陷中。

【主治】①头项强痛、腰背痛、手指及肘臂挛痛等痛证；②耳聋、目赤、咽喉肿痛等五官病证；③癫、狂、痫等神志病证；④疟疾。

【操作】直刺 0.5～1 寸。治手指挛痛可透刺合谷穴。

（3）养老　郄穴

【定位】在前臂后区，腕背横纹上 1 寸，尺骨头桡侧凹陷中。

【主治】①肩、背、肘、臂酸痛，项强等经脉循行所过部位病证；②急性腰痛；③目视不明。

【操作】直刺或斜刺 0.5～0.8 寸。

（4）天宗▲

【定位】在肩胛区，肩胛冈中点与肩胛骨下角连线的上 1/3 与下 2/3 交点凹陷中。

【主治】①肩胛疼痛；②气喘；③乳痈、乳癖等乳房病证。

【操作】直刺或斜刺 0.5～1 寸。遇到阻力不可强行进针。

（5）听宫▲

【定位】在面部，耳屏正中与下颌骨髁状突之间的凹陷中。

【主治】①耳鸣、耳聋、聤耳等耳部病证；②面痛、齿痛等口面病证；③癫、狂、痫等神志病。

【操作】张口，直刺 1～1.5 寸。

第十一单元　足太阳膀胱经、腧穴

1. 经脉循行

体表循行：目内眦→头顶第一侧线→腰背→下肢外侧后缘→小趾。

体内分布：络脑 – 络肾 – 属膀胱。

连接下经：足小趾外侧 – 足少阳肾经。

2. 主治概要　①脏腑病证；②神志病证；③头面五官病证；④经脉循行部位的其他病证。

3. 常用腧穴的定位、主治要点和操作　足太阳膀胱经，左右各 67 个穴位，起于睛明，止于至阴。

（1）睛明

【定位】在面部，目内眦内上方眶内侧壁凹陷中。

【主治】①目赤肿痛、流泪、视物不明、目眩、近视、夜盲、色盲、目翳等眼病；②急性腰痛；③心悸、怔忡等心疾。

【操作】嘱患者闭目，医者左手轻推眼球向外侧固定，右手缓慢进针，紧靠眶缘直刺 0.5 ～ 1 寸。遇到阻力时，不宜强行进针，应改变进针方向或退针。不捻转，不提插（或只轻微地捻转和提插）。出针后按压针孔片刻，以防出血。针具宜细，消毒宜严。禁灸。

（2）攒竹▲

【定位】在面部，眉头凹陷中，额切迹处。

【主治】①头痛、面痛、眉棱骨痛、面瘫等头面病证；②眼睑瞤动、眼睑下垂、目视不明、流泪、目赤肿痛等眼疾；③呃逆；④急性腰扭伤。

【操作】可向眉中或向眼眶内缘平刺或斜刺 0.5 ～ 0.8 寸，或直刺 0.2 ～ 0.3 寸。禁灸。

（3）肺俞▲　肺之背俞穴

【定位】在脊柱区，第 3 胸椎棘突下，后正中线旁开 1.5 寸。

【主治】①鼻塞、咳嗽、气喘、咯血等肺系病证；②骨蒸潮热、盗汗等阴虚病证；③背痛；④皮肤瘙痒，瘾疹。

【操作】斜刺 0.5 ～ 0.8 寸。热证宜点刺放血。

（4）心俞　心之背俞穴

【定位】在脊柱区，第 5 胸椎棘突下，后正中线旁开 1.5 寸。

【主治】①心痛、惊悸、不寐、健忘、癫痫等心神病证；②胸闷、胸痛、咳嗽、吐血等胸肺病证；③遗精、白浊等男科病证；④盗汗。

【操作】斜刺 0.5 ～ 0.8 寸。

（5）膈俞▲　八会穴之血会

【定位】在脊柱区，第 7 胸椎棘突下，后正中线旁开 1.5 寸。

【主治】①胃痛；②呕吐、呃逆、咳嗽、气喘等气逆之证；③贫血、吐血、便血等血证；④瘾疹、皮肤瘙痒等皮肤病证；⑤潮热、盗汗等阴虚证。

【操作】斜刺 0.5 ～ 0.8 寸。

（6）肝俞　肝之背俞穴

【定位】在脊柱区，第 9 胸椎棘突下，后正中线旁开 1.5 寸。

【主治】①胁痛、黄疸等肝胆病证；②目赤、目视不明、夜盲、迎风流泪等目疾；③眩晕，癫狂痫；④脊背痛，角弓反张，转筋。

【操作】斜刺 0.5 ～ 0.8 寸。

（7）脾俞　脾之背俞穴

【定位】在脊柱区，第 11 胸椎棘突下，后正中线旁开 1.5 寸。

【主治】①腹胀、纳呆、呕吐、泄泻、痢疾、便血、多食善饥、身体消瘦等脾胃病证；②黄疸，水肿；③背痛。

【操作】斜刺 0.5 ～ 0.8 寸。

（8）肾俞▲　肾之背俞穴

【定位】在脊柱区，第 2 腰椎棘突下，后正中线旁开 1.5 寸。

【主治】①头晕、耳鸣、耳聋、慢性腹泻、气喘、腰酸痛、遗精、阳痿、不育等肾虚病证；②遗尿、癃闭等前阴病证；③月经不调、带下、不孕等妇科病证；④消渴。

【操作】斜刺 0.5～1.0 寸。

（9）大肠俞▲ 大肠之背俞穴

【定位】在脊柱区，第 4 腰椎棘突下，后正中线旁开 1.5 寸。

【主治】①腰痛；②腹胀、泄泻、便秘等肠腑病证。

【操作】斜刺 0.8～1.2 寸。

（10）次髎▲ 合穴

【定位】在骶区，正对第 2 骶后孔中。

【主治】①月经不调、痛经、阴挺、带下等妇科病证；②遗精、阳痿等男科病证；③小便不利、癃闭、遗尿、疝气等前阴病证；④腰骶痛，下肢痿痹。

【操作】直刺 1.0～1.5 寸。

（11）委中▲ 膀胱下合穴

【定位】在膝后区，腘横纹中点。

【主治】①腰背痛、下肢痿痹等；②急性腹痛、急性吐泻等急症；③癃闭、遗尿等泌尿系病证；④丹毒、瘾疹、皮肤瘙痒、疔疮等血热病证。

【操作】直刺 1～1.5 寸，或用三棱针点刺腘静脉出血。针刺不宜过快、过强、过深，以免损伤血管和神经。

（12）承山▲

【定位】在小腿后区，腓肠肌两肌腹与肌腱交角处。

【主治】①腰腿拘急、疼痛；②痔疾，便秘；③腹痛，疝气。

【操作】直刺 1～2 寸。不宜过强刺激，以免引起腓肠肌痉挛。

（13）昆仑▲ 经穴

【定位】在踝区，外踝尖与跟腱之间的凹陷中。

【主治】①后头痛、目眩、项强等头项病证；②腰骶疼痛，足踝肿痛；③癫痫；④滞产。

【操作】直刺 0.5～0.8 寸。孕妇禁用，经期慎用。

（14）申脉▲ 八脉交会穴，通阳跷脉；足太阳经与阳跷脉的交会穴

【定位】在踝区，外踝尖直下，外踝下缘与跟骨之间凹陷中。

【主治】①头痛、眩晕等头部疾病；②癫、狂、痫等神志病证；③嗜睡、不寐等眼睛开合不利病证；④腰腿酸痛，下肢运动不利。

【操作】直刺 0.3～0.5 寸。

（15）至阴▲ 井穴

【定位】在足趾，小趾末节外侧，趾甲根角侧后方 0.1 寸（指寸）。

【主治】①胎位不正、滞产、胞衣不下等胎产病证；②头痛、目痛、鼻塞、鼻衄等头面五官病证。

【操作】浅刺 0.1 寸。胎位不正用灸法。

第十二单元　足少阴肾经、腧穴

1. 经脉循行

体表循行：足小趾下→足心→下肢内侧后缘→胸腹第一侧线。

体内分布：贯脊属肾 – 络膀胱 – 贯肝膈入肺 – 循喉咙，夹舌本 – 络心 – 注胸中。

连接下经：胸中 – 手厥阴心包经。

2. 主治概要　①头及五官病证；②妇科病证；③前阴病证；④经脉循行部位的其他病证。

3. 常用腧穴的定位、主治要点和操作　足少阴肾经，左右各 27 个穴位，起于涌泉，止于俞府。

（1）涌泉▲ 井穴

【定位】在足底，屈足卷趾时足心最凹陷中。

【主治】①昏厥、中暑、小儿惊风等急症；②癫狂痫、头痛、头晕、目眩、失眠等神志病证；③咽喉肿痛、喉痹、失音等头面五官病证；④大便难、小便不利等前后二阴病证；⑤足心热；⑥奔豚气。

【操作】直刺 0.5 ～ 1.0 寸。针刺时要防止刺伤足底动脉弓。临床常用灸法或药物贴敷。

（2）太溪▲　输穴；原穴

【定位】在踝区，内踝尖与跟腱之间的凹陷中。

【主治】①头晕目眩、不寐、健忘、遗精、阳痿、月经不调等肾虚证；②咽喉肿痛、齿痛、耳聋、耳鸣等阴虚性五官病证；③咳喘、胸痛、咳血等肺系病证；④消渴，小便频数，便秘；⑤腰脊痛，足跟痛，下肢厥冷。

【操作】直刺 0.5 ～ 0.8 寸。

（3）照海▲　八脉交会穴，通阴蹻脉

【定位】在踝区，内踝尖下 1 寸，内踝下缘边际凹陷中。

【主治】①月经不调、痛经、阴痒、赤白带下等妇科病证；②癫痫、不寐、嗜卧、癔症等神志病证；③咽喉干痛，目赤肿痛；④小便频数，癃闭；⑤便秘。

【操作】直刺 0.5 ～ 0.8 寸。

（4）复溜　经穴（助理不考）

【定位】在小腿内侧，内踝尖上 2 寸，跟腱前缘。

【主治】①腹胀，泄泻，癃闭，水肿；②盗汗、汗出不止或热病无汗等津液输布失调病证；③下肢痿痹，腰脊强痛。

【操作】直刺 0.5 ～ 1 寸。

第十三单元　手厥阴心包经、腧穴

1. 经脉循行

体表循行：起于乳头外侧天池穴→上肢内侧正中→掌中→中指末端。

体内分布：属心包，络上、中、下三焦。

连接下经：从掌中劳宫分出至无名指端交三焦经。

2. 主治概要　①心胸、神志病证；②胃腑病证；③经脉循行部位的其他病证。

3. 常用腧穴的定位、主治要点和操作　手厥阴心包经，左右各 9 个穴位，起于天池，止于中冲。

（1）曲泽　合穴

【定位】在肘前区，肘横纹上，肱二头肌腱的尺侧缘凹陷中。

【主治】①心痛、心悸、善惊等心疾；②胃痛、呕吐、泄泻等胃腑热性病证；③热病，中暑；④肘臂挛痛，上肢颤动。

【操作】直刺 1 ～ 1.5 寸；或三棱针点刺出血。

（2）郄门　郄穴（助理不考）

【定位】在前臂前区，腕掌侧远端横纹上 5 寸，掌长肌腱与桡侧腕屈肌腱之间。

【主治】①心痛、心悸、心烦、胸痛等心胸病证；②咳血、呕血、衄血等血证；③疔疮；④癫痫。

【操作】直刺 0.5 ～ 1 寸。

（3）内关▲　络穴；八脉交会穴，通阴维脉

【定位】在前臂前区，腕掌侧远端横纹上 2 寸，掌长肌腱与桡侧腕屈肌腱之间。

【主治】①心痛、心悸、胸闷等心胸病证；②胃痛、呕吐、呃逆等胃腑病证；③不寐、郁病、癫狂痫等神志病证；④中风，眩晕，偏头痛；⑤胁痛，胁下痞块，肘臂挛痛。

【操作】直刺 0.5 ～ 1 寸。注意穴位深层有正中神经。

（4）劳宫　荥穴

【定位】在掌区，横平第3掌指关节近端，第2、3掌骨之间偏于第3掌骨。简便取穴：握拳，中指尖下是穴。

【主治】①中风昏迷、中暑等急症；②心痛、烦闷等心疾；③癫狂痫等神志病证；④口疮，口臭；⑤鹅掌风。

【操作】直刺0.3～0.5寸。为急救要穴之一。

（5）中冲▲　井穴

【定位】在手指，中指末端最高点。

【主治】①中风昏迷、舌强不语、中暑、昏厥、小儿惊风等急症；②高热；③舌下肿痛。

【操作】浅刺0.1寸，或点刺出血。为急救要穴之一。

第十四单元　手少阳三焦经、腧穴

1. 经脉循行

体表循行：无名指尺侧端→手背→上肢外侧正中→肩颈→耳后→耳前→眉梢。

体内分布：属三焦，络心包。

连接下经：目外眦交胆经。

2. 主治概要　①头面五官病证；②热病；③经脉循行部位的其他病证。

3. 常用腧穴的定位、主治要点和操作　手少阳三焦经，左右各23个穴位，起于关冲，止于丝竹空。

（1）中渚　输穴

【定位】在手背，第4、5掌骨间，第4掌指关节近端凹陷中。

【主治】①手指屈伸不利，肘臂肩背痛；②头痛、耳鸣、耳聋、聤耳、耳痛、目赤、咽喉肿痛等头面五官病证；③热病，疟疾。

【操作】直刺0.3～0.5寸。

（2）外关▲　络穴；八脉交会穴，通阳维脉

【定位】在前臂后区，腕背侧远端横纹上2寸，尺骨与桡骨间隙中点。

【主治】①耳鸣、耳聋、聤耳、耳痛、目赤肿痛、目生翳膜、目眩、咽喉肿痛、口噤、口歪、齿痛、面痛等头面五官病证；②头痛，颈项及肩部疼痛，胁痛，上肢痹痛；③热病，疟疾，伤风感冒；④瘰疬。

【操作】直刺0.5～1寸。

（3）支沟▲　经穴

【定位】在前臂后区，腕背侧远端横纹上3寸，尺骨与桡骨间隙中点。

【主治】①便秘；②热病；③耳鸣、耳聋、咽喉肿痛、暴喑、头痛等头面五官病证；④肘臂痛，胁肋痛，落枕；⑤瘰疬。

【操作】直刺0.5～1寸。

（4）肩髎

【定位】在三角肌区，肩峰角与肱骨大结节两骨间凹陷中。

【主治】①肩臂挛痛，不遂；②风疹。

【操作】直刺0.8～1.5寸。

（5）翳风▲　手、足少阳经的交会穴。

【定位】在颈部，耳垂后方，乳突下端前方凹陷中。

【主治】①耳鸣、耳聋、聤耳等耳病；②眼睑𥆧动、颊肿、口歪、牙关紧闭、齿痛等面口病证；③瘰疬。

【操作】直刺0.5～1寸。

（6）丝竹空　手、足少阳经的交会穴

【定位】在面部，眉梢凹陷中。

【主治】①头痛、眩晕、目赤肿痛、眼睑𥆧动、视物不清等头目病证；②癫痫；③齿痛，牙关拘急，口歪。

【操作】平刺 0.3 ~ 0.5 寸。不灸。

第十五单元　足少阳胆经、腧穴

1. 经脉循行

体表循行：目外眦旁→绕耳前后→头侧→颈、胸、腹侧面→下肢外侧正中→外踝前→第四趾外侧端。

体内分布：属胆，络肝。

连接下经：足背分出至足大趾交肝经。

2. 主治概要　①头面五官病证；②肝胆病证；③神志病证；④热病；⑤经脉循行部位的其他病证。

3. 常用腧穴的定位、主治要点和操作　足少阳胆经，左右各 44 个穴位，起于瞳子髎，止于足窍阴。

（1）阳白　足少阳经与阳维脉的交会穴

【定位】在头部，眉上 1 寸，瞳孔直上。

【主治】①头痛，眩晕；②视物模糊、目痛等目疾；③眼睑𥆧动、眼睑下垂等目疾。

【操作】平刺 0.3 ~ 0.5 寸。

（2）风池▲　足少阳经与阳维脉的交会穴

【定位】在颈后区，枕骨之下，胸锁乳突肌上端与斜方肌上端之间的凹陷中。

【主治】①中风、头痛、眩晕、不寐、癫痫等内风所致病证；②恶寒发热、口眼歪斜等外风所致证；③目赤肿痛、视物不明、鼻塞、鼻衄、鼻渊、耳鸣、咽喉肿痛等五官病证；④颈项强痛。

【操作】向鼻尖方向斜刺 0.8 ~ 1.2 寸。

（3）肩井▲　手、足少阳经与阳维脉的交会穴

【定位】在肩胛区，第 7 颈椎棘突与肩峰最外侧点连线的中点。

【主治】①头痛、眩晕、颈项强痛等头项部病证；②肩背疼痛，上肢不遂；③瘰疬；④乳痈、乳少、难产、胞衣不下等妇科病证。

【操作】直刺 0.3 ~ 0.5 寸，切忌深刺、捣刺。孕妇禁用。

（4）环跳▲　足少阳经与足太阴经的交会穴

【定位】在臀区，股骨大转子最凸点与骶管裂孔连线的外 1/3 与内 2/3 交点处。

【主治】①下肢痿痹，半身不遂，腰腿痛；②风疹。

【操作】直刺 2 ~ 3 寸。

（5）风市

【定位】在股部，直立垂手，掌心贴于大腿时，中指尖所指凹陷中，髂胫束后缘。

【主治】①下肢痿痹；②遍身瘙痒。

【操作】直刺 1 ~ 2 寸。

（6）阳陵泉▲　合穴；胆下合穴；八会穴之筋会

【定位】在小腿外侧，腓骨头前下方凹陷中。

【主治】①黄疸、口苦、呕吐、胁痛等胆腑病证；②下肢痿痹、膝髌肿痛、肩痛等筋病；③小儿惊风。

【操作】直刺 1 ~ 1.5 寸。

（7）悬钟▲　八会穴之髓会

【定位】在小腿外侧，外踝尖上 3 寸，腓骨前缘。

【主治】①中风、颈椎病、腰椎病等骨髓病；②颈项强痛，偏头痛，咽喉肿痛；③胸胁胀痛；④下肢痿痹，脚气。

【操作】直刺 0.5 ～ 0.8 寸。

（8）丘墟　原穴

【定位】在踝区，外踝的前下方，趾长伸肌腱的外侧凹陷中。

【主治】①偏头痛，胸胁胀痛；②下肢痿痹，外踝肿痛，足下垂，脚气；③疟疾。

【操作】直刺 0.5 ～ 0.8 寸。

（9）足临泣　输穴；八脉交会穴，通带脉（助理不考）

【定位】在足背，第 4、5 跖骨底结合部的前方，第 5 趾长伸肌腱外侧凹陷中。

【主治】①偏头痛、眩晕、目赤肿痛、目涩、耳鸣、耳聋等头面五官病证；②乳痈、乳胀、月经不调等妇科病证；③胁肋胀痛，足跗肿痛；④瘰疬；⑤疟疾。

【操作】直刺 0.3 ～ 0.5 寸。

第十六单元　足厥阴肝经、腧穴

1. 经脉循行

体表循行：足大趾外侧端大敦穴→内踝前→小腿内侧脾经前→内踝上八寸处交于脾经之后→股膝内侧正中→外阴→胁肋→乳下第六肋期门穴。

体内分布：属肝，络胆，与胃、肺、咽喉、外阴、目、脑等有联系。

连接下经：从肝贯膈交肺经。

2. 主治概要　①肝胆病证；②妇科病和前阴病证；③经脉循行部位的其他病证。

3. 常用腧穴的定位、主治要点和操作　足厥阴肝经，左右各 14 个穴位，起于大敦，止于期门。

（1）大敦　井穴

【定位】在足趾，大趾末节外侧，趾甲根角侧后方 0.1 寸（指寸）。

【主治】①疝气，少腹痛；②遗尿、癃闭、淋证等泌尿系病证；③月经不调、经闭、崩漏、阴挺等妇科病证；④癫痫。

【操作】浅刺 0.1 ～ 0.2 寸，或点刺出血。

（2）行间▲　荥穴（助理不考）

【定位】在足背，第 1、2 趾之间，趾蹼缘后方赤白肉际处。

【主治】①头痛、目眩、目赤肿痛、青盲、口歪等头面五官热性病证；②月经过多、崩漏、痛经、经闭、带下等妇科病证；③阴中痛，疝气；④小便不利，癃闭，尿痛；⑤胁痛，黄疸。

【操作】直刺 0.5 ～ 0.8 寸。

（3）太冲▲　输穴；原穴

【定位】在足背，第 1、2 跖骨间，跖骨底结合部前方凹陷中，或触及动脉搏动处。

【主治】①中风、癫狂痫、头痛、眩晕、口眼歪斜、小儿惊风等内风所致病证；②目赤肿痛、口歪、青盲、咽喉干痛、耳鸣、耳聋等头面五官热性病证；③月经不调、崩漏、痛经、难产等妇科病证；④黄疸、胁痛、腹胀、呕逆等肝胃病证；⑤下肢痿痹，足跗肿痛。

【操作】直刺 0.5 ～ 1 寸。

（4）期门▲　肝募穴；足厥阴经与足太阴经的交会穴

【定位】在胸部，第 6 肋间隙，前正中线旁开 4 寸。

【主治】①胸胁胀痛；②腹胀、呃逆、吞酸等肝胃病证；③郁病，奔豚气；④乳痈。

【操作】斜刺 0.5 ～ 0.8 寸。

第十七单元　督脉、腧穴

1. 经脉循行

体表循行：小腹内→尾骨尖下长强穴→腰背项部正中→颠顶→前额正中→鼻柱→人中沟→上唇系带与齿龈相接处的龈交穴。

体内分布：与生殖器、脊髓、脑、鼻有联系。

2. 主治概要　①脏腑病证；②神志病；③热病；④头面五官病证；⑤经脉循行部位的其他病证。

3. 常用腧穴的定位、主治要点和操作　督脉经，为单穴，一穴一名，共 28 个穴位，起于长强，止于龈交。

（1）腰阳关▲

【定位】在脊柱区，第 4 腰椎棘突下凹陷中，后正中线上。

【主治】①月经不调、带下等妇科病证；②遗精、阳痿等男科病证；③腰骶疼痛，下肢痿痹。

【操作】向上斜刺 0.5～1 寸。

（2）大椎▲　督脉与足三阳经的交会穴

【定位】在脊柱区，第 7 颈椎棘突下凹陷中，后正中线上。

【主治】①恶寒发热、疟疾等外感病证；②热病，骨蒸潮热；③咳嗽、气喘等肺气失于宣降证；④癫狂痫、小儿惊风等神志病证；⑤风疹、痤疮等皮肤疾病；⑥项强、脊痛等脊柱病证。

【操作】直刺 0.5～1 寸。

（3）哑门　督脉与阳维脉的交会穴

【定位】在颈后区，第 2 颈椎棘突上际凹陷中，后正中线上。

【主治】①暴喑，舌强不语，聋哑；②癫狂痫、癔症等神志病证；③头痛，项强。

【操作】伏案正坐位，头微前倾，项肌放松，向下颌方向缓慢刺入 0.5～1 寸。不可向上斜刺或深刺，以免刺入枕骨大孔，伤及延髓。

（4）百会▲　督脉与足太阳经的交会穴

【定位】在头部，前发际正中直上 5 寸。

【主治】①晕厥、中风、失语、痴呆等脑病；②癫狂、不寐、健忘等神志病；③头风、颠顶痛、眩晕、耳鸣等头面病证；④脱肛、阴挺、胃下垂等气虚下陷证。

【操作】平刺 0.5～0.8 寸。升阳固脱多用灸法。

（5）水沟▲　督脉与手、足阳明经的交会穴

【定位】在面部，人中沟的上 1/3 与中 1/3 交点处。

【主治】①昏迷、晕厥、中风、中暑、脱证等急症，为急救要穴之一；②癫狂痫、癔症、急慢惊风等神志病；③闪挫腰痛，脊背强痛；④口歪、面肿、鼻塞、牙关紧闭等头面五官病证。

【操作】向上斜刺 0.3～0.5 寸，强刺激；或指甲按掐。

（6）印堂▲

【定位】在头部，两眉毛内侧端中间的凹陷中。

【主治】①不寐、健忘、痴呆、痫证、小儿惊风等神志病；②头痛、眩晕、鼻渊、鼻衄、鼻鼽等头面五官病证；③小儿惊风，产后血晕，子痫。

【操作】平刺 0.3～0.5 寸，或三棱针点刺出血。

第十八单元　任脉、腧穴

1. 经脉循行

体表循行：小腹内→前后阴之间会阴穴→腹胸颈前正中→承浆穴。

体内分布：与生殖器、唇、目有联系。

2. 主治概要　①脏腑病证；②妇科病；③男科病及前阴病；④神志病；⑤虚证；⑥经脉循行部位的其他病证。

3. 常用腧穴的定位、主治要点和操作　任脉经，为单穴，一穴一名，共24个穴位，起于会阴，止于承浆。

（1）中极▲　膀胱之募穴；任脉与足三阴经的交会穴

【定位】在下腹部，脐中下4寸，前正中线上。

【主治】①遗尿、癃闭、尿频、尿急等泌尿系病证；②遗精、阳痿、不育等男科病证；③崩漏、月经不调、痛经、经闭、不孕、带下等妇科病证。

【操作】直刺1～1.5寸，应在排尿后针刺，以免伤及深部膀胱。孕妇慎用。

（2）关元▲　小肠之募穴；任脉与足三阴经的交会穴

【定位】在下腹部，脐中下3寸，前正中线上。

【主治】①中风脱证、虚劳羸瘦、脱肛、阴挺等元气虚损所致病证；②遗精、阳痿、早泄、不育等男科病证；③崩漏、月经不调、痛经、闭经、不孕、带下等妇科病证；④遗尿、癃闭、尿频、尿急等泌尿系病证；⑤腹痛、泄泻、脱肛、便血等肠腑病证；⑥保健要穴。

【操作】直刺1～1.5寸，应在排尿后针刺，以免伤及深部膀胱。孕妇慎用。

（3）气海▲

【定位】在下腹部，脐中下1.5寸，前正中线上。

【主治】①中风脱证、虚劳羸瘦、脱肛、阴挺等气虚证；②遗精、阳痿、疝气、不育等男科病证；③崩漏、月经不调、痛经、经闭、不孕、带下等妇科病证；④遗尿、癃闭等泌尿系病证；④水谷不化、绕脐疼痛、便秘、泄泻等肠腑病证；⑤保健要穴。

【操作】直刺1～1.5寸。孕妇慎用。

（4）神阙▲

【定位】在脐区，脐中央。

【主治】①中风脱证、虚脱、脱肛、阴挺、胃下垂等元气虚损证；②腹胀、腹痛、肠鸣、泄泻、痢疾、便秘、水肿等脾肾虚损所致病证；③保健要穴。

【操作】此穴禁针，多用艾条灸或隔盐灸。

（5）中脘▲　胃之募穴；八会穴之腑会；任脉与手少阳经、手太阳经、足阳明经的交会穴

【定位】在上腹部，脐中上4寸，前正中线上。

【主治】①胃痛、呕吐、完谷不化、食欲不振、腹胀、泄泻、小儿疳积等脾胃病证；②癫痫、不寐等神志病；③黄疸。

【操作】直刺1～1.5寸。

（6）膻中▲　心包之募穴；八会穴之气会

【定位】在胸部，横平第4肋间隙，前正中线上。

【主治】①咳嗽、气喘、胸闷等胸中气机不畅病证；②心痛、心悸等心疾；③产后乳少、乳痈、乳癖等乳病；④呕吐、呃逆等胃气上逆证。

【操作】直刺0.3～0.5寸，或平刺。

（7）廉泉　任脉与阴维脉的交会穴

【定位】在颈前区，喉结上方，舌骨上缘凹陷中，前正中线上。

【主治】中风舌强不语、舌缓流涎、舌下肿痛、咽喉肿痛、暴喑、吞咽困难、喉痹等咽喉口舌病证。

【操作】向舌根斜刺0.5～0.8寸。

（8）承浆　任脉与督脉及手、足阳明经的交会穴（助理不考）

【定位】在面部，颏唇沟的正中凹陷处。

【主治】①口歪、流涎、齿龈肿痛、口舌生疮等面口舌病证；②癫狂；③暴喑。

【操作】斜刺 0.3 ～ 0.5 寸。

第十九单元　奇　穴

常用奇穴的定位、主治要点和操作

（1）四神聪▲

【定位】在头部，百会前后左右各旁开 1 寸，共 4 穴。

【主治】①头痛、眩晕、健忘等头脑病证；②不寐、癫痫等神志病证。

【操作】平刺 0.5 ～ 0.8 寸。

（2）太阳▲

【定位】在头部，眉梢与目外眦之间，向后约一横指的凹陷中。

【主治】①头痛；②目赤肿痛，眼睑眴动，色盲；③面瘫。

【操作】直刺 0.3 ～ 0.5 寸，或点刺出血。

（3）夹脊▲

【定位】在脊柱区，第 1 胸椎至第 5 腰椎棘突下两侧，后正中线旁开 0.5 寸，一侧 17 穴。

【主治】上背部的夹脊穴治疗心肺及上肢病证，下背部的夹脊穴治疗胃肠病证，腰部的夹脊穴治疗腰腹及下肢病证。

【操作】直刺 0.5 ～ 1 寸，或梅花针叩刺。

（4）十宣▲

【定位】在手指，十指尖端，距指甲游离缘 0.1 寸（指寸），左右共 10 穴。

【主治】①中风、昏迷、晕厥等神志病；②中暑、高热等急症；③咽喉肿痛；④手指麻木。

【操作】直刺 0.1 ～ 0.2 寸，或点刺出血。

（5）内膝眼

【定位】在膝部，髌韧带内侧凹陷处的中央。

【主治】①膝痛，腿痛。②脚气等下肢病证。

【操作】向膝中斜刺 0.5 ～ 1 寸，或透刺对侧膝眼。

（6）胆囊

【定位】在小腿外侧，腓骨小头直下 2 寸。

【主治】①胁痛、胆道蛔虫病等胆道病证；②下肢痿痹。

【操作】直刺 1 ～ 1.5 寸。

（7）阑尾（助理不考）

【定位】在小腿外侧，髌韧带外侧凹陷下 5 寸，胫骨前嵴外一横指（中指）。

【主治】①腹痛，胃痛，消化不良；②下肢痿痹。

【操作】直刺 1 ～ 1.5 寸。

第二十单元　毫针刺法

细目一　针刺准备

1. 消毒　针具器械消毒（以高压蒸汽灭菌法为佳）、医者手指消毒、针刺部位消毒、治疗室内消毒。

2. 体位

（1）仰卧位：适宜于取前身部（头面、颈部、胸腹、四肢前面）腧穴。

（2）侧卧位：适宜于取侧身部（侧头、胁肋、侧腰、臀部、四肢侧面）腧穴。

（3）俯卧位：适宜于取后身部（头颈、背、腰、臀、下肢背侧）腧穴。

（4）仰靠坐位：适宜于取头面、颈、胸、四肢的部分腧穴。

（5）侧伏坐位：适宜于取侧头、面颊、耳、颈侧、上肢的部分腧穴。

（6）俯伏坐位：适宜于取头顶、后头、项、肩、背、上肢的部分腧穴。

细目二　进针方法

1. 单手进针法

2. 双手进针法　①指切进针法：适用于短针的进针；②夹持进针法：适用于长针的进针；③舒张进针法：适用于皮肤松弛部位腧穴的进针；④提捏进针法：适用于皮肉浅薄部位腧穴的进针。

3. 针管进针法

细目三　针刺的方向、角度和深度

1. 方向

（1）依经脉循行定方向：根据治疗需要使用的针刺补泻手法，采用顺经脉而刺的补法，或逆经脉而刺的泻法，如"迎随补泻"手法。

（2）依腧穴位置定方向：根据腧穴的局部解剖，针刺某些穴位时，必须朝向某一特定方向进针。如哑门穴，针尖应朝下颌方向缓慢刺入。

（3）依病性、病位定方向：根据病位的深浅、病性的虚实，选择针尖朝向阳经刺或朝向阴经刺。

（4）依病证定方向：为使针感到达病变所在的部位，即达到"气至病所"的目的，针尖应朝向病所。

2. 角度

（1）直刺：是以90°垂直刺入，适用于肌肉较为丰厚的大部分腧穴，如四肢、腰臀、腹部的穴位。

（2）斜刺：是以45°左右倾斜刺入，适用于肌肉浅薄处或内有重要脏器处的腧穴，如胸、背部穴位等。

（3）平刺：是以15°左右横向刺入，适用于皮薄肉少处的腧穴，如头部穴位。

3. 深度（助理不考）　主要根据年龄、体质、病情、部位确定。

（1）体质：形盛体强者宜深刺；形瘦体弱者宜浅刺。

（2）病情：阳证、新病，宜浅刺；阴证、久病宜深刺。

（3）部位：头面、胸腹部及皮薄肉少处的腧穴宜浅刺；四肢、臀、腹及肌肉丰满处的腧穴宜深刺。对于天突、风府、哑门等，以及眼区、胸背和内有重要脏器部位的腧穴，要掌握好针刺的角度、深度。

细目四　行针手法

行针的基本手法

（1）提插法：施以上提下插动作。

（2）捻转法：施以向前向后交替旋转捻动动作。

细目五　得气

1. 得气的概念　得气，又称"针感"，是指毫针刺入腧穴一定深度后，施以提插或捻转等行针手法，使针刺部位获得"经气"感应。

2. 得气的临床意义　得气与否及气至的速迟，不仅关系到针刺的疗效，而且可以借此推断正气的盛衰、疾病的预后及转归。

细目六　针刺补泻

单式补泻手法

捻转补泻	捻转补法	针下得气后，捻转角度小、用力轻、频率慢、操作时间短，结合拇指向前、食指向后（左转用力为主）者为补法
	捻转泻法	捻转角度大、用力重、频率快、操作时间长，结合拇指向后、食指向前（右转用力为主）者为泻法
提插补泻	提插补法	针下得气后，先浅后深，重插轻提，提插幅度小，频率慢，操作时间短，以下插用力为主者为补法
	提插泻法	先深后浅，轻插重提，提插幅度大，频率快，操作时间长，以上提用力为主者为泻法
平补平泻	进针得气后，均匀地捻转、提插后即可出针	

细目七　针刺异常情况的处理

1. 晕针 ①立即停止针刺，将针全部起出。②使患者平卧，注意保暖，轻者仰卧片刻，给予温开水或糖水后，即可恢复正常。③重者在上述处理基础上，可刺人中、素髎、内关、足三里，灸百会、关元、气海等穴，即可恢复。④若仍不省人事，呼吸细微，脉细弱者，应配合其他治疗或采用急救措施。

2. 滞针（助理不考） ①若患者精神紧张、局部肌肉过度收缩，可稍延长留针时间，或于滞针腧穴附近，进行循按或叩弹针柄，或在附近再刺一针，以宣散气血，而缓解肌肉的紧张。②若行针不当，或单向捻针而致者，可向相反方向将针捻回，并用刮柄、弹柄法，使缠绕的肌纤维回缩，即可消除滞针。

3. 血肿（助理不考） 若微量的皮下出血而局部小块青紫时，一般不必处理，可以自行消退；若局部肿胀疼痛较剧，青紫面积大且影响到活动功能时，可先做冷敷止血后，再做热敷或在局部轻轻揉按，以促使局部瘀血消散吸收。

4. 断针（助理不考） 医者态度必须从容镇静，嘱患者切勿变动原有体位，以防断针向肌肉深部陷入；若残端部分针身显露于体外时，可用手指或镊子将针起出；若断端与皮肤相平或稍凹陷于体内者，可用左手拇、食二指垂直向下挤压针孔两旁，使断针暴露体外，右手持镊子将针取出；若断针完全深入皮下或肌肉深层时，应在X线下定位，手术取出。

5. 弯针（助理不考） ①出现弯针后，不得再行提插、捻转等手法。②如针柄轻微弯曲，应慢慢将针起出。③若弯曲角度过大时，应顺着弯曲方向将针起出。④若由患者移动体位所致，应使患者慢慢恢复原来体位，局部肌肉放松后，再将针缓缓起出。切忌强行拔针，以免将针体折断在体内。

6. 刺伤内脏（助理不考）

（1）气胸：一旦发生气胸，应立即出针，采取半卧位休息，要求患者心情平静，切勿因恐惧而翻转体位。一般漏气量少者，可自然吸收。同时要密切观察，随时对症处理，如给予镇咳消炎药物，以防止肺组织因咳嗽扩大创孔，加重漏气和感染。对严重病例，如发现呼吸困难、发绀、休克等现象需组织抢救，如胸腔排气、少量慢速输氧、抗休克等。

（2）刺伤其他内脏：伤轻者，卧床休息后一般即可自愈；如果损伤严重或出血明显者，应密切观察，注意病情变化，特别是要定时检测血压；若损伤严重，出血较多，出现休克、腹膜刺激征，应立即采取相应措施，必须迅速进行输血等急救或外科手术治疗。

7. 刺伤脑与脊髓 应立即出针。轻者安静休息，经过一段时间可自行恢复；重者应配合有关科室如神经外科，进行及时的抢救。

8. 外周神经损伤（助理不考） ①一旦出现神经损伤症状，勿继续提插捻转，应缓慢出针。②可应用B族维生素类药物治疗。③严重者可在相应经络腧穴上进行B族维生素类药物穴位注射，或根据病情需要应用激素冲击疗法以对症治疗。

细目八　针刺注意事项

1. 施术部位的宜忌　注意针刺角度、方向和深度，避免刺伤器官等。

2. 患者状态的宜忌　过于饥饿、疲劳，精神过于紧张者不宜；年老体弱、针刺耐受程度差、初次针刺者，应使用卧位针刺，且不宜强刺激；妇女行经时，若非为了调经，三阴交、合谷、昆仑、至阴等一些通经活血的腧穴应慎刺；妊娠妇女注意不宜行腰腹部的针刺；小儿囟门未合时，头项部的腧穴一般不宜针刺。对于不能合作的小儿，针刺时宜采用速针法，不宜留针。

3. 病情的宜忌　常有自发性出血或损伤后出血不止的患者，不宜针刺；皮肤有感染、溃疡、瘢痕或肿瘤的部位，不宜针刺。

第二十一单元　灸　法

细目一　灸法的作用（助理不考）

灸法的作用　温经散寒、扶阳固脱、消瘀散结、防病保健、引热外行。

细目二　灸法的种类

1. 艾炷灸

名称		适应证
直接灸	瘢痕灸（化脓灸）	治疗哮喘、肺痨、瘰疬等慢性顽疾
	无瘢痕灸（非化脓灸）	适用于虚寒性疾病，如哮喘、眩晕、慢性腹泻、风寒湿痹等
间接灸	隔姜灸	常用于因寒而致的呕吐、腹痛及风寒湿痹等，有温胃止呕、散寒止痛的作用
	隔蒜灸	多用于治疗瘰疬、肺痨及初起肿疡等，有清热解毒、杀虫等作用
	隔盐灸	多用于治疗伤寒阴证或吐泻并作、中风脱证等，有回阳、救逆、固脱之功，但需连续施灸，不拘壮数，以待脉起、肢温、证候改善
	隔附子饼灸	多用于治疗命门火衰而致的阳痿、早泄、遗精和疮疡久溃不敛等，有温补肾阳的作用

2. 艾条灸

（1）悬起灸：温和灸（慢性病）、雀啄灸（急性病）、回旋灸（急性病）。

（2）实按灸：分为太乙针灸、雷火针灸。

3. 温针灸　针刺与艾灸结合应用的一种方法，适用于既需要针刺留针而又适宜用艾灸的病证。

细目三　灸法的注意事项

施灸的禁忌　①对实热证、阴虚发热者，一般不适宜灸疗；②对颜面、五官、大血管及关节活动部位，一般不适宜采用瘢痕灸；③孕妇的腹部和腰骶部也不宜施灸；④一般空腹、过饱、极度疲劳和对灸法恐惧者，应慎施灸；⑤对于体弱患者，灸治时艾炷不宜过大，刺激量不可过强，以防晕灸；⑥一旦发生晕灸，应立即停止施灸，并做出及时处理，其方法同晕针。

第二十二单元　拔罐法

1. 拔罐的方法

（1）留罐法（坐罐法）：一般疾病均可应用本法。

（2）**走罐法**：适宜于面积较大、肌肉丰厚的部位，如脊背、腰臀、大腿等部位。

（3）**闪罐法**：多用于局部皮肤麻木、疼痛或功能减退等疾患，尤其适用于不宜留罐的患者，如小儿、年轻女性的面部。

（4）**刺血拔罐法**（刺络拔罐法）：多用于丹毒、扭伤、乳痈等。

（5）**留针拔罐法**（针罐）：此法能起到针罐配合的作用。

2. 拔罐的作用（助理不考） 通经活络、行气活血、消肿止痛、祛风散寒等。

3. 拔罐的适应范围（助理不考） 较广泛，一般多用于风寒湿痹、腰背肩臂腿痛、关节痛、软组织闪挫伤及伤风感冒、头痛、咳嗽、哮喘、胃脘痛、呕吐、腹痛、泄泻、痛经、中风偏枯等。

4. 拔罐的禁忌证 ①皮肤过敏、溃疡、水肿及心脏大血管分布部位；②高热抽搐者，以及孕妇的腹部、腰骶部位；③有自发性出血倾向疾患、高热、抽搐等。

第二十三单元　其他针法（助理不考）

1. 电针法

波形		工作方式	特点	适应证
疏密波		疏波、密波交替出现，各自持续 1.5 秒	能克服单一波形适应的缺点；改善组织营养，消除炎性水肿	出血、扭挫伤、关节周围炎、气血运行障碍、坐骨神经痛、面瘫、肌无力、局部冻伤等
断续波		有节律地时断、时续的波形	能提高肌肉组织兴奋性	痿证、瘫痪
连续波	密波	频率快，在 50～100 次/秒	产生抑制	止痛、镇静、缓解肌肉和血管痉挛
	疏波	频率慢，在 2～5 次/秒	产生兴奋	痿证和各种肌肉关节、韧带、肌腱的损伤

2. 三棱针法

（1）**点刺法**：点刺腧穴放出少量血液或挤出少量液体的方法，多用于四肢末端的十宣穴、十二井穴和耳尖及头面部的攒竹、上星、太阳、印堂等穴。

（2）**散刺法**：又叫豹纹刺，是在病变局部及其周围进行连续点刺以治疗疾病的方法，多用于局部瘀血、血肿或水肿、顽癣等。

（3）**刺络法**：刺入浅表血络或静脉放出适量血液的方法，多用于曲泽、委中等穴，治疗急性吐泻、中暑、发热等。

（4）**挑刺法**：用三棱针挑断穴位皮下纤维组织以治疗疾病的方法，常用于治疗肩周炎、胃痛、颈椎病、失眠、支气管哮喘、血管神经性头痛等。

三棱针法具有通经活络、开窍泄热、调和气血、消肿止痛作用，凡各种实证、热证、瘀血、疼痛等均可应用。

第二十四单元　针灸治疗总论

细目一　针灸治疗原则（助理不考）

1. 补虚泻实

（1）虚则补之（背俞穴、原穴）；陷下则灸之（气虚下陷以灸治为主）。

（2）盛则泻之（井穴、募穴）；菀陈则除之（络脉瘀阻不通引起的病证，宜采用三棱针点刺出血，达到活血化瘀的目的）。

（3）不盛不虚，以经取之（本经自病，不涉他脏，虚实表现不明显，取本经之穴，运用平补平泻的手法）。

2. 清热温寒

（1）热则疾之：热性病证的治疗原则是浅刺疾出或点刺出血，手法宜轻而快，可以不留针或针用泻法，以清泻热毒。

（2）寒则留之：寒性病证的治疗原则是深刺而久留针，以达温经散寒的目的。

3. 治病求本　急则治标、缓则治本、标本同治。

4. 三因制宜　因时、因地、因人制宜。

细目二　针灸治疗作用（助理不考）

针灸治疗作用　疏通经络、调和阴阳、扶正祛邪。

细目三　针灸处方

1. 选穴原则

（1）近部选穴：病变局部或距离比较接近的范围，腧穴所在，主治所及。如鼻病取睛明、上星，胃痛取中脘。

（2）远部选穴：病变部位所属和相关的经络上，距病位较远的部位，"经脉所过，主治所及"。如腰痛取委中，胃痛取足三里或取太冲，咳嗽取尺泽。

（3）辨证选穴：是根据疾病的证候特点，分析病因病机而辨证选取穴位的方法。证候所见，对应选穴。如发热取大椎、曲池、合谷，便秘取支沟、天枢，痰邪所致的病证取丰隆，遗尿、脱肛取百会等。

（4）对症选穴：是根据疾病的特殊症状而选取穴位的原则。经验选穴，如哮喘选定喘穴，腰痛选腰痛点。

2. 配穴方法

（1）按经配穴

1）本经配穴法：当某一脏腑、经脉发生病变时，即选该脏腑、经脉的腧穴配成处方。如咳嗽取中府、太渊；急性胃痛取足三里、梁丘等。

2）表里经配穴法：当某一脏腑、经脉发生病变时，取该经和其相表里的经脉腧穴配成处方。如胃痛取三阴交、足三里。原络配穴法是典型代表，如咳嗽取合谷、列缺。

3）同名经配穴法：将手足同名经的腧穴相互配合的方法。如牙痛取合谷、内庭，肝气郁结证取太冲、内关。

（2）按部配穴

1）远近配穴法：是以病变部位为依据，在病变附近和远部同时选穴配伍组成处方的方法。如眼病以局部的睛明，邻近的风池，远端的光明相配；痔疮以局部的长强，下肢的承山相配；痛经以局部的关元，远端的三阴交相配。

2）上下配穴法：位于腰部以上或上肢的腧穴与腰部以下或下肢的腧穴配合应用的方法。如眩晕，上取百会，下取太冲等。八脉交会穴的配合应用是典型代表。

3）前后配穴法：人体前部和后部的腧穴配合应用的方法，主要指将胸腹部和背腰部的腧穴配合应用。本法主要用于治疗内脏疾病。如膀胱疾患取中极、秩边，咳嗽取膻中、风门。俞募配穴法是典型代表。

4）左右配穴法：人体左侧和右侧的腧穴配合应用的方法。如急性胃痛取双侧梁丘，面瘫取双侧合谷。对侧腧穴也适用，如左侧偏头痛取左侧的太阳和右侧的外关，也属于左右配穴。《灵枢·官针》中的"缪刺""巨刺"属本法的范畴。

第二十五单元　内科病证的针灸治疗

细目一　头痛

1. 头痛的辨证分型　枕部痛或下连于项者为太阳头痛；额痛或兼眉棱、鼻根部痛者为阳明头痛；两侧头部疼痛者为少阳头痛；颠顶痛或连于目系者为厥阴头痛。还可以分为外感头痛和内伤头痛。

2. 头痛的治法　调和气血，通络止痛。根据头痛部位循经取穴和取阿是穴为主。

3. 头痛的处方

【主穴】百会、太阳、风池、阿是穴、合谷。

【趣味记忆】白痴是太阳谷，让人头痛。

【配穴】见下表。

	分型	配穴
经络辨证	太阳头痛	天柱、后溪、昆仑
	阳明头痛	阳白、内庭
	少阳头痛	率谷、外关、足临泣
	厥阴头痛	四神聪、太冲、内关
外感头痛	风寒头痛	风门、列缺
	风热头痛	曲池、大椎
	风湿头痛	头维、阴陵泉
内伤头痛	肝阳头痛	太溪、太冲
	痰浊头痛	中脘、丰隆
	瘀血头痛	血海、膈俞
	血虚头痛	脾俞、足三里

4. 头痛的治疗操作

基本刺灸方法：毫针虚补实泻法，寒证加灸；瘀血头痛可在阿是穴点刺出血。头痛剧烈者，阿是穴可采用强刺激和久留针。

细目二　面痛

1. 面痛的治法　疏通经络，祛风止痛。取手足阳明和足太阳经穴为主。

2. 面痛的处方

【主穴】攒竹、四白、下关、地仓、合谷、太冲、内庭。

【记忆歌诀】攒竹四白下关仓，合谷太冲内庭旁。

【配穴】见下表。

分型	配穴
眼部疼痛	丝竹空、阳白、外关
上颌支痛	颧髎、迎香
下颌支痛	承浆、颊车、翳风
外感风寒	风池、列缺

续表

分型	配穴
外感风热	曲池、外关
气血瘀滞	内关、三阴交
肝胃郁热	行间、内庭
阴虚阳亢	风池、太溪

3. 面痛的治疗操作

基本刺灸方法：毫针泻法。宜先取远端穴，重刺激。面部腧穴在急性期宜轻刺。风寒证可酌情加灸。

细目三　腰痛

1. 腰痛的治法　通经止痛。取局部阿是穴及足太阳经穴为主。

2. 腰痛的处方

【主穴】大肠俞、阿是穴、委中。

【记忆歌诀】腰痛取穴太阳经，阿是大肠俞委中。

【配穴】见下表。

分型	配穴
督脉病证	后溪
足太阳经证	申脉
腰椎病变	腰夹脊
寒湿腰痛	命门、腰阳关
瘀血腰痛	膈俞、次髎
肾虚腰痛	肾俞、太溪

3. 腰痛的治疗操作

基本刺灸方法：毫针虚补实泻法。寒湿腰痛或肾虚腰痛加灸法；瘀血腰痛阿是穴用刺络拔罐；痛势较急者委中点刺放血。

细目四　痹证

1. 痹证的治法　通络止痛。以局部穴为主，配合循经取穴及辨证选穴。

2. 痹证的处方

【主穴】阿是穴、局部经穴。

【配穴】见下表。

分型	配穴
行痹	血海、膈俞
痛痹	肾俞、关元
着痹	阴陵泉、足三里
热痹	大椎、曲池

3. 痹证的治疗操作

基本刺灸方法：毫针泻法或平补平泻。痛痹、着痹者加灸法。大椎、曲池可点刺放血，局部腧穴可加拔罐法。

细目五　坐骨神经痛

1. 坐骨神经痛的治法　通经止痛。循经取足太阳、足少阳经穴为主。

2. 坐骨神经痛的处方

【主穴】足太阳经证：腰夹脊、秩边、委中、承山、昆仑、阿是穴。足少阳经证：腰夹脊、环跳、阳陵泉、悬钟、丘墟、阿是穴。

【趣味记忆】足太阳经证：妖姬在昆仑山中质变。足少阳经证：妖姬还阳故弄玄虚。

【配穴】见下表。

分型	配穴
寒湿证	命门、腰阳关
瘀血证	血海、阿是穴
气血不足	足三里、三阴交

3. 坐骨神经痛的治疗操作

基本刺灸方法：毫针虚补实泻法。秩边、环跳以针感沿腰腿部足太阳、足少阳经向下传导为佳，但不宜多次重复。

细目六　中风

1. 中风辨证分型

（1）中经络：意识清楚，半身不遂，口角歪斜，语言不利。

（2）中脏腑：突然昏仆，不省人事，或神志恍惚、嗜睡，兼见半身不遂、口角歪斜。

2. 中风的治法

（1）中经络：疏通经络，醒脑调神。取督脉、手厥阴及足太阴经穴为主。

（2）中脏腑：①闭证：平肝息风，醒脑开窍。取督脉、手厥阴和十二井穴为主。②脱证：回阳固脱。以任脉穴为主。

3. 中风的处方

（1）中经络

【主穴】水沟、内关、三阴交、极泉、尺泽、委中。

【记忆歌诀】中风中络病情轻，内关水沟最为精；阴交胫骨内侧取，极泉尺泽委中请。

【配穴】见下表（中经络之辨证配穴）。

分型	配穴
肝阳暴亢	太冲、太溪
风痰阻络	丰隆、合谷
痰热腑实	曲池、内庭、丰隆
气虚血瘀	气海、血海、足三里
阴虚风动	太溪、风池

病变部位	配穴
上肢拘挛	肩髃、曲池、手三里、合谷
下肢拘挛	环跳、风市、阳陵泉、足三里、悬钟、太冲

续表

病变部位		配穴
病侧肢体屈曲拘挛者	肘部	曲泽
	腕部	大陵
	膝部	曲泉
	踝部	太溪
	足内翻	丘墟透照海
	足外翻	太溪、中封
	足下垂	解溪
口角歪斜		地仓、颊车、合谷、太冲
语言謇涩		廉泉、通里、哑门
吞咽困难		廉泉、金津、玉液
复视		风池、睛明
便秘		天枢、丰隆
尿失禁、尿潴留		中极、关元

（2）中脏腑

【主穴】闭证：水沟、十二井、太冲、丰隆、劳宫。脱证：关元、神阙。

【记忆歌诀】中风中脏最严重，闭证水沟十二井，太冲丰隆与劳宫；脱证要用关元穴，神阙温灸保命行。

细目七　眩晕

1. 眩晕的治法　实证：平肝潜阳，化痰定眩。取足少阳、足厥阴经穴及督脉穴为主。虚证：益气养血，填精定眩。以督脉穴和相应背俞穴为主。

2. 眩晕的处方

（1）实证

【主穴】百会、风池、太冲、内关。

【趣味记忆】白（百）痴（池）冲关，眩晕。

【配穴】见下表。

分型	配穴
肝阳上亢	行间、侠溪、太溪
痰湿中阻	头维、中脘、丰隆
高血压	曲池、足三里
颈性眩晕	风府、天柱、颈夹脊

（2）虚证

【主穴】百会、风池、肝俞、肾俞、足三里。

【记忆歌诀】肝肾二叔（俞）会三里池。

【配穴】见下表。

分型	配穴
气血两虚	气海、脾俞、胃俞
肾精不足	太溪、悬钟、三阴交

3. 眩晕的治疗操作

基本刺灸方法：实证毫针用泻法，虚证百会、风池用平补平泻法，余穴用补法，可灸。

细目八　面瘫

1. 主症　以口眼歪斜为特点。通常急性发作，常在睡眠醒来时发现一侧面部肌肉板滞、麻木、瘫痪、额纹消失，眼裂变大，露睛流泪，鼻唇沟变浅，口角下垂歪向健侧等。

2. 面瘫的治法　祛风通络，疏调经筋。取局部穴、手足阳明经穴为主。

3. 面瘫的处方

【主穴】攒竹、阳白、四白、颧髎、颊车、地仓、合谷、太冲。

【趣味记忆】攒四百车阳白髎，冲谷仓。

【配穴】见下表。

分型	配穴
风寒外袭	风池、风府
风热侵袭	外关、关冲
气血不足	足三里、气海
眼睑闭合不全	鱼腰、申脉
鼻唇沟变浅	迎香
人中沟歪斜	水沟
颏唇沟歪斜	承浆
乳突部疼痛	翳风
舌麻，味觉减退	廉泉、足三里
听觉过敏	听宫、中渚

4. 面瘫的治疗操作

基本刺灸方法：面部腧穴均行平补平泻法，恢复期可加灸法。

细目九　不寐

1. 不寐的治法　舒脑宁心，安神利眠。取督脉、手少阴经穴为主。

2. 不寐的处方

【主穴】百会、安眠、神门、三阴交、照海、申脉。

【歌诀】神僧申脉照阴交，百会安眠。

【配穴】见下表。

分型	配穴
心脾两虚	心俞、脾俞
心肾不交	太溪、肾俞
心胆气虚	心俞、胆俞
肝火扰神	行间、侠溪
脾胃不和	足三里、内关
噩梦多	厉兑、隐白
头晕	风池、悬钟
重症不寐	夹脊、四神聪

3. 不寐的治疗操作

基本刺灸方法：毫针平补平泻，照海用补法，申脉用泻法。配穴则虚补实泻，心胆气虚者可配合灸法。

细目十　感冒

1. 感冒的治法　祛风解表。取手太阴、手阳明经穴及督脉穴为主。

2. 感冒的处方

【主穴】列缺、合谷、风池、大椎、太阳。

【趣味记忆】大谷池缺太阳，易患感冒。

【配穴】见下表。

分型	配穴
风寒感冒	风门、肺俞
风热感冒	曲池、尺泽
夹湿	阴陵泉
夹暑	委中
体虚感冒	足三里
咽喉肿痛	少商、商阳

3. 感冒的治疗操作

基本刺灸方法：主穴以毫针泻法，风寒感冒可加灸法，风热感冒大椎可行刺络拔罐法。配穴中足三里用补法，尺泽、委中、少商、商阳可点刺出血。

细目十一　哮喘（助理不考）

1. 哮喘的治法

（1）实证：祛邪肃肺，化痰平喘。取手太阴经穴及相应背俞穴为主。

（2）虚证：补益肺肾，止哮平喘。取相应背俞穴及手太阴、足少阴经穴为主。

2. 哮喘的处方

（1）实证

【主穴】列缺、尺泽、肺俞、中府、定喘。

【趣味记忆】肺中缺尺泽，一定喘。

【配穴】见下表。

分型	配穴
风寒外袭	风门、合谷
痰热阻肺	丰隆、曲池
喘甚	天突

（2）虚证

【主穴】肺俞、膏肓、肾俞、太渊、太溪、足三里、定喘。

【趣味记忆】肺肾二叔（俞）搞（膏）不定三太太，累得气喘吁吁。

【配穴】肺气虚配气海；肾气虚配关元。

3. 哮喘的治疗操作

基本刺灸方法：毫针常规刺，实证用泻法，虚证用补法，风寒及肺肾气虚者可酌情加灸或拔罐法。

易混考点解析

疾病		主穴
感冒		列缺、合谷、风池、大椎、太阳
哮喘	实证	列缺、尺泽、肺俞、中府、定喘
	虚证	肺俞、膏肓、肾俞、太渊、太溪、足三里、定喘

细目十二　呕吐（助理不考）

1. 呕吐的治法　和胃理气，降逆止呕。取胃的募穴及足阳明、手厥阴经穴为主。

2. 呕吐的处方

【主穴】中脘、足三里、内关。

【趣味记忆】呕吐中关足。

【配穴】见下表。

分型	配穴
寒邪客胃	上脘、胃俞
热邪内蕴	合谷、金津、玉液
饮食停滞	梁门、天枢
肝气犯胃	期门、太冲
痰饮内停	丰隆、公孙
脾胃虚寒	脾俞、胃俞

3. 呕吐的治疗操作

基本刺灸方法：主穴毫针平补平泻法。寒气客胃或脾胃虚寒者宜配合灸法，热邪内蕴者金津、玉液点刺出血。

细目十三　胃痛

1. 胃痛的治法　和胃止痛。取胃的募穴、下合穴为主。

2. 胃痛的处方

【主穴】中脘、足三里、内关。

【趣味记忆】同呕吐。

【配穴】见下表。

分型	配穴
寒邪客胃	胃俞
饮食伤胃	梁门、下脘
肝气犯胃	期门、太冲
瘀血停胃	膈俞、三阴交
脾胃虚寒	关元、脾俞、胃俞
胃阴不足	胃俞、三阴交、内庭

3. 胃痛的治疗操作

基本刺灸方法：根据虚实证候进行相应毫针补泻，寒邪客胃、脾胃虚寒者宜加用灸法。疼痛发作时可适当加强刺激，持续运针 1～3 分钟。中脘等局部穴以捻转为主，中等刺激。

细目十四　便秘

1. 便秘的治法　理肠通便。取大肠的背俞穴、募穴及下合穴为主。

2. 便秘的处方

【主穴】天枢、大肠俞、上巨虚、支沟。

【趣味记忆】天上大沟挡住了，便秘。

【配穴】见下表。

分型	配穴
热秘	合谷、曲池
气秘	太冲、中脘
冷秘	神阙、关元
虚秘	足三里、脾俞、气海
阴伤津亏	照海、太溪

3. 便秘的治疗操作

基本刺灸方法：毫针实泻虚补。冷秘、虚秘宜配合灸法。

易混考点解析

疾病	主穴	总结
胃痛	中脘、足三里、内关	主穴相同
呕吐	中脘、足三里、内关	
便秘	天枢、上巨虚、大肠俞、支沟	大肠经募穴天枢和下合穴上巨虚常用

第二十六单元　妇儿科病证的针灸治疗

细目一　月经不调（助理不考）

1. 月经不调的治法

（1）月经先期：调理冲任，清热调经。取任脉、足太阴经穴为主。

（2）月经后期：温经散寒，行血调经。取任脉、足太阴经穴为主。

（3）月经先后无定期：调补肝肾，理血调经。取任脉、足太阴经穴为主。

2. 月经不调的处方

（1）月经先期

【主穴】关元、三阴交、血海。

【趣味记忆】月经先期山（三）海关。

【配穴】见下表。

分型	配穴
实热证	行间
虚热证	太溪
气虚证	足三里、脾俞
月经过多	隐白

（2）月经后期

【主穴】气海、三阴交、归来。

【趣味记忆】月经后期三海归。

【配穴】见下表。

分型	配穴
寒凝	关元、命门
血虚	足三里、血海

（3）月经先后无定期

【主穴】关元、三阴交、肝俞。

【趣味记忆】先后不定三肝关。

【配穴】见下表。

分型	配穴
肝郁	期门、太冲
肾虚	肾俞、太溪

3. 月经不调的治疗操作

基本刺灸方法：①月经先期：毫针刺，实证用泻法，虚证可加灸。②月经后期：毫针补法，可加灸。③月经先后无定期：毫针虚补实泻法。

易混考点解析

疾病	主穴	总结
月经先期	关元、三阴交、血海	
月经后期	气海、三阴交、归来	三阴交为共有
月经先后无定期	关元、三阴交、肝俞	

细目二　痛经

1. 痛经的治法

（1）实证：行气活血，调经止痛。取任脉、足太阴经穴为主。

（2）虚证：调补气血，温养冲任。取任脉、足太阴、足阳明经穴为主。

2. 痛经的处方

（1）实证

【主穴】中极、次髎、地机、三阴交、十七椎。

【趣味记忆】三次中的（地）十七椎，实在痛。

【配穴】见下表。

分型	配穴
气滞血瘀	太冲、血海
寒凝血瘀	关元、归来

（2）虚证

【主穴】关元、足三里、三阴交、十七椎。

【趣味记忆】十七追（椎）三元三。

【配穴】见下表。

分型	配穴
气血虚弱	气海、脾俞
肾气亏损	太溪、肾俞

3. 痛经的治疗操作

基本刺灸方法：①实证：毫针泻法，寒凝者加艾灸。②虚证：毫针补法，可加灸。

细目三　崩漏（助理不考）

1. 崩漏的治法

（1）实证：清热利湿，固经止血。取任脉、足太阴经穴为主。

（2）虚证：健脾补肾，固冲止血。取任脉及足太阴、足阳明经穴为主。

2. 崩漏的处方

（1）实证

【主穴】关元、三阴交、隐白。

【趣味记忆】三关隐，崩漏了。

【配穴】见下表。

分型	配穴
血热	中极、血海
血瘀	血海、膈俞
湿热	中极、阴陵泉
气郁	膻中、太冲

（2）虚证

【主穴】气海、三阴交、肾俞、足三里。

【趣味记忆】三海俞三里，崩溃了。

【配穴】见下表。

分型	配穴
脾虚	百会、脾俞
肾虚	肾俞、太溪

3. 崩漏的治疗操作

基本刺灸方法：①实证：毫针刺，关元用平补平泻法，其余穴位用泻法，隐白艾炷灸。②虚证：毫针补法，可灸。

细目四　绝经前后诸证

1. 绝经前后诸证的治法　滋补肝肾，调理冲任。取任脉、足太阴经穴及相应背俞穴为主。

2. 绝经前后诸证的处方

【主穴】肾俞、肝俞、太溪、气海、三阴交。

【趣味记忆】肝肾二叔（俞）气三太，更年期了。

【配穴】见下表。

分型	配穴
肾阴虚	照海、阴谷
肾阳虚	关元、命门
肝阳上亢	风池、太冲
痰气郁结	中脘、丰隆
烦躁失眠	心俞、神门
纳少便溏	中脘、阴陵泉

3. 绝经前后诸证的治疗操作

基本刺灸方法：毫针补法或平补平泻法。

细目五　遗尿

1. 遗尿的治法　调理膀胱，温肾健脾。取任脉穴、足太阴经穴及膀胱的背俞穴、募穴为主。

2. 遗尿的处方

【主穴】关元、中极、膀胱俞、三阴交。

【趣味记忆】关中三俞（膀胱）遗尿了。

【配穴】见下表。

分型	配穴
肾气不足	肾俞、命门、太溪
肺脾气虚	肺俞、气海、足三里
肝经郁热	行间、阳陵泉
夜梦多	百会、神门

3. 遗尿的治疗操作

基本刺灸方法：毫针补法或平补平泻法，可灸。下腹部穴位针尖向下斜刺，以针感到达前阴部为佳。

第二十七单元　皮外伤科病证的针灸治疗

细目一　瘾疹（助理不考）

1. 瘾疹的治法　疏风和营。取手阳明、足太阴经穴为主。

2. 瘾疹的处方

【主穴】曲池、合谷、血海、膈俞、委中、三阴交。

【趣味记忆】三中荨麻隔（膈）谷血池。

【配穴】见下表。

分型	配穴
风热犯表	大椎、风门
风寒束表	风门、肺俞
胃肠积热	天枢、足三里
血虚风燥	脾俞、足三里
呼吸困难	天突
恶心呕吐	内关

3. 瘾疹的治疗操作

基本刺灸方法：毫针泻法，膈俞可点刺出血。风寒束表者可灸，血虚风燥者只针不灸。

细目二 蛇串疮（助理不考）

1. 蛇串疮的治法 泻火解毒，清热利湿。取局部阿是穴及相应夹脊穴为主。

2. 蛇串疮的处方

【主穴】局部阿是穴、相应夹脊穴。

【趣味记忆】蛇串阿是与夹脊，出疹子了。

【配穴】见下表。

分型	配穴
肝胆火盛	行间、侠溪
脾胃湿热	阴陵泉、内庭
瘀血阻络	血海、三阴交
便秘	天枢
心烦	神门

3. 蛇串疮的治疗操作

基本刺灸方法：毫针泻法，强刺激。皮损局部阿是穴用围针法，即在疱疹带的头、尾各刺一针，两旁则根据疱疹带的大小选取数点，向疱疹带中央沿皮平刺。

细目三 颈椎病

1. 颈椎病的治法 通经止痛。取局部腧穴和手足三阳经穴、督脉穴为主。

2. 颈椎病的处方

【主穴】颈夹脊、天柱、风池、曲池、悬钟、阿是穴。

【趣味记忆】二池夹脊悬天柱，脖子疼。

【配穴】见下表。

分型	配穴
太阳经	申脉
少阳经	外关
阳明经	合谷
督脉	后溪
外邪内侵	合谷、列缺
气滞血瘀	膈俞、合谷

续表

分型	配穴
肝肾不足	肝俞、肾俞
上肢麻痛	合谷、手三里
头晕头痛	百会或四神聪
恶心呕吐	中脘、内关
耳鸣耳聋	听宫、外关

3. 颈椎病的治疗操作

基本刺灸方法：夹脊穴宜直刺或向颈椎斜刺，得气后行平补平泻手法。余穴用泻法。

细目四　落枕

1. 落枕的治法　疏经活络，调和气血。取局部阿是穴和手太阳、足少阳经穴为主。

2. 落枕的处方

【主穴】外劳宫、天柱、阿是穴、后溪、悬钟。

【趣味记忆】后天选老公，累的落枕了。

【配穴】见下表。

分型	配穴
督脉、太阳经	大椎、束骨
少阳经	风池、肩井
风寒袭络	风池、合谷
气滞血瘀	内关、合谷
肩痛	肩髃
背痛	天宗

3. 落枕的治疗操作

基本刺灸方法：毫针泻法。先刺远端外劳宫、后溪、悬钟，持续捻转，嘱患者慢慢活动颈部，一般颈项疼痛立即缓解，再针刺局部腧穴。风寒袭络者可局部配合艾灸，气滞血瘀者可局部配合三棱针点刺出血。

细目五　漏肩风

1. 漏肩风的治法　通经活络，舒筋止痛。取局部穴位为主，配合循经远端取穴。

2. 漏肩风的处方

【主穴】肩髃、肩髎、肩贞、阿是穴、阳陵泉、条口透承山。

【趣味记忆】阳陵配三肩，条口透承山。

【配穴】见下表。

分型	配穴
手阳明经	合谷
手少阳经	外关
手太阳经	后溪
手太阴经	列缺

分型	配穴
外邪内袭	合谷、风池
气滞血瘀	内关、膈俞
气血虚弱	足三里、气海

3. 漏肩风的治疗操作

基本刺灸方法：毫针泻法或平补平泻。先刺远端穴，行针后让患者运动肩关节。局部穴可加灸法。

细目六　扭伤（助理不考）

1. 扭伤的治法　祛瘀消肿，舒筋通络。取扭伤局部腧穴为主。

2. 扭伤的处方

【主穴】阿是穴、扭伤局部经穴。

腰部：阿是穴、大肠俞、腰痛点、委中。

颈部：阿是穴、风池、绝骨、后溪。

肩部：阿是穴、肩髃、肩髎、肩贞。

肘部：阿是穴、曲池、小海、天井。

腕部：阿是穴、阳溪、阳池、阳谷。

髋部：阿是穴、环跳、秩边、居髎。

膝部：阿是穴、膝眼、膝阳关、梁丘。

踝部：阿是穴、申脉、解溪、丘墟。

【配穴】①根据病位配合循经远端取穴。急性腰扭伤：督脉病证配水沟或后溪；足太阳经证配昆仑或后溪；手阳明经证配手三里或三间。②根据病位在其上下循经邻近取穴，如膝内侧扭伤，病在足太阴脾经，可在扭伤部位其上取血海，其下取阴陵泉。③根据手足同名经配穴法进行配穴。方法：踝关节与腕关节对应，膝关节与肘关节对应，髋关节与肩关节对应。例如，踝关节外侧昆仑穴、申脉穴处扭伤，病在足太阳经，可在对侧腕关节手太阳经养老穴、阳谷穴处寻找最明显的压痛点针刺；再如，膝关节内上方扭伤，病在足太阴经，可在对侧手太阴经尺泽穴处寻找最明显的压痛点针刺。以此类推。

3. 扭伤的治疗操作

基本刺灸方法：毫针泻法。陈旧性损伤留针加灸法，或用温针灸。针灸对急性扭伤者，常先针刺远端穴位，并令患者同时活动患部，常有针入痛止之效。

第二十八单元　五官科病证的针灸治疗

细目一　目赤肿痛（助理不考）

1. 目赤肿痛的治法　疏风散热，消肿止痛。以近部取穴及手阳明、足厥阴经穴为主。

2. 目赤肿痛的处方

【主穴】睛明、太阳、风池、合谷、太冲。

【趣味记忆】何故太阳净明，风太冲，眼睛疼。

【配穴】见下表。

分型	配穴
外感风热	少商、外关
肝胆火盛	行间、侠溪

3. 目赤肿痛的治疗操作

基本刺灸方法：毫针泻法，太阳、少商点刺出血。

细目二　耳鸣耳聋

1. 耳鸣耳聋的治法

（1）实证：疏风泻火，通络开窍。取局部穴及手足少阳经穴为主。

（2）虚证：补肾养窍。取局部穴及足少阴经穴为主。

2. 耳鸣耳聋的处方

（1）实证

【主穴】听会、翳风、中渚、侠溪。

【趣味记忆】侠溪听中医，听不清（耳聋）。

【配穴】见下表。

分型	配穴
外感风邪	外关、合谷
肝胆火盛	行间、丘墟
痰火郁结	丰隆、阴陵泉

（2）虚证

【主穴】听宫、翳风、太溪、肾俞。

【趣味记忆】肾俞听太医，听不懂（耳聋）。

【配穴】脾胃虚弱配气海、足三里。

3. 耳鸣耳聋的治疗操作

基本刺灸方法：听会、听宫、翳风的针感宜向耳底或耳周传导为佳，余穴常规针刺，虚证可加灸。

细目三　牙痛

1. 牙痛的治法　祛风泻火，通络止痛。取手、足阳明经穴为主。

2. 牙痛的处方

【主穴】合谷、颊车、下关。

【趣味记忆】何故下车，牙痛。

【配穴】见下表。

分型	配穴
风火牙痛	外关、风池
胃火牙痛	内庭、二间
虚火牙痛	太溪、行间

3. 牙痛的治疗操作

基本刺灸方法：毫针泻法，或平补平泻。循经远取可左右交叉刺，合谷持续行针1～2分钟。虚火牙痛者，太溪可用补法。

细目四 咽喉肿痛（助理不考）

1.咽喉肿痛的治法

（1）实证：清热利咽，消肿止痛。取手太阴、手阳明经穴为主。

（2）虚证：滋阴降火，利咽止痛。取足少阴经穴为主。

2.咽喉肿痛的处方

（1）实证

【主穴】少商、合谷、尺泽、关冲。

【趣味记忆】何故斥责关少商，嗓子疼。

【配穴】见下表。

分型	配穴
外感风热	风池、外关
肺胃热盛	内庭、鱼际

（2）虚证

【主穴】太溪、照海、列缺、鱼际。

【趣味记忆】照海缺（光），鱼太稀。

3.咽喉肿痛的治疗操作

基本刺灸方法：实证用泻法，少商、关冲点刺出血。虚证用补法或平补平泻法，列缺、照海行针时可配合做吞咽动作。

第二十九单元 急症及其他病证的针灸治疗（助理不考）

细目一 晕厥

1.晕厥的治法 苏厥醒神。以督脉穴为主。

2.晕厥的处方

【主穴】水沟、百会、内关、足三里。

【趣味记忆】晕厥水沟三百关。

【配穴】见下表。

分型	配穴
虚证	气海、关元
实证	合谷、太冲

3.晕厥的治疗操作

基本刺灸方法：毫针虚补实泻法。

细目二 内脏绞痛

1.内脏绞痛的治法

（1）心绞痛：通阳行气，活血止痛。取手厥阴、手少阴经穴为主。

（2）胆绞痛：疏肝利胆，行气止痛。取足少阳经穴、胆的俞募穴为主。

（3）肾绞痛：清利湿热，通淋止痛。取足太阴经穴与背俞穴为主。

2. 内脏绞痛的处方

（1）心绞痛

【主穴】内关、郄门、阴郄、膻中。

【趣味记忆】膻中关二郄，心绞痛。

【配穴】见下表。

分型	配穴
气滞血瘀	太冲、血海
寒邪凝滞	神阙、至阳
痰浊阻络	中脘、丰隆
阳气虚衰	心俞、至阳

（2）胆绞痛

【主穴】胆囊、阳陵泉、胆俞、日月。

【趣味记忆】二胆凌（陵）日月，胆绞痛。

【配穴】见下表。

分型	配穴
肝胆湿热	内庭、阴陵泉
肝胆气滞	太冲、丘墟
蛔虫妄动	迎香透四白

（3）肾绞痛

【主穴】肾俞、膀胱俞、中极、三阴交、阴陵泉。

【趣味记忆】膀肾二俞三中阴陵，肾疼。

【配穴】见下表。

分型	配穴
下焦湿热	委阳、合谷
肾气不足	气海、关元

3. 内脏绞痛的治疗操作

基本刺灸方法：①心绞痛：毫针泻法。寒证、虚证加艾灸。②胆绞痛：毫针泻法。日月、胆俞注意针刺方向，勿深刺。③肾绞痛：毫针泻法。

西医综合

第十一章　诊断学基础

【本章通关解析】

　　诊断学基础是西医基础知识与临床的桥梁，是一门非常重要的学科。在历年的中西医结合执业（助理）医师资格考试中，实践技能考试考查体格检查和临床判读，约占 15 分（实践技能总分 100 分）；医学综合考试，执业医师平均每年出题约占 40 分（医学综合总分 600 分），执业助理医师平均每年出题约占 20 分（医学综合总分 300 分）。

　　本科目重点考查的章节有症状学、检体诊断、实验室检查、心电图检查、影像学检查。

　　本科目的特点是知识点零散，并且是西医临床课程的基础，与内科学、传染病学等密切相关。考生需重点复习与上述课程相关的症状、四诊检查结果和实验室及其他检查方法，以便更好地处理临床常见病、多发病。

第一单元　症状学

细目一　发热

1. 发热的概念　机体在致热原的作用下，体温调节中枢调定点上移而引起的产热增加和（或）散热减少，导致体温升高，超出正常范围。

2. 发热的病因

（1）感染性发热：临床最多见。各种病原体包括细菌、病毒、支原体、立克次体、螺旋体、真菌、寄生虫等引起的急慢性感染，均能引起感染性发热。

（2）非感染性发热：无菌性坏死物质吸收、抗原－抗体反应、内分泌与代谢障碍、皮肤散热减少、体温调节中枢功能失常、自主神经功能紊乱等。

3. 发热的临床表现

（1）发热的临床分度（口腔温度）

分度	体温范围
低热	37.3 ~ 38℃
中等度热	38.1 ~ 39℃
高热	39.1 ~ 41℃
超高热	41℃以上

（2）发热的临床经过

分期	临床表现及意义
体温上升期	疲乏无力、肌肉酸痛、畏寒或寒战、皮肤苍白、干燥、无汗。 ①骤升型：见于肺炎链球菌肺炎、疟疾、败血症、流感。 ②缓升型：见于伤寒、结核病等。伤寒初期体温以阶梯状上升为特征

续表

分期	临床表现及意义
高热持续期	皮肤潮红而灼热，呼吸加快加深，心率增快，常出汗。此期可持续数小时（如疟疾）、数日（如肺炎、流感）或数周（如伤寒极期）
体温下降期	出汗多、皮肤潮湿。 ①骤降：见于疟疾、肺炎链球菌肺炎、急性肾盂肾炎及输液反应等。 ②渐降：见于伤寒缓解期、风湿热等

热型	体温曲线	常见疾病
稽留热	持续于 39～40℃以上，24 小时波动范围不超过 1℃，达数日或数周	肺炎链球菌肺炎、伤寒和斑疹伤寒的高热期
弛张热	体温在 39℃以上，但波动幅度大，24 小时内体温差达 2℃以上，最低时一般仍高于正常水平	败血症、风湿热、重症肺结核、化脓性炎症
间歇热	高热期与无热期交替出现，即体温骤升达高峰后持续数小时，又迅速降至正常水平，无热期（间歇期）可持续 1 日至数日，反复发作	疟疾、急性肾盂肾炎
回归热	骤然升至 39℃以上，持续数日后又骤然下降至正常水平，高热期与无热期各持续若干日后即有规律地交替一次	回归热、霍奇金病
波状热	逐渐升高达 39℃或以上，数天后逐渐下降至正常水平，数天后再逐渐升高，如此反复多次	布鲁菌病
不规则热	无一定规律	结核病、风湿热、支气管肺炎、渗出性胸膜炎、感染性心内膜炎

4. 发热的问诊要点及临床意义

（1）病史：有无传染病接触史、外伤史、药物或毒物接触史、手术史等。

（2）临床特点：起病缓急、发热程度、持续时间等。

（3）伴随症状

伴随症状	临床意义
伴寒战	见于肺炎链球菌肺炎、败血症、急性溶血性疾病、急性胆囊炎、疟疾等
伴头痛、呕吐或昏迷	见于乙型脑炎、流行性脑脊髓膜炎、脑型疟疾、脑出血、蛛网膜下腔出血、中毒性痢疾等
伴关节痛	常见于结核病、结缔组织病等
伴淋巴结及肝脾肿大	见于血液病、恶性肿瘤、布鲁菌病、黑热病、传染性单核细胞增多症等
伴尿频、尿急、尿痛	提示尿路感染
伴咳嗽、咳痰、胸痛	常见于支气管炎、肺炎、胸膜炎、肺结核等
伴恶心、呕吐、腹痛、腹泻	见于急性胃肠炎、细菌性痢疾等
伴皮肤黏膜出血	见于流行性出血热、钩端螺旋体病、急性白血病、急性再生障碍性贫血、败血症、重型麻疹和病毒性肝炎等
伴结膜充血	见于流行性出血热、斑疹伤寒、钩端螺旋体病等
伴口唇单纯疱疹	见于肺炎链球菌肺炎、流行性脑脊髓膜炎、间日疟、流行性感冒等

细目二　头痛（助理不考）

1. 头痛的概念　头痛是指局限于头颅上半部的疼痛，主要有额、顶、颞及枕部的疼痛，是临床常见的症状之一。

2. 头痛的病因

（1）颅内病变：脑出血、蛛网膜下腔出血、脑肿瘤、颅脑外伤、流行性脑脊髓膜炎、偏头痛等。

（2）颅外病变：颈椎病，三叉神经痛，眼、耳、鼻和齿等疾病所致的头痛。

（3）全身性疾病：各种感染发热、高血压、中毒、中暑、月经期及绝经期头痛等。

（4）神经症：神经衰弱及癔症性头痛等。

3. 头痛的问诊要点及临床意义

（1）病史：有无头颅外伤史、感染、发热、中毒、高血压、青光眼、鼻窦炎、偏头痛、脑炎、脑膜炎、颅脑肿瘤、使用药物史及精神疾病史等。

（2）头痛的特点

1）头痛的病因及诱因：①眼疲劳引起的头痛，发生在用眼过度。②紧张性头痛多因过度紧张、劳累而诱发或加重。③女性偏头痛在月经期容易发作。④感染或中毒可引发头痛，并且随病情变化而减轻或加重。⑤高血压头痛多在血压未得到控制时出现或加重。⑥颅外伤头痛发生在受伤后。⑦颅脑病变头痛可发生在典型症状或诊断明确前，常与病变过程伴随。

2）头痛的部位：①大脑半球的病变疼痛多位于病变同侧，以额部为多，并向颞部放射。②小脑幕以下病变引起的头痛多位于后枕部。③青光眼引起的头痛多位于眼的周围或眼上部。

3）头痛的性质：①三叉神经痛表现为颜面部发作性电击样疼痛。②舌咽神经痛的特点是咽后部发作性疼痛并向耳及枕部放射。③血管性头痛为搏动样头痛。

4）头痛的时间：①鼻窦炎引起的头痛多为上午重下午轻。②紧张性头痛多在下午或傍晚出现。③颅内占位性头痛在早上起床时较明显。④丛集性头痛常在夜间发生。⑤药物引起的头痛一般出现在用药后 15～30 分钟，持续时间与药物半衰期有关。

（3）伴随症状

1）伴发热：见于脑炎、脑膜炎等感染，先头痛后出现发热，见于脑出血、脑外伤等。

2）伴呕吐：见于脑膜炎、脑炎、脑肿瘤等引起的颅内压增高，头痛在呕吐后减轻，见于偏头痛。

3）伴意识障碍：见于脑炎、脑膜炎、脑出血、蛛网膜下腔出血、脑肿瘤、脑外伤、一氧化碳中毒等。

4）伴眩晕：见于小脑肿瘤、椎-基底动脉供血不足等。

5）伴脑膜刺激征：见于脑膜炎、蛛网膜下腔出血等。

细目三　胸痛

1. 胸痛的概念　胸痛是指颈部与上腹之间的不适或疼痛，主要是由胸部疾病引起，有时腹腔疾病也可引起胸痛。胸痛的程度因个体痛阈差异而不同，与病情轻重程度不完全一致。

2. 胸痛的病因

（1）胸壁疾病：①皮肤及皮下组织病变，如蜂窝组织炎、乳腺炎等。②肌肉病变，如外伤、劳损、肌炎等。③肋骨病变，如肋软骨炎、肋骨骨折等。④肋间神经病变，如肋间神经炎、带状疱疹等。

（2）心血管疾病：①心绞痛、心肌梗死等。②急性心包炎、肥厚型心肌病等。③血管病变，如胸主动脉瘤、主动脉夹层、肺梗死等。④心脏神经症。

（3）呼吸系统疾病：①支气管及肺部病变，如支气管肺癌、肺炎、肺结核等累及胸膜。②胸膜病变，如急性胸膜炎、自发性气胸、胸膜肿瘤等。

（4）其他：①食管疾病，如食管炎、食管癌等。②纵隔疾病，如纵隔气肿、纵隔肿瘤。③腹部疾病，如肝脓肿、胆囊炎、胆石症、膈下脓肿等。

3. 胸痛的问诊要点及临床意义

（1）发病年龄与病史：青壮年胸痛，注意各种病因引起的胸膜炎、自发性气胸、心肌病等；40岁以上者多考虑心绞痛、心肌梗死与肺癌等。并注意询问患者有无高血压、心脏病、动脉硬化、肺及胸膜疾病、胸部手术史、外伤史，有无大量吸烟史等。

（2）胸痛的部位（常常是病变的部位）：①带状疱疹引起的胸痛表现为成簇的水疱沿一侧肋间神经分布伴剧痛。②非化脓性肋软骨炎，多侵犯第1、2肋软骨。③心绞痛与急性心肌梗死的疼痛常位于胸骨后或心前区，常牵涉至左肩背、左臂内侧。④食管、膈和纵隔肿瘤疼痛也位于胸骨后，常于进食或吞咽时加重。⑤自发性气胸、急性胸膜炎的胸痛，多位于患侧的腋前线及腋中线附近。

（3）胸痛的性质：①带状疱疹呈阵发性的灼痛或刺痛。②肌痛常呈酸痛。③骨痛呈刺痛。④食管炎常呈灼痛或灼热感。⑤心绞痛常呈压榨样痛，可伴有窒息感。⑥心肌梗死疼痛更为剧烈，并有恐惧、濒死感。⑦干性胸膜炎常呈尖锐刺痛或撕裂痛，呼吸时加重，屏气时消失。⑧原发性肺癌、纵隔肿瘤可有胸部闷痛。⑨肺梗死为突然的剧烈刺痛或绞痛，常伴有呼吸困难与发绀。

（4）胸痛持续时间：①平滑肌痉挛或血管狭窄缺血所致的疼痛为阵发性。心绞痛的发作时间短暂，常为数分钟，不超过15分钟，而心肌梗死的疼痛持续时间长且不易缓解。②炎症、肿瘤、栓塞或梗死所致的疼痛呈持续性。

（5）胸痛的诱因与缓解因素：①心绞痛常因劳力后诱发，含服硝酸甘油可迅速缓解。②心肌梗死的胸痛含服硝酸甘油不能缓解。③心脏神经症的胸痛在体力活动后反而减轻。④胸膜炎、自发性气胸的胸痛则可因深呼吸与咳嗽而加剧。⑤胸壁疾病所致的胸痛常在局部有压痛。⑥食管疾病常于吞咽时出现或加剧。⑦反流性食管炎在服用抗酸剂后减轻或消失。

（6）伴随症状：①伴咳嗽、咳痰，见于急慢性支气管炎、肺炎、支气管扩张、肺脓肿等。②伴咯血，见于肺结核、肺炎、肺脓肿、肺梗死或支气管肺癌。③伴呼吸困难，见于肺炎链球菌肺炎、自发性气胸、渗出性胸膜炎、心绞痛、心肌梗死、急性心包炎、主动脉夹层等。④伴吞咽困难，见于食管癌等。⑤伴面色苍白、大汗、血压下降或休克，考虑急性心肌梗死、主动脉夹层或大块肺栓塞等。

细目四　腹痛

1. 腹痛的概念　腹痛为临床常见症状，多由腹部脏器疾病所致，少数也可由腹腔外及全身性疾病引起。腹痛按性质可分为器质性和功能性两种，按病情缓急可分为急性腹痛和慢性腹痛。属外科范畴的急性腹痛也称"急腹症"，其特点是发病急、进展快、变化多、病情重，诊断延误或治疗不当会给患者带来生命危险。

2. 腹痛的病因

（1）腹部疾病

1）急性腹膜炎：由胃、肠穿孔引起者最常见，伴有腹部压痛、反跳痛与腹肌紧张，肠鸣音减弱或消失。

2）腹腔脏器炎症：如急性或慢性胃炎、肠炎、胰腺炎、阑尾炎和盆腔炎等。一般腹痛部位与病变脏器的体表投影相符。

3）空腔脏器痉挛或梗阻：如胆石症、胆道蛔虫病、泌尿道结石、肠梗阻等。

4）脏器扭转或破裂：如肠扭转、肠系膜或大网膜扭转、卵巢囊肿蒂扭转、急性内脏破裂（如肝脾破裂、异位妊娠破裂等）。

5）腹膜粘连或脏器包膜牵张：如手术后或炎症后腹膜粘连；实质性脏器因病变肿胀，导致包膜张力增加而发生腹痛（如肝炎、肝淤血、肝癌等）。

6）化学性刺激：消化性溃疡，可因胃酸作用而发生刺痛或灼痛。

7）肿瘤压迫与浸润：如胃癌、结肠癌、直肠癌等。

8）腹腔内血管疾病：如缺血性肠病、腹主动脉瘤及门静脉血栓形成等。

（2）胸腔疾病的牵涉痛：如肺炎、心绞痛、急性心肌梗死、急性心包炎、肺梗死、胸膜炎等，疼痛可牵涉腹部，类似急腹症。

（3）**全身性疾病**：如尿毒症时毒素刺激腹腔浆膜而引起腹痛。少数糖尿病酮症酸中毒可引起腹痛，酷似急腹症。铅中毒时则引起肠绞痛。

（4）**其他原因**：如荨麻疹时胃肠黏膜水肿，腹型过敏性紫癜时的肠管浆膜下出血等。

3. 腹痛的问诊要点及临床意义

（1）病史及年龄：①消化性溃疡常有反复发作的节律性上腹痛病史，多发生在青壮年。②胆绞痛、肾绞痛常有胆道、泌尿道结石史。③腹膜粘连性腹痛常与结核性腹膜炎、腹部手术史有关。④儿童腹痛多见于肠道蛔虫病、肠套叠。⑤急性阑尾炎多见于青壮年；中老年人腹痛应警惕恶性肿瘤。

（2）腹痛的部位：①胃、十二指肠疾病、急性胰腺炎疼痛多在中上腹部。②肝、胆疾患疼痛位于右上腹。③急性阑尾炎早期疼痛在脐周或上腹部，数小时后转移至右下腹。④小肠绞痛位于脐周。⑤结肠疾病疼痛多位于下腹或左下腹。⑥膀胱炎、盆腔炎及异位妊娠破裂引起的疼痛在下腹部。⑦空腔脏器穿孔后引起弥漫性腹膜炎则为全腹痛。⑧结核性腹膜炎、腹膜转移癌、腹膜粘连等腹痛呈弥漫性与不定位性。

（3）腹痛的性质与程度：①消化性溃疡常有慢性、周期性、节律性中上腹隐痛或灼痛。②如突然呈剧烈的刀割样、烧灼样持续性疼痛，可能并发急性穿孔。③并发幽门梗阻者为胀痛，于呕吐后减轻或缓解。④胆石症、泌尿道结石及肠梗阻时呈剧烈绞痛。⑤剑突下钻顶样痛是胆道蛔虫梗阻的特征。⑥肝癌疼痛多呈进行性锐痛。⑦慢性肝炎与淤血性肝肿大多为持续性胀痛。⑧肝或脾破裂、异位妊娠破裂可出现腹部剧烈绞痛或持续性疼痛。⑨持续性、广泛性剧烈腹痛伴腹肌紧张或板状腹，提示为急性弥漫性腹膜炎。

（4）诱发、加重或缓解腹痛的因素：①胆囊炎或胆石症发作前常有进油腻食物史。②急性胰腺炎发作前常有暴饮暴食、酗酒史。③十二指肠溃疡腹痛多发生在空腹时，进食或服碱性药后缓解。④胃溃疡腹痛发生在进食后半小时左右，至下次进餐前缓解。⑤反流性食管炎在直立时可减轻。⑥肠炎引起的腹痛常于排便后减轻。⑦肠梗阻腹痛于呕吐或排气后缓解。

（5）伴随症状：①伴寒战、高热，见于急性化脓性胆管炎、肝脓肿、腹腔脏器脓肿等。②伴黄疸，提示肝、胆、胰腺疾病，以及急性溶血等。③伴血尿，多见于尿路结石。④伴休克，见于腹腔内脏大出血、急性胃肠穿孔、急性心肌梗死、中毒性菌痢等。⑤伴腹胀、呕吐隔餐或隔日食物，见于幽门梗阻。⑥伴腹胀、呕吐、停止排便排气，提示肠梗阻。⑦伴腹泻，见于急性肠炎、急性细菌性痢疾，以及慢性胰腺及肝脏疾病引起的吸收不良等。⑧伴血便，急性者见于急性细菌性痢疾、肠套叠、绞窄性肠梗阻、急性出血性坏死性结肠炎、过敏性紫癜等；慢性者可见于慢性菌痢、肠结核、结肠癌等；柏油样便提示上消化道出血；鲜血便提示下消化道出血。⑨伴里急后重，见于直肠病变。

细目五　咳嗽与咳痰

1. 咳嗽的概念　咳嗽是机体的防御性神经反射，有利于清除呼吸道分泌物、吸入物和异物。痰是气管、支气管的病理性分泌物或肺泡内渗出液，借助咳嗽反射将其排出体外，称为咳痰。

2. 咳嗽的病因

（1）**呼吸道疾病**：如急慢性咽炎、扁桃体炎、喉炎、急慢性支气管炎、肺炎、肺结核、肺癌、支气管扩张症、气道异物及其他化学性气味刺激等，均可刺激呼吸道黏膜的迷走神经、舌咽神经和三叉神经的感觉纤维而引起咳嗽。

（2）**胸膜疾病**：胸膜炎或胸膜受刺激，如自发性气胸、胸膜炎等。

（3）**心血管疾病**：如二尖瓣狭窄或其他原因所致的肺淤血与肺水肿。

（4）**中枢神经因素**：如脑炎、脑膜炎、脑出血、脑肿瘤等也可出现咳嗽。

3. 咳嗽与咳痰的问诊要点及临床意义

（1）咳嗽的性质：①干性咳嗽：见于急性咽喉炎、急性支气管炎初期、气管受压、支气管异物、支气管肿瘤、胸膜炎、二尖瓣狭窄、肺癌等。②湿性咳嗽：见于慢性支气管炎、支气管扩张症、肺炎、肺脓肿、空洞性肺结核等。

（2）咳嗽的时间与节律：①突然发生的咳嗽常见于吸入刺激性气体所致的急性咽喉炎、气管与支气管异物。②阵发性咳嗽见于支气管异物、支气管哮喘、支气管肺癌、百日咳等。③长期慢性咳嗽见于慢性支气管炎、支气管扩张症、慢性肺脓肿、空洞性肺结核等。④晨咳或夜间平卧时（即改变体位时）加剧并伴咳痰，常见于慢性支气管炎、支气管扩张症和肺脓肿等。⑤左心衰竭、肺结核则夜间咳嗽明显。

（3）咳嗽的音色：①声音嘶哑的咳嗽多见于声带炎、喉炎、喉癌，以及喉返神经受压迫。②犬吠样咳嗽多见于喉头炎症水肿或气管受压。③无声（或无力）咳嗽可见于极度衰弱或声带麻痹的患者。④咳嗽带有鸡鸣样吼声常见于百日咳。⑤金属调的咳嗽可由于纵隔肿瘤或支气管肺癌等直接压迫气管所致。

（4）痰的性质与量：痰的性质可分为黏液性、浆液性、脓性、黏液脓性、浆液血性、血性等。①支气管扩张症与肺脓肿患者痰量多时，痰可出现分层现象，上层为泡沫，中层为浆液或浆液脓性，下层为坏死性物质。②痰有恶臭气味者提示有厌氧菌感染。③黄绿色痰提示铜绿假单胞菌感染。④粉红色泡沫痰是肺水肿的特征。

（5）伴随症状：①伴发热，多见于呼吸道感染、胸膜炎、肺结核等。②伴胸痛，见于肺炎、胸膜炎、支气管肺癌、自发性气胸等。③伴喘息，见于支气管哮喘、喘息型慢性支气管炎、心源性哮喘等。④伴呼吸困难，见于喉头水肿、喉肿瘤、慢性阻塞性肺疾病、重症肺炎，以及重症肺结核、大量胸腔积液、气胸、肺淤血、肺水肿等。⑤伴咯血，常见于肺结核、支气管扩张症、肺脓肿、支气管肺癌及风湿性心脏病二尖瓣狭窄等。

细目六　咯血

1. 咯血的概念　喉及喉部以下的呼吸道及肺脏等任何部位的出血，经咳嗽动作从口腔咯出，称为咯血。少量咯血可表现为痰中带血；大咯血时血液从口鼻涌出，常可阻塞呼吸道，造成窒息死亡，是内科急症之一。

2. 咯血的病因

（1）支气管疾病：常见于支气管扩张症、支气管肺癌、支气管内膜结核和慢性支气管炎等。

（2）肺部疾病：如肺结核、肺炎链球菌肺炎、肺脓肿等。肺结核为我国最常见的咯血原因。

（3）心血管疾病：如风湿性心脏病二尖瓣狭窄所致的咯血等。

（4）其他：如血小板减少性紫癜、白血病、血友病、肺出血型钩端螺旋体病、流行性出血热等。

3. 咯血的问诊要点及临床意义

（1）病史及年龄：有无心、肺、血液系统疾病；有无结核病接触史、吸烟史等；中年以上，咯血痰或小量咯血，特别是有多年吸烟史者，除考虑慢性支气管炎外，应高度注意支气管肺癌的可能。

（2）咯血的量及性状：①大量咯血（每日超过500mL），见于空洞性肺结核、支气管扩张症和肺脓肿。②中等量咯血（每日100~500mL），见于二尖瓣狭窄。③其他原因所致的咯血多为小量咯血（每日在100mL以内）或仅为痰中带血。④粉红色泡沫痰见于急性左心衰竭。⑤铁锈色血痰见于典型的肺炎链球菌肺炎。⑥咯血量大而骤然停止，见于支气管扩张症。⑦痰中带血，见于浸润性肺结核。

（3）伴随症状：①伴发热，见于肺结核、肺炎链球菌肺炎、肺脓肿、肺出血型钩端螺旋体病、流行性出血热等。②伴胸痛，见于肺炎链球菌肺炎、肺梗死、肺结核、支气管肺癌等。③伴脓痰，见于支气管扩张症、肺脓肿、空洞性肺结核并发感染、化脓性肺炎等。④伴皮肤黏膜出血，见于钩端螺旋体病、流行性出血热、血液病等。

4. 咯血与呕血的鉴别

	咯血	呕血
病史	肺结核、支气管扩张症、肺癌、心脏病等	消化性溃疡、肝硬化等
出血前症状	喉部痒感、胸闷、咳嗽等	上腹不适、恶心、呕吐
出血方式	咯出	呕出，可为喷射状
出血颜色	鲜红	棕黑色或暗红色，有时鲜红色

续表

	咯血	呕血
血内混有物	泡沫和（或）痰	食物残渣、胃液
黑便	无（如咽下血液时可有）	有，可在呕血停止后仍持续数日
酸碱反应	碱性	酸性

细目七　呼吸困难

1. 呼吸困难的概念　呼吸困难是指患者主观上感到空气不足，呼吸费力；客观上表现为呼吸频率、节律与深度的异常，严重时出现鼻翼扇动、发绀、端坐呼吸及辅助呼吸肌参与呼吸活动。

2. 呼吸困难的病因

（1）呼吸系统疾病

1）呼吸道疾病：如急性喉炎、喉头水肿、喉部肿瘤、气道异物、气管与支气管的炎症或肿瘤、双侧扁桃体Ⅲ度肿大等。

2）肺部疾病：如支气管哮喘、肺炎、肺结核、喘息型慢性支气管炎、阻塞性肺气肿、肺心病、肺性脑病、弥漫性肺间质纤维化、肺癌、肺栓塞、肺部疾病导致的呼吸衰竭等。

3）胸膜、胸壁疾病：如气胸、胸腔积液、胸膜肥厚、胸部外伤、肋骨骨折及胸廓畸形等。

（2）循环系统疾病：各种原因所致的急慢性左心衰竭、心包填塞、原发性动脉高压等。

（3）全身中毒：如一氧化碳中毒、亚硝酸盐中毒、使用镇静剂或麻醉剂过量、糖尿病酮症酸中毒及尿毒症等。

（4）血液系统疾病：如重度贫血、高铁血红蛋白血症等。

（5）神经、精神及肌肉病变：中枢神经系统疾病，如各种脑炎、脑膜炎、脑外伤、脑出血、脑肿瘤等；周围神经疾病，如脊髓灰质炎累及颈部脊髓、急性感染性多发性神经炎等；精神疾患，如癔症；肌肉病变，常见的有重症肌无力、药物导致的呼吸肌麻痹等。

（6）腹部病变：如急性弥漫性腹膜炎、腹腔巨大肿瘤、大量腹水、麻痹性肠梗阻等。

3. 呼吸困难的临床表现

（1）肺源性呼吸困难

1）吸气性呼吸困难：表现为胸骨上窝、锁骨上窝、肋间隙在吸气时明显凹陷，称为"三凹征"，常伴有频繁干咳及高调的吸气性喘鸣音，见于急性喉炎、喉水肿、喉痉挛、白喉、喉癌、气管异物、支气管肿瘤或气管受压等。

2）呼气性呼气困难：呼气显著费力，呼气时间延长而缓慢，伴有广泛哮鸣音。常见于支气管哮喘、喘息型慢性支气管炎、慢性阻塞性肺疾病等。

3）混合性呼吸困难：吸气与呼气均感费力，呼吸频率浅而快。见于重症肺炎、重症肺结核、大面积肺不张、大块肺梗死、大量胸腔积液和气胸等。

（2）心源性呼吸困难（主要由左心衰竭引起）

1）劳力性呼吸困难：在体力活动时出现或加重，休息时减轻或缓解。

2）端坐呼吸：常表现为平卧时加重，端坐位时减轻，故被迫采取端坐位或半卧位以减轻呼吸困难的程度。

3）夜间阵发性呼吸困难：左心衰竭时，因急性肺淤血常出现阵发性呼吸困难，多在夜间入睡后发生。发作时，患者因胸闷被憋醒而被迫坐起喘气和咳嗽，重者面色青紫、大汗、呼吸有哮鸣声，咳浆液性粉红色泡沫样痰，两肺底湿啰音，心率增快，可出现奔马律，此种呼吸又称为心源性哮喘。常见于高血压心脏病、冠状动脉粥样硬化性心脏病、风湿性心瓣膜病、心肌炎等引起的左心衰竭。

（3）中毒性呼吸困难：代谢性酸中毒，呼吸深大而规则，可伴有鼾声，称 Kussmaul 呼吸。见于尿毒症、糖尿病酮症酸中毒。

（4）药物及中毒：如吗啡、巴比妥类等药物及有机磷农药中毒时，可抑制呼吸中枢，致呼吸减慢，也可呈潮式呼吸。一氧化碳、氰化物中毒时均可引起呼吸加快。

（5）中枢性呼吸困难：脑出血、颅内压增高、颅脑外伤等，呼吸变慢而深，并常伴有呼吸节律的异常。

（6）精神或心理性呼吸困难：见于癔症、抑郁症患者。其特点是呼吸非常频速和表浅，并常因换气过度而发生呼吸性碱中毒，出现口周、肢体麻木和手足搐搦，经暗示疗法可使呼吸困难减轻或消失。

4. 呼吸困难的问诊要点及临床意义

（1）发病情况：注意询问突发性还是渐进性，是吸气困难、呼气困难、吸气和呼气均困难，还应询问有无药物、毒物摄入及外伤史。

（2）发病诱因：劳力后出现呼吸困难，常见于心力衰竭早期、慢性阻塞性肺疾病、尘肺和先天性心脏病；呼吸困难于卧位时加重见于心力衰竭，直立时加重而仰卧位时缓解见于左房黏液瘤，健侧卧位时加重见于胸腔积液。

（3）伴随症状：①伴发热，见于肺炎、肺脓肿、胸膜炎、肺结核、急性心包炎等。②伴咳嗽、咳痰，见于慢性支气管炎、阻塞性肺疾病合并感染、肺脓肿等。③伴咳粉红色泡沫样痰，见于急性左心衰竭。④伴大量咯血，常见于肺结核、支气管扩张症、肺癌等。⑤伴胸痛，见于肺炎链球菌肺炎、渗出性胸膜炎、自发性气胸、支气管肺癌、肺梗死、急性心肌梗死、纵隔肿瘤等。⑥伴意识障碍，见于脑出血、脑膜炎、尿毒症、肝性脑病、肺性脑病、各种中毒等。

细目八　水肿

1. 水肿的概念　人体组织间隙有过多液体积聚，导致组织肿胀称为水肿，可分为全身性水肿和局部性水肿。过多液体在体内组织间隙呈弥漫性分布时，称全身性水肿；而液体积聚在局部组织间隙时，称局部性水肿。当体腔内有液体积聚时称为积液，如胸腔积液、心包积液、腹腔积液等，是水肿的特殊形式。

2. 水肿的病因

（1）全身性水肿：①心源性水肿，见于右心衰竭、慢性缩窄性心包炎等。②肾源性水肿，见于各种肾炎、肾病综合征等。③肝源性水肿，见于肝硬化、重症肝炎等。④营养不良性水肿，见于低蛋白血症和维生素 B_1 缺乏。⑤内分泌源性水肿，见于甲状腺功能减退症、垂体前叶功能减退症等。

（2）局部性水肿：见于各种组织炎症、静脉回流受阻（静脉血栓形成、静脉炎等）、淋巴回流受阻（丝虫病、淋巴管炎、肿瘤压迫等）及血管神经性水肿。

3. 水肿的临床表现

（1）全身性水肿：①心源性水肿，特点是下垂性水肿，严重者可出现胸水、腹水等，常伴有呼吸困难、心脏扩大、心率加快、颈静脉怒张、肝颈静脉回流征阳性等表现。②肾源性水肿，特点为早期晨起时眼睑或颜面水肿，以后发展为全身水肿，伴有血尿、少尿、蛋白尿、管型尿、高血压、贫血等表现。③肝源性水肿，主要表现为腹水，也可出现下肢踝部水肿并向上蔓延，头、面部及上肢常无水肿。常伴有肝功能受损及门静脉高压等表现，可见肝掌、蜘蛛痣等。④营养不良性水肿，患者往往有贫血、乏力、消瘦等营养不良的表现。⑤内分泌源性水肿，见于甲状腺功能减退症等黏液性水肿，特点是非凹陷性，颜面及下肢较明显，患者常伴有精神萎靡、食欲不振。

（2）局部性水肿：①见于局部组织炎症，如丹毒等，常伴红、热、痛。②也见于静脉回流受阻，如血栓性静脉炎、静脉血栓形成等。水肿主要出现在病变局部或病变侧肢体，可见局部肿胀明显，或伴有静脉曲张。③丝虫病可引起淋巴液回流受阻，表现为象皮肿，以下肢常见。

4. 水肿的问诊要点及临床意义（助理不考）

（1）既往病史：尤其是心、肝、肾及内分泌等疾病史。是否有使用肾上腺皮质激素、睾酮、雌激素等药物史。

（2）伴随症状：①伴颈静脉怒张、肝脏肿大和压痛、肝颈静脉回流征阳性，见于心源性水肿。②伴高血压、蛋白尿、血尿、管型尿，见于肾源性水肿。③伴肝掌、蜘蛛痣、黄疸、腹壁静脉曲张、脾肿大，见于肝源性水肿。

（3）女性患者应注意水肿与月经、妊娠、体位的关系。

细目九　恶心与呕吐（助理不考）

1. 恶心与呕吐的概念　恶心是一种上腹部不适、欲吐的感觉，可伴有流涎、出汗、皮肤苍白、心动过缓、血压下降等迷走神经兴奋的症状；呕吐是指胃或部分小肠内容物通过胃的强烈收缩，经食管或口腔排出体外的现象。恶心常为呕吐的前奏，一般恶心后随即呕吐，但两者也可单独存在。

2. 恶心与呕吐的病因

（1）反射性呕吐

1）消化系统疾病：①胃源性呕吐，如急慢性胃炎、消化性溃疡、胃肿瘤、幽门梗阻、功能性消化不良等引起的呕吐常与进食有关，多伴有恶心先兆，吐后感轻松。②肠源性呕吐，见于急性肠炎、急性阑尾炎、肠梗阻等。肠梗阻者常伴腹痛、肛门停止排便排气。③急慢性肝炎、急慢性胆囊炎、胆石症、胆道蛔虫、急性胰腺炎、急性腹膜炎等，呕吐的特点是有恶心先兆，呕吐后不觉轻松。④其他如异味刺激、急慢性咽炎、肺炎、急性胸膜炎、肺梗死、急性心肌梗死、充血性心力衰竭、急性肾炎、泌尿系统结石、急性肾盂肾炎、尿毒症、急性盆腔炎等也可引起呕吐。

（2）中枢性呕吐

1）中枢神经系统疾病：①脑血管疾病，如高血压脑病、脑栓塞、脑出血、椎 - 基底动脉供血不足等。②颅内感染，如脑炎、脑膜炎、脑脓肿、脑寄生虫等。

2）全身疾病：①感染。②内分泌与代谢紊乱：如早孕反应、甲状腺危象、Addison 病危象、糖尿病酮症酸中毒、尿毒症、水电解质及酸碱平衡紊乱等。③其他：如休克、缺氧、中暑、急性溶血等。

3）药物反应与中毒：药物反应常见于洋地黄、吗啡、雌激素、雄激素、环磷酰胺等。中毒常见于有机磷中毒、毒蕈中毒、酒精中毒、食物中毒等。

（3）前庭障碍性呕吐：常见于迷路炎、梅尼埃病、晕动病等。常伴听力障碍、眩晕，发作时常有皮肤苍白、血压下降、心动过缓。

（4）精神因素引起的呕吐：常见于胃神经症、癔症等。

3. 恶心与呕吐的问诊要点及临床意义

（1）呕吐与进食：进食后出现的呕吐多见于胃源性呕吐。如餐后骤起且集体发病见于急性食物中毒。

（2）呕吐发生的时间：①晨间呕吐发生在育龄女性要考虑早孕反应。②服药后出现呕吐应考虑药物反应。③乘飞机、车、船发生呕吐常提示晕动病。④餐后 6 小时以上呕吐多见于幽门梗阻。

（3）呕吐的特点：①有恶心先兆，呕吐后感轻松者多见于胃源性呕吐。②喷射状呕吐多见于颅内高压，常无恶心先兆，吐后不感轻松，常伴剧烈头痛、血压升高、脉搏减慢、视盘水肿。③无恶心，呕吐不费力，全身状态较好者多见于神经性呕吐。

（4）呕吐物的性质：①呕吐物呈咖啡色，见于上消化道出血。②呕吐隔餐或隔日食物，并含腐酵气味，见于幽门梗阻。③呕吐物含胆汁者多见于十二指肠乳头以下的十二指肠或空肠梗阻。④呕吐物有粪臭者提示低位肠梗阻。⑤呕吐物中有蛔虫者见于胆道蛔虫、肠道蛔虫。

（5）伴随症状：①伴发热，见于全身或中枢神经系统感染、急性细菌性食物中毒。②伴剧烈头痛，见于颅内高压、偏头痛、青光眼。③伴眩晕及眼球震颤，见于前庭器官疾病。④伴腹泻，见于急性胃肠炎、急性中毒、霍乱等。⑤伴腹痛，见于急性胰腺炎、急性阑尾炎及空腔脏器梗阻等。⑥伴黄疸，见于急性肝炎、胆道梗阻、急性溶血。⑦伴贫血、水肿、蛋白尿，见于肾功能不全。

细目十　呕血与黑便

1. 呕血与黑便的概念　呕血是指因上消化道及其邻近器官 / 组织疾病，或全身性疾病导致上消化道出血，血液经口腔呕出；黑便是指血液经过肠道时，血红蛋白中的铁与肠内硫化物结合，生成硫化铁而使粪便呈黑色。呕血和黑便是上消化道出血的主要症状，呕血均伴有黑便，但黑便不一定伴有呕血。

2. 呕血与黑便的病因

（1）食管疾病：食管炎、食管癌、食管贲门黏膜撕裂、食管异物、食管裂孔疝等。食管异物刺穿主动脉可造成大量呕血，危及生命

（2）胃及十二指肠疾病：最常见的原因是消化性溃疡。非甾体抗炎药及应激所致的急性胃黏膜病变出血也较常见。其他病因有胃癌、急性及慢性胃炎、胃黏膜脱垂症、十二指肠炎等

（3）肝、胆、胰的疾病：肝硬化、门静脉高压引起的食管与胃底静脉曲张破裂是引起上消化道出血的常见病因。胆道感染、胆石症、胆道肿瘤可引起胆道出血。胰腺癌、急性重症胰腺炎也可引起上消化道出血，但均少见。

（4）全身性疾病：①血液疾病，如白血病、再生障碍性贫血、血小板减少性紫癜、过敏性紫癜、弥散性血管内凝血（DIC）等。②急性传染病，如肾综合征出血热、钩端螺旋体病、急性重型肝炎等。③其他，如尿毒症、肺源性心脏病、结节性多动脉炎等。

上消化道出血前四位的病因是：消化性溃疡、食管与胃底静脉曲张破裂、急性胃黏膜病变及胃癌。

3. 呕血与黑便的临床表现

（1）幽门以上的出血常表现为呕血和黑便，出血量大，呕吐物呈鲜红色或暗红色，常混有血块；出血量少，呕吐物呈咖啡色或棕褐色，或只有黑便。

（2）幽门以下的出血常无呕血，只表现为黑便。

（3）上消化道大出血时，可出现头昏、心悸、乏力、口渴、出冷汗、心率加快、血压下降等循环衰竭的表现。

4. 呕血与黑便的问诊要点及临床意义

（1）是否为上消化道出血：呕血应与咯血及口、鼻、咽喉部位出血鉴别。黑便应与进食动物血、铁剂、铋剂等造成的黑便鉴别。

（2）估计出血量

临床表现或检查结果	出血量估计
大便隐血试验阳性	5mL 以上
黑便	60mL 以上
呕血	胃内蓄积血量达 300mL
头昏、眼花、口干乏力、皮肤苍白、心悸不安、出冷汗，甚至昏倒	一次达 500mL 以上
周围循环衰竭	800～1000mL 以上

（3）诱因：如饮食不节、饮酒及服用某些药物、严重创伤等。

（4）既往病史：重点询问有无消化性溃疡、肝炎、肝硬化，以及长期服药史。

（5）伴随症状

伴随症状	临床意义
伴慢性、周期性、节律性上腹痛	见于消化性溃疡
伴蜘蛛痣、肝掌、黄疸、腹壁静脉曲张、腹水、脾肿大	见于肝硬化门静脉高压
伴皮肤黏膜出血	见于血液病及急性传染病
伴右上腹痛、黄疸、寒战高热	见于急性梗阻性化脓性胆管炎

细目十一　黄疸

1. 黄疸的概念　血清总胆红素浓度升高致皮肤、黏膜、巩膜黄染称黄疸。总胆红素在 17.1～34.2μmol/L，虽然浓度升高，但无黄疸出现，称为隐性黄疸；总胆红素浓度超过 34.2μmol/L 则可出现皮肤、黏膜、巩膜黄染，称为显性黄疸。

2. 胆红素的正常代谢途径（助理不考）

（1）来源：血中胆红素主要来源于血红蛋白，正常情况下，衰老的红细胞被单核－巨噬细胞系统破坏，释放出血红蛋白并分解为胆红素、铁、珠蛋白。此时的胆红素为不溶于水的、非结合状态的胆红素，称为非结合胆红素或游离胆红素（UCB），非结合胆红素随血流到达肝脏。

（2）肝内转变：游离胆红素在肝细胞内与葡萄糖醛酸结合形成葡萄糖醛酸胆红素，称为结合胆红素（CB）。结合胆红素为水溶性，增多时可通过肾小球滤过，从尿中排出。

（3）排泄：结合胆红素随胆汁→肠道（在肠道内细菌的作用下）→无色的尿胆原（又称粪胆原）。大部分尿胆原自粪便排出。小部分尿胆原在肠内被重吸收入血液→回肝脏→再变成结合胆红素，随胆汁排入肠道，形成"胆红素的肠－肝循环"。其中小部分回肝的尿胆原则经体循环由肾脏排出，遇空气被氧化为尿胆素。

3. 各型黄疸的病因、临床表现及实验室检查特点

（1）溶血性黄疸

1）病因：①先天性溶血性贫血：如遗传性球形红细胞增多症、珠蛋白生成障碍性贫血、蚕豆病等。②后天获得性溶血性贫血：自身免疫性溶血性贫血。③同种免疫性溶血性贫血：如误输异型血、新生儿溶血。④非免疫性溶血性贫血：如败血症、疟疾、毒蛇咬伤、毒蕈中毒、阵发性睡眠性血红蛋白尿等。

2）临床表现：黄疸较轻，呈浅柠檬色。急性溶血时，起病急骤，出现寒战、高热、头痛、腰痛、呕吐，尿呈酱油色或茶色。严重者出现周围循环衰竭及急性肾功能衰竭。慢性溶血常反复发作，有贫血、黄疸、脾肿大三大特征。

3）实验室检查特点：血清总胆红素增多，以非结合胆红素为主，结合胆红素基本正常或轻度增高，尿胆原增多，尿胆红素阴性，大便颜色变深。具有溶血性贫血的改变，如贫血、网织红细胞增多、血红蛋白尿、骨髓红细胞系增生旺盛等。

（2）肝细胞性黄疸

1）病因：病毒性肝炎、中毒性肝炎、肝硬化、肝癌、钩端螺旋体病、败血症、伤寒等。

2）临床表现：黄疸呈浅黄至深黄色，有乏力、食欲下降、恶心呕吐，甚至出血等肝功能受损的症状及肝脾肿大等体征。

3）实验室检查特点：血清结合及非结合红素均增多，尿中尿胆原通常增多，尿胆红素阳性，大便颜色通常改变不明显，有转氨酶升高等肝功能受损的表现。

（3）胆汁淤积性黄疸（阻塞性黄疸）

1）病因：①肝外梗阻：如胆道结石、胆管癌、胰头癌、胆道炎症水肿、胆道蛔虫、胆管狭窄等引起的梗阻。②肝内胆汁淤积：胆汁排泄障碍所致，而无机械性梗阻，常见于内科疾病，如毛细胆管型病毒性肝炎、药物性胆汁淤积、原发性胆汁性肝硬化、妊娠期特发性黄疸等。

2）临床表现：黄疸深而色泽暗，甚至呈黄绿色或褐绿色。胆酸盐返流入血，刺激皮肤可引起瘙痒，刺激迷走神经可引起心动过缓，粪便颜色变浅或呈白陶土色。

3）实验室检查特点：血清结合胆红素明显增多。尿胆原减少或阴性，尿胆红素阳性，尿色深，大便颜色变浅。反映胆道梗阻的指标改变，如血清碱性磷酸酶及总胆固醇增高等。

4. 黄疸的问诊要点及临床意义（助理不考）

（1）病史及诱因：疟疾、误输异型血等出现的黄疸多为溶血性黄疸；有肝炎病史或肝炎密切接触史，或长期使用对肝脏有害的药物，或长期接触对肝脏有害的毒物者，容易发生肝脏损害，出现肝细胞性黄疽；有胆石症、胆道蛔虫病、肝结石、胆道肿瘤等胆囊疾病者，多出现阻塞性黄疸。

（2）病程：①黄疸快速出现者常见于急性病毒性肝炎、急性中毒性肝炎、胆石症、急性溶血等。②黄疸持续时间长者见于慢性溶血、肝硬化、肿瘤等。③黄疸进行性加重者，要考虑胰头癌、胆管癌、肝癌。④黄疸波动较大者常见于胆总管结石等。

（3）年龄：①新生儿黄疸常见于生理性黄疸、新生儿溶血性黄疸、新生儿败血症及先天性胆道闭锁等。②儿童与青少年时期出现的黄疸要考虑先天性与遗传性疾病。③病毒性肝炎也多见于儿童及青年人。④中年人出现黄疸常见于胆道结石、肝硬化、原发性肝癌。⑤老年人多考虑肿瘤。

（4）伴随症状：①伴有右上腹绞痛的多见于胆石症。②伴有上腹部钻顶样疼痛的见于胆道蛔虫病。③伴有乏力、食欲不振、厌油腻、肝区疼痛的见于病毒性肝炎。④伴有进行性消瘦的应考虑肝癌、胰头癌、胆总管癌、壶腹癌等。⑤伴有腹痛、发热的应考虑急性胆囊炎、胆管炎等。

细目十二　抽搐

1.抽搐的概念　抽搐是指一块或一组肌肉快速、重复性、不自主地阵挛性或强直性收缩。抽搐发作时一般是全身性的，伴有或不伴有意识丧失。

2.抽搐的病因

（1）颅脑疾病

1）感染性疾病：如各种脑炎及脑膜炎、脑脓肿、脑寄生虫病等。

2）非感染性疾病：①外伤：如产伤、脑挫伤、脑血肿等。②肿瘤：如原发性肿瘤（如脑膜瘤、神经胶质瘤等）及转移性脑肿瘤。③血管性疾病：如脑血管畸形、高血压脑病、脑栓塞、脑出血等。④癫痫。

（2）全身性疾病

1）感染性疾病：如中毒性肺炎、中毒性菌痢、败血症、狂犬病、破伤风、小儿高热惊厥等。

2）非感染性疾病：①缺氧：如窒息、溺水等。②中毒：外源性中毒，如药物、化学物；内源性中毒，如尿毒症、肝性脑病等。③代谢性疾病：如低血糖、低血钙等。④心血管疾病：如阿－斯综合征。⑤物理损伤：如中暑、触电等。⑥癔症性抽搐。

3.抽搐的问诊要点及临床意义（助理不考）

（1）病史及发病年龄：有无产伤史、产后窒息史、癫痫史、颅脑疾病史、长期服药史，以及心、肺、肝、肾及内分泌疾病史等。

（2）发作情况：有无诱因及先兆、意识丧失及大小便失禁、发作时肢体抽动次序及分布。

（3）伴随症状：①伴高热，见于颅内与全身的感染性疾病、小儿高热惊厥等。注意抽搐本身也可引起高热。②伴高血压，见于高血压脑病、高血压脑出血、妊娠高血压综合征等。③伴脑膜刺激征，见于各种脑膜炎及蛛网膜下腔出血等。④伴瞳孔散大、意识丧失、大小便失禁，见于癫痫大发作。⑤不伴意识丧失，见于破伤风、狂犬病、低钙抽搐、癔症性抽搐等。⑥伴肢体偏瘫者，见于脑血管疾病及颅内占位性病变。

细目十三　意识障碍

1.意识障碍的概念　意识障碍是指当弥漫性大脑皮质或脑干网状结构发生损害或功能抑制时，机体对自身状态和客观环境的识别与觉察能力出现障碍。

2.意识障碍的病因（助理不考）

（1）颅脑疾病

1）感染性疾病：见于各种脑炎、脑膜炎、脑脓肿、脑寄生虫感染等。

2）非感染性疾病：①占位性病变：如脑肿瘤、颅内血肿、囊肿等。②脑血管疾病：如脑出血、蛛网膜下腔出血、脑栓塞、脑血栓形成、高血压脑病等。③颅脑外伤：如颅骨骨折、脑震荡、脑挫伤、颅内血肿等。④癫痫。

（2）全身性疾病

1）感染性疾病：见于全身严重感染性疾病，如伤寒、中毒性菌痢、重型肝炎、流行性出血热、钩端螺旋体病、中毒性肝炎、败血症等。

2）非感染性疾病：①心血管疾病：阿－斯综合征、重度休克等。②内分泌疾病：甲状腺危象、黏液性水肿性昏迷、糖尿病酮症酸中毒、高渗性昏迷、低血糖性昏迷、垂体性昏迷等。③代谢性脑病：尿毒症昏迷、肝性脑病、肺性脑病等。④电解质及酸碱平衡紊乱等。⑤外源性中毒：如严重食物或药物中毒、毒蛇咬伤、一氧化碳中毒等。⑥物理性损伤：中暑、触电、淹溺等。

3. 意识障碍的临床表现

（1）嗜睡：最轻的意识障碍，患者处于病理的睡眠状态，表现为持续性的睡眠。轻刺激如推动或呼唤患者，可被唤醒，醒后能回答简单的问题或做一些简单的活动，但反应迟钝，刺激停止后，又迅速入睡。

（2）昏睡：是一种比嗜睡重的意识障碍。患者处于熟睡状态，不易唤醒。虽在强刺激下（如压迫眶上神经）可被唤醒，但不能回答问题或答非所问，而且很快又再入睡。

（3）昏迷：指意识丧失，任何强大的刺激都不能唤醒，是最严重的意识障碍。①浅昏迷：是意识大部分丧失，强刺激也不能唤醒，但对疼痛刺激有痛苦表情及躲避反应。角膜反射、瞳孔对光反射、吞咽反射、眼球运动等都存在。②中度昏迷：是意识全部丧失，对强刺激的反应减弱，角膜反射、瞳孔对光反射迟钝，眼球活动消失。③深昏迷：是对疼痛等各种刺激均无反应，全身肌肉松弛，角膜反射、瞳孔对光反射、眼球活动均消失，可出现病理反射。

（4）意识模糊：是一种常见的轻度意识障碍，意识障碍程度较嗜睡重。具有简单的精神活动，但定向力有障碍，表现为对时间、空间、人物失去了正确的判断力。

（5）谵妄：是一种以兴奋性增高为主的急性高级神经中枢活动失调状态。表现为意识模糊，定向力障碍，伴错觉、幻觉、躁动不安、谵语。谵妄常见于急性感染的高热期，也可见于某些中毒（急性酒精中毒）、代谢障碍（肝性脑病）等。

4. 意识障碍的问诊要点及临床意义（助理不考）

（1）既往史：询问有无高血压、心脏病、肝脏病、肾脏病、糖尿病、甲状腺功能亢进症、慢性阻塞性肺疾病、颅脑外伤、肿瘤、癫痫等病史，有无手术、外伤、中毒及药物过敏史等。

（2）发病诱因：询问糖尿病患者降糖药或胰岛素的用量、肝脏病患者应用镇静剂等情况，有无在高温或烈日下工作等诱因。

（3）伴随症状：①伴发热，先发热后有意识障碍，见于脑膜炎、脑炎、败血症等；先有意识障碍后发热，见于脑出血、蛛网膜下腔出血、脑肿瘤、脑外伤等。②伴呼吸缓慢，见于吗啡、巴比妥类、有机磷杀虫剂等中毒、颅内高压等。③伴瞳孔散大，见于脑疝，脑外伤，颠茄类、酒精、氰化物等中毒，癫痫，低血糖昏迷等。④伴瞳孔缩小，见于脑桥出血，吗啡类、巴比妥类及有机磷杀虫剂等中毒。⑤伴高血压，见于高血压脑病、脑梗死、脑出血、尿毒症等。⑥伴心动过缓，见于颅内高压症、房室传导阻滞、甲状腺功能减退症、吗啡类中毒等。⑦伴脑膜刺激征，见于各种脑膜炎、蛛网膜下腔出血等。

第二单元　问　诊

1. 问诊的方法与注意事项（助理不考）

（1）问诊方法：医生对患者首先从礼节性谈话开始，自我介绍，明确患者本次就诊目的，根据不同患者的具体情况，采用不同类型的提问方式，语言要通俗易懂，避免使用医学术语，可用开放性或直接提问，避免诱导式或暗示性、责难性、连续性提问及杂乱无章的重复提问。每一部分病史询问结束时要进行归纳总结，对危重患者询问要简明扼要，迅速，并立即进行抢救。

（2）注意事项：问诊时环境要安静；仪表、礼节和友善的举止，态度要和蔼、亲切、同情和耐心，应对患者适当微笑或赞许地点头示意；交谈时采取适当的姿势表示对患者的尊重和理解；不乱解释，不要不懂装懂，也不要简单回答"不知道"，可以提供自己所知道的情况供患者参考；问诊时记录要尽量简单、快速，并与患者做必要的眼神交流；问诊结束时，应感谢患者的合作。

2. 问诊的内容 一般项目、主诉、现病史、既往史、个人史、婚姻史、月经生育史、家族史。

第三单元 检体诊断

细目一 全身状态检查及临床意义

1. 生命体征检查内容及临床意义

（1）体温测量

1）口腔温度

方法：将消毒过的口腔温度计（简称口表）的水银柱甩到35℃以下，水银端置于舌下，紧闭口唇，不用口腔呼吸，测量5分钟后读数。

正常值：36.3～37.2℃。

注意：口测法温度虽较可靠，但对婴幼儿及意识障碍者则不宜使用。

2）肛门温度

方法：患者取侧卧位，将直肠温度计（简称肛表）的水银柱甩到35℃以下，肛表水银端涂以润滑剂，徐徐插入肛门，深达肛表的一半为止，放置5分钟后读数。

正常值：36.5～37.7℃。

注意：肛门温度较口腔温度高0.3～0.5℃。适用于小儿及神志不清的患者。

3）腋下温度

方法：擦干腋窝汗液（有汗会使腋温低），将腋窝温度计（称腋表）的水银柱甩到35℃以下，温度计的水银端放在患者腋窝深处，嘱患者用上臂将温度计夹紧，放置10分钟后读数。

正常值：36～37℃。

注意：腋测法较安全、方便，不易发生交叉感染。

临床意义：正常人24小时内体温略有波动，相差不超过1℃。生理状态下，运动或进食后体温稍高，老年人体温略低，妇女在月经期前或妊娠期略高。

（2）脉搏检查

1）方法：以3个手指（示指、中指、环指）的指端来触诊桡动脉的搏动，如桡动脉不能触及，也可触摸肱动脉、颞动脉和颈动脉等。

2）正常值：正常成人，在安静状态下脉率为60～100次/分。儿童较快，婴幼儿可达130次/分。

3）临床意义：病理状态下，发热、疼痛、贫血、甲状腺功能亢进症、心力衰竭、休克、心肌炎等，脉率增快；颅内高压、病态窦房结综合征、二度及以上窦房或房室传导阻滞，或服用强心苷、钙拮抗剂、β受体阻滞剂等药时，脉率减慢。临床上除注意脉率增快或减慢之外，还应注意脉率与心率是否一致。心房颤动时，脉率少于同时计数的心率，这种现象称为脉搏短绌。

（3）血压测量

1）测量方法：①直接测量法：用特制的导管经穿刺周围动脉，送入主动脉，导管末端经换能器外接床旁监护仪，自动显示血压。此法技术要求高，且属有创，仅适用于危重和大手术的患者。②间接测量法：目前广泛应用袖带加压法。此法常用的血压计有汞柱式、弹簧式和电子血压计，以汞柱式为最常用。临床上通常采用间接方法在上臂肱动脉部位测取血压值。

2）血压变异的临床意义：①高血压：未服抗高血压药的情况下，收缩压≥140mmHg和（或）舒张压≥90mmHg，即为高血压。如果只有收缩压达到高血压标准，则称为单纯收缩期高血压。高血压绝大多数见于高血压病（亦称原发性高血压）；继发性高血压少见（约＜5%），见于肾脏疾病、肾上腺皮质或髓质肿瘤、肢端肥大症、甲状腺功能亢进症、妊娠高血压综合征等所致的血压增高。②低血压：血压低于

90/60mmHg 时，称为低血压。常见于休克、急性心肌梗死、心力衰竭、心包填塞、肾上腺皮质功能减退等，也可见于极度衰竭的患者。③脉压增大和减小：脉压＞40mmHg 称为脉压增大，见于主动脉瓣关闭不全、动脉导管未闭、动静脉瘘、高热、甲状腺功能亢进症、严重贫血、动脉硬化等。脉压＜30mmHg 称为脉压减小，见于主动脉瓣狭窄、心力衰竭、休克、心包积液、缩窄性心包炎等。

2. 发育与体型

（1）发育：发育的正常与否，通常以年龄与体格成长状态（身高、体重）、智力和性征（第一、第二性征）之间的关系来判断。发育正常时，年龄与体格、智力和性征的成长状态是相应的。

（2）体型：是身体各部发育的外观表现，包括骨骼、肌肉的成长与脂肪分布的状态等。临床上把正常人的体型分为均称型、矮胖型、瘦长型三种：①瘦长型（无力型）：体高肌瘦，颈细长，肩窄下垂，胸廓扁平，腹上角小于90°。②矮胖型（超力型）：体格粗壮，颈粗短，肩宽平，胸围大，腹上角常大于90°。③匀称型（正力型）：身体的各部分结构匀称适中，一般正常人多为此型。

临床上病态发育与内分泌的关系尤为密切。如在发育成熟前，脑垂体前叶功能亢进时，体格异常高大，称为巨人症；反之，垂体功能减退时，体格异常矮小，称脑垂体性侏儒症。

3. 营养状态检查

（1）判定方法：根据皮肤、毛发、皮下脂肪、肌肉的发育情况来综合判断，临床上常用良好、中等、不良三个等级来概括。

分度	临床表现
良好	黏膜红润，皮肤光泽，弹性良好，皮下脂肪丰满而有弹性，肌肉结实，指甲、毛发润泽，肋间隙及锁骨上窝深浅适中，肩胛部和腹部肌肉丰满，精神饱满
不良	黏膜干燥，皮肤弹性减低，皮下脂肪菲薄，肌肉松弛无力，指甲粗糙无光泽，毛发稀疏，肋间隙、锁骨上窝凹陷，肩胛部和髂骨突出，精神萎靡
中等	介于良好与不良之间

（2）常见的营养异常状态

1）营养不良：体重减轻到低于标准体重的 90% 时称为消瘦。主要见于长期的慢性感染（如结核病、血吸虫病等）、恶性肿瘤（如食管癌、胃癌等）、某些内分泌疾病（如糖尿病、垂体功能减退症等），以及精神性厌食。

2）肥胖：超过标准体重 20% 以上者为肥胖。主要由于摄食过多所致。此外，内分泌、家族遗传、生活方式与运动、精神因素等皆有影响。肥胖一般分为单纯性肥胖（全身脂肪分布均匀，一般无异常表现，常有一定的遗传倾向）和继发性肥胖（多由内分泌疾病引起，如肾上腺皮质功能亢进症）两类。

4. 意识状态 ①检查者可通过与患者交谈来了解其思维、反应、情感活动、计算能力、记忆力、注意力、定向力（即对时间、人物、地点，以及对自己本身状态的认识能力）等方面的情况。②对较为严重者应同时做痛觉测试（如重压患者眶上缘）、瞳孔对光反射、角膜反射、腱反射等，以判断有无意识障碍及其程度。③对昏迷患者，重点注意生命体征，尤其是呼吸的频率和节律，瞳孔大小，眼底有无视乳头水肿、出血，有无偏瘫、锥体束征、脑膜刺激征等。

5. 面容与表情

（1）急性（热）病容：表现为面色潮红，兴奋不安，呼吸急促，表情痛苦，鼻翼扇动，口唇疱疹，见于肺炎链球菌肺炎、流行性脑脊髓膜炎、急性化脓性阑尾炎等。

（2）慢性病容：表现为面容憔悴，面色晦暗或苍白无华，双目无神，表情淡漠，见于恶性肿瘤、肝硬化、严重肺结核等慢性消耗性疾病。

（3）肝病病容：表现为面颊瘦削，面色灰褐，额部、鼻背、双颊有褐色色素沉着，见于慢性肝炎、肝硬化等。

（4）肾病面容：表现为面色苍白，眼睑、颜面浮肿，见于慢性肾炎、慢性肾盂肾炎、慢性肾功能衰竭等。

（5）甲状腺功能亢进面容：表现为眼裂增大，眼球突出，目光闪烁，呈惊恐貌，兴奋不安，烦躁易怒，见于甲状腺功能亢进症。

（6）黏液性水肿面容：表现为面色苍白，睑厚面宽，颜面浮肿，目光呆滞，反应迟钝，眉毛、头发稀疏，见于甲状腺功能减退症。

（7）二尖瓣面容：表现为面色晦暗，双颊紫红，口唇轻度发绀，见于风湿性心瓣膜病二尖瓣狭窄。

（8）伤寒面容：表现为表情淡漠，反应迟钝，呈无欲状态，见于伤寒、脑脊髓膜炎、脑炎等。

（9）苦笑面容：表现为发作时牙关紧闭，面肌痉挛，呈苦笑状，见于破伤风。

（10）满月面容：表现为面圆如满月，皮肤发红，常伴痤疮和小须，见于库欣综合征及长期应用肾上腺皮质激素的患者。

（11）面具面容：表现为面部呆板，无表情，似面具样，见于帕金森病、脑炎。

（12）肢端肥大症面容：表现为头颅增大，脸面变长，下颌增大并向前突出，眉弓及两颧隆起，唇舌肥厚，耳鼻增大，见于肢端肥大症等。

（13）贫血面容：表现为面色苍白，口唇色淡，表情疲惫，见于各种原因所致的贫血。

6. 体位及步态

（1）体位检查

1）自动体位：身体活动自如，不受限制，见于正常人、轻病或疾病早期。

2）被动体位：患者不能随意调整或变换体位，需别人帮助才能改变体位。见于极度衰弱或意识丧失的患者。

3）强迫体位：患者为减轻疾病所致的痛苦，被迫采取的某些特殊体位。①强迫仰卧位：患者仰卧，双腿蜷曲，借以减轻腹部肌肉紧张，见于急性腹膜炎等。②强迫俯卧位：通过俯卧位减轻脊背肌肉的紧张程度，常见于脊柱疾病。③强迫侧卧位：通过侧卧于患侧，以减轻疼痛，且有利于健侧代偿呼吸，见于一侧胸膜炎及大量胸腔积液。④强迫坐位：患者坐于床沿，以两手置于膝盖上或扶持床边，见于心、肺功能不全者。⑤强迫蹲位：活动中因呼吸困难和心悸而采取蹲位以缓解症状，见于发绀型先天性心脏病。⑥辗转体位：患者坐卧不安，辗转反侧，见于胆绞痛、肾绞痛、肠绞痛等。⑦角弓反张位：患者颈及脊背肌肉强直，头向后仰，胸腹前凸，背过伸，躯干呈反弓形，见于破伤风、小儿脑膜炎等。

（2）步态检查

1）痉挛性偏瘫步态：瘫痪侧上肢呈内收、旋前，指、肘、腕关节屈曲，无正常摆动；下肢伸直并外旋，举步时将患侧骨盆抬高以提起瘫痪侧下肢，然后以髋关节为中心，脚尖拖地，向外划半个圆圈并跨前一步，故又称划圈样步态。见于急性脑血管疾病的后遗症。

2）醉酒步态：行走时重心不稳，左右摇晃，状如醉汉。见于小脑病变、酒精中毒等。

3）慌张步态：步行时头及躯干前倾，步距较小，起步动作慢，但行走后越走越快，有难以止步之势。见于帕金森病，又称震颤麻痹。

4）蹒跚步态（鸭步）：走路时身体左右摇摆似鸭行。见于佝偻病、大骨节病、进行性肌营养不良、先天性双髋关节脱位等。

5）共济失调步态：起步时一脚高抬，骤然垂落，且双目向下注视，两脚间距很宽，以防身体倾斜，闭目时不能保持平衡。见于小脑或脊髓后索病变，如脊髓痨。

6）剪刀步态：双下肢肌张力过高，行走时两腿交叉呈剪刀状。见于脑瘫或截瘫患者。

7）间歇性跛行：行走时，因下肢突发疼痛而停止前行，休息后继续前行。见于闭塞性动脉硬化、高血压动脉硬化等。

8）跨阈步态：患足下垂，行走时先将膝关节、髋关节屈曲，使患肢抬很高才能起步，如跨越门槛之势。见于腓总神经麻痹出现的足下垂患者。

细目二　皮肤检查及临床意义

1. 弹性、颜色、湿度检查（助理不考）

（1）皮肤弹性：皮肤弹性与年龄、营养状态、皮下脂肪及组织间隙含液量有关。检查时，常取手背或上臂内侧部位，用拇指和示指将皮肤捏起，正常人于松手后皮肤皱褶迅速平复。弹性减弱时皱褶平复缓慢，见于长期消耗性疾病或严重脱水的患者。发热时血液循环加速，周围血管充盈，皮肤弹性可增加。

（2）皮肤颜色

1）发红：由毛细血管扩张充血、血流加速及增多所致。生理情况下见于饮酒、日晒、运动、情绪激动等；病理情况下见于发热性疾病、阿托品和一氧化碳中毒等。一氧化碳中毒患者的皮肤、黏膜呈樱桃红色。皮肤持久性发红可见于库欣（Cushing）综合征及真性红细胞增多症。

2）苍白：皮肤黏膜苍白可由贫血、末梢毛细血管痉挛或充盈不足引起，常见于贫血、寒冷、惊恐、休克、虚脱及主动脉瓣关闭不全等；只有肢端苍白者，可能与肢体血管痉挛或阻塞有关，如雷诺病、血栓闭塞性脉管炎。

3）黄染：皮肤黏膜呈不正常的黄色，称为黄染。主要见于：①因胆红素浓度增高引起的黄疸。黄疸早期或轻微时见于巩膜及软腭黏膜，较明显时才见于皮肤。黄疸见于肝细胞损害、胆道阻塞或溶血性疾病。②过多食用胡萝卜、南瓜、橘子等，使胡萝卜素在血中的含量增加可使皮肤黄染，但发黄的部位多在手掌、足底皮肤，一般不发生于巩膜和口腔黏膜。长期服用带有黄颜色的药物，如阿的平、呋喃类等也可使皮肤发黄，严重者可表现巩膜黄染，但这种巩膜黄染以角膜缘周围最明显，离角膜缘越远，黄染越浅，这是与黄疸鉴别的重要特征。

4）发绀：皮肤黏膜呈青紫色，主要因单位容积血液中脱氧血红蛋白增多（＞50g/L）所致。发绀的常见部位为舌、唇、耳郭、面颊和指端。

5）色素沉着：由于表皮基底层的黑色素增多，以致部分或全身皮肤色泽加深，称为色素沉着。全身性色素沉着多见于慢性肾上腺皮质功能减退，肝硬变、肝癌晚期等也可引起不同程度的皮肤色素沉着。妇女在妊娠期，面部、额部可发生棕褐色对称性色素斑片，称为妊娠斑。老年人全身或面部也可发生散在的斑片，称老年斑。

6）色素脱失：指皮肤色素局限性或全身性减少或缺失。当缺乏酪氨酸酶导致酪氨酸不能转化为多巴而形成黑色素时，即可发生色素脱失，见于白癜风、黏膜白斑、白化症等。

（3）湿度与出汗：出汗增多见于风湿热、结核病、甲状腺功能亢进症、佝偻病、布鲁菌病等；盗汗（夜间睡后出汗）见于肺结核活动期；冷汗（手脚皮肤发凉、大汗淋漓）见于休克与虚脱；无汗见于维生素A缺乏症、黏液性水肿、硬皮病和脱水等。

2. 皮疹、皮下出血、蜘蛛痣、皮下结节检查

（1）皮疹：检查时应注意皮疹出现与消失的时间、发展顺序、分布部位、形状及大小、颜色、压之是否退色、平坦或隆起、有无瘙痒和脱屑等。

1）斑疹：只是局部皮肤发红，一般不高出皮肤。见于麻疹初起、斑疹伤寒、丹毒、风湿性多形性红斑等。

2）玫瑰疹：是一种鲜红色的圆形斑疹，直径2～3mm，由病灶周围的血管扩张所形成，压之退色，松开时又复现，多出现于胸腹部。对伤寒或副伤寒具有诊断意义。

3）丘疹：直径小于1cm，除局部颜色改变外还隆起皮面，为局限、充实的浅表损害。见于药物疹、麻疹、猩红热及湿疹等。

4）斑丘疹：在丘疹周围合并皮肤发红的底盘，称为斑丘疹。见于风疹、猩红热、湿疹及药物疹等。

5）荨麻疹：又称风团块，是由于皮肤、黏膜的小血管反应性扩张及渗透性增加而产生的一种局限性暂时性水肿。主要表现为边缘清楚的红色或苍白色的瘙痒性皮肤损害，出现快，消退快，消退后不留痕迹。见于各种异性蛋白性食物或药物等过敏。

（2）皮下出血：皮肤或黏膜下出血，出血面的直径小于2mm者，称为瘀点；小的出血点容易和小红色皮疹或小红痣相混淆，皮疹压之退色，而出血点压之不退色，小红痣加压虽不退色，但触诊时可稍高出平面，并且表面发亮。皮下出血直径在 3 ～ 5mm 者，称为紫癜；皮下出血直径＞ 5mm 者，称为瘀斑；片状出血并伴有皮肤显著隆起者，称为血肿。常见于造血系统疾病、重症感染、某些血管损害的疾病，以及某些毒物或药物中毒等。

（3）蜘蛛痣：蜘蛛痣是皮肤小动脉末端分支扩张所形成的血管痣。蜘蛛痣出现部位多在上腔静脉分布区，如面、颈、手背、上臂、前胸和肩部等处。蜘蛛痣的发生与雌激素增多有关，常见于慢性肝炎、肝硬化，是肝脏对体内雌激素的灭活能力减弱所致。健康妇女在妊娠期间、月经前或月经期偶尔也可出现蜘蛛痣。慢性肝病患者手掌大、小鱼际处常发红，加压后退色，称为肝掌，其发生机制与蜘蛛痣相同。

（4）皮下结节：皮下圆形或椭圆形小节，无压痛，推之活动，多出现在关节附近或长骨隆起部位及肌腱上。常见的有风湿结节、痛风结节、Osler 小结、动脉炎结节、囊虫幼结节等。检查时应注意其大小、硬度、部位、活动度、有无压痛。

3. 水肿、毛发检查（助理不考）

（1）水肿：皮下组织间隙液体积聚过多使组织肿胀，称为水肿。

1）凹陷性水肿：手指按压后凹陷不能很快恢复者。

2）非凹陷性水肿：黏液性水肿及象皮肿指压后无组织凹陷。黏液性水肿见于甲状腺功能减退症；象皮肿见于丝虫病。

3）全身性水肿：常见于肾炎、肾病综合征、心力衰竭（尤其是右心衰竭）、失代偿期肝硬变和营养不良等。

4）局部性水肿：见于局部炎症、外伤、过敏、血栓形成所致的毛细血管通透性增加，静脉或淋巴回流受阻。

（2）毛发：毛发的分布、多少和变化对临床诊断有辅助意义。病理性毛发稀少常见的原因：①头部皮肤疾病：如脂溢性皮炎。②神经营养障碍：如斑秃。③某些发热性疾病后：如伤寒可致弥漫性脱发。④某些内分泌疾患：如甲状腺功能减退症、垂体前叶功能减退等。⑤理化因素性脱发：如过量的放射线影响，某些抗癌药物（如环磷酰胺等）的使用。某些疾病也可使毛发增多，如库欣综合征或长期使用肾上腺皮质激素者，女性患者除一般体毛增多外，还可呈男性体毛分布如生长胡须。

细目三　淋巴结检查

1. 浅表淋巴结分布（助理不考） 在耳前、耳后、乳突区、枕骨下区、颌下、颏下、颈后三角、颈前三角、锁骨上窝、腋窝、滑车上、腹股沟和腘窝等部位。检查表浅淋巴结时，按以上顺序进行。

2. 浅表淋巴结检查方法 检查某部淋巴结时，应使该部皮肤和肌肉松弛，以利于触摸。如发现有肿大的浅表淋巴结，应记录其位置、数目、大小、质地、移动度，表面是否光滑，有无粘连，局部皮肤有无红肿、压痛和波动，是否有瘢痕、溃疡和瘘管等，同时应注意寻找引起淋巴结肿大的病灶。

3. 局部和全身浅表淋巴结肿大的临床意义

（1）局部淋巴结肿大的原因

1）非特异性淋巴结炎：一般炎症所致的淋巴结肿大多有触痛，表面光滑，无粘连，质不硬。①颌下淋巴结肿大常由口腔内炎症所致。②颈部淋巴结肿大常由化脓性扁桃体炎、齿龈炎等急慢性炎症所致。③上肢、胸壁及乳腺的炎症常引起腋窝淋巴结肿大。④下肢、会阴及臀部的炎症常引起腹股沟淋巴结肿大。

2）淋巴结结核：肿大淋巴结常发生在颈部血管周围，多发性，质地较硬，大小不等，可互相粘连或与邻近组织、皮肤粘连，移动性稍差。如组织发生干酪性坏死，则可触到波动感；晚期破溃后形成瘘管，愈合后可形成瘢痕。

3）转移性淋巴结肿大：①恶性肿瘤转移所致的淋巴结肿大，质硬或有象皮样感，一般无压痛，表面光滑或有突起，与周围组织粘连而不易推动。②左锁骨上窝淋巴结肿大，多为腹腔脏器癌肿（胃癌、肝癌、结肠癌等）转移。③右锁骨上窝淋巴结肿大，多为胸腔脏器癌肿（肺癌等）转移。④鼻咽癌易转移到颈部淋巴结。⑤乳腺癌最早经胸大肌外侧缘淋巴管侵入同侧腋下淋巴结。

（2）全身淋巴结肿大：常见于传染性单核细胞增多症、淋巴细胞白血病、淋巴瘤和系统性红斑狼疮。

细目四　头部检查

1. 头颅形状、大小检查　通常以头围来表示头颅的大小。

（1）小颅：前囟过早闭合可引起小头畸形，同时伴有智力发育障碍（痴呆症）。

（2）方颅：前额左右突出，头顶平坦呈方颅畸形，见于小儿佝偻病、先天性梅毒。

（3）巨颅：额、头顶、颞和枕部膨大呈圆形，颜面部相对很小，头皮静脉明显怒张。由于颅内高压，压迫眼球，形成双目下视、巩膜外露的特殊面容，称为落日现象，见于脑积水。

2. 眼部检查

（1）眼睑：检查时注意观察有无红肿、浮肿，睑缘有无内翻或外翻，睫毛排列是否整齐及生长方向，两侧眼睑是否对称，上睑抬起及闭合功能是否正常。

1）上睑下垂：①双上眼睑下垂见于重症肌无力、先天性上眼睑下垂。②单侧上眼睑下垂常见于各种疾病引起的动眼神经麻痹，如脑炎、脑脓肿、蛛网膜下腔出血、白喉、外伤等。

2）眼睑水肿：多见于肾炎、慢性肝病、贫血、营养不良、血管神经性水肿等。

3）眼睑闭合不全：双侧眼睑闭合不全常见于甲状腺功能亢进症；单侧眼睑闭合不全常见于面神经麻痹。

（2）结膜：分为睑结膜、穹隆结膜和球结膜三部分，检查时应注意有无充血、水肿、乳头增生、结膜下出血、滤泡和异物等。①结膜发红、水肿、血管充盈为充血，见于结膜炎、角膜炎、沙眼早期。②结膜苍白见于贫血。③结膜发黄见于黄疸。④睑结膜有滤泡或乳头，见于沙眼。⑤结膜有散在出血点，见于亚急性感染性心内膜炎。⑥结膜下片状出血，见于外伤及出血性疾病，亦可见于高血压、动脉硬化。⑦球结膜透明而隆起为球结膜下水肿，见于脑水肿或输液过多。

（3）巩膜：检查巩膜有无黄染应在自然光线下进行。患者出现黄疸时，巩膜黄染均匀，血液中其他黄色色素增多时（如胡萝卜素与阿的平等），一般黄染只出现于角膜周围。

（4）角膜：检查时应注意角膜的透明度，有无白斑、云翳、溃疡、角膜软化和血管增生等。①角膜边缘出现灰白色混浊环，称为老年环，是类脂质沉着所致，多见于老年人或早老症。②角膜边缘出现黄色或棕褐色环，环外缘清晰，内缘模糊，是铜代谢障碍的体征，称为凯-费环（角膜色素坏），见于肝豆状核变性（Wilson病）。

（5）瞳孔：正常瞳孔直径2～5mm，两侧等大等圆。检查瞳孔时，应注意其大小、形态、双侧是否相同、对光反射和调节反射是否正常。

1）瞳孔大小：①瞳孔缩小（<2mm）常见于虹膜炎、有机磷农药中毒、毒蕈中毒，以及吗啡、氯丙嗪、毛果芸香碱等药物影响。②瞳孔扩大（>5mm）见于外伤、青光眼绝对期、视神经萎缩、完全失明、濒死状态、颈交感神经刺激和阿托品、可卡因等药物影响。③瞳孔大小不等：双侧瞳孔大小不等，常见于脑外伤、脑肿瘤、脑疝及中枢神经梅毒等颅内病变。

2）对光反射：①直接对光反射（即电筒光直接照射一侧瞳孔立即缩小，移开光线后瞳孔迅速复原）。②间接对光反射（即用手隔开双眼，电筒光照射一侧瞳孔后，另一侧瞳孔也立即缩小，移开光线后瞳孔迅速复原）。瞳孔对光反射迟钝或消失，见于昏迷患者。

3）调节反射与集合反射：嘱被检查者注视1m以外的目标（通常为检查者的示指尖），然后逐渐将目标移至距被检查者眼球约10cm处，同时观察双眼瞳孔的变化情况。正常反应是双侧瞳孔逐渐缩小（调节反射）、双眼球向内聚合（集合反射）。当动眼神经受损害时，调节和集合（辐辏）反射消失。

（6）眼球：检查时注意眼球的外形和运动。

1）眼球突出：①双侧眼球突出见于甲状腺功能亢进症。②单侧眼球突出，多见于局部炎症或眶内占位性病变，偶见于颅内病变。

2）眼球凹陷：①双侧眼球凹陷见于重度脱水，老年人由于眶内脂肪萎缩而有双侧眼球后退。②单侧眼球凹陷见于Horner综合征或眶尖骨折。

3）眼球运动：医师左手置于被检查者头顶并固定头部，使头部不能随眼转动，右手指尖（或棉签）放在被检查者眼前 30～40cm 处，嘱被检查者两眼随医师右手指尖的移动方向运动。顺序：左侧→左上→左下，右侧→右上→右下。注意眼球运动幅度、灵活性、持久性，两眼是否同步，并询问患者有无复视出现。眼球运动受动眼神经（Ⅲ）、滑车神经（Ⅳ）和展神经（Ⅵ）支配，这些神经麻痹时，会引起眼球运动障碍，并伴有复视。

4）眼球震颤：嘱被检查者眼球随医师手指所示方向（水平或垂直）运动数次，观察是否出现一系列有规律的往返运动。双侧眼球出现一系列快速水平或垂直的往返运动，称为眼球震颤。运动方向以水平方向多见，垂直和旋转方向很少见，自发的眼球震颤见于耳源性眩晕及小脑疾患等。

3. 耳部检查（助理不考）

（1）外耳

1）耳郭：注意耳郭的外形、大小、位置和对称性，有无畸形、瘘管、结节等。耳郭上有触痛的小结为尿酸盐沉积形成的痛风结节；耳郭红肿并有局部发热、疼痛，为局部感染；牵拉和触诊耳郭引起疼痛，提示炎症。

2）外耳道：有黄色液体流出伴痒痛者为外耳道炎。外耳道有局限性红肿，触痛明显，牵拉耳郭或压迫耳屏时疼痛加剧，见于外耳道疖肿。外耳道有脓性分泌物、耳痛及全身症状，见于中耳炎。外耳道有血液或脑脊液流出，多为颅底骨折。

（2）鼓膜：注意观察鼓膜有无病变，检查时先向后上牵拉耳郭，再插入耳镜进行观察。

（3）乳突：化脓性中耳炎引流不畅时可蔓延到乳突而成乳突炎，表现为耳郭后皮肤红肿，乳突压痛，有时可见瘘管或瘢痕，严重时可导致耳源性脑脓肿或脑膜炎。

4. 鼻部检查

（1）鼻的外形（助理不考）：①鼻梁部现红色斑块，病损处高出皮面且向两侧面颊扩展为蝶形红斑，见于系统性红斑狼疮。②鼻尖及鼻翼皮肤发红，并有毛细血管扩张、组织肥厚，见于酒渣鼻。③鼻梁塌陷而致鼻外形似马鞍状，称为鞍鼻，见于鼻骨骨折、鼻骨发育不全和先天性梅毒。④鼻腔完全阻塞，鼻梁宽平如蛙状，称为蛙状鼻，见于肥大鼻息肉患者。

（2）鼻翼扇动（助理不考）：吸气时鼻孔开大，呼气时鼻孔回缩，是高度呼吸困难的表现。常见于肺炎链球菌肺炎、支气管哮喘、心源性哮喘等。

（3）鼻中隔、鼻腔检查（助理不考）：正常情况下，多数人鼻中隔稍偏离中线。如果鼻中隔明显偏离中线，并产生呼吸障碍，称为鼻中隔偏曲。①鼻中隔穿孔见于外伤、鼻腔慢性炎症等。②急性鼻炎时，鼻腔黏膜因充血而肿胀，伴有鼻塞、流鼻涕等症状。③慢性鼻炎时鼻黏膜可因黏膜组织肥厚而肿胀。④慢性萎缩性鼻炎时，黏膜组织萎缩，鼻甲缩小，鼻腔宽大，分泌物减少，伴有嗅觉减退或丧失。⑤鼻腔或鼻窦化脓性炎症时，鼻腔分泌物增多，颜色发黄或发绿。

（4）鼻窦：额窦、筛窦、上颌窦和蝶窦，统称为鼻窦。鼻窦区压痛多为鼻窦炎。蝶窦因解剖位置较深，不能在体表检查到压痛。

5. 口腔、腮腺检查

（1）口唇：正常人的口唇红润、光泽。①口唇苍白见于贫血、主动脉瓣关闭不全或虚脱。②唇色深红见于急性发热性疾病。③口唇单纯疱疹常伴发于肺炎链球菌肺炎、感冒、流行性脑脊髓膜炎、疟疾等。④口唇干燥并有皲裂，见于重度脱水患者。⑤口角糜烂见于核黄素缺乏。⑥口唇发绀见于心脏内外有异常动、静脉分流通道，如法洛四联症、先天性肺动静脉瘘；呼吸衰竭、肺动脉栓塞等；心力衰竭、休克及暴露在寒冷环境；真性红细胞增多症。

（2）口腔黏膜：①正常人的口腔黏膜光洁呈粉红色，出现蓝黑色的色素沉着多见于肾上腺皮质功能减退。②在相当于第二磨牙处的颊黏膜出现直径约 1mm 的灰白色小点，外有红色晕圈，为麻疹黏膜斑，是麻疹的早期（发疹前 24～48 小时）特征。③在黏膜下出现大小不等的出血点或瘀斑，见于各种出血性疾病或维生素 C 缺乏。④口腔黏膜溃疡见于慢性复发性口疮，无痛性黏膜溃疡可见于系统性红斑狼疮。⑤乳白色薄膜覆盖于口腔黏膜、口角等处，为鹅口疮（白色念珠菌感染），多见于体弱重症的病儿或老年患者，或长期使用广谱抗生素的患者。

（3）牙齿：检查时应注意有无龋齿缺齿、义齿、残根，牙齿颜色及形状。①牙齿呈黄褐色为斑釉牙，见于长期饮用含氟量高的水或服用四环素等药物后。②切牙切缘凹陷呈月牙形伴牙间隙过宽，见于先天性梅毒。③单纯性牙间隙过宽，见于肢端肥大症。

（4）牙龈：正常人的牙龈呈粉红色并与牙颈部紧密贴合。①齿龈水肿及流脓（挤压牙龈容易查见），见于慢性牙周炎。②牙龈萎缩，见于牙周病。③牙龈出血可见于牙石、牙周炎、血液系统疾病及坏血病等。④齿龈的游离缘出现灰黑色点线为铅线，见于慢性铅中毒。在铋、汞、砷中毒时，也可出现类似黑褐色点线状的色素沉着。

（5）舌：正常舌呈粉红色，大小厚薄适中，活动自如，舌面湿润，并覆盖着一层薄白苔。异常舌包括：①草莓舌：舌乳头肿胀、发红如同草莓，见于猩红热或长期发热的患者。②牛肉舌：舌面绛红如同生牛肉，见于糙皮病（烟酸缺乏）。③镜面舌：亦称光滑舌，舌体小，舌面光滑，呈粉红色或红色，无苔，见于恶性贫血（内因子缺乏）、缺铁性贫血或慢性萎缩性胃炎。④运动异常：舌体不自主偏斜见于舌下神经麻痹；舌体震颤见于甲状腺功能亢进症。⑤其他：舌色淡红见于营养不良或贫血；舌色深红见于急性感染性疾病；舌色紫红见于心、肺功能不全。

（6）咽部及扁桃体：①咽部充血红肿，多见于急性咽炎。②咽部充血，表面粗糙，并有淋巴滤泡呈簇状增生，见于慢性咽炎。③扁桃体红肿增大，可伴有黄白色分泌物或苔片状易剥离假膜，是扁桃体炎。扁桃体肿大分为三度：Ⅰ度肿大时扁桃体不超过咽腭弓；Ⅱ度肿大时扁桃体超过咽腭弓，介于Ⅰ度与Ⅲ度之间；Ⅲ度肿大时扁桃体达到或超过咽后壁中线。④扁桃体充血红肿，并有不易剥离的假膜（强行剥离时出血），见于白喉。

（7）腮腺：腮腺位于耳屏、下颌角与颧弓所构成的三角区内。腮腺导管开口在与上颌第二磨牙牙冠相对的颊黏膜上。正常的腮腺腺体软薄，不能触清其轮廓。腮腺肿大时可出现以耳垂为中心的隆起，并可触及包块。一侧或双侧腮腺肿大，触诊边缘不清，有轻压痛，腮腺导管口红肿，见于流行性腮腺炎。

细目五　颈部检查

1. 颈部血管检查

（1）颈静脉：正常人安静坐位或立位时，颈外静脉不显露，平卧时可见稍充盈。①颈静脉怒张，提示体循环静脉血回流受阻或上腔静脉压增高，见于右心衰竭、缩窄性心包炎、心包积液及上腔静脉阻塞综合征等。②颈静脉搏动，可见于三尖瓣关闭不全。

（2）颈动脉：安静状态下出现明显的颈动脉搏动，提示心排血量增加或脉压增大，常见于主动脉瓣关闭不全、高血压、甲状腺功能亢进症及严重贫血等。

2. 甲状腺检查

（1）检查方法

视诊：注意观察甲状腺有无肿大，是否对称。检查时可让患者头后仰、双手放于枕后再观察，并嘱其做吞咽动作，可将甲状腺与颈前其他包块相鉴别。

触诊：检查甲状腺的大小、轮廓和性质，注意甲状腺的肿大程度、硬度，是否对称、光滑，有无结节、压痛及震颤，有无粘连及血管杂音，触诊包括甲状腺峡部和甲状腺侧叶的检查。

（2）甲状腺肿大的临床意义：甲状腺肿大分为三度：不能看出肿大但能触及者为Ⅰ度；能看见肿大又能触及，但在胸锁乳突肌以内者为Ⅱ度；超出胸锁乳突肌外缘者为Ⅲ度。生理性甲状腺肿大见于女性青春期、妊娠或哺乳期。病理性甲状腺轻度肿大见于单纯性甲状腺肿、甲状腺功能亢进症、甲状腺炎及甲状腺肿瘤。

3. 气管检查　正常人的气管位于颈前正中部。①大量胸腔积液、气胸或纵隔肿瘤及单侧甲状腺肿大，可将气管推向健侧。②肺不张、肺硬化、胸膜粘连等，可将气管拉向患侧。

细目六　胸壁及胸廓检查

1. 胸部体表标志及分区

（1）骨骼标志

1）胸骨角：两侧胸骨角分别与左、右第2肋软骨相连接，通常以此作为标记来计数前胸壁上的肋骨和肋间隙。

2）第7颈椎棘突：为背部颈、胸交界部的骨性标志，其下即为第1胸椎棘突。

3）肩胛下角：被检查者取直立位，两手自然下垂时，肩胛下角平第7肋骨或第7肋间隙，或相当于第8胸椎水平。

（2）胸部体表标志线：前正中线、锁骨中线（左、右）通过锁骨胸骨端与锁骨肩峰端连线的中点所引的垂直线。成年男性和儿童，此线一般通过乳头、腋前线（左、右）、腋后线（左、右）、腋中线（左、右）、肩胛线（左、右）、后正中线。

（3）胸部分区（助理不考）：腋窝（左、右）、胸骨上窝、锁骨上窝（左、右）、锁骨下窝（左、右）、肩胛上区（左、右）、肩胛区（左、右）、肩胛间区（左、右）、肩胛下区（左、右）。

2. 常见异常胸廓

（1）桶状胸：常见于慢性阻塞性肺疾病及支气管哮喘发作时，亦可见于一部分老年人。

（2）扁平胸：见于瘦长体型者，也可见于慢性消耗性疾病，如肺结核等。

（3）鸡胸（佝偻病胸）：此为佝偻病所致的胸廓病变，多见于儿童。伴有佝偻病串珠肋膈沟。

（4）漏斗胸：见于佝偻病、胸骨下部长期受压者，也有原因不明者。

（5）胸廓一侧或局限性变形：①胸廓一侧膨隆多见于大量胸腔积液、气胸等。②一侧平坦或下陷见于肺不张、肺纤维化、广泛性胸膜增厚和粘连等。③胸廓局限性隆起见于心脏明显增大、大量心包积液、肋骨骨折等。

（6）脊柱畸形引起的胸廓改变：常见于脊柱结核、强直性脊柱炎、胸椎疾患等。

3. 胸壁静脉检查　正常胸壁无明显静脉可见。上腔静脉或下腔静脉回流受阻建立侧支循环时，胸壁静脉可充盈或曲张。上腔静脉受阻时，胸壁静脉的血流方向自上向下；下腔静脉受阻时，胸壁静脉的血流方向自下向上。

4. 胸壁及胸骨检查　用手指轻压或轻叩胸壁，正常人无疼痛感觉。胸壁炎症、肿瘤浸润、肋软骨炎、肋间神经痛、带状疱疹、肋骨骨折等，可有局部压痛。骨髓异常增生时，常有胸骨压痛或叩击痛，见于白血病患者。

5. 乳房检查　检查时光线应充足，前胸充分暴露。被检查者取坐位或仰卧位，必要时取前倾位，先视诊后触诊，除检查乳房外还应检查引流乳房部位的淋巴结。

（1）视诊：注意两侧乳房的大小、对称性、外表、乳头状态及有无溢液等。①乳房外表发红、肿胀并伴疼痛、发热者，见于急性乳腺炎。②乳房皮肤表皮水肿隆起，毛囊及毛囊孔明显下陷，皮肤呈"橘皮样"，多为浅表淋巴管被乳癌细胞堵塞后局部皮肤出现淋巴性水肿所致。③乳房溃疡和瘘管见于乳腺炎、结核或脓肿。④单侧乳房表浅静脉扩张常是晚期乳癌或肉瘤的征象。⑤妊娠、哺乳也可引起乳房表浅静脉扩张，但常是双侧性的。⑥近期发生的乳头内陷或位置偏移，可能为癌变；乳头有血性分泌物见于乳管内乳头状瘤、乳腺癌。

（2）触诊

1）方法：被检查者取坐位，先两臂下垂，然后双臂高举超过头部或双手叉腰再进行检查。先触诊检查健侧乳房，再检查患侧。检查者以并拢的手指掌面略施压力，以旋转或来回滑动的方式进行触诊，切忌用手指将乳房提起来触摸。检查按外上、外下、内下、内上、中央（乳头、乳晕）的顺序进行，然后检查淋巴引流部位（腋窝，锁骨上、下窝等处淋巴结）。

2）临床意义：①触诊乳房变为较坚实而无弹性，提示皮下组织受肿瘤或炎症浸润。②乳房压痛多系炎症所致，恶性病变一般无压痛。③触及乳房包块时，应注意其部位、大小、外形、硬度、压痛及活动度。④急性乳腺炎时乳房红、肿、热、痛，常局限于一侧乳房的某一象限。触诊有明显压痛的硬块，患侧腋窝淋巴结肿大并有压痛，伴寒战、发热及出汗等全身中毒症状。⑤乳房肿块见于乳癌、乳房纤维腺瘤、乳管内乳头状瘤、乳房肉瘤等。良性肿块一般较小，形状规则，表面光滑，边界清楚，质不硬，无粘连而活动度大；恶性肿瘤以乳癌最为常见，多见于中年以上的妇女，肿块形状不规则，表面凹凸不平，边界不清，压痛不明显，质坚硬，早期恶性肿瘤可活动，但晚期可与皮肤及深部组织粘连而固定，易向腋窝等处淋巴结转移，尚可有"橘皮样"、乳头内陷及血性分泌物。

细目七　肺和胸膜检查

1. 肺和胸膜视诊

（1）呼吸类型：胸式呼吸和腹式呼吸。①生理：一般说来，成年女性以胸式呼吸为主，儿童及成年男性以腹式呼吸为主。②病理：患肺炎、重症肺结核、胸膜炎、肋骨骨折、肋间肌麻痹等胸部疾患时，因肋间肌运动受限可使胸式呼吸减弱而腹式呼吸增强，即胸式呼吸变为腹式呼吸。腹膜炎、腹水、巨大卵巢囊肿、肝脾极度肿大、胃肠胀气等腹部疾病及妊娠晚期，因膈肌向下运动受限可使腹式呼吸减弱而胸式呼吸增强，即腹式呼吸变为胸式呼吸。

（2）呼吸频率、深度及节律

1）呼吸频率：成人呼吸频率为 12～20 次/分钟。①成人呼吸频率超过 20 次/分钟，称为呼吸过速。见于剧烈体力活动、发热、疼痛、贫血、甲状腺功能亢进症、心力衰竭、肺炎、胸膜炎、精神紧张等。②成人呼吸频率低于 12 次/分钟，称为呼吸频率过缓。见于深度睡眠、颅内高压、黏液性水肿、吗啡及巴比妥中毒等。

2）呼吸深度：①呼吸幅度加深见于严重代谢性酸中毒时，患者可以出现节律匀齐，呼吸深而大（吸气慢而深，呼气短促），不感呼吸困难的呼吸，称为库斯莫尔呼吸（酸中毒大呼吸），见于尿毒症、糖尿病酮症酸中毒等。②呼吸浅快可见于肺气肿、胸膜炎、胸腔积液、气胸、呼吸肌麻痹、大量腹水、肥胖、鼓肠等。

3）呼吸节律：正常人呼吸节律匀齐，呼吸与脉搏之比为 1∶4。常见的呼吸节律异常有潮式呼吸及间停呼吸：①潮式呼吸（Cheyne-Stokes 呼吸），特点是呼吸由浅慢逐渐变为深快，由深快逐渐变为浅慢，直至呼吸停止片刻（5～30 秒），再开始上述周期性呼吸，形成如潮水涨落的节律，见于脑炎、脑膜炎、颅内压增高、脑干损伤等。②间停呼吸（Biot 呼吸），表现为有规律的深度相等的几次呼吸之后，突然停止呼吸，间隔一个短时间后又开始深度相同的呼吸，如此周而复始，间停呼吸的发生机制与潮式呼吸一样，但病情较潮式呼吸更为严重，常为临终前的危急征象。

（3）呼吸运动：健康人在平静状态下呼吸运动平稳而有节律，胸廓两侧动度一致、对称。

1）呼吸运动减弱或消失：①一侧或局部：见于大叶性肺炎、中等量以上胸腔积液或气胸、胸膜增厚或粘连、一侧肺不张等。②双侧：见于慢性阻塞性肺疾病、双侧肺纤维化、双侧大量胸腔积液、呼吸肌麻痹等。

2）呼吸运动增强：①局部或一侧：见于健侧的代偿。②双侧：见于酸中毒大呼吸、剧烈运动。

2. 肺和胸膜触诊

（1）触觉语震：也称语音震颤。正常情况下，前胸上部的语颤较下部强；后胸下部较上部强；右上胸较左上胸强。

1）语颤增强：①肺实变：见于肺炎链球菌肺炎、肺梗死、肺结核、肺脓肿及肺癌等。②压迫性肺不张：见于胸腔积液上方受压而萎瘪的肺组织及受肿瘤压迫的肺组织。③较浅而大的肺空洞：见于肺结核、肺脓肿、肺肿瘤所致的空洞。

2）语颤减弱或消失：①肺泡内含气量增多：如肺气肿及支气管哮喘发作时。②支气管阻塞：如阻塞性肺不张、气管内分泌物增多。③胸壁距肺组织距离加大：如胸腔积液、气胸、胸膜高度增厚及粘连、胸壁水肿或高度肥厚、胸壁皮下气肿。④体质衰弱：因发音较弱而语颤减弱。大量胸腔积液、严重气胸时，语颤可消失。

（2）胸膜摩擦感：急性胸膜炎时，两层胸膜因有纤维蛋白沉着而变得粗糙，呼吸时壁层和脏层胸膜相互摩擦而产生震动，引起胸膜摩擦感。触诊时，检查者用手掌轻贴胸壁，令患者反复做深呼吸，此时若有皮革相互摩擦的感觉，即为胸膜摩擦感。胸膜的任何部位均可出现胸膜摩擦感，但以腋中线第 5 ～ 7 肋间隙最易感觉到。

3.肺部叩诊 正常肺部叩诊呈清音。

（1）肺部定界叩诊

1）肺上界（助理不考）：即肺尖的上界，其内侧为颈肌，外侧为肩胛带。

操作方法：自斜方肌前缘中部叩诊为清音，逐渐叩向外侧，变为浊音时为肺上界外侧终点。然后再由中部向内侧叩，由清音变为浊音时为肺上界内侧终点。此清音带的宽度即为肺尖的宽度，正常为 4 ～ 6cm，右侧较左侧稍窄。

临床意义：肺上界变窄见于肺尖有结核、肿瘤、纤维化、萎缩或胸膜增厚等；肺上界增宽见于气胸、肺大疱、阻塞性肺疾病等，叩诊可呈鼓音或过清音。

2）肺下界

操作方法：平静呼吸时，右肺下界在右侧锁骨中线、腋中线、肩胛线，分别为第 6、第 8、第 10 肋间水平。左肺下界除在左锁骨中线上变动较大（因有胃泡鼓音区）外，其余与右侧大致相同。矮胖体型或妊娠时，肺下界可上移 1 肋；消瘦体型者，肺下界可下移 1 肋；卧位时肺下界可比直立时升高 1 肋。

临床意义：病理情况下，肺下界下移见于肺气肿、腹腔内脏下垂；肺下界上移见于肺不张、肺萎缩、胸腔积液、气胸等。下叶肺实变、胸膜增厚时，肺下界不易叩出。

3）肺下界移动度（助理不考）

操作方法：在叩出肺下界的基础上，嘱被检查者深吸气后屏住呼吸，重新叩出肺下界，用笔标记之；稍事休息后，再嘱其深呼气，后屏住呼吸，叩出肺下界，用笔标记之。两个标记之间的距离即为肺下界移动度。正常人的两侧肺下界移动度为 6 ～ 8cm。

临床意义：若肺组织弹性减退、胸膜粘连或膈肌移动受限，则肺下界移动度减小，见于阻塞性肺疾病、胸腔积液、肺不张、胸膜粘连、肺炎及各种原因所致的腹压增高。当胸腔大量积液、积气或广泛胸膜增厚粘连时，肺下界移动度难以叩出。

（2）胸部病理性叩诊音

1）浊音或实音：①肺组织含气量减少或消失，如肺炎、肺结核、肺梗死、肺不张、肺水肿、肺硬化等。②肺内不含气的病变，如肺肿瘤、肺包囊虫病、未穿破的肺脓肿等。③胸膜腔病变，如胸腔积液、胸膜增厚粘连等。④胸壁疾病，如胸壁水肿、肿瘤等。

2）鼓音：见于气胸及直径大于 3 ～ 4cm 的浅表肺大疱、肺空洞，如空洞性肺结核、液化破溃了的肺脓肿或肺肿瘤。

3）过清音：介于鼓音和清音之间，见于肺内含气量增加且肺泡弹性减退者，如阻塞性肺疾病、支气管哮喘发作时。

4.呼吸音听诊

（1）正常呼吸音

1）支气管呼吸音：正常人在喉部、胸骨上窝、背部第 6 颈椎至第 2 胸椎附近均可听到，如在肺部其他部位听到支气管呼吸音则为病理现象。

2）肺泡呼吸音：此为气体进出肺泡产生的声音，正常人除了可听到支气管呼吸音及支气管肺泡呼吸音的部位外，其余肺部任何区域都可听到。

3）支气管肺泡呼吸音：正常人在胸骨角附近，肩胛间区的第 3、4 胸椎水平及右肺尖可以听到，如在肺部其他部位听到则为病理现象。

（2）病理性呼吸音

1）病理性肺泡呼吸音：①肺泡呼吸音减弱或消失：常见于呼吸运动障碍，如全身衰弱、腹压过高、胸膜炎、肋骨骨折、肋间神经痛等；呼吸道阻塞，如支气管炎、支气管哮喘、喉或大支气管肿瘤等；肺顺应性降低，如阻塞性肺疾病、肺淤血、肺间质炎症等；胸腔内肿物，如肺癌、肺囊肿等；胸膜疾患，如胸腔积液、气胸、胸膜增厚及粘连等。②肺泡呼吸音增强：与呼吸运动及通气功能增强，进入肺泡的空气流量增多有关，见于运动、发热、甲状腺功能亢进症等；肺脏或胸腔病变使一侧或一部分肺的呼吸功能减弱或丧失，则健侧或无病变部分的肺泡呼吸音可出现代偿性增强。

2）病理性支气管呼吸音：在正常肺泡呼吸音部位听到支气管呼吸音，亦称管状呼吸音。主要见于肺组织实变，如大叶性肺炎实变期等；肺内大空洞，如肺结核、肺脓肿、肺癌形成空洞时；压迫性肺不张，见于胸腔积液、肺部肿块等使肺组织受压发生肺不张时。

3）病理性支气管肺泡呼吸音：在正常肺泡呼吸音的区域听到支气管肺泡呼吸音。常见于肺实变区域较小且与正常肺组织掺杂存在，或肺实变部位较深并被正常肺组织所遮盖。

5. 啰音听诊

（1）干啰音

1）听诊特点：①吸气和呼气都可听到，但常在呼气时更加清楚，因为呼气时管腔更加狭窄。②性质多变且部位变换不定。如咳嗽后可以增多、减少、消失或出现，多为黏稠分泌物移动所致。③音调较高，每个音响持续时间较长。④几种不同性质的干啰音可同时存在。⑤发生于主支气管以上的干啰音，有时不用听诊器都可听到，称喘鸣，可分为鼾音、哨笛音、飞箭音等。

2）临床意义：干啰音是支气管有病变的表现。如两肺都出现干啰音，见于急慢性支气管炎、支气管哮喘、支气管肺炎、心源性哮喘等。局限性干啰音是由局部支气管狭窄所致，常见于支气管局部结核、肿瘤、异物或黏稠分泌物附着。局部而持久的干啰音见于肺癌早期或支气管内膜结核。

（2）湿啰音（水泡音）：可分为大、中、小湿啰音和捻发音。

1）听诊特点：①吸气和呼气都可听到，以吸气终末时多而清楚。因吸气时气流速度较快且较强，吸气末气泡大，容易破裂，常有多个水泡音成串或断续发生。②部位较恒定，性质不易改变。③大、中、小水泡音可同时存在。④咳嗽后湿啰音可减少、增多或消失。

2）临床意义：湿啰音是肺与支气管有病变的表现。①湿啰音两肺散在性分布，常见于支气管炎、支气管肺炎、血行播散性肺结核、肺水肿。②两肺底分布，多见于肺淤血、肺水肿早期及支气管肺炎。③一侧或局限性分布，常见于肺炎、肺结核、支气管扩张症、肺脓肿、肺癌及肺出血等。④捻发音常见于肺炎或肺结核早期、肺淤血、肺泡炎等，也可见于正常老年人或长期卧床者。

6. 胸膜摩擦音听诊 在吸气和呼气时皆可听到，一般以吸气末或呼气开始时较为明显，屏住呼吸时胸膜摩擦音消失，可借此与心包摩擦音区别。深呼吸或在听诊器体件上加压时胸膜摩擦音常更清楚。胸膜摩擦音可发生于胸膜的任何部位，但最常见于脏层胸膜与壁层胸膜发生位置改变最大的部位——胸廓下侧沿腋中线处。

胸膜摩擦音是干性胸膜炎的重要体征，主要见于：①胸膜炎症，如结核性胸膜炎等其他原因引起的胸膜炎症。②原发性或继发性胸膜肿瘤。③肺部病变累及胸膜，如肺炎、肺梗死等。④胸膜高度干燥，如严重脱水等。⑤其他，如尿毒症等。

7. 听觉语音检查

（1）听觉语音减弱：见于过度衰弱、支气管阻塞、阻塞性肺疾病、胸腔积液、气胸、胸膜增厚或水肿。

（2）听觉语音增强：见于肺实变、肺空洞及压迫性肺不张。听觉语音增强、响亮，且字音清楚，称为支气管语音，见于肺组织实变。此时常伴有触觉语颤增强、病理性支气管呼吸音等肺实变的体征，但以支气管语音出现最早。耳语音增强见于肺实变、肺空洞及压迫性肺不张。耳语音增强且字音清晰者，为胸耳语音，是肺实变较广泛的征象。

8. 呼吸系统常见疾病的体征

鉴别	视诊		触诊		叩诊	听诊	
	胸廓	呼吸动度	气管位置	语颤	患侧	呼吸音	听觉语音
肺实变	对称	减弱	居中	增强	浊音或实音	消失	增强
阻塞性肺疾病	桶状	减弱	居中	减弱	过清音	减弱，呼气延长	减弱
胸腔积液	饱满	减弱	居中	减弱或消失	浊音或实音	减弱或消失	减弱或消失
阻塞性肺不张（助理不考）	下陷	减弱或消失	移向患侧	减弱或消失	清音或实音	消失	减弱或消失
气胸	饱满	减弱	推向健侧	减弱或消失	鼓音	减弱或消失	减弱或消失

细目八　心脏、血管检查

1. 心脏视诊

（1）心前区隆起：①某些先天性心脏病，如法洛四联症、肺动脉瓣狭窄等。②儿童时期患慢性风湿性心脏瓣膜病伴右心室增大者。

（2）心尖搏动：正常人心尖搏动位于左侧第 5 肋间隙、锁骨中线内侧 0.5 ～ 1cm 处，搏动范围的直径 2 ～ 2.5cm。

1）心尖搏动位置改变

生理因素：卧位时心尖搏动可稍上移；左侧卧位时，心尖搏动可向左移 2 ～ 3cm；右侧卧位时可向右移 1 ～ 2.5cm。小儿及妊娠时心脏常呈横位，心尖搏动可向上外方移位；瘦长体型者，心脏呈垂直位，心尖搏动可向下、向内移至第 6 肋间隙。

病理因素：左心室增大时，心尖搏动向左下移位；右心室增大时，心尖搏动向左移位；肺不张、粘连性胸膜炎时，心尖搏动移向患侧；胸腔积液、气胸时心尖搏动移向健侧；大量腹水、肠胀气、腹腔巨大肿瘤或妊娠等，心尖搏动位置向上外移位。

2）心尖搏动强度及范围改变：①左心室肥大、甲状腺功能亢进症、重症贫血、发热等疾病时心尖搏动增强。②心包积液、左侧气胸或胸腔积液、肺气肿等，心尖搏动减弱甚或消失。③负性心尖搏动见于粘连性心包炎，也可见于显著右心室肥大。

2. 心脏触诊

（1）心尖搏动异常：左心室肥大时，心尖搏动呈抬举性。

（2）心脏震颤（猫喘）：此为器质性心血管病的体征。具体情况见下表。

心脏常见震颤的临床意义

时期	部位	临床意义
收缩期	胸骨右缘第 2 肋间	主动脉瓣狭窄
	胸骨左缘第 2 肋间	肺动脉瓣狭窄
	胸骨左缘第 3、4 肋间	室间隔缺损
舒张期	心尖部	二尖瓣狭窄
连续期	胸骨左缘第 2 肋间及其附近	动脉导管未闭

（3）心包摩擦感：是干性心包炎的体征，见于结核性、化脓性心包炎，也可见于风湿热、急性心肌梗死、尿毒症、系统性红斑狼疮等引起的心包炎。通常在胸骨左缘第 3、4 肋间最易触及，心脏收缩期和舒张期均可触及，以收缩期明显。坐位稍前倾或深呼气末更易触及。

3. 心脏叩诊

（1）叩诊方法：采用间接叩诊法，沿肋间隙从外向内、自下而上叩诊，板指与肋间隙平行并紧贴胸壁。叩诊心脏左界时，从心尖搏动外 2～3cm 处由外向内进行叩诊。如心尖搏动不明显，则自第 6 肋间隙左锁骨中线外的清音区开始，然后按肋间隙逐一上移，至第 2 肋间隙为止；叩诊心脏右界时，自肝浊音界的上一肋间隙开始，逐一叩诊至第 2 肋间隙。

（2）心脏浊音界改变的临床意义

1）心脏与血管本身病变：①左心室增大：心脏浊音界向左下扩大，使心脏外形呈靴形，见于主动脉瓣关闭不全、高血压心脏病。②右心室增大：显著增大时，心界向左、右两侧扩大，以向左增大较为显著。常见于二尖瓣狭窄、肺心病。③左心房增大或合并肺动脉段扩大：心腰部饱满或膨出，心脏浊音区呈梨形，见于二尖瓣狭窄。④左、右心室增大：心界向两侧扩大，称为普大型心脏，见于扩张型心肌病等。⑤心包积液：坐位时心脏浊音界呈烧瓶形，卧位时心底部浊音界增宽。

2）心脏以外因素：大量胸腔积液、积气时，心浊音界向健侧移位；胸膜增厚粘连、肺不张则使心界移向患侧；阻塞性肺疾病时心浊音界变小。

4. 心脏瓣膜听诊区

听诊区名称		位置
二尖瓣区		心尖搏动最强处，又称心尖区
主动脉瓣区	主动脉瓣区	胸骨右缘第 2 肋间隙（主动脉瓣狭窄时的收缩期杂音在此区最响）
	主动脉瓣第二听诊区	胸骨左缘第 3、4 肋间隙（主动脉瓣关闭不全时的舒张期杂音在此区最响）
肺动脉瓣区		胸骨左缘第 2 肋间
三尖瓣区		胸骨下端左缘，即胸骨左缘第 4、5 肋间处

5. 心率听诊、心律听诊

（1）心率：正常成人心率为 60～100 次 / 分，超过 100 次 / 分为心动过速，临床意义同脉率增快；低于 60 次 / 分为心动过缓，临床意义同脉率减慢。

（2）心律：正常人的心律基本规则。①呼吸性窦性心律不齐常见于健康青少年及儿童，表现为吸气时心率增快，呼气时心率减慢，屏住呼吸时节律变规整。②期前收缩（过早搏动）见于情绪激动、酗酒、饮浓茶，以及各种心脏病、心脏手术、心导管检查、低血钾等。③心房颤动（房颤）多见于二尖瓣狭窄、冠心病、甲状腺功能亢进症，具有心律绝对不规则、第一心音强弱不等、脉搏短绌的听诊特点。

6. 正常心音及其产生机制

正常心音有 4 个。按其在心动周期中出现的顺序，依次命名为第一心音（S_1）、第二心音（S_2）、第三心音（S_3）及第四心音（S_4）。S_1 主要是二尖瓣、三尖瓣关闭振动而产生，标志心室收缩期的开始；S_2 主要是主动脉瓣、肺动脉瓣关闭振动而产生，标志心脏舒张期的开始。

7. 心音听诊

正常心音有 4 个，成年人可以听到 S_1 和 S_2，儿童和部分青少年可听到 S_3，一般听不到 S_4。第一心音和第二心音的区别见下表。

第一心音和第二心音的区别

区别点	第一心音	第二心音
声音特点	音强，调低，时限较长	音弱，调高，时限较短
最强部位	心尖部	心底部
与心尖搏动及颈动脉搏动的关系	与心尖搏动和颈动脉搏动同时出现	心尖搏动之后出现
与心动周期的关系	S_1 和 S_2 之间的间隔（收缩期）较短	S_2 到下一心动周期 S_1 的间隔（舒张期）较长

（1）心音改变及其临床意义

1）两个心音同时增强，见于胸壁较薄、情绪激动、甲状腺功能亢进症、发热、贫血等。

2）两个心音同时减弱，见于肥胖、胸壁水肿、左侧胸腔积液、阻塞性肺疾病、心包积液、缩窄性心包炎、甲状腺功能减退症、心肌炎、心肌病、心肌梗死、心功能不全等。

3）S_1 增强，见于发热、甲状腺功能亢进症、二尖瓣狭窄等，完全性房室传导阻滞可产生极响亮的 S_1，称为"大炮音"。S_1 减弱，见于心肌炎、心肌病、心肌梗死、二尖瓣关闭不全等；S_1 强弱不等见于早搏、心房颤动、二度房室传导阻滞、高度房室传导阻滞。

4）A_2 增强，见于高血压病、主动脉粥样硬化等。A_2 减弱，见于低血压、主动脉瓣狭窄和关闭不全。

5）P_2 增强，见于肺动脉高压、二尖瓣狭窄、左心衰竭、室间隔缺损、动脉导管未闭、肺心病。P_2 减弱，见于肺动脉瓣狭窄或关闭不全。

6）心音性质改变：心肌有严重病变时，心肌收缩力明显减弱，致使 S_1 失去其原有特征而与 S_2 相似，同时因心搏加速使舒张期明显缩短致收缩期与舒张期时间几乎相等，此时听诊 S_1、S_2 酷似钟摆的"滴答"声，称为钟摆律。如钟摆律时心率超过 120 次 / 分，酷似胎儿心音，称为胎心律，提示病情严重。以上两者可见于大面积急性心肌梗死和重症心肌炎等。

7）心音分裂：①S_1 分裂：当左、右心室收缩明显不同步时，可出现 S_1 分裂，在二、三尖瓣听诊区都可听到，但以胸骨左下缘较清楚，多见于二尖瓣狭窄等，偶见于儿童及青少年。②S_2 分裂：临床上较常见，由主、肺动脉瓣关闭明显不同步所致，在肺动脉瓣区听诊较明显。可见于青少年，尤以深吸气更明显。临床上最常见的 S_2 分裂，见于右室排血时间延长，肺动脉瓣关闭明显延迟（如完全性右束支传导阻滞、肺动脉瓣狭窄、二尖瓣狭窄等），或左心室射血时间缩短，主动脉关闭时间提前（如二尖瓣关闭不全、室间隔缺损等）时。

（2）喀喇音：心脏收缩期的额外心音，可发生于收缩早、中、晚期。

1）收缩早期喀喇音（收缩早期喷射音）：心底部听诊最清楚。肺动脉瓣区的收缩早期喀喇音见于肺动脉高压、轻中度肺动脉瓣狭窄、房间隔缺损、室间隔缺损等疾病；主动脉瓣收缩早期喀喇音见于高血压、主动脉瓣狭窄、主动脉瓣关闭不全、主动脉瘤等。

2）收缩中、晚期喀喇音：在心尖部及其稍内侧最清楚。多见于二尖瓣脱垂。

（3）奔马律及开瓣音：发生在心脏舒张期的额外心音。

1）舒张早期奔马律：最常见的奔马律是病理性第三心音，又称 S_3 奔马律或室性奔马律，以左心室奔马律占多数，所以，在心尖部容易听到。舒张早期奔马律的出现，提示心脏有严重的器质性病变，见于各种原因的心力衰竭、急性心肌梗死、重症心肌炎等。

2）开瓣音（二尖瓣开放拍击音）：见于二尖瓣狭窄而瓣膜弹性尚好时，是二尖瓣分离术适应证的重要参考条件。

8. 心脏杂音产生机制

（1）血流加速：见于剧烈运动后、发热、贫血、甲亢等。

（2）瓣膜口、大血管通道狭窄：如二尖瓣狭窄、主动脉瓣狭窄、肺动脉瓣狭窄、梗阻性肥厚型心肌病等。

（3）瓣膜关闭不全：如二尖瓣关闭不全、主动脉瓣关闭不全、主动脉硬化、扩张型心肌病、二尖瓣脱垂等。

（4）异常通道：如室间隔缺损、动脉导管未闭及动静脉瘘等。

（5）心腔内漂浮物：如心内膜炎时赘生物产生的杂音等。

（6）大血管腔瘤样扩张：如动脉瘤。

9. 心脏杂音的特征

（1）最响部位：杂音最响的部位，就是病变的位置。杂音在心尖部最响，提示病变在二尖瓣。杂音在主动脉瓣区或肺动脉瓣区最响，提示病变在主动脉瓣或肺动脉瓣。杂音在胸骨下端近剑突偏左或偏右处最响，提示病变在三尖瓣。胸骨左缘第 3、4 肋间听到响亮粗糙的收缩期杂音则可能为室间隔缺损。

（2）出现的时期：①收缩期杂音：出现在 S_1 与 S_2 之间。②舒张期杂音：出现在 S_2 与下一个心动周期的 S_1 之间。③连续性杂音：连续出现于收缩期及舒张期，并不为 S_2 打断。④双期杂音：收缩期和舒张期都出现，但不连续，性质不一致。舒张期杂音及连续性杂音均为器质性，收缩期杂音可为功能性。二尖瓣关闭不全的收缩期杂音可占整个收缩期，并可遮盖 S_1 甚至 S_2，称全收缩期杂音；二尖瓣狭窄的舒张期杂音常出现在舒张中晚期；主动脉瓣关闭不全的舒张期杂音则出现在舒张早期，也可为早中期或全期；肺动脉瓣狭窄的收缩期杂音常为收缩中期杂音；动脉导管未闭时可出现连续性杂音。

（3）杂音的性质：分为吹风样、隆隆样（或雷鸣样）、叹气样、机器样及乐音样等，进一步分为粗糙、柔和。①心尖区粗糙的吹风样收缩期杂音，常提示二尖瓣关闭不全。②心尖区舒张中晚期隆隆样杂音是二尖瓣狭窄的特征性杂音。③心尖区柔和而高调的吹风样杂音常为相对性二尖瓣关闭不全。④主动脉瓣第二听诊区叹气样舒张期杂音见于主动脉瓣关闭不全。⑤胸骨左缘第2肋间及其附近机器样连续性杂音见于动脉导管未闭。⑥听诊时杂音如海鸥鸣或鸽鸣样，常见于感染性心内膜炎及梅毒性主动脉瓣关闭不全。

（4）收缩期杂音强度：与下列因素有关：①狭窄程度：狭窄越重杂音越强，但当极度狭窄以致通过的血流极少时，杂音反而减弱或消失。②血流速度：血流速度越快，杂音越强。③狭窄口两侧压力差：压力差越大，杂音越强。如风湿性二尖瓣狭窄伴心衰加重时，心肌收缩力减弱，狭窄口两侧压力差减小，血流速度减慢，杂音减弱甚至消失。当心功能改善时两侧压力差增大，血液加快，杂音又增强。④胸壁厚薄：胸壁薄者杂音较强，胸壁厚者杂音较弱。采用 Levine 6 级分级法。

1级：杂音很弱，所占时间很短，须仔细听诊才能听到。

2级：较易听到，杂音柔和。

3级：中等响亮的杂音。

4级：响亮的杂音，常伴有震颤。

5级：很响亮的杂音，震耳，但听诊器如离开胸壁则听不到，伴有震颤。

6级：极响亮，听诊器稍离胸壁时亦可听到，有强烈的震颤。

杂音强度的表示法：4级杂音记为"4/6级收缩期杂音"。

（5）传导方向：①二尖瓣关闭不全的收缩期杂音在心尖部最响，并向左腋下及左肩胛下角处传导。②主动脉瓣关闭不全的舒张期杂音在主动脉瓣第二听诊区最响，并向胸骨下端或心尖部传导。③主动脉瓣狭窄的收缩期杂音以主动脉瓣区最响，可向上传至胸骨上窝及颈部。④肺动脉瓣关闭不全的舒张期杂音在肺动脉瓣区最响，可传至胸骨左缘第3肋间。

较局限的杂音：①二尖瓣狭窄的舒张期杂音常局限于心尖部。②肺动脉瓣狭窄的收缩期杂音常局限于胸骨左缘第2肋间。③室间隔缺损的收缩期杂音常局限于胸骨左缘第3、4肋间。

（6）杂音与体位的关系：左侧卧位可使二尖瓣狭窄的舒张中晚期隆隆样杂音更明显；前倾坐位可使主动脉瓣关闭不全的舒张期杂音更易于听到；仰卧位则使肺动脉瓣、二尖瓣、三尖瓣关闭不全的杂音更明显。

（7）杂音与呼吸的关系：深吸气时可使右心相关瓣膜（三尖瓣、肺动脉瓣）的杂音增强；深呼气时可使左心相关瓣膜（二尖瓣、主动脉瓣）的杂音增强。

（8）杂音与运动的关系：运动后心率加快，增加循环血流量及流速，在一定的心率范围内可使杂音增强。例如，运动可使二尖瓣狭窄的舒张中晚期杂音增强。

10. 各瓣膜区常见杂音听诊

（1）二尖瓣区

1）收缩期杂音：见于二尖瓣关闭不全、二尖瓣脱垂、冠心病乳头肌功能不全等，杂音为吹风样，较粗糙、响亮，多在3/6级以上，可占全收缩期。

2）舒张期杂音：二尖瓣狭窄时，心尖部可闻及舒张中晚期隆隆样杂音，呈递增型，音调较低而局限，左侧卧位呼气末时较清楚，常伴有 S_1 亢进、二尖瓣开放拍击音及舒张期震颤，P_2 亢进及分裂。主动脉瓣关闭不全所致的相对性二尖瓣狭窄的杂音，称为 Austin-Flint 杂音，性质柔和，不伴有 S_1 亢进、开瓣音、无震颤。

（2）主动脉瓣区

1）收缩期杂音：见于各种病因的主动脉瓣狭窄，杂音为喷射性，响亮而粗糙，呈递增 - 递减型，沿大血管向颈部传导。

2）舒张期杂音：叹气样杂音，见于先天性或风湿性主动脉瓣关闭不全、梅毒性升主动脉炎等。

（3）肺动脉瓣区

1）收缩期杂音：多见于先天性肺动脉瓣狭窄，杂音粗糙，呈喷射性，强度在 3/6 级以上。

2）舒张期杂音：常见于二尖瓣狭窄、肺心病等，伴明显肺动脉高压，杂音为叹气样，柔和，递减型，卧位吸气末增强，常伴 P_2 亢进，称为格 - 斯杂音（Graham-Steell 杂音）。

（4）其他

1）三尖瓣区收缩期杂音：多为右心室扩大导致的相对性三尖瓣关闭不全，见于二尖瓣狭窄、肺心病等，杂音柔和，在 3/6 级以下。

2）其他部位的收缩期杂音：胸骨左缘第 3、4 肋间响亮而粗糙的收缩期杂音，该杂音或伴收缩期震颤，不向左腋下传导，见于室间隔缺损或梗阻性肥厚型心肌病。

3）连续性杂音：是一种连续、粗糙、类似机器转动的声音，在胸骨左缘第 2 肋间隙及其附近听到，见于动脉导管未闭。

器质性与功能性收缩期杂音的鉴别，见下表。

器质性与功能性收缩期杂音的鉴别

区别点	器质性	功能性
部位	任何瓣膜听诊区	肺动脉瓣区和（或）心尖部
持续时间	长，常占全收缩期，可遮盖 S_1	短，不遮盖 S_1
性质	吹风样，粗糙	吹风样，柔和
传导	较广而远	比较局限
强度	常在 3/6 级或以上	一般在 2/6 级或以下
心脏大小	有心房和（或）心室增大	正常

11. 心包摩擦音听诊　胸骨左缘第 3、4 肋间隙较易听到，患者坐位稍前倾，深呼气后屏住呼吸时易于听到，见于急性心包炎。

12. 血管检查及周围血管征

（1）毛细血管搏动征：用手指轻压患者指甲床末端，或以干净玻片轻压患者口唇黏膜，如见到红白交替的、与患者心搏一致的节律性微血管搏动现象，称为毛细血管搏动征。

（2）水冲脉：脉象似潮起潮落，于脉压增大（主动脉瓣关闭不全、甲亢）。

（3）交替脉：脉搏强弱交替，见于严重左心衰。

（4）重搏脉：正常脉搏后出现一次减弱脉搏，见于伤寒、败血症、低血容量性休克。

（5）奇脉（吸停脉）：吸气时脉搏明显减弱或消失，见于心包填塞（大量心包积液）。

（6）无脉：脉搏消失，见于严重休克、多发性大动脉炎。

（7）枪击音与杜氏双重杂音：将听诊器体件放在肱动脉等外周较大动脉的表面，可听到与心跳一致的"嗒——嗒——"音，称为枪击音。如再稍加压力，则可听到收缩期与舒张期双重杂音，即杜氏双重杂音。

（8）其他血管杂音：在甲状腺功能亢进症患者肿大的甲状腺上可听到血管杂音，常为连续性，收缩期较强。主动脉瘤时，在相应部位可听到收缩期杂音。动 - 静脉瘘时，在病变部位可听到连续性杂音。肾动脉狭窄时，可在腰背部及腹部听到收缩期杂音。

（9）周围血管征：头部随脉搏呈节律性点头运动、颈动脉搏动明显、毛细血管搏动征、水冲脉、枪击音与杜氏双重杂音统称为周围血管征。它们均由脉压增大所致，常见于主动脉瓣关闭不全、贫血及甲状腺功能亢进症等。

13. 循环系统常见疾病的体征（助理不考）

病变	视诊	触诊	叩诊	听诊
二尖瓣狭窄	二尖瓣面容，心尖搏动略向左移	心尖搏动向左移，心尖部触及舒张期震颤	心浊音界早期稍向左，以后向右扩大，心腰部膨出，呈梨形	心尖部 S_1 亢进，较局限的递增型舒张中晚期隆隆样杂音，可伴开瓣音，P_2 亢进、分裂，肺动脉瓣区 Graham-Steell 杂音
二尖瓣关闭不全	心尖搏动向左下移位	心尖搏动向左下移位，常呈抬举性	心浊音界向左下扩大	心尖部 S_1 减弱，心尖部有 3/6 级或以上较粗糙的吹风样全收缩期杂音，范围广泛，常向左腋下及左肩胛下角传导，并可掩盖 S_1
主动脉瓣狭窄	心尖搏动向左下移位	心尖搏动向左下移位，呈抬举性，主动脉瓣区收缩期震颤	心浊音界向左下扩大	主动脉瓣区高调、粗糙的递增–递减型收缩期杂音，向颈部传导，心尖部 S_1 减弱，A_2 减弱
主动脉瓣关闭不全	颜面较苍白，颈动脉搏动明显，心尖搏动向左下移位且范围较广，可见点头运动	心尖搏动向左下移位并呈抬举性，周围血管征阳性	心浊音界向左下扩大，心脏呈靴形	主动脉瓣第二听诊区叹气样递减型舒张期杂音，可向心尖部传导；心尖部 S_1 减弱，A_2 减弱或消失，可闻及 Austin–Flint 杂音
左心衰竭	不同程度呼吸困难，发绀，高枕卧位或端坐位，心尖搏动向左下移位	心尖搏动向左下移位（除单纯二尖瓣狭窄外），严重者有交替脉	心浊音界向左下扩大，单纯二尖瓣狭窄则表现为梨形心	心率快，S_1 减弱，可闻及舒张早期奔马律，P_2 亢进伴分裂；双肺底可闻及细湿啰音，少量哮鸣音。急性肺水肿时，全肺可满布湿啰音
右心衰竭	口唇发绀，颈静脉怒张，浮肿	肝脏肿大、压痛，肝–颈静脉回流征阳性，下肢或腰骶部凹陷性水肿	心界扩大，可有胸水或腹水体征	心率增快，剑突下或胸骨左缘第4、5肋间可闻及右室舒张早期奔马律
大量心包积液	颈静脉怒张，心尖搏动明显减弱或消失	心尖搏动减弱或消失；可有奇脉；肝大，压痛，肝–颈静脉回流征阳性	心界向两侧扩大，呈"烧瓶状"，卧位时心底部增宽	心率加快，心音遥远

细目九　腹部检查

1. 腹部视诊

（1）腹部外形：正常腹部平坦。

1）全腹膨隆：①腹内积气：见于肠梗阻或肠麻痹。积气在肠道外腹腔内者，称为气腹，见于胃肠穿孔或治疗性人工气腹。②腹内积液：当腹腔内大量积液时，在仰卧位腹部外形呈宽而扁状，称为蛙腹，常见于肝硬化门脉高压症、右心衰竭、缩窄性心包炎、肾病综合征、结核性腹膜炎、腹膜转移癌等；结核性腹膜炎、肿瘤浸润时，腹形常呈尖凸状，也称为尖腹。③腹腔巨大肿块：以巨大卵巢囊肿最常见，腹部呈球形膨隆而以囊肿部位较明显。

2）局部膨隆：常见于腹部炎性包块、胃肠胀气、脏器肿大、腹内肿瘤、腹壁肿瘤和疝等。①左上腹膨隆见于脾肿大、巨结肠或结肠脾曲肿瘤。②上腹中部膨隆见于肝左叶肿大、胃扩张、胃癌、胰腺囊肿或肿瘤。③右上腹膨隆见于肝肿大（淤血、脓肿、肿瘤）、胆囊肿大及结肠肝曲肿瘤。④腰部膨隆见于大量肾盂积水或积脓、多囊肾、巨大肾上腺瘤。⑤左下腹部膨隆见于降结肠肿瘤、干结粪块。⑥下腹部膨隆多见于妊娠、子宫肌瘤、卵巢囊肿、尿潴留等。⑦右下腹膨隆见于阑尾周围脓肿、回盲部结核或肿瘤等。

3）全腹凹陷：见于严重脱水、明显消瘦及恶病质等。严重者呈舟状腹，见于恶性肿瘤、结核、糖尿病、甲状腺功能亢进症等消耗性疾病。

（2）呼吸运动：腹式呼吸减弱，见于各种原因的急腹症、大量腹水、腹腔巨大肿瘤等；腹式呼吸消失，见于急性弥漫性腹膜炎等。

（3）腹壁静脉：正常时腹壁静脉一般不显露。当门静脉高压或上、下腔静脉回流受阻导致侧支循环形成时，腹壁静脉呈现扩张、迂曲状态，称为腹壁静脉曲张。①门脉高压，腹壁曲张的静脉以脐为中心向周围伸展，肚脐以上腹壁静脉血流方向从下向上，肚脐以下腹壁静脉血流方向自上向下。②上腔静脉梗阻，胸腹壁静脉血流方向自上向下，流入下腔静脉。③下腔静脉梗阻，腹壁浅静脉血流方向。向上，进入上腔静脉。

（4）胃肠型和蠕动波：正常人腹部一般看不到蠕动波及胃型和肠型，有时在腹壁菲薄或松弛的老年人、极度消瘦者或经产妇可能见到。幽门梗阻时可见到胃蠕动波自左肋缘下向右缓慢推进（正蠕动波），有时可见到逆蠕动波及胃型。脐部出现肠蠕动波见于小肠梗阻。严重梗阻时，脐部可见横行排列呈多层梯形的肠型和较大的肠蠕动波。结肠梗阻时宽大的肠型多出现于腹壁周边，同时盲肠多胀大呈球形。

2. 腹部触诊　被检者采取仰卧位，两手平放于躯干两侧，两腿并拢屈曲，使腹壁肌肉放松，做缓慢的腹式呼吸运动。医生站在其右侧，面向被检者，以便观察其有无疼痛等表情。检查者的手要温暖，动作轻柔。边与被检者交谈，边进行检查。从健康部位开始对腹部进行全面检查。检查时注意腹壁紧张度、有无压痛和反跳痛等。

（1）腹壁紧张度

1）增加（腹肌紧张）：①弥漫性腹肌紧张：多见于胃肠道穿孔或实质脏器破裂所致的急性弥漫性腹膜炎。此时腹壁常强直，硬如木板，故称为板状腹。②局限性腹肌紧张：多系局限性腹膜炎所致，如右下腹腹壁紧张多见于急性阑尾炎，右上腹腹壁紧张多见于急性胆囊炎。③腹膜慢性炎症时，触诊如揉面团一样，不易压陷，称为揉面感，常见于结核性腹膜炎、癌性腹膜炎。

2）减低：见于慢性消耗性疾病或刚放出大量腹水者，也可见于身体瘦弱的老年人和经产妇。

3）消失：见于脊髓损伤所致的腹肌瘫痪和重症肌无力等。

（2）压痛及反跳痛

1）压痛：①广泛性压痛：见于弥漫性腹膜炎。②局限性压痛：见于局限性腹膜炎或局部脏器的病变。明确而固定的压痛点是诊断某些疾病的重要依据，如麦氏（Mc Burney）点（右髂前上棘与脐连线中外 1/3 交界处）压痛多考虑急性阑尾炎，胆囊点（右腹直肌外缘与肋弓交界处）压痛考虑胆囊病变。

2）反跳痛：反跳痛表示炎症已波及腹膜壁层。腹肌紧张伴压痛、反跳痛称为腹膜刺激征，是急性腹膜炎的可靠体征。

（3）液波震颤（助理不考）：检查时患者仰卧，医师用手掌面贴于患者一侧腹壁，另一手四指并拢屈曲，用指端迅速叩击对侧腹壁，如腹腔内有大量游离液体（3000 ~ 4000mL 以上），则贴于腹壁的手掌可感到液波的冲击，称为液波震颤或波动感。为防止腹壁本身的震动传至对侧，可让另一人将手掌尺侧缘轻压于患者脐部腹中线上，即可阻止腹壁震动的传导。

3. 腹内脏器触诊

（1）肝脏

1）检查方法：采用单手或双手触诊法，分别在右侧锁骨中线延长线和前正中线上触诊肝脏右叶和左叶。检查时患者取仰卧位，双腿稍屈曲，使腹壁松弛，医师位于患者右侧。

2）正常肝脏：正常成人的肝脏一般触不到，但腹壁松弛的消瘦者于深吸气时可触及肝下缘，多在肋弓下 1cm 以内，剑突下如能触及肝左叶，多在 3cm 以内。2 岁以下小儿的肝脏相对较大，易触及。正常肝脏质地柔软，边缘较薄，表面光滑，无压痛和叩击痛。

3）注意事项：仔细感觉并详细描述其大小、质地、表面光滑度及边缘情况、有无压痛及搏动等。

4）肝脏大小变化的临床意义：①弥漫性肝肿大见于肝炎、脂肪肝、肝淤血、早期肝硬化、白血病、血吸虫病等。②局限性肝肿大见于肝脓肿、肝囊肿（包括肝包虫病）、肝肿瘤等。③肝脏缩小见于急性和亚急性重型肝炎、晚期肝硬化。

5）肝脏质地分级：质软、质韧（中等硬度）和质硬三级。正常肝脏质地柔软，如触口唇；急性肝炎及脂肪肝时质地稍韧；慢性肝炎质韧，如触鼻尖；肝硬化质硬，肝癌质地最硬，如触前额；肝脓肿或囊肿有积液时呈囊性感。

6）肝脏常见疾病的临床表现

疾病	大小	质地	表面	边缘	压痛
急性肝炎	轻度肿大	质稍韧	光滑	钝	有
慢性肝炎	明显肿大	质韧或稍硬	—	—	较轻
肝硬化	早期肝常肿大，晚期则缩小变硬	质硬	结节状	薄	无
肝癌	进行性肿大	坚硬如石	大小不等的结节状或巨块状	不整	明显
脂肪肝	肿大	质软或稍韧	光滑	—	无
肝淤血	明显肿大	质韧	光滑	圆钝	有

右心衰竭引起的肝淤血肿大时，压迫右上腹肝区，可使颈静脉怒张更明显，称为肝–颈静脉回流征阳性，还可见于心包积液、缩窄性心包炎。

（2）胆囊

1）墨菲征的检查方法：医生将左手掌平放在被检者的右肋，拇指放在胆囊点，用中等压力按压腹壁，然后嘱被检者缓慢深呼吸，如果深吸气时被检者因疼痛而突然屏气，则称墨菲征（Murphy Sign）阳性，见于急性胆囊炎。

2）临床意义：正常胆囊不能触及。急性胆囊炎时胆囊肿大，呈囊性感，压痛明显，常有墨菲征阳性。胰头癌压迫胆总管导致胆囊显著肿大时无压痛，但有逐渐加深的黄疸，称库瓦西耶征（Courvoisier Sign）阳性。胆囊肿大，有实性感者，见于胆囊结石或胆囊癌。

（3）脾脏

1）检查方法：仰卧位或右侧卧位，右下肢伸直，左下肢屈髋、屈膝进行检查。

2）注意事项：正常脾脏不能触及。内脏下垂、左侧大量胸腔积液或积气时，脾向下移而可触及。除此之外能触及脾脏，则提示脾肿大。触及脾脏后应注意其大小、质地、表面形态、有无压痛及摩擦感等。

3）脾肿大的分度方法：①深吸气时脾脏在肋下不超过2cm者为轻度肿大。②超过2cm但在脐水平线以上，为中度肿大。③超过脐水平线或前正中线为高度肿大，又称巨脾。中度以上脾肿大时其右缘常可触及脾切迹，这一特征可与左肋下其他肿块相鉴别。

4）脾肿大的测量方法：用三线记录法（单位：厘米）。

①甲乙线：测量左锁骨中线与左肋缘交点（甲点）至脾下缘（乙点）之间的距离。

②甲丙线：测量甲点至脾脏最远端（丙点）之间的距离。

③丁戊线：测量脾右缘（丁点）与前正中线之间的距离。

如脾脏高度增大，向右越过前正中线，则测量脾右缘至前正中线的最大距离，以"+"表示；未超过前正中线，则测量脾右缘与前正中线的最短距离，以"−"表示。

5）脾肿大的临床意义：①轻度脾大：见于慢性肝炎、粟粒型肺结核、伤寒、感染性心内膜炎、败血症和急性疟疾等，一般质地较柔软。②中度脾大：见于肝硬化、慢性溶血性黄疸、慢性淋巴细胞白血病、系统性红斑狼疮、疟疾后遗症及淋巴瘤等，一般质地较硬。③高度脾大：表面光滑者见于慢性粒细胞白血病、慢性疟疾和骨髓纤维化等。表面不平而有结节者见于淋巴瘤和恶性组织细胞病等。脾脓肿、脾梗死和脾周围炎时，可触及摩擦感且压痛明显。

（4）肾脏（助理不考）

1）触诊方法：常用双手触诊法。患者可取仰卧位或立位。医生位于患者右侧，将左手掌放在患者右后腰部向上托（触诊左肾时，左手绕过患者前方托住左后腰部），右手掌平放于被检侧季肋部，以微弯的手指指端放在肋弓下方，随患者呼气，右手逐渐深压向后腹壁，与在后腰部向上托起的左手试图接近，双手夹触肾。如未触及肾脏，应让患者深吸气，此时随吸气下移的肾脏可能滑入双手之间而被触知。如能触及肾脏大部分，将其在两手间夹住时，患者常有类似恶心或酸痛的不适感。有时只能触及光滑、圆钝的肾下极，且常从触诊的手中滑出。

2）注意事项：触及肾脏时应注意其大小、形状、质地、表面状态、敏感性和移动度等。

3）临床意义：肾脏肿大见于肾盂积水或积脓、肾肿瘤及多囊肾等。肾盂积水或积脓时，其质地柔软，富有弹性，有波动感；肾肿瘤则质地坚硬，表面凹凸不平；多囊肾时，肾脏不规则增大，有囊性感。

3）肾脏和尿路炎性疾病常见压痛点：①季肋点：在第 10 肋骨前端。②上输尿管点：在脐水平线上，腹直肌外缘。③中输尿管点：在两侧髂前上棘水平，腹直肌外缘，相当于输尿管第二狭窄处（入骨盆腔处）。④肋脊点：在背部脊柱与第 12 肋所成的夹角顶点，又称肋脊角。⑤肋腰点：在第 12 肋与腰肌外缘的夹角顶点，又称肋腰角。季肋点压痛亦提示肾脏病变。输尿管有结石、化脓性或结核性炎症时，在上或中输尿管点出现压痛。肋脊点和肋腰点是肾脏炎症性疾病（如肾盂肾炎、肾结核或肾脓肿等）常出现压痛的部位；如炎症深隐于肾实质内，可无压痛而仅有叩击痛。

4. 正常腹部可触及的结构和腹部肿块触诊

（1）正常腹部可触及的结构：除瘦弱者和多产妇可触到右肾下极，儿童可触及肝脏下缘外，正常腹部可触及腹主动脉、腰椎椎体与骶骨岬、横结肠、乙状结肠、盲肠等结构。

（2）腹部肿块触诊：腹腔脏器的肿大、异位、肿瘤、囊肿或脓肿、炎性组织粘连或肿大的淋巴结等均可形成肿块。①触到肿块要鉴别其来源于何种脏器：上腹中部肿块多来源于胃或胰腺的肿瘤，右肋下肿块常与肝胆有关，两侧腹部的肿块常为结肠肿瘤。②是炎症性还是非炎症性：炎性肿块压痛明显，如肝炎、肝脓肿、阑尾周围脓肿等，而非炎性肿块压痛轻微或不明显。③实质性还是囊性：实质性肿块质地可柔软、中等硬或坚硬，见于炎症、结核和肿瘤；而囊性肿块触之柔软，见于脓肿或囊肿等。④良性还是恶性：良性肿块多为圆形且表面光滑，而形态不规整、表面凹凸不平及坚硬者多为恶性。⑤在腹腔内还是在腹壁上。还须注意肿块的部位、大小、形态、质地、压痛、搏动、移动度、与邻近器官的关系等。

5. 腹部叩诊

（1）正常叩诊音：除肝脏、脾脏所在部位外，正常腹部叩诊音主要为鼓音。

1）肝脏叩诊：匀称体型者的正常肝上界在右锁骨中线上，第 5 肋间，下界位于右季肋下缘。右锁骨中线上，肝浊音区上下径之间的距离为 9～11cm。右腋中线上，肝上界在第 7 肋间，下界相当于第 10 肋骨水平。在右肩胛线上，肝上界为第 10 肋间，下界不易叩出。瘦长型者肝上下界均可低一个肋间，矮胖型者则可高一个肋间。

病理情况及其意义，见下表。

肝脏叩诊	临床意义
肝浊音界向上移位	见于右肺不张、气腹及鼓肠
肝浊音界向下移位	见于阻塞性肺疾病、右侧张力性气胸
肝浊音界扩大	见于肝炎、肝脓肿、肝淤血、肝癌和多囊肝
肝浊音界缩小	见于暴发性肝衰竭、晚期肝硬化和胃肠胀气
肝浊音界消失代之以鼓音	见于急性胃肠穿孔、人工气腹
肝区叩击痛	见于肝炎、肝脓肿

2）脾脏叩诊：脾浊音区宜采用轻叩法，在左腋中线自上而下进行叩诊。正常脾浊音区在左腋中线上第 9～11 肋间，宽 4～7cm，前方不超过腋前线。脾浊音区缩小或消失见于左侧气胸、胃扩张及鼓肠等。脾浊音区扩大见于脾肿大。

3）膀胱叩诊（助理不考）：膀胱空虚时，因小肠位于耻骨上方遮盖膀胱，故叩诊呈鼓音，叩不出膀胱的轮廓；膀胱充盈时，可在耻骨上方叩出圆形浊音区。妊娠的子宫、卵巢囊肿或子宫肌瘤等，该区叩诊也呈浊音，应予鉴别。腹水时，耻骨上方叩诊可呈浊音区，但此区的弧形上缘凹向脐部，而膀胱胀大的浊音区弧形上缘凸向脐部。排尿或导尿后复查，如为浊音区转为鼓音，即为尿潴留而致的膀胱胀大。

6. 胃泡鼓音区和移动性浊音叩诊

（1）胃泡鼓音区（助理不考）：位于左前胸下部，上界为膈及肺下缘，下界为肋弓，左界为脾脏，右界为肝左缘。①此区明显扩大见于幽门梗阻。②明显缩小见于胸腔积液、心包积液、脾肿大及肝左叶肿大等。③此区鼓音消失而转为实音，见于急性胃扩张或溺水者。

（2）移动性浊音：①检查方法：当腹腔内有 1000mL 以上游离液体时，患者仰卧位叩诊，脐部呈鼓音，腹部两侧呈浊音；侧卧位时，叩诊上侧腹部转为鼓音，下侧腹部呈浊音。这种因体位不同而出现浊音区变动的现象称为移动性浊音阳性。②临床意义：见于肝硬化门静脉高压症、右心衰竭、肾病综合征、严重营养不良及渗出性腹膜炎（如结核性或自发性）等引起的腹水。

7. 腹部听诊

（1）肠鸣音（肠蠕动音）：正常肠鸣音大约每分钟 4～5 次，在脐部或右下腹部听得最清楚。①肠鸣音活跃：超过每分钟 10 次，音调不特别高亢，见于服泻药后、急性肠炎或胃肠道大出血等。②肠鸣音亢进：肠鸣音次数多，且呈响亮、高亢的金属音，见于机械性肠梗阻。③肠鸣音减弱或稀少：肠鸣音明显少于正常，或 3～5 分钟以上才听到一次，见于老年性便秘、电解质紊乱（低血钾）及胃肠动力低下等。④肠鸣音消失或静腹：持续听诊 3～5 分钟未闻及肠鸣音，见于急性腹膜炎或各种原因所致的麻痹性肠梗阻。

（2）振水音：患者仰卧，医师用耳凑近患者上腹部或将听诊器体件放于此处，然后用稍弯曲的手指以冲击触诊法连续迅速冲击患者上腹部，如果听到胃内液体与气体相撞击的声音为振水音。正常人餐后或饮入多量液体时，振水音阳性。若空腹或餐后 6～8 小时以上仍有此音，则提示胃内有液体潴留，见于胃扩张、幽门梗阻及胃液分泌过多等。

（3）血管杂音：①上腹部的两侧出现收缩期血管杂音常提示肾动脉狭窄。②左叶肝癌压迫肝动脉或腹主动脉时，可在包块部位闻及吹风样血管杂音。③脐部收缩期血管杂音提示腹主动脉瘤或腹主动脉狭窄。④肝硬化门脉高压侧支循环形成时，在脐周可闻及连续性的嗡鸣音。

8. 腹部常见疾病的体征（助理不考）

病变	视诊	触诊	叩诊	听诊
肝硬化门静脉高压	肝病面容、蜘蛛痣及肝掌，晚期患者黄疸，腹部膨隆，呈蛙腹状，腹壁静脉曲张	早期肝肿大，质地偏硬；晚期肝脏缩小，脾大	早期肝浊音区轻度扩大；晚期肝浊音区缩小，移动性浊音阳性	肠鸣音正常
急性腹膜炎	急性病容，强迫仰卧位，腹式呼吸消失，肠麻痹时腹部膨隆	出现典型的腹膜刺激征——腹壁紧张、压痛及反跳痛	鼓肠或有气腹时，肝浊音区缩小或消失，移动性浊音阳性	肠鸣音减弱或消失
肠梗阻	急性病容，腹部呼吸运动减弱，可见肠型及蠕动波	腹壁紧张、压痛，绞窄性肠梗阻有压痛性包块及反跳痛	腹部鼓音明显	机械性肠梗阻早期肠鸣音亢进，呈金属调；麻痹性肠梗阻时肠鸣音减弱或消失

细目十　肛门、直肠检查及临床意义

1. 肛门、直肠视诊　根据病情需要采取肘膝位、仰卧位、截石位、左侧卧位或蹲位等体位。正常肛门周围皮肤色较黑，可见皮肤皱褶自肛门向外周放射。视诊肛门时注意观察肛门有无闭锁或狭窄、有无伤口及感染、有无肛瘘及肛裂、有无直肠脱垂、有无痔疮，并注意区分是外痔（肛门齿状线以下的紫红色包块，表面为皮肤）、内痔（肛门齿状线以上的紫红色包块，表面为黏膜），还是混合痔。

2. 肛门、直肠指诊　肛门、直肠指诊对肛门直肠疾病的诊断有重要价值。指诊时剧烈触痛，见于肛裂与感染；触痛并有波动感，见于肛门、直肠周围脓肿；触及柔软光滑而有弹性的包块，见于直肠息肉；触及质地坚硬、表面凹凸不平的包块，考虑直肠癌；指诊后指套带有黏液、脓液或血液，存在炎症并有组织破坏。

细目十一　脊柱与四肢检查及临床意义

1. 脊柱检查

（1）脊柱弯曲度

1）检查方法：患者取立位或坐位，先从侧面观察脊柱有无过度的前凸与后凸，然后从后面用手指沿脊椎棘突用力从上向下划压，划压后的皮肤出现一条红色充血线，观察脊柱有无侧弯。

2）临床意义：①脊柱后凸多发生于胸段，见于佝偻病、脊柱结核、强直性脊柱炎、脊柱退行性变等。②脊柱前凸多发生于腰段，见于大量腹水、腹腔巨大肿瘤、髋关节结核及髋关节后脱位等。③脊柱侧凸：姿势性侧凸的特点为弯曲度多不固定，多见于儿童发育期坐立位姿势不良、椎间盘突出症、脊髓灰质炎等；器质性侧凸时，改变体位不能使侧凸得到纠正，见于佝偻病、脊椎损伤、胸膜肥厚等。

（2）脊柱活动度

1）检查方法：检查颈段活动时，固定被检查者的双肩，让其做颈部的前屈、后伸、侧弯、旋转等动作；检查腰段活动时，固定被检查者的骨盆，让其做腰部的前屈、后伸、侧弯、旋转等动作。若已有外伤性骨折或关节脱位时，应避免做脊柱活动度检查，以防损伤脊髓。

2）临床意义：脊柱活动受限常见于软组织损伤、骨质增生、骨质破坏、脊椎骨折或脱位、腰椎间盘突出症。

（3）脊柱压痛与叩击痛

1）检查方法：①脊柱压痛检查：患者取坐位，身体稍向前倾，医师用右手拇指自上而下逐个按压脊椎棘突及椎旁肌肉。②脊柱叩击痛检查：患者取坐位，医师用手指或用叩诊锤直接叩击各个脊椎棘突，了解患者是否有叩击痛，此为直接叩诊法；或患者取坐位，医师将左手掌置于患者头顶部，右手半握拳，以小鱼际肌部位叩击左手背，了解患者的脊柱是否有疼痛，此为间接叩诊法。

2）临床意义：正常人脊柱无压痛与叩击痛，若某一部位有压痛与叩击痛，提示该处有病变，如脊椎结核、脊椎骨折、脊椎肿瘤、椎间盘突出等。

2. 四肢、关节检查

（1）四肢、关节形态改变及其临床意义

1）匙状甲（反甲）：常见于缺铁性贫血，偶见于风湿热。

2）杵状指（趾）：常见于支气管扩张症、支气管肺癌、慢性肺脓肿、脓胸，以及发绀型先天性心脏病、亚急性感染性心内膜炎等。

3）指关节变形：以类风湿关节炎引起的梭形关节最常见。

4）膝内翻、膝外翻：膝内翻为"O"形腿，膝外翻为"X"形腿，常见于佝偻病及大骨节病。

5）膝关节变形：常见于风湿性关节炎活动期、结核性关节炎、关节积液等。

6）足内翻、足外翻：多见于先天畸形、脊髓灰质炎后遗症等。

7）肢端肥大：见于腺垂体功能亢进、生长激素分泌过多引起的肢端肥大症。

8）下肢静脉曲张：多见于小腿，是下肢浅静脉血液回流受阻或静脉瓣功能不全所致。表现为下肢静脉如蚯蚓状怒张、弯曲，久立位更明显，严重时有小腿肿胀感，局部皮肤暗紫红色或有色素沉着，甚至形成溃疡。常见于从事站立性工作者或栓塞性静脉炎患者。

（2）运动功能检查：关节活动障碍见于相应部位骨折、脱位、炎症、肿瘤、退行性变及肌腱、软组织损伤等。

细目十二 神经系统检查及临床意义

1. 脑神经检查

（1）视神经（助理不考）

1）视神经检查包括视力、视野和眼底检查。

2）视野反映黄斑中央凹以外的视网膜及视觉通路的功能，视觉通路的任何部位受到损害，都可引起视野缺损。

3）眼底检查需要用检眼镜观察视乳头、视网膜、视网膜血管、黄斑有无异常。①视乳头水肿常见于颅内肿瘤、视神经受压迫等，如颅内出血、脑膜炎、脑炎等引起的颅内压增高。②视网膜出血常见于高血压、出血性疾病等。③视网膜有渗出物可见于高血压、慢性肾炎、妊娠高血压综合征等。④原发性视神经萎缩见于球后视神经炎或肿瘤。

（2）动眼神经（助理不考）：动眼神经位于中脑，支配上直肌、下直肌、内直肌、下斜肌、上睑提肌、瞳孔括约肌和睫状肌。动眼神经麻痹可表现为上睑下垂；眼球转向外下方，有外斜视和复视；眼球不能向上、向下、向内转动；瞳孔扩大；对光反射、调节反射、集合反射消失。常见于颅底肿瘤、结核性脑膜炎、脑出血合并脑疝等。

（3）三叉神经（助理不考）：三叉神经位于脑桥，主要支配面部感觉和咀嚼运动。三叉神经刺激性病变时，可出现三叉神经痛，常表现为突然发作的一侧面部剧痛，可在眶上孔、上颌孔和颏孔三处有压痛点，且按压时可诱发疼痛。

（4）面神经：①面神经主要支配面表情肌和分管舌前 2/3 味觉。面神经核位于脑桥，分上、下两部分：上部受双侧大脑皮质运动区支配，下部仅受对侧大脑皮质运动区支配。②中枢性与周围性面神经麻痹的鉴别见下表。

中枢性与周围性面神经麻痹的鉴别

区别点	中枢性面神经麻痹	周围性面神经麻痹
病因	核上组织（包括皮质、皮质脑干纤维、内囊、脑桥等）受损	面神经核或面神经受损
临床表现	病灶对侧颜面下部肌肉麻痹，可见鼻唇沟变浅，露齿时口角下垂（或称口角歪向病灶侧），不能吹口哨或鼓腮	病灶同侧全部面肌瘫痪，从上到下表现为不能皱额、皱眉、闭眼，角膜反射消失，鼻唇沟变浅，不能露齿、鼓腮、吹口哨，口角下垂（或称口角歪向病灶对侧）
临床意义	多见于脑血管病变、脑肿瘤和脑炎	多见于受寒、耳部或脑膜感染、神经纤维瘤引起的周围性面神经麻痹。此外，还可出现舌前 2/3 味觉障碍等

2. 感觉功能检查、感觉障碍及其常见类型

（1）感觉功能检查

1）浅感觉：包括痛觉、触觉、温度觉。

2）深感觉：包括运动觉、位置觉、振动觉。

3）复合感觉（皮质感觉）：包括定位觉、两点辨别觉、立体觉和图形觉。

（2）感觉障碍：疼痛、感觉减退、感觉异常、感觉过敏、感觉过度和感觉分离。分型如下：

1）末梢型：表现为肢体远端对称性完全性感觉缺失，呈手套状、袜子状分布，也可有感觉异常、感觉过度和疼痛等。常见于多发性神经炎。

2）神经根型：感觉障碍范围与某神经根的节段分布一致，呈节段型或带状，在躯干呈横轴走向，在四肢呈纵轴走向，疼痛较剧烈，常伴有放射痛或麻木感，是脊神经后根损伤所致。见于椎间盘突出症、颈椎病、髓外肿瘤和神经根炎等。

3）脊髓型：根据脊髓受损程度分型：①脊髓横贯型：为脊髓完全被横断。其特点为病变平面以上完全正常，病变平面以下各种感觉均缺失，并伴有截瘫或四肢瘫，排尿排便障碍。多见于急性脊髓炎、脊髓外伤等。②脊髓半横贯型：仅脊髓一半被横断，又称布朗－塞卡尔综合征。其特点为病变同侧损伤平面以下深感觉丧失及痉挛性瘫痪，对侧痛、温觉丧失。见于脊髓外肿瘤和脊髓外伤等。

4）内囊型：表现为病灶对侧半身感觉障碍、偏瘫、同向偏盲，称为三偏征，常见于脑血管疾病。

5）脑干型：特点是同侧面部感觉缺失和对侧躯干及肢体感觉缺失，见于炎症、肿瘤和血管病变。

6）皮质型：特点为上肢或下肢感觉障碍，并有复合感觉障碍，见于大脑皮层感觉区损害。

3. 运动功能检查

（1）随意运动：是指受意识支配的动作，由大脑皮质通过锥体束支配骨骼肌来完成。检查的重点是肌力。

1）肌力分级：分为 6 级。

0 级：无肢体活动，也无肌肉收缩，为完全性瘫痪。

1 级：可见肌肉收缩，但无肢体活动。

2 级：肢体能在床面上做水平移动，但不能抬起。

3 级：肢体能抬离床面，但不能抵抗阻力。

4 级：能做抵抗阻力的动作，但较正常差。

5 级：正常肌力。

其中，0 级为全瘫，1～4 级为不完全瘫痪（轻瘫），5 级为正常肌力。

2）瘫痪的表现形式：单瘫、偏瘫、交叉性偏瘫、截瘫。①单瘫：单一肢体瘫痪，多见于脊髓灰质炎。②偏瘫：为一侧肢体（上、下肢）瘫痪，常伴有同侧脑神经损害，多见于颅内病变或脑卒中。③交叉性偏瘫：为一侧偏瘫及对侧脑神经损害，见于脑干病变。④截瘫：为双下肢瘫痪，是脊髓横贯性损伤，见于脊髓外伤、炎症等。

（2）被动运动：是检查肌张力强弱的方法。肌张力是肌肉在松弛状态下的紧张度和被动运动时的阻力。张力过低或缺失见于周围神经、脊髓灰质前角及小脑病变。折刀样张力过高见于锥体束损害。铅管样肌张力过高及齿轮样肌张力过高见于锥体外系损害，如帕金森病。

（3）不自主运动（助理不考）

1）震颤：①静止性震颤见于帕金森病。②动作性震颤见于小脑病变。③扑翼样震颤主要见于肝性脑病。

2）舞蹈症：多见于儿童脑风湿病变。

3）手足搐搦：见于低钙血症和碱中毒。

（4）共济运动

1）检查方法：指鼻试验、对指试验、轮替动作、跟－膝－胫试验、闭目难立试验。

2）临床意义：正常人动作协调、稳准，如动作笨拙和不协调时称为共济失调。①感觉性共济失调：与视觉有关，睁眼时减轻，闭眼时加重，伴有深感觉障碍，常见于感觉系统病变，如多发性神经炎、亚急性脊髓联合变性、脊髓空洞症等。②小脑性共济失调：与视觉无关，不受睁眼与闭眼的影响，伴有肌张力降低、眼球震颤等，常见于小脑疾病。③前庭性共济失调：以平衡障碍为主，伴有眩晕、恶心、呕吐及眼球震颤，常见于梅尼埃病、脑桥小脑角综合征等。

4. 神经反射检查

（1）浅反射

1）角膜反射：①直接角膜反射存在，间接角膜反射消失，为受刺激对侧的面神经瘫痪。②直接角膜反射消失，间接角膜反射存在，为受刺激侧的面神经瘫痪。③直接、间接角膜反射均消失为受刺激侧三叉神经病变。④深昏迷患者角膜反射也消失。

2）腹壁反射：①上部腹壁反射消失说明病变在胸髓 7～8 节。②中部腹壁反射消失说明病变在胸髓 9～10 节。③下部腹壁反射消失说明病变在胸髓 11～12 节。④一侧腹壁反射消失，多见于同侧锥体束受损。⑤上、中、下腹壁反射均消失见于昏迷或急腹症患者。⑥肥胖、老年人、经产妇也可见腹壁反射消失。

3）提睾反射：①一侧反射减弱或消失见于锥体束损害，或腹股沟疝、阴囊水肿、睾丸炎等。②双侧反射消失见于腰髓 1 ～ 2 节病损。

（2）深反射

1）检查内容：肱二头肌反射、肱三头肌反射、桡骨骨膜反射、膝反射、踝反射、阵挛（髌阵挛、踝阵挛）。

2）临床意义：①深反射减弱或消失：多为器质性病变，是相应脊髓节段或所属的脊神经的病变，常见于末梢神经炎、神经根炎、脊髓灰质炎、脑或脊髓休克状态等。②深反射亢进：见于锥体束的病变，如急性脑血管病、急性脊髓炎休克期过后等。

（3）病理反射

1）检查内容：巴宾斯基（Babinski）征、奥本海姆（Oppenheim）征、戈登（Gordon）征、查多克（Chaddock）征、霍夫曼（Hoffmann）征。

2）临床意义：锥体束病变时，大脑失去对脑干和脊髓的抑制而出现的异常反射，为病理反射。一岁半以内的婴幼儿由于锥体束尚未发育完善，可以出现上述反射现象。成人出现则为病理反射。

（4）脑膜刺激征

1）检查内容：颈强直、凯尔尼格（kernig）征、布鲁津斯基（Brudzinski）征。

2）临床意义：脑膜刺激征阳性见于各种脑膜炎、蛛网膜下腔出血等。颈强直也可见于颈椎病、颈部肌肉病变。凯尔尼格征也可见于坐骨神经痛、腰骶神经根炎等。

（5）拉塞格征：为坐骨神经根受刺激的表现，又称坐骨神经受刺激征。阳性见于腰椎间盘突出症、坐骨神经痛、腰骶神经根炎等。

第四单元　实验室诊断

细目一　血液的一般检查及临床意义

1. 血红蛋白测定和红细胞计数，红细胞形态变化

【参考值】血红蛋白（Hb）：男性 130 ～ 175g/L；女性 115 ～ 150g/L。红细胞（RBC）：男性（4.3 ～ 5.8）$\times 10^{12}$/L；女性（3.8 ～ 5.1）$\times 10^{12}$/L。

【临床意义】血红蛋白测定与红细胞计数的临床意义基本相同。

（1）红细胞及血红蛋白减少：单位容积循环血液中血红蛋白量、红细胞数低于参考值低限称为贫血。以血红蛋白为标准，成年男性 Hb < 130g/L，成年女性 Hb < 115g/L，即为贫血。

贫血分为 4 级：①轻度：Hb <参考值低限，但> 90g/L。②中度：Hb 90 ～ 60g/L。③重度：Hb 60 ～ 30g/L。④极重度：Hb < 30g/L。

1）生理性减少：见于妊娠中、后期，6 个月至 2 岁的婴幼儿，老年人。

2）病理性减少：①红细胞生成减少：如叶酸及（或）维生素 B_{12} 缺乏所致的巨幼细胞贫血；血红蛋白合成障碍所致的缺铁性贫血、铁粒幼细胞贫血等；骨髓造血功能障碍，如再生障碍性贫血、白血病；慢性系统性疾病，如慢性感染、恶性肿瘤、慢性肾病等。②红细胞破坏过多：各种原因引起的溶血性贫血，如异常血红蛋白病、珠蛋白生成障碍性贫血、阵发性睡眠性血红蛋白尿、免疫性溶血性贫血、脾功能亢进等。③红细胞丢失过多：如各种失血性贫血等。

（2）红细胞及血红蛋白增多：单位容积循环血液中血红蛋白量、红细胞数高于参考值高限。诊断标准：成年男性 Hb > 180g/L，RBC > 6.5$\times 10^{12}$/L；成年女性 Hb > 170g/L，RBC > 6.0$\times 10^{12}$/L。

1）相对性增多：因血浆容量减少，血液浓缩所致。见于严重腹泻、频繁呕吐、大量出汗、大面积烧伤、糖尿病酮症酸中毒、尿崩症等。

2）绝对性增多：①继发性：组织缺氧所致，生理性见于新生儿及高原生活者；病理性见于严重的慢性心、肺疾病，如阻塞性肺疾病、肺源性心脏病、发绀型先天性心脏病等。②原发性：见于真性红细胞增多症。

（3）红细胞形态异常

1）大小改变：①小红细胞：红细胞直径＜6μm，见于小细胞低色素性贫血，主要为缺铁性贫血。②大红细胞：红细胞直径＞10μm，见于溶血性贫血、急性失血性贫血、巨幼细胞贫血。③巨红细胞：红细胞直径＞15μm，见于巨幼细胞贫血。④红细胞大小不均：红细胞大小悬殊，直径可相差一倍以上，见于增生性贫血，如溶血性贫血、失血性贫血、巨幼细胞贫血，尤其以巨幼细胞贫血更为显著。

2）形态改变：①球形红细胞：主要见于遗传性球形红细胞增多症，也可见于自身免疫性溶血性贫血。②椭圆形红细胞：主要见于遗传性椭圆形红细胞增多症，巨幼细胞贫血时可见巨椭圆形红细胞。③靶形红细胞：常见于珠蛋白生成障碍性贫血、异常血红蛋白病，也可见于缺铁性贫血等。④口形红细胞：主要见于遗传性口形红细胞增多症，少量可见于 DIC 及乙醇中毒。⑤镰形红细胞：见于镰形细胞性贫血（血红蛋白 S 病）。⑥泪滴形红细胞：主要见于骨髓纤维化，为本病的特点之一，也可见于珠蛋白生成障碍性贫血、溶血性贫血等。

2. 白细胞计数和白细胞分类计数，中性粒细胞核象变化

【参考值】白细胞计数：成人（3.5～9.5）×10⁹/L。5 种白细胞的百分数和绝对值见下表。

5 种白细胞的百分数和绝对值

细胞类型		百分比（%）	绝对值（×10⁹/L）
中性粒细胞	杆状核	1～5	0.04～0.5
	分叶核	50～70	2～7
嗜酸性粒细胞		0.5～5	0.05～0.5
嗜碱性粒细胞		0～1	0～0.1
淋巴细胞		20～40	0.8～4
单核细胞		3～8	0.12～0.8

【临床意义】成人白细胞数＞9.5×10⁹/L 称白细胞增多；＜3.5×10⁹/L 称白细胞减少。

（1）中性粒细胞

1）增多：生理性增多，见于新生儿、妊娠后期、分娩、剧烈运动或劳动后。病理性增多分为反应性增多和异常增生性增多两种。反应性增多见于：①急性感染：化脓性感染最常见，如流行性脑脊髓膜炎、肺炎链球菌肺炎、阑尾炎等；也可见于某些病毒感染，如肾综合征出血热、流行性乙型脑炎、狂犬病等；某些寄生虫感染，如急性血吸虫病、肺吸虫病等。②严重组织损伤：如大手术后、大面积烧伤、急性心肌梗死等。③急性大出血及急性溶血：如消化道大出血、脾破裂或输卵管妊娠破裂等。④急性中毒：如代谢性酸中毒（尿毒症、糖尿病酮症酸中毒）、化学药物中毒（安眠药中毒）、有机磷农药中毒等。⑤恶性肿瘤：各种恶性肿瘤晚期，特别是消化道肿瘤（如胃癌、肝癌等）。⑥其他：如器官移植术后排斥反应、类风湿关节炎、自身免疫性溶血性贫血、痛风、严重缺氧及应用某些药物（如皮质激素、肾上腺素等）。异常增生性增多见于急慢性粒细胞白血病、骨髓增殖性疾病（如真性红细胞增多症、原发性血小板增多症和骨髓纤维化等）。

2）减少：中性粒细胞绝对值＜1.5×10⁹/L 为粒细胞减少症，＜0.5×10⁹/L 为粒细胞缺乏症。病理性减少见于：①感染性疾病：病毒感染最常见，如流行性感冒、病毒性肝炎、麻疹、风疹、水痘等；某些革兰阴性杆菌感染，如伤寒及副伤寒等；某些原虫感染，如恙虫病、疟疾等。②血液病：如再生障碍性贫血、粒细胞减少症、粒细胞缺乏症、非白血性白血病、恶性组织细胞病等。③自身免疫性疾病：如系统性红斑狼疮等。④单核－巨噬细胞系统功能亢进：如脾功能亢进，见于各种原因引起的脾脏肿大（如肝硬化等）。⑤药物及理化因素的作用：物理因素如 X 线、γ 射线、放射性核素等；化学物质如苯、铅、汞等；化学药物如氯霉素、磺胺类药、抗肿瘤药、抗糖尿病药物及抗甲状腺药等。

3）中性粒细胞核象变化：中性粒细胞的核象是指粒细胞的分叶状况，反映粒细胞的成熟程度。正常时外周血中性细胞的分叶以 3 叶居多，但可见到少量杆状核粒细胞（1% ～ 5%）。①核左移：当周围血中杆状核粒细胞增多（＞5%），并出现晚幼粒、中幼粒、早幼粒等细胞时，称为核左移，常见于感染，特别是急性化脓性感染，也可见于急性大出血、急性溶血反应、急性中毒等。②核右移：正常人血中的中性粒细胞以 3 叶者为主，若 5 叶者超过 3% 时称为核右移。常伴有白细胞计数减少，为骨髓造血功能减低或缺乏造血物质所致。常见于巨幼细胞贫血、恶性贫血，也可见于应用抗代谢药物（如阿糖胞苷、6- 巯基嘌呤）之后。在感染的恢复期出现一过性核右移是正常现象，若在疾病进展期突然出现核右移，提示预后不良。

（2）嗜酸性粒细胞

1）增多：①变态反应性疾病：如支气管哮喘、血管神经性水肿、荨麻疹、药物过敏反应、血清病等。②皮肤病：如湿疹、剥脱性皮炎、天疱疮、银屑病等。③寄生虫病：如血吸虫病、蛔虫病、钩虫病、丝虫病等。④血液病：如慢性粒细胞白血病、淋巴瘤、多发性骨髓瘤等。

2）减少：见于伤寒的极期、应激状态（如严重烧伤、大手术）、休克、库欣综合征及长期应用肾上腺皮质激素后等。

（3）嗜碱性粒细胞

1）增多：见于慢性粒细胞白血病、骨髓纤维化、转移癌、慢性溶血、嗜碱性粒细胞白血病（临床上罕见）等。

2）减少：一般无临床意义。

（4）淋巴细胞

1）增多：①感染性疾病：主要为病毒感染，如麻疹、风疹、水痘、流行性腮腺炎、传染性单核细胞增多症、病毒性肝炎、肾综合征出血热等；某些杆菌感染，如结核病、百日咳、布鲁菌病等。②某些血液病：急性和慢性淋巴细胞白血病、淋巴瘤。③急性传染病的恢复期。再生障碍性贫血和粒细胞缺乏症时，由于中性粒细胞减少，淋巴细胞比例相对增高，但绝对值并不增高。

2）减少：主要见于应用肾上腺皮质激素、烷化剂、抗淋巴细胞球蛋白等的治疗，接触放射线，免疫缺陷性疾病，丙种球蛋白缺乏症等。

3）异型淋巴细胞：正常人外周血中偶可见到（＜2%）。增多主要见于病毒感染性疾病，如传染性单核细胞增多症、流行性出血热等。

（5）单核细胞

1）增多：①某些感染：如感染性心内膜炎、活动性结核病、疟疾、急性感染的恢复期等。②某些血液病：单核细胞白血病、粒细胞缺乏症恢复期、恶性组织细胞病、淋巴瘤、骨髓增生异常综合征等。

2）减少：一般无临床意义。

3. 网织红细胞计数

【参考值】百分数 0.005 ～ 0.015（0.5% ～ 1.5%），绝对值（24 ～ 84）$\times 10^9$/L。

【临床意义】

（1）反映骨髓造血功能状态：①增多则表示骨髓红细胞系增生旺盛。溶血性贫血和急性失血性贫血时明显增多；缺铁性贫血和巨幼细胞贫血时可轻度增多。②减少则表示骨髓造血功能减低，见于再生障碍性贫血、骨髓病性贫血（如急性白血病）等。

（2）贫血治疗的疗效判断指标：缺铁性贫血及巨幼细胞贫血患者，治疗前网织红细胞可轻度增多，给予铁剂或叶酸治疗 3 ～ 5 天后，网织红细胞开始升高，7 ～ 10 天达到高峰。治疗后 2 周逐渐下降。

（3）观察病情变化：溶血性贫血和失血性贫血患者在治疗过程中，网织红细胞逐渐减低，表示溶血或出血已得到控制；反之，如持续不减低，甚至增高者，表示病情未得以控制，甚至还在加重。

4. 血小板计数

【参考值】（125 ～ 350）$\times 10^9$/L。

【临床意义】血小板＞350$\times 10^9$L 称为血小板增多，＜125$\times 10^9$L 称为血小板减少。

（1）增多：①反应性增多：见于急性大出血及溶血之后、脾切除术后等。②原发性增多：见于原发性血小板增多症、真性红细胞增多症、慢性粒细胞白血病、骨髓纤维化早期等。

（2）减少：①生成障碍：见于再生障碍性贫血、急性白血病、急性放射病、骨髓纤维化晚期等。②破坏或消耗增多：见于原发性血小板减少性紫癜、脾功能亢进、系统性红斑狼疮、淋巴瘤、DIC、血栓性血小板减少性紫癜等。③分布异常：见于脾肿大，如肝硬化。

5. 红细胞沉降率（血沉）测定

【参考值】成年男性 0 ～ 15mm/h；成年女性 0 ～ 20mm/h。

【临床意义】

（1）生理性增快：见于妇女月经期、妊娠 3 个月以上、60 岁以上高龄者。

（2）病理性增快：①各种炎症：细菌性急性炎症、结核病和风湿热活动期。②组织损伤及坏死：较大的组织损伤或手术创伤时血沉增快，急性心肌梗死血沉增快，而心绞痛时血沉则正常。③恶性肿瘤：恶性肿瘤血沉增快，良性肿瘤血沉多正常。④各种原因导致的高球蛋白血症：如慢性肾炎、多发性骨髓瘤、肝硬化、感染性心内膜炎、系统性红斑狼疮等。⑤贫血和高胆固醇血症。

6. C 反应蛋白（CRP）检测

【参考值】免疫扩散法：血清＜ 10mg/L。

【临床意义】

（1）CRP 增高见于各种急性化脓性炎症、菌血症、组织坏死、恶性肿瘤等的早期。

（2）可作为细菌感染与非细菌感染、器质性与功能性疾病的鉴别指标。一般细菌性感染、器质性疾病CRP 增高。

细目二　血栓与止血检查

1. 出血时间（BT）测定

【参考值】6.9±2.1 分钟（测定器法），超过 9 分钟为异常。

【临床意义】出血时间延长见于：①血小板显著减少：如原发性或继发性血小板减少性紫癜。②血小板功能异常：如血小板无力症、巨大血小板综合征。③毛细血管壁异常：如遗传性出血性毛细血管扩张症、维生素 C 缺乏症。④某些凝血因子严重缺乏：如血管性血友病、DIC。

2. 血小板聚集试验（助理不考）

【参考值】采用血小板聚集仪比浊法进行血小板聚集试验（PAgT），因加入的血小板致聚剂不同，参考值不同。

【临床意义】

（1）PAgT 增高：反映血小板聚集功能增强，见于血栓前状态和血栓性疾病，如心肌梗死、心绞痛、糖尿病、脑血管疾病、高脂血症、抗原 - 抗体复合物反应、人工心脏和瓣膜移植术等。

（3）PAgT 减低：反映血小板聚集功能减低，见于血小板无力症、尿毒症、肝硬化、骨髓增生性疾病、原发性血小板减少性紫癜、急性白血病等。

3. 凝血因子检测

（1）活化部分凝血活酶原时间（APTT）测定

【参考值】32 ～ 43 秒（手工法），较正常对照延长 10 秒以上为异常。

【临床意义】①APTT 延长：血浆Ⅷ、Ⅸ、Ⅺ因子缺乏，如重症 A、B 型血友病和遗传性因子Ⅺ缺乏症。凝血酶原严重减少，如先天性凝血酶原缺乏症。纤维蛋白原严重减少，如先天性纤维蛋白缺乏症。纤溶亢进，DIC 后期继发纤溶亢进。APTT 又是监测肝素治疗的首选指标。②APTT 缩短：见于血栓性疾病和血栓前状态，如 DIC 早期、脑血栓形成、心肌梗死等，但灵敏度、特异度差。

（2）血浆凝血酶原时间（PT）测定

【参考值】11 ～ 13 秒。超过正常对照 3 秒以上为异常。

【临床意义】①PT 延长：先天性凝血因子异常，如因子Ⅱ、Ⅴ、Ⅶ、Ⅹ减少及纤维蛋白原减少。后天性凝血因子异常，如严重肝病、维生素 K 缺乏、DIC 后期及应用抗凝药物。②PT 缩短：主要见于血液高凝状态，如 DIC 早期、脑血栓形成、心肌梗死、深静脉血栓形成、多发性骨髓瘤等。

（3）血浆纤维蛋白原（Fg）测定

【参考值】2～4g/L（凝血酶比浊法）。

【临床意义】①Fg 增高：见于糖尿病、急性心肌梗死、急性肾炎、多发性骨髓瘤、休克、大手术后、急性感染、妊娠高血压综合征、恶性肿瘤及血栓前状态等。②Fg 减低：见于 DIC、原发性纤溶症、重症肝炎和肝硬化等。

4. 纤溶活性检测（助理不考）

（1）血浆 D- 二聚体测定

【参考值】0～0.256mg/L。

【临床意义】本试验为鉴别原发性与继发性纤溶症的重要指标。①继发性纤溶症：为阳性或增高，见于 DIC，恶性肿瘤，各种栓塞，心、肝、肾疾病等。D- 二聚体增高对诊断肺栓塞、肺梗死有重要意义。②原发性纤溶症：为阴性或不升高。

（2）血浆硫酸鱼精蛋白副凝固试验（3P 试验）

【参考值】阴性。

【临床意义】①阳性：见于 DIC 的早、中期。但在恶性肿瘤、上消化道出血、外科大手术后、败血症、肾小球疾病、人工流产、分娩等也可出现假阳性。②阴性：见于正常人、晚期 DIC 和原发性纤溶症。

5. 口服抗凝药治疗监测（助理不考） 国际标准化比值（INR）作为首选口服抗凝药治疗监测的指标。血浆凝血酶原时间（PT）测定是对口服抗凝药治疗监测简便、敏感、快速、实用的实验室首选指标。

【参考值】1.0±0.2。

【临床意义】WHO 推荐应用 INR 作为首选口服抗凝剂的监测试验，建议 INR 维持在 2.0～2.5 为宜，一般不超过 3.0，小于 1.5 提示抗凝无效。

细目三　骨髓检查（助理不考）

1. 骨髓细胞学检查的临床意义 ①确定诊断造血系统疾病。②辅助诊断造血系统疾病。③诊断其他非造血系统疾病。④鉴别诊断。

2. 骨髓增生程度分级 骨髓内有核细胞的多少反映骨髓的增生情况，一般以成熟红细胞和有核细胞的比例判断骨髓增生的程度，其分级见下表。

骨髓增生程度的分级

增生程度	成熟红细胞：有核细胞	有核细胞（%）	常见原因
极度活跃	1:1	＞50	各种白血病
明显活跃	10:1	10～50	白血病、增生性贫血、骨髓增殖性疾病
活跃	20:1	1～10	正常骨髓、某些贫血
减低	50:1	0.5～1	非重型再障、粒细胞减少或缺乏症
极度减低	200:1	＜0.5	重型再障

细目四　肝脏病实验室检查

1. 蛋白质代谢检查

（1）血清蛋白测定

【参考值】血清总蛋白（STP）60～80g/L；白蛋白（A）40～55g/L；球蛋白（G）20～30g/L；A/G（1.5～2.5）：1。

【临床意义】STP＜60g/L 或 A＜25g/L，称为低蛋白血症；STP＞80g/L 或 G＞35g/L，称为高蛋白

血症或高球蛋白血症。

1）血清总蛋白及白蛋白减低：①见于肝脏疾病，慢性肝病，如慢性肝炎、肝硬化、肝癌时可有白蛋白减少，球蛋白增加，A/G 比值减低。A/G 比值倒置，表示肝功能严重损害，如重度慢性肝炎、肝硬化。②肝外疾病：蛋白质摄入不足或消化吸收不良，如营养不良；蛋白质丢失过多，如肾病综合征、大面积烧伤、急性大出血等；消耗增加，见于慢性消耗性疾病，如重症结核、甲状腺功能亢进症、恶性肿瘤等；低蛋白血症时患者易出现严重水肿及胸、腹水。

2）血清总蛋白及白蛋白增高：主要由于血清水分减少，使单位容积总蛋白浓度增加，见于各种原因引起的严重脱水，如腹泻、呕吐、肠梗阻、肠瘘、肾上腺皮质功能减退症等。

3）血清总蛋白及球蛋白增高：主要是因球蛋白增高引起，其中以 γ 球蛋白增高为主。高蛋白血症见于：①慢性肝病：如肝硬化、慢性肝炎等。② M 球蛋白血症：如多发性骨髓瘤、淋巴瘤、原发性巨球蛋白血症等。③自身免疫性疾病：如系统性红斑狼疮、类风湿关节炎、风湿热等。④慢性炎症与慢性感染：如结核病、疟疾、黑热病等。

（2）血清蛋白电泳（助理不考）

【参考值】醋酸纤维素膜法：白蛋白 0.62 ～ 0.71（62% ～ 71%）；α_1 球蛋白 0.03 ～ 0.04（3% ～ 4%）；α_2 球蛋白 0.06 ～ 0.10（6% ～ 10%）；β 球蛋白 0.07 ～ 0.11（7% ～ 11%）；γ 球蛋白 0.09 ～ 0.18（9% ～ 18%）。

【临床意义】

1）肝脏疾病：急性及轻症肝炎时血清蛋白电泳结果多无异常。慢性肝炎、肝硬化、肝癌（多合并肝硬化），表现为血清白蛋白及 α_1、α_2、β 球蛋白减低，γ 球蛋白增高。重度慢性肝炎和失代偿性肝硬化时，γ 球蛋白增高尤为显著。γ 球蛋白长时间持续上升，是急性肝炎转为慢性肝炎并向肝硬化发展的先兆。

2）M 球蛋白血症：如多发性骨髓瘤、原发性巨球蛋白血症等，白蛋白轻度减低，γ 球蛋白明显增高。

3）肾病综合征、糖尿病肾病：由于血脂增高，可致 α_2 及 β 球蛋白增高，白蛋白、γ 球蛋白减低。

4）其他：结缔组织病伴有多克隆 γ 球蛋白增高；先天性低丙种球蛋白血症 γ 球蛋白减低。

2. 胆红素代谢检查

（1）血清总胆红素、结合胆红素、非结合胆红素测定

【参考值】血清总胆红素（STB）3.4 ～ 17.1μmol/L；结合胆红素（CB）0 ～ 6.8μmol/L；非结合胆红素（UCB）1.7 ～ 10.2μmol/L。

【临床意义】

1）判断有无黄疸：① STB > 17.1μmol/L，可诊断为黄疸。② STB 17.1 ～ 34.2μmol/L 为隐性黄疸。③ STB > 34.2μmol/L 为显性黄疸。

2）反映黄疸程度：①轻度黄疸：STB 34.2 ～ 171μmol/L。②中度黄疸：STB 171 ～ 342μmol/L。③高度黄疸：STB > 342μmol/L。

3）鉴别黄疸类型：①溶血性黄疸：STB 及 UCB 增高，以 UCB 增高为主，见于新生儿黄疸、溶血性贫血，如蚕豆病、珠蛋白生成障碍性贫血等。②肝细胞性黄疸：STB、UCB、CB 均增高，见于病毒性肝炎、中毒性肝炎、肝癌、肝硬化等。③阻塞性黄疸：STB 及 CB 增高，以 CB 增高为主，见于胆石症、胰头癌、肝癌等。

（2）尿胆红素定性试验

【参考值】正常定性为阴性。

【临床意义】尿胆红素定性试验阳性提示血液中 CB 增高。肝细胞性黄疸为阳性；阻塞性黄疸为强阳性；溶血性黄疸为阴性。

（3）尿胆原检查

【参考值】定性：阴性或弱阳性反应（阳性稀释度在 1∶20 以下）。定量：0.84 ～ 4.2μmol（L·24h）。

【临床意义】

1）尿胆原增高：①溶血性黄疸时明显增高。②肝细胞性黄疸时可增高。③其他：如发热、心力衰竭、肠梗阻、顽固性便秘等。

2）尿胆原减低：①阻塞性黄疸时尿胆原减低和缺如。②新生儿及长期应用广谱抗生素者，由于肠道菌群受抑制，使肠道尿胆原生成减少。

胆红素代谢检查对黄疸诊断和鉴别诊断具有重要的价值。3 种类型黄疸实验室检查鉴别见下表。

3 种类型黄疸实验室检查的鉴别

类型	STB	CB	UCB	CB/STB	尿胆原	尿胆红素
溶血性黄疸	↑↑	轻度↑或正常	↑↑↑	＜20%	（+++）	（-）
阻塞性黄疸	↑↑↑	↑↑↑	轻度↑或正常	＞50%	（-）	（+++）
肝细胞性黄疸	↑↑	↑↑	↑↑	20%～50%	（+）	（++）

3. 血清酶及同工酶检查

（1）血清氨基转移酶测定

【参考值】连续监测法（37℃）：ALT 5～40U/L，AST 8～40U/L。ALT/AST≤1。

【临床意义】

1）肝脏疾病：①急性病毒性肝炎：ALT 与 AST 均显著增高，ALT 增高更明显，ALT/AST＞1。急性重型肝炎 AST 增高明显，但在病情恶化时，黄疸进行性加深，酶活性反而降低，称为胆－酶分离，提示肝细胞严重坏死，预后不良。在急性肝炎恢复期，如血清氨基转移酶活性不能降至正常或再增高，提示急性病毒性肝炎转为慢性。②慢性病毒性肝炎：ALT 与 AST 轻度增高或正常，ALT/AST＞1；若 AST 增高明显，ALT/AST＜1，提示慢性肝炎进入活动期。③肝硬化：血清氨基转移酶活性取决于肝细胞进行性坏死程度，终末期肝硬化血清氨基转移酶活性正常或降低。④肝内、外胆汁淤积：血清氨基转移酶轻度增高或正常。⑤其他肝病：如脂肪肝、肝癌等，血清氨基转移酶正常或轻度增高；酒精性肝病时 ALT 基本正常，AST 显著增高，ALT/AST＜1。

2）急性心肌梗死：发病后 6～8 小时 AST 增高，18～24 小时达高峰，4～5 天恢复正常，若再次增高提示梗死范围扩大或有新的梗死发生。

3）AST 同工酶变化：①肝细胞轻度损害：如轻、中度急性肝炎时血清 AST 轻度增高，且以 ASTs 增高为主，ASTm 正常。②肝细胞严重损害：如重型肝炎、急性重型肝炎、严重酒精性肝病时，血清 ASTm 增高。③其他肝病：中毒性肝炎、妊娠脂肪肝、肝动脉栓塞术后及急性心肌梗死等，血清 ASTm 也增高。

（2）碱性磷酸酶及其同工酶测定

【参考值】磷酸对硝基苯酚连续监测法（37℃）：成人 40～150U/L，儿童＜500U/L。ALP 同工酶：正常人血清中以 ALP$_2$ 为主，占总 ALP 的 90%，有少量 ALP$_3$；发育期儿童 ALP$_3$ 增高，占总 ALP 的 60% 以上；妊娠晚期 ALP$_4$ 增高，占总 ALP 的 40%～65%。

【临床意义】

1）胆道阻塞：各种肝内、外胆道阻塞性疾病，如胰头癌、胆道结石、原发性胆汁性肝硬化、肝内胆汁淤积等，ALP 明显升高，以 ALP$_1$ 为主。尤其是癌性梗阻时，100% 出现 ALP$_1$，且 ALP$_1$＞ALP$_2$。

2）肝脏疾病：急性肝炎时 ALP$_2$ 明显增高，ALP$_1$ 轻度增高，且 ALP$_1$＜ALP$_2$，肝硬化患者 80% 以上 ALP$_5$ 明显增高，可达总 ALP 的 40% 以上。

3）黄疸的鉴别诊断：①阻塞性黄疸：ALP 和胆红素水平明显增高。②肝细胞性黄疸：ALP 轻度增高。③肝内局限性胆道阻塞：如原发性肝癌、转移性肝癌、肝脓肿等，ALP 明显增高，血清胆红素大多正常。

4）骨骼疾病：如纤维性骨炎、骨肉瘤、佝偻病、骨软化症、骨转移癌及骨折愈合期等，ALP 均可增高。

（3）γ－谷氨酰转移酶

【参考值】硝基苯酚连续监测法（37℃）：男性 11～50U/L，女性 7～32U/L。

【临床意义】

1）胆道阻塞性疾病：见于原发性胆汁性肝硬化、硬化性胆管炎等。

2）肝脏疾病：①肝癌：γ–GT 明显增高。②急性病毒性肝炎：γ–GT 中度增高。③慢性肝炎、肝硬化：非活动期 γ–GT 活性一般正常；若 γ–GT 活性持续增高，提示病变活动或病情恶化。④急性和慢性酒精性肝炎、药物性肝炎：γ–GT 明显或中度以上增高。

3）其他疾病：脂肪肝、胰腺炎、胰腺肿瘤、前列腺肿瘤等，γ–GT 可轻度增高。

（4）乳酸脱氢酶及其同工酶测定

【参考值】LDH 总活性：连续检测法为 104～245U/L，速率法（30℃）为 95～200U/L。LDH 同工酶：正常人 $LDH_2 > LDH_1 > LDH_3 > LDH_4 > LDH_5$。圆盘电泳法：$LDH_1$ 32.7%±4.6%，LDH_2 45.1%±3.53%，LDH_3 18.5%±2.96%，LDH_4 2.9%±0.89%，LDH_5 0.85%±0.55%。

【临床意义】

1）急性心肌梗死：发病后 8～18 小时开始增高，24～72 小时达高峰，6～10 天恢复正常。病程中 LDH 持续增高或再次增高，提示梗死面积扩大或再次出现梗死。急性心肌梗死早期 LDH_1 和 LDH_2 均增高，LDH_1 增高更明显，$LDH_1/LDH_2 > 1$。

2）肝脏疾病：急性和慢性活动性肝炎、肝癌（尤其是转移性肝癌），LDH 明显增高。肝细胞损伤时 LDH_5 增高明显，LDH_5 是诊断肝细胞坏死的敏感指标。肝细胞坏死时 $LDH_5 > LDH_4$。阻塞性黄疸 $LDH_4 > LDH_5$。

3）其他疾病：①恶性肿瘤：LDH 增高程度与肿瘤增长速度有一定的关系，如恶性肿瘤转移至肝脏，常伴有 LDH_4 及 LDH_5 增高。②恶性贫血：LDH 极度增高，LDH_1 增高明显，且 $LDH_1 > LDH_2$。

4. 甲、乙、丙型病毒性肝炎标志物检查

（1）甲型肝炎病毒标志物检测

【参考值】抗原检测：ELISA 法、RIA 法和 RT-PCR 法：HAVAg、HAV-RNA 阴性。抗体检测：ELISA 法：抗–HAV IgM、抗–HAV IgA、抗–HAV IgG 均阴性。

【临床意义】① HAVAg 阳性，见于甲型肝炎。② HAV-RNA 阳性，对甲型肝炎的诊断具有特异性，对早期诊断的意义更大。③抗–HAV IgM 阳性，是早期诊断甲肝的特异性指标。④抗–HAV IgA 阳性，出现在甲肝早期、急性期患者的粪便中。⑤抗–HAV IgG 阳性是保护性抗体，是获得免疫力的标志，提示既往感染，可作为流行病学调查的指标。

（2）乙型肝炎病毒标志物检测

【参考值】ELISA 法、RIA 法：健康人检测结果均为阴性。

【临床意义】

1）HBsAg 阳性：是感染 HBV 的标志，见于乙型肝炎患者、HBV 携带者和与乙肝病毒感染相关的肝硬化、肝癌患者。

2）抗–HBs 阳性：见于注射过乙型肝炎疫苗、曾经感染过 HBV 和乙肝恢复期。

3）HBeAg 阳性：是病毒复制的标志，传染性强。

4）抗–HBe 阳性：表示乙肝病毒复制减少，传染性降低，但并非保护性抗体。

5）HBcAg 阳性：提示患者血清中有 HBV 存在，表示病毒复制活跃，传染性强。一般情况下血清中测不到游离的 HBcAg。

6）抗–HBc 阳性：抗–HBc 不是中和抗体，是反映肝细胞受到 HBV 感染的可靠指标。①抗–HBc IgG：反映抗–HBc 总抗体的情况，为 HBV 感染的标志，包括正在感染和既往感染。②抗–HBc IgM：是机体感染 HBV 后在血液中最早出现的抗体，在感染急性期滴度高，抗–HBc IgM 阳性是诊断急性乙型肝炎和判断病毒复制活跃的重要指标。

（3）丙型肝炎病毒标志物检测（助理不考）

【参考值】ELISA 法、RIA 法：抗–HCV IgM、抗–HCV IgG 均为阴性。斑点杂交试验及 RT-PCR 法：HCV-RNA 为阴性。

【临床意义】

1）HCV-RNA 阳性：见于 HCV 感染，提示 HCV 复制活跃，传染性强。HCV-RNA 阴性而抗–HCV

IgG 阳性，提示既往有 HCV 感染。

2）抗 –HCV 阳性：抗 –HCV 是非保护性抗体，阳性是诊断 HCV 感染的重要依据。①抗 –HCV IgM 阳性：是诊断丙型肝炎的早期指标之一，是病毒复制的指标。②抗 –HCV IgG 阳性：抗 –HCV IgG 出现晚于抗 –HCV IgM，阳性表明已有 HCV 感染，输血后肝炎有 80% ～ 90% 的患者抗 –HCV IgG 阳性。

细目五　肾功能检查

1. 肾小球功能检测

（1）内生肌酐清除率（Ccr）测定

【参考值】成人（体表面积以 1.73m² 计算）80 ～ 120mL/min。

【临床意义】

1）判断肾小球损害的敏感指标：当肾小球滤过率（GFR）降低至正常值 50% 时，Ccr 测定值可低至 50mL/min，但血肌酐、血尿素氮测定仍可在正常范围内，故 Ccr 能较早地反映 GFR。

2）评估肾功能损害的程度：①肾衰竭代偿期：Ccr51 ～ 80mL/min。②肾衰竭失代偿期：Ccr50 ～ 20mL/min。③肾衰竭期：Ccr19 ～ 10mL/min。④肾衰竭终末期（尿毒症期）：Ccr < 10mL/min。

3）指导临床用药：Ccr 30 ～ 40mL/min，应限制蛋白质的摄入；Ccr < 30mL/min，用噻嗪类利尿剂无效，改用袢利尿剂；Ccr ≤ 10mL/min，袢利尿剂无效，应做透析治疗。

（2）血清肌酐（Cr）测定

【参考值】全血 Cr：88 ～ 177μmol/L。血清或血浆 Cr：男性 53 ～ 106μmol/L，女性 44 ～ 97μmol/L。

【临床意义】

1）评估肾功能损害的程度：血 Cr 增高的程度与慢性肾衰竭呈正相关。肾衰竭代偿期：血 Cr < 178μmol/L；肾衰竭失代偿期：血 Cr178 ～ 445μmol/L；肾衰竭期：血 Cr > 445μmol/L。

2）鉴别肾前性和肾实质性少尿：①肾前性少尿：血 Cr 增高一般 ≤ 200μmol/L。②肾实质性少尿：血 Cr 增高常 > 200μmol/L。

（3）血清尿素氮（BUN）测定

【参考值】成人 3.2 ～ 7.1mmol/L。

【临床意义】BUN 增高见于以下几种情况：

1）肾前性因素：①肾血流量不足：脱水、心功能不全、休克、水肿、腹水等。②蛋白质分解增加：急性传染病、脓毒血症、上消化道出血、大面积烧伤、大手术后和甲状腺功能亢进症。

2）肾性因素：见于严重肾脏疾病引起的慢性肾衰竭，如慢性肾炎、慢性肾盂肾炎、肾结核、肾肿瘤、肾动脉硬化症等的晚期。BUN 增高的程度与尿毒症病情的严重性成正比，故 BUN 测定对尿毒症的诊断及预后估计有重要意义。

3）肾后性因素：尿路结石、前列腺肥大、泌尿生殖系统肿瘤等引起的尿路梗阻。

4）BUN/Cr 的意义：正常时 BUN/Cr（单位均应为 mg/dL）为 20∶1。①肾前性少尿：BUN 上升较快，但 Cr 不相应上升，故 BUN/Cr 常 > 10∶1。②器质性肾衰竭：因 BUN 与 Cr 同时增高，故 BUN/Cr ≤ 10∶1。

（4）血 β₂– 微球蛋白（β₂-MG）测定

【参考值】正常人血中 β₂-MG 为 1 ～ 2mg/L。

【临床意义】血 β₂-MG 测定是反映肾小球滤过功能的敏感指标。任何使 β₂-MG 合成增多的疾病也可导致 β₂-MG 增高，如恶性肿瘤、IgG 肾病等。近端肾小管功能受损时，对 β₂-MG 重吸收减少，尿液中 β₂-MG 排出量增加。

（5）肾小球滤过率（GFR）测定

【参考值】男性 125±15mL/min；女性约低 10%。

【临床意义】

1）GFR 减低：见于各种原发性、继发性肾脏疾病。GFR 是反映肾功能最灵敏、最准确的指标。

2）GFR 增高：常见于肢端肥大症、巨人症、糖尿病肾病早期等。

2. 肾小管功能检测

（1）尿 β_2– 微球蛋白（β_2–MG）测定

【参考值】正常成人尿 β_2–MG < 0.3mg/L。

【临床意义】①尿 β_2–MG 增高见于肾小管 – 间质性疾病、药物或毒物所致的早期肾小管损伤、肾移植后急性排斥反应早期。②应同时检测血和尿 β_2–MG：只有血 β_2–MG < 5mg/L 时，尿 β_2–MG 增高才反映肾小管损伤。

（2）昼夜尿比密试验（莫氏试验）

【参考值】成人尿量 1000 ～ 2000mL/24h；昼尿量 / 夜尿量比值为（3 ～ 4）：1；夜尿量 < 750mL；至少 1 次尿比密 > 1.018；昼尿中最高与最低尿比密差值 > 0.009。

【临床意义】莫氏试验用于诊断各种疾病对远端肾小管稀释 – 浓缩功能的影响。

1）尿少、比密高：①肾前性少尿：见于各种原因引起的肾血容量不足。②肾性少尿：见于急性肾炎及其他影响 GFR 的情况。

2）夜尿多、比密低：提示肾小管功能受损，见于慢性肾炎、间质性肾炎、高血压肾病等。由于慢性肾脏病变致肾小管稀释 – 浓缩功能受损，患者夜尿量增多，尿最高比密 < 1.018，尿最高与最低比密差 < 0.009。

3）尿比密低而固定：尿比密固定在 1.010 ～ 1.012，称为等渗尿，见于肾脏病变晚期，提示肾小管重吸收功能很差，浓缩稀释功能丧失。

4）尿量明显增多：（> 4L/24h）而尿比密均 < 1.006，为尿崩症的典型表现。

3. 血尿酸测定

【参考值】男性 150 ～ 416μmol/L，女性 89 ～ 357μmol/L。

【临床意义】

（1）血 UA 增高：①肾小球滤过功能损伤：见于急性或慢性肾炎等。②痛风：血 UA 明显增高是诊断痛风的主要依据。③恶性肿瘤、糖尿病、长期禁食等血 UA 也可增高。

（2）血 UA 减低：①各种原因所致的肾小管重吸收 UA 功能损害。②肝功能严重损害所致的 UA 生成减少。

细目六　常用生化检查

1. 糖代谢检查

（1）空腹血糖（FPG）测定

【参考值】葡萄糖氧化酶法：3.9 ～ 6.1mmol/L。FPG > 7.0mmol/L 称为高糖血症；FPG > 9.0mmol/L 时尿糖阳性；FPG < 3.9mmol/L 时为血糖减低；FPG < 2.8mmol/L 称为低糖血症。

【临床意义】

1）FPG 增高：生理性增高见于餐后 1 ～ 2 小时、高糖饮食、剧烈运动、情绪激动等。病理性增高见于：①各型糖尿病。②内分泌疾病：如甲状腺功能亢进症、肢端肥大症、巨人症、嗜铬细胞瘤、肾上腺皮质功能亢进症、胰高血糖素瘤等。③应激性因素：如颅脑外伤、急性脑血管病、中枢神经系统感染、心肌梗死、大面积烧伤等。④肝脏和胰腺疾病：如严重肝损害、坏死性胰腺炎、胰腺癌等。⑤其他：如呕吐、脱水、缺氧、麻醉等。

2）FPG 减低：生理性减低见于饥饿、长时间剧烈运动等。病理性减低见于：①胰岛素分泌过多：如胰岛 B 细胞增生或肿瘤、胰岛素用量过大、口服降糖药等。②对抗胰岛素的激素缺乏：如生长激素、肾上腺皮质激素、甲状腺激素等缺乏。③肝糖原储存缺乏：如重型肝炎、肝硬化、肝癌等严重肝病。④急性酒精中毒。⑤消耗性疾病：如严重营养不良、恶病质等。

（2）葡萄糖耐量试验（GTT）：现多采用 WHO 推荐的 75g 葡萄糖标准口服葡萄糖耐量试验（OGTT）。

【适应证】①无糖尿病症状，随机血糖或 FPG 异常。②无糖尿病症状，但有糖尿病家族史。③有糖尿病症状，但 FPG 未达到诊断标准。④有一过性或持续性糖尿者。⑤分娩巨大胎儿的妇女。⑥原因不明的肾脏疾病或视网膜病变。

【参考值】① FPG 3.9 ～ 6.1mmol/L。②服糖后 0.5 ～ 1 小时血糖达高峰，一般在 7.8 ～ 9.0mmol/L，峰值＜ 11.1mmol/L。③服糖后 2 小时血糖（2h PG）＜ 7.8mmol/L。④服糖后 3 小时血糖恢复至空腹水平。⑤每次尿糖均为阴性。

【临床意义】

1）诊断糖尿病（DM）：FPG ≥ 7.0mmol/L；OGTT 2h PG ≥ 11.1mmol/L；随机血糖≥ 11.1mmol/L。

2）判断糖耐量异常（IGT）：FPG ＜ 7.0mmol/L，2h PG 7.8 ～ 11.1mmol/L，且血糖到达高峰时间延长至 1 小时后，血糖恢复正常时间延长至 2 ～ 3 小时后，同时伴尿糖阳性者为糖耐量异常，其中 1/3 最终转为糖尿病。糖耐量异常常见于 2 型糖尿病、肢端肥大症、甲状腺功能亢进症等。

3）确定空腹血糖受损（IFG）：FPG 6.1 ～ 6.9mmol/L，2h PG ＜ 7.8mmol/L。

（3）血清糖化血红蛋白（GHb）检测

【参考值】HbA$_1$ 5% ～ 8%，HbA$_1$c 4% ～ 6%。

【临床意义】反映的是近 2 ～ 3 个月的平均血糖水平。

1）评价糖尿病的控制程度：GHb 增高提示近 2 ～ 3 个月糖尿病控制不良，故 GHb 水平可作为糖尿病长期控制程度的监控指标。

2）鉴别诊断：糖尿病性高血糖 GHb 增高，应激性高血糖 GHb 则正常。

2. 血脂测定

（1）血清总胆固醇（TC）测定

【参考值】合适水平：＜ 5.18mmol/L；边缘水平：5.18 ～ 6.19mmol/L；增高：≥ 6.22mmol/L。

【临床意义】

1）TC 增高：① TC 增高是动脉粥样硬化的危险因素之一，常见于动脉粥样硬化所致的心、脑血管疾病。②各种高脂蛋白血症、甲状腺功能减退症、糖尿病、肾病综合征、阻塞性黄疸、类脂性肾病等。③长期高脂饮食、精神紧张、吸烟、饮酒等。

2）TC 减低：①严重肝脏疾病，如急性重型肝炎、肝硬化等。②甲状腺功能亢进症。③严重贫血、营养不良和恶性肿瘤等。

（2）血清甘油三酯（TG）测定

【参考值】合适范围：＜ 1.70mmol/L；边缘升高：1.70 ～ 2.25mmol/L；升高：≥ 2.26mmol/L。

【临床意义】

1）TG 增高：① TG 增高是动脉粥样硬化的危险因素之一，常见于动脉粥样硬化症、冠心病。②原发性高脂血症、肥胖症、糖尿病、甲状腺功能减退症、痛风、阻塞性黄疸和高脂饮食等。

2）TG 减低：见于甲状腺功能亢进症、肾上腺皮质功能减退症、严重肝脏疾病等。

（3）血清脂蛋白测定

1）高密度脂蛋白（HDL）测定

【参考值】合适范围：≥ 1.04mmoL/L；升高：≥ 1.55mmol/L；降低：＜ 1.04mmol/L。

【临床意义】① HDL–C 增高：有利于外周组织清除胆固醇，防止动脉粥样硬化的发生。HDL–C 与 TG 呈负相关，也与冠心病发病呈负相关，故 HDL–C 水平高的个体患冠心病的危险性小。② HDL–C 减低：常见于动脉粥样硬化症、心脑血管疾病、糖尿病、肾病综合征等。

2）低密度脂蛋白（LDL）测定

【参考值】合适范围：＜ 3.37mmol/L；边缘升高：3.37 ～ 4.12mmol/L；升高：≥ 4.14mmol/L。

【临床意义】① LDL–C 增高：判断发生冠心病的危险性，LDL–C 是动脉粥样硬化的危险因素之一，LDL–C 水平增高与冠心病发病呈正相关。可见于肥胖症、肾病综合征、甲状腺功能减退症、阻塞性黄疸等。② LDL–C 减低：见于无 β – 脂蛋白血症、甲状腺功能亢进症、肝硬化和低脂饮食等。

3. 电解质检查

（1）血清钾测定

【参考值】3.5 ～ 5.3mmol/L。

【临床意义】

1）增高：血钾＞ 5.3mmol/L 称为高钾血症。原因：①排出减少：如急性或慢性肾衰竭少尿期、肾上腺皮质功能减退症。②摄入过多：如高钾饮食、静脉输注大量钾盐、输入大量库存血液。③细胞内钾外移增多：如严重溶血、大面积烧伤、挤压综合征、组织缺氧和代谢性酸中毒等。

2）减低：血钾＜ 3.5mmol/L 称为低钾血症。原因：①摄入不足：如长期低钾饮食、禁食。②丢失过多：如频繁呕吐、腹泻、胃肠引流等，肾上腺皮质功能亢进症、原发性醛固酮增多症、肾衰竭多尿期等，长期应用排钾利尿剂。③分布异常：细胞外液稀释，如心功能不全、肾性水肿等；细胞外钾内移，如大量应用胰岛素、碱中毒等。

（2）血清钠测定

【参考值】137 ～ 147mmol/L。

【临床意义】

1）增高：血钠＞ 147mmol/L 称为高钠血症。原因：①摄入过多：如输注大量高渗盐水。②水分丢失过多：如大量出汗、长期腹泻、呕吐。③尿排出减少：见于肾上腺皮质功能亢进症、醛固酮增多症，以及脑外伤、急性脑血管病等引起抗利尿激素分泌过多，排尿排钠减少。

2）减低：血钠＜ 137mmol/L 称为低钠血症。原因：①胃肠道失钠：如幽门梗阻、严重呕吐、腹泻、胃肠引流。②尿钠排出增多：如慢性肾衰竭多尿期、大量应用利尿剂，以及尿崩症、肾上腺皮质功能减退症等。③皮肤失钠：如大量出汗、大面积烧伤。④消耗性低钠：如肺结核、肿瘤等慢性消耗性疾病等。

（3）血清氯测定

【参考值】96 ～ 108mmol/L；血氯＞ 108mmol/L 称为高氯血症；血氯＜ 96mmol/L 称为低氯血症。

【临床意义】

1）增高：①排出减少：如急性或慢性肾衰竭少尿期、尿路梗阻。②血液浓缩：如反复腹泻、大量出汗。③吸收增加：如肾上腺皮质功能亢进症。④摄入过多：如过量输入生理盐水。

2）减低：①丢失过多：如严重呕吐、腹泻、胃肠引流。②排出过多：如肾上腺皮质功能减退症、慢性肾衰竭、糖尿病、应用利尿剂。③呼吸性酸中毒等。

（4）血清钙测定

【参考值】血清总钙：2.2 ～ 2.7mmol/L；离子钙：1.10 ～ 1.34mmol/L。血钙＞ 2.7mmol/L 称为高钙血症；血钙＜ 2.2mmol/L 称为低钙血症。

【临床意义】

1）增高：①溶骨作用增强：如甲状旁腺功能亢进症、多发性骨髓瘤等。②吸收增加：如大量应用维生素 D。③摄入过多：如静脉输入钙过多。

2）减低：①成骨作用增强：如甲状旁腺功能减退症、恶性肿瘤骨转移等。②摄入不足：如长期低钙饮食。③吸收减少：如维生素 D 缺乏症、手足搐搦症、骨质软化症、佝偻病等。④肾脏疾病：如急性或慢性肾衰竭、肾病综合征等。⑤急性坏死性胰腺炎。⑥代谢性碱中毒等。

（5）血清磷测定

【参考值】0.97 ～ 1.61mmol/L。

【临床意义】

1）增高：①磷排出减少：如肾衰竭、甲状旁腺功能减退症时肾脏排磷减少。②吸收增加：如维生素 D 中毒时，小肠磷吸收增加，肾小管对磷的重吸收增加。③磷从细胞内释出：如酸中毒、急性肝坏死或白血病、淋巴瘤等化疗后。④多发性骨髓瘤及骨折愈合期血磷升高。

2）减低：①摄入不足：如慢性酒精中毒、长期腹泻、长期静脉营养而未补磷等。②吸收减少和排出增加：如维生素 D 缺乏，肠道吸收磷减少而肾脏排磷增加。③磷丢失过多：如甲状旁腺功能亢进症时，磷从肾脏排出增多；血液透析、肾小管性酸中毒及应用噻嗪类利尿剂等。

4. 血清铁及其代谢物测定（助理不考）

（1）血清铁测定

【参考值】男性 10.6 ～ 36.7μmol/L，女性 7.8 ～ 32.2μmol/L，儿童 9 ～ 32.2μmol/L。

【临床意义】

1）增高：①铁利用障碍：如再生障碍性贫血、铁粒幼细胞贫血、铅中毒等。②铁释放增多：如溶血性贫血、急性肝炎、慢性活动性肝炎等。③铁蛋白增多：如反复输血、白血病、含铁血黄素沉着症。④摄入过多：如铁剂治疗过量。

2）减低：①铁缺乏：如缺铁性贫血。②慢性失血：如月经过多、消化性溃疡、慢性炎症、恶性肿瘤。③需铁增加：如生长发育期的婴幼儿、青少年，生育期、妊娠期及哺乳期的妇女等，机体需铁量增多而摄入不足。

（2）血清转铁蛋白饱和度（Tfs）测定

【参考值】33% ～ 55%。

【临床意义】

1）增高：①铁利用障碍：如再生障碍性贫血、铁粒幼细胞贫血。②血色病：Tfs ＞ 70% 为诊断血色病的可靠指标。

2）减低：①缺铁或缺铁性贫血：Tfs ＜ 15% 并结合病史即可诊断缺铁或缺铁性贫血。其准确性仅次于铁蛋白，但较血清铁和 TIBC 灵敏。②慢性感染性贫血。

（3）血清铁蛋白（SF）测定

【参考值】男性 15 ～ 200μg/L，女性 12 ～ 150μg/L。

【临床意义】

1）增高：①体内贮存铁释放增加：如急性肝细胞损害等。②铁蛋白合成增加：如炎症、肿瘤。③贫血：如溶血性贫血等。④铁的吸收率增加：如血色沉着症、含铁血黄素沉着症等。

2）减低：①体内贮存铁减少：如缺铁性贫血、大量失血、长期腹泻、营养不良。②铁蛋白合成减少：如维生素 C 缺乏等。

细目七　酶学检查

1. 血、尿淀粉酶测定

【参考值】碘 – 淀粉比色法：血清 800 ～ 1800U/L，尿液 1000 ～ 12000U/L。

【临床意义】

（1）急性胰腺炎：血淀粉酶（AMS）达 3500U/L 应怀疑此病，超过 5000U/L 即有诊断价值。尿 AMS 于发病后 12 ～ 24 小时开始增高，尿中 AMS 活性可高于血清中的 1 倍以上，多数患者 2 ～ 10 天后恢复到正常。

（2）其他胰腺疾病：如慢性胰腺炎急性发作、胰腺囊肿、胰腺癌早期、胰腺外伤等。

（3）非胰腺疾病：急性胆囊炎、流行性腮腺炎、胃肠穿孔、胆管梗阻等。

2. 心肌损伤常用酶检测

（1）血清肌酸激酶（CK）测定

【参考值】酶偶联法（37℃）：男性 38 ～ 174U/L，女性 26 ～ 140U/L。

【临床意义】

1）急性心肌梗死（AMI）：CK 在发病后 3 ～ 8 小时开始增高，10 ～ 36 小时达高峰，3 ～ 4 天后恢复正常，是 AMI 早期诊断的敏感指标之一。

2）心肌炎和肌肉疾病：病毒性心肌炎时 CK 明显增高。各种肌肉疾病，如进行性肌营养不良、多发性肌炎、骨骼肌损伤、重症肌无力时 CK 明显增高。

（2）血清肌酸激酶同工酶测定

【参考值】CK–MM：94%～96%。CK–MB：＜5%，CK–BB极少。

【临床意义】

1）AMI：CK–MB对AMI早期诊断的灵敏度明显高于CK，且具有高度的特异性，阳性检出率达100%。

2）其他心肌损伤：如心肌炎、心脏手术、心包炎、慢性心房颤动等CK–MB也可增高。

（3）乳酸脱氢酶（LDH）及其同工酶：乳酸脱氢酶（LDH）及其同工酶的详细内容见肝脏病实验室检查部分。

3. 心肌蛋白检测

（1）心肌肌钙蛋白T（cTnT）测定

【参考值】0.02～0.13μg/L；0.2μg/L为诊断临界值；＞0.5μg/L可诊断AMI。

【临床意义】

1）诊断AMI：cTnT是诊断AMI的确定性标志物。

2）判断微小心肌损伤：用于判断不稳定型心绞痛是否发生了微小心肌损伤，这种心肌损伤只有检测cTnT才能确诊。

3）其他：对判断AMI后溶栓治疗是否出现再灌注，以及预测血液透析患者心血管事件的发生都有重要价值。

（2）心肌肌钙蛋白I（cTnI）测定

【参考值】＜0.2μg/L；1.5μg/L为诊断临界值。

【临床意义】①诊断AMI。②用于判断是否有微小心肌损伤，如不稳定型心绞痛、急性心肌炎。

4. 脑钠肽（BNP）测定

【参考值】BNP1.5～9.0pmol/L，判断值＞22pmol/L（100ng/L）；NT–pro–BNP＜125pg/mL。

【临床意义】

（1）心衰的诊断、监测和预后评估：BNP升高对心衰具有极高的诊断价值。临床上，NT–pro–BNP＞2000pg/mL，可以确定心衰。

（2）鉴别呼吸困难：BNP在心源性呼吸困难升高，肺源性呼吸困难不升高。

（3）指导心力衰竭的治疗：BNP对心室容量敏感，半衰期短，可以用于指导利尿剂及血管扩张剂的临床应用；还可以用于心脏手术患者的术前、术后心功能的评价，帮助临床选择最佳手术时机。

细目八　免疫学检查

1. 血清免疫球蛋白及补体测定

（1）血清免疫球蛋白测定

【参考值】成人血清IgG 7.0～16.0g/L；IgA 0.7～5.0g/L；IgM 0.4～2.8g/L；IgD 0.6～2mg/L；IgE 0.1～0.9mg/L。

【临床意义】

1）单克隆增高：①原发性巨球蛋白血症：IgM单独明显增高。②多发性骨髓瘤：可分别见到IgG、IgA、IgD、IgE增高，并以此分型。③各种过敏性疾病：如支气管哮喘、过敏性鼻炎、寄生虫感染时IgE增高。

2）多克隆增高：表现为IgG、IgA、IgM均增高。见于各种慢性炎症、慢性肝病、肝癌、淋巴瘤及系统性红斑狼疮、类风湿关节炎等自身免疫性疾病。

3）Ig减低：见于各类先天性和获得性体液免疫缺陷、联合免疫缺陷及长期使用免疫抑制剂的患者，血清中5种Ig均有降低.

（2）血清补体的测定

1）总补体溶血活性（CH50）测定

【参考值】试管法50～100kU/L。

【临床意义】增高见于各种急性炎症、组织损伤和某些恶性肿瘤。减低见于各种免疫复合物性疾病，如肾小球肾炎等。

2）补体 C_3 测定

【参考值】单向免疫扩散法 0.85 ～ 1.7g/L。

【临床意义】增高见于急性炎症、传染病早期、某些恶性肿瘤及排斥反应等。减低见于大部分急性肾炎、狼疮性肾炎、系统性红斑狼疮、类风湿关节炎等。

2. 感染免疫检测

（1）抗链球菌溶血素"O"（ASO）测定

【参考值】乳胶凝集法（LAT）：< 500U。

【临床意义】①ASO 增高见于活动性风湿热、风湿性关节炎、链球菌感染后急性肾小球肾炎、急性上呼吸道感染、皮肤或软组织感染等。②曾有溶血性链球菌感染。

（2）肥达反应

【参考值】直接凝集法：伤寒"O"< 1：80，"H"< 1：160；副伤寒甲、乙、丙均< 1：80。

【临床意义】①血清抗体效价"O"> 1：80、"H"> 1：160，考虑伤寒。②血清抗体效价"O">1：80，副伤寒甲 > 1：80，考虑诊断副伤寒甲。③血清抗体效价"O"> 1：80，副伤寒乙 > 1：80，考虑诊断副伤寒乙。④血清抗体效价"O"> 1：80，副伤寒丙 > 1：80，考虑诊断副伤寒丙。⑤"O"不高，"H"增高：可能曾接种过伤寒疫苗或既往感染过。⑥"O"增高，"H"不高：可能为感染早期或其他沙门菌感染。

3. 肿瘤标志物检测

（1）血清甲胎蛋白（AFP）测定

【参考值】放射免疫法（RIA）、化学发光免疫测定（CLIA）、酶联免疫吸附试验（ELISA）：血清< 25μg/L。

【临床意义】①原发性肝癌：AFP 是目前诊断原发性肝细胞癌最特异的标志物，血清中 AFP > 300μg/L 可作为诊断阈值。②病毒性肝炎、肝硬化：AFP 可有不同程度的增高，但常 < 300μg/L。③生殖腺胚胎肿瘤、胎儿神经管畸形：AFP 可增高。

（2）癌胚抗原（CEA）测定

【参考值】RIA、CLIA、ELISA：血清< 5μg/L。

【临床意义】①诊断消化器官癌症：CEA 增高见于结肠癌、胃癌、胰腺癌等，但无特异性。②鉴别原发性和转移性肝癌：原发性肝癌 CEA 增高者不超过 9%，而转移性肝癌 CEA 阳性率高达 90%，且绝对值明显增高。③其他：肺癌、乳腺癌、膀胱癌、尿道癌、前列腺癌等 CEA 也可增高。

（3）血清癌抗原 125（CA125）测定（助理不考）

【参考值】RIA、ELISA：男性及 50 岁以上女性血清< 2.5 万 U/L；20 ～ 40 岁女性< 4.0 万 U/L。

【临床意义】①卵巢癌：其对卵巢癌诊断有较大的临床价值。卵巢癌患者血清 CA125 明显增高。②其他癌症：如宫颈癌、乳腺癌、胰腺癌、肝癌、胃癌、结肠癌、肺癌等，也有一定的阳性率。

（4）血清前列腺特异抗原（PSA）测定（助理不考）

【参考值】RIA、CLIA：血清 PSA < 4.0μg/L。

【临床意义】①前列腺癌：前列腺癌患者血清 PSA 明显增高，是前列腺癌诊断最有价值的肿瘤标志物。②其他恶性肿瘤：如肾癌、膀胱癌、肾上腺癌、乳腺癌等，PSA 也可有不同程度的阳性率。

（5）糖链抗原 19-9（CA19-9）测定（助理不考）

【参考值】RIA、CLIA、ELISA：血清< 3.7 万 U/L。

【临床意义】①胰腺癌、胆囊癌、胆管癌等血清 CA19-9 水平明显增高，尤其是诊断胰腺癌的敏感性和特异性较高，是重要的辅助诊断指标。②胃癌、结肠癌、肝癌等，也有一定的阳性率。

易混考点解析

肿瘤标志物检测小结

肿瘤标志物	肿瘤种类
血清甲胎蛋白（AFP）	原发性肝细胞癌最特异的标志物
癌胚抗原（CEA）	消化器官癌＋转移性肝癌
癌抗原 125（CA125）	卵巢癌
前列腺特异抗原（PSA）	前列腺癌
糖链抗原 19-9（CA19-9）	胰腺癌

4. 自身抗体检查

（1）类风湿因子（RF）测定

【参考值】乳胶凝集法：阴性；血清稀释度＜1∶10。

【临床意义】①类风湿关节炎：未经治疗的类风湿关节炎患者，RF 阳性率 80%，且滴度＞1∶160。临床上动态观察滴定度变化，可作为病变活动及药物治疗后疗效的评价。②其他自身免疫性疾病：如多发性肌炎、硬皮病等。③某些感染性疾病：如传染性单核细胞增多症、结核病、感染性心内膜炎等，RF 也可呈阳性。

（2）抗核抗体（ANA）测定

【参考值】免疫荧光测定（IFA）：阴性；血清滴度＜1∶40。

【临床意义】

1）ANA 阳性：①多见于未经治疗的系统性红斑狼疮（SLE），阳性率可达 95% 以上，但特异性较差。②药物性狼疮、混合性结缔组织病、原发性胆汁性肝硬化、全身性硬皮病、多发性肌炎等患者的阳性率也较高。③其他自身免疫性疾病：如类风湿关节炎、桥本甲状腺炎等也可呈阳性。

2）荧光类型：根据细胞核染色后的荧光类型，ANA 可分为均质型、边缘型、颗粒型、核仁型 4 种。

（3）抗 Sm 抗体、抗 SSA 抗体测定（助理不考）

【参考值】免疫印迹试验（IBT）：阴性。

【临床意义】①抗 Sm 抗体阳性：抗 Sm 抗体为 SLE 所特有，疾病特异性达 99%，但敏感性低。②抗 SSA 抗体阳性：干燥综合征中阳性率最高，敏感性达 96%；在亚急性皮肤性狼疮、新生儿狼疮等疾病中也有很高的阳性率，还可见于类风湿关节炎、SLE 等。

（4）抗双链 DNA（dsDNA）抗体测定（助理不考）

【参考值】间接免疫荧光法：阴性。

【临床意义】抗 dsDNA 抗体阳性见于 SLE 活动期，阳性率达 70% ～ 90%，特异性达 95%。类风湿关节炎、慢性肝炎、干燥综合征等也可呈阳性。

细目九　尿液检查

1. 一般性状检查

（1）尿量：正常成人尿量为 1000 ～ 2000mL/24h。

1）多尿（＞2500mL/24h）：见于糖尿病、尿崩症、有浓缩功能障碍的肾脏疾病（如慢性肾炎、慢性肾盂肾炎等）及精神性多尿等。

2）少尿或无尿：尿量＜400mL/24h 或＜17mL/h 为少尿；尿量＜100mL/24h 为无尿。见于以下几种情况：①肾前性少尿：休克、脱水、心功能不全等所致的肾血流量减少。②肾性少尿：急性肾炎、慢性肾炎急性发作、急性肾衰竭少尿期、慢性肾衰竭终末期等。③肾后性少尿：尿道结石、狭窄、肿瘤等引起的尿道梗阻。

（2）颜色：正常新鲜的尿液清澈透明，呈黄色或淡黄色。

1）血尿：每升尿液中含血量＞1mL，即可出现淡红色，称为肉眼血尿，见于泌尿系统炎症、结石、肿瘤、结核等；也可见于血液系统疾病，如血小板减少性紫癜、血友病等。

2）血红蛋白尿：呈浓茶色或酱油色，镜检无红细胞，但隐血试验为阳性，见于蚕豆病、阵发性睡眠性血红蛋白尿、恶性疟疾和血型不合的输血反应等。

3）胆红素尿：见于肝细胞性黄疸和阻塞性黄疸。

4）乳糜尿：见于丝虫病。

5）脓尿和菌尿：见于泌尿系统感染，如肾盂肾炎、膀胱炎等。

（3）气味：正常尿液的气味来自尿中挥发酸的酸性物质，久置后可出现氨味。排除新鲜尿液即有氨味，提示慢性膀胱炎及尿潴留。尿呈烂苹果味，见于糖尿病酮症酸中毒。尿带蒜臭味，见于有机磷中毒。

（4）比重：正常人在普通膳食的情况下，尿比重为1.015～1.025。

1）尿比重增高：见于急性肾炎、糖尿病、肾病综合征及肾前性少尿等。

2）尿比重减低：见于慢性肾炎、慢性肾衰竭、尿崩症等。

2. 化学检查

（1）尿蛋白：健康成人经尿排出的蛋白质总量为0～80mg/24h，尿蛋白定性试验阳性或定量试验＞150mg/24h称为蛋白尿。

1）生理性蛋白尿：见于剧烈运动、寒冷、精神紧张等，为暂时性，尿中蛋白含量少。

2）病理性蛋白尿：①肾小球性蛋白尿，见于肾小球肾炎等。②肾小管性蛋白尿，见于肾盂肾炎等。③混合性蛋白尿，见于肾小球肾炎或肾盂肾炎后期等。④溢出性蛋白尿，见于多发性骨髓瘤等。⑤组织性蛋白尿，多为低分子量蛋白尿。

（2）尿糖：正常人尿内可有微量葡萄糖，定性试验为阴性，定量为0.56～5.0mmol/24h尿。当血糖增高超过肾糖阈值8.89mmol/L或血糖正常而肾糖阈值降低时，则定性检测尿糖呈阳性，称为糖尿。

1）暂时性糖尿：见于强烈精神刺激、全身麻醉、颅脑外伤、急性脑血管病等，可出现暂时性高血糖和糖尿（应激性糖尿）。

2）血糖增高性糖尿：糖尿病最常见；还可见于其他使血糖增高的内分泌疾病，如甲状腺功能亢进症、库欣综合征、嗜铬细胞瘤等。

3）血糖正常性糖尿：又称肾性糖尿，见于慢性肾炎、肾病综合征、间质性肾炎、家族性糖尿等。

（3）尿酮体：正常人定性检查尿酮体为阴性。尿酮体阳性见于糖尿病酮症酸中毒、妊娠剧吐、重症不能进食等脂肪分解增强的疾病。

3. 显微镜检查

（1）细胞

1）红细胞

【参考值】玻片法0～3/HP（高倍视野），定量检查0～5/μL。

【临床意义】尿沉渣镜检红细胞＞3/HP，称镜下血尿。见于急性肾炎、急进性肾炎、慢性肾炎、急性膀胱炎、肾结核、肾盂肾炎、肾结石、泌尿系肿瘤等。

2）白细胞和脓细胞

【参考值】玻片法0～5/HP，定量检查0～10/μL。

【临床意义】尿沉渣镜检白细胞或脓细胞＞5/HP，称镜下脓尿。多为泌尿系统感染，见于肾盂肾炎、膀胱炎、尿道炎及肾结核等。

3）上皮细胞：①扁平上皮细胞：成年女性尿中多见，临床意义不大。尿中大量出现或片状脱落且伴有白细胞、脓细胞，见于尿道炎。②大圆上皮细胞：偶见于成年人尿内，大量出现见于膀胱炎。③尾形上皮细胞：见于肾盂肾炎、输尿管炎。④小圆上皮细胞（肾小管上皮细胞）：提示肾小管病变，常见于急性肾炎；成堆出现表示有肾小管坏死，也可见于肾移植术后急性排斥反应。

（2）管型

1）透明管型：偶见于健康人；少量出现见于剧烈运动、高热等；明显增多提示肾实质病变，如肾病综合征、慢性肾炎等。

2）细胞管型：①红细胞管型：见于急性肾炎、慢性肾炎急性发作、狼疮性肾炎、肾移植术后急性排斥反应等。②白细胞管型：提示肾实质感染性疾病，见于肾盂肾炎、间质性肾炎。③肾小管上皮细胞管型：提示肾小管病变，见于急性肾小管坏死、慢性肾炎晚期、肾病综合征等。

3）颗粒管型：①粗颗粒管型，见于慢性肾炎、肾盂肾炎、药物毒性所致的肾小管损害。②细颗粒管型，见于慢性肾炎、急性肾炎后期。

4）蜡样管型：提示肾小管病变严重，预后不良。见于慢性肾炎晚期、慢性肾衰竭、肾淀粉样变性。

5）脂肪管型：见于肾病综合征、慢性肾炎急性发作、中毒性肾病。

6）肾衰竭管型：常出现于慢性肾衰竭少尿期，提示预后不良；急性肾衰竭多尿早期也可出现。

（3）菌落计数（助理不考）：无菌操作取清洁中段尿，做尿液直接涂片镜检或细菌定量培养是尿液中病原体的主要检测手段。尿细菌定量培养，尿菌落计数 ≥ 10^5/mL 为尿菌阳性，提示尿路感染；菌落计数 < 10^4/mL 为污染（称假阳性）；菌落计数在 10^4 ～ 10^5/mL 者，不能排除感染，应复查或结合临床判断。

（4）尿沉渣计数

【参考值】红细胞：男性 < $3×10^4$/h，女性 < $4×10^4$/h。白细胞：男性 < $7×10^4$/h，女性 < $14×10^4$/h。

【临床意义】白细胞数增多见于泌尿系感染，如肾盂肾炎及急性膀胱炎；红细胞数增多见于急慢性肾炎。

细目十　粪便检查

1. 粪便标本采集（助理不考）

（1）质：粪便标本应新鲜，盛器要洁净干燥，不可混入尿液、消毒液或其他杂物。

（2）量：一般检查留取指头大小的粪便即可，如孵化血吸虫毛蚴最好留取全份粪便。采集标本应选取黏液、脓血部位。

（3）时间：检查痢疾中的阿米巴滋养体时，应于排便后立即取材送检，寒冷季节标本注意保温。

（4）次数：对某些寄生虫及虫卵的初筛检测，应三送三检，以提高检出率。检查蛲虫卵需用透明胶纸拭子，于清晨排便前自肛周皱襞处拭取标本镜检。

（5）其他：无粪便而又必须检查时，可经肛门指诊或采便管获取粪便。

2. 一般性状检查

（1）量：正常成人每日排便 1 次，100 ～ 300g。胃肠、胰腺病变或其功能紊乱时，粪便次数及粪量可增多或减少。

（2）颜色或性状：正常成人的粪便为黄褐色圆柱状软便，婴儿粪便呈金黄色。

1）水样或粥样稀便，见于各种感染性或非感染性腹泻，如急性胃肠炎、甲状腺功能亢进症。

2）米泔样便，见于霍乱。

3）黏液脓样或黏液脓血便，见于痢疾、溃疡性结肠炎、直肠癌等。阿米巴痢疾时，以血为主，呈暗红色果酱样。细菌性痢疾则以黏液脓样或脓血便为主。

4）冻状便，见于肠易激综合征、慢性菌痢。

5）鲜血便，多见于肠道下段出血，如痔疮、肛裂、直肠癌等。

6）柏油样便，见于各种原因的上消化道出血。

7）灰白色便，见于阻塞性黄疸。

8）细条状便，多见于直肠癌。

9）绿色粪便，提示消化不良。

10）羊粪样便，多见于老年人及经产妇排便无力者。

（3）气味：①恶臭味，见于慢性肠炎、胰腺疾病、结肠或直肠癌溃烂。②腥臭味，见于阿米巴痢疾。

③酸臭味，见于脂肪和碳水化合物消化或吸收不良。

3. 显微镜检查

（1）细胞：①红细胞，见于下消化道出血、痢疾、溃疡性结肠炎、结肠或直肠癌、痔疮、直肠息肉等。②白细胞，正常粪便中不见或偶见，大量出现见于细菌性痢疾、溃疡性结肠炎。③巨噬细胞，见于细菌性痢疾、溃疡性结肠炎。

（2）寄生虫：肠道有寄生虫时可在粪便中找到相应的病原体，如虫体或虫卵、原虫滋养体及其包囊。

4. 化学检查

（1）隐血试验：正常为阴性。阳性见于消化性溃疡活动期、胃癌、钩虫病、消化道炎症、出血性疾病等。消化道癌症呈持续阳性，消化性溃疡呈间断阳性。

（2）胆色素检查（助理不考）

1）粪胆红素检查：正常粪便中无胆红素。乳幼儿或成人于应用大量抗生素后，胆红素定性试验阳性。

2）粪胆原及粪胆素检查：正常粪便中可有粪胆原及粪胆素。阻塞性黄疸时含量明显减少或缺如，粪便呈淡黄色或灰白色；溶血性黄疸时含量增多，粪色加深。

5. 细菌学检查（助理不考） 肠道致病菌的检测主要通过粪便直接涂片镜检和细菌培养，用于菌痢、霍乱等的诊断。

细目十一　痰液检查（助理不考）

1. 痰液标本的收集方法

（1）留痰前应先漱口，用力咳出气管深处的痰液，以清晨第一口痰为宜，注意避免混入唾液和鼻咽分泌物。

（2）做细菌培养时，需用无菌容器留取并及时送检。

（3）做浓集结核菌检查时，需留24小时痰液送检。

（4）做痰液脱落细胞学检查时，最好收集上午9～10点的痰液立即送检。

（5）做细菌培养或脱落细胞学检查时，一般连续检查3次，必要时可以重复进行。

2. 一般性状检查

	性状改变	临床意义
痰量	痰量增多	见于肺脓肿、慢性支气管炎、支气管扩张症、肺结核等
颜色	黄色痰	见于呼吸道化脓性感染
	黄绿色痰	见于绿脓杆菌感染、干酪性肺炎
	红色痰	见于肺结核、支气管扩张症、肺癌
	粉红色泡沫痰	见于急性肺水肿
	铁锈色痰	见于肺炎链球菌肺炎
	咖啡色痰	见于阿米巴肺脓肿
性状	黏液性痰	见于支气管炎、肺炎早期及支气管哮喘等
	浆液性痰	见于肺水肿、肺淤血
	脓性痰	见于支气管扩张症、肺脓肿
	血性痰	见于肺结核、支气管扩张症、肺癌等
气味	血腥味	血性痰带有血腥气味，见于肺结核、肺癌等
	恶臭味	见于晚期肺癌、支气管扩张症、肺脓肿等，往往有厌氧菌感染

3. 显微镜检查

（1）直接涂片检查：正常人痰液内可有少量白细胞及上皮细胞。

1）白细胞：中性粒细胞（或脓细胞）增多，见于呼吸道感染；嗜酸性粒细胞增多，见于支气管哮喘、过敏性支气管炎、肺吸虫病等；淋巴细胞增多，见于肺结核。

2）红细胞：呼吸道疾病及出血性疾病，痰中可见大量红细胞。

3）上皮细胞：鳞状上皮细胞增多，见于急性喉炎和咽炎；柱状上皮细胞增多，见于支气管炎、支气管哮喘等。

（2）染色涂片检查：主要用于检查癌细胞和细菌。

4.病原体检查　疑为呼吸道感染性疾病时，可分别做细菌、真菌、支原体等培养。

细目十二　浆膜腔穿刺液检查

1.浆膜腔积液分类及形成原因

（1）漏出液：漏出液为非炎症性积液。形成原因：①血浆胶体渗透压降低，如肝硬化、肾病综合征、重度营养不良等。②毛细血管内压力增高，如慢性心力衰竭、静脉栓塞等。③淋巴管阻塞，常见于肿瘤压迫或丝虫病引起的淋巴回流受阻。

（2）渗出液：渗出液为炎性积液。形成原因：①感染性，如胸膜炎、腹膜炎、心包炎等。②化学因素，如血液、胆汁、胃液、胰液等化学性刺激。③恶性肿瘤。④风湿性疾病及外伤等。

2.渗出液与漏出液的鉴别要点

漏出液与渗出液的鉴别

鉴别要点	漏出液	渗出液
原因	非炎症所致	炎症、肿瘤或物理、化学刺激
外观	淡黄，浆液性	不定，可为黄色、脓性、血性、乳糜性
透明度	透明或微浑	多浑浊
比重	< 1.015	> 1.018
凝固	不自凝	能自凝
黏蛋白定性（Rivalta 试验）	阴性	阳性
蛋白质定量	< 25g/L	> 30g/L
葡萄糖定量	与血糖相近	常低于血糖水平
细胞计数	常 < 100×10^6L	常 > 500×10^6L
细胞分类	以淋巴细胞为主	根据不同的病因，分别以中性粒细胞或淋巴细胞为主，恶性肿瘤患者可找到癌细胞
细菌检查	阴性	可找到致病菌
乳酸脱氢酶	< 200U/L	> 200U/L

细目十三　脑脊液检查

1.脑脊液检查的适应证、禁忌证

（1）适应证：①有脑膜刺激症状需明确诊断者。②疑有颅内出血。③疑有中枢神经系统恶性肿瘤。④有剧烈头痛、昏迷、抽搐及瘫痪等表现而原因未明者。⑤中枢神经系统手术前的常规检查。

（2）禁忌证：①颅内压明显增高或伴显著视乳头水肿者。②有脑疝先兆者。③处于休克、衰竭或濒危状态者。④局部皮肤有炎症者。⑤颅后窝有占位性病变者。

2. 常见中枢神经系统疾病的脑脊液特点

	压力（mmH₂O）	外观	细胞数（×10⁶/L）及分类	蛋白质定性	蛋白质定量（g/L）	葡萄糖（mmol/L）	氯化物（mmol/L）	细菌
正常	侧卧位 80～180	无色透明	0～8，多为淋巴细胞	阴性	0.15～0.45	2.5～4.5	120～130	无
化脓性脑膜炎	↑↑↑	浑浊脓性，可有脓块	显著增加，以中性粒细胞为主	+++以上	↑↑↑	↓↓↓	↓	有致病菌
结核性脑膜炎	↑↑	微浊，毛玻璃样，静置后有薄膜形成	增加，以淋巴细胞为主	++	↑↑	↓↓	↓↓↓	抗酸染色可找到结核杆菌
病毒性脑膜炎	↑	清澈或微浊	增加，以淋巴细胞为主	+	↑	正常	正常	无
蛛网膜下腔出血	↑	血性为主	增加，以红细胞为主	+～++	↑	正常	正常	无
脑脓肿（未破裂）	↑↑	无色或黄色微浊	稍增加，以淋巴细胞为主	+	↑	正常	正常	有或无
脑肿瘤	↑↑	黄色或无色	正常或稍增加，以淋巴细胞为主	±～+	↑	正常	正常	无

第五单元　心电图诊断

细目一　心电图基本知识

1. 常用心电图导联

（1）肢体导联

1）标准肢体导联：Ⅰ导联：正极接左上肢，负极接右上肢；Ⅱ导联：正极接左下肢，负极接右上肢；Ⅲ导联：正极接左下肢，负极接左上肢。

2）加压肢体导联

①加压右上肢导联（aVR）：探查电极置于右上肢并与心电图机正极相连，左上、下肢连接构成无关电极并与心电图机负极相连。

②加压左上肢导联（aVL）：探查电极置于左上肢并与心电图机正极相连，右上肢与左下肢连接构成无关电极并与心电图机负极相连。

③加压左下肢导联（aVF）：探查电极置于左下肢并与心电图机正极相连，左、右上肢连接构成无关电极并与心电图机负极相连。

（2）胸导联：胸导联属单极导联，包括 V_1～V_6 导联。将负极与中心电端连接，正极与放置在胸壁一定位置的探查电极相连。

V_1：胸骨右缘第 4 肋间。

V_2：胸骨左缘第 4 肋间。

V_3：V_2 与 V_4 两点连线的中点。

V_4：左锁骨中线与第 5 肋间相交处。

V_5：左腋前线 V_4 水平处。

V_6：左腋中线 V_4 水平处。

临床上诊断后壁心肌梗死，需加做 $V_7 \sim V_9$ 导联；诊断右心病变，需加做 $V_{3R} \sim V_{6R}$ 导联。

2. 心电图各波段的意义 每个心动周期在心电图上可表现为四个波（P 波、QRS 波群、T 波和 U 波）、三个段（PR 段、ST 段和 TP 段）、两个间期（PR 间期和 QT 间期）和一个 J 点（即 QRS 波群终末部与 ST 段起始部的交接点）。

（1）P 波：为心房除极波，反映左、右心房除极过程中的电位和时间变化。

（2）PR 段：电激动过程在房室交界区，以及希氏束、室内传导系统所产生的微弱电位变化，一般呈零电位，显示为等电位线（基线）。

（3）PR 间期：自 P 波的起点至 QRS 波群的起点，反映激动从窦房结发出后经心房、房室交界、房室束、束支及普肯耶纤维网传到心室肌所需要的时间。

（4）QRS 波群：为左、右心室除极的波，反映左、右心室除极过程中的电位和时间变化。

（5）ST 段：从 QRS 波群终点至 T 波起点的一段平线，反映心室早期缓慢复极的电位和时间变化。

（6）T 波：为心室复极波，反映心室晚期快速复极的电位和时间变化。

（7）QT 间期：从 QRS 波群的起点至 T 波终点，代表左、右心室除极与复极全过程的时间。

（8）U 波：为 T 波后的一个小波，产生机制未明。

细目二 心电图测量，正常心电图及临床意义

1. 心率计算及各波段测量

（1）心率计算：心率（次/分钟）= 60/RR（或 PP）间期的秒数（s）。心律不齐者，取 5 ~ 10 个 RR 或 PP 间距的平均值，然后算出心率。

（2）心电图各波段测量

1）测量时间：一般规定，测量各波时距应自波形起点的内缘起测至波形终点的内缘。

2）测量振幅（电压）：测量正向波形的高度，以基线上缘至波形顶点之间的垂直距离为准；测量负向波形的深度，以基线的下缘至波形底端的垂直距离为准。

3）测量 R 峰时间：从 QRS 波群起点量到 R 波顶点与等电位线的垂直线之间的距离。有切迹或 R' 波，则以 R' 波顶点为准。一般只测 V_1 和 V_5。

4）测量间期：①PR 间期：应选择有明显 P 波和 Q 波的导联（一般多选 Ⅱ 导联），自 P 波的起点量至 QRS 波群起点。②QT 间期：选择 T 波比较清晰的导联，测量 QRS 波起点到 T 波终点的间距。

5）ST 段移位的测量：①ST 段抬高：从等电位线上缘垂直量到 ST 段上缘。②ST 段下移：从等电位线下缘垂直量到 ST 段下缘。

2. 心电轴测定

（1）测量方法：平均 QRS 心电轴（简称心电轴）是心室除极过程中全部瞬间综合向量形成的总向量。心电轴的测量方法有目测法、振幅法、查表法 3 种。

1）目测法：根据 Ⅰ、Ⅲ 导联 QRS 波群的主波方向进行判断。①若 Ⅰ、Ⅲ 导联 QRS 波群的主波方向均向上，则电轴不偏。②若 Ⅰ 导联 QRS 波群的主波方向向上，而 Ⅲ 导联 QRS 波群的主波方向向下，则心电轴左偏（口对口向左走）。③若 Ⅰ 导联 QRS 波群的主波方向向下，而 Ⅲ 导联 QRS 波群的主波方向向上，则为心电轴右偏（尖对尖向右偏）。④若 Ⅰ、Ⅲ 导联 QRS 波群主波方向均向下，则为心电轴极度右偏或不确定电轴。

2）振幅法：分别测算出 Ⅰ、Ⅲ 导联 QRS 波群振幅的代数和（R 波为正，Q 与 S 波为负），然后将其标记于六轴系统中 Ⅰ、Ⅲ 导联轴的相应位置，并由此分别做出与 Ⅰ、Ⅲ 导联轴的垂直线，两垂直线相交点与电偶中心点的连线即为所求之心电轴。测出该连线与 Ⅰ 导联轴正侧段的夹角即为心电轴的度数。

3）查表法：根据计算出来的 Ⅰ、Ⅲ 导联 QRS 振幅的代数和直接查表，即可得出心电轴的度数。

3. 心电图各波段正常范围

波段	正常范围
P 波	Ⅰ、Ⅱ、aVF ↑，aVR ↓，时限 ≤ 0.11 秒，电压在肢导联 < 0.25mV，胸导联 < 0.2mV
PR 间期	0.12 ～ 0.20 秒
QRS 波群	时限 0.06 ～ 0.10 秒，自 V_1 至 V_6，R 波逐渐增高至最大，S 波逐渐变小甚至消失
ST 段	下移 < 0.05mV，抬高除 V_1 ～ V_3 导联 < 0.3mV，其余导联均 < 0.1mV
T 波	与主波方向一致，振幅不应低于同导联 R 波的 1/10
QT 间期	与心率快慢密切相关，心率越快，QT 间期越短，反之越长；正常为 0.32 ～ 0.44 秒
U 波	V_3 最清楚，与 T 波方向一致；U 波增高常见于低血钾

细目三　常见异常心电图及临床意义

1. 心房、心室肥大

（1）**左心房肥大心电图表现**：①P 波增宽（> 0.11s），常呈双峰型，双峰间期 ≥ 0.04s，以 Ⅰ、Ⅱ、aVL 导联上最为显著，②在 V_1 导联上，Ptf ≤ −0.04mm·s。多见于二尖瓣狭窄，故称"二尖瓣型 P 波"，也可见于各种原因引起的左心衰竭、心房内传导阻滞等。

（2）**右心房肥大心电图表现**：P 波高尖，其幅度 ≥ 0.25mV，以 Ⅱ、Ⅲ、aVF 导联表现最为突出。常见于慢性肺源性心脏病，故称"肺型 P 波"，也可见于某些先天性心脏病。

（3）**左心室肥大心电图表现**：①QRS 波群电压增高：R_{V5} 或 R_{V6} > 2.5mV，R_{V5} 或 $R_{V6}+S_{V1}$ > 4.0mV（男）或 > 3.5mV（女）。②心电轴轻、中度左偏（口对口）。③QRS 波群时间延长到 0.10 ～ 0.11s，V_5 或 V_6 导联 R 峰时间 > 0.05s。④ST-T 改变：以 R 波为主的导联中，ST 段下移 ≥ 0.05mV，T 波低平、双向或倒置。常见于高血压心脏病、二尖瓣关闭不全、主动脉瓣病变、心肌病等。

（4）**右心室肥大心电图表现**：①QRS 波群形态改变：V_1R/S > 1，V_5R/S < 1，V_1 或 V_3R 的 QRS 波群呈 RS、rSR′、R 或 qR 型。②心电轴右偏 ≥ +90°，重症可 > +110°（尖对尖）。③$R_{V1}+S_{V5}$ > 1.05mV（重症 > 1.2mV），aVR 导联的 R/Q 或 R/S > 1，R_{aVR} > 0.5mV。④V_1 或 V_3R 等右胸导联 ST 段下移 > 0.05mV，T 波低平、双向或倒置。⑤V_1 导联 R 峰时间 > 0.03s。常见于慢性肺源性心脏病、风心病二尖瓣狭窄、先天性心脏病等。

2. 心肌梗死及心肌缺血

（1）**心肌梗死**

1）基本图形：①缺血型 T 波改变：缺血发生于心内膜面，T 波高而直立；若发生于心外膜面，出现对称性 T 波倒置。②损伤型 ST 段改变：面向损伤心肌的导联出现 ST 段明显抬高，可形成单相曲线。③坏死型 Q 波：出现面向坏死区的导联出现异常 Q 波（宽度 ≥ 0.04s，深度 ≥ 1/4R）或者呈 QS 波。

2）ST 段抬高型心肌梗死的图形演变及分期

①进展期：心肌梗死数分钟后出现 T 波高耸，ST 段斜行上移或弓背向上抬高，时间在 6 小时以内。

②急性期：心肌梗死后数小时或数日，可持续 6 小时至 7 天。ST 段逐渐升高呈弓背型，并可与 T 波融合成单向曲线，此时可出现异常 Q 波，继而 ST 段逐渐下降至等电位线，直立的 T 波开始倒置，并逐渐加深。此期坏死型 Q 波、损伤型 ST 段抬高及缺血性 T 波倒置可同时并存。

③愈合期：心肌梗死后 7 ～ 28 天。抬高的 ST 段基本恢复至基线，坏死型 Q 波持续存在，缺血型 T 波由倒置较深逐渐变浅，直到恢复正常或趋于恒定不变的 T 波倒置。

④陈旧期：急性心肌梗死后数月或数年。以异常图形稳定不变为进入陈旧期的标志。ST 段和 T 波不再变化，常遗留下坏死的 Q 波持续存在终生，亦可能逐渐缩小。

3）非 ST 段抬高型心肌梗死：常见于急性心内膜下心肌梗死、小灶性心肌梗死等。心电图常表现为只有 ST 段压低和（或）T 波倒置或无 ST-T 异常。

4）心肌梗死的定位诊断：根据坏死图形（异常 Q 波或 QS 波）出现于哪些导联而作出定位诊断，见下表。

心肌梗死的心电图定位诊断

部位	特征性 ECG 改变导联	对应性改变导联
前间壁	$V_1 \sim V_3$	
前壁	$V_3 \sim V_5$	
广泛前壁	$V_1 \sim V_6$	
下壁	Ⅱ、Ⅲ、aVF	Ⅰ、aVL
右室	$V_3R \sim V_6R$	多伴下壁梗死

（2）心肌缺血

1）稳定型心绞痛：面对缺血区的导联上出现 ST 段水平型或下垂型下移 ≥ 0.1mV，T 波低平、双向或倒置，时间一般小于 15 分钟。

2）变异型心绞痛：常于休息或安静时发病，心电图可见 ST 段抬高，常伴有 T 波高耸，对应导联 ST 段下移。

3）慢性冠状动脉供血不足：在 R 波占优势的导联上，ST 段呈水平型或下垂型压低 ≥ 0.05mV，T 波低平、双向或倒置。

3. 心律失常

（1）房性期前收缩的心电图表现：①提早出现的房性 P′，形态与窦性 P 波不同。②P′R 间期 ≥ 0.12s。③房性 P′ 波后有正常形态的 QRS 波群。④代偿间歇不完全。

（2）室性期前收缩的心电图表现：①提早出现宽大畸形的 QRS 波群，其前无相关的 P 波或 P′ 波。②QRS 波群时限常 ≥ 0.12s。③T 波方向与 QRS 主波方向相反。④有完全性代偿间歇。

（3）交界性期前收缩的心电图表现：①提前出现的 QRS 波群，形态基本正常。②出现逆行 P′ 波，可在 QRS 之前（P′R < 0.12s），或 QRS 之后（RP′ < 0.20 秒），或与 QRS 波群相重叠。③常有完全性代偿间歇。

（4）阵发性室上性心动过速的心电图表现：①相当于一系列连续很快的房性或交界性早搏，QRS 波频率为 150 ~ 250 次 / 分，节律规则。②QRS 波群形态基本正常，时间 ≤ 0.10s。③ST–T 无变化，或呈继发性 ST 段下移和 T 波倒置。

（5）心房颤动的心电图表现：①P 波消失，代以大小不等、间距不均、形状各异的心房颤动波（f 波），频率为 350 ~ 600 次 / 分，以 V_1 导联最为明显。②RR 间距绝对不匀齐，即心室律绝对不规则。③QRS 波群形态通常正常；当心室率过快时，发生室内差异性传导，QRS 波群增宽畸形。

（6）房室传导阻滞的心电图表现

1）一度房室传导阻滞：窦性 P 波规律出现，其后均有 QRS 波群；PR 间期延长 ≥ 0.21s（老年人 > 0.22s）。

2）二度房室传导阻滞

二度Ⅰ型房室传导阻滞：①窦性 P 波规律出现。②PR 间期进行性延长，直至出现一次 QRS 波群脱落（P 波后无 QRS 波群），其后 PR 间期又趋缩短，之后又逐渐延长，直至 QRS 脱落，周而复始。③QRS 波群脱落所致的最长 RR 间期，短于任何两个最短的 RR 间期之和。④QRS 波群时间、形态大多正常。

二度Ⅱ型房室传导阻滞：①窦性 P 波规律出现，PR 间期恒定（正常或延长）。②部分 P 波后无 QRS 波群（发生心室漏搏）。③房室传导比例一般为 3∶2、4∶3 等。

3）三度房室传导阻滞（完全性房室传导阻滞）：①P 波和 QRS 波群无固定关系，PP 与 RR 间距各有其固定的规律性。②心房率 > 心室率。③QRS 波群形态正常或宽大畸形。

（7）预激综合征的心电图表现（助理不考）：①PR 间期 < 0.12s，P 波一般为窦性。②QRS 波群增宽，

QRS 波群时间 ≥ 0.12s。③ QRS 波群起始部粗钝，形成预激波（Delta 波），此为心室预激在心电图上的主要表现。④可有继发性 ST-T 改变。

4. 血钾异常

（1）高钾血症：①早期出现 QT 时间缩短，T 波高尖，双支对称，基底部变窄，即"帐篷状"T 波。②随着高钾血症的加重，可出现 QRS 波增宽，幅度下降，P 波形态逐渐消失，可出现"窦性传导"。③ ST 段下降 ≥ 0.05mV。④严重高血钾时，可出现房室传导阻滞、室内传导阻滞、窦性停搏、室速、室扑、室颤及心脏停搏等。

（2）低钾血症：① ST 段压低，T 波低平或倒置。② U 波增高，以 V_2、V_3 导联上最明显，可 > 0.1mV。U 波振幅可与 T 波等高，呈驼峰状，或 U > T，或 T、U 波融合。③ T 波与 U 波融合时，QU 间期明显延长。④严重低血钾时，可出现各种心律失常，如房室传导阻滞，频发、多源室性期前收缩，甚至室速和尖端扭转性室速等。

第六单元　影像诊断

细目一　超声诊断

1. 超声诊断的临床应用　①检测实质性脏器。②检测某些囊性器官。③检测心脏、大血管和外周血管的结构、功能及血流动力学状态。④鉴别脏器内局灶性病变的性质。⑤检测积液。⑥对一些疾病的治疗后动态随访。⑦介入性诊断与治疗。

2. 二尖瓣、主动脉瓣病变声像图及心功能评价

（1）二尖瓣狭窄

1）二维超声：①二尖瓣增厚，回声增强，以瓣尖为主，有时可见赘生物形成的强光团。②二尖瓣活动僵硬，运动幅度减小。③二尖瓣口面积缩小（正常二尖瓣口面积约 $4cm^2$，轻度狭窄时，瓣口面积 $1.5 \sim 2.0cm^2$；中度狭窄时，瓣口面积 $1.0 \sim 1.5cm^2$；重度狭窄时，瓣口面积 < $1.0cm^2$）。④腱索增粗缩短，乳头肌肥大。⑤左心房明显增大，肺动脉高压时则右心室增大，肺动脉增宽。

2）M 型超声：①二尖瓣曲线增粗，回声增强。②二尖瓣前叶曲线双峰消失，呈城墙样改变，EF 斜率减低。③二尖瓣前、后叶呈同向运动，后叶曲线套入前叶。④左心房增大。

3）多普勒超声：①彩色多普勒血流量显像：二尖瓣口见五彩镶嵌的湍流信号。②频谱多普勒：二尖瓣频谱呈单峰宽带充填形，峰值血流速度大于 1.5m/s，可达 $6 \sim 8m/s$。

（2）主动脉瓣关闭不全

1）二维超声：在左室长轴及主动脉根部短轴切面上，可见主动脉瓣反射增强、舒张期主动脉瓣闭合不良、左室容量负荷过重的表现。

2）M 型超声：①心底部探查，主动脉根部前后径增宽，运动幅度增大，舒张期闭合线呈双线，距离 > 2mm。若闭合线出现扑动现象，是血液反流的有力证据。②左室探查，可见左室容量负荷过重的改变，表现为左心室内径扩大，流出道增宽，室间隔和左室后壁呈反向运动。

3）多普勒超声：舒张期可见五彩反流束自主动脉瓣口流向左室流出道。

3. 胆囊结石、泌尿系结石的异常声像图

（1）胆囊结石

1）典型特征：①胆囊内见一个或数个强光团、光斑，其后方伴声影或彗星尾。②强光团或光斑可随体位改变而依重力方向移动。但当结石嵌顿在胆囊颈部，或结石炎性粘连在胆囊壁中（壁间结石）时，看不到光团或光斑随体位改变。

2）不典型者如充填型胆结石，胆囊内充满大小不等的结石，声像图上看不见胆囊回声。胆囊区见一条强回声弧形光带，后方伴直线形宽大声影。

（2）泌尿系结石：泌尿系结石可见结石部位有强回声光团或光斑，后伴声影或彗星尾征。输尿管结石多位于输尿管狭窄处。膀胱结石可随体位依重力方向移动。膀胱结石的检出率最高，肾结石次之，输尿管结石因腹腔内肠管胀气干扰而显示较差。肾结石、输尿管结石时，可伴有肾盂积水。

4.脂肪肝、肝硬化的异常声像图

（1）脂肪肝

1）弥漫性脂肪肝：整个肝均匀性增大，表面圆钝，边缘角增大；肝内回声增多增强，前半细而密，呈一片云雾状改变。彩色多普勒超声显示肝内血流的灵敏度降低，尤其对于较深部位的血管，血流信号较正常减少。

2）局限性脂肪肝：通常累及部分肝叶或肝段，超声表现为脂肪浸润区部位的高回声区与正常肝组织的相对低回声区，两者分界较清，呈花斑状或不规则的片状。彩色多普勒超声可显示不均匀回声区内无明显彩色血流，或正常肝内血管穿入其中。

（2）肝硬化：①肝体积缩小，逐步向右上移行。②肝包膜回声增强，呈锯齿样改变；肝内光点增粗增强，分布紊乱。③脾肿大。④胆囊壁增厚毛糙，有腹水时可呈双边。⑤可见腹水的无回声暗区。⑥门静脉内径增宽＞1.3cm，门静脉血流信号减弱，血流速度常在15～25cm/s以下；可见脐静脉重新开放。⑦癌变时在肝硬化基础上出现肝癌声像图特征，以弥漫型为多见。

细目二　放射诊断

1.呼吸系统常见病的影像学表现

（1）慢性支气管炎：早期X线可无异常发现。典型慢支表现为两肺纹理增多、增粗、紊乱，肺纹理伸展至肺野外带。

（2）支气管扩张症：确诊主要靠胸部CT检查，尤其是高分辨力CT（HRCT）。柱状扩张时可见"轨道征"或"戒指征"；囊状扩张时可见葡萄串样改变；扩张的支气管腔内充满黏液栓时，可见"指状征"。

（3）肺炎链球菌肺炎

1）X线表现：①充血期：X线无明显变化，或仅可见肺纹理增粗。②实变期：肺野出现均匀性密度增高的片状阴影，病变范围呈肺段性或大叶性分布，在大片密实阴影中常可见到透亮的含支气管影，即支气管充气征。③消散期：X线可见实变区密度逐渐减退，表现为散在的斑片状影，大小不等，继而可见到增粗的肺纹理，最后可完全恢复正常。

2）CT表现：在充血期即可见病变区磨玻璃样阴影，边缘模糊；实变期可见呈肺段性或大叶性分布的密实阴影，支气管充气征较X线检查更为清楚。

（4）支气管肺炎（小叶性肺炎）：常见于两中下肺野的中、内带，X线表现为沿肺纹理分布的、散在密度不均的小斑片状阴影，边界模糊。CT见两中下肺支气管血管束增粗，有大小不等的结节状及片状阴影，边缘模糊。

（5）间质性肺炎：病变常同时累及两肺，以中、下肺最为显著。X线表现为两肺门及两中下肺纹理增粗、模糊，可呈网状，并伴有小点状影，肺门影轻度增大，轮廓模糊，密度增高。病变早期HRCT可见两侧支气管血管束增粗、不规则，伴有磨玻璃样阴影。较重者可有小叶性实变导致的小斑片影，肺门、纵隔淋巴结可增大。

（6）肺脓肿

1）急性肺脓肿：X线可见肺内大片致密影，边缘模糊，密度较均匀，可侵及一个肺段或一叶的大部。在致密的实变区中可见含有液面的空洞，内壁不规整。

2）慢性肺脓肿：可见空洞壁变薄周围有较多紊乱的纤维条索状阴影。多房性空洞则显示为多个大小不等的透亮区。CT较平片能更早、更清楚地显示肺脓肿，因此，有利于早期诊断和指导治疗。

（7）肺结核

1）原发性肺结核：表现为原发综合征及胸内淋巴结结核。①原发综合征：是由肺内原发灶、淋巴管炎及淋巴结炎三者组成的哑铃状双极现象。②胸内淋巴结结核：表现为肺门和（或）纵隔淋巴结肿大而突向肺野。

2）血行播散型肺结核：①急性粟粒型肺结核：X线可见两肺大小、密度、分布都均匀一致的粟粒状阴影，正常肺纹理显示不清。②亚急性与慢性血行播散型肺结核：X线可见以两上、中肺野为主的大小不一、密度不同、分布不均的多种性质（渗出、增殖、钙化、纤维化、空洞等）病灶。

3）继发性肺结核：包括浸润性肺结核（成人最常见）、慢性纤维空洞性肺结核，病变多在肺尖和锁骨下区开始，X线可见渗出、增殖、播散、纤维和空洞等多种性质的病灶同时存在。慢性纤维空洞性肺结核X线主要表现为两肺上部多发厚壁的慢性纤维病变及空洞，周围有广泛的纤维索条影及散在的新、老病灶，常伴有明显的胸膜增厚，病变的肺因纤维化而萎缩，出现肺不张征象，上叶萎缩使肺门影向上移位，下肺野血管纹理牵引向上及下肺叶的代偿性肺气肿，使膈肌下降、平坦，肺纹理被拉长呈垂柳状。

4）结核性胸膜炎：多见于儿童与青少年，可单独存在，或与肺结核同时出现。少量积液时X线可见患侧肋膈角变钝。大量积液时X线可见患侧均匀的密度增高阴影，阴影上方呈外高内低状，积液随体位变化而改变，后期可引起胸膜增厚、粘连、钙化。

（8）肺肿瘤：分原发性与转移性两类，原发性肿瘤有良性与恶性之分，良性少见，恶性中98%为原发性支气管肺癌，少数为肺肉瘤。

1）原发性支气管肺癌（肺癌）：按发生部位可分为三型：中心型、周围型、细支气管肺泡癌（弥漫型肺癌）。

2）转移性肿瘤：X线可见在两肺中下肺野外带，密度均匀、大小不一、轮廓清楚的棉絮样低密度影。血供丰富的肿瘤发生粟粒状转移时，可见两中下肺野轮廓光滑、密度均匀的粟粒影。淋巴转移至肺的肿瘤，则主要表现为肺门和（或）纵隔淋巴结肿大。CT发现肺部转移较平片敏感；HRCT对淋巴转移的诊断具有优势，可见肺门及纵隔淋巴结肿大、支气管血管束增粗、小叶间隔增厚及沿两者分布的细小结节影。

（9）胸膜病变

1）胸腔积液：①游离性胸腔积液：当积液达250mL左右时，站立位X线检查可见外侧肋膈角变钝；中等量积液时，患侧胸中、下部呈均匀性致密影，其上缘形成自外上斜向内下的凹面弧形，同侧膈和心缘下部被积液遮蔽；大量积液时，除肺尖外，患侧全胸呈均匀的致密增高阴影，与纵隔连成一片，患侧肋间隙增宽，膈肌下降，气管纵隔移向健侧。②包裹性胸腔积液：X线表现为圆形或半圆形密度均匀影，边缘清晰。包裹性积液局限在叶间裂时称为叶间积液。

2）气胸及液气胸：①气胸时X线显示胸腔顶部和外侧高度透亮，其中无肺纹理，透亮带内侧可见被压缩的肺边缘。②液气胸时，立位检查可见上方为透亮的气体影，下方为密度增高的液体影，且随体位改变而流动。

3）胸膜增厚、粘连、钙化：①胸膜轻度增厚时，X线表现为肋膈角变钝或消失，沿胸壁可见密度增高或条状阴影，还可见膈上幕状粘连，膈运动受限。②广泛胸膜增厚则呈大片不均匀性密度增高影，患侧肋间隙变窄或胸廓塌陷，纵隔向患侧移位，膈肌升高，活动减弱，严重时可见胸部脊柱向健侧凸起。③胸膜钙化的X线表现为斑块状、条状或片状高密度钙化影，切线位观察时，可见其包在肺的外围。

2. 循环系统常见病的影像学表现

（1）风湿性心脏病

1）单纯二尖瓣狭窄：左心房及右心室增大，左心耳部凸出，肺动脉段突出，主动脉结及左心室变小，心脏呈梨形。

2）二尖瓣关闭不全：典型患者的X线表现是左心房和左心室明显增大。

3）主动脉瓣狭窄：左心室增大，或伴左心房增大，升主动脉中段局限性扩张，主动脉瓣区可见钙化。

4）主动脉瓣关闭不全：左心室明显增大，升主动脉、主动脉弓普遍扩张，心脏呈靴形。

（2）高血压心脏病：左心室扩大，主动脉增宽、延长、迂曲，心脏呈靴形。

（3）慢性肺源性心脏病：右下肺动脉增宽≥15mm，右心室增大等。

（4）心包积液：300mL以下者，X线难以发现。中等量积液时，后前位可见心脏形态呈烧瓶形，上腔静脉增宽，心缘搏动减弱或消失等。

3. 消化系统疾病的影像学表现

（1）食管静脉曲张：X 线钡剂造影可见食管中、下段的黏膜皱襞明显增宽、迂曲，呈蚯蚓状或串珠状充盈缺损，管壁边缘呈锯齿状。

（2）食管癌：X 线钡剂造影可见：①黏膜皱襞改变：由于肿瘤破坏黏膜层，使正常皱襞消失、中断、破坏，形成表面杂乱的不规则影像。②管腔狭窄。③腔内充盈缺损。④不规则的龛影，早期较浅小，较大者表现为长径与食管长轴一致的长形龛影。⑤受累食管呈局限性僵硬。

（3）消化性溃疡

1）胃溃疡：上消化道钡剂造影检查的直接征象是龛影，多见于胃小弯；龛影口周围有一圈黏膜水肿造成的透明带，这种黏膜水肿带是良性溃疡的特征性表现，胃溃疡引起的功能性改变包括痉挛性改变、分泌增加、胃蠕动增强或减弱。

2）十二指肠溃疡：绝大部分发生在球部，溃疡易造成球部变形。①直接征象：球部龛影或球部变形。②间接征象：激惹征；幽门痉挛，开放延迟；胃分泌增多和胃张力及蠕动方面的改变；球部固定压痛。

（4）胃癌：上消化道钡剂造影检查可见：①胃内形态不规则的充盈缺损，多见于蕈伞型癌。②胃腔狭窄，胃壁僵硬，多见于浸润型癌。③形状不规则、位于胃轮廓之内的龛影，多见于溃疡型癌。④黏膜皱襞破坏、消失或中断。⑤肿瘤区蠕动消失。CT 或 MRI 检查可直接观察肿瘤侵犯胃壁、周围浸润及远处转移情况，其影像表现直接反映了胃癌的大体形态，但检查时需用清水或对比剂将胃充分扩张。

（5）溃疡性结肠炎：肠气钡双重对比造影检查可见：病变肠管结肠袋变浅、消失，黏膜皱襞多紊乱、粗细不一，其中可见溃疡龛影。晚期病例 X 线表现为肠管从下向上呈连续性的向心性狭窄，边缘僵直，同时肠管明显缩短，肠腔舒张或收缩受限，形如硬管状。

（6）结肠癌：结肠气钡双重对比造影可见：①肠腔内肿块，形态不规则，黏膜皱襞消失。②病变处肠壁僵硬，结肠袋消失。③较大的龛影，形状不规则，边缘不整齐，周围有不同程度的充盈缺损和狭窄，肠壁僵硬，结肠袋消失。④肠管狭窄，肠壁僵硬。

（7）胃肠道穿孔：最多见于胃或十二指肠穿孔，立位 X 线透视或腹部平片可见两侧膈下有弧形或半月形透亮气体影。若并发急性腹膜炎则可见肠管充气积液膨胀，肠壁间隔增宽，在腹平片上可见腹部肌肉与脂肪层分界不清。

（8）肠梗阻：典型 X 线表现为梗阻上段肠管扩张、积气、积液，立位或侧卧位水平位摄片可见肠管扩张，呈阶梯状气液平，梗阻以下的肠管闭合，无气体或仅有少量气体。CT（尤其是螺旋 CT）适用于一些危重患者、不能配合检查者及肥胖者，有助于发现腹腔包裹性或游离性气体、液体及肠坏死，帮助判断梗阻部位及病因。

4. 泌尿系统常见病的影像学表现

（1）泌尿系结石

1）肾结石：发生于单侧或双侧，可单个或多个，主要位于肾盂或肾盏内。阳性结石，X 线平片可见圆形、卵圆形或桑椹状致密影，密度高而均匀或浓淡不等，或呈分层状。阴性结石，平片不能显影，造影可见肾盂内圆形或卵圆形密度减低影或充盈缺损，还可引起肾盂、肾盏积水扩张等。阳性结石需与腹腔内淋巴结钙化、肠内粪石、胆囊或胰腺结石鉴别。肾结石时腹部侧位片上结石与脊柱影重叠。CT 检查表现基本同平片。

2）输尿管结石：阳性结石平片或 CT 可见输尿管走行区域内米粒大小的高密度影。CT 可见结石上方输尿管、肾盂积水扩张；静脉肾盂造影可见造影剂中止在结石处，其上方尿路扩张。

3）膀胱结石：多为阳性。X 线平片可见耻骨联合上方圆形或卵圆形致密影，边缘光滑或毛糙，密度均匀或不均匀，可呈层状，大小不一。结石可随体位而改变位置。阴性结石排泄性尿路造影可见充盈缺损影。CT 可见膀胱内致密影。MRI 检查呈非常低的信号。

（2）肾癌：较大肾癌 X 线平片可见肾轮廓局限性外突；尿路造影可见肾盏伸长、狭窄、受压变形，或肾盏封闭、扩张。CT 可见肾实质内肿块，密度不定，可略高于周围肾实质，也可低于或接近于周围肾实质，肿块较大时可突向肾外，少数肿块内可有钙化影；增强扫描早期肿块有明显、不均一的强化，之后表现为相对低密度。

5. 骨与关节常见病的影像学表现

（1）长骨骨折

1）X线平片：是诊断骨折最常用、最基本的方法。可见骨皮质连续性中断、骨小梁断裂和歪曲，有边缘光滑锐利的线状透亮阴影，即骨折线。根据骨折程度把骨折分为完全性骨折、不完全性骨折。完全性骨折时，骨折线贯穿骨全径；不完全性骨折时，骨折线不贯穿骨全径。根据骨折线的形状和走行，将骨折分为横行、斜行和螺旋形。

2）CT：对解剖结构比较复杂部位（如骨盆、髋关节、肩关节、脊柱、面部等）骨折的诊断、诊断骨折碎片的数目等较普通X线有优势。

3）MRI：可清晰显示骨折周围软组织的损伤情况及骨折断端出血、水肿等。

（2）脊柱骨折：主要发生在胸椎下段和腰椎上段。

1）X线平片：可见骨折椎体压缩呈楔形，前缘骨皮质嵌压。

2）CT：对脊椎骨折的定位、骨折类型、骨折片移位程度，以及椎管有无变形、狭窄等的诊断优于普通平片。

3）MRI：对脊椎骨折及有无椎间盘突出、韧带撕裂等有较高的诊断价值。

（3）椎间盘突出（青壮年多发，下段腰椎最容易发生）

1）X线平片：①椎间隙变窄或前窄后宽。②椎体后缘唇样肥大增生、骨桥形成或游离骨块。③脊柱生理曲度变直或侧弯。Schmorl结节表现为椎体上或下面的圆形或半圆形凹陷，其边缘有硬化线，常对称见于相邻椎体的上、下面且常累及数个椎体。

2）CT：根据椎间盘变形的程度，分为椎间盘变性、椎间盘膨出、椎间盘突出3种，以椎间盘突出最为严重。①直接征象：椎间盘后缘变形，局限性突出，其内可有钙化。②间接征象：硬膜外脂肪层受压、变形，甚至消失，两侧硬膜外间隙不对称；硬膜囊受压变形和移位；一侧神经根鞘受压。

3）MRI：能很好地显示各部位椎间盘突出的图像，是诊断椎间盘突出的最好方法。①在矢状面可见突出的椎间盘向后方或侧后方伸出。②横断面上突出的椎间盘局限突出于椎体后缘。③可见硬膜外脂肪层受压、变形甚至消失和神经根鞘受压图像。

（4）急性化脓性骨髓炎

1）X线平片：发病后2周内，骨质破坏。病变区骨膜反应重，出现沿骨长轴形成的长条形死骨。干骺端骨质疏松→骨质破坏→逐渐向骨干延伸→可融合形成大的破坏区→骨皮质也受到破坏→皮质周围骨膜增生→发生骨质坏死，出现沿骨长轴形成的长条形死骨→病理性骨折。

2）CT：能较清楚地显示软组织感染、骨膜下脓肿，以及骨破坏和死骨，尤其有助于发现平片不能显示的小的破坏区和死骨。

3）MRI：对显示骨髓腔内改变和软组织感染优于平片和CT。

（5）慢性化脓性骨髓炎

1）X线平片：可见明显的修复，即在骨破坏周围有骨质增生硬化现象；骨膜的新生骨增厚，并同骨皮质融合，呈分层状，外缘呈花边状；骨干增粗，轮廓不整，骨密度增高，甚至骨髓腔发生闭塞；可见骨质破坏和死骨。

2）CT：与X线表现相似，并容易发现X线不能显示的死骨。

（6）骨关节结核：多继发于肺结核，儿童和青年多见，发病部位以椎体、骺和干骺端为多。X线主要表现为骨质疏松和骨质破坏，部分可出现冷脓肿。

（7）骨肿瘤：①骨肉瘤：葱皮样、放射状、Codman三角。②骨巨细胞瘤：典型性皂泡样，膨胀性生长。

（8）颈椎病：X线表现为颈椎生理曲度变直或向后反向成角，椎体前缘唇样骨质增生或后缘骨质增生、后翘，相对关节面致密，椎间隙变窄，椎间孔变小，钩突关节增生、肥大、变尖，前、后纵韧带及项韧带钙化。CT、MRI 对颈椎病的诊断优于普通 X 线平片，尤其对平片不能确诊的颈椎病，MRI 诊断更具有优势。

（9）类风湿关节炎：早期关节周围组织肿胀，骨质疏松；中期关节面骨质破坏、糜烂，呈小囊样变；晚期骨质疏松显著，软组织萎缩，关节半脱位或全脱位，畸形。

（10）退行性骨关节病

1）四肢关节（髋与膝关节）退行性骨关节病的 X 线表现：由于关节软骨破坏，而使关节间隙变窄，关节面变平，边缘锐利或有骨赘突出。软骨下骨质致密，关节面下方骨内出现圆形或不规整形透明区。晚期还可见关节半脱位和关节内游离骨体，但多不造成关节强直。

2）脊椎关节病（脊椎小关节和椎间盘退行性变）的 X 线表现：脊椎小关节改变包括上下关节突变尖、关节面骨质硬化和关节间隙变窄。椎间盘退行性变表现为椎体边缘出现骨赘，相对之骨赘可连成骨桥；椎间隙前方可见小骨片，但不与椎体相连，为纤维环及邻近软组织骨化后形成；髓核退行性变则出现椎间隙变窄，椎体上下骨缘硬化。

6. 常见中枢神经系统疾病的影像学表现

（1）脑血管病

1）脑出血的 CT 表现：①急性期：血肿呈圆形、椭圆形或不规则形均匀密度增高影，边界清楚，周围有环形密度减低影（水肿带），局部脑室受压移位，血液进入脑室或蛛网膜下腔时，可见脑室或蛛网膜下腔内有积血影。②吸收期：即发病后 3～7 天，可见血肿缩小、密度降低，小的血肿可以完全吸收，血肿周围变模糊，水肿带增宽。③囊变期：发病 2 个月后，较大的血肿吸收后常留下大小不等的囊腔，同时伴有不同程度的脑萎缩。

2）蛛网膜下腔出血的 CT 表现：脑沟、脑池、脑裂内密度增高影，脑沟、脑裂、脑池增大，少数严重病例周围脑组织受压移位。

3）脑梗死常见的原因有脑血栓形成、脑栓塞、低血压和凝血状态等。①缺血性脑梗死 CT 表现为发病 12～24 小时之内，CT 无异常所见；2～3 周后，病变处密度越来越低；1～2 个月后可见边界清楚的低密度囊腔。②出血性脑梗死在密度减低的脑梗死灶内，见到不规则斑点状或片状高密度出血灶。③腔隙性脑梗死典型者可见小片状密度减低影，边缘模糊，无占位效应。MRI 对脑梗死灶发现早、敏感性高，发病后 1 小时即可见局部脑回肿胀，脑沟变浅。

（2）脑肿瘤：影像检查的目的在于确定肿瘤的有无，并对其作出定位、定量乃至定性诊断。CT、MRI 是主要的诊断手段。

（3）颅脑外伤

1）脑挫裂伤：CT 可见低密度脑水肿区内散在斑点状高密度出血灶，伴有占位效应。有的表现为广泛性脑水肿或脑内血肿。

2）颅脑出血：包括硬膜外、硬膜下、脑内、脑室和蛛网膜下腔出血等。CT 可见相应部位的高密度影。

细目三　放射性核素诊断（助理不考）

1. 甲状腺激素测定

【临床意义】TT_3、TT_4 联合测定对甲状腺功能的判定有重要意义。FT_3、FT_4 对诊断甲亢或甲减更加准确和敏感。其诊断价值依次是 $FT_3 > FT_4 > TT_3 > TT_4$。

2. 血清促甲状腺激素（TSH）测定

【临床意义】TSH 增高见于甲状腺功能减退症；TSH 降低主要见于甲状腺功能亢进症。

3. C 肽测定

【临床意义】①帮助糖尿病分型，了解糖尿病患者胰岛 B 细胞的功能。②鉴别糖尿病患者发生低血糖的原因。③了解移植后胰岛 B 细胞的分泌功能。④了解肝、肾功能。⑤胰岛素瘤的诊断及手术的效果评定。

4. 胰岛素测定

【临床意义】①血清胰岛素水平降低：见于 1 型糖尿病患者，空腹胰岛素水平低于参考值，口服葡萄糖后无高峰出现。②血清胰岛素水平正常或稍高：见于 2 型糖尿病患者，口服葡萄糖后高峰延迟至 2 ～ 3 小时出现。

第十二章　药理学

【本章通关解析】

　　药理学是中西医结合专业一门重要的基础课程，为中西医结合临床内、外、妇、儿各科的治疗用药提供了理论支撑，在历年的中西医结合执业（助理）医师资格考试中，执业医师平均每年出题约占 30 分（医学综合总分 600 分），执业助理医师平均每年出题约占 15 分（医学综合总分 300 分）。

　　该科目重点考查拟胆碱药、抗胆碱药、拟肾上腺素药、抗肾上腺素药、镇静催眠药、抗癫痫药、抗精神失常药、镇痛药、抗组胺药、利尿药、抗高血压药、抗心律失常药、抗慢性心功能不全药、血液系统药、消化系统药、呼吸系统药、糖皮质激素、降糖药、合成抗菌药和抗生素等。

　　复习中注意重点掌握各类重点药物的药理作用及应用，关注其不良反应，并联系内外妇儿各科临床实际，采取理解记忆、比较记忆、图表记忆、对比记忆、歌诀记忆等方法，力求达到事半功倍的效果。

第一单元　药物作用的基本规律

细目一　药物效应动力学

1. 药物作用与药理效应（选择性、量效关系）　药物作用是指药物进入体内后与机体细胞上的靶位结合时引起的初始反应。药理效应是药物作用的结果，是机体生理生化机能或形态变化的表现。药物作用是药物对机体的初始作用，是动因。药理效应是药物作用的结果，是机体反应的表现。

　　（1）药物作用的选择性：药物作用的选择性是指多数药物在适当剂量时，只对少数器官或组织产生明显作用，而对其他器官或组织的作用较小或不产生作用。

　　（2）药物作用的量－效关系：药物作用的量－效关系是指剂量与效应之间的关系。药物的效应在一定范围内随着剂量的增加（变化）而增强（变化）。

　　1）剂量与反应

　　①剂量（dose）：一般是指药物每天的用量，是决定血药浓度和药物效应的主要因素。包括：a. 无效量。b. 最小有效量或称阈剂量。c. 治疗量或称常用量。d. 最小中毒量。e. 致死量。f. 最大有效量或称极量。《中国药典》对剧毒药的极量有明确规定，用药时一般不得超过极量，否则可能发生医疗事故，医护人员对此应负法律责任。

　　②反应（效应）：按性质可分为量反应和质反应两种。

　　2）量－效曲线：是以药物的效应为纵坐标，剂量（或血药浓度）为横坐标所作的曲线图。分量反应量－效曲线和质反应量－效曲线。通过量－效曲线，可获得下列药效学参数。

　　①效价强度：指药物作用强弱的程度。

　　②效能（efficacy）：指药物产生的最大效应。

　　③量－效变化速度：是以曲线的斜率（slope）来表示，斜率大的药物剂量稍有增减，效应即有明显变化，斜率小的药物效应较温和。

3）半数效应量：表示在一定范围内药物效应随着剂量的变化而变化的规律，药理效应可以是治疗作用、毒性反应或致死。S形曲线在效应50%处的剂量为半数效应量。如半数有效量（ED_{50}）、半数中毒剂量（TD_{50}）、半数致死量（LD_{50}）。

4）治疗指数（TI）：表示药物安全性的指标，$TI=LD_{50}/ED_{50}$ 或 $TI=TD_{50}/ED_{50}$。此数值越大，表示有效剂量与致死剂量（或中毒剂量）间距离越大，越安全。

2. 药物的不良反应　药物不良反应是指药物产生的不符合用药目的或对病人不利的反应。

（1）副作用：指药物在治疗剂量时产生与治疗目的无关的作用。

（2）毒性反应：指药物剂量过大或用药时间过长引起的机体损害性反应。

（3）变态反应：也称过敏反应，是指少数人对某些药物产生的病理性免疫反应。

（4）后遗效应：是指停药后血药浓度已降至阈浓度以下时仍残存的药理效应。

（5）继发反应：是指药物发挥治疗作用所引起的不良后果，又称治疗矛盾。

（6）致畸作用、致癌作用、致突变作用：有些药物能影响胚胎正常发育而引起畸胎；某些药物可能有致癌作用、致突变作用，应予警惕。

（7）特异质反应：是指少数患者对某些药物特别敏感，其产生的作用性质可能与常人不同。但其反应性质与药物的固有药理作用相关，且严重程度与剂量成正比。

（8）药物依赖性：是指病人连续使用某些药物以后，产生的一种不可停用的渴求现象。可分为生理依赖性和精神依赖性。

根据国际禁毒公约规定，依赖性药物分为三大类：①麻醉药品（包括阿片类、可卡因类、大麻类，可产生生理依赖性）。②精神药品（包括镇静催眠药和抗焦虑药、中枢兴奋药、致幻剂）。③其他（包括烟草、酒精等，可产生心理依赖性）。我国对前两类药品的生产、供应和使用均有严格规定，严禁滥用。

3. 药物作用的主要机制（受体激动药与拮抗药的基本概念）（助理不考）　药物作用的主要机制分为受体机制和非受体机制两大类。

（1）受体机制：大多数药物是通过和生物机体的大分子成分的相互作用而产生药理学作用的。这些大分子即是受体。

1）受体：是存在于细胞膜或细胞内的一种能选择性地同相应的递质、激素、自体活性物质或药物等相结合，并能产生特定生理效应的大分子物质（主要为糖蛋白或脂蛋白，也可以是核酸或酶的一部分）。

2）受体激动药与拮抗药

①激动药：是指对受体既有亲和力又有很强的内在活性，因而能有效激活受体，产生激动效应。

②拮抗药：又称阻滞药；是指具有较强的亲和力，而无内在活性的药物。

a. 竞争性拮抗药：可与激动药竞争相同受体，拮抗激动药的作用，且其拮抗作用可随增大激动药浓度而逆转，而激动药仍可达到与其单用时相同的最大效应，故拮抗作用是可逆的。

b. 非竞争性拮抗药：能不可逆地作用于某些部位而妨碍激动药与受体结合，并拮抗激动药的作用。

（2）非受体机制：除了作用于受体外，某些药物还可通过其他机制产生药理学效应，如影响酶活性、影响离子通道、影响细胞的代谢、影响免疫功能及通过简单的理化作用等。

细目二　药物代谢动力学

1. 药物的吸收、分布、转化、排泄及其影响因素

（1）吸收：吸收指药物由给药部位进入血液循环的过程。不同给药途径吸收快慢依次为：吸入＞肌内注射＞皮下注射＞舌下＞口服＞直肠＞皮肤。

首过消除或首过效应，是指药物在胃肠道吸收后都要先经门静脉进入肝脏，再进入体循环，其在肠黏膜和肝脏中极易被代谢灭活，使进入体循环的药量减少的现象。

（2）分布：药物分布指药物吸收后随血液循环到各组织器官的过程。影响药物分布的因素：①血浆蛋白结合率。②体内屏障（血脑屏障、胎盘屏障）。③体液pH值。④器官血流量。

（3）转化：药物的转化或生物转化是指药物作为外源性活性物质在体内发生化学结构改变。体内能够使药物发生转化的器官主要是肝脏，其次是肠、肾、肺等组织。

1）药物转化的方式与步骤：转化过程一般分两个时相：第Ⅰ时相是氧化、还原、水解过程；第Ⅱ时相是结合过程。

2）药物转化的意义：灭活和活化。

3）药物转化酶系统：催化酶分为两类：①专一性酶。②非专一性酶，又称"肝药酶"。其中最关键的酶为细胞色素 P_{450} 酶系。

4）药酶诱导药和抑制药：肝药酶是药物在机体内转化的主要酶系统，特点是：①选择性低。②变异性较大。③药酶活性易受药物的影响而出现增强或减弱。凡能够增强药酶活性的药物称为药酶诱导药；能够减弱药酶活性的药物称为药酶抑制药。常见的药酶诱导剂有苯巴比妥、保泰松、苯妥英钠等。常见的药酶抑制剂有异烟肼、双香豆素、西咪替丁等。

（4）排泄及其影响因素：药物的排泄是指药物及其代谢物被排出体外的过程。排泄是药物最后被彻底消除的过程。肾脏是最主要的排泄器官，非挥发性药物主要由肾脏随尿排出；气体及挥发性药物则主要由肺随呼气排出；某些药物还可从胆汁、乳腺、汗腺、唾液腺及泪腺等排出体外。

2.半衰期和连续多次给药的药 – 时曲线［助理不考］

（1）半衰期（$t_{1/2}$）：一般是指血药浓度下降一半所需要的时间，也称血浆半衰期。$t_{1/2}$ 的意义在于它反映药物消除快慢的程度。按 $t_{1/2}$ 长短将药物分为5类：超短效 $t_{1/2}$≤1小时，短效为1～4小时，中效为4～8小时，长效为8～24小时，超长效>24小时。

（2）连续多次用药的药 – 时曲线：临床上连续多次给药，若每隔1个 $t_{1/2}$ 用药一次，则经过4～6个 $t_{1/2}$ 后体内药量可达稳态水平的93.5%～98.4%。这个相对稳态的水平称为稳态血药浓度（C_{ss}），也称坪值。

细目三　影响药物效应的因素

药物的相互作用（药动学因素、药效学因素、特殊人群因素） 药物相互作用是指同一时间或间隔一定时间两种或两种以上药物合用，药物与药物之间或药物与机体之间产生的相互影响。

药物在体内的相互作用包括药动学因素、药效学因素及特殊人群因素。

（1）药动学因素

1）妨碍吸收：①改变胃肠道 pH。②吸附、络合或结合。③影响胃排空和肠蠕动。④改变肠壁功能。

2）竞争血浆蛋白结合。

3）影响生物转化：①影响肝药酶。②影响非微粒体酶。

4）影响药物排泄：①影响尿液 pH。②竞争转运载体。

（2）药效学因素

1）协同作用：指药物合用后原有作用或毒性增加，包括相加作用、增强作用、增敏作用。

2）拮抗作用：指药物合用后原有作用或毒性减弱，包括药理性拮抗、生理性拮抗、化学性拮抗、生化性拮抗。

（3）特殊人群因素：儿童、老年人和女性。

第二单元　拟胆碱药

细目一　M 受体兴奋药

M 受体兴奋（激动）药，又称节后拟胆碱药，主要激动 M 受体，产生 M 样作用，如毛果芸香碱。

毛果芸香碱的作用、应用、不良反应

【作用】对眼和腺体的选择性较高。

（1）缩瞳、降低眼内压和调节痉挛

1）缩瞳：毛果芸香碱可激动瞳孔括约肌的 M 胆碱受体，使瞳孔括约肌收缩，瞳孔缩小。

2）降低眼内压：毛果芸香碱使瞳孔括约肌收缩，虹膜向眼球中心方向拉紧，虹膜根部变薄，从而使处在虹膜周围部分的前房角间隙扩大，房水易于通过巩膜静脉窦进入循环，房水回流通畅，使眼内压下降。

3）调节痉挛：毛果芸香碱作用于睫状肌 M 受体，使远物难以清晰地成像于视网膜上，故看近物清楚，看远物模糊，这一作用称为调节痉挛。

（2）促进腺体分泌：尤以增加汗腺和唾液腺的分泌最为明显，对泪腺、胃腺、胰腺、小肠腺体和呼吸道腺体分泌也有增加作用。

（3）兴奋平滑肌：能兴奋肠道、支气管、子宫、膀胱及胆道平滑肌。

【应用】

（1）青光眼：毛果芸香碱能使前房角间隙扩大，房水回流通畅，眼内压迅速降低，因而主要用于治疗闭角型青光眼。毛果芸香碱对开角型青光眼疗效较差。临床常配成 1% ～ 2% 的溶液滴眼。

（2）虹膜睫状体炎：与扩瞳药交替使用，使瞳孔扩时缩，可防止虹膜与晶状体粘连。

（3）其他：用阿托品扩瞳后，可用毛果芸香碱缩瞳，以促进视力恢复。口服可用于缓解放疗后的口腔干燥，但增加唾液腺分泌的同时也会增加汗腺分泌。全身给药用于抗胆碱药阿托品中毒的抢救。

【不良反应】过量或吸收较多，可引起全身性反应，如流涎、出汗、恶心、呕吐等。主要由于其 M 样作用所致，可用阿托品拮抗。滴眼时应压迫眼内眦，避免药液流入鼻腔后被吸收。（助理不考）

细目二　抗胆碱酯酶药

抗胆碱酯酶药是指通过抑制胆碱酯酶，使胆碱能神经末梢所释放的 ACh 水解减少，造成突触间隙 ACh 浓度增高而发挥间接拟胆碱的作用。根据与胆碱酯酶结合形成复合物后水解速度的快慢分两类：①易逆性抗胆碱酯酶药，如新斯的明等。②难逆性抗胆碱酯酶药，如有机磷酸酯类。

新斯的明的作用、应用、不良反应　新斯的明是人工合成品，属二甲氨基甲酸酯类。脂溶性低，口服吸收少且不规则，一般口服剂量为皮下注射量的 10 倍以上。不易透过血脑屏障，无明显的中枢作用。不易透过角膜进入前房，对眼的作用较弱。

【作用】抑制胆碱酯酶活性。其特点为对骨骼肌作用最强，对胃肠道和膀胱平滑肌作用较强，对心血管、腺体、眼和支气管平滑肌的作用较弱。

（1）兴奋骨骼肌：抑制神经肌肉接头处胆碱酯酶活性，还能直接兴奋骨骼肌运动终板上的 N₂ 胆碱受体，以及促进运动神经末梢释放 ACh。

（2）兴奋平滑肌：收缩胃肠道和膀胱等平滑肌。新斯的明可与 ACh 竞争与胆碱酯酶的结合，结合后形成的复合物可进一步裂解为二甲氨基甲酰化胆碱酯酶。其水解速度较乙酰化胆碱酯酶慢，故酶被抑制的时间较长，使作用维持时间延长，但较有机磷酸酯类短，属易逆性类药。

【应用】

（1）重症肌无力：是一种自身免疫性疾病，体内产生抗 N₂ 受体的抗体，使神经肌肉传递功能障碍，骨骼肌呈进行性收缩无力。表现为眼睑下垂、肢体无力、咀嚼和吞咽困难，严重者呼吸困难。

（2）手术后腹胀气及尿潴留：能增加胃肠蠕动和膀胱张力，从而促进排气、排尿。

（3）阵发性室上性心动过速：通过拟胆碱作用使心室频率减慢，多用于压迫眼球或颈动脉窦等兴奋迷走神经措施无效时的阵发性室上性心动过速。

（4）肌松药过量的解救：用于非去极化型骨骼肌松弛药（如筒箭毒碱）过量时的解救。

【不良反应】治疗量时较小，过量时可引起"胆碱能危象"，产生恶心、呕吐、腹痛、心动过缓、肌肉震颤和肌无力加重等，甚至呼吸衰竭死亡。其中 M 样症状可用阿托品对抗。禁用于机械性肠梗阻、支气管哮喘、尿路阻塞等。（助理不考）

第三单元　有机磷酸酯类中毒与胆碱酯酶复活药

细目　有机磷酸酯类中毒与胆碱酯酶复活药

有机磷酸酯类为难逆性、持久性抗胆碱酯酶药，多易挥发，脂溶性高，与胆碱酯酶结合牢固，不易水解，使酶的活性很难恢复，造成体内 ACh 大量、持久地堆积引起中毒，作用强大而持久。可经呼吸道、消化道黏膜，甚至完整的皮肤吸收而中毒。在农业生产使用过程中，皮肤吸收是主要的中毒途径。

1. 药物解救原则

急性中毒：轻度中毒以 M 样症状为主；中度中毒时除 M 样症状加重外，还出现 N 样症状；严重中毒者除 M 样和 N 样症状外，还出现中枢神经系统症状。死亡原因主要是呼吸麻痹。

除按一般的急性中毒解救原则处理外，还要及早、足量、反复地使用阿托品及氯解磷定等胆碱酯酶复活药。

1）消除毒物：将患者移离毒物现场。经皮肤中毒者，立即用温水、肥皂水清洗皮肤；经口中毒者，先抽出胃液和毒物，并用微温的 1% 盐水、1：5000 高锰酸钾或 2%～5% $NaHCO_3$ 洗胃至不再有农药味，然后再用硫酸镁导泻。敌百虫中毒时，不宜用肥皂及碱性溶液洗胃，以免转化为敌敌畏而增加毒性；对硫磷中毒时不可用高锰酸钾洗胃，以防氧化成毒性更强的对氧磷。

2）对症治疗：吸氧、人工呼吸、输液、用升压药及抗惊厥药等。

3）使用解毒药物：①阿托品：为特异性、高效能解毒药物，能迅速对抗体内 ACh 的 M 样作用，大剂量能解除一部分中枢症状，并兴奋呼吸中枢。应尽早、大剂量给药，至阿托品化。② AChE 复活药：是一类能使被有机磷酸酯类抑制的 AChE 恢复活性的药物。常用药物有氯解磷定和双复磷。中度及重度中毒时，阿托品常与胆碱酯酶复活药合用，以彻底消除病因与症状。

2. 胆碱酯酶复活药的作用　胆碱酯酶复活药有氯解磷定、碘解磷定、双复磷等，以氯解磷定为首选药。

（1）碘解磷定：为最早应用的 AChE 复活药，不良反应较多，作用较弱。

（2）双复磷：作用与氯解磷定相似，作用较强而持久，且较易进入血脑屏障，对 M、N 样及中枢症状都有一定疗效，对大多数有机磷酸酯类中毒有效。

（3）氯解磷定：溶解度大，溶液稳定，无刺激性，可制成注射剂供肌内或静脉注射；不良反应少，价格低廉，为首选药。

解毒机制：①氯解磷定进入有机磷酸酯类中毒者体内，分子中带正电荷的季铵氮与被磷酰化的胆碱酯酶的阴离子以静电引力相结合，肟基以共价键与中毒酶的磷酰基相结合，所形成的复合物经裂解形成无毒的磷酰化氯解磷定从尿中排出，使胆碱酯酶游离出来而恢复水解 ACh 的活性。②氯解磷定还能与体内游离的有机磷酸酯类直接结合，形成磷酰化氯磷定由尿排出，从而阻止其继续与胆碱酯酶结合，避免了中毒过程的发展。

3. 氯解磷定的应用　主要用于中度和重度有机磷酸酯类中毒的解救。其对酶复活的效果随不同的有机磷酸酯类而异，对内吸磷、马拉硫磷和对硫磷中毒的疗效较好；对敌百虫、敌敌畏中毒的疗效稍差；对乐果中毒无效。

（1）氯解磷定恢复酶活性作用在骨骼肌的神经肌肉接头处最为明显，可使肌束颤动消失或明显减轻。

（2）因不易透过血脑屏障，需较大剂量才对中枢中毒症状有一定疗效。

（3）不能直接对抗体内已积聚的 ACh，必须与阿托品合用。

（4）对中毒过久"老化"的磷酰化胆碱酯酶解毒效果差，应及早使用。

第四单元　抗胆碱药

细目一　阿托品类生物碱

本类药物有阿托品、山莨菪碱、东莨菪碱及樟柳碱等，化学结构均相似，能选择性地阻断节后胆碱能神经所支配的效应器细胞膜上的 M 胆碱受体，产生抗 M 样作用。主要用于内脏绞痛，又称平滑肌解痉药。

1. 阿托品的作用、应用、不良反应、禁忌证

【作用】阻断 M 受体，较大剂量阻断神经节 N_1 受体。对各种 M 受体亚型的选择性低，作用广泛。

（1）松弛平滑肌：能松弛多种内脏平滑肌，对过度活动或痉挛的平滑肌作用更明显。可抑制胃肠道平滑肌的强烈痉挛，对膀胱逼尿肌也有解痉作用，对胆管、输尿管和支气管平滑肌的作用较弱，对子宫平滑肌影响较小。

（2）抑制腺体分泌：对唾液腺与汗腺的作用最为明显。小剂量阿托品（0.3～0.5mg）即能引起口干和皮肤干燥，同时引起泪腺及呼吸道分泌大为减少。较大剂量阿托品可减少胃液分泌，但对胃酸的分泌影响较小，因为胃酸分泌主要受胃泌素等调节。

（3）扩瞳、升高眼内压和调节麻痹

①扩瞳：阻断瞳孔括约肌上的 M 受体，环状肌松弛，退向四周边缘，瞳孔扩大。

②升高眼内压：瞳孔扩大后虹膜退向周围边缘，根部增厚，前房角间隙变窄，房水回流受阻，房水积聚而升高眼内压。

③调节麻痹：睫状肌松弛退向外缘，悬韧带向周围拉紧，晶状体变扁，屈光度降低，不能将近距离的物体清晰地成像于视网膜上，看近物模糊不清，只适于看远物，这种作用称调节麻痹。

（4）兴奋心脏、扩张小血管

①兴奋心脏：阿托品对心脏的作用是加快心率。但治疗量（0.4～0.6mg）可使部分病人心率轻度短暂减慢，是因为阻断了副交感神经节后纤维上的 M_1 受体（即突触前膜 M_1 受体），抑制负反馈，使 ACh 释放增加所致。较大剂量（1～2mg）时，可通过阻断外周 M 胆碱受体，解除迷走神经对窦房结的抑制而加快心率。心率加快的程度取决于迷走神经的张力。迷走神经张力高的青壮年，心率加快较明显。

②扩张小血管：多数血管缺乏胆碱能神经支配。阿托品较大剂量能解除外周及内脏小血管痉挛，尤其以皮肤血管的扩张最显著，表现为皮肤潮红和温热。当微循环的小血管痉挛时，能改善微循环，增加组织的血流灌注量。此作用机制尚未完全阐明，但与抗胆碱作用无关。

（5）兴奋中枢：较大剂量（1～2mg）可轻度兴奋大脑和延脑；2～5mg 则中枢兴奋明显加强，出现烦躁不安、谵语等；中毒剂量（10mg 以上）可产生幻觉、定向障碍，甚至惊厥；严重中毒则易由兴奋转入抑制，出现昏迷及呼吸麻痹而死亡。

【应用】

（1）内脏绞痛：能迅速缓解胃肠绞痛，对胆绞痛及肾绞痛疗效较差，常需与阿片类镇痛药如哌替啶合用。对遗尿症及膀胱刺激症状也有较好疗效。

（2）腺体分泌过多：用于全身麻醉前给药，以减少呼吸道腺体的分泌，防止分泌物阻塞呼吸道而引起的窒息或吸入性肺炎；也可用于严重的盗汗和流涎症。

（3）眼科

①虹膜睫状体炎：0.5%～1% 的阿托品滴眼可使瞳孔括约肌及睫状肌松弛，得以充分休息，有利于炎症的消退；同时还可预防虹膜与晶状体的粘连，常与缩瞳药交替应用。

②检查眼底：阿托品滴眼扩瞳作用维持 1～2 周，调节麻痹作用维持 2～3 天，视力恢复较慢。目前常以作用时间较短的后马托品代替。

③验光配眼镜：阿托品使睫状肌的调节功能充分麻痹，晶状体固定，可准确检验出晶状体的屈光度。

由于视力恢复较慢，现已少用，但儿童验光仍需应用阿托品。

（4）缓慢型心律失常：临床上常用于迷走神经过度兴奋所致的窦房阻滞、房室阻滞等缓慢型心律失常，也用于窦房结功能低下而出现的室性异位节律。

（5）休克：在补充血容量的前提下，大剂量阿托品通过解除血管痉挛、扩张外周血管、改善微循环作用而使回心血量及有效循环血量增加，血压回升，用于治疗暴发型流行性脑脊髓膜炎、中毒性菌痢、中毒性肺炎等所致的感染性休克。当休克伴有心动过速或高热时一般不用。

（6）解救有机磷酸酯类中毒（见"第三单元"）。

【不良反应】（助理不考）

（1）常见口干、视力模糊、心悸、便秘、皮肤潮红、体温升高、眩晕等，停药后消失。

（2）剂量过大或误服颠茄果、曼陀罗果、洋金花及莨菪的根茎时可出现中毒，表现为烦躁不安、多言、谵妄、幻觉及惊厥等中枢兴奋症状，严重中毒可由兴奋转入抑制而出现昏迷、呼吸麻痹而致死。

中毒的解救主要是对症处理。用镇静药或抗惊厥药对抗中枢兴奋症状；如呼吸已转入抑制，则采用人工呼吸和吸氧；同时使用毛果芸香碱、毒扁豆碱对抗其外周作用。毒扁豆碱为非季铵类，能透过血脑屏障对抗其中枢症状，故效果比新斯的明好。

【禁忌证】前列腺肥大、青光眼患者禁用。前者因阿托品可能使尿道括约肌收缩而加重排尿困难。

易混考点解析

毛果芸香碱与阿托品作用的比较

药品名称		毛果芸香碱	阿托品
药物种类		拟胆碱药	抗胆碱药
作用机制		激动 M 受体	阻断 M 受体
作用	瞳孔	使瞳孔括约肌收缩，瞳孔缩小	使环状肌松弛，瞳孔扩大
	眼压	降低眼内压	升高眼内压
	眼睛调节	调节痉挛	调节麻痹
	腺体	促进腺体分泌（汗腺、唾液腺）	抑制腺体分泌（唾液腺、汗腺）
	平滑肌	兴奋平滑肌（肠道、支气管）	松弛平滑肌（胃肠道、膀胱）

2. 东莨菪碱的作用、应用（助理不考）　东莨菪碱是洋金花的主要成分，对中枢抑制作用最强，小剂量就有明显的镇静作用，较大剂量催眠。尚有欣快作用，易造成药物滥用。

【作用】中枢镇静和抑制腺体分泌作用强于阿托品，有中枢抗胆碱作用，防晕防吐。

【应用】麻醉前给药、帕金森病、晕动病。

3. 山莨菪碱的作用、应用　山莨菪碱是从茄科植物山莨菪（唐古特莨菪）中分离出的一种生物碱。目前常用其人工合成品654-2。

【作用】解痉作用选择性高，可改善微循环，抑制唾液分泌，扩瞳作用较阿托品弱。

【应用】感染性休克、内脏平滑肌绞痛、血管神经性头痛、眩晕症。

细目二　阿托品的人工合成代用品

阿托品用于眼科因作用持久而视力恢复太慢，用作解痉药时副作用较多。通过化学结构改造，可合成选择性较高的代用品，如合成扩瞳药（后马托品）、合成解痉药（溴化丙胺太林、胃复康等）。

1. 合成扩瞳药　后马托品扩瞳和调节麻痹作用比阿托品快、短暂，但调节麻痹作用不如阿托品完全。用于一般眼科检查、验光。不良反应较阿托品轻微。

2. 合成解痉药

（1）溴化丙胺太林（普鲁本辛）：对胃肠平滑肌解痉作用强而持久，抑制胃液分泌。不易透过血脑屏障，中枢作用弱。用于胃及十二指肠溃疡、胃肠痉挛、胃炎、胰腺炎、多汗症及妊娠呕吐。

（2）贝那替秦（胃复康）：具有解痉、抑制胃液分泌、中枢安定作用。用于兼有焦虑症的溃疡病，也用于胃酸过多、肠蠕动亢进、膀胱刺激症状。

第五单元　拟肾上腺素药

细目一　去甲肾上腺素、间羟胺

去甲肾上腺素、间羟胺均为 α 受体激动药。拟肾上腺素药是一类化学结构和药理作用与肾上腺素、去甲肾上腺素相似的胺类药物，又称拟交感胺类。

1. 去甲肾上腺素的作用、应用、不良反应（助理不考）　去甲肾上腺素（NE）是去甲肾上腺素能神经末梢释放的主要递质。药用的是人工合成品，化学性质不稳定，见光易失效，在中性尤其在碱性溶液中迅速氧化变为粉红色乃至棕色而失效。

【作用】对 α 受体有强大激动作用，对 β_1 受体作用较弱，对 β_2 受体几乎无作用。

（1）收缩血管：激动血管的 α_1 受体，使血管收缩，主要是小动脉和小静脉收缩。以皮肤、黏膜血管收缩最明显，其次是肾脏血管。此外，脑、肝、肠系膜甚至骨骼肌的血管也都呈收缩反应。小动脉收缩使外周阻力增加，血流量减少。冠状血管舒张，主要是由于心脏兴奋，心肌的代谢产物增加，从而舒张血管；同时因血压升高，提高了冠状血管的灌注压力，故冠脉流量增加。

（2）兴奋心脏：兴奋心脏 β_1 受体，作用较弱。在整体情况下，由于血压升高，反射性兴奋迷走神经，可使心率减慢。同时由于血管收缩，外周阻力增加，心输出量不变或稍降。过大剂量可提高自律性，出现心律失常，但较肾上腺素少见。

（3）升高血压：作用强。小剂量静脉滴注血管收缩作用尚不十分剧烈，由于心脏兴奋收缩压升高，而舒张压升高不明显，脉压加大。较大剂量时血管剧烈收缩，外周阻力明显增高，脉压变小。

（4）其他：对平滑肌及代谢的作用较弱，仅在较大剂量时才出现血糖升高；对孕妇可增加子宫收缩频率。

【应用】

（1）休克：休克的关键是微循环血流灌注不足和有效血容量下降。休克的治疗主要在于补充血容量，改进重要器官的血液供应，改善微循环。本药能使休克病人血管收缩，心脏兴奋，血压升高，脑及冠脉血流量增加，在短时间内保证重要脏器的血液供应。但忌长期大量应用，故仅用于各种休克（出血性休克禁用）早期血压骤降时，小剂量短时间静脉滴注以保证心、脑等主要器官的血液供应。

（2）药物中毒性低血压：中枢抑制药中毒可引起低血压，用去甲肾上腺素静脉滴注，可使血压回升，维持正常水平。特别是当氯丙嗪中毒时应选用去甲肾上腺素，而不可选用肾上腺素。

（3）上消化道出血：食管静脉曲张破裂出血或胃出血时，取本品 $1 \sim 3mg$，适当稀释后口服，可收缩食管或胃局部黏膜血管，产生止血效果。

【不良反应】

（1）局部组织缺血坏死：静脉滴注时浓度过大、时间过长或渗漏出血管外，可引起局部缺血坏死。

（2）急性肾功能衰竭：滴注时间过长或剂量过大，可使肾脏血管强烈收缩，产生少尿、无尿和肾实质损伤，故用药期间尿量至少保持在每小时 25mL 以上。

（3）停药后的血压下降：长期静滴突然停药，可引起血压骤降，应逐渐减少滴注剂量后再停药。

2. 间羟胺的作用、应用　间羟胺又名阿拉明，性质较稳定。

【作用】直接兴奋 α 受体，对 β_1 受体作用较弱。除对受体的直接作用外，还可被肾上腺素能神经末梢摄取入囊泡，通过置换作用促使囊泡中的去甲肾上腺素释放而间接发挥作用。不易被单胺氧化酶（MAO）破坏，作用较持久。短时间内连续应用可使囊泡内 NA 递质减少而产生快速耐受性，效应逐渐减弱。由于间羟胺升压作用持久，对肾血管收缩作用较 NA 弱，且较少引起心律失常及少尿等不良反应，故可肌内注射。

【应用】临床上可代替 NA 用于各种休克早期等。

细目二　肾上腺素

肾上腺素的作用、应用、不良反应　肾上腺素（AD）是肾上腺髓质的主要递质。口服后在碱性肠液、肠黏膜和肝内破坏，一般以皮下注射为宜。

【作用】激动 α、β 受体。

（1）兴奋心脏：作用于心肌、传导系统和窦房结的 β₁ 受体，加强心肌收缩性，加速传导，加快心率，增加心输出量，还能舒张冠状血管，改善心肌的血液供应，是一个快速而强效的心脏兴奋剂。如剂量大或静脉注射过快，可引起心律失常，出现期前收缩，甚至心室纤颤。

（2）收缩血管：肾上腺素主要影响小动脉及毛细血管前括约肌，能同时激动血管上的 α 和 β₂ 受体，激动 α 受体产生缩血管作用，激动 β₂ 受体则产生扩血管作用。皮肤、肾和胃肠道等器官的血管 α 受体占优势，故皮肤黏膜血管收缩最为强烈。内脏血管尤其是肾血管也显著收缩。对脑和肺血管收缩作用则十分微弱，有时由于血压升高反而被动地舒张。骨骼肌和肝脏的血管 β₂ 受体占优势，小剂量的肾上腺素可使这些血管舒张。肾上腺素也能舒张冠状血管。

（3）升高血压：肾上腺素对血压的影响因剂量和给药途径而异。①治疗量或慢速静脉滴注时（10μg/min），心脏兴奋，心输出量增加，收缩压升高。由于 β₂ 受体比 α 受体对低浓度肾上腺素更敏感，骨骼肌血管的扩张抵消或超过皮肤黏膜血管的收缩作用，外周总阻力不变或降低，舒张压不变或下降，脉压加大，身体各部位的血液重新分配，有利于满足紧急状态下机体能量供应的需要。②大剂量或快速静滴时，除了强烈兴奋心脏外，因 α 受体的作用占优势，皮肤、黏膜及内脏血管的强烈收缩，超过了对骨骼肌血管的扩张作用，外周总阻力明显升高，收缩压和舒张压均升高。

肾上腺素静脉注射的典型血压变化是双向反应，即给药后迅速出现明显的升压作用，而后出现微弱的降压作用，后者作用持续时间较长。如事先给予 α 受体阻断药，则 α 受体的作用被阻断，β₂ 受体作用占优势，肾上腺素的升压作用可被翻转，呈现明显的降压反应。

（4）舒张平滑肌：激动支气管平滑肌的 β₂ 受体而使支气管平滑肌舒张；作用于支气管黏膜层和黏膜下层肥大细胞上的 β₂ 受体，抑制肥大细胞释放组胺和其他过敏介质；还可激动支气管黏膜血管的 α 受体，使之收缩，降低毛细血管的通透性，有利于消除支气管黏膜水肿。

（5）促进代谢：治疗剂量时可使耗氧量升高 20%～30%。在人体，由于 α 受体和 β₂ 受体兴奋都可使肝糖原分解，而肾上腺素兼具 α、β 作用，故其升高血糖作用较去甲肾上腺素显著。此外，尚可降低组织对葡萄糖的摄取，部分原因与抑制胰岛素的释放有关。还能激活甘油三酯酶加速脂肪分解，使血液中游离脂肪酸升高，可能与兴奋 β 受体有关。

【应用】

（1）心脏骤停：用于溺水、麻醉和手术意外、药物中毒、传染病和心脏传导阻滞等引起的心脏骤停。在进行心脏按摩、人工呼吸时，应用肾上腺素做心室内注射，具有起搏作用。对电击引起的心搏骤停，应配合使用除颤器及利多卡因等抗心律失常药物。

（2）过敏性休克：肾上腺素激动 α 受体，收缩小动脉和毛细血管，消除黏膜水肿；激动 β 受体，改善心功能，升高血压，缓解支气管痉挛，减少过敏介质释放，可迅速缓解过敏性休克的临床症状，为治疗过敏性休克的首选药。应用时一般皮下或肌内注射给药。

（3）支气管哮喘：能解除哮喘时的支气管平滑肌痉挛，还可以抑制组织和肥大细胞释放过敏介质，并且通过对支气管黏膜血管的收缩作用，减轻支气管水肿和渗出，从而使支气管哮喘的急性发作缓解。皮下或肌内注射后数分钟内奏效。

（4）与局麻药配伍及局部止血：肾上腺素加入局麻药注射液中可延缓局麻药的吸收，减少吸收中毒的可能性，同时又可延长局麻药的麻醉时间。一般局麻药中肾上腺素的浓度为 1:250000，一次用量不超过

0.3mg。当鼻黏膜和齿龈出血时，可将浸有 0.1% 盐酸肾上腺素的纱布填塞出血处。

【不良反应】主要表现为心悸、烦躁、头痛和血压升高等，有诱发脑溢血的危险，可引起心律失常，甚至心室纤颤。（助理不考）

细目三 异丙肾上腺素

异丙肾上腺素的作用、应用、不良反应 异丙肾上腺素是人工合成品，药用其盐酸盐。是经典的 β_1、β_2 受体兴奋剂。口服无效，气雾剂吸入或注射给药，均易吸收。舌下给药可从黏膜下的舌下静脉丛迅速吸收。

【作用】对 β 受体有很强的激动作用，对 β_1 和 β_2 受体选择低。对 α 受体几乎无作用。

（1）兴奋心脏：对 β_1 受体具有强大的激动作用，表现为正性肌力和正性频率作用。与肾上腺素比较，加快心率及加速传导的作用较强，对正位起搏点的作用比异位强，而肾上腺素则对正位及异位的作用都强，故较肾上腺素不易引起心律失常。

（2）影响血压：激动血管平滑肌的 β_2 受体，骨骼肌血管明显扩张，肾和肠系膜血管和冠状血管不同程度扩张，外周总阻力下降。因其对心脏和血管的作用，导致收缩压升高而舒张压下降，脉压明显加大，器官的血液灌注量增加。大剂量静脉注射也使静脉强烈扩张，有效血容量下降，回心血量减少，心输出量减少，导致血压下降，此时收缩压与舒张压均降低。

（3）舒张支气管：激动支气管平滑肌的 β_2 受体，有强大的舒张支气管平滑肌作用，支气管平滑肌处于痉挛状态时效果尤为显著，此作用强于肾上腺素；也可抑制组胺等过敏性介质释放，但对支气管黏膜血管无收缩作用，故消除黏膜水肿作用不如肾上腺素。久用可产生耐受性。

（4）促进代谢：激动 β 受体，促进糖和脂肪的分解，增加组织耗氧量。升高血糖作用比肾上腺素弱。

【应用】

（1）支气管哮喘：用于控制支气管哮喘急性发作，舌下或喷雾给药，起效快，作用强。

（2）房室传导阻滞：治疗二、三度房室传导阻滞，舌下含药或静脉滴注给药。

（3）心脏骤停：适用于心室自身节律缓慢，高度房室传导阻滞或窦房结功能衰竭而并发的心搏骤停，常与去甲肾上腺素或间羟胺合用作心室内注射。

【不良反应】以心悸、头晕、皮肤潮红等常见。支气管哮喘病人已有缺氧状态，如用量过大，心肌耗氧量加大容易产生心律失常，严重者可引起室性心动过速及室颤而死亡。禁用于冠心病、心肌炎和甲状腺功能亢进病人。（助理不考）

易混考点解析

不同类型拟肾上腺素药的比较

鉴别要点	去甲肾上腺素	肾上腺素	异丙肾上腺素
激动受体	α 为主，对 β 弱	α、β 均可	β 为主，对 α 无作用
作用	①收缩血管。②兴奋心脏。③升高血压。④对平滑肌及代谢的作用较弱	①兴奋心脏。②收缩血管。③升高血压。④舒张平滑肌。⑤促进代谢	①兴奋心脏。②影响血压。③舒张支气管。④促进代谢
应用	①休克。②药物中毒性低血压。③上消化道出血	①心脏骤停。②过敏性休克。③支气管哮喘。④与局麻药配伍及局部止血	①支气管哮喘。②房室传导阻滞。③心脏骤停
不良反应	①局部组织缺血坏死。②急性肾功能衰竭。③停药后的血压下降	①心悸、烦躁、头痛和血压升高。②心律失常。③脑溢血。④室颤	①心悸、头晕、皮肤潮红。②室性心动过速。③室颤

细目四　多巴胺

多巴胺的作用、应用　多巴胺（DA）是去甲肾上腺素生物合成的前体，药用的是人工合成品。其与肾上腺素相似，在体内迅速被儿茶酚氧位甲基转移酶（COMT）与 MAO 代谢破坏，代谢产物 3，4- 二羟苯乙酸和 3- 甲氧四羟苯乙酸由尿排出，作用短暂。不易透过血脑屏障，几无中枢作用。

【作用】主要激动 α、β 受体及多巴胺受体。

（1）兴奋心脏：激动心脏 β_1 受体，还可促进去甲肾上腺素递质的释放，使心肌收缩力加强，心输出量增加。一般剂量对心率影响不大，大剂量加快心率。

（2）影响血管：小剂量激动血管多巴胺受体，肾脏、肠系膜、冠脉血管舒张，其他血管阻力微升，总外周阻力变化不大。收缩压因心输出量的增加而升高，舒张压不变，脉压增大。大剂量时激动血管 α 受体，血管收缩，外周阻力加大，血压升高。

（3）影响肾脏：激动血管多巴胺受体，扩张肾血管，肾血流量和肾小球滤过率增加。尚有排钠利尿作用，可能是其直接作用于肾小管多巴胺受体的结果。大剂量时激动肾血管的 α 受体，可使肾血管明显收缩，肾血流量减少。

【应用】主要用于治疗各种休克，如心源性休克、感染性休克和出血性休克等，尤其适用于伴有心肌收缩力减弱、尿量减少而血容量已补足的休克。此外，还可与利尿药等合用治疗急性肾功能衰竭。

第六单元　抗肾上腺素药

细目一　α 受体阻断药

α 受体阻断药能选择性地与 α 受体结合，阻断神经递质或拟肾上腺素药与 α 受体的结合，从而产生抗肾上腺素作用。对 α_1 受体和 α_2 受体的选择性低，分为短效类（如酚妥拉明）与长效类（如酚苄明）。

酚妥拉明的作用、应用　酚妥拉明又名立其丁，属人工合成品，药用其磺酸盐。口服生物利用度低，效果仅为注射给药的 20%。常作肌内或静脉注射，静脉注射后 2～5 分钟起效，作用维持 10～15 分钟。口服 30 分钟后血药浓度达高峰，作用维持 1.5 小时。

【作用】

（1）舒张血管、兴奋心脏：通过阻断 α_1 受体及对血管的直接作用而使血管扩张，血压下降。而血管扩张、血压下降可反射性兴奋交感神经，同时由于阻断了突触前膜 α_2 受体，去甲肾上腺素释放增加，故心脏兴奋，心率加快，心输出量增加。

（2）其他：有拟胆碱作用，胃肠平滑肌张力增加；有拟组胺样作用，胃酸分泌增加，皮肤潮红等。

【应用】

（1）外周血管痉挛性疾病：如肢端动脉痉挛性疾病及血栓闭塞性脉管炎。

（2）静滴 NA 药液外漏：当静脉滴注去甲肾上腺素发生外漏时，可用本品 5～10mg 溶于 10～20mL 生理盐水中做局部浸润注射，防止组织坏死。

（3）急性心肌梗死和顽固性充血性心力衰竭：能解除心功能不全时小动脉和小静脉的反射性收缩，降低心脏前、后负荷和左心室充盈压，增加心输出量，使肺水肿和全身性水肿得以改善。通过减轻心脏负荷，降低左室舒张末期压力，增加冠脉血供，可改善急性心绞痛的心肌供血。

（4）休克：酚妥拉明能扩张血管，降低外周阻力，增加心输出量，故可改善休克时的内脏血液灌注，解除微循环障碍，并能降低肺循环阻力，防止肺水肿的发生，但用药前必须补足血容量。目前主张与 NA 合用，以对抗 NA 兴奋 α 受体的收缩血管的作用，保留其 β_1 受体兴奋心脏、增加血输出量的作用；也可防止酚妥拉明扩张血管过度，血压过低。

（5）诊断嗜铬细胞瘤：用于骤发高血压危象的治疗及手术前的准备。做鉴别诊断试验时有致死报道，应慎用。

细目二　β 受体阻断药

β 受体阻断药是一类能选择性地和 β 受体结合，竞争性阻断神经递质或拟肾上腺素药物 β 受体效应的药物。

β 受体阻断药的分类、作用、应用、不良反应

【分类】根据对 β_1 和 β_2 受体选择性的不同，可分为非选择性（β_1、β_2 受体阻断药）和选择性（β_1 受体阻断药）两类，常用药物有普萘洛尔等。有些药物除具有 β 受体阻断作用外，还具有一定的内在拟交感活性，如美托洛尔，因此又可将药物分为有内在拟交感活性和无内在拟交感活性两类。

【作用】

（1）β 受体阻断作用

①抑制心脏：阻断心脏 β_1 受体，使心率减慢、心肌收缩力减弱、心输出量减少、心肌耗氧量下降、血压稍降低。还能减慢心房和房室结的传导。

②收缩支气管：阻断支气管 β_2 受体而使支气管平滑肌收缩，呼吸道阻力增加。对正常人表现较弱，但对支气管哮喘的病人，可诱发或加重哮喘的急性发作。

③减慢代谢：β 受体阻断药可通过阻断 β 受体而抑制交感神经兴奋所引起的脂肪分解，当与 α 受体阻滞药合用时可拮抗肾上腺素升高血糖的作用。可减少组织耗氧量。本类药物能延缓用胰岛素后血糖水平的恢复，还会掩盖低血糖症状如心悸等，从而延误低血糖的及时发觉。

④抑制肾素释放：通过阻断肾小球旁器细胞的 β_1 受体而抑制肾素的释放，这可能是其降血压作用的原因之一。

（2）内在拟交感活性（ISA）：是指有些 β 肾上腺受体阻断药与 β 受体结合后除能阻断受体外，还对 β 受体具有部分激动作用。这种作用较弱，易被其 β 受体阻断作用所掩盖。

（3）膜稳定作用：有些 β 受体阻滞药具有局部麻醉作用和奎尼丁样作用，与其降低细胞膜对离子的通透性有关。

【应用】

（1）心律失常：用于快速型心律失常，如窦性心动过速等（见抗心律失常药）。

（2）心绞痛和心肌梗死：对心绞痛有良好的疗效。心肌梗死者长期应用可降低复发和猝死率。

（3）高血压：对Ⅰ、Ⅱ级高血压有良好的疗效，伴有心率减慢（见抗高血压药）。

（4）充血性心力衰竭：在心肌状况严重恶化之前早期应用。

（5）其他：偏头痛、嗜铬细胞瘤和肥厚型心肌病，以及甲亢的辅助治疗等。噻吗心安可用于青光眼。

【不良反应】严重的表现为心功能不全、诱发或加重支气管哮喘。选择性 β 受体阻断药及具有内在拟交感活性的药物上述不良反应较轻，但哮喘病人仍应慎用。另外，长期应用 β 受体阻断药如突然停药，可引起原来病情加重，即反跳现象，故应逐渐减量停药。偶见眼－皮肤黏膜综合征及幻觉、失眠和抑郁症状。

第七单元　镇静催眠药

细目　苯二氮䓬类

1. 苯二氮䓬类药物的分类及常用药（助理不考）　苯二氮䓬类（BDZ）根据作用时间的长短分为三类。①长效类：地西泮、氟西泮。②中效类：硝西泮、艾司唑仑、劳拉西泮。③短效类：三唑仑、奥沙西泮。

2. 地西泮的作用、应用、不良反应

【作用】

（1）抗焦虑：选择性地缓和焦虑患者的精神紧张、忧虑、恐惧等症状。小于镇静剂量即可产生此作用。

（2）镇静催眠：随着剂量增加，依次出现镇静及催眠作用。可明显缩短入睡时间，延长睡眠持续时间，减少觉醒次数。特点是基本不影响非快动眼睡眠（NREMS）时相和快动眼睡眠（REMS）时相出现的频率，具有缩短深睡期而延长浅睡期的倾向，因此可减少发生于此期的夜惊和夜游症。本类药物的优点包括：①对REMS影响较小，停药后"反跳"现象较轻。②安全范围大，对呼吸影响小，进一步增加剂量不引起全身麻醉作用。③无肝药酶诱导作用，不影响其他药物的代谢。④依赖性和戒断症状较轻，醒后无明显后遗效应。

（3）抗惊厥和抗癫痫：缓解、消除惊厥或癫痫症状。

（4）中枢性肌松弛：抑制脊髓多突触反射而呈现中枢性肌松弛作用。

【应用】

（1）焦虑症：急性焦虑状态。

（2）失眠：睡眠持续障碍者宜选用中、长效药物，入睡困难者一般选择短效药物。

（3）麻醉前给药：减轻患者对手术的恐惧情绪，减少麻醉药用量，增强麻醉药的作用。

（4）惊厥和癫痫：用于小儿高热、破伤风、子痫和药物中毒所致惊厥的辅助治疗。地西泮起效快，安全性大，静脉注射为癫痫持续状态首选。

（5）肌痉挛缓解：缓解由中枢神经系统病变引起的肌张力增强；缓解由局部病变如腰肌劳损所致的肌肉痉挛和内窥镜检查所致的肌肉痉挛。

【不良反应】常规用量下少有严重不良反应。常见有服药次日出现头昏、嗜睡、乏力等"宿醉"现象。长期使用可产生耐受性，亦可产生依赖性，突然停药可出现反跳或戒断症状如失眠、焦虑、震颤等。过量中毒时的特效拮抗药为氟马西尼。

第八单元　抗癫痫药

细目　抗癫痫药

1. 苯妥英钠的作用、应用

【作用】

抗癫痫：不能抑制癫痫病灶的高频放电，但可阻止高频放电向病灶周围的正常脑组织的扩散。

此外，尚有镇痛作用和抗心律失常作用。

【应用】

（1）癫痫：治疗癫痫强直-阵挛性发作首选药。起效慢，故常先用苯巴比妥等作用较快的药物控制发作，在改用本药后，再逐步撤除前药，不宜长期合用。

（2）外周神经痛：三叉神经、舌咽神经和坐骨神经等疼痛。

（3）室性心律失常：对强心苷中毒所致室性心律失常疗效显著。

2. 常见抗癫痫药的应用

（1）苯巴比妥：是催眠镇静药，具有抗癫痫作用。对除小发作以外的各型癫痫，包括癫痫持续状态都有效。因中枢抑制作用明显，一般不作首选。

（2）卡马西平：是一种有效的广谱抗癫痫药，对精神运动性发作疗效较好，对强直-阵挛性发作和单纯部分性发作也有效，对小发作效果较差。卡马西平对外周神经痛的疗效优于苯妥英钠。

（3）乙琥胺：治疗小发作的首选药。

（4）丙戊酸钠：为广谱抗癫痫药，对各种类型的癫痫都有一定疗效。对小发作疗效优于乙琥胺，但由于肝毒性，一般不作为首选药物。对强直-阵挛性发作有效，但不及苯妥英钠和卡马西平。对精神运动性发作的疗效近似卡马西平。对其他药物未能控制的顽固性癫痫有时也可能奏效。

（5）苯二氮䓬类：地西泮是治疗癫痫持续状态的首选药，静脉注射显效快，且较其他药物安全。硝西泮主要用于小发作、肌阵挛性发作及幼儿阵挛性发作。氯硝西泮对癫痫小发作疗效比地西泮好，静脉注射也可治疗癫痫持续状态。对肌阵挛性发作、幼儿阵挛性发作也有很好疗效。

易混考点解析

不同类型癫痫的首选药物比较

癫痫类型	首选药物
大发作	苯妥英钠
精神运动发作	卡马西平
小发作	乙琥胺
大＋小（混合型）发作	丙戊酸钠
癫痫持续状态	地西泮

第九单元　抗精神失常药

细目一　抗精神分裂症药

1. 抗精神分裂症药物的分类及常用药（助理不考） 抗精神病药按照化学结构将该类药物分为吩噻嗪类、硫杂蒽类、丁酰苯类及其他药物等。常用药物如下：

（1）吩噻嗪类：氯丙嗪（冬眠灵）、硫利达嗪（甲硫达嗪）、三氟拉嗪、氟奋乃静、奋乃静。

（2）硫杂蒽类：氯普噻吨（泰尔登）。

（3）丁酰苯类：氟哌啶醇。

（4）其他类：舒必利、氯氮平。

2. 氯丙嗪的作用、应用、不良反应

【作用】

（1）中枢神经系统

①镇静：表现为安定、镇静、感情淡漠，对周围事物不感兴趣，有嗜睡感，在安静环境中易诱导入睡，但易觉醒。

②抗精神病：使精神分裂症的躁狂、幻觉、妄想等症状逐渐消失，理智恢复，情绪安定，生活自理。但其作用一般需连续用药6周至6个月才能充分显效。

③镇吐：可以抑制延髓的催吐化学感受区（CTZ）和呕吐中枢，而呈现镇吐作用。但不能对抗前庭刺激引起的呕吐。

④调节体温：抑制下丘脑的体温调节中枢，从而抑制机体随环境温度变化而调节体温的能力，使体温随环境温度的变化而升降。

⑤加强中枢抑制药的作用：与全身麻醉药、镇静催眠药、镇痛药有协同作用，同用时应减少后者的用量，避免对中枢神经系统的过度抑制。

（2）自主神经系统

① α 受体阻断：可使肾上腺素的升压作用翻转。能抑制血管运动中枢或直接舒张血管平滑肌，使血管扩张、外周阻力降低而产生降压作用。

②阿托品样作用：大剂量氯丙嗪可阻断M受体，出现口干、视物模糊、尿潴留及便秘等副作用。

（3）内分泌：氯丙嗪能阻断结节 - 漏斗通路的 D_2 样受体，使垂体内分泌的调节受到抑制。

【应用】

（1）精神分裂症：用于Ⅰ型精神分裂症，对急性患者疗效好，但并无根治作用，必须长期用药。

（2）呕吐：治疗多种疾病（如癌症、放射病等）及药物所引起的呕吐，但对刺激前庭或胃肠道所引起的晕动性呕吐无效。氯丙嗪还可制止顽固性呃逆。

（3）低温麻醉及人工冬眠：配合物理降温（如冰浴等），用于低温麻醉，降低心、脑等重要生命器官的耗氧量，以利于某些手术的实施。常与其他中枢抑制药合用，使患者深睡，体温、代谢及组织耗氧量均降低，进入人工冬眠状态，有利于机体度过危险的缺氧缺能阶段，争取时间进行其他有效的对因治疗。

【不良反应】

（1）一般反应：嗜睡、困倦、视物模糊、口干、鼻塞、心悸、便秘及尿潴留等。少数患者注射给药时，可出现直立性低血压，注射后应卧床1～2小时。

（2）锥体外系反应：系长期大量使用氯丙嗪治疗精神分裂症时最常见的副作用。表现为：①帕金森综合征：主要表现为肌张力增高、面容呆板、动作迟缓、肌肉震颤、流涎等。②急性肌张力障碍：一般出现于用药后1～5天，表现为强迫性张口、伸舌、斜颈、呼吸运动障碍及吞咽困难等。③静坐不能：表现为坐立不安、反复徘徊等。④迟发性运动障碍：部分患者长期服用氯丙嗪后可出现一种特殊而持久的运动障碍，表现为口面部不自主的吸吮、舔舌、咀嚼等刻板运动，以及广泛性舞蹈样手足徐动症。

（3）内分泌：长期用药可致乳房肿大及泌乳、排卵延迟、闭经及生长减慢等。

细目二　抗抑郁症药

1.抗抑郁药物的分类、常用药（助理不考）　常用的药物主要有三环类抗抑郁药、选择性NA再摄取抑制剂、选择性5-HT再摄取抑制剂、单胺氧化酶抑制剂等。①三环类抗抑郁药：丙咪嗪、阿米替林。②选择性NA抑制剂：马普替林。③选择性5-HT抑制剂：氟西汀（百忧解）、帕罗西汀、舍曲林等。④单胺氧化酶抑制剂：吗氯贝胺。

2.氟西汀、丙咪嗪的作用、应用、不良反应

（1）氟西汀：属于选择性5-HT再摄取抑制剂，升高突触间隙5-HT的浓度而发挥抗抑郁作用。

【应用】用于抑郁症，能明显改善抑郁心情及伴随的焦虑症状，提高睡眠质量。也可用于强迫症和贪食症。

【不良反应】主要有口干、食欲减退、恶心、失眠、乏力等，少数患者可见焦虑、头痛。肝肾功能不良者应慎用。禁止合用单胺氧化酶抑制剂。

（2）丙咪嗪：为三环类抗抑郁药，属于非选择性单胺摄取抑制剂，通过抑制神经元对NA和5-HT的再摄取而产生抗抑郁作用。正常人服用丙咪嗪后，情感活动并无增强，可出现镇静、思睡、血压稍降、头晕，并表现出口干、视物模糊等阿托品样作用。连续用药后，会出现类似于服用氯丙嗪后产生的注意力不集中、思考能力低下等症状。抑郁症患者连续服用2～3周后，则可明显地改善患者的抑郁症状，情绪提高，精神振奋。

【应用】用于内源性抑郁症，伴有躁狂状态的抑郁症，也可用于反应性抑郁症、酒精依赖症、慢性疼痛、遗尿症等，但对精神分裂症的抑郁状态疗效较差。本药起效缓慢，一般需连续服用2～3周才能显效，故不能应急时使用。

【不良反应】因同时阻断组胺受体、M受体及α_1受体，故有镇静、抗胆碱作用及心血管作用。某些患者用药后可自抑郁状态转为躁狂，剂量过大时尤易发生，应予以注意。极少数患者可出现皮疹、粒细胞减少及黄疸等。

第十单元　抗中枢神经系统退行性疾病药

细目一　抗帕金森病药

1.左旋多巴的作用、应用　左旋多巴（L-dopa）是多巴胺（DA）递质合成的前体物质。

【作用】左旋多巴在脑内多巴胺脱羧酶的作用下生成DA，补充纹状体DA不足，产生抗帕金森病作用。

【应用】

（1）帕金森病用药 1 ～ 6 个月后出现体征的明显改善，获得最大疗效；一般对轻症及年轻患者疗效较好，而对重症及年老患者疗效较差。对肌肉强直及运动困难者疗效较好；而对肌肉震颤者疗效较差。

（2）左旋多巴对吩噻嗪类抗精神病药引起的锥体外系症状无效，因吩噻嗪类药物阻断了中枢 DA 受体，使 DA 无法发挥作用。

（3）用于急性肝功能衰竭所致的肝昏迷辅助治疗。左旋多巴在脑内转化成 DA，并进一步转化成 NA，与伪递质相竞争，纠正神经传导功能的紊乱，使患者由昏迷转为苏醒。

2. 卡比多巴的作用、应用

【作用】卡比多巴有较强的脱羧酶抑制作用、和左旋多巴合用，可减少左旋多巴在外周组织的脱羧作用，使较多的左旋多巴进入中枢而发挥作用。不仅可减少左旋多巴的用量和提高左旋多巴的疗效，加快左旋多巴起效时间，还可明显减轻和防止左旋多巴外周的副作用。

【应用】单独应用无治疗作用。临床上卡比多巴是左旋多巴治疗帕金森病的重要辅助药，常与左旋多巴合用，按剂量比 1∶10 组成复方多巴制剂。

3. 苯海索的作用、应用（助理不考）

【作用】苯海索又称安坦，具有阻断胆碱受体而减弱黑质 – 纹状体通路中 ACh 的作用。

【应用】抗震颤效果好，也能改善运动障碍和肌肉强直。外周抗胆碱作用为阿托品的 1/10 ～ 1/3。闭角型青光眼、前列腺增生者慎用。

细目二　治疗阿尔茨海默病药（助理不考）

1. 石杉碱甲的作用、应用、不良反应　石杉碱甲（哈伯因）是我国学者于 1982 年从中药千层塔中分离得到的一种生物碱。1994 年被卫生部批准为治疗早老性痴呆症的药。

【作用】属于高选择性、强效、可逆性中枢 AChE 抑制药。能显著改善衰老性记忆障碍及老年痴呆患者的记忆和认知能力。

【应用】用于各型痴呆的治疗。

【不良反应】恶心、头晕、多汗、腹痛、视物模糊等。严重心动过缓、低血压、心绞痛、哮喘、肠梗阻患者慎用。

2. 美金刚的作用、应用、不良反应　美金刚是第一个 FDA 批准用于治疗 AD 的药物。

【作用】属于非竞争性 NMDA 受体拮抗药。能改善中度至重度 AD 患者的认知能力和日常生活能力。

【应用】用于治疗中晚期重症 AD。

【不良反应】轻微眩晕、不安、头重、口干等。

第十一单元　镇痛药

细目一　吗啡

吗啡的作用、应用、不良反应、禁忌证　吗啡是阿片类镇痛药的经典代表。

【作用】

（1）中枢作用

①镇痛、镇静：吗啡有强大的镇痛作用。皮下注射 5 ～ 10mg 能明显减轻和消除疼痛，作用大约持续 6 小时。此外，还有明显的镇静和欣快作用，能消除由疼痛所引起的焦虑、紧张、恐惧等情绪反应，提高疼痛的耐受力，并可产生欣快感导致最终成瘾。

②抑制呼吸：治疗剂量的吗啡明显降低呼吸中枢对 CO_2 的敏感性，使呼吸频率减慢，潮气量减小。呼吸抑制是吗啡急性中毒致死的主要原因。

③其他作用：治疗量吗啡抑制延髓咳嗽中枢产生强大的镇咳作用；兴奋支配瞳孔的副交感神经而缩瞳，中毒时瞳孔可缩小为针尖样；兴奋延髓催吐化学感受区而引起恶心和呕吐；抑制促性腺激素释放激素、促肾上腺皮质激素释放激素的释放。另一方面，催乳素、生长激素和抗利尿激素释放增加。

（2）外周作用

①胃肠道：治疗量吗啡兴奋胃肠道平滑肌，使胃窦张力增加，减慢胃排空速度；增加小肠和结肠的张力，使推进性蠕动减弱；同时因抑制胆汁、胰液和肠液分泌，加之对中枢的抑制作用，使便意迟钝，因而可引起便秘。吗啡还能兴奋胆道 Oddi's 括约肌，使胆道和胆囊内压增加，致上腹部不适，甚至诱发或加重胆绞痛，阿托品可部分缓解。

②心血管：吗啡可扩张全身血管，引起直立性低血压。抑制呼吸致 CO_2 积聚。可使脑血管扩张，颅内压增高。

③其他：治疗量吗啡能提高膀胱括约肌张力，导致尿潴留；也可使分娩期子宫肌张力、收缩频率和幅度减弱，而延长产程；大剂量还可收缩支气管。吗啡对细胞免疫和体液免疫均有抑制作用，使机体免疫功能低下，易患感染性疾病。

【应用】

（1）疼痛：吗啡可用于各种原因引起的疼痛，特别是对其他镇痛药无效的疼痛，但对神经压迫性疼痛疗效较差。

（2）心源性哮喘：①吗啡具有镇静作用，可消除患者的紧张和恐惧情绪。②吗啡抑制呼吸中枢对 CO_2 的敏感性，使呼吸由浅快变得深慢。③吗啡还能扩张外周血管，降低外周阻力，减少回心血量，有利于左心衰竭的缓解和肺水肿的消除。但若患者伴有休克、昏迷、严重肺部疾患或痰液过多应禁用。

【不良反应】

（1）一般反应：治疗量的吗啡可有恶心、呕吐、呼吸抑制、嗜睡、眩晕、便秘、排尿困难等副作用。

（2）耐受性及依赖性：前者是指阿片类药物反复使用后，其药效逐渐减弱，需增加剂量和缩短给药间隔才可获得原来的作用。后者又分为躯体依赖性和精神依赖性（成瘾）。常用"替代递减疗法"帮助患者脱瘾。

（3）急性中毒：表现为昏迷、针尖样瞳孔（严重缺氧时则瞳孔可散大）、呼吸高度抑制、血压降低，甚至休克。呼吸麻痹是中毒致死的主要原因，需用吗啡拮抗药、人工呼吸、吸氧抢救。阿片受体拮抗剂纳洛酮能快速对抗阿片类药物过量中毒，对吗啡致呼吸抑制有显著效果，是最常用的抢救药物。

【禁忌证】①吗啡能通过胎盘进入胎儿体内或经乳汁分泌抑制新生儿呼吸，同时能对抗催产素对子宫的兴奋作用而延长产程，故分娩止痛及哺乳妇女止痛禁用。②由于抑制呼吸和致支气管收缩，故支气管哮喘及肺心病患者禁用。③因致颅内压增高，故颅脑损伤患者禁用。④肝功能严重减退者亦禁用。

细目二 人工合成镇痛药

1. 哌替啶的作用特点、应用 哌替啶又名度冷丁，其药理作用与吗啡基本相同，主要激动 μ 型阿片受体，有镇痛、镇静、欣快、呼吸抑制、扩张血管和免疫抑制作用。镇痛效力弱于吗啡，常用量 100mg 与 10mg 吗啡的作用强度基本相似。亦能提高胃肠道张力和减少推进性蠕动，但因作用时间短，无明显止泻和引起便秘作用，也无明显中枢性止咳作用。可代替吗啡用于剧痛和心源性哮喘，还可用于麻醉前给药和人工冬眠。

2. 其他常用镇痛药作用特点

（1）美沙酮：镇痛效价强度与吗啡相当。但欣快作用不如吗啡，成瘾性产生亦较慢，戒断症状出现较迟，程度较轻。用于各种剧痛，亦用于吗啡和海洛因脱毒。

（2）芬太尼：效价强度约为吗啡的 80 倍，也产生明显欣快、呼吸抑制和成瘾性，大剂量产生肌肉僵直。用于各种剧痛，与氟哌利多合用于神经松弛痛，帮助完成某些小手术或医疗检查，如烧伤换药、内窥镜检查等。

（3）喷他佐辛：又名镇痛新，激动 κ 受体，为 μ 受体的部分激动剂，对 μ 受体有一定的拮抗作用。

镇痛作用为吗啡的 1/3，呼吸抑制作用为吗啡的 1/2，无明显欣快感，成瘾性小，但可诱发吗啡等 μ 受体激动药成瘾者出现戒断症状。用于慢性疼痛，已列为非麻醉性镇痛药。

（4）二氢埃托啡：镇痛作用是吗啡的 500 ～ 1000 倍。用量小，一次 20 ～ 40μg。镇痛作用短暂，约 2 小时。小剂量间断用药不易产生耐受性，大剂量持续用药则易出现耐受性和依赖性。

第十二单元　解热镇痛抗炎药

细目一　阿司匹林

阿司匹林的作用、应用、不良反应　阿司匹林（乙酰水杨酸），临床应用历史悠久。

【作用】

（1）解热、镇痛：有较强的解热、镇痛作用，能有效降低发热患者的体温。

（2）抗炎作用：较强，且随剂量增加而增强。

（3）抗血栓形成：小剂量阿司匹林抑制环氧酶活性，从而减少血小板中血栓素 A_2（TXA_2）的生成，有抗血小板聚集和抗血栓形成作用。但较大剂量的阿司匹林可抑制血管内皮细胞中环氧酶活性，减少 PGI_2 的合成。PGI_2 是 TXA_2 的生理拮抗剂，它的合成减少可能促进血栓形成。

【应用】

（1）疼痛：对钝痛特别是伴有炎症者效果较好，用于治疗头痛和短暂肌肉骨骼痛，也常用于牙痛、关节痛、神经痛及痛经等。

（2）发热：用于感冒发热，对体温过高、持久发热或小儿高热者可降低体温，缓解并发症。

（3）风湿性、类风湿关节炎：可使急性风湿热患者于 24 ～ 48 小时内退热，关节红、肿、疼痛缓解，血沉减慢，症状迅速减轻。对类风湿关节炎也可迅速镇痛，使关节炎症消退，减轻及延缓关节损伤的发展。成人每日 3 ～ 5g，分 4 次于饭后服。

（4）防止血栓形成：小剂量（50 ～ 100mg）阿司匹林用于预防冠状动脉及脑血管血栓形成。

【不良反应】

（1）胃肠道反应：最为常见。口服可直接刺激胃黏膜，引起上腹不适、恶心、呕吐，水杨酸钠尤易发生。血药浓度高则刺激延髓催吐化学感受区（CTZ），可致恶心、呕吐。较大剂量口服（抗风湿治疗）可加重、诱发溃疡，引起胃出血。胃溃疡患者禁用。

（2）凝血障碍：能抑制血小板聚集，延长出血时间，大剂量（5g/d 以上）或长期服用，还能抑制凝血酶原形成，延长凝血酶原时间，维生素 K 可以预防。严重肝损害、低凝血酶原血症、维生素 K 缺乏等均应避免服用。手术前 1 周也应停用。

（3）水杨酸反应：剂量过大（5g/d 以上）或敏感者，可出现头痛、眩晕、恶心、呕吐、耳鸣，以及视、听力减退，总称为水杨酸反应，是水杨酸类中毒的表现。严重者可出现高热、过度呼吸、酸碱平衡失调，甚至精神错乱，应立即停药，静脉滴入碳酸氢钠溶液碱化尿液，加速水杨酸盐自尿排泄。

（4）过敏反应：少数患者可出现荨麻疹、血管神经性水肿、过敏性休克、"阿司匹林哮喘"。故哮喘、鼻息肉及荨麻疹患者禁用。肾上腺素仅部分对抗阿司匹林所致的支气管收缩，可用抗组胺药和糖皮质激素治疗。

（5）Reye 综合征：见于病毒感染性疾病伴有发热的儿童和青少年，表现为肝损害和脑病，可致死。因此，病毒感染时应慎用，可用对乙酰氨基酚代替。

细目二　其他解热镇痛药

对乙酰氨基酚、布洛芬、塞来昔布、日夜百服宁的作用特点、应用

（1）对乙酰氨基酚：又名扑热息痛，解热镇痛作用缓和持久，解热作用与阿司匹林相似，镇痛作用较强，抗炎作用很弱，用于感冒发热、头痛、牙痛、神经痛、肌肉痛、关节痛、痛经等。

（2）布洛芬（异丁苯丙酸）：抗炎镇痛比阿司匹林强 16 ～ 32 倍，用于风湿性及类风湿关节炎、疼痛、发热。

（3）塞来昔布：选择性抑制 COX-2。在治疗剂量时对人体内 COX-1 无明显影响，也不影响 TXA_2 的合成，但可抑制 PGI_2 合成。主要用于风湿性、类风湿关节炎和骨关节炎，一般在用药 2 周后疼痛和关节功能状态明显改善；也用于手术后疼痛、牙痛、痛经等。

（4）日夜百服宁：是含有对乙酰氨基酚的复方解热镇痛药，主要用于减轻感冒发热、头痛、鼻塞、咳嗽等症状。

第十三单元　抗组胺药

细目一　H_1 受体阻滞药

常用 H_1 受体阻滞药的作用、应用　本类药物品种较多，第一代 H_1 受体阻滞药中枢抑制作用强，应用受到限制，尤其是异丙嗪和苯海拉明等。第二代 H_1 受体阻滞药有吡啶类、羟嗪类及其他类，如阿司咪唑、西替利嗪、氯雷他定等，多数药物不易透过血脑屏障，无中枢抑制作用或较弱，作用较持久，广泛用于临床。

【作用】

（1）抗 H_1 受体：可完全对抗组胺引起的支气管、胃肠道平滑肌收缩。对组胺引起的局部毛细血管扩张和通透性增加有较强的抑制作用，可部分对抗组胺引起的血管扩张和血压降低，要完全对抗需同时应用 H_1 和 H_2 受体阻滞药。

（2）抑制中枢：多数药物可通过血脑屏障，产生不同程度的镇静、嗜睡等中枢抑制作用，以苯海拉明和异丙嗪最强。中枢抑制作用可能是由于中枢 H_1 受体被阻断，拮抗了内源性组胺介导的觉醒反应所致。第二代药物如阿司咪唑，无中枢抑制作用。

（3）其他：多数药物具有较弱的阿托品样抗胆碱作用，苯海拉明、异丙嗪、布克利嗪和美克洛嗪止吐和防晕作用较强，可能与中枢抗胆碱作用有关。某些药有较弱的局麻作用。

【应用】

（1）皮肤黏膜变态反应性疾病：对荨麻疹、花粉症、过敏性鼻炎等疗效较好，中枢抑制作用弱的第二代 H_1 受体阻滞药常作为首选药。对昆虫叮咬所致的皮肤瘙痒和水肿亦有良效；对血清病、药疹和接触性皮炎也有一定疗效。对变态反应性支气管哮喘效果差，但酮替芬能抑制肥大细胞和嗜碱性粒细胞释放组胺和白三烯，可用于支气管哮喘的预防性治疗。

（2）晕动病和呕吐：晕动病、放射病、妊娠等引起的呕吐，常用茶苯海明、苯海拉明、异丙嗪、布克利嗪和美克洛嗪等。

此外，有些抗组胺药可用于镇静、催眠及术前给药，或作为复方抗感冒药和复方镇咳平喘药的成分。

细目二　H_2 受体阻滞药（助理不考）

常用 H_2 受体阻滞药的作用、应用　H_2 受体阻滞药能选择性阻断胃壁细胞上 H_2 受体，抑制胃酸分泌作用强而持久。常用药物有西咪替丁、雷尼替丁、法莫替丁、尼扎替丁和罗沙替丁等。

【作用】

（1）抑制胃酸分泌：选择性阻断胃壁细胞 H_2 受体，拮抗组胺引起的胃酸分泌。对基础胃酸、夜间胃酸和各种刺激引起的胃酸分泌均有抑制，还可减少胃蛋白酶分泌。对促胃液素、胰液、胆汁的分泌和胃的排空速率无影响。

（2）心血管系统拮抗：组胺对离体心脏有正性肌力和正性频率作用。整体实验中可部分对抗组胺的扩张血管和降压作用；与 H_1 受体阻滞药合用，可完全阻断组胺对心血管系统的作用。抑制胃酸分泌的剂量对心血管系统影响很小。

（3）调节免疫：组胺激动免疫活性细胞（特别是 T 细胞）上的 H_2 受体，使之产生一种组胺诱发抑制因子（HSF）。HSF 是组胺产生免疫抑制作用的主要原因。西咪替丁阻断 T 细胞上的 H_2 受体，减少 HSF 生成，从而逆转组胺的免疫抑制作用，增强免疫功能。

【应用】用于治疗胃和十二指肠溃疡、胃肠道出血，特别是胃肠黏膜糜烂引起的出血，多采用静脉滴注给药；还用于胃酸分泌过多症（卓 – 艾综合征，ZES）和反流性食管炎的治疗，以及各种原因引起的免疫功能低下或抗肿瘤的辅助治疗。

第十四单元　利尿药、脱水药

细目一　利尿药

1. 利尿药的分类和常用药　常用利尿药按其效能及作用机制可分为以下 3 类：

（1）高效利尿药：即 $Na^+-K^+-2Cl^-$ 同向转运抑制剂，也称为髓袢利尿药，主要作用于髓袢升支粗段，减少 Na^+、Cl^- 重吸收，降低肾脏稀释功能；同时影响肾脏浓缩功能，减少对水的重吸收，从而产生强大的利尿作用。常用药物有呋塞米、依他尼酸、布美他尼、托拉塞米等。

（2）中效利尿药：即 Na^+-Cl^- 同向转运抑制剂，主要作用于近曲小管近端，减少 Na^+、Cl^- 的重吸收，影响肾脏的稀释功能而产生利尿作用，对尿液的浓缩过程无影响。常用药物为氢氯噻嗪、氢氟噻嗪等。

（3）低效利尿药：包括碳酸酐酶抑制药和 K^+-Na^+ 交换抑制药，主要作用于近曲小管和集合管。前者主要有乙酰唑胺（醋唑磺胺），通过抑制碳酸酐酶，抑制 H^+-Na^+ 交换，Na^+ 排出增多而产生利尿作用；后者主要有螺内酯和氨苯蝶啶，表现为留钾利尿。

2. 呋塞米的作用、应用、不良反应　呋塞米（速尿）作用于髓袢升支粗段，选择性地抑制 Na^+、Cl^- 的重吸收而产生强利尿作用。口服吸收迅速，约 30 分钟起效，1～2 小时达高峰，持续 6～8 小时；静脉注射 5～10 分钟起效，30 分钟达高峰，持续 4～6 小时。反复给药不易蓄积。

【作用】

（1）利尿：作用强大、迅速而短暂。利尿时 Na^+、K^+ 和 Cl^- 排出增多，可促进 Ca^{2+}、Mg^{2+} 排出，减少尿酸排出。

（2）扩张血管：能扩张肾血管，降低肾血管阻力，增加肾血流量，改变肾皮质内血流分布；扩张小静脉，降低左心室充盈压，减轻肺水肿。其机制可能与促进前列腺素 E 合成，抑制其分解有关。

【应用】

（1）严重水肿：对心、肝、肾性各类水肿均有效，主要用于其他利尿药无效的顽固性水肿和严重水肿。

（2）急性肺水肿和脑水肿：静脉注射能迅速扩张容量血管，使回心血量减少，在利尿作用发生之前即可缓解急性肺水肿，是急性肺水肿的快速有效的治疗药物。由于利尿，使血液浓缩，血浆渗透压增高，也有利于消除脑水肿，对脑水肿合并心衰者尤为适用。

（3）急慢性肾功能衰竭：通过扩张肾血管，增加肾血流量，从而改善急性肾衰早期的少尿及肾缺血；通过强大的利尿作用冲洗肾小管，防止萎缩和坏死，用于急性肾衰早期的防治。大剂量治疗慢性肾衰，使尿量增加。禁用于无尿病人。

（4）药物中毒：配合输液使尿量在 1 天内达到 5L 以上，可加速毒物排泄。主要用于经肾排泄的药物中毒的抢救，如苯巴比妥、水杨酸类、溴化物、氟化物等的急性中毒。

（5）高血钾症和高血钙症：可增加 K^+ 排出，抑制 Ca^{2+} 重吸收，降低血钾和血钙。

【不良反应】

（1）水和电解质紊乱：长期用药、利尿过度可引起低血容量、低血钠、低血钾、低血镁及低氯性碱中毒，尤以低血钾最为常见，应注意及时补钾，加服留钾利尿药有一定预防作用。

（2）耳毒性：眩晕、耳鸣、听力下降、暂时性耳聋。肾功能减退或大剂量静脉注射时易发生，应避免与有耳毒性的氨基苷类抗生素合用。

（3）胃肠道反应：恶心、呕吐、上腹不适及腹泻，大剂量可致胃肠道出血。

（4）高尿酸血症：长期用药竞争性抑制尿酸，减少尿酸排泄而致高尿酸血症。

（5）其他：过敏反应，偶致骨髓抑制。严重肝肾功能不全、糖尿病、痛风及小儿慎用；高氮质血症及孕妇忌用。

3. 氢氯噻嗪的作用、应用、不良反应

【作用】

（1）利尿：作用温和而持久。促进尿中 Na^+、Cl^- 排出，也促进 K^+、Mg^{2+} 及 HCO_3^- 排出；增强远曲小管对钙的重吸收，使 Ca^{2+} 从肾排出减少；减少尿酸排泄。

（2）抗利尿：能明显减少尿崩症患者的尿量，作用机制尚不明确。可能是因排出 Na^+、Cl^-，使血浆渗透压下降，减轻病人渴感而减少饮水量，从而使尿量减少。

（3）降压：用药初期通过利尿作用减少血容量；后期因排钠较多，降低血管平滑肌对儿茶酚胺等加压物质的敏感性而降压。

【应用】

（1）轻、中度水肿：是心性水肿的首选药；对肾性水肿的疗效与肾功能有关，肾功能不良者疗效差；对肝性水肿，与螺内酯合用可增效，避免血钾过低诱发肝昏迷，但因抑制碳酸酐酶，减少 H^+ 分泌，使 NH_3 排出减少，可致血氨升高，有加重肝昏迷的危险，应慎用。

（2）轻、中度高血压：单用或与其他利尿药合用。

（3）尿崩症：用于肾性尿崩症及加压素无效的垂体性尿崩症，轻症效佳，重症效差。

（4）特发性高钙尿症和肾结石：治疗量可显著降低正常人、原发性甲状旁腺功能亢进及高钙尿症患者尿钙，防止肾钙结石的形成。

【不良反应】

（1）电解质紊乱：长期用药引起低血钾、低血镁、低氯性碱中毒及低血钠症。低血钾症较多见，表现为疲倦、软弱、眩晕，合用留钾利尿药可预防。

（2）代谢异常：①血糖升高，用药 2～3 个月后出现，停药后自行恢复，可能因其抑制胰岛素的分泌，减少组织利用葡萄糖。②高脂血症，升高 TG、TC 和 LDL，降低 HDL。糖尿病患者和高脂血症者慎用。

（3）高尿酸血症：因减少细胞外液容量，增加近曲小管对尿酸的重吸收，竞争性抑制尿酸从肾小管分泌，痛风者慎用。

（4）加重肾功能不良：降低肾小球滤过率，增高血尿素氮，肾功能不良者慎用。

（5）过敏：偶有过敏性皮炎、粒细胞减少、血小板减少等过敏反应。

4. 螺内酯、氨苯蝶啶的作用、应用、不良反应

（1）螺内酯

【作用】具有排钠留钾的利尿作用。螺内酯结构与醛固酮相似，与醛固酮竞争远曲小管远端和集合管细胞浆内的醛固酮受体，产生与醛固酮相反的作用。其作用特点为：①作用弱，起效慢，维持时间长。口服 1 天起效，2～3 天达高峰，停药后持续 2～3 天。②作用的发挥依赖于体内醛固酮的存在，对切除肾上腺的动物无效。

【应用】螺内酯配伍中、高效利尿剂，治疗伴有醛固酮升高的顽固性水肿，如肝硬化、充血性心衰、肾病综合征。

【不良反应】长期服用可致高血钾，肝肾功能不全及血钾过高者禁用。螺内酯因具类固醇结构而产生性激素样副作用，如男性乳房发育、性功能障碍，女性多毛、声音变粗、月经不调等，停药后消失。

（2）氨苯蝶啶（助理不考）

【作用】具有排钠留钾的利尿作用。氨苯蝶啶通过抑制远曲小管和集合管的 Na^+ 通道，其保钾利尿作用不受醛固酮水平影响，对肾上腺切除的动物仍有作用。

【应用】氨苯蝶啶常与排钾利尿药合用治疗顽固性水肿。

【不良反应】长期服用可致高血钾，肝肾功能不全及血钾过高者禁用。氨苯蝶啶因抑制二氢叶酸还原酶，引起叶酸缺乏，肝硬化者可发生巨幼红细胞贫血，与吲哚美辛合用可能引起急性肾衰竭。

细目二　脱水药

脱水药又称渗透性利尿药，是能提高血浆渗透压而使组织脱水的药物。

1. 脱水药的特点及常用药　脱水药具备以下特点：①静脉注射后不易透过毛细血管，迅速提高血浆渗透压，对机体无毒性作用和过敏反应。②易经肾小球滤过，但不易被肾小管重吸收。③在体内不易被代谢。④不易从血管透入组织液中。临床常用药为甘露醇、山梨醇、高渗葡萄糖等。

2. 甘露醇的作用、应用、不良反应（助理不考）　甘露醇临床常用 20% 高渗溶液静脉注射。

【作用】

（1）脱水：甘露醇口服不吸收，只发挥泻下作用；静脉注射因不易从毛细血管渗入组织，能迅速提高血浆渗透压，促使组织间液向血浆扩散，产生组织脱水作用，滴注后 20 分钟颅内压显著下降，2～3 小时达作用高峰，持续 6～8 小时。

（2）利尿：静脉注射后增加循环血量，提高肾小球滤过率；在肾小管内几乎不被吸收，使原尿渗透压升高，减少肾小管对水的重吸收；间接抑制 Na^+–K^+–$2Cl^-$ 同向转运体，使 Na^+、Cl^- 等重吸收减少而增加尿量。

【应用】

（1）脑水肿及青光眼：是目前降低颅内压安全有效的首选药。因不易进入脑组织或眼前房等有屏障的特殊组织，易使之脱水，适用于脑瘤、颅脑外伤或组织缺氧等引起的脑水肿，以及青光眼患者手术前降低眼内压。

（2）预防急性肾功能衰竭：使肾小管发生渗透效应，阻止水分重吸收，维持足够尿流量，使肾小管内有害物质稀释，防止肾小管萎缩坏死；同时使血浆高渗，减轻肾间质水肿，增加血容量，改善肾血流。

【不良反应】静脉注射过快可引起一过性头痛、眩晕、视力模糊及注射部位疼痛。慢性心功能不全、尿闭者禁用。

第十五单元　抗高血压药

细目一　利尿降压药

利尿降压药是 WHO 推荐的一线药物，常作为治疗高血压的基础药物。许多其他降压药在长期使用过程中，可引起不同程度的水钠潴留。合用利尿药能消除水钠潴留，加强降压效果，以噻嗪类最为常用，代表药为氢氯噻嗪。

氢氯噻嗪的降压作用、应用、不良反应

【作用】降压缓慢、温和、持久，对卧位和立位血压均能降低。排钠利尿、使血容量减少是利尿药初期的降压机制。长期应用降低血管张力而降低血压。不易发生耐受性，有增强其他降压药的作用。

【应用】单用于 I 级（轻度）高血压，或与其他降压药合用治疗各型高血压，联合用药可增强降压作用，并防止其他药物引起的水钠潴留。

【不良反应】长期大剂量使用可致低血钾，引起血脂、血糖及尿酸升高等。（助理不考）

细目二　肾素 – 血管紧张素系统抑制药

肾素 – 血管紧张素系统在血压调节中起着重要的作用。作用于该系统的药物主要影响血管紧张素转化酶（ACE）、血管紧张素 II 受体（AT）和肾素而产生降压作用。

1. 肾素－血管紧张素系统（RAS）抑制药的种类、特点及常用药

（1）RAS 抑制药分类：①血管紧张素转化酶抑制剂：卡托普利、依那普利、赖诺普利、喹那普利等。②血管紧张素Ⅱ受体拮抗剂：氯沙坦、缬沙坦、厄贝沙坦等。③肾素抑制药：瑞米吉仑等。

（2）作用特点：①降压时不伴有反射性心率加快，对心输血量无明显影响。②可防止或逆转高血压患者的血管壁和心室重构。③能增加肾血流量，保护肾脏。④能改善胰岛素抵抗，不引起电解质紊乱和脂质代谢改变。⑤久用不易产生耐受性。

2. 卡托普利的作用、应用、不良反应 卡托普利是第一个用于临床口服有效的含巯基 ACE 抑制药（1977 年）。

【作用】降低血压。通过抑制 ACE，使血管紧张素Ⅰ转化为血管紧张素Ⅱ减少，降低循环与血管组织RAS 活性。主要作用机制：①抑制循环和血管局部 RAS 的 Ang Ⅱ形成。②减少缓激肽降解：缓激肽是血管内皮 L－精氨酸－NO 途径的重要激活剂，可发挥强大的扩血管效应；刺激细胞膜磷脂游离出花生四烯酸（AA），促进前列腺素合成，增强扩血管效应。③减少肾脏组织中 Ang Ⅱ的生成，使醛固酮分泌减少，促进水钠排泄。

【应用】①各型高血压：如原发性高血压及肾性高血压，对血浆肾素活性高者疗效更好；Ⅱ、Ⅲ级高血压需合用利尿药。②充血性心力衰竭：基础治疗药物。

【不良反应】高血钾、低血压。ACEI 抑制激肽酶，使缓激肽、P 物质堆积，引起咳嗽及血管神经性水肿；久用降低血锌而出现皮疹、味觉及嗅觉改变及脱发等。高血钾者和妊娠初期禁用。

3. 厄贝沙坦的作用、应用、不良反应 厄贝沙坦为长效、强效的 Ang Ⅱ受体拮抗药，作用比氯沙坦强约 10 倍，持续 24 小时以上。

【作用】降低血压。选择性地与 AT₁ 受体结合，阻断 Ang Ⅱ引起的血管收缩及促进醛固酮分泌。长期用药还能抑制心肌肥厚和血管壁增厚。

【应用】各型高血压；也可用于高血压合并糖尿病肾病患者，能减轻肾损害。

【不良反应】头晕、高血钾和与剂量相关的直立性低血压。孕妇及哺乳期妇女禁用。

细目三 β 受体阻断药

β 受体阻断药除用于心律失常、心绞痛外，亦是疗效确切的抗高血压药。

美托洛尔的降压作用、应用、不良反应

【作用】降低血压。机制：①减少心输出量：本品为选择性 β₁ 受体阻断药，通过阻断心脏 β₁ 受体，使心肌收缩力减弱。②抑制肾素分泌：通过阻断肾小球旁器部位的 β₁ 受体，抑制肾素－血管紧张素系统。

【应用】用于高血压，对伴有心输出量偏高或血浆肾素活性增高者，以及伴有冠心病者更适宜。

【不良反应】神经系统常见眩晕、精神抑郁等；心血管系统常见心率减慢、传导阻滞、心衰加重等。

细目四 钙通道阻滞药

该类药物的基本作用是抑制细胞外 Ca^{2+} 的内流，使血管平滑肌细胞内缺乏足够的 Ca^{2+}，导致血管平滑肌松弛、血管扩张、血压下降。

1. 钙通道阻滞药的作用及常用药 钙通道阻滞药主要为 L 型钙通道阻滞剂，其中 L 型钙通道阻滞剂又分为二氢吡啶类和非二氢吡啶类。二氢吡啶类的常用药有硝苯地平、尼卡地平、尼莫地平、拉西地平等；非二氢吡啶类的常用药有维拉帕米、地尔硫䓬等。

作用特点：①降压时不减少心、脑、肾的血流。尼莫地平、尼索地平还能增加脑、冠脉血流。②逆转高血压患者的心肌肥厚，但效果不如 ACEI。③有排钠利尿作用，在降压时不引起水钠潴留。④一般不影响脂质代谢及葡萄糖耐量。依拉地平、尼群地平还可轻度提高 HDL。

2. 硝苯地平控释剂的降压作用、应用、不良反应

【作用】降低血压。通过抑制细胞外 Ca^{2+} 的内流，使血管平滑肌细胞内缺乏足够的 Ca^{2+}，导致血管平滑肌松弛、血管扩张、血压下降。控释剂可减少血药浓度波动，减轻迅速降压造成的反射性交感活性增加，降低不良反应的发生率，延长作用时间，减少用药次数。

【应用】各型高血压，尤以低肾素性高血压疗效好，可单用或与利尿药、β 受体阻断药、ACEI 合用。

【不良反应】较轻，常见面部潮红、头痛、眩晕、心悸、踝部水肿。踝部水肿系毛细血管前血管扩张所致。本品短效制剂有可能加重心肌缺血，伴心肌缺血的高血压患者慎用。

细目五　α₁ 受体阻断药

哌唑嗪的降压作用、应用、不良反应

【作用】降低血压。通过选择性阻断突触后膜 α₁ 受体，对具有负反馈作用的突触前膜 α₂ 受体无影响，舒张小动脉和静脉血管平滑肌，使外周阻力下降，回心血量减少，产生中等偏强的降压作用。

【应用】Ⅰ、Ⅱ级高血压及伴有肾功能障碍者，Ⅲ级高血压需合用利尿药或 β 受体阻断约，嗜铬细胞瘤，中、重度充血性心功能不全。

【不良反应】眩晕、疲乏、鼻塞、口干、尿频、头痛、嗜睡及胃肠道反应等。约 50% 患者发生 "首剂现象"，长期用药能致水钠潴留，可加用利尿药。

细目六　交感神经末梢阻滞药（助理不考）

利血平的降压作用、应用、不良反应

【作用】降压，缓慢而持久。通过与交感神经末梢囊泡膜上的胺泵（Mg²⁺-ATP 酶）呈难逆性结合，抑制其摄取具有升压作用的介质（去甲肾上腺素和多巴胺），耗竭递质而降压；还能通过直接松弛小动脉平滑肌，降低外周血管阻力而降压。

【应用】不单独使用，常与其他降压药一起合用于高血压。

【不良反应】倦怠、晕厥、头痛、阳痿、性欲减退、乏力、精神抑郁、注意力不集中、神经紧张、焦虑、多梦、梦呓或清晨失眠；少见有柏油样便、呕血、腹痛、心律失常、室性期前收缩、心动过缓、支气管痉挛、手指强硬颤动等。

细目七　中枢降压药（助理不考）

可乐定的降压作用、应用、不良反应

【作用】

（1）降低血压：中等偏强，对正常血压及高血压病患者均有降压作用。作用机制主要是：①激动血管运动中枢突触后膜 α₂ 受体和延髓的 I₁- 咪唑啉受体，降低外周交感张力。②激动脑内阿片受体，促进内源性阿片肽的释放。③激动外周交感神经突触前膜 α₂ 受体及其相邻的咪唑啉受体，通过负反馈抑制去甲肾上腺素的释放，从而产生降压作用。

（2）镇静：通过激动中枢 α₂ 受体，延长巴比妥类的催眠作用时间。

（3）镇痛：通过激动脑内阿片受体，促进阿片肽释放。

【应用】较少单独使用，常用于其他降压药无效的中度高血压，对兼有溃疡病的高血压及肾性高血压尤为适宜，与利尿剂合用有协同作用。还可作为吗啡类镇痛药成瘾者的戒毒药。

【不良反应】

（1）常见口干、嗜睡和便秘，其他如头痛、眩晕、腮腺肿痛、鼻黏膜干燥、阳痿、抑郁、浮肿、体重增加和心动过缓等。

（2）久用致水钠潴留，合用利尿药可减少水肿等现象。

（3）突然停药可引起交感神经亢进的停药综合征，表现为血压骤升、心悸、兴奋、震颤、腹痛、出汗等，应用可乐定或酚妥拉明可缓解或消除；需逐渐减量后再停药。

细目八 血管扩张药（助理不考）

肼屈嗪、硝普钠的作用、应用、不良反应

【作用】降低血压。肼屈嗪直接扩张小动脉，降低外周阻力而降压。其降压同时伴有反射性交感神经兴奋，使心率加快、心输出量增加，从而减弱其降压作用。硝普钠通过释放 NO 直接舒张小动脉和静脉，降压作用强、起效快、维持时间短。

【应用】肼屈嗪常与抗去甲肾上腺素神经药（利血平或普萘洛尔）或利尿药合用于中度高血压。硝普钠用于高血压急症、充血性心力衰竭；全麻时使用，使血压降低以减少手术中出血。

【不良反应】肼屈嗪有两类不良反应：①由血管扩张及反射性反应引起，产生头痛、面红、黏膜充血、心动过速，并可诱发心绞痛和心力衰竭。②由免疫反应引起，大剂量长期应用（6 个月以上）可产生红斑狼疮样综合征。硝普钠不良反应主要由过度扩张血管所致，出现头胀痛、面部潮红、恶心、呕吐、出汗和心悸等。

细目九 抗高血压药物的合理应用

抗高血压药物的选药、联合用药

（1）根据高血压程度选药：① I 级高血压：采用体育活动、控制体重、低盐、低脂肪饮食等措施未奏效时，首选作用温和的降压药，如噻嗪类利尿药、ACEI、二氢吡啶类钙拮抗药或 β 受体阻断药中的一种药物。② II 级高血压：采用两种药物联用，常用的四类一线降压药的任何两类均可。③ III 级高血压：联合用药基础上，改用或加用作用更强的米诺地尔、直接血管扩张药、中枢性降压药等。④高血压危象：宜采用静脉滴注或肌注快速起效的药物，如硝普钠。

（2）根据病情特点及并发症选药：①伴有心绞痛者宜用硝苯地平。②伴有心力衰竭者宜用利尿药、ACEI、哌唑嗪等，不宜用 β 受体阻断药。③伴有肾功能不全者宜用 ACEI、硝苯地平、α-甲基多巴等。④伴有消化性溃疡者，宜用可乐定，禁用利血平。⑤伴有心动过速者宜用美托洛尔等 β 受体阻断药。⑥伴有支气管哮喘者不宜用 β 受体阻断药。⑦伴有糖尿病及痛风者不宜用噻嗪类利尿药。⑧伴有精神抑郁者，不宜用利血平。

（3）联合用药：高血压病力求将血压控制在 138/83mmHg（目标血压）以下。联合用药可从不同环节协同降压，又能减轻不良反应，药物用量也相应减少。

易混考点解析

抗高血压药物的选择

伴随疾病	抗高血压药物选择	不宜选用或禁用
心绞痛	硝苯地平	—
心力衰竭	利尿药、ACEI、哌唑嗪	β 受体阻断药
肾功能不全	ACEI、硝苯地平、α-甲基多巴	—
消化性溃疡	可乐定	利血平
心动过速	美托洛尔等 β 受体阻断药	—
支气管哮喘	—	β 受体阻断药
糖尿病及痛风	—	噻嗪类利尿药
精神抑郁	—	利血平

第十六单元　抗心律失常药

细目　抗心律失常药

1. 抗心律失常药的分类及常用药　依据药物对心肌电生理的影响，抗心律失常药分为四大类，见下表。

抗心律失常药的分类及作用

分类		作用	常用药物
Ⅰ类：钠通道阻滞药	Ⅰ A 类	适度阻滞钠通道	奎尼丁、普鲁卡因胺等
	Ⅰ B 类	轻度阻滞钠通道	利多卡因、苯妥英钠等
	Ⅰ C 类	重度阻滞钠通道	普罗帕酮
Ⅱ类：β 肾上腺素受体阻滞药		阻断 β 受体	普萘洛尔
Ⅲ类：延长动作电位时程药		延长 APD 及 ERP	胺碘酮、溴苄铵
Ⅳ类：钙通道阻滞药		阻滞钙通道而抑制 Ca^{2+} 内流	维拉帕米、地尔硫卓

2. 奎尼丁的作用、应用

【作用】抗心律失常，与心肌细胞膜的钠通道蛋白结合而阻滞钠通道，适度抑制 Na^+ 内流，对 K^+ 外流和 Ca^{2+} 内流也有抑制作用。

（1）降低自律性：抑制 Na^+ 内流，使 4 相舒张期自动除极化速率减慢，坡度减小，使心房肌、心室肌和浦肯野纤维的自律性降低，其中对心房肌的作用更强。在治疗剂量下对正常窦房结的自律性影响较小，但在窦房结功能低下时，则可产生明显的抑制。

（2）减慢传导：抑制 0 相 Na^+ 内流，使 0 相上升的速率和振幅降低，从而使心房肌、心室肌、浦肯野纤维的传导减慢。对病理状态下部分除极的心肌细胞的传导有更强的抑制作用，使单向阻滞变为双向阻滞，消除折返激动。对 Ca^{2+} 内流也有一定的抑制作用，略减慢房室结的传导。

（3）延长有效不应期：减慢 2 相 Ca^{2+} 内流和 3 相 K^+ 外流，延长 APD 和 ERP。对 ERP 的延长作用更明显，使 ERP/APD 比值加大，因此可使异位冲动或折返冲动落入 ERP 中而被消除。

（4）其他：竞争性地阻滞 M 受体，具有抗胆碱作用，对抗其抑制房室传导的作用；阻滞 α 受体，扩张血管，降低血压；对心房肌、心室肌有负性肌力作用。

【应用】心房颤动、心房扑动、室上性及室性早搏和心动过速。在治疗心房颤动、心房扑动时，应先用强心苷抑制房室传导，以控制心室率。

3. 利多卡因、苯妥英钠的作用、应用

（1）利多卡因

【作用】抗心律失常。

①降低自律性：抑制 4 相 Na^+ 内流，促进 K^+ 外流，从而降低浦肯野纤维的自律性，提高心室肌的阈电位水平，提高其致颤阈。治疗剂量对心房肌和窦房结无明显影响。

②对传导的影响：治疗量对正常心肌的传导性影响小，但在低血钾或心肌受损而部分去极化时，促进 K^+ 外流，使舒张电位负值加大，提高 0 相除极化速率和幅度，从而促进病区的传导，消除单向阻滞而中止折返；在心肌缺血部位，也可因抑制 Na^+ 内流而减慢传导，变单向阻滞为双向阻滞，消除折返。大剂量时，因可明显抑制 0 相除极速率而使传导明显减慢，甚至出现完全性传导阻滞。

③相对延长有效不应期：促进 K^+ 外流，缩短心室肌和浦肯野纤维的 APD 和 ERP，但缩短 APD 更为显著，使 ERP/APD 比值加大，相对延长 ERP，有利于消除折返。

【应用】室性心律失常，特别适用于危急病例，是治疗急性心肌梗死引起的室性心律失常的首选药，对强心苷中毒所致者也有效。

（2）苯妥英钠

【作用】抗心律失常，作用与利多卡因相似。降低浦肯野纤维自律性，相对延长 ERP，与强心苷竞争 Na^+-K^+-ATP 酶，抑制强心苷中毒所致室性心律失常，改善被强心苷抑制的房室传导。

【应用】室性心律失常，对强心苷中毒所致室性心律失常疗效显著。

4. 美托洛尔的作用、应用

【作用】抗心律失常，通过阻断心脏的 β_1 受体而发挥抗心律失常作用。

（1）降低自律性：对窦房结、心房内传导组织及浦肯野纤维，可减慢 4 相自动除极化速率，降低自律性，在运动和情绪激动时作用明显；也能抑制儿茶酚胺引起的迟后除极而防止触发活动。

（2）减慢传导：大剂量时，除 β 受体阻断作用外，还有膜稳定作用，减慢 0 相 Na^+ 内流，使 0 相除极化速率降低，减慢房室结及浦肯野纤维的传导速度。

（3）延长房室结 ERP：明显延长房室结的 ERP 与减慢房室结传导的作用。

【应用】

（1）室上性心律失常：如房颤、房扑及阵发性室上性心动过速等。

（2）焦虑、甲状腺功能亢进等引起的窦性心动过速。

（3）室性心律失常：特别是对由于运动和情绪激动引起的疗效显著。

（4）急性心肌梗死：长期使用可减少心律失常的发生及再梗死率，从而降低病死率。

5. 胺碘酮的作用、应用

【作用】抗心律失常。通过阻断心肌细胞膜钾通道，阻断钠通道和钙通道，并可轻度非竞争性地阻断 α 受体和 β 受体。

（1）延长 ERP：明显延长房室结、心房肌、心室肌和浦肯野纤维的 APD 和 ERP。这一作用较其他类抗心律失常药为强，与其阻滞钾通道、抑制 K+ 外流、明显抑制复极过程有关。

（2）降低自律性：降低窦房结和浦肯野纤维的自律性，与阻断钠、钙通道和 β 受体有关。

（3）减慢传导：减慢房室结和旁路及浦肯野纤维的传导速度，与阻断钠、钙通道有关。

（4）拮抗 T_3、T_4 与受体结合。

（5）扩张血管：扩张冠状动脉，增加冠脉血流量，改善心肌营养；扩张外周血管，降低心脏做功，减少心肌耗氧量。

【应用】广谱抗心律失常药，用于各种室上性和室性心律失常，对房扑、房颤和室上性心动过速疗效好，对合并预激综合征者有效率达 90% 以上。因可减少心肌耗氧量，适用于冠心病并发的心律失常。

6. 维拉帕米的作用、应用

【作用】抗心律失常，通过阻滞心肌细胞膜的钙通道，抑制 Ca^{2+} 内流，对属于慢反应细胞的窦房结和房室结具有以下作用：

（1）降低自律性：因 4 相自动除极速率减慢而使自律性降低；也减少或取消后除极所引起的触发活动。

（2）减慢传导：因 0 相除极上升速率减慢、振幅减小而使冲动传导减慢，可变单向阻滞为双向阻滞，从而消除折返。终止房室结的折返激动，减慢心房颤动、心房扑动时的心室率。

（3）延长 APD 和 ERP：对房室结的作用明显，高浓度时也延长浦肯野纤维的 APD 和 ERP。

（4）抑制心肌收缩力、扩张冠脉、扩张外周血管。

【应用】

（1）阵发性室上性心动过速，特别是房室交界区心动过速，常在静脉注射数分钟内停止发作。

（2）强心苷中毒引起的室性早搏。

（3）对冠心病、高血压伴发心律失常者尤其适用。

第十七单元　抗慢性心功能不全药

慢性心功能不全又称充血性心力衰竭（CHF），其治疗目的：①缓解症状。②防止或延缓心肌重构，延缓病理进展。临床常用药物有增强心肌收缩力药（强心苷类及非强心苷类正性肌力药）、减轻心脏负荷药和 ACEI 等。

细目一　强心苷类

强心苷类是一类主要作用于心脏，能增强心肌收缩力的苷类药物，用于治疗慢性心功能不全及某些心律失常，又称洋地黄类药物。

强心苷类的常用药物、作用、应用、不良反应及其防治　强心苷类的常用药物有地高辛、去乙酰毛花苷（西地兰）、毒毛花苷 K（毒毛旋花子苷 K）等，以地高辛最为常用。

【作用】

（1）心脏

①正性肌力：治疗剂量的强心苷选择性地直接作用于心脏，加强心肌收缩力，使心肌收缩更加敏捷，心肌收缩速度加快；增加衰竭心脏的心输出量。

强心苷增强心肌收缩力的机制与增加心肌细胞内 Ca^{2+} 量有关。强心苷可与心肌细胞膜上的 Na^+-K^+-ATP 酶结合，抑制酶的活性使 Na^+-K^+ 交换减少，细胞内 Na^+ 增多，进而通过 Na^+-Ca^{2+} 交换而使细胞内 Ca^{2+} 量增加，从而使心肌收缩力增强。同时，导致心肌细胞内 K^+ 量减少，若剂量过大，则使心肌细胞的自律性提高，此为强心苷中毒时发生心律失常的机制之一。

②负性频率：强心苷减慢窦性频率的作用主要出现在心功能不全而心率加快的患者。

③对心肌电生理特性的影响：主要是负性传导、缩短心房不应期、提高浦肯野纤维的自律性等。

④对心电图的影响：治疗量强心苷影响心肌电生理，引起的心电图改变：a. T 波幅度变小、低平甚至倒置：此变化出现得最早。b. S-T 段降低呈鱼钩状（动作电位复极化 2 相缩短）：此为临床上判断是否应用强心苷的依据之一。c. P-R 间期延长（房室传导减慢）、Q-T 间期缩短（心室 APD 缩短）及 P-P 间期延长（心率减慢）。强心苷中毒时，可出现各种心律失常的心电图变化。

（2）其他

①影响神经系统：主要是兴奋迷走神经、影响交感神经系统的兴奋性、兴奋中枢神经系统等。

②抑制肾素－血管紧张素－醛固酮系统（RAAS）：血管紧张素Ⅱ收缩血管，醛固酮引起水钠潴留，两者都可加重心脏负荷。血管紧张素Ⅱ和醛固酮都有促进心肌细胞肥大、增殖，引起心室重构与肥厚，加剧心衰恶化的作用。强心苷可使血浆肾素活性降低，减少血管紧张素Ⅱ的生成及醛固酮的分泌，从而产生对心脏的保护作用。

③利尿：强心苷对 CHF 患者除能通过正性肌力作用，增加心输出量，使肾血流量、肾小球滤过率增加外，还通过抑制肾小管上皮细胞膜 Na^+-K^+-ATP 酶而抑制肾小管对 Na^+ 的重吸收，产生排 Na^+ 利尿作用。

【应用】

（1）慢性心功能不全（CHF）：用于多种原因引起的 CHF。强心苷可通过增强心肌收缩力、增加心输出量、改善动脉系统供血及缓解静脉系统淤血而取得疗效。对不同原因所致 CHF 的疗效不同，对高血压、心脏瓣膜病、先天性心脏病所致者疗效好，对伴心房颤动且心室率过快者疗效更好；对继发于甲亢、重度贫血等疾病者，由于心肌能量代谢障碍而疗效较差；对肺心病、活动性心肌炎等有心肌缺氧和损害者，不仅疗效差，且易发生强心苷中毒，引起心律失常；对机械因素所致者，如缩窄性心包炎、严重二尖瓣狭窄等，因心室舒张和充盈受限而疗效很差或无效。

（2）某些心律失常

①心房颤动：强心苷的作用不在于中止心房颤动，而是通过抑制房室传导，延长房室结的有效不应

期，使过多的冲动不能穿过房室结下传到心室而隐匿在房室结中，减慢心室率，从而改善心室的泵血功能，增加心输出量，缓解和消除心房颤动时的血流动力学障碍。

②心房扑动：强心苷可缩短心房不应期，使心房扑动转为心房颤动，进而通过治疗心房颤动的机制产生疗效。部分患者停用强心苷后，可恢复窦性节律。

③阵发性室上性心动过速：强心苷兴奋迷走神经而使其终止发作。但由强心苷本身引起的室上性心动过速而禁用。

【不良反应】强心苷安全范围小，一般治疗量已接近中毒量的60%。患者对强心苷的敏感性和耐受性个体差异大，诱发强心苷中毒的因素多（低血钾、低血镁、高血钙、心肌缺血缺氧、肾功能不全等），中毒发生率高。常见不良反应包括：①胃肠道反应：较常见，亦是中毒时的早期反应，可见厌食、恶心、呕吐、腹泻、腹痛等。应注意与强心苷用量不足、心衰未被控制、仍有胃肠道静脉淤血所引起的症状相区别。②中枢反应：眩晕、头痛、疲倦、失眠、幻觉等，偶见惊厥。③视觉障碍：表现为黄视、绿视及视物模糊，此为强心苷中毒的特征。④心脏反应：是强心苷中毒最严重的反应，临床所见的各种心律失常都有可能出现，如室性早搏、室性或室上性心动过速、房室传导阻滞、窦性心动过缓等。其中室性早搏最多见且早见；室性心动过速最为严重，应及时救治，以免发展为致命的室颤。

（1）预防：①注意避免并纠正上述诱发和加重强心苷中毒的因素。②密切观察中毒先兆和心电图变化。③监测血药浓度，有助于中毒的预防和及早发现。（助理不考）

（2）治疗：轻度中毒停用强心苷和排钾利尿药等即可。①对于快速型心律失常，如室早、室速，应及时补钾，轻者可口服氯化钾，重者缓慢静滴氯化钾（肾功能不全、高钾血症、严重房室传导阻滞者不宜用钾盐），并可选用苯妥英钠、利多卡因等抗心律失常药。静脉注射地高辛抗体Fab片段，可迅速有效地救治危及生命的强心苷中毒（每80mgFab片段能拮抗1mg地高辛）。②对于缓慢型心律失常，如房室传导阻滞、窦性心动过缓等可用阿托品治疗。（助理不考）

细目二　减负荷药

1. 利尿药的作用特点、常用药物

（1）作用特点：可促进Na^+和水的排出，从而减轻心脏的负荷，改善CHF患者的心脏功能。

（2）常用药物：首选噻嗪类药物，如氢氯噻嗪等，必要时选用强效髓袢利尿药呋塞米等。注意补钾或与保钾利尿药合用。

2. 血管扩张药的作用特点、常用药物

（1）作用特点：能扩张小静脉或小动脉，减轻心脏前负荷或后负荷，改善心脏功能。

（2）常用药物：见下表。

常用药物	扩张的血管	应用
硝酸甘油	静脉	前负荷加重为主，肺淤血明显者
肼屈嗪	动脉	后负荷加重为主，心输出量明显减少者，长期单独应用难以持续生效
硝普钠	静脉、动脉	前后负荷均加重者，常用于急性心肌梗死及高血压时的CHF
哌唑嗪	静脉、动脉	前后负荷均加重者，因有快速耐受现象而难以长期有效

细目三　血管紧张素转化酶抑制药（ACEI）和血管紧张素Ⅱ受体（AT_1）阻滞药

ACEI 制剂和 AT_1 阻滞药的作用特点（助理不考）

（1）作用特点：①通过抑制循环及局部组织中的ACE，降低代偿性升高的肾素－血管紧张素系统的活性，扩张血管以减轻心脏负荷。②抑制CHF时的心肌重构，逆转心室肥厚，改善心肌的顺应性和舒张功能。

（2）临床疗效：表现为缓解或消除症状，提高患者运动耐力，改进生活质量，显著降低病死率。目前是治疗 CHF 的一线药物。常用药物有卡托普利等。

细目四　β 受体阻断剂

常用的 β 受体阻断剂及其应用意义

（1）常用药物：美托洛尔、卡维地洛等。

（2）应用意义：通过阻断 β 受体，可以降低心肌耗氧量，抑制 RAAS 激活，上调 β 受体，恢复心肌对儿茶酚胺的敏感性，减少心室重构。

第十八单元　抗心绞痛药

细目一　硝酸酯类

1. 硝酸酯类药物的常用药　硝酸酯类常用药物包括硝酸甘油、硝酸异山梨酯、单硝酸异山梨酯、戊四硝酯（硝酸戊四醇酯）。该类药物作用相似，显效快慢和维持时间有所不同，其中以硝酸甘油最为常用。此类药物舌下含服较口服吸收好，生物利用度高，起效快且用量小。

2. 硝酸甘油的作用、应用、不良反应

【作用】抗心绞痛。作用机制与舒张血管作用有关，具体如下：

（1）降低心肌耗氧量：①扩张静脉，使回心血量减少（即降低心脏后负荷），降低心室壁张力，减少心肌耗氧量。②扩张动脉，降低心脏射血阻力（即降低心脏前负荷），减少心脏做功而降低心肌耗氧量。扩张血管后血压降低所致的反射性心率加快和心肌收缩力增加，可增加心肌耗氧量，心率加快所致的心脏舒张期冠脉灌流时间缩短不利于心绞痛治疗，合用 β 受体阻断药可对抗之。

（2）改善缺血区心肌供血：①增加心内膜下的血液供应：硝酸酯类能扩张静脉使回心血量减少，扩张动脉降低心脏射血阻力而使排血充分，结果使心室容积或心室壁张力下降，减少了对心内膜下血管的压力，因而增加了心内膜下区域的血液供应。②选择性扩张心外膜较大的输送血管：因心肌缺血区小动脉受缺氧代谢物腺苷等影响而高度扩张，而非缺血区血管阻力相对较高。本类药物能舒张较大的血管，增加对缺血区的血液灌注。③开放侧支循坏：可刺激侧支生成或开放侧支循坏，以增加缺血区的血液供应。

（3）抗血栓形成：硝酸酯类本身及其释放出的 NO 还能抑制血小板聚集和黏附，具有抗血栓形成的作用，有利于心绞痛的治疗。

【应用】

（1）心绞痛：用于治疗各类型心绞痛，为稳定型心绞痛的首选药。①预防发作，宜选用硝酸异山梨酯或单硝酸异山梨酯口服，也可选用硝酸甘油贴剂。②控制急性发作，应舌下含服或气雾吸入，如需多次含服可采用口服制剂，选用硝酸异山梨酯口服、单硝酸异山梨酯缓释片及透皮制剂。③发作频繁的重症心绞痛患者，首选硝酸甘油静脉滴注，症状减轻后改为口服给药。

（2）急性心肌梗死：早期应用可缩小心室容积，降低前壁心肌梗死的病死率，减少心肌梗死并发症的发生。

（3）心功能不全：急性左心衰时采用静脉给药，慢性心功能不全可采用长效制剂，需与强心药物合用。

本类药物与 β 受体阻断药比较，无加重心衰和诱发哮喘的危险；与钙通道阻滞药比较，无心脏抑制作用。

【不良反应】常见由血管扩张所继发的搏动性头痛、皮肤潮红、眼内压升高和颅内压增高。颅脑外伤、颅内出血者禁用，青光眼患者慎用。大剂量可见直立性低血压，低血容量者禁用。剂量过大使血压过度下降，可引起冠脉灌注压过低，且可反射性兴奋交感神经，使心率加快，心肌收缩力增加而增加心肌耗氧量，导致心绞痛加重。超剂量可引起高铁血红蛋白症。长期应用可出现耐受性。（助理不考）

细目二 β 受体阻断药

β 受体阻断药抗心绞痛的作用、应用、常用药物

【作用】

（1）降低心肌耗氧量：应用 β 受体阻断药后，其 β_1 受体的阻断作用可使心率减慢，心脏舒张期延长而增加冠脉灌流时间；抑制心肌收缩力，减少心脏做功，降低心肌耗氧量而发挥抗心绞痛作用。但心肌收缩力减弱，使射血时间延长，心排血不完全，左室舒张末压升高，心室容积扩大又可增加心肌耗氧量，与硝酸酯类药物合用可提高疗效，减少不良反应。

（2）改善心肌代谢：心肌缺血时，肾上腺素分泌增加，使游离脂肪酸（FFA）增多。FFA 代谢消耗大量的氧而加重心肌缺氧。β 受体的阻断作用可使 FFA 的水平下降，减少心肌对其摄取，通过加强糖代谢，使心肌耗氧量降低。

（3）增加缺血区血液供应：β 受体阻断药使非缺血区的血管阻力增高，而缺血区的血管则由于缺氧呈现代偿性扩张状态，促使血液更多地流向缺血区；减慢心率而延长心脏的舒张期，增加冠脉的灌注时间，有利于血液向缺血区流动。

（4）促进氧合血红蛋白解离：可增加全身组织包括心脏的供氧。

【应用】用于稳定型心绞痛和不稳定型心绞痛，可减少发作次数，对伴有高血压和快速性心律失常者效果更好。变异型心绞痛，因本类药物阻断 β 受体后，使 α 受体作用占优势，易致冠脉痉挛，从而加重心肌缺血症状，不宜应用。心动过缓、低血压、严重心功能不全、哮喘或慢性阻塞性肺疾病患者禁用。

【常用药物】普萘洛尔、美托洛尔、阿替洛尔。

细目三 钙通道阻滞药

钙通道阻滞药抗心绞痛的作用、应用、常用药物

【作用】通过阻滞 Ca^{2+} 通道，抑制 Ca^{2+} 内流而舒张血管。

（1）降低心肌耗氧量：①阻滞 Ca^{2+} 流入血管平滑肌细胞，使外周血管扩张，外周阻力降低，减轻心脏后负荷。②阻滞 Ca^{2+} 流入心肌细胞，使心肌收缩力减弱，心率减慢。③阻滞 Ca^{2+} 进入神经末梢，抑制递质释放，从而对抗交感神经活性增高所引起的心肌耗氧量增加。上述三方面综合作用使心肌耗氧量降低。

（2）增加心肌供血：通过阻滞 Ca^{2+} 流入血管平滑肌细胞、直接松弛血管平滑肌和刺激血管内皮细胞合成和释放 NO，使冠脉舒张，以增加心肌血液供应；亦可通过开放侧支循环，增加对缺血区的血液灌注；拮抗心肌缺血时儿茶酚胺诱导的血小板聚集，有利于保持冠脉血流通畅。

（3）保护缺血心肌：钙通道阻滞药可由于阻滞 Ca^{2+} 内流而减轻"钙超载"，起到保护心肌细胞的作用。此外，有些药物还具有抑制交感神经末梢释放递质，对心绞痛治疗有利。

【常用药物与应用】

（1）硝苯地平：对变异型心绞痛最有效，对稳定型心绞痛也有效。对急性心肌梗死，能促进侧支循环，缩小梗死范围，与 β 受体阻断药合用有协同作用。也用于高血压、心衰等。

（2）维拉帕米：对变异型和稳定型心绞痛都有较好的疗效。与 β 受体阻断药类同，都能抑制心肌收缩性和传导性，合用时应慎重。也用于心律失常、高血压等。

（3）地尔硫䓬：适用于变异型、不稳定型、稳定型心绞痛，也用于心律失常、高血压、心肌梗死等。

（4）普尼拉明：还有儿茶酚胺递质耗竭作用，适用于各型心绞痛，也用于室性早搏、室性心动过速等。

（5）哌克昔林：还有一定的利尿和扩张支气管作用，适用于伴有心衰或支气管哮喘的心绞痛。

第十九单元　血液系统药

细目一　抗贫血药

1. 铁制剂的应用、不良反应

【应用】临床用于预防和治疗缺铁性贫血，尤其用于生长发育期需求增加和慢性失血而引起的贫血。常用口服铁剂有硫酸亚铁、琥珀酸亚铁等，注射用铁剂有右旋糖酐铁等。

【不良反应】口服铁剂常见胃肠道刺激症状，也可因铁与肠腔中硫化氢的结合减少了硫化氢对肠壁的刺激作用而引起便秘。注射用铁剂可出现注射局部刺激症状、皮肤潮红、头昏、荨麻疹、发热和关节痛等过敏反应，严重者可发生心悸、胸闷和血压下降。小儿误服铁剂 1g 以上可引起急性循环衰竭、休克和胃黏膜凝固性坏死。急救时可应用去铁胺灌胃或肌内注射以结合残存的铁。（助理不考）

2. 叶酸、维生素 B_{12} 的作用、应用

（1）叶酸：叶酸属水溶性 B 族维生素，广泛存在于动、植物性食品中，少量由结肠细菌合成。人体必须从食物中获得叶酸。

【作用】促进红细胞的生成。叶酸对细胞的分裂生长及核酸、氨基酸、蛋白质的合成起着重要的作用。

【应用】①各种原因所致的巨幼红细胞贫血，尤其对营养性巨幼红细胞贫血、妊娠期和婴儿期巨幼红细胞贫血等疗效好。②对叶酸拮抗剂甲氨蝶呤、肝脏因素等造成二氢叶酸还原酶功能或产生障碍所致的巨幼红细胞贫血，应用一般叶酸制剂无效，需直接选用亚叶酸钙治疗。③对恶性贫血、维生素 B_{12} 缺乏所致的巨幼红细胞贫血，应用叶酸治疗可改善血象，但不能减轻甚至可加重神经症状。

（2）维生素 B_{12}：维生素 B_{12} 富含于动物的肝、肾、心脏等及蛋、乳类食物。人体所需维素 B_{12} 必须从外界摄取。

【作用】①促进红细胞的发育和成熟，使机体造血功能处于正常状态。②以辅酶的形式存在，促进四氢叶酸的循环利用，增加叶酸的利用率，改善叶酸代谢障碍。③保持神经系统功能健全，可消除 B_{12} 缺乏时合成的异常脂肪酸，维持正常神经鞘磷脂的合成，改善神经症状。

【应用】治疗恶性贫血及巨幼红细胞贫血，以及神经炎、神经萎缩等神经系统疾病。

细目二　止血药

维生素 K 的作用、应用　维生素 K 是一族具有甲萘醌基本结构的物质。其中 K_1 存在于绿色植物中，K_2 来自肠道细菌或腐败鱼粉，二者均为脂溶性维生素，需胆汁协助吸收；K_3、K_4 系人工合成品，为水溶性维生素，不需胆汁协助可直接吸收。

【作用】止血。凝血因子 Ⅱ、Ⅶ、Ⅸ、Ⅹ 是在肝脏内合成的，为依赖维生素 K 的凝血因子。维生素 K 是肝脏中羧化酶的辅酶，在肝脏合成的凝血因子 Ⅱ、Ⅶ、Ⅸ、Ⅹ 的前体物质，在氢醌型维生素 K 存在条件下，羧化酶使这些凝血因子前体物氨基末端谷氨酸残基 γ 羧化，成为凝血因子，与 Ca^{2+} 结合而具有凝血活性。氢醌型维生素 K 转变为环氧型维生素 K，后者又可经环氧还原酶（香豆素类可抑制此酶）的作用还原为氢醌型，继续参与羧化反应。

【应用】①维生素 K 缺乏引起的出血：如口服抗凝血药过量、长期应用广谱抗生素、梗阻性黄疸、胆瘘、慢性腹泻和广泛肠段切除后因吸收不良所致的低凝血酶原血症，以及早产儿、新生儿因维生素 K 产生不足所致出血，可口服、肌内注射或静脉注射给药，但对先天性或严重肝病所致的低凝血酶原血症无效。②其他：维生素 K_1 或 K_3 肌注有解痉止痛作用，可用于胆道蛔虫症所致的胆绞痛。大剂量维生素 K_1 可用于抗凝血类灭鼠药中毒的解救。

细目三　抗凝血药

1.肝素的作用、应用、不良反应　肝素是一种带负电荷的硫酸化糖胺聚糖，因与硫酸和羧酸共价结合而具有酸性。

【作用】

（1）抗凝：体内、体外均具有抗凝作用，作用迅速，能延长凝血酶原时间。带负电荷的肝素可与带正电荷的 AT Ⅲ 的赖氨酸残基形成可逆性复合物，使 AT Ⅲ 发生构型的改变，更充分地暴露出其活性中心。AT Ⅲ 则以精氨酸残基迅速与丝氨酸蛋白酶活性中心的丝氨酸残基结合，从而加速 AT Ⅲ 对凝血因子Ⅱa、Ⅸa、Ⅹa、Ⅺa 和Ⅻa 等的灭活。肝素可加速此过程达 1000 倍以上。

（2）抗血栓作用：肝素还具有抗血小板聚集的作用，能抑制由凝血酶诱导的血小板聚集。

【应用】

（1）血栓栓塞性疾病：尤其适用于快速抗凝治疗，如静脉血栓、无明显血流动力学改变的肺栓塞和外周动脉血栓形成等。

（2）缺血性心脏病：不稳定型心绞痛一般可有冠脉内血栓形成，抗凝血药和抗血小板药有一定疗效。经皮冠状动脉成形术（PTCA）术中给予肝素能防止急性冠脉闭塞的发生。

（3）弥散性血管内凝血（DIC）：早期应用，可防止因纤维蛋白原和其他凝血因子耗竭所致的出血。

（4）体外抗凝：如心血管手术、血液透析和心导管检查时防止血栓形成。

【不良反应】（助理不考）

（1）自发性出血：表现为皮肤瘀点或瘀斑、血肿、咯血、血尿、呕血、便血及颅内出血等，严重出血需缓慢静脉注射硫酸鱼精蛋白解救。1mg 硫酸鱼精蛋白约中和 1mg 肝素，每次用量不能超过 50mg。

（2）其他：可引起皮疹、药热等过敏反应；孕妇使用可引起早产和胎儿死亡；长期应用可引起脱发、骨质疏松等。

2.香豆素类药物的作用、应用、不良反应　香豆素类是一类含有 4-羟基香豆素基本结构的口服抗凝血药，包括华法林、双香豆素和醋硝香豆素等。其药理作用与应用基本相同。

【作用】抗凝，为维生素 K 的拮抗剂。

本类药物能抑制肝脏的维生素 K 环氧还原酶，阻止维生素 K 的环氧型向氢醌型的转变，从而阻碍维生素 K 的再利用，影响凝血因子Ⅱ、Ⅶ、Ⅸ、Ⅹ的 γ 羧化，阻止其活化，产生抗凝作用。本类药物还具有抑制凝血酶诱导的血小板聚集作用。

香豆素类无体外抗凝作用，只能抑制凝血因子的合成，对已经形成的凝血因子无抑制作用。

【应用】血栓性疾病，如静脉血栓栓塞、外周动脉血栓栓塞、心房纤颤伴有附壁血栓、肺栓塞、心脏外科手术和冠状动脉闭塞等；还可作为心肌梗死的辅助用药；亦可用于风湿性心脏病、髋关节固定术、人工置换心脏瓣膜手术后防止静脉血栓的发生。

【不良反应】过量可发生自发性出血，可给予维生素 K$_1$、输注新鲜血、血浆或凝血酶原复合物治疗；调整药物剂量，使凝血酶原时间控制在 25～30 秒（正常值 12 秒）可预防出血。此外，亦有皮肤和软组织坏死、胃肠道反应、粒细胞增多等。华法林可能引起肝脏损害，并有致畸作用。（助理不考）

细目四　纤维蛋白溶解药

常用纤维蛋白溶解药的作用、应用　常用纤维蛋白溶解药有链激酶、尿激酶、组织型纤溶酶原激活剂、阿尼普酶、葡萄球菌激酶等。

（1）链激酶：链激酶（SK）从 C 组 β 溶血性链球菌培养液分离或基因重组技术制备，与纤溶酶原结合形成 SK-纤溶酶原复合物，促进纤溶酶原转变为纤溶酶。

【作用】具有促进体内纤维蛋白溶解系统活性作用。能使纤维蛋白溶酶原激活因子前体物转变为激活因子，后者再使纤维蛋白原转变为有活性的纤维蛋白溶酶，使血栓溶解。

【应用】用于治疗血栓栓塞性疾病，如深静脉栓塞、周围动脉栓塞、急性肺栓塞、血管外科手术后的血栓形成、导管给药所致血栓形成等。

（2）尿激酶：尿激酶（UK）从胚胎肾细胞培养液分离或基因重组技术制备，使纤溶酶原从 Arg560-Val561 处断裂成纤溶酶。

【作用】可直接使纤维蛋白溶酶原转变为纤维蛋白溶酶，因而可溶解血栓。

【应用】用于急性心肌梗死、肺栓塞、脑血管栓塞、周围动脉或静脉栓塞等，也可用于眼部炎症、外伤性组织水肿、血肿等。

（3）组织型纤溶酶原激活剂：组织型纤溶酶原激活剂（t-PA）从人胎盘中提取纯化或基因重组技术制备。

【作用】使血栓中纤维蛋白发生构型改变，易于与纤溶酶原结合，激活纤溶酶原成为纤溶酶，促使纤维蛋白血块溶解。

【应用】用于心肌梗死、肺栓塞。

细目五　抗血小板药

常用抗血小板药的作用、应用　抗血小板药物能抗血小板黏附性和聚集性，防止血栓形成，有助于防止动脉粥样硬化和心肌梗死。

（1）阿司匹林

【作用】抑制环氧酶，减少 TXA_2 生成，抑制血小板聚集而防止血栓形成。

【应用】小剂量用于防治心脑血栓形成、心绞痛、心肌梗死、一过性脑缺血发作等。

（2）氯吡格雷

【作用】血小板聚集抑制剂。与血小板膜表面 ADP 受体结合，使纤维蛋白原无法与糖蛋白 GpⅡb/Ⅲa 受体结合，从而抑制血小板相互聚集。

【应用】用于防治心肌梗死、缺血性脑血栓、闭塞性脉管炎和动脉粥样硬化及血栓栓塞引起的并发症。

（3）双嘧达莫（潘生丁）

【作用】具有抗血栓形成及扩张冠脉作用。抑制磷酸二酯酶，抑制腺苷摄取而激活腺苷酸环化酶，使血小板内 cAMP 升高，防止血小板黏附于血管壁损伤部位。

【应用】与口服抗凝药合用治疗血栓栓塞性疾病，如急性心肌梗死；防止心瓣膜置换术血栓形成。

（4）依前列醇

【作用】具有抗血小板和舒张血管作用。为 PGI_2 的制剂，激活腺苷酸环化酶，使血小板内 cAMP 升高，防止血小板聚集，舒张血管作用明显。

【应用】用于治疗某些心血管疾病以防高凝状态，防止血栓形成；也用于严重外周血管性疾病、缺血性心脏病、原发性肺动脉高压、血小板消耗性疾病等。

第二十单元　消化系统药

细目一　抗消化性溃疡药

抗消化性溃疡药可通过减弱攻击因子的影响、增强防御因子的作用而促进溃疡愈合。常用的抗消化性溃疡药有抗酸药、抑制胃酸分泌药、黏膜保护药和抗幽门螺杆菌药。

1. 抗酸药的作用及常用药物　抗酸药是一类无机弱碱性药物，口服能中和胃酸，抑制胃蛋白酶活性，降低或消除胃酸、胃蛋白酶对胃、十二指肠黏膜的侵蚀和对溃疡面的刺激，缓解疼痛和促进溃疡面愈合。氢氧化铝、三硅酸镁、次硝酸铋等还能形成胶状保护膜，覆盖在溃疡面上，有保护作用。本类药物当胃排空时才能更好发挥作用，合理用药为餐后 1.5 小时之后及临睡前服用。

理想的抗酸药应不产气，作用持久，不引起腹泻及便秘，并对溃疡面有保护、收敛作用。单一抗酸药很难达到满意效果，临床常用胃舒平（氢氧化铝、三硅酸镁、颠茄流浸膏）、胃得乐（次硝酸铋、碳酸镁、碳酸氢钠等）等复方制剂。常用抗酸药的作用特点见下表。

常用抗酸药的作用特点

药物	抗酸强度	显效时间	持续时间	收敛作用	产生 CO_2	碱血症	保护溃疡	排便情况
氢氧化镁	强	快	持久	–	–	–	–	轻泻
氧化镁	强	慢	持久	–	–	–	–	轻泻
氢氧化铝	中等	慢	持久	+	–	–	+	便秘
碳酸钙	较强	较快	较短	+	+	–	–	便秘
碳酸氢钠	较弱	最快	短暂	–	+	+	–	–
三硅酸镁	弱	慢	持久	–	–	–	+	轻泻

2. H_2 受体阻断药的作用、应用　H_2 受体阻断药的药理作用、应用相似，常用药物有西咪替丁（甲氰咪胍）、雷尼替丁、法莫替丁、尼扎替丁、罗沙替丁等。

【作用】

（1）抑制胃酸分泌：H_2 受体阻断药能选择性阻断壁细胞 H_2 受体，拮抗组胺引起的胃酸分泌。不仅能抑制基础胃酸分泌，对促胃液素、咖啡因、进食和刺激迷走神经等引起的胃酸分泌均有抑制作用。

（2）调节免疫：H_2 受体阻断药能拮抗组胺引起的免疫抑制。其机制为：阻断 T 细胞上的 H_2 受体，减少组胺诱生抑制因子（HSF）生成，使淋巴细胞增殖，促进淋巴因子如白细胞介素 –2、γ – 干扰素和抗体生成。

（3）其他：西咪替丁有抗雄性激素和药酶抑制作用，能延缓华法林、苯妥英钠、茶碱、苯巴比妥、地西泮、卡马西平、普萘洛尔等药物的代谢，合用时应调整合用药的剂量。雷尼替丁有弱的药酶抑制作用。法莫替丁、尼扎替丁不影响药酶活性。

【应用】消化性溃疡、胃肠道出血、胃酸分泌过多症（卓 – 艾综合征）和食管炎等与胃酸分泌相关的疾病。本类药物抑制胃酸分泌作用较 M 胆碱受体阻断药强而持久，治疗溃疡病的疗程短，溃疡愈合率较高，且不良反应发生率低，但突然停药可引起胃酸分泌反跳性增加。

3. 常用质子泵抑制药的作用、应用　本类药物药理作用、应用相似，只是在药动学和抑制药酶等方面有所不同。常用药物有奥美拉唑（洛赛克）、兰索拉唑、泮托拉唑和雷贝拉唑等。

【作用】（助理不考）

（1）抑制胃酸分泌：质子泵抑制药进入壁细胞分泌小管并在酸性（pH 小于 4）环境中生成活性体次磺胺或次磺酸，活性体的硫原子与 H^+–K^+–ATP 酶上的巯基不可逆地结合，使质子泵（H^+ 泵）失活，产生强大而持久的抑制胃酸分泌作用，同时使胃蛋白酶分泌减少。由于胃酸分泌减少，胃窦 G 细胞分泌促胃液素增加，故用药 4 ～ 6 周后，血浆促胃液素成倍升高。

（2）抗 Hp：在体内有弱的抗 Hp 作用。

【应用】（助理不考）

（1）消化性溃疡：用于胃、十二指肠溃疡，对其他药物无效的消化性溃疡患者能收到较好效果。合用抗菌药物能使幽门螺杆菌阳性患者转阴率达 90% 以上，明显降低复发率。

（2）其他：用于反流性食道炎等。

4. 常用黏膜保护药的作用、应用　常用黏膜保护药有前列腺素衍生物、硫糖铝和铋制剂等。

（1）前列腺素衍生物：在胃黏膜合成的前列腺素 E（PGE）和前列环素（PGI_2）均能抑制胃酸分泌，增强胃黏膜保护屏障，防止有害因子损伤胃黏膜。PGE 能预防化学刺激引起的胃黏膜出血、糜烂与坏死。常用的 PGE 衍生药物有米索前列醇、利奥前列素、依尼前列素、美昔前列素等；PGE_2 衍生药物有恩前列醇、阿巴前列素、曲莫前列素、诺氯前列素等。代表药物为米索前列醇。

【作用】能抑制基础胃酸和组胺等多种刺激所致的胃酸与胃蛋白酶分泌，抑酸作用持续 3～5 小时；增加胃黏膜血流量；促进黏液和 HCO_3^- 盐分泌，增强黏液 HCO_3^- 屏障和黏膜细胞屏障；增强黏膜细胞对损伤因子的抵抗力；促进胃黏膜受损上皮细胞的重建和增殖。

【应用】能预防阿司匹林、乙醇等引起的胃出血、溃疡或坏死，用于胃、十二指肠溃疡及急性胃炎出血。

（2）硫糖铝

【作用】硫糖铝在酸性环境中分解出八硫酸蔗糖阴离子复合物，可聚合成胶状膜保护溃疡面。还能促进 PGE_2 合成和释放，增加细胞和黏液 HCO_3^- 屏障；吸附表皮生长因子（EGF）在溃疡处浓集，促进溃疡愈合；有抗 Hp 作用，能降低 Hp 在黏膜中的密度。

【应用】主要用于消化性溃疡、慢性糜烂性胃炎、反流性食道炎。本品不能与抗酸药、抑制胃酸分泌药同用。

（3）铋制剂

【作用】枸橼酸铋钾、胶体果胶铋等铋制剂均能在胃黏膜表面形成氧化铋胶体，促进黏液分泌，并能抗 Hp。

【应用】主要用于慢性胃炎、胃及十二指肠溃疡。与抗菌药物合用，治疗 Hp 感染者。

5. 抗幽门螺杆菌药的分类及常用药 常用的抗幽门螺杆菌药分为以下两类。

（1）抗菌药：阿莫西林、庆大霉素、甲硝唑、四环素、罗红霉素、克拉霉素和呋喃唑酮等在体内有抗 Hp 作用。

（2）抗溃疡病药：质子泵抑制药、铋制剂、硫糖铝等有弱的抗幽门螺杆菌作用，单用疗效较差。

临床常用 2～3 种抗菌药与 1 种质子泵抑制药或铋制剂联合组成三联或四联疗法，以增强疗效。如质子泵抑制药加克拉霉素、阿莫西林、甲硝唑或替硝唑中的任何 2 种，每日 2 次，连续 1～2 周，Hp 根除率可达 90%。

细目二　止吐药与胃肠推动药

1. 止吐药分类和常用药物 常用止吐药可分为以下 5 类。

（1）抗胆碱药：东莨菪碱，用于防治晕动病和内耳眩晕症。

（2）抗组胺药：常用药物有苯海拉明、茶苯海明、异丙嗪、美克洛嗪、羟嗪和布克利嗪等，主要用于晕动病或内耳眩晕症、手术、妊娠呕吐。

（3）吩噻嗪类药物：氯丙嗪、硫乙拉嗪（吐来抗）能阻断 D_2 受体，对各种原因的呕吐有止吐作用，但对晕动病无效。

（4）胃肠促动力药：常用药物有多潘立酮（吗丁啉）、甲氧氯普胺（胃复安）和西沙必利等。其中甲氧氯普胺能阻断中枢 D_2 受体而止吐，阻断胃肠肌 D 受体而加强胃肠蠕动。西沙必利能激动胃肠平滑肌 $5-HT_4$ 受体，促乙酰胆碱释放，促进胃肠蠕动。用于胃食管反流病，慢性功能性、非溃疡性消化不良，胃轻瘫及便秘等。

（5）$5-HT_3$ 受体阻断药：如昂丹司琼（枢复宁）、格拉司琼（康泉）、托烷司琼（呕必停）等能阻断中枢及迷走神经传入纤维的 $5-HT_3$ 受体，止吐作用强大。对一些强致吐作用的化疗药（如顺铂、环磷酰胺、阿霉素等）引起的呕吐有迅速强大的预防和抑制作用，但对晕动病及去水吗啡引起的呕吐无效。

2. 多潘立酮的作用、应用、不良反应

【作用】多潘立酮（吗丁啉）为多巴胺受体阻断剂，能阻断胃肠 D_2 受体，加强胃肠蠕动，促进胃的排空；协调胃肠运动，防止食物反流。该药对结肠作用很弱。多潘立酮口服后吸收迅速，但生物利用度低（约15%），且不易通过血脑屏障，与甲氧氯普胺相比少有中枢神经系统的药理作用。

【应用】

（1）恶心、呕吐：用于手术、抗帕金森病药、肿瘤放化疗、胃炎、肝炎、胰腺炎、偏头痛、痛经、颅脑外伤、尿毒症、血液透析、胃镜检查等各种原因引起的恶心、呕吐，以及胃食管反流病等。

（2）**胃轻瘫**：可使胃潴留的症状消失，并缩短胃排空时间；对中度以上功能性消化不良（FD）的患者可使餐后上腹胀、上腹痛、嗳气及恶心、呕吐等症状完全消失或明显减轻。

（3）**胃溃疡的辅助治疗**：用以消除胃窦部潴留。

【不良反应】

（1）**中枢神经系统反应**：偶见头痛、头晕、嗜睡、倦怠等，长期大量使用可引起锥体外系反应。

（2）**内分泌紊乱**：本品能促催乳素分泌，大剂量使用可引起泌乳和月经失调，一些更年期后妇女及男性患者能引起乳房胀痛。

（3）**其他**：偶见口干、便秘、腹泻、短时的腹部痉挛性疼痛，以及皮疹或瘙痒等。

第二十一单元　呼吸系统药

细目一　镇咳药

镇咳药分类、常用药作用　镇咳药是一类能抑制咳嗽反射，减轻咳嗽频度和强度的药物。按其作用部位可分为中枢性镇咳药和外周性镇咳药，前者直接抑制延脑咳嗽中枢，后者可抑制咳嗽反射弧中的末梢感受器、传入神经或传出神经及效应器中任一环节而镇咳。

常用镇咳药的特点见下表。

常用镇咳药的特点

	药物	镇咳强度	作用和应用特点	耐受性	成瘾性	呼吸抑制	不良反应
中枢性镇咳药	可待因（甲基吗啡）	约为吗啡的 1/4	各种原因引起的剧烈干咳，尤其是其他药物无效者、胸膜炎干咳伴胸痛者	+	+	+	偶致恶心、呕吐、便秘。多痰者禁用。久用成瘾
	喷托维林（咳必清）	为可待因的 1/3	有镇咳、局麻及轻度阿托品样作用。用于呼吸道炎症引起的干咳、阵咳，尤其是小儿百日咳	-	-	-	轻度头昏、口干、恶心、腹胀、便秘。青光眼禁用
	氯哌斯汀（咳平）	仅次于可待因	主要抑制咳嗽中枢，兼具组胺 H_1 受体阻断作用。用于急性上呼吸道炎症、慢性支气管炎、结核、肺癌所致的频繁无痰干咳	-	-	-	轻度口干、嗜睡
	右美沙芬	与可待因相当	临床应用最广的镇咳药，用于干咳，常与抗组胺药合用	-	-	-	嗜睡、恶心、眩晕等。孕妇、哮喘、肝病及痰多者慎用；青光眼患者、有精神病史者禁用
外周性镇咳药	苯佐那酯（退嗽）	略低于可待因	有较强的局麻作用，抑制牵张感受器及感觉神经末梢。用于干咳、阵咳、支气管镜检查	-	-	-	轻度嗜睡、头痛。服时勿嚼碎
	那可丁	与可待因相似	解除支气管平滑肌痉挛，用于干咳	-	-	-	偶见恶心、嗜睡、头痛
	苯丙哌林（咳快好）	为可待因的 2～4 倍	镇咳、祛痰及平滑肌解痉作用，应用同上	-	-	-	口干、倦睡、头晕、厌食等。服用时勿嚼碎

细目二　祛痰药

祛痰药分类、常用药作用

（1）促进黏液分泌药：常用药物有氯化铵、愈创甘油醚、碘化钾、酒石酸锑钾等。本类药物口服后能刺激胃黏膜引起轻度恶心，反射性地促进支气管腺体分泌；另外，碘离子还可以由呼吸道腺体排出，直接刺激呼吸道腺体分泌增加，使痰液稀释，易于咳出。由于剂量大可引起呕吐，故宜空腹服用。

（2）溶解黏痰药：常用药物有溴己新、糜蛋白酶、乙酰半胱氨酸、氨溴索、羧甲司坦、泰洛沙泊等。本类药物具有改变痰中黏性成分、降低痰的黏滞度使之易于咳出的作用，主要用于促进黏液分泌药无效者，如急、慢性呼吸系统疾病所致痰液稠厚或手术后咳痰困难等。

细目三　平喘药

1. 常用 β_2 受体兴奋药平喘作用特点、应用

（1）β_2 受体激动药：分为选择性和非选择性两类。选择性药物有沙丁胺醇、特布他林，能选择性地激动呼吸道 β_2 受体，已取代了非选择性药物用于支气管哮喘、喘息型支气管炎和伴有支气管痉挛的呼吸道疾病。非选择性有肾上腺素、异丙肾上腺素和麻黄碱，除激动 β_2 受体外，还能激动 α、β_1 受体，不良反应较多。

（2）平喘作用特点、应用：β_2 受体广泛分布于呼吸道不同的效应细胞上，调节呼吸道多方面的功能，如呼吸道平滑肌上的 β_2 受体兴奋后能使平滑肌松弛；纤毛上皮细胞的 β_2 受体兴奋可增加纤毛的运动，加速黏液运送速度；肥大细胞上的 β_2 受体兴奋能抑制组胺、SRS-A 等过敏介质的释放。这些作用均有利于缓解或消除哮喘。

①沙丁胺醇（舒喘灵）：为中效 β_2 受体激动药，对 β_2 受体的选择性高。用药后支气管明显扩张，产生平喘效果。作用强度与异丙肾上腺素相近，持续时间明显延长。

②特布他林（博利康尼、间羟舒喘灵）：为中效 β_2 受体激动药，对 β_2 受体选择性高。支气管扩张作用弱于沙丁胺醇，吸入后 5 分钟内即能出现明显的支气管扩张作用，迅速缓解喘息，作用持续 4～6 小时。

③克仑特罗（氨哮素、克喘素）：为中效 β_2 受体激动药。

④福莫特罗、沙美特罗：为长效 β_2 受体激动药，作用可维持 8～12 小时，主要用于慢性哮喘与慢性阻塞性肺疾病，能缓解症状。

2. 氨茶碱的作用、应用、不良反应　茶碱类为甲基黄嘌呤类的衍生物，代表药物是氨茶碱。

【作用】

（1）松弛支气管平滑肌：氨茶碱舒张支气管的作用机制有：①抑制磷酸二酯酶活性，升高气道平滑肌细胞内 cAMP 水平。②促进内源性儿茶酚胺类物质释放，但作用弱。③阻断腺苷受体，可预防腺苷诱发哮喘患者的呼吸道平滑肌收缩。④干扰呼吸道平滑肌的钙离子转运，抑制细胞外 Ca^{2+} 内流和细胞内质网贮 Ca^{2+} 的释放。

（2）其他：本品还具有利尿、强心、兴奋中枢及促进胃酸分泌等药理作用。

【应用】用于各型哮喘，以及急性心功能不全、肾性水肿、胆绞痛等。

【不良反应】常见有兴奋不安、失眠和消化道刺激反应，剂量过大可致心悸、心律失常等。

3. 色甘酸二钠平喘药的作用、应用　抗过敏平喘药通过稳定肥大细胞膜，抑制过敏介质释放而对速发型过敏反应具有明显保护作用。常用药物有色甘酸钠、扎普司特、酮替芬等。

【作用】本类药物的平喘作用机制与下列因素有关：①与敏感的肥大细胞膜外侧的钙通道结合，阻止钙内流，抑制肥大细胞脱颗粒，减少组胺、慢反应物质、白三烯等多种炎症介质的释放。②降低患者过高的支气管反应性。抑制由二氧化硫、冷空气等刺激引起的支气管痉挛。

【应用】

（1）色甘酸钠：对外源性哮喘疗效好，对内源性哮喘次之，需预防性给药，发作后给药无效。

（2）扎普司特：较色甘酸钠强 20～50 倍，口服有效，对过敏性哮喘疗效较好，对过敏性鼻炎和皮炎有效。

（3）酮替芬：既能抑制过敏介质释放，又有抗组胺和抗 5-HT 作用，还能上调 β 受体数量，疗效优于色甘酸钠，对儿童哮喘效果好。

4.糖皮质激素的平喘作用、应用及其主要不良反应 糖皮质激素类药物的药理作用广泛（详见第二十二单元），是目前治疗哮喘最有效的抗炎抗过敏药物。

【作用】平喘作用。本类药物通过抑制哮喘时炎症反应多个环节，如：①抑制多种参与哮喘发病炎性细胞因子和黏附分子的生成。②抑制变态反应，减少过敏介质释放。③降低气道血管通透性，加强儿茶酚胺对腺苷酸环化酶的激活作用。④非特异的抗炎作用，能抑制气道高反应性。

【应用】由于长期全身使用糖皮质激素类药物能引起许多严重的不良反应，一些新型吸入用的糖皮质激素类药物，如曲安西龙、倍他米松、二丙酸倍氯米松、布地奈德、曲安奈德、氟尼缩松等用于临床，有强大的局部抗炎作用，主要用于气道扩张药不能有效控制的慢性支气管哮喘、反复发作的顽固性哮喘和哮喘持续状态。

【不良反应】本类药物吸入给药几无全身不良反应发生，可出现声音嘶哑等局部不良反应，但剂量较大或长期用药能引起全身不良反应。（助理不考）

第二十二单元　糖皮质激素

细目　糖皮质激素

糖皮质激素的药理作用、应用、不良反应、禁忌证

【作用】

（1）物质代谢的影响：①升高血糖：能增加肝糖原、肌糖原含量并升高血糖。其机制为促进糖原异生，减慢葡萄糖分解，减少机体组织对葡萄糖的利用。②负氮平衡：能促进多种组织蛋白质分解，大剂量抑制蛋白质合成，使血清氨基酸含量升高及尿氮排出量增加，引起负氮平衡。③促进脂肪分解及重新分布：促进脂肪分解，并抑制其合成，脂肪重新分布，形成向心性肥胖。④核酸代谢：通过影响敏感组织中的核酸代谢，实现其对各种代谢的影响。⑤水钠潴留及低 K^+、Ca^{2+}：其影响与醛固酮相似但较弱，长期大量应用则作用明显。若与噻嗪类合用，易引起低钾血症。还能促进肾脏对钙的排出，抑制小肠对钙的吸收，长期使用可引起低血钙，导致骨质疏松。

（2）抗炎：有强的非特异性的抗炎作用，对细菌、病毒等病原微生物无影响，但能抑制感染性炎症和非感染性炎症。在急性炎症早期，可抑制局部血管扩张，降低毛细血管通透性，使血浆渗出减少、白细胞浸润及吞噬作用减弱，改善红、肿、热、痛等症状。对于慢性炎症或急性炎症的后期，能抑制毛细血管和成纤维细胞的增生及肉芽组织的形成，减轻炎症引起的瘢痕和粘连。但须注意，这种抗炎作用同时也降低了机体的防御功能，会引起感染扩散，伤口愈合迟缓。

糖皮质激素抗炎作用的机制：①抑制磷脂酶 A_2（PLA_2）：糖皮质激素可抑制 PLA_2 活性，使细胞膜上的磷脂不能释放出花生四烯酸及血小板活化因子（PAF），因而减少前列腺素类（PGs）和白三烯类（LTs）等炎症介质的生成。②稳定溶酶体膜：糖皮质激素可增加溶酶体膜的稳定性，使之不易破裂，阻止溶酶体内如组织蛋白酶、多种水解酶的释出，减轻细胞和组织的损伤性反应。③降低毛细血管通透性：糖皮质激素能提高血管对儿茶酚胺的敏感性，收缩血管；也能抑制透明质酸酶的活性，使毛细血管通透性降低，炎症减轻。④抑制吞噬细胞功能：糖皮质激素抑制巨噬细胞的趋化性和巨噬细胞移动抑制因子（MIF），故可抑制免疫反应，减轻炎症。⑤抑制炎症细胞功能：抑制中性粒细胞、单核细胞和巨噬细胞向炎症区域的聚集，减少其在炎症区域血管内皮细胞上的黏附和聚集。⑥抑制炎症后期肉芽组织的增生：糖皮质激素可抑制成纤维细胞 DNA 的合成，也能抑制胶原蛋白及人结缔组织中黏多糖的合成，因而能阻碍细胞分裂和增生，减少胶原的沉积，抑制肉芽组织的形成。⑦抑制某些细胞因子及黏附分子的产生：糖皮质激素与其受体结合，能影响细胞因子如白介素 –1（IL–1）、白介素 –3（IL–3）、巨噬细胞集落刺激因子（M–CSF）、肿瘤坏死因子（TNF）等的转录，强烈抑制细胞因子介导的炎症反应。

（3）抑制免疫：糖皮质激素对免疫过程的许多环节都有抑制作用。可抑制巨噬细胞对抗原的吞噬和处理，阻碍淋巴母细胞的增殖，加速致敏淋巴细胞的破坏和解体，使血中淋巴细胞迅速降低。不影响淋巴因子的合成，但能抑制淋巴因子引起的炎症反应，故对皮肤迟发型变态反应和异体组织脏器移植的排斥反应具有抑制作用。小剂量主要抑制细胞免疫，大剂量抑制体液免疫。糖皮质激素可抑制抗原 – 抗体反应所致的肥大细胞脱颗粒现象，从而减少组胺、5– 羟色胺、慢反应物质（SRS–A）、缓激肽等过敏介质的释放，减轻过敏性症状。

（4）抗内毒素：能提高机体对细菌内毒素的耐受力，缓和机体对内毒素的反应，减轻细胞损伤，缓解败血症症状。但不能破坏内毒素，对细菌外毒素亦无效。

（5）抗休克：超大剂量的糖皮质激素常用于严重休克的抢救，对中毒性休克疗效尤好，对过敏性休克、心源性休克、低血容量性休克也有一定的疗效，但对其评价尚有争论。一般认为，抗休克的机制除与它的抗炎、免疫抑制及抗内毒素作用有关外，还与下列因素相关：①降低血管对某些缩血管活性物质的敏感性，解除小血管痉挛，改善微循环。②稳定溶酶体膜，减少形成心肌抑制因子（MDF）的酶进入血液，从而阻止或减少 MDF 的产生。

（6）影响血液与造血系统：糖皮质激素能刺激骨髓造血功能，使血液中红细胞和血红蛋白含量增加；大剂量亦使血小板和纤维蛋白原增多，缩短凝血时间。刺激骨髓中的中性粒细胞释放入血而使中性粒细胞增多，但降低其游走、吞噬等功能。亦可使淋巴组织退化，抑制淋巴细胞分裂，使血中淋巴细胞减少。此外，也能减少血中单核细胞和嗜酸性粒细胞，这可能是由于细胞转移至肺、脾、肠等组织的缘故。

（7）其他：①解热作用：对严重的中毒性感染，如肝炎、伤寒、脑膜炎、急性血吸虫病、败血症及晚期癌症的发热，常具有迅速而良好的退热作用，可能与其能抑制体温中枢对致热原的反应、稳定溶酶体膜、减少内源性致热原的释放有关。但在发热诊断未明确之前，不可滥用糖皮质激素类药物，以免掩盖症状使诊断困难。②兴奋中枢：氢化可的松可减少脑中抑制性递质 γ– 氨基丁酸的浓度，提高中枢神经系统的兴奋性。用药后患者出现欣快、激动、失眠等，偶可诱发精神失常。大剂量对儿童可致惊厥或癫痫样发作。③促进消化：能使胃酸和胃蛋白酶分泌增多，增加食欲，促进消化。

【应用】

（1）肾上腺皮质功能不全：小剂量替代疗法适用于腺垂体功能减退症、肾上腺皮质功能减退症（艾迪生病）、肾上腺危象和肾上腺次全切除术后。

（2）严重感染：大剂量突击疗法用于中毒性感染或同时伴有休克者，如中毒性菌痢、中毒性肺炎、严重伤寒、流行性脑脊髓膜炎、结核性脑膜炎及败血症等。可短期应用大剂量糖皮质激素做辅助治疗，利用其抗炎、抗内毒素、抗休克作用，迅速缓解症状，有助于患者度过危险期。但应用时必须合用有效而足量的抗菌药物，以免感染病灶扩散。待急性症状缓解后，先停用糖皮质激素，直至感染完全控制，再停用抗菌药物。严重传染性肝炎、流行性腮腺炎、乙型脑炎及麻疹等病毒性感染，糖皮质激素有缓解症状的作用。但一般病毒性感染不宜使用，因目前缺乏理想有效的抗病毒药物，用后可降低机体的防御功能，反使感染病灶扩散而恶化。

（3）休克：大剂量糖皮质激素对各种休克均有一定的疗效，是抢救休克的重要药物，但必须同时采用综合性治疗措施。对感染性休克，在有效足量的抗菌药物治疗下，及早大量突击使用糖皮质激素，产生效果后即可停药。对过敏性休克，因本药起效较慢，应先采用肾上腺素，随后合用糖皮质激素。对心源性休克，须结合病因治疗。对低血容量性休克，在补液、补电解质或输血后效果不显著者，可合用超大剂量的糖皮质激素。

大剂量突击治疗一般采用静脉滴注给药，疗程不超过 3 天。

（4）防止某些炎症的后遗症：某些炎症，如结核性脑膜炎、胸膜炎、腹膜炎、心包炎、风湿性心瓣膜炎、睾丸炎及烧伤等，早期使用糖皮质激素可减轻炎症渗出，减轻由于粘连及瘢痕形成而引起的功能障碍。

对于眼科炎症，如虹膜炎、角膜炎、视网膜炎、视神经炎等，有迅速消炎止痛、防止角膜浑浊和瘢痕粘连的作用。对眼前部炎症，可局部用药；眼后部炎症，需全身用药；急性炎症收效快，复发少，慢性炎症复发较多。有角膜溃疡者禁用。

（5）免疫性疾病、过敏性疾病和器官移植：一般剂量长期疗法用于：①免疫性疾病：如风湿性关节炎、类风湿关节炎、风湿热、风湿性心肌炎、系统性红斑狼疮、结节性动脉周围炎、皮肌炎、硬皮病、肾病综合征、自身免疫性贫血等，应用糖皮质激素可缓解症状，但不能根治。一般采用综合疗法，不宜单用，以免引起不良反应。②过敏性疾病：支气管哮喘、血清病、血管神经性水肿、过敏性鼻炎、严重输血反应、药物性皮炎、过敏性紫癜、顽固性荨麻疹及过敏性休克等用其他药物治疗无效者，加用糖皮质激素可缓解症状，达到治疗效果。③器官移植：异体器官移植手术后也可使用糖皮质激素抑制免疫性排斥反应，与环孢素等免疫抑制剂合用，疗效更好，并可减少两药的剂量。

一般采用起始口服泼尼松 10～20mg 或相应剂量的其他糖皮质激素制剂，每日 3 次，获效后逐渐减量至最小维持量，持续数月。

（6）血液病：一般剂量用于治疗急性淋巴细胞白血病、再生障碍性贫血、粒细胞减少症、血小板减少症和过敏性紫癜等。能改善症状，但停药后易复发。

（7）皮肤病：局部应用可治疗接触性皮炎、湿疹、银屑病、肛门瘙痒等，但对天疱疮及剥脱性皮炎等较严重的皮肤病仍需全身用药。

【不良反应】

（1）医源性肾上腺皮质功能亢进症（库欣综合征）：长期大剂量应用糖皮质激素时可引起物质代谢和水盐代谢紊乱，表现为满月脸、水牛背、向心性肥胖、皮肤变薄、痤疮、多毛、浮肿、血钾降低、高血压、高血脂、高血糖等。一般不需特殊治疗，停药后可自行消退，必要时可对症治疗，如用降压药、降血糖药，并采用低盐、低糖、高蛋白饮食及加用氯化钾可减轻症状。高血压、动脉硬化、水肿、糖尿病、心及肾功能不全者禁用或慎用。

（2）诱发或加重感染：由于糖皮质激素抗炎不抗菌，且降低机体的防御功能，细菌易乘虚而入，诱发感染或促使体内原有病灶如结核、化脓性病灶等扩散恶化，必要时应合用抗菌药。抵抗力已经低下的白血病、再生障碍性贫血、肾病综合征及肝病患者则更易引起这一不良反应。

（3）消化系统反应：糖皮质激素可刺激胃酸和胃蛋白酶的分泌，抑制胃黏液分泌，降低胃肠黏膜对胃酸的抵抗力，可诱发或加重胃、十二指肠溃疡，甚至引起出血或穿孔。如与水杨酸类药物合用则更易发生。少数患者可诱发胰腺炎或脂肪肝。

（4）骨质疏松、延缓伤口愈合：糖皮质激素减少钙、磷在肠道的吸收并增加其排泄，且长期应用抑制骨细胞活力，造成骨质疏松。儿童、绝经期妇女、老年人较多见，严重者可引起自发性骨折，可补充维生素 D 和钙剂。大剂量应用可引起股骨头坏死。由于糖皮质激素能抑制蛋白质合成，故可使伤口愈合迟缓。

（5）肾上腺皮质萎缩和功能不全（停药反应）：长期应用尤其是连日给药的患者，体内糖皮质激素浓度高，通过负反馈抑制下丘脑－垂体－肾上腺皮质轴，使 ACTH 分泌减少，引起肾上腺皮质萎缩和功能不全。突然停药或减量过快或停药后半年内遇到严重应激情况（如严重感染、创伤、出血），可发生肾上腺危象，表现为肌无力、低血压、低血糖，甚至昏迷或休克等症状。因此，长期用药需缓慢减量，停药前加用 ACTH 或采用隔日给药法。在停药后可连续使用适量 ACTH，停药后半年内遇应激情况时，应及时给予足量的糖皮质激素。

由于糖皮质激素的分泌具有昼夜节律性，上午 8～10 时分泌最多。临床用药可配合这种生理的节律性，对某些慢性病采用隔日疗法，即将 2 日的总量隔日上午 7～8 时一次服完，可减轻此不良反应。

（6）反跳现象：指患者症状基本控制后，突然停药或减量过快，引起原病复发或恶化的现象。其原因可能是患者对糖皮质激素产生依赖性或病情尚未完全控制所致。常需加大剂量再行治疗，待症状缓解后逐渐减量，直至停药。

（7）其他：由于糖皮质激素抑制生长激素分泌和造成负氮平衡，故可影响儿童生长发育。对孕妇偶可引起畸胎。个别患者可诱发精神病或癫痫。儿童大量应用可致惊厥。大剂量长期应用可引起前房角小梁网结构胶原束肿胀诱发青光眼。还可致晶状体浑浊引起白内障，局部及全身用药均可发生，用药期间应定期进行眼科检查。

【禁忌证】抗菌药物不能控制的病毒或真菌等感染、活动性结核病、胃或十二指肠溃疡、严重高血压、动脉硬化、糖尿病、角膜溃疡、骨质疏松、孕妇、创伤或手术修复期、骨折、肾上腺皮质功能亢进症、严重的精神病和癫痫、心或肾功能不全等禁用。（助理不考）

第二十三单元　抗甲状腺药

细目　抗甲状腺药

抗甲状腺药是指能阻止或减少甲状腺激素的合成和（或）分泌，用于治疗甲状腺功能亢进症的药物。常用的有硫脲类、碘和碘化物、放射性碘、β 肾上腺素受体阻断药等。

常用硫脲类药物作用、应用、不良反应　常用的硫脲类药物有：①硫氧嘧啶类，包括甲硫氧嘧啶、丙硫氧嘧啶。②咪唑类，包括甲巯咪唑（他巴唑）、卡比马唑（甲亢平）。

【作用】

（1）抗甲状腺：硫脲类具有抗甲状腺的作用。其主要作用机制是抑制过氧化物酶，从而阻止酪氨酸的碘化及耦联，而药物本身则作为过氧化物酶的底物被碘化。硫脲类并不抑制贮存在腺泡内的甲状腺激素的释放，也不能拮抗甲状腺激素的作用，故须待甲状腺内贮存的激素消耗到一定程度才能呈现疗效。丙硫氧嘧啶还能抑制周围组织内 T_4 脱碘生成 T_3 的过程，故作用较其他药物快。

（2）抑制免疫：甲亢的发病与异常免疫反应有关。硫脲类药物还有免疫抑制作用，能轻度抑制免疫球蛋白的生成，使血中甲状腺刺激性免疫球蛋白（TSI）减少，除能控制甲亢症状外，对病因也有一定的治疗作用。

【应用】

（1）甲状腺功能亢进症：适用于轻症和不适宜手术或放射性碘治疗者，也可作为放射性碘治疗之辅助用药。若剂量适当，症状可望在 1～2 个月内得到控制，基础代谢基本恢复。此时可递减至维持量，继续用药 1～2 年。

（2）甲状腺手术前准备：对需做甲状腺部分切除手术的患者，宜先用硫脲类将甲状腺功能控制到正常或接近正常，以减少发生麻醉意外、手术并发症及甲状腺危象的可能。但由于用硫脲类后甲状腺增生充血，不利于手术进行，需在术前两周左右加服碘剂。

（3）甲状腺危象的辅助治疗：感染、外伤、手术、情绪激动等应激诱因，可致大量甲状腺激素突然释放入血，使患者发生高热、心衰、肺水肿、水和电解质紊乱等，严重时可导致死亡，称为甲状腺危象。应立即给大量碘剂，阻止甲状腺激素释放，并采取其他综合措施消除诱因、控制症状。应用大量硫脲类（较一般用量增大 1 倍）做辅助治疗，首选丙硫氧嘧啶，大剂量应用一般不超过 1 周。

【不良反应】甲硫氧嘧啶不良反应较多，丙硫氧嘧啶和甲巯咪唑较少。

（1）过敏反应：常见的有皮疹、发热、荨麻疹等轻度过敏反应，多数情况下不需停药也可消失；少数发生剥脱性皮炎等严重反应，可用糖皮质激素处理。

（2）消化道反应：可有厌食、呕吐、腹痛、腹泻等消化道反应。曾报道有黄疸和肝炎。

（3）粒细胞减少：严重的不良反应是粒细胞缺乏症，发生率约为 0.2%，老年人较易发生，应定期检查血象。甲状腺功能亢进症本身也可使白细胞数目降低，须加鉴别。妊娠及哺乳期妇女禁用。

（4）甲状腺肿及甲状腺功能减退症：药物过量可致甲状腺肿及甲状腺功能减退症，一般多不严重，及时发现并停药常可自愈。

第二十四单元 降血糖药

细目一 降血糖药的分类

降血糖药分类及常用药物 常用的降血糖药主要有胰岛素和口服降血糖药两类，后者包括磺酰脲类、双胍类、α－葡萄糖苷酶抑制药、胰岛素增敏药等。口服降血糖药使用方便，但作用慢而弱，只适用于轻、中度糖尿病，不能完全代替胰岛素。

细目二 胰岛素

胰岛素的常用制剂、作用、应用、不良反应 胰岛素是酸性蛋白质，口服易被消化酶破坏而无效，必须注射给药，常用皮下注射。皮下注射吸收快，作用持续数小时。为延长作用时间，常加入碱性蛋白质（如精蛋白、珠蛋白）和锌，制成中、长效制剂。

常用的胰岛素制剂有短效（速效）类，如普通胰岛素、半慢胰岛素锌混悬液；中效类，如低精蛋白锌胰岛素、珠蛋白锌胰岛素、慢胰岛素锌混悬液；长效（慢效）类，如精蛋白锌胰岛素、特慢胰岛素锌混悬液等。

【作用】

（1）降血糖：胰岛素主要通过两种途径降低血糖：①增加葡萄糖进入细胞，加速葡萄糖的有氧氧化和无氧酵解，促进糖原的合成和贮存，使血糖的去路增加。②抑制糖原分解和异生使血糖来源减少。

（2）脂肪代谢：胰岛素促进脂肪合成，抑制脂肪分解，能减少游离脂肪酸和酮体的生成，防止酮症酸中毒的发生。

（3）正氮平衡：胰岛素增加氨基酸进入细胞而促进蛋白质合成，并能抑制蛋白质分解，所以对人体生长过程有促进作用。

（4）促钾转运：胰岛素促进 K^+ 进入细胞内，增加细胞内 K^+ 浓度，有利于纠正细胞缺钾症状。

（5）促生长：胰岛素样生长因子（IGF）由生长激素诱导生成，其中 IGF-1 与机体组织生长过程有关。胰岛素的结构与 IGF 相似，可激动 IGF-1 受体而发挥促细胞生长作用。

【应用】

（1）糖尿病：胰岛素是治疗糖尿病的最主要药物，对各型糖尿病均有效。临床上主要用于：①1 型糖尿病，需终身用药。②糖尿病发生急性并发症者，如酮症酸中毒及高渗性高血糖状态。③合并有严重感染、高热、甲亢、妊娠、分娩、创伤及手术的各型糖尿病。因这种情况下，机体代谢增强，对胰岛素需要量增加，给药后应随时根据血糖、尿糖的变化，调整用量。④2 型糖尿病经饮食控制、口服降血糖药治疗效果不佳或对口服降糖药有禁忌而不能耐受者，需合用胰岛素治疗。

胰岛素治疗糖尿病时应注意：①治疗剂量因人而异，从小剂量开始。②1 型糖尿病需终身用药，不得自行停用。③熟悉胰岛素的种类、主要给药途径。④了解胰岛素主要不良反应的表现及其防治方法。⑤坚持血糖监测。

（2）其他：①合用葡萄糖、氯化钾静滴可促进钾内流，纠正细胞内缺钾，同时提供能量，防治心肌梗死后的心律失常，降低病死率。②胰岛素与 ATP、辅酶 A 组成能量合剂，用于心、肝、肾等疾病的辅助治疗。

【不良反应】（助理不考）

（1）低血糖：最为常见，多因胰岛素过量，或未按时进餐，或运动过多等引起，多见于消瘦或病情严重者。患者出现饥饿感、头晕、出汗、心悸、烦躁、震颤等，严重者可出现昏迷、惊厥、休克甚至死亡。轻者可口服糖水或摄食，严重者应立即静脉注射 50% 葡萄糖。

（2）过敏反应：一般反应轻微而短暂，如注射部位瘙痒、肿胀、红斑，少数出现荨麻疹、血管神经性水肿，偶可引起过敏性休克。必要时用 H_1 受体阻断药或糖皮质激素处理。

（3）胰岛素耐受性：①急性抵抗性：常由于合并感染、创伤、手术、情绪激动等应激状态所致。此时血中抗胰岛素物质增多，妨碍了葡萄糖的转运和利用。治疗方法是消除诱因，并在短时间内给大量胰岛素，待诱因消除后应减少用量。②慢性抵抗性：指无并发症的糖尿病患者每日胰岛素用量在 200U 以上。产生的原因较为复杂，可能与体内产生了胰岛素抗体、靶细胞膜上胰岛素受体数目减少或靶细胞膜上葡萄糖转运系统失常等因素有关。处理方法是换用低抗原性、高纯度胰岛素或人胰岛素制剂，并适当调整剂量或加用口服降血糖药。

（4）局部反应：注射部位出现皮下硬结、脂肪萎缩与肥厚。换用高纯度胰岛素及经常更换注射部位可减少此反应。

细目三　口服降血糖药

1. 常用磺酰脲类药物的作用、应用、不良反应　第一代的磺酰脲类药物有甲苯磺丁脲、氯磺丙脲。第二代药物有格列本脲（优降糖）、格列吡嗪（美吡达）、格列喹酮（糖适平）、格列齐特（达美康）、格列波脲等。第二代药物的降血糖作用较第一代增强数十倍至数百倍。

【作用】

（1）降血糖：直接作用于胰岛 B 细胞，刺激内源性胰岛素释放。可降低正常人和胰岛功能尚存患者的血糖，但对胰岛功能完全丧失或切除胰腺者无效。作用机制：与胰岛 B 细胞膜上特异性受体结合，抑制ATP 敏感的钾通道，开放电压依赖性钙通道，使胞内钙浓度增加，直接刺激胰岛 B 细胞释放胰岛素。长期用药其降血糖作用与增加靶细胞膜上胰岛素受体的数目和亲和力，从而增强对胰岛素的敏感性和胰岛素的作用有关。磺酰脲类还能减少胰高血糖素的分泌，也有利于降血糖。

（2）抗利尿：格列本脲、氯磺丙脲能促进抗利尿激素分泌并增强其作用，从而发挥抗利尿作用。

（3）影响凝血功能：格列齐特可抑制血小板的黏附和聚集，刺激纤溶酶原的合成，恢复纤溶酶活力，并降低微血管对活性胺类（如去甲肾上腺素）的敏感性，改善微循环。对预防或减轻糖尿病微血管并发症有一定作用。

【应用】

（1）糖尿病：用于胰岛功能尚存的 2 型糖尿病单用饮食控制无效者。产生胰岛素耐受性的患者用后可通过刺激内源性胰岛素分泌而减少胰岛素的用量。

（2）尿崩症：氯磺丙脲可使患者尿量减少，与氢氯噻嗪合用可提高疗效。

【不良反应】

（1）胃肠道反应：胃肠不适、恶心、腹痛、腹泻等，减量或连续用药可消失。

（2）过敏反应：出现皮疹、粒细胞减少、血小板减少、胆汁淤积性黄疸及肝损害。多在用药后 1～2个月内发生，需定期查肝功能和血象。

（3）低血糖：可引起持久性的低血糖，造成不可逆性脑损伤，为较严重的不良反应。常因药物过量所致，尤以格列本脲和氯磺丙脲为甚。老人及肝肾功能不全者较易发生。新型磺酰脲类较少引起低血糖。

2. 二甲双胍的作用、应用、不良反应

【作用】二甲双胍（降糖片）的降糖作用不依赖于胰岛 B 细胞的功能，可能机制包括：①增加肌肉组织中的无氧糖酵解。②促进组织对葡萄糖的摄取。③减少肝细胞糖异生。④减慢葡萄糖在肠道的吸收。⑤增加胰岛素与其受体结合。⑥降低血中胰高血糖素水平。⑦改善血脂代谢，降低 LDL 及 VLDL、甘油三酯及胆固醇水平。

【应用】用于单用饮食控制无效的轻、中度 2 型糖尿病，尤其肥胖且伴胰岛素抵抗者。常与磺酰脲类或胰岛素合用，如单用磺酰脲类无效者，加用本类药物常可获效。

【不良反应】二甲双胍的不良反应较磺酰脲类多见，如厌食、口苦、口腔金属味、胃肠刺激等胃肠道反应。低血糖症、维生素 B_{12} 和叶酸缺乏、乳酸血症及酮血症。慢性心、肝、肾疾病患者及孕妇禁用。

3. 常用 α- 葡萄糖苷酶抑制药的作用、应用、不良反应（助理不考）　α- 葡萄糖苷酶抑制药是一类新型口服降血糖药，药物有阿卡波糖（拜糖平）及伏格列波糖。

【作用】本类药物的化学结构与碳水化合物相似，口服后吸收甚少，在小肠竞争性抑制 α - 葡萄糖苷酶，阻止 1，4- 糖苷键水解，使淀粉等碳水化合物水解产生葡萄糖速度减慢，从而延缓葡萄糖的吸收，降低餐后血糖峰值。

【应用】用于轻、中度 2 型糖尿病。对应用磺酰脲类或胰岛素效果不佳者，加用阿卡波糖能明显降低餐后血糖，使血糖波动减少，可减少磺酰脲类或胰岛素的用量。因阿卡波糖是通过抑制碳水化合物酶解起作用，故应与进食同步服药。服药期间应增加碳水化合物的比例，并限制单糖的摄入量，以提高疗效。

【不良反应】胃肠道反应。由于碳水化合物在肠道滞留和酵解产气，出现腹胀、嗳气、肛门排气增多甚至腹泻，溃疡病、肠道炎症患者慎用。

4. 常用胰岛素增效药的作用、应用（助理不考）　本类药物主要通过增加肌肉和脂肪组织对胰岛素的敏感性而发挥降低血糖功能。常用药物有罗格列酮、环格列酮、吡格列酮、恩格列酮等。

【作用】胰岛素增效药的作用机制是通过竞争性刺激过氧化物酶增殖活化受体（PPAR γ）起作用，PPAR γ 是转录基因的一部分，被结合后可调节胰岛素反应性基因的转录，从而控制血糖的生成、转运和利用。另外，还能纠正脂质代谢紊乱，增加高密度脂蛋白（HDL）水平等。

【应用】用于 2 型糖尿病，特别是有胰岛素抵抗者，可单用，也可与其他治疗糖尿病的药物合用。

第二十五单元　合成抗菌药

细目一　氟喹诺酮类药物

常用氟喹诺酮类药物抗菌作用、应用、不良反应

【抗菌作用】氟喹诺酮类药物为广谱杀菌药。对革兰阴性菌有良好的抗菌活性。作用机制：DNA 回旋酶是氟喹诺酮类抗革兰阴性菌的重要靶点，一般认为 DNA 回旋酶 A 亚基是喹诺酮类的作用靶点，通过形成 DNA 回旋酶 –DNA– 喹诺酮三元复合物，抑制酶的切口活性，阻碍细菌 DNA 复制而达到杀菌作用。对革兰阳性球菌，如金黄色葡萄球菌、肺炎链球菌、溶血性链球菌等有较强活性。作用机制：拓扑异构酶Ⅳ是氟喹诺酮类抗革兰阳性菌的重要靶点。喹诺酮类通过对拓扑异构酶Ⅳ的抑制作用，干扰细菌 DNA 复制。对衣原体、支原体、军团菌及结核菌也有较强活性。提高了对厌氧菌如脆弱类杆菌、梭杆菌属、消化链球菌属和厌氧芽孢梭菌属等的抗菌活性。对于铜绿假单胞菌以环丙沙星的杀灭作用最强。还存在抗菌作用后效应，革兰阳性或阴性菌与药物接触后，未被立即杀灭的也在其后的 2 ～ 6 小时内失去繁殖能力。

【应用】氟喹诺酮类具有抗菌谱广、抗菌活性强、口服吸收良好、与其他类别的抗菌药之间无交叉耐药等特点。但是临床存在滥用的倾向。

（1）呼吸系统感染：左氧氟沙星、莫西沙星与万古霉素合用，首选用于治疗青霉素高度耐药的肺炎链球菌感染。氟喹诺酮类（除诺氟沙星外）可代替大环内酯类用于支原体肺炎、衣原体肺炎、嗜肺军团菌引起的军团病。

（2）泌尿生殖道感染：环丙沙星、氧氟沙星与 β - 内酰胺类同为首选药。环丙沙星是铜绿假单胞菌性尿道炎的首选药。氟喹诺酮类对敏感菌所致的急、慢性前列腺炎及复杂性前列腺炎，均有较好疗效。

（3）肠道感染与伤寒：首选用于治疗志贺菌引起的急、慢性菌痢和中毒性菌痢，以及鼠伤寒沙门菌、猪霍乱沙门菌、肠炎沙门菌引起的胃肠炎。对沙门菌引起的伤寒或副伤寒，应首选氟喹诺酮或头孢曲松。本类药物也可用于旅行性腹泻。

（4）对脑膜炎奈瑟菌具有强大的杀菌作用，其在鼻咽分泌物中浓度高，可用于鼻咽部带菌者的根除治疗。对其他抗菌药物无效的儿童重症感染可选用氟喹诺酮类；囊性纤维化患儿感染铜绿假单胞菌时，应选用环丙沙星。

【不良反应】

（1）胃肠道反应：可见胃部不适、恶心、腹痛、腹泻等症状。一般不严重，患者可耐受。

（2）中枢神经系统毒性：轻症者表现为失眠、头昏、头痛，重度可出现精神异常、抽搐、惊厥等。

（3）光敏反应（光毒性）：表现为光照部位皮肤出现瘙痒性红斑，严重者出现皮肤溃烂、脱落。

（4）心脏毒性：罕见但后果严重，可见 QT 间期延长、尖端扭转型室性心动过速（TdP）、室颤等。

（5）软骨损害：在软骨组织中，药物分子中 C-3 羧基及 C-4 羰基与 Mg^{2+} 形成络合物，并沉积于关节软骨，造成局部 Mg^{2+} 缺乏而致软骨损伤。

（6）其他不良反应：包括跟腱炎、肝毒性、替马沙星综合征、过敏等反应。

细目二　磺胺类药物

磺胺类药物的特点　磺胺类药物是第一类能有效防治全身性细菌感染的人工合成抗菌药物。常用药物有磺胺甲唑（SMZ）、磺胺异唑（SIZ）、磺胺嘧啶（SD）等。为广谱抑菌药，对多数革兰阳性菌和阴性菌、沙眼衣原体、疟原虫及放线菌有抑制作用。但对病毒、立克次体、支原体、螺旋体无效。细菌对磺胺类易产生耐药。

【作用】磺胺类药物的结构与对氨苯甲酸（PABA）相似，可与 PABA 竞争二氢叶酸合成酶，妨碍二氢叶酸的合成，进而妨碍四氢叶酸的合成，影响核酸的合成，从而抑制细菌的生长繁殖。

【不良反应】①泌尿系统损害。②过敏反应。③血液系统反应。④肝损害：黄疸，肝功能减退，严重者可见暴发性肝衰竭。⑤其他反应：如恶心、呕吐、头痛、头晕、乏力等，一般反应较轻，无须停药。

细目三　甲氧苄啶（TMP）

甲氧苄啶抗菌增效作用、复方制剂　甲氧苄啶（TMP）又称抗菌增效剂，属二氢嘧啶类化合物。$t_{1/2}$ 为 10～12 小时，与 SMZ 相近。抗菌谱与磺胺类相似，抗菌作用较强，但单用易产生耐药性。

【作用】其抗菌机制是干扰细菌叶酸代谢而影响细菌生长繁殖。TMP 主要是抑制细菌二氢叶酸还原酶，阻碍四氢叶酸合成。与磺胺合用可使细菌叶酸代谢受到双重阻断而使抗菌作用增加数倍至数十倍，甚至出现杀菌作用，而且可减少耐药性产生，对已耐药菌亦有作用。TMP 还可以增强四环素、庆大霉素等多种抗生素的抗菌作用。

【应用】TMP 常与 SMZ 和 / 或 SD 制成复合片剂，以发挥协同抗菌作用，如复方甲噁唑片（复方新诺明、SMZ+TMP）、双嘧啶片（SD+TMP）、增效联磺片（SD+SMZ+TMP）；还与其他抗菌药合用，治疗呼吸道、泌尿道、软组织感染，败血症，脑膜炎及伤寒、副伤寒，菌痢等肠道感染。

细目四　硝咪唑类

甲硝唑、替硝唑的作用、应用、不良反应

（1）甲硝唑（灭滴灵）：是目前临床治疗各种厌氧菌感染的重要药物之一。

【应用】广泛用于敏感厌氧菌所致的腹腔、盆腔感染，牙周脓肿，鼻旁窦炎，骨髓炎，脓毒性关节炎，脓胸、肺脓肿等；幽门螺杆菌所致消化性溃疡等；与广谱青霉素或氨基糖苷类合用预防术后厌氧菌感染；还可用于治疗肠内外阿米巴病及阴道滴虫病。

【不良反应】消化道不良反应多见，如口腔金属味、恶心、呕吐、厌食、腹泻、腹痛等；大剂量见头痛、头晕等神经系统症状，偶有感觉异常、肢体麻木、共济失调和多发性神经炎等；少数人发生荨麻疹、皮肤潮红、瘙痒等变态反应，以及排尿困难、黑尿。不良反应停药后均可自行消退。（助理不考）

（2）替硝唑：抗厌氧菌和原虫的活性较甲硝唑为强，临床应用与甲硝唑相同。

细目五　硝基呋喃类（助理不考）

呋喃唑酮、呋喃妥因的应用

（1）呋喃妥因：又称呋喃坦啶，酸性尿中抗菌活性增强，尿中浓度高，主要用于大肠埃希菌、肠球菌和葡萄球菌引起的尿路感染，如肾盂肾炎、膀胱炎、前列腺炎和尿道炎等。

（2）呋喃唑酮：又名痢特灵，口服很少吸收，主治菌痢、肠炎等消化道感染，栓剂可治阴道滴虫病。

还可用于溃疡病。

易混考点解析

呋喃唑酮、呋喃妥因的比较

药名	浓度高的部位	应用
呋喃唑酮（痢特灵）	肠道	肠炎、菌痢
呋喃妥因（呋喃坦啶）	尿中	尿路感染

第二十六单元　抗生素

细目一　青霉素类

1. 青霉素 G 的抗菌作用、应用、不良反应及过敏性休克的防治

【抗菌作用】青霉素对繁殖期敏感病菌有强大的杀菌作用，对宿主无明显毒性。抗菌谱为：①革兰阳性球菌：如对溶血性链球菌、肺炎链球菌、草绿色链球菌等作用强，但对肠球菌的作用较差。②革兰阳性杆菌：如白喉杆菌、炭疽杆菌及革兰阳性厌氧杆菌（如产气荚膜杆菌、破伤风梭菌、难辨梭菌、丙酸杆菌、真杆菌、乳酸杆菌等）均对青霉素敏感。③革兰阴性球菌：对脑膜炎球菌和淋球菌敏感，但易耐药。④其他：如对梅毒螺旋体、钩端螺旋体、回归热螺旋体、鼠咬热螺菌、放线杆菌等高度敏感。对真菌、立克次体、病毒和原虫无效。金黄色葡萄球菌、肺炎链球菌、脑膜炎球菌和淋球菌对本品易耐药。其抗菌作用机制主要是作用于细菌细胞膜上的青霉素结合蛋白（PBPs），通过抑制菌体细胞壁的合成，使细菌失去渗透屏障而膨胀裂解。

【应用】对敏感的革兰阳性球菌、阴性球菌、螺旋体感染，可作为首选治疗药，如溶血性链球菌引起的咽炎、扁桃体炎、猩红热、蜂窝织炎、败血症等；草绿色链球菌引起的心内膜炎；肺炎链球菌所致的大叶肺炎、中耳炎等；脑膜炎球菌引起的流行性脑脊髓膜炎。还可作为治疗放线菌病、钩端螺旋体病、梅毒、回归热等及预防感染性心内膜炎发生的首选药。亦可与抗毒素合用治疗破伤风、白喉等。

【不良反应】

（1）变态反应：为青霉素类最常见的不良反应，在各种药物中居首位，各种类型的变态反应均可出现，以皮肤过敏（荨麻疹、药疹等）和血清病样反应多见。最严重的是过敏性休克。

（2）赫氏反应：青霉素在治疗梅毒、钩端螺旋体病、雅司病、鼠咬热或炭疽时，可有症状加剧现象，称赫氏反应或治疗矛盾。

（3）水、电解质紊乱：钾、钠盐大量静脉注射易引起高钾血症、高钠血症。

（4）其他：肌注局部可发生周围神经炎，钾盐肌注疼痛较钠盐明显；鞘内注射和全身大剂量应用可引起青霉素脑部疼痛。

2. 常用半合成青霉素抗菌作用、应用

（1）青霉素 V：耐酸，口服吸收好，但不耐酶，抗菌谱与青霉素 G 相同，抗菌活性较青霉素弱，主要用于革兰阳性球菌引起的轻度感染，如化脓性链球菌引起的咽炎、扁桃体炎等上呼吸道感染，也常用于风湿热的预防。

（2）苯唑西林、氯唑西林、双氯西林 G 和氟氯西林：它们对革兰阳性细菌的作用不及青霉素，对革兰阴性肠道杆菌或肠道球菌也没有明显作用，主要用于耐青霉素的金黄色葡萄球菌感染的治疗。

（3）氨苄西林：耐酸，可口服，对革兰阴性杆菌有较强的抗菌作用。如对伤寒沙门菌、副伤寒沙门菌、百日咳鲍特菌、痢疾志贺菌等均有较强的抗菌作用，对铜绿假单胞菌无效，对球菌、革兰阳性杆菌、螺旋体的抗菌作用不及青霉素 G，但对粪链球菌作用优于青霉素 G。临床用于治疗敏感菌所致的呼吸道感染、伤寒、副伤寒、尿路感染、胃肠道感染、软组织感染、脑膜炎、败血症、心内膜炎等。

（4）阿莫西林（羟氨苄西林）：口服吸收好，抗菌谱与抗菌活性与氨苄西林相似，但对肺炎链球菌、肠球菌、沙门菌属、幽门螺杆菌的杀菌作用比氨苄西林强。主要用于敏感菌所致的呼吸道、尿道、胆道感染及伤寒的治疗。此外，也可用于活动性胃炎和消化性溃疡的治疗。

（5）羧苄西林：不耐酸，不能口服，抗菌谱与氨苄西林相似，对革兰阴性杆菌作用强，尤其对铜绿假单胞菌有特效，对耐氨苄西林的大肠埃希菌仍有效。常用于治疗烧伤继发铜绿假单胞菌感染。

细目二　头孢菌素类

常用头孢菌素类药物抗菌作用、应用、不良反应

【抗菌作用】第一代头孢菌素对革兰阳性菌抗菌作用较第二、三代强，但对革兰阴性菌作用弱。可被细菌产生的 β-内酰胺酶所破坏。

第二代头孢菌素对革兰阳性菌作用略逊于第一代，对革兰阴性菌有明显作用，对厌氧菌有一定作用，但对铜绿假单胞菌无效。对多种 β-内酰胺酶比较稳定。

第三代头孢菌素对革兰阳性菌的作用不及第一、二代，对革兰阴性菌包括肠杆菌类、铜绿假单胞菌及厌氧菌有较强的作用。对 β-内酰胺酶有较高的稳定性。

第四代头孢菌素对革兰阳性菌、革兰阴性菌均有高效。对 β-内酰胺酶高度稳定。

【应用】

（1）第一代头孢菌素：主要用于革兰阳性菌所致的呼吸道和尿路感染，以及皮肤、软组织感染等。头孢唑啉肌注血药浓度最高，是第一代中应用最为广泛的品种之一。

（2）第二代头孢菌素：主要用于治疗革兰阴性杆菌，如大肠杆菌、克雷伯菌、肠杆菌、吲哚阳性变形杆菌等所致的肺炎、胆道感染、菌血症、尿路感染和其他组织器官感染。应用较多的是头孢呋辛及头孢孟多等。

（3）第三代头孢菌素：主要用于多种革兰阳、阴性菌所致的尿路感染及危及生命的败血症、脑膜炎、骨髓炎、肺炎等，均可获满意疗效。头孢他啶是目前临床上用于抗铜绿假单胞菌最强的抗生素；头孢曲松和头孢噻肟对肠杆菌科细菌的作用相仿；新生儿脑膜炎和肠杆菌科细菌所致的成人脑膜炎也可选用第三代头孢菌素。

（4）第四代头孢菌素：主要用于耐第三代头孢菌素的革兰阴性杆菌所致的严重感染和耐药金黄色葡萄球菌感染。主要有头孢匹罗、头孢吡肟等。

【不良反应】

（1）过敏反应：皮疹及荨麻疹、发热等，偶见过敏性休克，5%～10% 与青霉素类抗生素有交叉过敏现象。

（2）肾脏毒性：第一代大剂量应用可出现肾近曲小管坏死，第二代肾脏毒性降低，第三代更低，第四代对肾脏基本无毒。

（3）神经系统：大剂量应用偶可发生头痛、头晕、抽搐、可逆性中毒性精神病反应等。

（4）血液系统：第二代的头孢孟多和第三代的头孢哌酮可有凝血酶原或血小板减少。

（5）二重感染：第三、四代头孢菌素偶见二重感染或肠球菌、铜绿假单胞菌和念珠菌的增殖现象。

（6）其他：静脉给药可发生静脉炎，口服可引起胃肠反应，大量静脉注射还应注意高钠血症的发生。

易混考点解析

四代头孢菌素的比较

头孢菌素	抗菌谱	应用	代表药物	肾毒性
第一代	革兰阳性菌	呼吸道和尿路感染，以及皮肤、软组织感染	头孢唑啉	肾近曲小管坏死

续表

头孢菌素	抗菌谱	应用	代表药物	肾毒性
第二代	革兰阴性杆菌	肺炎、胆道感染、菌血症、尿路感染和其他组织器官感染	头孢呋辛、头孢孟多	肾脏毒性降低
第三代	多种革兰阳、阴性菌	尿路感染及危及生命的败血症、脑膜炎、骨髓炎、肺炎	头孢他啶、头孢曲松、头孢噻肟	基本无毒
第四代	耐第三代头孢菌素的革兰阴性杆菌	严重感染和耐药金黄色葡萄球菌感染	头孢匹罗、头孢吡肟	基本无毒

细目三　大环内酯类

阿奇霉素的抗菌作用、应用、不良反应　阿奇霉素（阿奇红霉素）为第二代半合成大环内酯类抗生素。

【抗菌作用】抗菌谱较红霉素广，增加了对革兰阴性菌的抗菌作用，对红霉素敏感菌的抗菌活性与其相当，而对革兰阴性菌明显强于红霉素，对某些细菌表现为快速杀菌作用。口服吸收快，组织分布广，半衰期长。

【应用】用于化脓性链球菌感染引起的急性咽炎、急性扁桃体炎，以及敏感菌引起的急性支气管炎、慢性支气管炎急性发作。用于肺炎链球菌、流感嗜血杆菌及肺炎支原体所致的肺炎。用于衣原体引起的尿路感染和宫颈炎，也用于敏感菌所致的皮肤软组织感染。

【不良反应】不良反应发生率较红霉素低，主要有胃肠道反应，偶见肝功能异常与外周白细胞下降等。

细目四　林可霉素类

林可霉素与克林霉素的抗菌作用、应用、不良反应

【抗菌作用】两药的抗菌谱与红霉素类似。克林霉素的抗菌活性比林可霉素强4～8倍。主要特点是对各类厌氧菌有强大的抗菌作用。对需氧革兰阳性菌有显著活性，对部分需氧革兰阴性球菌、人型支原体和沙眼衣原体也有抑制作用，但肠球菌、革兰阴性杆菌、MRSA、肺炎支原体不敏感。

【应用】主要用于厌氧菌，包括脆弱类杆菌、产气荚膜梭菌、放线菌等引起的口腔、腹腔和妇科感染。治疗需氧革兰阳性球菌引起的呼吸道、骨及软组织、胆道感染及败血症、心内膜炎等。对金黄色葡萄球菌引起的骨髓炎为首选药。

【不良反应】

（1）胃肠道反应：表现为恶心、呕吐、腹泻。长期给药也可引起二重感染、伪膜性肠炎。

（2）过敏反应：轻度皮疹、瘙痒或药热，也可出现一过性中性粒细胞减少和血小板减少。

（3）其他：偶见黄疸及肝损伤。

细目五　氨基糖苷类

常用氨基糖苷类药物抗菌作用、应用、不良反应

【抗菌作用】氨基糖苷类对各种需氧革兰阴性杆菌包括大肠埃希菌、铜绿假单胞菌、变形杆菌、克雷伯菌属、肠杆菌属、志贺菌属和枸橼酸杆菌属具有强大的抗菌活性；部分品种对分枝杆菌属等也有一定的抗菌作用；对淋球奈瑟菌、脑膜炎奈瑟菌等革兰阴性球菌作用较差；对革兰阳性球菌中各组链球菌作用微弱，对厌氧菌不敏感。抗菌机制主要是抑制细菌蛋白质合成，并能破坏细菌胞浆膜的完整性，为静止期杀菌剂。

【应用】氨基糖苷类主要用于敏感需氧革兰阴性杆菌所致的全身感染，如脑膜、呼吸道、尿路、皮肤软组织、胃肠道、烧伤、创伤及骨关节感染等；但对于败血症、肺炎、脑膜炎等严重感染，需联合应用其他抗革兰阴性杆菌的抗菌药，如广谱半合成青霉素、第三代头孢菌素、氟喹诺酮等；口服可用于治疗消化道感染、肠道术前准备、肝性脑病，如新霉素；制成外用软膏、眼膏或冲洗液可治疗局部感染。此外，链霉素、卡那霉素可作为结核病治疗药物。

【不良反应】

（1）耳毒性：由于药物在内耳蓄积，对前庭神经功能和耳蜗听神经有损害作用。

（2）肾毒性：氨基糖苷类可诱发药源性肾衰竭，停药后一般可恢复。老年人及肾功能不全者慎用，忌与肾毒性药物合用。

（3）过敏反应：可见皮疹、发热、血管神经性水肿、口周发麻等过敏反应。接触性皮炎是局部应用新霉素最常见的反应。链霉素可引起过敏性休克，其发生率虽较青霉素低，但死亡率高，应引起警惕。

（4）神经肌肉阻断作用：临床用药时应避免合用肌肉松弛药、全身麻醉药等。血钙过低、重症肌无力患者禁用或慎用该类药物。

细目六　四环素类及氯霉素

四环素、氯霉素抗菌作用特点、不良反应

【抗菌作用】

（1）四环素：为广谱抗生素，能抑制敏感细菌的蛋白质合成。对革兰阳性菌的抑制作用强于阴性菌，但作用不如青霉素类和头孢菌素类；对革兰阴性菌的作用不如氨基糖苷类及氯霉素类。极高浓度时具有杀菌作用。对伤寒杆菌、副伤寒杆菌、铜绿假单胞菌、结核分枝杆菌、真菌和病毒无效。

（2）氯霉素：为广谱抗菌药，对革兰阴性菌的抑制作用强于革兰阳性菌。一般为抑菌药，但对流感嗜血杆菌、肺炎链球菌、脑膜炎奈瑟球菌具有杀灭作用。氯霉素对伤寒杆菌、流感杆菌、副流感杆菌和百日咳杆菌的作用比其他抗生素强；对立克次体属、支原体、螺旋体和沙眼衣原体等也有抑制作用；但对革兰阳性球菌的作用不及青霉素和四环素；对结核分枝杆菌、真菌、原虫和病毒无效。

【不良反应】

（1）四环素：①局部刺激：口服常引起消化道症状，饭后服用可减轻症状；肌内注射可致剧痛及局部坏死，应禁用；易致静脉炎，应稀释后静脉滴注。②二重感染：常见的有白色念珠菌引起的鹅口疮、难辨梭菌引起的伪膜性肠炎等。③影响骨、牙的生长：四环素类能造成恒齿永久性棕色色素沉着，还可抑制婴幼儿的骨骼生长。孕妇、哺乳期妇女及8岁以下儿童禁用本类药物。④其他：如严重肝损害、肾功能不全加剧、过敏反应。

（2）氯霉素：①抑制骨髓造血功能：是氯霉素的主要毒性反应，包括可逆性的血细胞减少、再生障碍性贫血。用药期间应定期检查血象。②灰婴综合征：大剂量使用氯霉素易引起腹胀、呕吐、呼吸抑制乃至皮肤灰白、发绀，最后循环衰竭、休克，称灰婴综合征。③其他：胃肠道反应，长期应用也会引起二重感染。少数患者可出现神经炎、中毒性神经病或皮疹、药热、血管神经性水肿等过敏反应。

第二十七单元　抗真菌药与抗病毒药

细目一　抗真菌药

常用抗真菌药的作用特点及应用

（1）两性霉素B（庐山霉素）：为广谱抗真菌药，对各种深部真菌如念珠菌、新隐球菌、荚膜组织胞浆菌及皮炎芽生菌等有强大抑制作用。高浓度有杀菌作用。两性霉素B可选择性地与真菌细胞膜上固醇类结合，在细胞膜上形成孔道，增加细胞膜通透性，导致细胞内核苷酸、氨基酸等重要物质外漏，使真菌死亡。细菌细胞膜不含类固醇，故对细菌无效。静脉滴注用于深部真菌感染，脑膜炎时还可配合鞘内注射。口服仅用于肠道真菌感染。局部应用可治疗浅部真菌感染。

（2）制霉菌素：对白色念珠菌及隐球菌有抑制作用，毒性大。局部用于防治皮肤、口腔及阴道念珠菌感染；口服用于胃肠道感染；可与广谱抗生素合用防止真菌引起的二重感染。

（3）咪康唑（双氯苯咪唑）：为咪唑类广谱抗真菌药，对大多数真菌都有抑制作用。目前临床主要局部应用治疗五官、皮肤、阴道的念珠菌感染。

（4）特比萘芬：是丙烯类广谱抗真菌药，对皮肤癣菌有杀菌作用，对念珠菌有抑菌作用。临床用于治疗由皮肤癣菌引起的甲癣、体癣、股癣、手癣及足癣。

（5）氟胞嘧啶：为人工合成抗真菌药，抗菌谱窄，仅对酵母菌（新型隐球菌属）和酵母样菌（念珠菌属）有较强的抑制活性，另对着色霉菌、烟曲菌等也有抗菌作用。主要用于敏感菌引起的深部感染。

细目二 抗病毒药

阿昔洛韦、利巴韦林的作用、应用

（1）阿昔洛韦（无环鸟苷）

【作用】为核苷类抗 DNA 病毒药物。属广谱高效抗病毒药，其中对单纯疱疹病毒（HSV）的作用最强，对乙型肝炎病毒也有一定作用。阿昔洛韦在被感染的细胞内，在病毒腺苷激酶和细胞激酶的催化下，转化为三磷酸无环鸟苷，对病毒 DNA 多聚酶呈强大的抑制作用，阻止病毒 DNA 的合成。阿昔洛韦对 RNA 病毒无效。

【应用】治疗 HSV 感染的首选药。局部应用治疗 HSV 引起的皮肤和黏膜感染，如角膜炎、皮肤黏膜感染、带状疱疹病毒感染；口服或静脉注射治疗生殖器疱疹、疱疹病毒脑炎等。对乙型肝炎有明显近期效果。

（2）利巴韦林（病毒唑，三唑核苷）

【作用】属广谱抗病毒药，对多种 DNA、RNA 病毒有效，如 A 型流感病毒、B 型流感病毒、呼吸道合胞病毒、沙粒病毒、麻疹病毒、甲型肝炎病毒、流行性出血热病毒等。

【应用】临床用于治疗流感病毒引起的呼吸道感染、疱疹病毒性角膜炎、结膜炎、口腔炎、小儿病毒性肺炎等。对甲型肝炎也有一定疗效。

第二十八单元 抗菌药物的耐药性

细目 抗菌药物的耐药性

1.抗菌药耐药性产生的原因 耐药性又称抗药性，是指细菌与抗菌药物反复接触后对药物的敏感性降低甚至消失。细菌耐药性产生的主要方式有：①产生灭活酶。②靶位的修饰和变化。③降低外膜的通透性。④加强主动流出系统。

2.抗菌药的合理应用

（1）可用一种控制绝不多种联合。

（2）窄谱可控制的不用广谱抗菌药物。

（3）严格控制预防应用、局部使用的适应证。

（4）医院内消毒隔离耐药菌感染的患者，防止院内交叉感染。

（5）加强管理；使用或购买抗菌药物 必须凭医生处方。

第二十九单元 抗结核病药

细目 抗结核病药

1.抗结核病药物的分类及常用药物 目前临床上应用的抗结核病药的品种较多，主要一线抗结核药包括异烟肼、利福平、链霉素、乙胺丁醇、吡嗪酰胺，以及近年开发的喹诺酮类的环丙沙星、氧氟沙星、利福喷汀、利福定和司帕沙星等；二线抗结核药包括氨基水杨酸、乙硫异烟胺、卡那霉素、卷曲霉素、阿米卡星等。一线抗结核药的抗结核疗效高、不良反应较少，在治疗中首选。二线抗结核药毒性较大或疗效较低，主要用于对一线抗结核药产生耐药性时的替换治疗。

抗结核病药也可按作用机制的不同分为：①阻碍细菌细胞壁合成的药物，如环丝氨酸、乙硫异烟胺。②干扰结核杆菌代谢的药物，如对氨基水杨酸钠。③抑制 RNA 合成药，如利福平。④抑制结核杆菌蛋白合成药，如链霉素和紫霉素等。⑤多种机制共存或机制未明的药物，如异烟肼、乙胺丁醇。（助理不考）

2. 异烟肼的药动学特点、应用、不良反应　异烟肼（INH），又名雷米封，是治疗结核病的主要药物。

【药动学特点】口服吸收快而完全，吸收后迅速广泛分布于各种体液和组织中，易通过血脑屏障。异烟肼主要在肝内代谢为乙酰化异烟肼和异烟酸，代谢产物与少量原形药物由肾脏排出。（助理不考）

【应用】异烟肼是治疗各种类型结核病的首选药。除早期轻症肺结核或预防应用可单用外，均需与其他一线抗结核药合用，对急性粟粒型结核和结核性脑膜炎应加大剂量，必要时静脉滴注给药。

【不良反应】

（1）神经系统反应：常见周围神经炎，表现为手足震颤、麻木、步态不稳等。剂量过大时可引起中枢神经系统反应，出现头痛、头晕、惊厥、精神异常。同服维生素 B_6 可以防治。

（2）肝脏毒性：可引起药物性肝损害，可见转氨酶升高、黄疸，严重者可致死亡。

（3）其他：易发生胃肠道反应，偶见过敏反应，如药热、皮疹。

3. 利福平的抗菌作用、应用　利福平又名甲哌利福霉素，是人工半成的利福霉素的衍生物。

【抗菌作用】具有广谱抗菌作用，对结核杆菌和麻风杆菌作用强，对繁殖期和静止期的结核杆菌都有效。由于穿透力强，对细胞内、外的结核杆菌均有作用。抗结核效力与异烟肼相当。此外，该药对多种革兰阳性和阴性球菌有强大抗菌作用；对革兰阴性菌如大肠杆菌、变形杆菌、流感杆菌等，以及沙眼衣原体和某些病毒也有抑制作用。利福平的抗菌作用机制是特异性抑制细菌依赖于 DNA 的 RNA 多聚酶，阻碍 mRNA 合成，但对动物细胞的 RNA 多聚酶无影响。

【应用】单用容易产生耐药性，故主要与其他抗结核药合用治疗各种结核病及重症患者；也可用于耐药金黄色葡萄球菌及其他敏感细菌所致的感染；还可用于治疗麻风病。此外，利福平局部用药可用于沙眼、急性结膜炎及病毒性角膜炎的治疗。

4. 链霉素的抗结核病作用特点（助理不考）　链霉素是第一个有效的抗结核药物，抗结核作用仅次于异烟肼和利福平。其组织穿透力弱，不易渗入细胞、纤维化、干酪化及厚壁空洞病灶。常与其他抗结核药合用于浸润性肺结核、粟粒型结核等，对急性渗出型病灶疗效好。本药易产生耐药性和严重的耳毒性，因此目前用于结核病的治疗已大为减少。

5. 乙胺丁醇的应用、不良反应　乙胺丁醇为人工合成的一线抗结核药。

【应用】选择性对结核杆菌有较强的抑制作用，对异烟肼或链霉素耐药的结核杆菌也有效，对其他细菌无效。本药不单独使用，常与异烟肼或利福平合用治疗各型结核病。

【不良反应】治疗剂量不良反应较少。长期大量应用可致球后视神经炎，表现为弱视、视野缩小、红绿色盲或分辨能力减退。偶见胃肠道反应、过敏反应和肝损伤。

6. 抗结核病药的合理应用（助理不考）　合理化疗是指早期、适量、联合、规律及全程用药。

第三十单元　抗恶性肿瘤药

细目　抗恶性肿瘤药

1. 抗恶性肿瘤药物的分类及常用药物

（1）根据药物的化学结构和来源分类

①烷化剂：又称烃化剂，是一类化学性质很活泼的化合物。它们具有活泼的烷化基团，能与细胞的多

种功能成分起作用，从而影响肿瘤细胞的增殖。该类药属周期非特异性抗肿瘤药，能直接破坏 DNA 并阻止其复制。如氮芥类、乙烯亚胺类、亚硝脲类等。

②抗代谢药：多是模拟正常机体代谢物质的化学结构而合成的类似物。该类药属周期特异性抗肿瘤药，可阻止核酸代谢。如二氢叶酸还原酶抑制药、嘧啶类核苷酸拮抗药、嘌呤类核苷酸拮抗药。

③抗肿瘤抗生素：该类药主要干扰转录过程及阻止 RNA 合成，属周期非特异性抗肿瘤药。如蒽环类抗生素、普卡霉素类、放线菌素类等。

④抗肿瘤植物药：该类药属周期特异性抗肿瘤药，影响蛋白质的合成。如鬼臼毒素类、长春碱类、喜树碱类。

⑤激素：该类药主要调节体内激素的水平。如肾上腺皮质激素、雌激素及其拮抗药、雄激素等。

⑥铂类配合物：该类药属周期非特异性抗肿瘤药，能阻止核酸代谢。如顺铂及卡铂等。

（2）根据细胞增殖周期分类：根据肿瘤细胞生长增殖特点，可将肿瘤细胞分为增殖细胞群和非增殖细胞群。前者能不断地按指数分裂繁殖，这些细胞与全部肿瘤细胞群之比称为生长比率（GF）。增长迅速的肿瘤细胞群的 GF 值较大（接近 1），对药物最敏感，药物疗效好；增长缓慢的肿瘤细胞群的 GF 值较小（0.01～0.5），对药物不敏感，药物治疗效果差。一般早期 GF 值大，对化学治疗药物敏感性高，疗效也较好。

肿瘤增殖细胞群中细胞生长繁殖周期分为 4 个时期：DNA 合成前期（G_1 期）、DNA 合成期（S 期）、DNA 合成后期（G_2 期）和有丝分裂期（M 期）。非增殖细胞群主要是静止（G_0 期）细胞。G_0 期细胞有增殖能力，但暂不进行分裂，当周期中细胞被药物大量杀灭时，G_0 期细胞即可进入增殖期，是肿瘤复发的根源。

①细胞周期非特异性药物（CCNSA）：主要杀灭增殖期细胞，如烷化剂、抗肿瘤抗生素等。此类药物对恶性肿瘤细胞的作用较强，能迅速杀灭肿瘤细胞。

②细胞周期特异性药物（CCSA）：仅杀灭某一增殖周期细胞，对静止期细胞不敏感的药物，如抗代谢药物主要作用于 S 期，长春碱类主要作用于 M 期。此类药物的抗肿瘤作用一般较弱，需应用一段时间才能发挥杀伤作用。

（3）根据抗恶性肿瘤药的作用机制分类

1）干扰核酸生物合成的药物：核酸的基本结构单位是核苷酸，其合成需要嘌呤、嘧啶类前体及其合成物。本类药物分别在核酸合成的不同环节阻止核酸合成，影响细胞分裂增殖。根据药物主要干扰的生化步骤可分为：①二氢叶酸还原酶抑制剂（抗叶酸药），如甲氨蝶呤等。②胸苷酸合成酶抑制药，如氟尿嘧啶等。③嘌呤核苷酸互变抑制药，如巯基嘌呤。④核苷酸还原酶抑制剂，如羟基脲等。⑤DNA 多聚酶抑制剂，如阿糖胞苷等。

2）破坏 DNA 结构与功能的药物：药物通过破坏 DNA 结构或抑制拓扑异构酶活性，影响 DNA 复制和修复功能。

①烷化剂：与细胞中的亲核基团发生烷化反应，破坏 DNA 的结构与功能，导致细胞分裂、增殖停止或死亡，如环磷酰胺等。

②铂类配合物：与 DNA 的碱基结合，破坏其结构与功能，如顺铂。

③丝裂霉素和博来霉素：前者作用机制与烷化剂相同，后者使 DNA 单链断裂。

④依托铂苷：抑制拓扑异构酶，使 DNA 不能修复，如喜树碱类。

3）干扰转录过程和阻止 RNA 合成的药物：可嵌入 DNA 碱基对之间，干扰转录过程，阻止 mRNA 的形成，如柔红霉素、阿霉素、表阿霉素、吡喃阿霉素等蒽环类抗生素。

4）干扰蛋白质合成与功能的药物：药物可干扰微管蛋白聚合功能，干扰核蛋白体的功能或影响氨基酸供应。

①影响纺锤丝形成和功能的药物，如长春碱类、紫杉醇等。

②干扰核蛋白体功能的药物，如三尖杉酯碱类。

③影响氨基酸供应的药物，如门冬酰胺酶，可降解血中门冬酰胺，使肿瘤细胞缺乏此氨基酸，干扰蛋白

白质合成。

5）影响激素平衡的药物

①通过影响激素平衡从而抑制某些激素依赖性肿瘤，如糖皮质激素、雌激素、雄激素等激素类或其拮抗药可抑制某些肿瘤的生长。

②通过与芳香化酶结合，并阻断其将雄激素转化为雌激素，抑制肿瘤生长，如氨鲁米特、弗隆。

2. 抗恶性肿瘤药物的主要不良反应

（1）骨髓抑制：大多数抗恶性肿瘤药物均有不同程度的骨髓抑制。寿命短的外周血细胞数量容易减少，通常先见白细胞减少，后出现血小板减少。

（2）消化道反应：恶心、呕吐是常见的毒性反应，系药物直接刺激胃肠道、作用于延脑呕吐中枢及刺激呕吐化学感受区所致。

（3）脱发：正常人头发中的 $10\% \sim 15\%$ 生发细胞处于静止期，其他大部分处于活跃生长期，因此多数抗恶性肿瘤药物都能引起不同程度的脱发。

（4）重要器官及神经系统损害：心脏毒性以阿霉素常见；博来霉素长期大量应用可引起肺纤维化；门冬酰胺酶、环磷酰胺等可引起肝损害；大剂量环磷酰胺可引起出血性膀胱炎；铂损害肾小管；长春碱类、顺铂有神经毒性。

（5）过敏反应：凡属于多肽类化合物或蛋白质类的抗恶性肿瘤药物，如门冬酰胺酶、博来霉素等静脉注射后容易引起过敏反应。

（6）第二原发恶性肿瘤：烷化剂等抗恶性肿瘤药物具有致癌性、致突变性及免疫抑制作用，产生与化学治疗相关的第二原发恶性肿瘤。

（7）不育和致畸：烷化剂等抗恶性肿瘤药物可影响生殖细胞的产生和内分泌功能，产生不育和致畸作用。男性患者睾丸生殖细胞的数量明显减少，导致男性不育；女性患者可产生永久性卵巢功能障碍和闭经，孕妇则可引起流产或畸胎。

第十三章　传染病学

【本章通关解析】

传染病学在中西医结合执业（助理）医师资格考试中占据重要地位，执业医师平均每年出题约占 30 分（医学综合总分 600 分）；执业助理医师平均每年出题约占 15 分（医学综合总分 300 分）。考题各单元均有涉及。然考题浅显，知识点容易理解、记忆，与临床结合紧密，故应在全面复习基础上注重对传染病学总论、病毒感染、细菌感染所致各种疾病的传染源、传播途径、易感人群、流行病学特征、临床表现、诊断、治疗及预防等知识熟悉掌握。其中病毒性肝炎、流行性感冒、人感染高致病性禽流感、艾滋病、流行性出血热、狂犬病、流行性乙型脑炎、流行性脑脊髓膜炎、伤寒、细菌性痢疾、霍乱等应重点掌握。

第一单元　传染病学总论

细目一　感染与免疫

1. 概念

（1）传染病：是由各种病原微生物和寄生虫感染人体后产生的有传染性的疾病。感染性疾病包括传染病，但范围更广泛，且不一定具有传染性。

（2）传染病学：是一门临床学科，是研究传染病在人体发生、发展、传播、诊断、治疗和预防的科学。

（3）感染：是病原体与人体相互作用的过程。病原体主要是病原微生物和寄生虫。感染分为首发感染、重复感染（同一病原体）、混合感染（同时感染两种或两种以上的病原体）、重叠感染（在感染某种病原体基础上又被其他病原体感染）。

2. 感染过程的表现

（1）病原体被清除：病原体被消灭、不留痕迹、不发病，包括非特异性免疫屏障作用、特异性免疫清除。

（2）隐性感染：又称亚临床感染。"三无一有最常见"：三无（无症状、无体征、无辅助检查异常），一有（有抗体），最常见（5 个感染过程最常见）。

（3）显性感染：又称临床感染，最不常见；有症状、有体征、有辅助检查 + 有病原、有免疫。

（4）病原携带状态：无症状 + 带菌 / 毒。不出现临床症状而能排出病原体，强调传染别人，最易流行传播。

（5）潜伏性感染：择机（免疫力低）发病。潜伏性感染一般不排出病原体，不传染。

一般隐性感染者最多见，病原携带者次之，显性感染者比率最低。

3. 感染过程中病原体的作用　感染后能否发病与病原体的致病作用、宿主的免疫功能和外环境三个因素有关。病原体的致病作用包括：

（1）侵袭力：病原体侵入机体并在机体内生长、繁殖的能力。

（2）毒力：病原体释放毒素和毒力因子的能力。

（3）数量：相同病原体感染，致病力与病原体数量成正比，但不同病原体最低致病量有很大的差别。

（4）变异性：致病力可能增强或减弱。

4. 感染过程中免疫应答的作用

（1）保护性免疫

1）非特异性免疫：与生俱来，又称先天性免疫或自然免疫，包括天然屏障（皮肤）、吞噬作用、体液因子等。

2）特异性免疫：宿主对抗原具有特异性识别能力并产生免疫应答反应，具有特异性及二次免疫应答，但不能遗传。包括细胞免疫和体液免疫。体液免疫中会产生免疫球蛋白：IgM 抗体最先出现，是近期感染的标志，持续时间不长；IgG 为恢复期抗体，持续时间长，多用于回顾性诊断和流行病学调查。

（2）变态反应：是机体对某些抗原初次应答后，再次接受相同抗原刺激时，发生的一种以机体生理功能紊乱或组织细胞损伤为主的特异性免疫应答。变态反应有Ⅰ型变态反应（速发型）、Ⅱ型变态反应（细胞溶解型）、Ⅲ型变态反应（免疫复合物型）、Ⅳ型变态反应（迟发型）等四型。其中Ⅰ型变态反应（速发型）是临床最常见的一种。

5. 感染病的发病机制　组织损伤的发生机制包括直接损伤、毒素作用、免疫机制。

细目二　传染病的流行过程

1. 流行过程的基本条件

（1）传染源：①患者；②隐性感染者；③病原携带者；④受感染的动物。

（2）传播途径：①呼吸道传播；②消化道传播；③接触传播；④虫媒传播；⑤血液和体液传播；⑥母婴传播；⑦土壤传播；⑧医源性感染。

（3）易感人群

1）人群易感性增高的因素：包括新生儿加入、易感人群迁入、免疫人口消退或死亡、患者成为易感人群、新的传染病出现。

2）降低人群易感性的因素：免疫接种、传染病流行或隐性感染后免疫人口增加。

2. 影响流行过程的因素　①自然因素；②社会因素；③个人行为因素。

细目三　传染病的特征

1. 基本特征

（1）病原体：病原学检查是传染病的确诊依据。

（2）传染性：传染性是传染病与非传染性疾病的最主要区别。

（3）流行病学特征：①流行性：散发、流行、大流行、暴发；②季节性；③地方性；④外来性。

2. 临床特征

（1）病程发展的阶段性

1）潜伏期：从病原体侵入机体至开始出现临床症状为止的时期；是检疫工作者和传染病医师诊断、追溯传染源、确定检疫期、选择免疫方式的重要依据。

2）前驱期：从起病至症状明显开始为止的时期。

3）症状明显期：在此期间患者表现出该传染病所特有的症状和体征，如特征性的皮疹、肝脾大和脑膜刺激征、黄疸、器官功能障碍或衰竭等。

4）恢复期：机体免疫力增长到一定程度，体内病理生理过程基本终止，患者的症状及体征基本消失，临床上称为恢复期。

5）复发与再燃：稳定退热一段时间，由于病原体再度繁殖，使发热等初发症状再度出现，称为复发。有些患者在恢复期，体温未稳定下降至正常，又再度升高，此为再燃。

6）后遗症：在恢复期结束后机体功能仍长期不能恢复正常。

（2）常见的症状与体征

1）发热：传染病的发热过程分为三个阶段，即体温上升期、极期和体温下降期。热型是传染病的重要特征之一，具有鉴别诊断意义。

2）发疹：麻疹的口腔黏膜斑（科氏斑）为常见的黏膜疹。

3）毒血症状：病原体的代谢产物和毒素可引起全身中毒症状。

4）单核 – 吞噬细胞系统反应：表现为肝、脾和淋巴结的肿大。

（3）临床类型：根据临床过程的长短，分为急性、亚急性和慢性传染病。根据病情的轻重，分为轻型、中型、重型及暴发型传染病。根据临床特征，分为典型和非典型传染病。典型相当于中型或普通型，是传染病中最常见的一型。

细目四　传染病的诊断

1. 流行病学资料　流行病学资料在传染病的诊断中占重要地位，包括地区分布、时间分布、人群分布。

2. 临床资料　临床资料包括病史、症状和体格检查。

3. 实验室检查及其他检查

（1）实验室检查

1）常规检查：包括血、尿、粪常规检查和生化检查。

2）病原学检查：①病原体的直接检出或分离培养，是传染病病原学诊断的"金指标"。②分子生物学检测（分子杂交技术和聚合酶链反应），是传染病病原学诊断发展的方向。

3）免疫学检测：应用已知的抗原、抗体检测患者血清或体液中相应的抗体或抗原，是最常用的免疫学检测方法。

（2）其他检查：内镜检查、影像学检查、活体组织检查。

细目五　传染病的治疗

1. 治疗原则

（1）综合治疗的原则：治疗、护理与隔离、消毒并重，一般治疗、对症治疗与特效治疗结合。

（2）中医中药的治疗原则：积极参与。

2. 治疗方法

（1）一般治疗：包括隔离、护理、饮食及心理治疗、支持治疗。

（2）对症治疗：包括降温、镇静、强心、改善微循环、纠正水电解质失衡及电解质紊乱、应用糖皮质激素，以及血液透析和血浆置换等。

（3）病原治疗：抗菌治疗、抗寄生虫治疗、抗病毒治疗。抗病毒药物包括广谱抗病毒药物（如利巴韦林）、抗 RNA 病毒药物（如奥司他韦）、抗 DNA 病毒药物（如阿昔洛韦常用于疱疹病毒感染，更昔洛韦对巨细胞病毒感染有效）。

（4）血清免疫制剂治疗。

（5）康复治疗。

（6）中医药治疗。

细目六　传染病的预防

1. 管理传染源　甲类为强制管理传染病（2 小时内上报），包括鼠疫和霍乱两种；乙类为严格管理传染病（24 小时内上报），包括传染性非典型肺炎、艾滋病、病毒性肝炎等；丙类属监测管理传染病，包括流行性感冒等。乙类传染病中传染性非典型肺炎、肺炭疽和脊髓灰质炎等按甲类传染病报告和管理。做到早发现、早诊断、早报告、早隔离、早治疗。

2. 切断传播途径

（1）隔离：①严密隔离；②呼吸道隔离；③消化道隔离；④血液 – 体液隔离；⑤接触隔离；⑥昆虫隔离；⑦保护性隔离。

（2）消毒。

3. 保护易感人群

（1）提高非特异性免疫力：改善营养、锻炼身体等。

（2）提高特异性免疫力：接种疫苗、菌苗、类毒素等。

第二单元　病毒感染

细目一　病毒性肝炎

病毒性肝炎是由肝炎病毒引起的以肝脏炎性损害为主的一组传染病，有甲、乙、丙、丁、戊五型。

1. 病原学　5种肝炎病毒中，乙肝病毒（HBV）为 DNA 病毒，甲肝病毒（HAV）、丙肝病毒（HCV）、丁肝病毒（HDV）、戊肝病毒（HEV）为 RNA 病毒。

2. 流行病学

类型	传染源	传播途径	易感人群	流行特征
甲肝	急性期患者和亚临床感染者	粪–口途径传播	儿童感染 HAV 已减少，成人感染 HAV 相对增多	世界各地均有发生
乙肝	急、慢性患者及病毒携带者	①输血及血制品，以及使用污染的注射器或针刺器具等传播；②母婴传播；③性接触传播；④密切接触传播	低发区高峰年龄为 20～40 岁。高发区高峰年龄为 4～8 岁	有地区性差异，有性别差异，无明显季节性；以散发为主，有家庭聚集现象；婴幼儿感染多见
丙肝	急、慢性患者及病毒携带者	同乙肝	成年人	见于世界各国，主要为散发，多见于成人，尤以输血与使用血制品者、静脉药瘾者、血液透析者、肾移植者、同性恋者等为多见
丁肝	急、慢性患者及病毒携带者	同乙肝	HBsAg 阳性的急、慢性肝炎或无症状携带者	在世界各地均有发现，但感染率差异较大
戊肝	急性期患者和亚临床感染者	同甲肝	成年人为主	存在流行和散发两种形式

3. 发病机制与病理

（1）发病机制：一般为免疫应答损伤。免疫损伤、缺血、缺氧及内毒素损伤等"三重打击"是导致 HBV 所致肝衰竭的主要机制。

（2）病理：基本病理改变是肝细胞变性和坏死、炎症渗出反应、肝细胞再生、纤维组织增生。

1）急性肝炎：肝脏肿大，肝细胞变性、坏死＋临床表现，如 ALT 升高、发热、肝区痛、纳差厌油。

2）慢性肝炎

①基本病变：a. 炎性坏死：碎屑坏死（PN）及桥接坏死（BN）是判断炎症活动度的重要形态学指标。b. 纤维化。

②病变的分级、分期：见下表。

慢性肝炎炎症活动度分级与纤维化程度分期标准

炎症活动度（G）			肝纤维化程度（S）	
级	汇管区级周围	小叶内	期	纤维化程度
0	无炎症	无炎症	0	无
1	汇管区炎症	变性及少数点、灶状坏死灶	1	汇管区扩大、纤维化，窦周级小叶内纤维化
2	轻度 PN	变性，点、灶状坏死，或嗜酸小体	2	汇管区周围纤维化，纤维间隔形成，小叶结构完整
3	中度 PN	变性、融合坏死重或见 BN	3	纤维间隔形成，小叶结构紊乱，无肝硬化
4	重度 PN	BN 范围广，累及多个小叶（多小叶坏死）	4	早期肝硬化

3）重型肝炎：表现为肝体积缩小（肝细胞大量坏死），凝血指标差，黄疸升高快、总量高，肝性脑病。急性重型肝炎表现为肝细胞呈一次性大量坏死；亚急性重型肝炎表现为新旧不等的大块坏死；慢加急性重型肝炎表现为慢性损害基础上出现新的肝细胞坏死病变；慢性重型肝炎表现为肝纤维化及慢性结节形成合并肝细胞坏死。

4）淤胆型肝炎：毛细血管及小胆管内胆栓形成，黄疸非常高且持续。

5）肝炎肝硬化：是慢性肝炎的发展结果。肝组织病理表现为弥漫性肝纤维化及假小叶形成。

4. 临床表现　各型肝炎的潜伏期长短不一。甲型肝炎 2～6 周（平均 4 周）；乙型肝炎 4～24 周（平均 3 个月）；丙型肝炎 2～26 周（平均 7.4 周）；丁型肝炎 4～20 周；戊型肝炎 2～9 周（平均 6 周）。

（1）急性肝炎

1）黄疸型：①前期：消化道症状明显，传染性强。②黄疸期：巩膜首先出现黄染，尿色似浓茶色。③恢复期：黄疸消退，症状消失。

2）无黄疸型：此型较多见，少数可转为黄疸型，临床症状、体征及肝功能损害程度轻。

（2）慢性肝炎：乙、丙、丁型多见。病史超过半年，常见症状有乏力、食欲不振、腹胀、尿黄。体征有肝病面容、肝掌、蜘蛛痣、脾大等。根据肝功能损害程度分为轻度、中度、重度。

（3）重型肝炎（肝衰竭）

1）急性重型肝炎：又称急性肝衰竭、暴发型肝炎。2 周内极度乏力，黄疸，出血，肝性脑病。

2）亚急性肝衰竭：急性起病，2～26 周出现重型肝炎核心表现。

3）慢加急重型肝衰竭：慢性肝病基础上的急性或亚急性肝衰竭。

4）慢性重型肝炎：有慢性肝病的病史、临床症状和体征，以及实验室指标改变者。

（4）淤胆型肝炎：胆汁淤积为主要表现，黄疸持续 3 周以上，大便灰白，皮肤瘙痒。

（5）肝炎肝硬化：肝炎肝纤维化分为代偿性肝炎肝硬化和失代偿性肝炎肝硬化。失代偿性肝炎肝硬化，患者可出现腹水、肝性脑病及门静脉高压引起的食管、胃底静脉明显曲张或破裂出血。

（6）隐匿性慢性乙型肝炎：血清 HBsAg 阴性，但血清和（或）肝组织中 HBV DNA 阳性，并可有慢性肝炎的临床表现，肝功正常。

（7）HBV 携带者：慢性 HBV 携带者和非活动性 HBsAg 携带者，无症状，肝功正常。

5. 实验室检查与其他检查

（1）血常规：慢性重型肝炎、肝炎肝硬化、脾大及脾功能亢进时可有不同程度的血小板、白细胞及红细胞减少。

（2）尿常规：黄疸的患者尿胆素及尿胆原常阳性，有助于黄疸的鉴别。

（3）肝功能：①血清转氨酶：临床用于肝病诊断的转氨酶主要有两种，即丙氨酸氨基转移酶（ALT）

和天门冬氨酸氨基转移酶（AST）。ALT 为目前诊断肝炎最有价值的酶活力测定。重型肝炎会有"酶胆分离"现象。②血清胆红素：明显升高，提示肝脏损伤或有胆汁淤积。③蛋白质：肝脏损伤严重则白蛋白减少，球蛋白常增加，A/G 比值下降或倒置。④凝血酶原时间（PT）和凝血酶原活动度（PTA）：PTA ≤ 40% 为肝细胞大量坏死的肯定界限，为重型肝炎诊断及判断预后的重要指标，如 PTA < 20% 则预后不良。⑤血胆固醇（Ch）：Ch 明显减少提示肝病病情严重。⑥转肽酶（γ-GT，GGT）：此酶灵敏度高，特异性差。⑦碱性磷酸酶（ALP/AKP）：骨骼疾患及肝胆疾患可明显升高。⑧甲胎蛋白（AFP）：AFP 明显升高或进行性升高提示肝癌；重型肝炎肝细胞坏死后再生时也升高。

（4）病原学检查

1）HAV：抗-HAV IgM 是新近感染的证据，出现较早，为甲型肝炎早期诊断最常用而简便的可靠指标。抗-HAV IgG 是过去感染的标志。

2）HBV：①HBsAg：是感染 HBV 后最早出现的血清学标志。HBsAg 是 HBV 现症感染的指标之一，可见于急性乙型肝炎潜伏期、急性期患者，以及各种慢性 HBV 感染者（慢性 HBV 携带者、非活动性慢性 HBsAg 携带者、慢性乙型肝炎患者和与 HBV 感染相关的肝硬化及肝癌患者）。②抗-HBs：唯一的保护性抗体，见于乙肝恢复期、HBV 既往感染者和乙肝疫苗接种后。③HBcAg：血液中一般无游离的 HBcAg，若血清中测出，说明 HBV 复制活跃，有传染性。④抗-HBc：感染 HBV 后第一个出现的抗体。抗-HBC Igm 阳性是近期感染或急性的标志；抗-HBc IgG 阳性表示既往感染。⑤HBeAg：HBeAg 与 HBV DNA 有着良好的相关性，是病毒复制活跃、传染性强的标志。⑥抗-HBe：抗-HBe 的出现预示着病毒复制减少或终止，传染性减弱。

3）HCV：①抗-HCV：抗-HCV 阳性可诊断为 HCV 感染。抗-HCV IgM 阳性更多见于现症感染者。②HCV RNA 阳性表示体内有 HCV 复制，有传染性，可用于 HCV 感染的早期诊断及疗效评估。

4）HDV：①HDVAg：HDVAg 阳性是急性 HDV 感染的直接证据。②抗-HDV：抗-HDV IgM 阳性是 HDV 现症感染的标志。急性 HDV 感染者抗-HDV IgM 一过性升高。③HDV RNA：血清或肝组织中 HDV RNA 是 HDV 现症感染的直接证据。

5）HEV：抗-HEV 转阳性或滴度由低到高，或抗-HEV 滴度 > 1:20，或抗-HEV IgM 阳性对急性戊型肝炎有诊断意义。

（5）肝穿刺活组织学检查：对病毒性肝炎的诊断和分型十分重要。

（6）影像学检查：包括超声波检查、CT、MRI。

6. 诊断与鉴别诊断

（1）诊断：了解各型肝炎的特点及其相互之间的鉴别（第一步判断急、慢、重、淤，第二步判断甲、乙、丙、丁、戊）。

（2）鉴别诊断：①各类型病毒性肝炎；②传染性单核细胞增多症；③药物性或中毒性肝炎；④酒精性肝炎；⑤非酒精性脂肪性肝炎；⑥自身免疫性肝病。

7. 治疗

（1）急性肝炎：急性病毒性肝炎多为自限性，一般不需抗病毒治疗。

（2）慢性肝炎：①休息。②饮食。③抗病毒治疗：是慢性乙型肝炎和丙型肝炎的治疗关键。抗 HBV 药物核苷类似物抗病毒作用较强；慢性丙型肝炎的最佳治疗方案现以泛基因型 DAA 方案为主，见下表。④调节免疫疗法。⑤抗肝纤维化。

临床常用泛基因型直接抗病毒药物

类别	药品	规格	使用剂量
NS5A 抑制剂	达拉他韦	30mg 或 60mg，片剂	1 片，每日 1 次（早上服用）
NS5B 聚合酶核苷类似物抑制剂	索磷布韦	400mg，片剂	1 片，每日 1 次（早上服用）

续表

类别	药品	规格	使用剂量
NS5B 聚合酶核苷类似物抑制剂/NS5A 抑制剂	索磷布韦 + 维帕他韦	400mg 索磷布韦和 100mg 维帕他韦，片剂	1 片，每日 1 次
NS3/4A 蛋白酶抑制剂 /NS5A 抑制剂	格卡瑞韦 + 哌仑他韦	100mg 格卡瑞韦和 40mg 哌仑他韦，片剂	3 片，每日 1 次（随食物服用）

（3）重型肝炎：①一般治疗及支持治疗；②病因治疗；③促进肝细胞再生；④抗内毒素血症；⑤防治并发症；⑥人工肝支持系统和肝细胞移植；⑦肝移植。

8. 预防

（1）管理传染源：报告登记、隔离消毒、献血管理等。

（2）切断传播途径：水源、注射器消毒等。

（3）保护易感人群

1）甲型肝炎：甲肝减毒活疫苗或灭活疫苗均有较好的预防效果。

2）乙型肝炎：①乙肝免疫球蛋白（HBIG）：主要用于阻断 HBV 的母婴传播及意外暴露的被动免疫。②乙型肝炎疫苗：主要用于新生儿和高危人群的乙肝预防。

细目二　流行性感冒

流行性感冒，简称流感，是由流感病毒引起的急性呼吸道传染病，主要通过飞沫传播，潜伏期短，传染性强，传播迅速。

1. 病原学　流感病毒属正黏病毒科。甲型流感病毒宿主广泛，易发生变异。变异的主要形式：①抗原漂移：变异幅度小，属于量变，不会引起流感的大规模流行，出现频率较高且有逐渐积累效应。②抗原转换：变异幅度大，属于质变，形成新的病毒亚型，由于人群对抗原转换后出现的新亚型缺少免疫力，往往会引起流感的全球性大流行，发生频率较低且缓慢。

2. 流行病学

（1）传染源：主要为流感患者和隐性感染者，潜伏期即有传染性，发病 3 日内传染性最强。

（2）传播途径：经呼吸道 - 空气飞沫传播，也可通过直接接触或病毒污染物品间接接触传播。

（3）易感人群：普遍易感，感染后获得对同亚型病毒免疫力，但免疫不持久，无交叉免疫。

（4）流行特征：易引起流行和大流行。一般散发，多发于冬春季。显著特点是突然暴发，迅速蔓延，波及面广，具有周期性。甲型流感常引起暴发流行；乙型流感呈局部流行或散发，亦可大流行；丙型以散发为主。

3. 发病机制与病理　单纯型流感病变主要发生在上、中呼吸道，表现为纤毛柱状上皮细胞的变性、坏死和脱落，黏膜充血、水肿和单核细胞浸润。流感病毒性肺炎的病理特征为肺充血、水肿，支气管黏膜坏死，气道内有血性分泌物，黏膜下层灶性出血，肺泡内含有渗出液，严重时有肺透明膜形成。

4. 临床表现　潜伏期通常为 1～3 日，最短数小时。起病多急骤，主要以全身中毒症状为主，呼吸道症状轻微或不明显。发热通常持续 3～4 日。

（1）单纯型流感：最常见，骤起畏寒、发热，头痛、全身酸痛、咽干、乏力及食欲减退等全身症状明显。

（2）肺炎型流感：较少见，多发生在 2 岁以下的小儿、老人、孕妇或原有慢性基础疾病者。其特点是在发病后 24 小时内出现高热、烦躁、呼吸困难、咳血痰和明显发绀，可进行性加重，应用抗菌药物无效，可因呼吸循环衰竭在 5～10 日内死亡。

（3）其他类型：较少见。中毒型主要表现为高热、循环障碍、血压下降、休克及 DIC 等。

（4）并发症

1）呼吸道并发症：细菌性气管炎、细菌性支气管炎、细菌性肺炎。

2）肺外并发症：瑞氏综合征、中毒性休克、骨骼肌溶解、心肌炎、心包炎。

5. 实验室检查与其他检查

（1）血液检查：白细胞计数大多减少，中性粒细胞显著减少，淋巴细胞相对增加。

（2）病毒分离：灵敏度高，但实验要求高、费时。

（3）血清学检查：灵敏度、特异性均较差。

（4）病毒特异抗原及其核酸检查：检测甲、乙型流感病毒型特异的核蛋白（NP）或基质蛋白（M_1）及亚型特异的血凝素蛋白。

（5）快速诊断法：取患者鼻黏膜压片染色找到包涵体，免疫荧光检测抗原。

（6）胸部影像学检查：重症患者胸部 X 线检查可显示单侧或双侧肺炎，少数可伴有胸腔积液等。

6. 诊断与鉴别诊断

（1）诊断：一般冬春季节，在同一地区，短时间之内出现大量流感样病例，应考虑流感。

1）疑似病例：流行病学史、临床表现。

2）确诊病例：流行病学史、临床表现、实验室病原学检查。

（2）鉴别诊断

1）普通感冒：通常流感全身症状比普通感冒重，而普通感冒呼吸道局部症状更突出。

2）传染性非典型肺炎（SARS）：临床上以发热、乏力、头痛、肌肉关节疼痛等全身症状和干咳、胸闷、呼吸困难等呼吸道症状为主要表现，配合 SARS 病原学检测阳性，可做出 SARS 的诊断。

7. 治疗

（1）治疗原则：①隔离患者，流行期间对公共场所加强通风和空气消毒；②及早应用抗流感病毒药物治疗，只有早期（起病 1～2 日内）使用才能取得最佳疗效；③加强支持治疗和防治并发症，密切观察和监测并发症；④合理应用对症治疗药物，应用解热药、缓解鼻黏膜充血药物、止咳祛痰药物等对症治疗药物。

（2）抗流感病毒药物治疗

1）离子通道 M_2 阻滞剂：金刚烷胺和甲基金刚烷胺。

2）神经氨酸酶抑制剂：奥司他韦是目前最为理想的抗病毒药物，发病初期使用，能特异性抑制甲、乙型流感病毒的神经氨酸酶，从而抑制病毒的释放。

8. 预防

（1）控制传染源：早发现、早报告、早隔离、早治疗，隔离时间为 1 周或热退后 2 日。

（2）切断传播途径：流感流行期间，尽量少去公共场所，注意通风，加强公共场所的消毒。

（3）保护易感人群：接种流感疫苗、应用抗流感病毒药物预防。

细目三　人感染高致病性禽流感

1. 病原学　禽流感病毒属于正黏病毒科，属甲型流感病毒，包括其全部亚型，分为高致病性、低致病性和非致病性三大类。其中 H5 和 H7 亚型为高致病型，又以 H5N1 致病性最强。

2. 流行病学

（1）传染源：主要为病禽、带毒的禽。

（2）传播途径：经呼吸道传播，通过密切接触感染的禽类及其分泌物、排泄物，受污染的水及直接接触病毒株被感染。

（3）易感人群：人类对禽流感病毒普遍不易感，缺乏免疫力。

（4）发病季节：禽流感一年四季均可发生，但冬、春季节多暴发流行。

3. 发病机制与病理　病理改变以肺部最明显，可见到肺泡和支气管黏膜损伤严重，肺实质出血和坏死，肺泡内大量淋巴细胞浸润，肺泡内有透明膜形成，有严重的弥漫性损伤，并伴有间隔纤维形成。

4. 临床表现　潜伏期一般为 1～7 日，通常为 2～4 日。起病急，类似流感，临床表现。主要为高热、咳嗽、呼吸困难。H7N9 患者病情严重可出现急性呼吸窘迫综合征、休克、多脏器功能衰竭等表现。

5. 实验室检查与其他检查

（1）血常规：外周血白细胞、淋巴细胞和血小板减少。

（2）骨髓穿刺：显示细胞增生活跃。

（3）血生化检查：ALT、AST 升高。

（4）病原及血清学检查：①病毒抗原及基因检测：取患者呼吸道标本，采用免疫荧光法检测甲型流感病毒核蛋白抗原及禽流感病毒 H 亚型抗原；②病毒分离：从患者呼吸道标本分离禽流感病毒；③血清学检查有助于回顾性诊断。

（5）其他检查：严重者 X 线检查可呈 "白肺"。

6. 诊断与鉴别诊断

（1）诊断：①医学观察病例：1 周内有流行病学接触史者，出现流感样症状，对其进行 7 日医学观察；②疑似病例：有流行病学史和临床表现，呼吸道分泌物抗原检测阳性者；③临床诊断病例：被诊断为疑似病例，且与其有共同暴露史的人被诊断为确诊病例者；④确诊病例：临床诊断病例分离出病毒，且发病初期和恢复期双份血清抗体滴度 4 倍或以上升高。

（2）鉴别诊断

流感和人禽流感的鉴别

	流行性感冒	人感染高致病性禽流感
传染源	流感患者和隐性感染者	患禽流感或携带禽流感病毒的鸡、鸭、鹅等家禽
传播途径	经呼吸道 – 空气飞沫传播，也可通过直接接触或病毒污染物品间接接触传播	呼吸道传播，也可通过密切接触感染的禽类及其分泌物、排泄物，日常接触受病毒污染的物品和水，以及实验室直接接触病毒毒株被感染
易感人群	普遍易感	人对禽流感病毒不易感。高危人群：12 岁以下儿童、与家禽（尤其是病死禽）密切接触的人群、与病人密切接触者（包括医务人员）
流行特征	发病率高和流行过程短，无明显季节性，散发于冬春季	四季均可发生，但冬春季节多暴发流行。夏季发病较少，多呈散发
临床表现	潜伏期通常为 1～3 日，最短数小时。起病多急骤，主要以全身中毒症状为主，呼吸道症状轻微或不明显。可分为单纯型流感和肺炎型流感	潜伏期一般为 1～7 日，通常在 2～4 日。早期类似普通感冒，可伴消化道症状；重症患者高热不退，病情发展迅速。可出现急性肺损伤、急性呼吸窘迫综合征（ARDS）、肺出血、胸腔积液、全血细胞减少、多脏器功能衰竭、休克及瑞氏（Reye）综合征等多种严重并发症，病死率高达 50%。体征可见眼结膜充血、咽部充血、肺部干啰音，半数患者有肺部实变体征
抗病毒治疗	离子通道 M_2 阻滞剂（金刚烷胺或甲基金刚烷胺）或神经氨酸酶抑制剂（奥司他韦）	神经氨酸酶抑制剂（奥司他韦）或离子通道 M_2 阻滞剂（金刚烷胺或金刚乙胺）

7. 治疗

（1）一般治疗：对疑似和确诊患者应进行隔离治疗。

（2）对症治疗：儿童忌用阿司匹林或含阿司匹林的药物，避免引起儿童 Reye 综合征。

（3）抗流感病毒治疗：应在发病 48 小时内使用抗流感病毒药物。①神经氨酸酶抑制剂：奥司他韦；②离子通道 M_2 阻滞剂：金刚烷胺和金刚乙胺。

（4）抗生素治疗：提示继发细菌感染时使用，可选用氟喹诺酮类或大环内酯类抗生素。

（5）重症患者的治疗：对出现呼吸障碍者给予吸氧及其他呼吸支持，防治继发细菌感染，必要时进行免疫调节治疗。

8. 预防　管理传染源，切断传播途径，保护易感人群。

细目四　艾滋病

艾滋病是由人免疫缺陷病毒（HIV）引起的以侵犯辅助性 T 淋巴细胞（CD_4^+T lymphocytes，Th）为主，造成细胞免疫功能缺损为基本特征的传染性疾病，最后继发各种严重机会性感染和恶性肿瘤。

1. 病原学　获得性免疫缺陷综合征是由人免疫缺陷病毒引起的性传播疾病。HIV 破坏 CD_4^+ 淋巴细胞，为单链 RNA 病毒，分为 HIV-1 和 HIV-2 两个亚型，目前全球流行的多为 HIV-1。HIV 对热敏感，对甲醛、紫外线和 γ 射线不敏感。

2. 流行病学

（1）传染源：艾滋病患者和无症状 HIV 感染者是本病的传染源，尤其是后者。

（2）传播途径：①性接触传播（主要传播途径）；②血源传播；③母婴传播；④其他途径。

（3）易感人群：人群普遍易感。

3. 发病机制与病理　① HIV 在人体细胞内感染复制；②机体免疫细胞数量减少和功能障碍：HIV 破坏细胞免疫（CD_4^+T 淋巴细胞为主），最终并发各种机会性感染和肿瘤。

4. 临床表现

（1）急性 HIV 感染期：少数急性感染以发热最为常见，可伴有头痛、咽痛、恶心、呕吐、腹泻、皮疹、关节痛、淋巴结肿大及神经系统症状。一般只有在对高危人群，如静脉吸毒或同性恋者的随访中才能发现，随后进入长期无症状感染期。

（2）无症状感染期：可由原发感染或急性感染症状消失后延伸而来，持续时间一般为 6～8 年，短可数月，长可达 15 年。临床无明显症状，但血中可检出病毒及抗体，有传染性。

（3）艾滋病期：为感染 HIV 后的最终阶段。CD_4^+T 淋巴细胞计数明显下降，多少于 200/μL；HIV 血浆病毒载量明显升高。此期主要表现为持续 1 个月以上的发热、盗汗、腹泻，体重减轻 10% 以上；部分患者可表现为神经精神症状，如记忆力减退、表情淡漠、性格改变、头痛、癫痫及痴呆等，另外还可出现持续性全身性淋巴结肿大。

（4）并发症：艾滋病期可并发各系统的各种机会性感染及恶性肿瘤。①呼吸系统：肺孢子菌肺炎最为常见，也是主要的死因。②中枢神经系统：如隐球菌脑膜炎、结膜性脑膜炎等。③消化系统：肠道隐孢子虫感染较为常见，表现为慢性持续性腹泻，水样便可达数月之久。④口腔：可见鹅口疮、舌毛状白斑、复发性口腔溃疡、牙龈炎等。⑤皮肤：可见带状疱疹、传染性软疣、尖锐湿疣等。⑥眼部：可见巨细胞病毒性和弓形体性视网膜炎。⑦肿瘤：卡波西肉瘤是艾滋病患者最常见的肿瘤，由人疱疹病毒 8 型感染所致。

5. 实验室检查与其他检查

（1）常规检查：不同程度的贫血和白细胞计数降低。尿蛋白常阳性。血清转氨酶、肌酐、尿素氮可升高。

（2）免疫学检查：T 淋巴细胞绝对计数下降；CD_4^+T 淋巴细胞减少，$CD_4^+/CD_8^+ < 1.0$；链激酶、植物血凝素等迟发型变态反应性皮试常阴性。

（3）病原学检测：①抗体检测：包括筛查试验和确认试验。②抗原检测：检测血或体液中 HIV 特异性抗原。③病毒载量测定。④蛋白质芯片。

（4）其他检查：X 线检查有助于了解肺部并发肺孢子菌、真菌、结核杆菌感染及卡波西肉瘤等情况。

6. 诊断与鉴别诊断

（1）诊断标准

1）急性期：流行病学史和临床表现，结合实验室 HIV 抗体由阴性转为阳性即可诊断。

2）无症状期：有流行病学史，HIV 抗体阳性即可诊断。

3）艾滋病期：流行病学史，实验室检查 HIV 抗体阳性，加上临床表现或者并发症即可诊断；CD_4^+T 淋巴细胞计数 < 200/μL 也可帮助诊断。

（2）鉴别诊断：除流行病学史外，病原学检查是主要鉴别方法。

7. 预防

（1）管理传染源：宣传，普查，关注高危人群。

（2）切断传播途径：暴露后预防采用三联药物治疗，推荐首选方案为替诺福韦（TDF）/ 恩曲他滨（FTC）+ 整合酶抑制剂（INSTI）。

（3）保护易感人群：目前尚无成功应用于易感者的疫苗。

细目五　流行性出血热

流行性出血热又称肾综合征出血热（HFRS），是由汉坦病毒（HV）引起的一种自然疫源性急性传染病。临床上以发热、低血压休克和肾损害为主要表现。

1. 病原学　由于抗原结构的差异，汉坦病毒目前至少有 23 个血清型。WTO 认定的有 Ⅰ～Ⅳ 型。我国主要流行的是 Ⅰ、Ⅱ 型，近年来发现有 Ⅲ 型。

2. 流行病学

（1）传染源：汉坦病毒具有多宿主性和动物源性，其中以鼠类为主要传染源。人不是主要的传染源。

（2）传播途径：呼吸道传播、消化道传播、接触传播、垂直传播、虫媒传播。

（3）易感人群：人群普遍易感。

（4）流行特征：①地区性；②明显季节性和周期性；③人群分布：发病以青壮年为主，野外工作者和农民发病率高。

3. 发病机制与病理

（1）发病机制：①病毒直接作用；②免疫损伤作用。

（2）病理：基本病理变化为小血管和毛细血管变性、坏死，肾脏病变最明显，其次是心、肝、脑等脏器。

4. 临床表现　本病潜伏期为 4～46 日，一般为 7～14 日。典型患者的临床经过可分为发热期、低血压休克期、少尿期、多尿期及恢复期。

（1）发热期：①感染中毒症状：弛张热或稽留热、三痛（头痛、腰痛和眼眶痛）、全身酸痛、疲惫、胃肠道症状。②毛细血管损伤：三红征（颜面、颈、上胸部明显潮红，呈酒醉貌），眼结膜、咽部充血。③肾脏损害：蛋白尿、血尿和少尿倾向。

（2）低血压休克期：一般发生于 4～6 病日。发热末期或热退同时血压下降，热退病重是本期特点。

（3）少尿期：一般发生于 5～8 病日，持续 2～5 日。主要为肾功能损害，24 小时尿量少于 400mL 为少尿，少于 50mL 为无尿。患者常有厌食、恶心、呕吐、腹胀、腹泻、头晕、头痛、烦躁不安、嗜睡、抽搐，甚至昏迷等表现。

（4）多尿期：一般发生于 9～14 日，持续 7～14 日，长者可达数月之久。本期水电解质紊乱达到高峰，常见低钠血症、低钾血症，甚至可再次引发休克。

（5）恢复期：病程的 3～4 周开始，尿量逐渐恢复正常，症状逐渐消失，体力恢复。

5. 实验室检查与其他检查

（1）一般检查

1）血常规：白细胞计数升高，血红蛋白和红细胞升高，血小板减少。

2）尿常规：早期出现尿蛋白，尿镜检发现管型和红细胞。

3）血液生化检查：①血尿素氮及肌酐：多数患者在低血压休克期，少数患者在发热后期，尿素氮和肌酐开始升高，多尿移行期末达高峰，多尿后期开始下降。②血酸碱度：发热期血气分析以呼吸性碱中毒多见，休克期和少尿期以代谢性酸中毒为主。③电解质。④肝功能。

4）凝血功能检查。

5）其他检查：心电图、眼压和眼底、胸部 X 线。

（2）血清学检查：血清特异性抗体 IgM 阳性有早期诊断意义。

（3）病原学检查：应用 RT-PCR 检测汉坦病毒 RNA，敏感性高，有早期诊断价值。

6. 诊断与鉴别诊断 诊断：①流行病学史（疫区、季节、鼠类接触史）。②临床表现：包括发热、出血、肾损害三大主症，"三红""三痛"，热退病情反而加重，有临床五期经过等。③实验室检查。

7. 治疗

（1）早发现，早休息，早治疗和少搬动（"三早一少"）是关键。

（2）"四关"：休克、出血、肾衰竭和继发感染。

1）发热期：①抗病毒；②减轻外渗；③改善中毒症状；④预防 DIC。

2）低血压休克期：主要是抗休克，力争稳定血压，预防重要脏器衰竭。措施：①补充血容量；②纠正酸中毒；③使用血管活性药；④应用糖皮质激素；⑤强心。

3）少尿期：治疗以稳定机体内环境，促进利尿，导泻和透析治疗为主。

4）多尿期：移行期和多尿早期的治疗同少尿期。多尿后期主要是维持水和电解质平衡，防治继发感染。

5）恢复期：应注意补充营养，适当休息，逐步恢复活动量。出院后仍应休息 1～2 个月。定期复查肾功能、血压和垂体功能。

（3）积极防治并发症：病程中应积极防治腔道大出血、心衰、肺水肿、急性呼吸窘迫综合征及各种继发感染等。

8. 预防

（1）控制传染源：防鼠、灭鼠是预防本病的关键措施。

（2）切断传播途径：注意食品卫生，防止食品被鼠类污染；注意个人防护，不用手接触鼠及其排泄物；注意灭螨。

（3）保护易感人群：疫区内高危人群可接种疫苗。

细目六　狂犬病

狂犬病又称恐水病，是由狂犬病毒引起的以侵犯中枢神经系统为主的人畜共患急性传染病。

1. 病原学 狂犬病毒属弹状病毒科拉沙病毒属。

2. 流行病学

（1）传染源：带狂犬病毒的动物是本病的传染源。一般来说狂犬病的患者不是传染源。

（2）传播途径：本病主要通过被患病动物咬伤传播。

（3）易感人群：人群普遍易感。

3. 病理 病理变化主要为急性弥漫性脑脊髓炎。镜下内基小体是本病特异且具有诊断价值的病变。

4. 临床表现

（1）潜伏期：长短不一，短则 5 日，最长可达 10 年以上，一般 1～3 个月。

（2）前驱期：对痛、声、风、光等刺激开始敏感，并有咽喉紧缩感。

（3）兴奋期：患者高度兴奋，表现为极度恐惧、恐水、恐风。恐水是本病的特殊症状。

（4）麻痹期：痉挛减少或停止，患者逐渐安静，出现弛缓性瘫痪，尤以肢体软瘫为多见。呼吸变慢及不整，心搏微弱，神志不清，最终因呼吸麻痹和循环衰竭而死亡。

5. 实验室检查

（1）血、尿常规和脑脊液检查：轻度蛋白尿；脑脊液压力正常或升高。

（2）病原学检查：抗原检查，阳性率90%。

（3）病毒抗体检测：缺少早期诊断价值。

6. 诊断与鉴别诊断

（1）诊断：根据患者过去被病兽或可疑病兽咬伤、抓伤史及典型的临床症状，如恐水、恐风、咽喉肌痉挛等，即可做出临床诊断。但在疾病早期，儿童及咬伤不明者易误诊。确诊有赖于病原学检测或尸检发现脑组织内基小体。

（2）鉴别诊断：本病应与病毒性脑炎、破伤风、古兰－巴雷综合征、脊髓灰质炎相鉴别，流行病学资料和特殊症状是鉴别要点。

7.治疗 无特效治疗方法，强调在咬伤后及时预防性治疗，对发病后患者以对症综合治疗为主。严格隔离患者，防止唾液等污染；病室要避光、安静，没有噪音和流水声；对症治疗。呼吸衰竭是本病死亡的主要原因，必要时可采用气管切开、人工呼吸机等措施维持呼吸，纠正呼吸衰竭。

8.预防

（1）控制传染源：①登记家养犬，并定期进行预防接种。②捕杀、深埋狂犬、病犬。

（2）保护易感者

1）伤口的处理：对刚被咬伤者，要及时治疗。在咬伤的当时，先局部挤压、针刺使其尽量出血，再用20%肥皂水充分冲洗创口，后用5%碘酊反复涂拭。除非伤及大血管需紧急止血外，伤口一般不予缝合或包扎，以便排血引流。如有抗狂犬病免疫球蛋白或免疫血清，则在伤口底部和周围行局部浸润注射。此外，要注意预防破伤风及细菌感染。

2）预防接种：疫苗接种可用于暴露后预防，也可用于暴露前预防。①暴露后预防：共接种5次，每次2mL肌注，在0、3、7、14、28日各注射1次；严重咬伤者，可于0～6日，每日注射疫苗1针，以后分别于10、14、30、90日各注射1次。②暴露前预防：共接种3次，每次2mL肌注，于0、7、28日进行，1～3年加强注射一次。

3）免疫球蛋白注射：常用马或人源性抗狂犬病毒免疫球蛋白和免疫血清，以人狂犬免疫蛋白（HRIG）为佳。

细目七　流行性乙型脑炎

流行性乙型脑炎亦称日本脑炎，简称乙脑，是经蚊虫传播乙型脑炎病毒而引起的以脑实质炎症为主要病变的中枢神经系统急性传染病。临床上以高热、意识障碍、抽搐、病理反射及脑膜刺激征为特征，重症患者常出现呼吸衰竭，病死率高，部分可留有严重后遗症。

1.病原学 乙型脑炎病毒属虫媒病毒乙组的黄病毒科，核心为单股正链RNA。

2.流行病学

（1）传染源：乙脑是人畜共患的自然疫源性疾病。人和动物感染乙脑病毒后可发生病毒血症，成为传染源。猪是重要传染源。

（2）传播途径：通过蚊虫叮咬而传播。被感染的候鸟、蝙蝠等也可作为乙脑病毒的越冬宿主。

（3）易感人群：人群对乙脑病毒普遍易感。

（4）流行特征：东南亚和西太平洋地区是乙脑的主要流行区。

3.发病机制与病理

（1）发病机制：乙脑患者脑组织损伤主要与乙脑病毒对神经组织的直接侵袭有关，可致神经细胞坏死、胶质细胞增生及炎性细胞浸润。

（2）病理：全身性感染，但主要病变在中枢神经系统。以大脑皮质、间脑和中脑病变最为严重，可累及脊髓。部位越低，损伤越轻。

4.临床表现

（1）潜伏期：潜伏期为4～21日，一般为10～14日。

（2）初期：病程的1～3日。起病急骤，发热，伴头痛、食欲不振、呕吐等。头痛是乙脑最常见和最早出现的症状，疼痛部位不定。

（3）极期：病程的4～10日。具有诊断意义的症候多在此期出现，多为脑实质损害的表现。①高热：此期发热达顶点，可达40℃以上。②意识障碍：表现可轻可重，可见嗜睡、谵妄、昏迷或定向力障碍等。③惊厥或抽搐：多于病程第2～5日出现，发生率40%～60%，是病情严重的表现。④呼吸衰竭：为本病最严重的表现之一，也是最主要的死亡原因（占70%～80%），多见于深度昏迷的患者，主要为中枢性呼吸衰竭。⑤颅内高压及脑膜刺激征：患者可伴有脑膜刺激征，如颈项强直、克尼格征和布鲁辛斯基征阳性。⑥其他神经系统症状和体征：常有浅反射先减弱后消失，膝、跟腱反射等深反射先亢进后消失，锥体束征阳性。高热、抽搐和呼吸衰竭是乙脑极期的严重表现，三者相互影响，互为因果。

（4）恢复期：病程的 8～12 日。患者体温逐渐下降，于 2～5 日内降至正常，神经系统症状和体征逐日好转，一般于 2 周左右可完全恢复。

（5）后遗症期：发病半年后。5%～20% 的重症患者仍有意识障碍、痴呆、失语、肢体瘫痪、扭转痉挛和精神失常等，称为后遗症。

（6）并发症：以支气管肺炎最常见，其次为肺不张、败血症、尿路感染、褥疮等。

（7）临床分型：①轻型（＜39℃）；②普通型（39～40℃，浅昏迷）；③重型（＞40℃，中度昏迷并抽搐）；④极重型（暴发型）（反复抽搐，深度昏迷，迅速出现脑疝及中枢性呼吸衰竭）。

5. 实验室检查

（1）血象：白细胞计数增高，多为（10～20）×10⁹/L，中性粒细胞 80% 以上。

（2）脑脊液：脑脊液压力增高，外观清或微浑；白细胞计数多为（50～500）×10⁹/L，个别可高达 1000×10⁹/L 以上；分类早期以中性粒细胞稍多，以后以单核细胞为主；糖及氯化物正常；蛋白质轻度升高。

（3）血清学检查：特异性 IgM 抗体测定。目前多用此法进行早期诊断。

（4）病原学检查：①病毒分离；②病毒抗原或核酸检测。

6. 诊断和鉴别诊断

（1）诊断：①流行病学资料：严格的季节性，10 岁以下儿童多见；②临床特征：起病急、高热、头痛、呕吐、意识障碍、抽搐、病理征及脑膜刺激征阳性等；③实验室检查：血清特异性 IgM 或脑脊液抗原检测阳性可作出早期诊断等。

（2）鉴别诊断

1）中毒性菌痢：肛拭子取便或生理盐水灌肠镜检，可见大量白细胞或脓细胞。

2）结核性脑膜炎：多有结核病史或接触史；脑脊液检查呈毛玻璃样；其薄膜涂片或培养可见抗酸杆菌。胸部 X 片、眼底及结核菌素试验等有助于诊断。

3）化脓性脑膜炎：脑脊液外观浑浊，白细胞计数常在 1000×10⁹/L 以上，中性粒细胞占 90% 以上，脑脊液及血液细菌学检查可找到相应的病原菌。

4）其他病毒性脑炎：确诊有赖于血清学检查或病毒分离。

7. 治疗　主要是采取积极对症治疗、支持治疗和护理。重点处理好高热、抽搐和呼吸衰竭等危重症候，降低病死率和防止后遗症的发生。

（1）一般治疗：隔离，支持疗法，注意水、电解质平衡等。

（2）对症治疗：高热、抽搐及呼吸衰竭是危及患者生命的三大症候。措施：①降温。②止痉：高热所致者以降温为主；脑水肿所致者以脱水降低颅内压为主，用 20% 甘露醇；因脑实质病变引起的抽搐，可使用镇静剂，首选地西泮。③防治呼吸衰竭：氧疗，可选用鼻导管或面罩给氧，纠正患者缺氧状态；由脑水肿所致者应用脱水剂；中枢性呼吸衰竭有呼吸表浅、节律不整或发绀时，可用呼吸兴奋剂。

（3）糖皮质激素的应用。

（4）恢复期及后遗症处理。

8. 预防　以防蚊、灭蚊及预防接种为预防乙脑的关键。

（1）控制传染源：减少猪群的病毒血症，能有效控制人群乙脑的流行。

（2）切断传播途径：防蚊、灭蚊为主要措施。

（3）保护易感人群：预防接种是保护易感人群的关键措施。

第三单元 细菌感染

细目一 流行性脑脊髓膜炎

流行性脑脊髓膜炎是由脑膜炎奈瑟菌引起的一种急性化脓性脑膜炎，以突发高热、头痛、呕吐、皮肤黏膜瘀点和脑膜刺激征为主要临床表现。本病经呼吸道传播，冬春季多见，全球分布，呈散发或流行，儿童易患。部分患者暴发起病，可迅速致死。

1.病原学 脑膜炎奈瑟菌属奈瑟菌属，革兰染色阴性双球菌，呈肾形或卵圆形，有荚膜，无芽孢。

2.流行病学

（1）传染源：患者和带菌者是本病的传染源，因此带菌者作为传染源的意义更重要。

（2）传播途径：病原菌主要通过咳嗽、喷嚏、说话等由飞沫借空气经呼吸道传播。

（3）人群易感性：人群普遍易感。

（4）流行特征：本病遍及全世界，我国各地区均有病例发生。

3.发病机制与病理

（1）发病机制：内毒素是重要的致病因素。脑膜炎奈瑟菌更易激活凝血系统，造成 DIC 及继发性纤溶亢进。

（2）病理

1）败血症期：主要病变为血管内皮损害，血管壁炎症、坏死和血栓形成及血管周围出血。

2）脑膜炎期：病变在软脑膜和蛛网膜，早期主要以血管充血、少量浆液性渗出及局灶性小血管多见。

3）暴发型脑膜脑炎型：病变主要在脑实质，脑细胞有明显充血和水肿。

4.临床表现 潜伏期 1～7 日，一般为 2～3 日。

（1）普通型（90%）：①前驱期（上呼吸道感染期）：传染性最强；少数患者有类感冒症状或咽痛、鼻咽部黏膜充血及分泌物增多。②败血症期：中毒症状、瘀点瘀斑、皮疹。③脑膜炎期：脑膜刺激征阳性。④恢复期：体温渐降至正常，症状好转，瘀斑、瘀点消失，神经系统检查正常，一般 1～3 周痊愈。

（2）暴发型：①休克型：急骤起病，寒战高热，感染性休克。②脑膜脑炎型：主要以中枢神经系统症状为主。③混合型：兼有上述两型的临床表现，是本病最严重的一型，病死率最高。

（3）轻型：多发生于本病流行后期，病变轻微。

（4）慢性型：极少见，以间歇发热、皮疹及关节疼痛为特征。诊断主要依据发热期反复多次的血培养阳性。

5.实验室检查

（1）血象：白细胞计数明显增加，一般在 $20×10^9/L$ 左右，中性粒细胞百分比为 80%～90%。

（2）脑脊液检查：明确诊断的重要方法。初起或休克型患者脑脊液多无改变；其他型可见脑脊液压力升高，外观浑浊，白细胞计数明显增高，蛋白质增高，而糖及氯化物明显降低。

（3）细菌学检查：①涂片：革兰染色后查找病原体，阳性率可达 60%～80%，因此为早期诊断本病的重要方法。②细菌培养：取患者血液、瘀斑组织液、脑脊液、骨髓等作病原菌培养，阳性者可确诊，但阳性率低。

（4）血清学检查：①特异性抗原检测：检测血、脑脊液中的脑膜炎奈瑟菌抗原，具有灵敏度高、特异性强、快捷等优点。主要用于早期诊断，阳性率 90% 以上。②特异性抗体检测：恢复期血清效价大于急性期 4 倍以上有诊断价值，阳性率可达 70%。

（5）分子生物学检查：应用 PCR 技术检测血清和脑脊液中的脑膜炎奈瑟菌 DNA，敏感性、特异性高。

6.诊断与鉴别诊断

（1）诊断

1）流行病学资料：冬春季发病，当地有本病发生或流行，或与患者密切接触。

2）临床表现：突起高热、头痛、呕吐，皮肤黏膜瘀点、瘀斑，脑膜刺激征。

3）实验室检查：白细胞及中性粒细胞明显升高，脑脊液呈化脓性改变，尤其是细菌学培养阳性及流脑特异性血清免疫检测阳性为确诊的主要依据。

（2）鉴别诊断

1）流行性乙型脑炎：有严格的季节性，在 7～9 月间流行。无皮肤黏膜瘀点。脑脊液澄清，白细胞数很少超过 $1.0×10^9$/L，以淋巴细胞为主，糖和氯化物正常。血清或脑脊液特异性 IgM 抗体检测有诊断价值。

2）结核性脑膜炎：起病缓，病程长，有结核病史或密切接触史，有低热、盗汗、消瘦等结核常见症状，无皮肤瘀点，无季节性。脑脊液呈毛玻璃状，白细胞在 $0.5×10^9$/L 以下，以淋巴细胞为主。脑脊液涂片可检出抗酸杆菌。

7. 治疗

（1）普通型流脑的治疗

1）一般治疗：早诊断，早隔离，保证液体量、热量及电解质供应等。

2）病原治疗：一旦高度怀疑流脑，应在 30 分钟内给予抗菌治疗。①青霉素：为首选药，较大剂量青霉素能使脑脊液内药物达到有效浓度，从而获得满意疗效。②头孢菌素类：第三代头孢菌素对脑膜炎奈瑟菌抗菌活性高，易通过血脑屏障。

3）对症治疗：高热时应用物理及药物降温；惊厥时用地西泮；颅内高压应予脱水剂。

（2）暴发型流脑的治疗

1）休克型：①病原治疗：首选第三代头孢菌素或青霉素；②抗休克治疗：扩充血容量及纠正酸中毒；应用血管活性药物；③ DIC 的治疗：高度怀疑有 DIC 宜尽早应用肝素；④肾上腺皮质激素的使用：适用于毒血症症状明显的患者，常用药物如地塞米松等。

2）脑膜炎型：①病原治疗：同休克型。②脑水肿治疗：用 20% 甘露醇及时脱水可以减轻脑水肿。③呼吸衰竭的处理：及时吸氧、吸痰，保持呼吸道通畅，给予呼吸兴奋剂洛贝林、尼可刹米交替静脉注射。④对症治疗：高热及惊厥者予物理及药物降温，必要行亚冬眠疗法。

（3）慢性型流脑的治疗：主要以病原治疗为主。

8. 预防

（1）控制传染源：早发现，早隔离，早治疗。患者一般隔离至症状消失后 3 日，密切接触者应医学观察 7 日。

（2）切断传播途径：搞好环境卫生，注意室内通风，流行期间避免到拥挤的公共场所，外出应戴口罩。

（3）保护易感人群：菌苗注射、药物预防。

细目二　伤寒

伤寒是由伤寒杆菌经消化道传播引起的急性肠道传染病。临床特征为持续发热、表情淡漠、相对缓脉、玫瑰皮疹、肝脾肿大和白细胞少等。有时可出现肠出血、肠穿孔等严重并发症。

1. 病原学　伤寒杆菌属沙门菌属 D 组，革兰染色阴性，含有菌体 O、鞭毛 H、表面 Vi 抗原。O 抗原和 H 抗原的抗原性较强，可刺激机体产生相应的特异性、非保护性 IgM 和 IgG 抗体，临床可用于血清凝集试验（肥达反应）。

2. 流行病学

（1）传染源：患者和带菌者是本病唯一的传染源。

（2）传播途径：主要经粪－口途径传播。

（3）易感人群：人群普遍易感。

（4）流行特征：世界各地均有发病，夏秋季高发，以学龄儿童和青年多见。

3. 发病机制与病理

（1）发病机制：伤寒杆菌由胃进入回肠淋巴结（坏死溃疡可形成肠穿孔、肠出血），入血形成菌血症（表现为发热、皮疹、相对缓脉），侵入单 – 核巨噬系统出现肝脾大，并可在胆囊中继续传染。

（2）病理特点：全身单核 – 吞噬细胞系统的炎性增生反应，形成"伤寒细胞"，聚集成团形成"伤寒结节"。

（3）病变部位：回肠末端肠壁（右下腹痛）的集合淋巴结与孤立淋巴滤泡。

4. 临床表现 潜伏期 3～60 日，通常 1～2 周。

（1）典型伤寒

1）初期（侵袭期）（第 1 周）：缓慢起病，发热最早出现，呈弛张热型，于 3～7 日内达 39℃或以上，伴有头痛、全身不适、乏力、食欲减退、腹部不适等症。

2）极期（第 2～3 周）：①高热：稽留热型；②消化系统表现：腹胀、便秘、腹部压痛，以右下腹明显；③神经系统表现：呈特殊的中毒面容，表情淡漠，反应迟钝，听力减退；④循环系统表现：可有相对缓脉、重脉；⑤肝脾大、出血，肠穿孔常在本期；⑥皮疹：玫瑰疹，散在分布于前胸和上腹部。

3）缓解期（第 4 周）：病情开始好转。本期仍有肠出血或肠穿孔的危险。

4）恢复期（第 5 周）：体温已恢复正常，食欲好转，常有饥饿感。

（2）不典型伤寒：包括轻型、暴发型、迁延型、逍遥型、小儿伤寒、老年人伤寒。

（3）再燃与复发

1）再燃：伤寒缓解期患者，体温开始下降，但尚未达到正常时，又再度升高，持续 5～7 日后退热。

2）复发：患者进入恢复期，体温正常 1～3 周后，发热等临床症状再度出现。

（4）慢性带菌者：多为胆囊带菌，胆囊造影可发现胆石或胆囊功能障碍。

（5）并发症：常见的并发症有肠出血、肠穿孔、中毒性肝炎、中毒性心肌炎、肺炎、胆囊炎、骨髓炎、肾盂肾炎等。

5. 实验室检查

（1）常规检查

1）血液：嗜酸性粒细胞计数减少或消失，有助于诊断和判断病情。

2）尿液：可有少量蛋白尿或管型。

3）粪便：可有便血或粪便隐血试验阳性。

（2）血清学检查：伤寒血清凝集试验又称为肥达反应。肥达反应的临床意义：①"O"效价≥1：80，"H"效价≥1：160，或者"O"抗体效价有 4 倍以上升高，才有诊断价值。②每周检查 1 次，如凝集效价逐次递增，则更具诊断意义。③只有"O"抗体效价升高，可能是疾病的早期。④仅有"H"抗体效价升高，而"O"抗体效价不高，可能是患过伤寒，或接种过伤寒、副伤寒菌苗的回忆反应。⑤"O"抗体效价升高只能推断为伤寒类感染，不能区别伤寒或副伤寒，诊断时需依鞭毛抗体凝集效价而定。⑥若肥达反应阴性，不能排除伤寒。

（3）病原学检查：细菌培养是确诊伤寒的主要手段。①血培养：病程第 1 周阳性率最高，可达 80%～90%。②骨髓培养：阳性率较血培养为高，可达 90%。阳性率受病程及应用抗菌药物的影响小。③粪便培养：整个病程中均可阳性，第 3～4 周阳性率最高，可达 75%。④尿培养：早期常为阴性，病程 3～4 周阳性率约 25%。

6. 诊断与鉴别诊断

（1）诊断：①流行病学资料；②临床表现（持续性发热 1 周以上、特殊中毒面容、相对缓脉、玫瑰疹、肝脾大等典型表现，出现肠出血和肠穿孔等并发症）；③实验室检查。

（2）鉴别诊断

1）病毒感染：上呼吸道和消化道病毒感染均可出现较长时间的发热、腹部不适、白细胞减少等类似于伤寒的表现。但病毒感染起病较急，常伴有明显的上呼吸道症状或肠道症状，多无特殊中毒面容、玫瑰疹、相对缓脉等伤寒特征性表现，肥达反应及细菌培养均为阴性。

2）斑疹伤寒：流行性斑疹伤寒多见于冬春季，地方性斑疹伤寒多见夏秋季。一般起病较急，脉搏快，多有明显头痛。第5～6病日出现皮疹，数量多，且可有出血性皮疹。外斐反应阳性。治疗后退热快。

7.治疗

（1）一般治疗：①隔离与休息：给予消化道隔离。发热期患者必须卧床休息。②护理：注意皮肤及口腔的护理，密切观察体温、脉搏、血压等。③饮食：给予高热量、高维生素、易消化、低糖、低脂肪的无渣饮食。

（2）对症治疗：①高热：适当应用物理降温，慎用解热镇痛类药，以免虚脱。②便秘：可用开塞露或用生理盐水低压灌肠。禁用泻剂和高压灌肠。③腹泻：可用收敛药，忌用鸦片制剂。④腹胀：可用松节油腹部热敷及肛管排气。禁用新斯的明类药物。⑤激素的应用：对毒血症症状明显和高热患者，如无禁忌，可在足量有效抗菌治疗下短期使用糖皮质激素，疗程1～3日。

（3）病原治疗：①氟喹诺酮类：是治疗伤寒的首选药物，常用的有氧氟沙星、左氧氟沙星等。②头孢菌素类：孕妇、儿童、哺乳期妇女等常用第三代头孢菌素。

（4）带菌者的治疗：成人带菌者可用氨苄西林、阿莫西林、氧氟沙星、环丙沙星等治疗，疗程4～6周。

（5）并发症的治疗

1）肠出血：绝对卧床休息，禁食，密切观察血压、脉搏、神志变化及粪便情况；如患者烦躁不安，可给予镇静剂；禁用泻剂及灌肠。注意水电解质的补充，应用止血药，必要时酌情输血。经积极内科治疗仍出血不止者，应考虑手术治疗。

2）肠穿孔：禁食，胃肠减压，静脉补充液体，保证热量供给和水电解质平衡，加强抗菌特别是抗革兰阴性菌及厌氧菌的抗菌药。必要时可考虑外科手术治疗。

8.预防

（1）控制传染源：及早隔离，体温正常15日后，大便培养每周1次，连续2次阴性方可解除隔离。患者及带菌者的排泄物、用具等应严格消毒。

（2）切断传播途径：是预防伤寒的关键措施。搞好"三管一灭"（管理饮食、水源、粪便，消灭苍蝇）。

（3）保护易感人群：对高危人群可进行预防接种。

细目三　细菌性痢疾

细菌性痢疾简称菌痢，是由志贺菌感染引起的肠道传染病。菌痢主要通过消化道传播，终年散发，夏秋季可引起流行。其主要病理变化为直肠、乙状结肠的炎症与溃疡。主要表现为腹痛、腹泻、排黏液脓血便及里急后重等，可伴有发热及全身毒血症状，严重者可出现感染性休克和（或）中毒性脑病。

1.病原学　志贺菌属于肠杆菌科，为革兰阴性杆菌，菌体短小，无荚膜和芽孢，有菌毛，为兼性厌氧菌。根据生化反应和菌体O抗原不同，可将志贺菌分为A、B、C、D四群。志贺菌可产生内毒素及外毒素。内毒素可引起全身反应如发热、毒血症及休克等。外毒素即志贺毒素，有肠毒性、神经毒性和细胞毒性。

2.流行病学

（1）传染源：主要是急、慢性菌痢患者和带菌者。

（2）传播途径：主要经粪－口途径传播。

（3）人群易感性：人群普遍易感。

（4）流行特征：菌痢主要集中发生在发展中国家，尤其是医疗条件差且水源不安全的地区。

3.发病机制与病理

（1）发病机制：志贺菌进入机体后是否发病，取决于三个要素：细菌数量、致病力和人体抵抗力。志贺菌经口进入体内，在结肠黏膜上皮细胞和固有层中繁殖、释放毒素，致肠黏膜炎症、坏死及溃疡，出现腹痛、腹泻、黏液脓血便等。志贺菌的主要致病物质是内毒素。

（2）病理：主要病变部位是乙状结肠和直肠，严重者可以波及整个结肠甚至回肠末端。

4.临床表现 潜伏期一般为1～4日，短者可为数小时，长者可达7日。

（1）急性菌痢

1）典型菌痢：起病急，有发热（体温可达39℃或更高）、腹痛、腹泻、里急后重、黏液或脓血便，并有头痛、乏力、食欲减退等全身中毒症状。

2）轻型菌痢：全身中毒症状轻微，可无发热或有低热。腹泻水样或稀糊便，每日10次以内，可有黏液，但无脓血，腹痛较轻，可有左下腹压痛，里急后重较轻。

3）重型菌痢：多见于老年、体弱和营养不良的患者。急起发热，腹泻每日30次以上，为稀水脓血便，偶尔排出片状假膜，甚至大便失禁，腹痛、里急后重明显。

4）中毒型菌痢：起病急骤、发展快、病势凶险。突起畏寒、高热，全身中毒症状重，可有烦躁、嗜睡、昏迷或抽搐等，数小时内可迅速发生循环衰竭和呼吸衰竭。肠道症状不明显或缺如。①休克型（周围循环衰竭型）：较为常见，以感染性休克为主要表现；②脑型（呼吸衰竭型）：以中枢神经系统表现为主；③混合型：以上两型均有。

（2）慢性菌痢：急性菌痢反复发作或迁延不愈达2个月以上者即为慢性菌痢。分为慢性迁延型、急性发作型、慢性隐匿型。其中以慢性迁延型最为多见，慢性隐匿型最少。

5.实验室检查与其他检查

（1）大便常规：粪便外观为黏液、脓血便，镜检可见白细胞（≥15个/高倍视野）、脓细胞和少数红细胞，如见到吞噬细胞则更有助于诊断。

（2）血常规：急性菌痢白细胞计数增多，可达（10～20）×10^9/L，以中性粒细胞为主。

（3）细菌培养：粪便培养出志贺菌是确诊的主要依据。

（4）特异性核酸检测：采用核酸杂交或PCR可直接检查粪便中的志贺菌核酸，具有灵敏度高、特异性强、对标本要求低等优点。

6.诊断与鉴别诊断

（1）诊断：①流行病学资料：夏秋季有不洁饮食或与菌痢患者有接触史。②临床表现：急性菌痢患者有发热、腹痛、腹泻、黏液或脓血便、里急后重。慢性菌痢患者常有急性菌痢史，病程超过两个月。③实验室检查：确诊需粪便培养志贺菌阳性。

（2）鉴别诊断

1）细菌性痢疾与阿米巴痢疾：见下表。

细菌性痢疾与阿米巴痢疾的鉴别

鉴别要点	细菌性痢疾	阿米巴痢疾
病原学	志贺菌	溶组织阿米巴原虫
流行病学	散发或流行或暴发	散发
潜伏期	1～7日	数周至数月
全身症状	起病急，全身中毒症状重，多有发热	起病缓，全身中毒症状轻或无，多无发热
腹部表现	腹痛、腹泻较重，便次频繁，左下腹压痛	腹痛轻，便次少，右下腹轻度压痛
里急后重	明显	不明显
粪便检查	量少，外观多呈黏液脓血便，镜检可见大量脓细胞、少量红细胞及巨噬细胞，粪便培养志贺菌阳性	量多，呈暗红色果酱样，有特殊臭味，红细胞多于白细胞，可见夏科–雷登结晶，可找到溶组织阿米巴滋养体或包囊
结肠镜检查	主要为肠黏膜弥漫性充血、水肿、浅表溃疡	散发潜行溃疡，周围红晕，溃疡间肠黏膜大多正常

2）中毒性菌痢与乙脑：乙脑多发生于夏秋季，常有高热、惊厥、昏迷等表现，需与中毒性菌痢相鉴别。乙脑起病与进展相对缓慢，循环衰竭少见，意识障碍及脑膜刺激征明显，脑脊液可有蛋白及白细胞增高，粪便检查多无异常。乙脑病毒特异性抗体IgM阳性可资鉴别。

7. 治疗

（1）急性菌痢

1）一般治疗及对症治疗：隔离至消化道症状消失，大便培养连续两次阴性。中毒症状重者应卧床休息。

2）病因治疗：<u>抗菌治疗，首选氟喹诺酮类药物</u>，二线药物主要为三代头孢菌素。

（2）中毒性菌痢：病情凶险，应及时采取以对症治疗为主的综合救治措施。

1）对症治疗：降温止惊。高热可致惊厥，加重脑缺氧及脑水肿，应积极给予物理降温，必要时给予退热药。

<u>休克型</u>：①迅速扩充血容量及纠正酸中毒；②由于属低排高阻型休克，可予抗胆碱类药物改善微循环障碍，如山莨菪碱；③短期使用糖皮质激素；④保护心、脑、肾等重要脏器功能；⑤有早期 DIC 者可予肝素抗凝治疗。

<u>脑型</u>：①减轻脑水肿，可给予 20% 甘露醇；②防治呼吸衰竭，保持呼吸道通畅，及时吸痰、吸氧。

2）抗菌治疗：<u>儿童首选头孢曲松等三代头孢菌素</u>。

（3）慢性菌痢

1）一般治疗：注意生活规律，进食易消化的食物，忌食生冷、油腻及刺激性食物，积极治疗肠道寄生虫病及其他慢性消化道疾患。

2）病原治疗：<u>根据病原菌药敏试验结果选用有效抗菌药物</u>，通常联合或交替使用两种不同类型的抗菌药物，延长疗程，必要时可多疗程治疗。也可用 0.3% 小檗碱液、5% 大蒜素液、2% 磺胺嘧啶银悬液等灌肠液保留灌肠，每次 100～200mL，每晚一次，10～14 日为一疗程。灌肠液中可添加小剂量糖皮质激素以提高疗效。

3）对症治疗：有肠道功能紊乱者可采用镇静或解痉药物。有菌群失调者可予微生态制剂。

8. 预防 菌痢的预防应采用以切断传播途径为主的综合预防措施。

（1）管理传染源：急、慢性患者和带菌者应隔离或定期进行随访，并给予彻底治疗，直至大便培养阴性。

（2）切断传播途径：做好"三管一灭"，养成良好的个人卫生习惯。

（3）保护易感人群：目前尚无获准生产的可有效预防志贺菌感染的疫苗。

细目四　霍乱

霍乱是由霍乱弧菌引起的<u>烈性肠道传染病</u>，为我国<u>甲类传染病</u>，也是国际检疫传染病。霍乱患者典型的临床表现为<u>起病急，腹泻剧，多伴呕吐，并可由此导致脱水、肌肉痉挛，严重者可发生循环衰竭和急性肾衰竭</u>。

1. 病原学 <u>O_1 群霍乱弧菌为霍乱的主要致病菌</u>。霍乱弧菌能产生内毒素、外毒素。外毒素即霍乱肠毒素，是主要致病因素。

2. 流行病学

（1）传染源：患者和带菌者是传染源。

（2）传播途径：主要通过<u>粪－口途径传播</u>，<u>日常生活接触和苍蝇等媒介传播</u>也是重要的传播途径。

（3）易感人群：人群普遍易感。

（4）流行季节与地区：在我国霍乱流行季节为<u>夏秋季，以 7～10 月为多</u>。流行地区主要是沿海一带。

（5）O_{139} 群霍乱的流行特征：病例无家庭聚集性，发病以成人为主，男性多于女性，主要经水和食物传播。O_{139} 群是首次发现的新流行株，人群普遍易感。在霍乱地方性流行区，人群对 O_1 群霍乱弧菌有免疫力，但不能保护免受 O_{139} 群霍乱弧菌的感染。现有的霍乱菌苗对 O_{139} 群霍乱无保护作用。

3. 发病机制与病理

（1）发病机制：霍乱弧菌到达肠道后，穿过肠黏膜表面的黏液层，黏附于小肠上段黏膜上皮细胞刷状缘并大量繁殖，在局部产生大量霍乱肠毒素导致发病，形成霍乱特征性的剧烈水样腹泻。

（2）病理：剧烈腹泻和呕吐，导致体内水和电解质大量丢失，迅速出现脱水、电解质和酸碱平衡紊乱，严重者可出现循环衰竭。本病病理特点主要是严重脱水导致的一系列改变，而组织器官器质性损害轻微。

4. 临床表现　潜伏期1～3日，短者数小时，长者7日。

（1）典型表现

1）泻吐期：多以剧烈腹泻开始，病初大便尚有粪质，迅速成为黄色水样便或米泔水样便，无粪臭，每日可达数十次，甚至失禁。一般无发热和腹痛（O$_{139}$群除外），无里急后重。呕吐多在腹泻数次后出现，常呈喷射状，呕吐物初为胃内容物，后为水样，严重者亦可为米泔水样，轻者可无呕吐。本期持续数小时至2～3日。

2）脱水期：由于频繁的腹泻和呕吐，大量水和电解质丧失，患者迅速出现脱水和循环衰竭。

3）恢复期或反应期：患者脱水如能得到及时纠正，多数症状迅速消失。

（2）临床分型：见下表。

霍乱临床分型

临床表现	轻型	中型	重型
脱水程度（体重%）	小于5%	5%～10%	10%以上
精神状态	尚好	呆滞或不安	极度烦躁或静卧不动，甚至昏迷
声音嘶哑	无	轻度	嘶哑或难以发音
皮肤	稍干，弹性略差	干燥，缺乏弹性	弹性消失
发绀	无	有	明显
口唇	稍干	干燥	极度干燥
眼窝、囟门	稍陷	明显	深陷，目闭不紧
指纹皱瘪	无	有	干瘪
肌肉痉挛	无	有	严重
脉搏	正常	细数	弱而速或无
血压	正常	12～9.33kPa	低于9.33kPa或0
尿量	略减少	＜500mL	＜50mL
血浆比重	1.025～1.030	1.031～1.040	＞1.040

（3）并发症

1）肾衰竭：是霍乱最常见的严重并发症，也是常见的死因。

2）急性肺水肿：代谢性酸中毒可导致肺循环高压，后者又因补充大量不含碱的盐水而加重。

3）其他：如低钾综合征、心律失常等。

5. 实验室检查与其他检查

（1）一般检查：①血液检查：脱水致血液浓缩，外周血红细胞、白细胞和血红蛋白均增高。②尿液检查：部分患者尿中可有少量蛋白、红白细胞及管型。③粪便常规：可见黏液或少许红、白细胞。

（2）血清学检查：抗菌抗体中的抗凝集素抗体在病后第5日出现，1～3周达高峰。若双份血清抗凝集素抗体滴度增长4倍以上，有诊断意义。

（3）病原学检查：①粪便涂片染色：取粪便或早期培养物涂片做革兰染色镜检，可见革兰阴性、稍弯曲的弧菌。②悬滴检查：此检查可用于快速诊断。③增菌培养：所有疑为霍乱的患者，除做粪便显微镜检外，均应进行增菌培养。④PRC：可快速诊断及进行群与型的鉴别。⑤快速辅助检测：目前使用较多的是霍乱弧菌胶体金快速检测法，用于快速诊断。

6. 诊断与鉴别诊断

（1）诊断

1）疑似霍乱诊断标准：具有下列两项之一者，诊断为疑似霍乱：①凡有典型临床症状，如剧烈腹泻，水样便（黄水样、清水样、米泔样或血水样），伴有呕吐，迅速出现脱水，循环衰竭及肌肉痉挛（特别是腓肠肌）的首发病例，在病原学检查尚未肯定前，应诊断为疑似霍乱。②霍乱流行期间有明确接触史（如同餐、同住或护理者等），并发生泻吐症状，而无其他原因可查者。

2）临床诊断：霍乱流行期间的疫区内，凡有霍乱典型症状，粪便培养 O_1 群及 O_{139} 群霍乱弧菌阴性，但无其他原因可查者。

3）确定诊断：具有下列三项之一者，可诊断为霍乱：①凡有腹泻症状，粪便培养 O_1 群或 O_{139} 群霍乱弧菌阳性。②在流行期间的疫区内有腹泻症状，做双份血清抗体效价测定，如血清凝集试验呈 4 倍以上或杀弧菌抗体呈 8 倍以上增长者。③在疫源检查中，首次粪便培养检出 O_1 群或 O_{139} 群霍乱弧菌，前 5 日内有腹泻症状者。

4）带菌者：指无腹泻或呕吐等临床症状，但粪便中检出 O_1 群或（和）O_{139} 群霍乱弧菌者。

（2）鉴别诊断：应与其他病原体所引起的腹泻相鉴别。

7. 治疗 本病的处理原则是严格隔离，迅速补充水及电解质，以纠正脱水、电解质平衡紊乱和酸中毒，辅以抗菌治疗及对症治疗。

（1）一般治疗：可给予流质饮食，但剧烈呕吐者应禁食，恢复期逐渐增加饮食，重症患者应注意保暖、给氧、监测生命体征。

（2）补液治疗：及时足量补液是治疗本病的关键。补液的原则是早期、快速、足量，先盐后糖，先快后慢，纠酸补钙，见尿补钾。

1）静脉补液：采用 5：4：1 溶液，即每升液体含氯化钠 5g，碳酸氢钠 4g 和氯化钾 1g，另加 50% 葡萄糖注射液 20mL 以防止低血糖。临床分型的轻、中、重型分别给 3000 ～ 4000mL、4000 ～ 8000mL、8000 ～ 12000mL。

2）口服补液：口服补液盐。低渗口服补液盐（口服补液盐Ⅲ）尤适用于儿童。

（3）抗菌治疗：目前常用药物为氟喹诺酮类，如环丙沙星等。

（4）对症治疗：中毒性休克，可给予糖皮质激素和血管活性药物；出现心衰、肺水肿者应调整输液速度，酌情使用利尿剂及强心剂等。

8. 预防

（1）控制传染源：停用抗菌药物后大便培养每日 1 次，连续 3 次阴性方可解除隔离。

（2）切断传播途径：改善环境卫生，加强饮水和食品管理。

（3）保护易感人群：霍乱疫苗的研制已转向口服疫苗方向。目前，此类疫苗主要用于保护地方性流行区的高危人群。

细目五 结核病

结核病是由结核分枝杆菌引起的慢性感染性疾病，可累及全身多个脏器，以肺结核最为常见。

1. 病原学 结核分枝杆菌属于放线菌目、分枝杆菌科、分枝杆菌属，可分为人结核分枝杆菌、牛结核分枝杆菌、非洲分枝杆菌和田鼠分枝杆菌等。

2. 流行病学

（1）传染：开放性肺结核患者的排菌是结核传播的主要来源。

（2）传播途径：呼吸道传播、消化道传播、垂直传播、其他途径传播。

（3）易感人群：生活贫困、居住拥挤、营养不良等因素是社会经济落后地区人群结核病高发的原因。免疫抑制状态患者尤其好发结核病。

（4）流行特征：高耐药性导致结核病难以控制。

3. 病理 基本病理变化包括渗出型病变、增生型病变、干酪样坏死。

4. 临床表现

（1）肺结核的症状和体征：①全身症状：发热为肺结核最常见的全身中毒性症状，多数为长期低热。②呼吸系统症状：浸润性病灶患者咳嗽轻微，干咳或仅有少量黏液痰。③体征：继发性肺结核好发于上叶尖后段，故听诊于肩胛间区闻及细湿啰音，有较大提示性诊断价值。

（2）肺外结核的临床类型和表现：结核病是一个全身性的疾病，肺结核仍是结核病的主要类型，但其他系统的结核病亦不能忽视。

5. 实验室检查

（1）细菌学检查：痰结核分枝杆菌检查是确诊肺结核最特异性的方法，包括涂片抗酸染色镜检、细菌培养、分子生物学检测。

（2）影像学检查：X线影像表现取决于病变类型和性质。

（3）免疫学检查：①结核菌素试验（TST）特异性低；②特异性结核抗原可反映机体是否存在结核感染。

6. 诊断与鉴别诊断

（1）诊断

1）病史和临床表现：肺结核常有低热、乏力、消瘦。

2）潜伏性结核感染的诊断（略）

3）活动性结核的诊断：痰中找到结核杆菌，抗结核治疗有效，即可诊断肺结核。

4）肺外结核的诊断（略）

5）结核病的诊断分类

中国肺结核分类法（按病变部位）

分类	分类标准
原发性肺结核（代号：Ⅰ型）	为原发结核感染所致的临床病症，包括原发复合征及胸内淋巴结结核
血行播散型肺结核（代号：Ⅱ型）	包括急性血行播散型肺结核（急性粟粒型肺结核）及亚急性、慢性血行播散型肺结核
继发性肺结核（代号：Ⅲ型）	肺结核中的一个主要类型，包括浸润性、纤维空洞性及干酪性肺炎等
气管、支气管结核（代号：Ⅳ型）	包括气管、支气管黏膜及黏膜下层的结核病
结核性胸膜炎（代号：Ⅴ型）	临床上已排除其他原因引起的胸膜炎，包括结核性干性胸膜炎、结核性渗出性胸膜炎、结核性脓胸

（2）鉴别诊断

1）肺癌：肺癌多见于40岁以上男性，多有刺激性咳嗽、胸痛和进行性消瘦。胸片上结核球周围可有卫星灶、钙化，而肺癌病灶边缘常有切迹、毛刺。胸部CT对鉴别有帮助。

2）肺炎：细菌性肺炎起病急，伴高热、寒战、胸痛、气急，X线片示病变常局限于一个肺叶或肺段，血白细胞计数、中性粒细胞增多，抗生素治疗有效可协助鉴别。

7. 预防　预防措施包括：①建立防治系统；②早期发现和彻底治疗；③疫苗接种。

细目六　布鲁菌病

布鲁菌病又称波状热，是布鲁菌感染引起的自然疫源性疾病，临床上以长期发热、多汗、乏力、肌肉和关节疼痛、肝、脾及淋巴结肿大为主要特点。

1. 病原学　布鲁菌属是一组革兰阴性短小杆菌，兼性细胞内寄生，没有鞭毛，不形成芽孢或荚膜。

2. 流行病学

（1）传染源：与人类有关的传染源主要是羊、牛及猪，其次是犬、鹿、马、骆驼等。布鲁菌病首先在染菌动物间传播，造成带菌或发病，然后波及人类。

（2）传播途径：①经皮肤及黏膜接触传染；②经消化道传染；③经呼吸道传染；④其他，如苍蝇携带、蜱虫叮咬等。

（3）易感人群：人群普遍易感，病后可获较强免疫力，因此再次感染者很少。疫区居民可因隐性感染而获免疫。

（4）流行特征：全球性疾病。

3. 发病机制与病理 几乎所有的组织器官均可侵犯，以单核–吞噬细胞系统最为常见。

4. 临床表现 潜伏期一般为 1～3 周，平均 2 周。

（1）急性感染（6个月内）：主要症状为发热（多为不规则热，少数为典型的波状热）、多汗（夜间或凌晨热退时大汗淋漓）、乏力、肌肉和关节疼痛、睾丸疼痛等。

（2）慢性感染（6个月以上）：布鲁菌病可以局限在几乎所有的器官，最常局限在骨、关节、中枢神经系统。

（3）并发症和后遗症：①血液系统；②眼睛；③神经、精神系统；④心血管系统；⑤运动系统；⑥其他。

5. 实验室检查及其他检查

（1）外周血象：白细胞计数正常或偏低，淋巴细胞相对或绝对增加，可出现少数异型淋巴细胞。

（2）病原学检查：取血液、骨髓、组织、脑脊液等做细菌培养，急性期培养阳性率高。

（3）免疫学检查：①平板凝集试验：用于初筛；②试管凝集试验；③补体结合试验；④抗人球蛋白试验；⑤酶联免疫吸附试验（ELISA）：1∶320 为阳性，可分别定量检测特异性 IgG、IgM 和 IgA 型抗体水平，灵敏性和特异性均较好。

（4）特殊检查：并发骨关节损害可行 X 线、MRI、CT 等影像学检查。

6. 诊断与鉴别诊断

（1）诊断

1）急性感染可通过流行病学史、临床表现和实验室检查诊断：①流行病学接触史：有传染源密切接触史或疫区生活接触史。②具有该病临床症状和体征并排除其他疑似疾病。③实验室检查：病原分离、试管凝集试验、ELISA 等检查阳性。

凡具备①、②项和第③项中的任何一项检查阳性即可确诊为布鲁菌病。

2）慢性感染者和局灶性感染者诊断有时相当困难，获得细菌培养结果最为可靠。

（2）鉴别诊断：与长期发热性疾病进行鉴别。

7. 治疗

（1）急性感染

1）对症和一般治疗。

2）病原治疗：①成人及 8 岁以上儿童：首选多西环素（又称强力霉素）联合利福平；或多西环素联合链霉素。②8 岁以下儿童：采用利福平联合复方新诺明治疗，也可采用利福平联合氨基糖苷类药物治疗。③孕妇：可采用利福平联合复方新诺明治疗；如果在妊娠 2 周内发生布鲁菌病，选用三代头孢菌素类药物联合复方新诺明治疗，可减少妊娠中断的发生。药物治疗对孕妇存在潜在危险性，应权衡利弊使用。④并发症：存在并发症者一般可考虑应用三联或三联以上药物治疗，并需适当延长疗程。

（2）慢性感染：治疗较为复杂，包括病原治疗、脱敏治疗、对症治疗。

8. 预防 对疫区传染源进行检疫。必要时可用药物预防。

第四单元　消毒与隔离

细目一　消毒

1. 消毒的概念　消毒是用物理、化学、生物学的方法清除或杀灭体外环境中的病原微生物，使其达到无害化程度的过程。

灭菌是一个绝对的概念，是指用物理或化学方法除去或杀灭全部微生物的过程。灭菌后的物品必须是完全无菌的。

2. 消毒的目的　防止病原体传播发散，引起流行；防止患者再感染，发生交叉感染；保护医护人员。

3. 消毒的种类

（1）预防性消毒：能控制或减少未被发现或未被管理的传染源污染所引起的传染病传播。

（2）疫源地消毒

1）随时消毒（传染源仍在）。

2）终末消毒：①患者的终末处理；②病室单位的终末处理。终末消毒的目的是完全杀灭和清除患者所播散遗留的病原体。终末消毒应在患者离开后立即进行。

4. 消毒方法

（1）消毒方法的分类

1）灭菌法：杀灭包括细菌芽孢的一切微生物。主要有热力、电离辐射、微波等物理方法和甲醛、戊二醛、过氧乙酸、环氧乙烷等化学灭菌剂。

2）高效消毒法：能杀灭一切细菌繁殖体（包括分枝杆菌）、病毒、真菌及其孢子，并对细菌芽孢有显著杀灭作用。主要有紫外线消毒法和臭氧、含氯消毒剂、过氧化氢等。

3）中效消毒法：杀灭除细菌芽孢以外的各种微生物。主要有超声波消毒法和中效消毒剂如醇类、碘类、酚类消毒剂等。

4）低效消毒法：只能消灭细菌繁殖体、部分真菌和亲脂性病毒。物理低效消毒方法有通风换气、冲洗和洗手等；化学低效消毒剂有氯己定（洗必泰）、苯扎溴铵（新洁尔灭）等。

（2）物理消毒法

1）热力消毒法：用热力破坏微生物结构，是应用最早、效果可靠、使用最广泛的方法。①干热消毒灭菌法：燃烧法、干烤法；②湿热消毒灭菌：煮沸消毒法、高压蒸汽灭菌法、巴氏消毒法、流动蒸汽消毒法。

2）光照消毒法：又称辐射消毒法，主要是利用紫外线的杀菌作用，使菌体蛋白质发生光解、变性而致细菌死亡。包括日光暴晒法、紫外线灯管消毒法、臭氧灭菌灯消毒法。

3）电离辐射灭菌法：利用放射性核素 ^{60}Co 发射高能 γ 射线或电子加速器产生的高能电子束进行辐射灭菌。

4）微波消毒灭菌法：靠微波产热灭菌。常用于食物及餐具的消毒、医疗药品及耐热非金属材料器械的消毒灭菌。

5）过滤除菌：院内常用过滤除菌来清除空气及液体中的微生物。

（3）化学消毒法：分为灭菌剂和高、中、低效消毒剂。常用的化学消毒剂有醇类（75% 乙醇等）、碘类消毒剂（碘酊、碘伏等）、含氯化合物（漂白粉、次氯酸钠、84 消毒液等）、醛类、杂环类气体消毒剂、过氧化物类（双氧水等）、酚类、季铵盐类（新洁尔灭、消毒净等）和洗必泰等。

5. 消毒方法的监测

（1）物理测试法：通过仪表来测试消毒时的温度、压力及强度等。

（2）化学指示剂测试法：利用其颜色变化指示灭菌时所达到的温度。

（3）生物指示剂测试法：利用非致病菌芽孢作为指示菌以测定灭菌效果。

（4）自然菌采样测定法：用于表面消毒效果检测。

（4）无菌检查法：检测样品中的需氧菌、厌氧菌和真菌，除阳性对照外，其他均不得有菌生长。

细目二　隔离

1. 隔离的概念　隔离是将传染期内的传染病患者或病原携带者置于不能传染给他人的条件之下，暂时避免与周围人群接触，防止病原体扩散，便于管理和消毒，同时也使患者得到及时的治疗。

2. 隔离的种类

（1）严密隔离：适用于经飞沫、分泌物、排泄物直接或间接传播的烈性传染病及传播途径不明的传染病，如鼠疫（肺鼠疫）、肺炭疽、传染性非典型肺炎、霍乱等的隔离。凡传染性强、病死率高的传染病均需采取严密隔离。

（2）呼吸道隔离：适用于以空气中的飞沫传播为主的传染病，如肺结核、流脑等的隔离。

（3）肠道隔离：适用于以粪 – 口途径传播为主的传染病，如伤寒、细菌性痢疾等。

（4）接触隔离：适用于经体表或伤口直接或间接接触而感染的疾病，如破伤风、气性坏疽等。

（5）血液 – 体液隔离：主要用于预防直接或间接接触传染性血液或体液的传染性疾病，如乙型肝炎、丙型肝炎、艾滋病等。

（6）虫媒隔离：适用于以昆虫为媒介而传播的疾病，如乙型脑炎、流行性出血热、疟疾等。

（7）保护性隔离：适用于抵抗力低或极易感染的患者，如严重烧伤、早产儿、白血病等。

3. 隔离的期限　根据传染病的最长传染期确定。

细目三　医院感染

1. 医院感染的概念

（1）定义：医院感染是指住院患者在医院内获得的感染，包括在住院期间发生的感染和在医院内获得出院后发生的感染，但不包括入院前已开始或者入院时已处于潜伏期的感染。医院工作人员在医院内获得的感染也属医院感染。

（2）诊断标准

1）属于医院感染的情况：①入院 48 小时后发生的感染为医院感染；自入院起超过平均潜伏期后发生的感染（入院至发病的时间＞潜伏期）。②在原有感染基础上出现其他部位新的感染（除外脓毒血症迁徙灶），或在原感染已知病原体基础上又分离出新的病原体（排除污染和原来的混合感染）的感染。③新生儿在分娩过程中和产后获得的感染。④由于诊疗措施激活的潜在性感染，如疱疹病毒、结核杆菌等的感染。⑤医务人员在医院工作期间获得的感染。

2）不属于医院感染的情况：①皮肤黏膜开放性伤口只有细菌定殖而无炎症表现；②由于创伤或非生物性因子刺激而产生的炎症表现；③新生儿经胎盘获得（出生后 48 小时内发病）的感染，如单纯疱疹、弓形体、水痘等；④患者原有的慢性感染在医院内急性发作；⑤潜在感染激活（如带状疱疹、梅毒、结核）。

3）临床常见的医院感染：①中心导管相关血流感染；②呼吸机相关肺炎；③导尿管相关尿路感染；④手术部位感染。

2. 医院感染的防护原则　标准预防，即医院所有的患者均被视为具有潜在传染的患者，须进行隔离，这是预防医院感染的有效措施。

（1）标准预防基本特点：①强调双向防护；②既要防止血源性疾病的传播，也要防止非血源性疾病的传播；③根据疾病的主要传播途径，采取相应的隔离措施，包括接触隔离、空气隔离和飞沫隔离。

（2）标准预防操作原则。

（3）隔离措施：接触隔离、空气隔离、飞沫隔离。

医学人文

第十四章　医学伦理学

第一单元　医学伦理学与医学目的、医学模式

细目一　医学伦理学

1. 伦理学、医学伦理学、医学道德　伦理学亦称道德哲学，是关于道德现象及其理论的学科。

　　医学伦理学是伦理学与医学相互交融的一门学科，是应用伦理学的理论、方法研究医学活动中的道德的科学。

　　医学伦理学的主要目的，是为医疗实践及其相关领域的活动，提供价值标准和行为规范。

　　医学道德是医务人员的职业道德，简称医德，是医务人员处理与病人、与社会关系的原则和规范。

2. 医学伦理学的研究对象、研究内容

　　（1）研究对象：①道德现象，包括医德意识现象、医德规范现象、医德活动现象。②道德关系，包括医务人员与病人的关系，与病人家属的关系；医务人员之间的关系；医务人员与社会的关系；医务人员与医学发展的关系。

　　（2）研究内容：①医学道德理论：医学道德的起源、本质、特点、发生发展规律、社会作用；医学历史中的医学道德；医学伦理学的基本理论；医学伦理学的发展趋势。②医学道德规范体系：如医德的原则、规范、范畴。③医学道德实践：如医学道德教育和修养、医德评价的标准和方法、医学临床、卫生保健、医学研究、医学发展中问题的道德研究。

细目二　医学目的、医学模式

1. 医学目的　医学目的是为满足社会需求而确定的目标，体现了对医务人员的理想和愿望。医学的目的激励着医务人员的行为，引领着医学技术的发展方向。

2. 医学模式的类型

　　（1）神灵主义医学模式：原始的医学模式，认为疾病乃是神灵的惩罚。

　　（2）自然哲学医学模式：以古代朴素的唯物论和辩证法为指导，如阴阳五行学说等。

　　（3）机械论医学模式：是在西方经验哲学和现代物理学的影响下发展起来的医学模式，把人比作机器，用机械观解释一切人体现象。

　　（4）生物医学模式：疾病的机制是外界特定的生物或理化因素，作用于人体的细胞、组织或器官上，

导致形态学或化学上的变化和功能障碍。

（5）生物－心理－社会医学模式：心理、社会因素与疾病的发生、发展、转化有着密切的联系。

第二单元　中国医学的道德传统

时期	医学家	道德境界
古代	张仲景	"救人活命""上以疗君亲之疾，下以救贫贱之厄"
古代	孙思邈	《备急千金要方》中的"论大医习业""论大医精诚"
现代	张孝骞	被尊为"医圣""协和"泰斗、"湘雅轩辕"；座右铭是"戒、慎、恐、惧"；临床思维诊治模式是"和病人在一起""在病人面前，我们永远是个小学生"；诊治病人态度是"我们诊治病人就要有'如临深渊，如履薄冰'的态度"
现代	林巧稚	妇产科专家，被尊称为"万婴之母"
当代	屠呦呦	共和国勋章、诺贝尔生理学或医学奖、联合国教科文组织生命科学研究金奖等殊荣获得者，研究发现青蒿素治疗疟疾
当代	钟南山	我国"公共卫生事件应急体系建设的重要推动者"，"非典""新冠"功勋

第三单元　医学伦理学的理论基础

细目一　生命论

1. 生命神圣论　是指人的生命至高无上，神圣不可侵犯。

2. 生命质量论

（1）标准：主要质量（个体的身体或智力状态）、根本质量（生命的意义和目的，与其他人在社会和道德上的相互作用）和操作质量（如智商，用来测知智能方面的质量）。

（2）意义：有利于提高人口素质；有利于控制人口增长；有利于人类自我认识的飞跃。

3. 生命价值论　是生命神圣与生命质量统一的理论。生命价值论将生命的内在价值和外在价值统一起来，可以避免就个体生命的某一阶段或某个时期来判断生命的价值。

细目二　人道论

1. 医学人道主义的含义　医学人道主义的内涵包括：在关于人的价值标准问题上，认为人的生命是宝贵的；人的生命和尊严具有最高的价值，应当受到尊重。

2. 医学人道主义的核心内容　尊重病人的生命、人格、权利。

细目三　美德论

医德品质的内容

（1）仁爱：以人道主义的精神关心爱护病人，尊重病人的各项权利，同情病人的痛苦，全身心地为病人服务。

（2）严谨：严肃认真的工作作风，表里如一的做人准则，精勤不倦的科学精神。

（3）诚挚：忠诚医学科学，潜心医学事业，对病人要讲诚信，具有宽厚、诚挚的人格品德。

（4）公正：对待病人一视同仁，在医疗资源分配等问题上公平公正。

（5）奉献：以病人和社会的利益为重。为维护病人和社会利益，敢于牺牲自身利益。

细目四　功利论

1.功利论的含义　功利论，是以"功利"作为道德标准的学说。功利论认为人的本性就是追求快乐和幸福。由于利益是幸福和快乐的基础，所以追求利益就成为道德的标准。

2.医德功利的特征　①使病人尽早康复；②具有明确的为病人解除病痛的动机。

细目五　道义论

1.道义论的含义　强调人的责任、义务。人与人之间的相互尊重、关心、帮助成为社会道义。

2.医学道义论　强调医务人员的责任和义务。尊重病人，理解病人的疾苦，提供诊治。

第四单元　医学道德的规范体系

细目一　医学道德原则

1.尊重　尊重病人的人格、自主决定权、隐私、病人家属。

2.无伤　从病人的利益出发，为病人提供最佳的诊治、护理。

3.公正　一视同仁，公平对待每一位病人，公正分配医疗卫生资源，公正对待病人。

细目二　医学道德规范

医学道德规范的内容　救死扶伤，忠于医业；钻研医术，精益求精；一视同仁，平等待患；慎言守密，礼貌待人；廉洁奉公，遵纪守法；互学互尊，团结协作。

细目三　医学道德范畴

1.权利与义务

（1）权利

1）病人权利：平等医疗权、自主权、知情同意权、监督权、保密和隐私权、拒绝治疗及试验权。

2）医务人员权利：有权对病人的疾病做出判断，采取必要的治疗措施；开具诊断证明；有权要求病人或病人家属配合诊治。

（2）义务：不以获取某种相应的权利或报偿为前提的特点。

2.情感与良心

（1）情感：同情感、责任感、事业感。三个特点，即医学职业的特殊性、理智性、纯洁性。

（2）良心：道德责任感和自我评价能力。

（3）医德良心的作用：医疗行为前的选择作用；医疗行为中的监督作用；医疗行为后的评价作用。

3.审慎与保密

（1）审慎：周密思考和医疗过程中的谨慎认真。

（2）保密：对病人隐私的保密；体现病人对医务人员的信任。

4.荣誉与幸福

（1）荣誉：个人荣誉与集体荣誉的统一。

（2）幸福：物质生活和精神生活的统一。

第五单元　处理与病人关系的道德要求

细目一　医患关系的特点

1. 医患关系　医患关系是医疗活动中首要的关系，是医学伦理学的核心问题和主要研究对象。医患关系的内容包括技术方面的关系（诊疗方案、措施的制定和实施而产生的关系）和非技术方面的关系（道德、经济、价值、法律）等。

2. 医患关系的模式　主动－被动型、指导－合作型、共同参与型。

3. 影响医患关系的主要因素　医生（医疗观、道德修养、服务态度和责任感等）、病人（就医道德、对医务人员是否信任等）、管理及社会（医院管理制度是否科学完备，卫生法规是否健全）。

4. 处理与病人关系的道德原则　以病人利益为本；尊重病人权利；一视同仁。

细目二　与病人沟通的道德要求

1. 与病人沟通的原则　尊重原则、自律原则、科学原则。

2. 与病人沟通的方法　①认真、仔细地倾听；②有针对性地说明；③在沟通中深入分析、及时判断。

3. 医患冲突的防范　理解病人及家属心情；发现矛盾，及时沟通化解；出现纠纷，尽快向上级和有关部门报告，有效处置。

第六单元　处理医务人员之间关系的道德要求

细目一　正确处理医务人员之间关系的意义

①有利于提高医疗服务水平；②有利于医务人员成才。

细目二　正确处理医务人员之间关系的道德原则

互相尊重、互相支持、互相监督、互相学习。

第七单元　临床诊疗的道德要求

细目一　临床诊疗的道德原则

1. 最优化原则　也叫最佳方案原则。其内容是：疗效较佳，安全无害，痛苦最小，耗费最少。是最普通、最基本的治疗原则。

2. 知情同意原则　知情同意原则是临床诊疗工作中基本的伦理准则之一。

3. 保密原则　保守医疗秘密，不得随意泄露病人的疾病情况等个人隐私。

4. 生命价值原则　是医疗行为选择的重要伦理依据。

细目二　临床诊断的道德要求

1. 中医四诊的道德要求　安神定志、实事求是。

2. 体格检查的道德要求　全面系统，认真细致；关心体贴，减少痛苦；尊重病人，心正无私。

3. 辅助检查的道德要求　目的明确，诊治需要；知情同意，尽职尽责；综合分析，切忌片面；密切联系，加强协作。

细目三　临床治疗的道德要求

1. 诊治急症病人的道德要求　①诊治急症病人，随机性强，时间性强，协作性强；②争分夺秒，全力抢救，及时与家属沟通，敢于承担风险，与相关科室医务人员密切配合。

2. 中医治疗的道德要求　帮助病人建立对中医治疗的认知、尊重隐私、减轻痛苦、确保安全。

3. 药物治疗的道德要求　①对症下药，剂量安全；②合理配伍，细致观察；③节约费用，公正分配。

4. 手术治疗的道德要求　术前严格掌握手术指征；术中精诚团结，密切协作；术后促进病人康复。

5. 心理治疗的道德要求　①掌握和运用心理治疗的知识、技巧，给病人以心理支持；②以健康、稳定的心理状态去影响和帮助病人；③为病人的隐私保密。

6. 康复治疗的道德要求　①理解病人，热爱康复工作；②躯体康复与心理康复并重；③密切合作。

7. 临终关怀的道德要求　①尊重病人的人格、权利；②照护为主，缓解病人的疼痛；③给病人以心理支持；④给病人家属以安慰。

细目四　新技术临床应用的道德要求

1. 实施人类辅助生殖技术的伦理原则　①有利于病人的原则；②夫妻双方自愿和知情同意的原则；③确保后代健康的原则；④维护社会公益的原则；⑤互盲和保密的原则；⑥严防精子、卵子商品化的原则；⑦伦理监督原则。

2. 人体器官移植的伦理原则　①知情同意原则；②尊重原则；③效用原则；④禁止商业化原则；⑤保密原则；⑥伦理审查原则。

3. 人类胚胎干细胞研究和应用的伦理原则　①尊重原则；②知情同意原则；③安全和有效原则；④防止商品化原则。

4. 基因诊断和基因治疗的伦理原则　①尊重与平等原则；②知情同意原则；③保护隐私原则；④以治疗为目的原则。

第八单元　医学研究的道德要求

细目一　医学科研工作的基本道德要求

医学研究的基本道德要求

（1）道德准则：实事求是，真诚协作。

（2）工作作风：严肃的治学态度，严格的工作作风，严密的科学手段。

细目二　人体试验的道德要求

人体试验的道德原则　①知情同意原则；②维护病人利益原则；③医学目的原则；④伦理审查与科学审查统一原则。

第九单元　医学道德的评价与良好医德的养成

细目一　医学道德评价

1. 医学道德评价的标准

（1）疗效标准：是否有利于疾病的缓解、痊愈和保障生命安全。这是评价和衡量医务人员医疗行为是否符合道德及道德水平高低的重要标志。

（2）社会标准：医疗行为是否有利于人类生存环境的保护和改善。

（3）科学标准：医疗行为是否有利于促进医学科学的发展和社会的进步。

2. 医学道德评价的依据　动机与效果统一、目的和手段统一。

3. 医学道德评价的方式　内心信念、社会舆论、传统习俗。

细目二　医学道德教育的方法

①提高医德认识；②培养医德情感；③养成医德行为和习惯。

细目三　医学道德修养

1. 医学道德修养的意义　良好的医德修养是医务人员的职业特征，是社会对医务人员的期望，是医疗卫生事业发展的保障。

2. 医学道德修养的途径　坚持实践。

第十单元　医学伦理学文献

细目一　国外文献

1.《赫尔辛基宣言》（涉及人类受试者医学研究的伦理准则）（2000 年修订）　①必须保护受试者准则。②必须符合医学目的的准则。③必须经受试者知情同意准则。④必须接受伦理审查准则。

2. 生命伦理学《吉汉宣言》（2000 年）　主张科技必须考虑公共利益。意识到生物学与医学的巨大进展，保证人权的迫切需要，滥用这个进展可能给人权带来的危险。

3.《国际性研究中的伦理与政策问题：发展中国家的临床试验》（2001 年）　①对临床试验伦理行动的基本要求。②提供已确定的有效治疗作为对照。③公平对待和尊重参加者。④获得试验后利益。⑤在国际性临床试验中确保保护研究参加者。

4. 国际人类基因组组织（HUGO）伦理委员会关于《人类基因组数据库的声明》（2002 年）　建议：①人类基因组数据库是全球的公共财产。②个人、家庭、社群、商业实体、机构和政府应促进这项公共财产。③应该鼓励数据的自由流动以及从使用数据库研究中所获利益的公平和公正的分配。④应尊重个人、家庭与社群的选择和隐私。⑤应保护个人、家庭与社群，防止歧视和侮辱。⑥研究人员、机构与商业实体有权为数据库做出智力和财政贡献而获得公平回报。

5. 国际医学科学组织委员会《人体生物医学研究国际道德指南》（2002 年 8 月修订）　指南由 21 条指导原则组成，旨在规范各国的人体生物医学研究政策，根据各地情况应用伦理标准，以及确立和完善伦理审查机制。

细目二　国内文献

1.《突发公共卫生事件应急条例》（2003 年 5 月 9 日国务院 375 号令）　①总则。②预防与应急准备。③报告与信息发布。④应急处理。⑤法律责任。⑥附则。

2. 中华人民共和国卫生部《人类辅助生殖技术和人类精子库伦理原则》（2003 年）　①有利于病人的原则。②知情同意的原则。③保护后代的原则。④社会公益原则。⑤保密原则。⑥严防商业化的原则。⑦伦理监督的原则。

3. 中华人民共和国科技部、卫生部《人胚胎干细胞研究伦理指导原则》（2003 年）　该文件明确了人胚胎干细胞的来源定义、获得方式、研究行为规范等，并再次申明中国禁止进行生殖性克隆人的任何研究；禁止买卖人类配子、受精卵、胚胎或胎儿组织。

4. 中华人民共和国国家中医药管理局《中医药临床研究伦理审查管理规范》（2010）　该文件对开展中

医药临床研究的医疗机构、科研院所、高等院校的伦理委员会建设作出了规定，对在中药临床研究中受试者安全作出了具体要求。

5. 中华人民共和国卫生与计划生育委员会《涉及人的生物医学研究伦理审查办法》(2016) 该文件进一步明确了医疗卫生伦理委员会的职责和任务，补充了伦理审查的原则、规程、标准和跟踪审查的相关内容，进一步阐述了知情同意的基本内容和操作规程。

第十五章 卫生法规

【本章通关解析】

卫生法规在中西医结合执业（助理）医师资格考试中权重较小，执业医师平均每年出题约占 10 分（医学综合总分 600 分）；执业助理医师平均每年出题约占 5 分（医学综合总分 300 分）。其题型多样，要点分散，涵盖面广，但试题较简单，最易拿分。本科目所考内容主要是一些常用的法条、法规，法条有的内容就是要点，法条没有的内容就是错误选项。

历年考点主要分布在《医师法》《传染病防治法》《药品管理法》《突发公共卫生事件应急条例》《医疗纠纷预防和处理条例》等章节。学习本科目应力求联系实际，重在理解；观其大略，不需精确；运用多样记忆，重视解题技巧。

1. 卫生法的各种具体表现形式 ①《宪法》；②法律；③卫生行政法规；④地方性卫生法规；⑤卫生规章；⑥卫生标准；⑦卫生国际条约。

2. 卫生法的基本原则 ①卫生保护原则；②预防为主原则；③公平原则；④保护社会健康原则；⑤患者自主原则。

3. 卫生法律责任 ①卫生民事责任；②卫生行政责任；③卫生刑事责任。

4. 卫生法中的民事责任特征 ①主要是财产责任；②是一方当事人对另一方的责任；③是补偿当事人的损失；④在法律允许的条件下，民事责任可以由当事人协商解决。

5. 构成损害赔偿的民事责任应同时具备的条件 ①损害的事实存在；②行为的违法性；③行为人有过错；④损害事实与行为人的过错有直接的因果关系。

6.《民法典》规定承担民事责任的方式 停止侵害；排除妨碍；消除危险；返还财产；恢复原状；修理、重作、更换；继续履行；赔偿损失；支付违约金；消除影响、恢复名誉；赔礼道歉。

7. 民事责任的主要形式 "赔偿损失"。

8. 卫生行政处罚的种类 警告、罚款、没收非法财物、没收违法所得、责令停产停业、暂扣或吊销有关许可证。

9. 卫生行政处分的种类 警告、记过、记大过、降级、撤职、开除等形式。

10. 实现刑事责任的方式 实现卫生刑事责任的方式是刑罚，包括主刑和附加刑。主刑包括管制、拘役、有期徒刑、无期徒刑、死刑，只能单独适用；附加刑包括罚金、剥夺政治权利、没收财产。既可以独立适用，也可以附加适用。

11. 医师的概念 医师是指依法取得执业医师资格或者执业助理医师资格，经注册在医疗、预防、保健机构中执业的专业医务人员。包括执业医师和执业助理医师。

12. 执业医师资格考试的条件 具有下列条件之一的，可以参加执业医师资格考试：

（1）具有高等学校医学专业本科以上学历，在执业医师指导下，在医疗、预防、保健机构中试用期满一年的。

（2）取得执业助理医师执业证书后，具有高等学校医学专科学历，在医疗、预防、保健机构中工作满二年的。具有中等专业学校医学专业学历，在医疗、预防、保健机构中工作满五年的。

（3）以师承方式学习传统医学满三年或者经多年实践医术确有专长的，经县级以上人民政府卫生行政部门确定的传统医学专业组织或者医疗、预防、保健机构考核合格并推荐的。

13. 执业助理医师资格考试的条件　具有下列条件之一的，可以参加执业助理医师资格考试：

（1）具有高等学校医学专科学历或者中等专业学校医学专业学历，在执业医师指导下，在医疗、预防、保健机构中试用期满一年的，可以参加执业助理医师资格考试。

（2）以师承方式学习传统医学满三年或者经多年实践医术确有专长的，经县级以上人民政府卫生行政部门确定的传统医学专业组织或者医疗、预防、保健机构考核合格并推荐。

14. 医师注册的条件及办理

（1）取得医师资格的，可以向所在地县级以上人民政府卫生行政部门申请注册。

（2）受理申请的卫生行政部门应当自收到申请之日起三十日内准予注册，并发给由国务院卫生行政部门统一印制的医师执业证书。

（3）医疗、预防、保健机构可以为本机构中的医师集体办理注册手续。

（4）医师经注册后，可以在医疗、预防、保健机构中按照注册的执业地点、执业类别、执业范围执业，从事相应的医疗、预防、保健业务。

（5）未经医师注册取得执业证书，不得从事医师执业活动。

15. 执业医师不予注册的情形　①无民事行为能力或者限制民事行为能力；②受刑事处罚，刑罚执行完毕不满二年或者被依法禁止从事医生职业的期限未满；③被吊销医师执业证书不满二年；④因医师定期考核不合格被注销注册不满一年；⑤法律、行政法规规定不得从事医疗卫生服务的其他情形。

受理申请的卫生健康主管部门对不予注册的，应当自受理申请之日起二十个工作日内书面通知申请人和其所在医疗卫生机构，并说明理由。

16. 医师的义务

（1）树立敬业精神，恪守职业道德，履行医师职责，尽职尽责救治患者，执行疫情防控等公共卫生措施。

（2）遵循临床诊疗指南，遵守临床技术操作规范和医学伦理规范等。

（3）尊重、关心、爱护患者，依法保护患者隐私和个人信息。

（4）努力钻研业务，更新知识，提高医学专业技术能力和水平，提升医疗卫生服务质量。

（5）宣传推广与岗位相适应的健康科普知识，对患者及公众进行健康教育和健康指导。

（6）法律、法规规定的其他义务。

17.《医师法》规定的行政责任

（1）违反《医师法》规定，医师在执业活动中有下列行为之一的，由县级以上人民政府卫生健康主管部门责令改正，给予警告；情节严重的，责令暂停六个月以上一年以下执业活动直至吊销医师执业证书：

①在提供医疗卫生服务或者开展医学临床研究中，未按照规定履行告知义务或者取得知情同意；

②对需要紧急救治的患者，拒绝急救处置，或者由于不负责任延误诊治；

③遇有自然灾害、事故灾难、公共卫生事件和社会安全事件等严重威胁人民生命健康的突发事件时，不服从卫生健康主管部门调遣；

④未按照规定报告有关情形；

⑤违反法律、法规、规章或者执业规范，造成医疗事故或者其他严重后果。

（2）违反《医师法》规定，医师在执业活动中有下列行为之一的，由县级以上人民政府卫生健康主管部门责令改正，给予警告，没收违法所得，并处一万元以上三万元以下的罚款；情节严重的，责令暂停六个月以上一年以下执业活动直至吊销医师执业证书：

①泄露患者隐私或者个人信息；

②出具虚假医学证明文件，或者未经亲自诊查、调查，签署诊断、治疗、流行病学等证明文件或者有关出生、死亡等证明文件；

③隐匿、伪造、篡改或者擅自销毁病历等医学文书及有关资料；

④未按照规定使用麻醉药品、医疗用毒性药品、精神药品、放射性药品等；

⑤利用职务之便，索要、非法收受财物或者牟取其他不正当利益，或者违反诊疗规范，对患者实施不

必要的检查、治疗造成不良后果；

⑥开展禁止类医疗技术临床应用。

（3）违反《医师法》规定，医师未按照注册的执业地点、执业类别、执业范围执业的，由县级以上人民政府卫生健康主管部门或者中医药主管部门责令改正，给予警告，没收违法所得，并处一万元以上三万元以下的罚款；情节严重的，责令暂停六个月以上一年以下执业活动直至吊销医师执业证书。

（4）严重违反医师职业道德、医学伦理规范，造成恶劣社会影响的，由省级以上人民政府卫生健康主管部门吊销医师执业证书或者责令停止非法执业活动五年直至终身禁止从事医疗卫生服务或者医学临床研究。

（5）违反《医师法》规定，非医师行医的，由县级以上人民政府卫生健康主管部门责令停止非法执业活动，没收违法所得和药品、医疗器械，并处违法所得二倍以上十倍以下的罚款，违法所得不足一万元的，按一万元计算。

（6）违反《医师法》规定，医疗卫生机构未履行报告职责，造成严重后果的，由县级以上人民政府卫生健康主管部门给予警告，对直接负责的主管人员和其他直接责任人员依法给予处分。卫生健康主管部门和其他有关部门工作人员或者医疗卫生机构工作人员弄虚作假、滥用职权、玩忽职守、徇私舞弊的，依法给予处分。

18. 禁止生产（包括配制）、销售假药　有下列情形之一的，为假药：①药品所含成分与国家药品标准规定的成分不符；②以非药品冒充药品或者以他种药品冒充此种药品；③变质的药品；④药品所标明的适应证或者功能主治超出规定范围。

19. 禁止生产（包括配制）、销售劣药　有下列情形之一的，为劣药：①药品成分的含量不符合国家药品标准；②被污染的药品；③未标明或者更改有效期的药品；④未注明或者更改产品批号的药品；⑤超过有效期的药品；⑥擅自添加防腐剂、辅料的药品；⑦其他不符合药品标准的药品。

20. 特殊药品　包括：①麻醉药品；②精神药品；③医疗用毒性药品；④放射性药品。国家对其实行特殊管理。

21.《处方管理办法》的相关规定

第二十三条规定：为门（急）诊患者开具的麻醉药品注射剂，每张处方为一次常用量；控缓释制剂，每张处方不得超过 7 日常用量；其他剂型，每张处方不得超过 3 日常用量。

第一类精神药品注射剂，每张处方为一次常用量；控缓释制剂，每张处方不得超过 7 日常用量；其他剂型，每张处方不得超过 3 日常用量。哌甲酯用于治疗儿童多动症时，每张处方不得超过 15 日常用量。

第二类精神药品一般每张处方不得超过 7 日常用量；对于慢性病或某些特殊情况的患者，处方用量可以适当延长，医师应当注明理由。

第二十四条规定：为门（急）诊癌症疼痛患者和中、重度慢性疼痛患者开具的麻醉药品、第一类精神药品注射剂，每张处方不得超过 3 日常用量；控缓释制剂，每张处方不得超过 15 日常用量；其他剂型，每张处方不得超过 7 日常用量。

第五十条规定：处方由调剂处方药品的医疗机构妥善保存。普通处方、急诊处方、儿科处方保存期限为 1 年，医疗用毒性药品、第二类精神药品处方保存期限为 2 年，麻醉药品和第一类精神药品处方保存期限为 3 年。

22.《医疗用毒性药品管理办法》的相关规定

第九条规定：医疗单位供应和调配毒性药品，凭医师签名的正式处方，每次处方剂量不得超过 2 日极量。

23. 处方的管理规定

第十九条规定：处方一般不得超过 7 日用量。急诊处方一般不得超过 3 日用量。对于某些慢性病、老年病或特殊情况，处方用量可适当延长，但医师应当注明理由。

第三十七条规定：药师调剂处方时必须做到"四查十对"：查处方，对科别、姓名、年龄；查药品，对药名、剂型、规格、数量；查配伍禁忌，对药品性状、用法用量；查用药合理性，对临床诊断。

24.《药品管理法》规定的行政责任

（1）生产、销售假药的，没收违法生产、销售的药品和违法所得，责令停产停业整顿，吊销药品批准证明文件，并处违法生产、销售的药品货值金额十五倍以上三十倍以下的罚款；货值金额不足十万元的，按十万元计算。情节严重的，吊销药品生产许可证、药品经营许可证或者医疗机构制剂许可证，十年内不受理其相应申请。药品上市许可持有人为境外企业的，十年内禁止其药品进口。

（2）生产、销售劣药的，没收违法生产、销售的药品和违法所得，并处违法生产、销售的药品货值金额十倍以上二十倍以下的罚款。违法生产、批发的药品货值金额不足十万元的，按十万元计算。违法零售的药品货值金额不足一万元的，按一万元计算。情节严重的，责令停产停业整顿直至吊销药品批准证明文件、药品生产许可证、药品经营许可证或者医疗机构制剂许可证。生产、销售的中药饮片不符合药品标准，尚不影响安全性、有效性的，责令限期改正，给予警告，可以处十万元以上五十万元以下的罚款。

25. 我国对传染病防治实行的方针 预防为主，防治结合，分类管理，依靠科学，依靠群众。

26. 法定传染病的分类

（1）甲类传染病：鼠疫、霍乱。

（2）乙类传染病：传染性非典型肺炎、艾滋病、病毒性肝炎、脊髓灰质炎、人感染高致病性禽流感、麻疹、流行性出血热、狂犬病、流行性乙型脑炎、登革热、炭疽、细菌性和阿米巴性痢疾、肺结核、伤寒和副伤寒、流行性脑脊髓膜炎、百日咳、白喉、新生儿破伤风、猩红热、布鲁菌病、淋病、梅毒、钩端螺旋体病、血吸虫病、疟疾。

（3）丙类传染病：流行性感冒、流行性腮腺炎、风疹、急性出血性结膜炎、麻风病、流行性和地方性斑疹伤寒、黑热病、包虫病、丝虫病、除霍乱、细菌性和阿米巴性痢疾、伤寒和副伤寒以外的感染性腹泻病。

特别说明：①对乙类传染病中传染性非典型肺炎、炭疽中的肺炭疽和脊髓灰质炎，采取本法所称甲类传染病的预防、控制措施。② 2020 年 1 月，经国务院批准，中华人民共和国国家卫生健康委员会发布公告，将新型冠状病毒感染的肺炎纳入《中华人民共和国传染病防治法》规定的乙类传染病，并采取甲类传染病的预防、控制措施。

27. 国家建立传染病预防的相关制度 国家实行有计划的预防接种制度。国家对儿童实行预防接种证制度。国家免疫规划项目的预防接种实行免费。医疗机构、疾病预防控制机构与儿童的监护人应当相互配合，保证儿童及时接受预防接种，具体办法由国务院制定。

28. 各级医疗机构和疾病预防控制机构在传染病预防控制中的职责 各级医疗机构必须严格执行国务院卫生行政部门规定的管理制度、操作规范，防止传染病的医源性感染和医院感染。

29. 医疗机构发现传染病时应采取的措施

（1）医疗机构发现甲类传染病时，应当及时采取下列措施：①对病人、病原携带者，予以隔离治疗，隔离期限根据医学检查结果确定；②对疑似病人，确诊前在指定场所单独隔离治疗；③对医疗机构内的病人、病原携带者、疑似病人的密切接触者，在指定场所进行医学观察和采取其他必要的预防措施。

拒绝隔离治疗或者隔离期未满擅自脱离隔离治疗的，可以由公安机关协助医疗机构采取强制隔离治疗措施。

（2）医疗机构对本单位内被传染病病原体污染的场所、物品及医疗废物，必须依照法律、法规的规定实施消毒和无害化处置。

30. 各级政府部门在传染病发生时应采取的紧急措施

（1）传染病暴发、流行时，县级以上地方人民政府应当立即组织力量，按照预防、控制预案进行防治，切断传染病的传播途径。必要时，报经上一级人民政府决定。可以采取下列紧急措施并予以公告：①限制或者停止集市、影剧院演出或者其他人群聚集的活动。②停工、停业、停课。③封闭或者封存被传染病病原体污染的公共饮用水源、食品以及相关物品。④控制或者扑杀染疫野生动物、家畜家禽。⑤封闭可能造成传染病扩散的场所。

（2）甲类、乙类传染病暴发、流行时，县级以上地方人民政府报经上一级人民政府决定，可以宣布本行政区域部分或者全部为疫区；国务院可以决定并宣布跨省、自治区、直辖市的疫区；省、自治区、直辖市人民政府可以决定对本行政区域内的甲类传染病疫区实施封锁。

31. 相关机构及其人员违反《传染病防治法》有关规定应当承担行政责任 医疗机构违反本法规定的下列情形之一的，由县级以上人民政府卫生行政部门责令改正，通报批评，给予警告；造成传染病传播、流行或者其他严重后果的，对负有责任的主管人员和其他直接责任人员，依法给予降级、撤职、开除的处分，并可以依法吊销有关责任人员的执业证书；构成犯罪的，依法追究刑事责任。

32. 突发公共卫生事件应急工作的方针及原则
（1）方针：突发事件应急工作，应当遵循预防为主、常备不懈的方针。
（2）原则：贯彻统一领导、分级负责、反应及时、措施果断、依靠科学、加强合作的原则。

33. 突发事件的报告情形和报告时限要求 突发事件监测机构、医疗卫生机构和有关单位发现有下列情形之一的，应当在2小时内向所在地县级人民政府卫生行政主管部门报告。接到报告的卫生行政主管部门应当在2小时内向本级人民政府报告，并同时向上级人民政府卫生行政主管部门和国务院卫生行政主管部门报告。县级人民政府应当在接到报告后2小时内向设区的市级人民政府或者上一级人民政府报告。设区的市级人民政府应当在接到报告后2小时内向省、自治区、直辖市人民政府报告。省、自治区、直辖市人民政府应当在接到报告1小时内，向国务院卫生行政主管部门报告：①发生或者可能发生传染病暴发、流行的；②发生或者发现不明原因的群体性疾病的；③发生传染病菌种、毒种丢失的；④发生或者可能发生重大食物和职业中毒事件的。

34. 医疗纠纷的处理原则 应当遵循公平、公正、及时的原则，实事求是，依法处理。

35. 医疗纠纷的处理途径 ①双方自愿协商；②申请人民调解；③申请行政调解；④向人民法院提起诉讼；⑤法律、法规规定的其他途径。

36. 病历资料、现场实物等的封存与处理 患者死亡，医患双方对死因有异议的，应当在患者死亡后48小时内进行尸检；具备尸体冻存条件的，可以延长至7日。尸检应当经死者近亲属同意并签字。

37. 医疗机构的法律责任 医疗机构篡改、伪造、隐匿、毁灭病历资料的，对直接负责的主管人员和其他直接责任人员，由县级以上人民政府卫生主管部门给予或者责令给予降低岗位等级或者撤职的处分，对有关医务人员责令暂停6个月以上1年以下执业活动；造成严重后果的，对直接负责的主管人员和其他直接责任人员给予或者责令给予开除的处分，对有关医务人员由原发证部门吊销执业证书；构成犯罪的，依法追究刑事责任。

38. 鉴定机构、尸检机构的法律责任 尸检机构出具虚假尸检报告的，由县级以上人民政府卫生、司法行政部门依据职责没收违法所得，并处5万元以上10万元以下罚款，对该尸检机构和有关尸检专业技术人员责令暂停3个月以上1年以下尸检业务，对直接负责的主管人员和其他直接责任人员给予或者责令给予降低岗位等级或者撤职的处分；情节严重的，撤销该尸检机构和有关尸检专业技术人员的尸检资格，对直接负责的主管人员和其他直接责任人员给予或者责令给予开除的处分；构成犯罪的，依法追究刑事责任。

39.《中华人民共和国中医药法》施行的时间 自2017年7月1日起施行。

40. 发展中医药事业的原则、方针 国家大力发展中医药事业，实行中西医并重的方针，鼓励中医、西医相互学习，相互补充，协调发展，发挥各自优势，促进中西医结合。

41. 中医医疗广告管理 医疗机构发布中医医疗广告，应当经所在地省、自治区、直辖市人民政府中医药主管部门审查批准；未经审查批准，不得发布。

42. 中医医师（考核取得）的法律责任 经考核取得医师资格的中医医师超出注册的执业范围从事医疗活动的，由县级以上人民政府中医药主管部门责令暂停六个月以上一年以下执业活动，并处一万元以上三万元以下罚款；情节严重的，吊销执业证书。

43. 医疗机构内的所有从业人员 包括管理人员、医师、护士、医技人员、药学技术人员、其他人员。

44. 医疗机构从业人员基本行为规范 以人为本，践行宗旨。坚持救死扶伤、防病治病的宗旨，以病人为中心，全心全意为人民健康服务。

45.《中华人民共和国基本医疗卫生与健康促进法》的施行时间　自 2020 年 6 月 1 日起施行。

46. 发展医疗卫生与健康事业的原则、方针　坚持以人民为中心，为人民健康服务。医疗卫生事业应当坚持公益性原则。

47. 医疗卫生人员定期到基层和艰苦边远地区从事医疗卫生的工作制度　执业医师晋升为副高级技术职称的，应当有累计一年以上在县级以下或者对口支援的医疗卫生机构提供医疗卫生服务的经历。